中华医学会重症医学分会　组织编写

重症医学核心技术资质培训教程（上册）

主编　陈德昌　管向东　于凯江

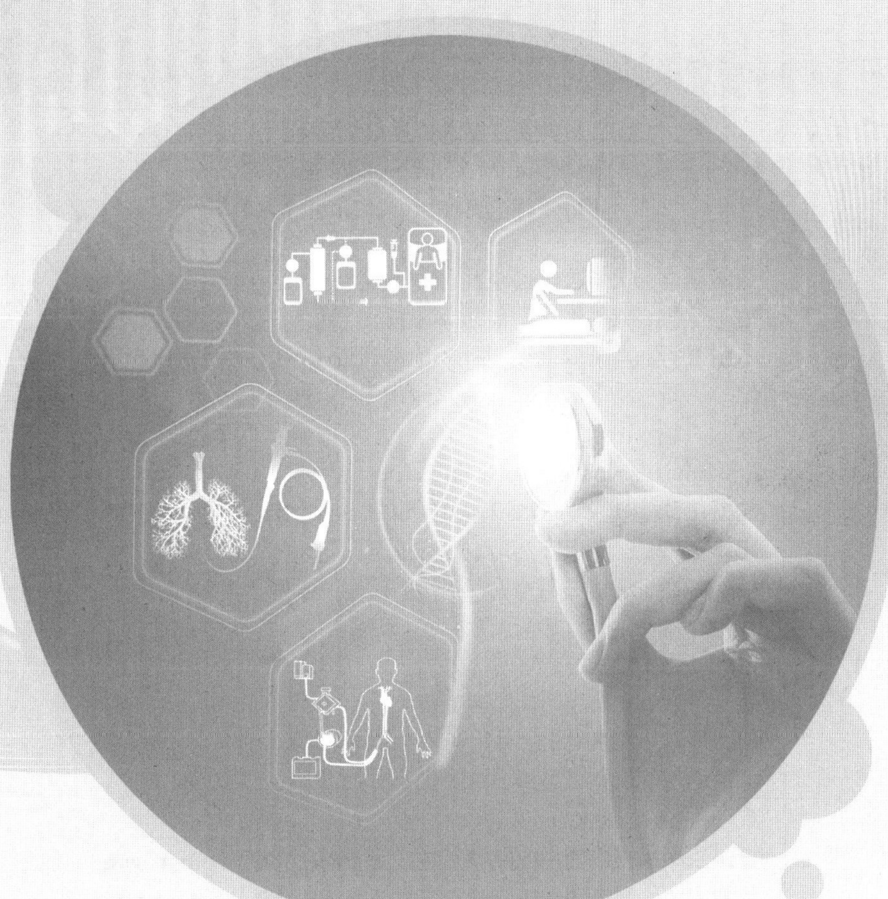

人民卫生出版社
·北　京·

图书在版编目（CIP）数据

重症医学核心技术资质培训教程. 上册 / 中华医学会重症医学分会组织编写；陈德昌，管向东，于凯江主编. -- 北京：人民卫生出版社，2024. 10. -- ISBN 978-7-117-36935-0

Ⅰ. R459. 7

中国国家版本馆 CIP 数据核字第 20247797E3 号

人卫智网	www.ipmph.com	医学教育、学术、考试、健康，购书智慧智能综合服务平台
人卫官网	www.pmph.com	人卫官方资讯发布平台

重症医学核心技术资质培训教程（上册）
Zhongzheng Yixue Hexin Jishu Zizhi
Peixun Jiaocheng（Shangce）

组织编写：中华医学会重症医学分会
主　　编：陈德昌　管向东　于凯江
出版发行：人民卫生出版社（中继线 010-59780011）
地　　址：北京市朝阳区潘家园南里 19 号
邮　　编：100021
E - mail：pmph @ pmph.com
购书热线：010-59787592　010-59787584　010-65264830
印　　刷：三河市宏达印刷有限公司
经　　销：新华书店
开　　本：889 × 1194　1/16　印张：37　插页：16
字　　数：1224 千字
版　　次：2024 年 10 月第 1 版
印　　次：2024 年 11 月第 1 次印刷
标准书号：ISBN 978-7-117-36935-0
定　　价：118.00 元
打击盗版举报电话：010-59787491　E-mail：WQ @ pmph.com
质量问题联系电话：010-59787234　E-mail：zhiliang @ pmph.com
数字融合服务电话：4001118166　E-mail：zengzhi @ pmph.com

编　者

（按姓氏笔画排序）

丁　欣　中国医学科学院北京协和医院
丁仁彧　中国医科大学附属第一医院
于凯江　哈尔滨医科大学附属第一医院
于荣国　福建省立医院
于湘友　新疆医科大学第一附属医院
王　伟　上海交通大学医学院附属上海儿童医学中心
王　旭　浙江大学医学院附属儿童医院
王　雪　西安交通大学第一附属医院
王　磊　哈尔滨医科大学附属第一医院
王小亭　中国医学科学院北京协和医院
王春亭　山东第一医科大学附属省立医院
王洪亮　哈尔滨医科大学附属第二医院
王常松　哈尔滨医科大学附属第一医院
王敏佳　浙江医院
方　巍　山东第一医科大学附属省立医院
尹万红　四川大学华西医院
左祥荣　南京医科大学第一附属医院
吉冰洋　中国医学科学院阜外医院
朱　英　浙江大学医学院附属杭州市第一人民医院
朱　然　中国医科大学附属第一医院
朱　峰　同济大学附属东方医院
朱炜华　昆明医科大学第二附属医院
任　宏　上海交通大学医学院附属上海儿童医学中心
刘　玲　东南大学附属中大医院
刘　娇　上海交通大学医学院附属瑞金医院
刘　健　甘肃省中心医院
刘　燕　武汉亚洲心脏病医院
刘丽霞　河北医科大学第四医院
刘松桥　东南大学附属中大医院
刘晋萍　中国医学科学院阜外医院
刘海涛　哈尔滨医科大学附属肿瘤医院
闫钢风　复旦大学附属儿科医院
汤展宏　广西医科大学第一附属医院
许强宏　浙江医院
孙　兵　首都医科大学附属北京朝阳医院
孙仁华　浙江省人民医院
孙加源　上海市胸科医院
苏　磊　中国人民解放军南部战区总医院
杜全胜　河北省人民医院
杜航向　上海交通大学医学院附属瑞金医院
李　易　四川大学华西医院
李　欣　复旦大学附属中山医院
李　莉　中南大学湘雅医院
李　磊　上海交通大学医学院附属瑞金医院
李文雄　首都医科大学附属北京朝阳医院
李白翎　海军军医大学附属第一医院
李昌龙　四川大学华西医院
李奕冉　海军军医大学第三附属医院
李素玮　大连医科大学附属第一医院
李维勤　中国人民解放军东部战区总医院
李颖川　同济大学附属第十人民医院
杨　毅　东南大学附属中大医院
杨向红　东南大学附属中大医院
邱海波　东南大学附属中大医院
何　伟　首都医科大学附属北京同仁医院
何先弟　蚌埠医科大学第一附属医院
张　青　中国医学科学院北京协和医院
张西京　空军军医大学第一附属医院
张李涛　武汉亚洲心脏病医院
张丽娜　中南大学湘雅医院
张利鹏　内蒙古医科大学附属医院
张宏民　中国医学科学院北京协和医院

张育才　上海市儿童医院
张晓勤　四川省人民医院
陆国平　复旦大学附属儿科医院
陈　洁　东南大学附属中大医院
陈存荣　福建医科大学附属协和医院
陈铭铭　中国医科大学附属第一医院
陈德昌　上海交通大学医学院附属瑞金医院
邵小平　上海交通大学医学院附属第六人民医院
邵换璋　河南省人民医院
林　茹　浙江大学医学院附属儿童医院
罗　哲　复旦大学附属中山医院
周飞虎　中国人民解放军总医院第一医学中心
周发春　重庆医科大学附属第一医院
周成斌　广东省人民医院
周丽华　内蒙古医科大学附属医院
孟祥林　哈尔滨医科大学附属第一医院
赵　醴　上海交通大学医学院附属上海儿童医学中心
赵宏胜　南通大学附属医院
赵鸣雁　哈尔滨医科大学附属第一医院
胡　静　复旦大学附属儿科医院
胡振杰　河北医科大学第四医院
钟　鸣　上海交通大学医学院附属瑞金医院
钟　鸣　复旦大学附属中山医院
段　军　中日友好医院
侯晓彤　首都医科大学附属北京安贞医院
施丽萍　浙江大学医学院附属第一医院
姜　利　首都医科大学宣武医院
洪小杨　中国人民解放军总医院第七医学中心
费东生　哈尔滨医科大学附属第一医院
姚玉龙　上海交通大学医学院附属仁济医院
秦秉玉　河南省人民医院
顾秋莹　上海交通大学医学院附属瑞金医院
柴瑞峰　新疆医科大学第一附属医院
晁彦公　清华大学第一附属医院
钱传云　昆明医科大学第一附属医院
徐　磊　天津市第三中心医院
徐　燕　上海交通大学医学院附属瑞金医院
高　岩　哈尔滨医科大学附属第四医院
郭　鸿　兰州大学第一医院
郭　震　上海市胸科医院
郭凤梅　东南大学附属中大医院
桑　岭　广州医科大学附属第一医院
黄　曼　浙江大学医学院附属第二医院
黄英姿　东南大学附属中大医院
黄晓波　四川省人民医院
黄道政　广东省人民医院 广东省老年医学研究所
曹　云　复旦大学附属儿科医院
康　凯　哈尔滨医科大学附属第一医院
康　焰　四川大学华西医院
章志丹　中国医科大学附属第一医院
章晓华　广东省人民医院
隆　云　中国医学科学院北京协和医院
彭志勇　武汉大学中南医院
黑飞龙　首都医科大学附属北京安贞医院
程　卫　中国医学科学院北京协和医院
曾琴兵　清华大学第一附属医院
詹庆元　中日友好医院
蔡书翰　武汉大学中南医院
臧　彬　中国医科大学附属盛京医院
管向东　中山大学附属第一医院
黎毅敏　广州医科大学附属第一医院
潘景业　温州医科大学附属第一医院
霍　焱　河北医科大学第四医院

前　言

重症医学作为临床医学二级学科，是现代医学不可或缺的重要组成部分，在提高急危重症患者的抢救成功率、降低病死率中发挥了重要作用，尤其在重大灾难和公共卫生事件的抢救治疗中作出了重要贡献。重症医学的发展日新月异，新的理念、设备和技术等层出不穷，这就要求从业人员进行实时知识更新和再学习，不断提高知识水平及治疗能力。

当前，全国各地区重症医学发展不均衡，从业者对核心技术的掌握程度差异较大，未达到均质化和同一化。规范和提高重症医学从业人员的整体素质、提高技术掌握的质量控制，成为推进重症医学诊疗能力不断提升的基石。中华医学会重症医学分会致力于推进重症医学核心技术的培训，对于提高基层医生的临床诊治能力及规范诊疗流程具有重要意义。

基于以上情况，为加快全国重症医学从业者掌握核心技术、夯实理论基础、提高动手操作能力，中华医学会重症医学分会组织该领域权威专家组编写了《重症医学核心技术资质培训教程》。教程内容深入浅出，覆盖了临床常用的基本知识点，可以满足不同层级医师对核心技术培训的需求，也可作为临床实际工作的案头工具书使用。

本教程虽经专家组反复审阅校正，仍存在一些不足之处，且随着知识的更新，将会定期对本教程进行修订，来满足广大基层医生的需求，同时烦请各位重症医学同道给予斧正。

中华医学会重症医学分会

2024 年 10 月

目录

第一篇

支气管镜技术

第一章

支气管镜技术概论

学习目标

掌握：

1. 重症患者支气管镜检查的适应证。
2. 重症患者支气管镜检查的相对禁忌证。
3. 重症患者支气管镜检查的并发症及处理。
4. 支气管镜消毒质量监测要求及时机。

熟悉：

1. 各种支气管镜的性能和优缺点。
2. 支气管镜维护、保养的质控制度。
3. 支气管镜清洗、消毒规范操作流程。
4. 质量控制过程的记录和可追溯要求。

了解：

1. 我国支气管镜的发展。
2. 支气管镜清洗室的人员管理、布局要求。

第一节　支气管镜概述

早在公元前400年，就有医师将一根管子插入窒息患者喉部予以救治的事件，成为气道内介入的最早雏形。1897年，“支气管镜之父”德国医师Gustav Killian（1860—1921）用食管镜为一名青年男性从气道内取出骨性异物，开创了直窥镜插入气管和对支气管进行内镜操作的先河。在科技落后的时代，喉和气管属于人体中最难以直接观察的器官。随着科技和麻醉医学的发展，支气管镜从硬质支气管镜到纤维支气管镜，再到现代电子支气管镜、纤维支气管镜、电视硬质支气管镜共用的阶段。

随着便携式支气管镜技术的不断改进，支气管镜已被广泛应用于危重症患者的抢救及监护治疗中，成为重症监护室（intensive care unit，ICU）的核心技术之一，是ICU医师手中的“利器”，支气管镜可分为硬质支气管镜和软式支气管镜，其发展史、性能详述如下。

一、硬质支气管镜的发展

18世纪中叶，有人提出假设，经鼻气管插管可缓解窒息并取出异物。当时技术落后，在缺乏适宜的光源和麻醉技术的情况下，德国医师Desormeaux利用镜子反射太阳光或蜡烛光进行照明，使用一个管状的压舌板直接观察患者喉部，虽然不能满足观察气管的需要，但也产生了第一个真正意义上的支气管镜。

1886年支气管镜厂商Leiter研制了由电供能的光学透镜，第一台“硬质支气管镜”诞生，一根连着电灯泡的管子，只能作为直接喉镜检查患者喉的下部。1879年Mignon将微型电灯泡放入支气管镜末端作为光源，同时麻醉医学也蓬勃发展，为硬质支气管镜提供了技术支持。

1895年在海德堡召开的喉科医师学会上，德国医师Alfred Kirstein报道经气管切开后直接进行硬质支气管镜检查。Kirstein的学生Gustaf Killian医师在此基础上进行改革，又结合了19世纪末的三大发明：麻醉、可用性光源、上消化道支气管镜和喉镜，在历史上首次应用支气管镜技术来处理呼吸道病变，用长25cm、直径8mm的支气管镜取出因进食误吸入气管的骨性异物。Killian医师一生致力于研究气道支气管镜结构的改善和如何提高操作技术，并创立了气管、支气管树图谱的概念，于1898年报道了用同样的方法成功处理的3例气道异物，在历史上确立了“气道支气管镜之父”的地位。

硬质支气管镜发展史上的另一个重要人物是被誉为美国气管食管学之父的美国医师Chevaliar Jackson。1898年5月他在费城的医院里成功完成了美国第一例下呼吸道的支气管镜检查。为解决众多气道内误吸异物取出的问题，他和器械制造的工程师对支气管镜进行改良，安装了独立的目镜，发明了用以照亮远端气道的辅助管道照明载光系统，并配备了吸引气道分泌物的设备，构建了美国第一台气道支气管镜，同时他还发明了各种取出异物的装置。不仅如此，为了让更多的医师掌握这项技术，挽救更多患者，1907年他出版了专著《气管镜，食管镜，支气管镜》一书，制定了支气管镜技术的操作程序。1930年Jackson医师和他的儿子在Temple大学建立了首家支气管镜诊所，培养了大批支气管镜专业杰出人才。在他和学生们的不懈努力下，人们开始慢慢接受用支气管镜检查气管和主支气管，结束了硬质支气管镜的应用完全局限于取气道异物的时代。

随着光学技术的进步，20世纪中叶Johns Hopkins大学医学院支气管镜科主任E.N. Broyles医师，利用光学长焦距镜头，发明了有远端光源的观察目镜和纤维光源，使气道支气管镜具有前视和旋转角度的侧视功能，从而能够对左右肺的上、下叶支气管及分支进行观察。硬质支气管镜检查很快成为胸外科医师诊断肺癌、治疗气管主支气管疾病和肺结核的主要诊疗手段之一。Jackson医师的另一位学生，Temple大学的Paul H.Holinger医师发明了支气管镜照相技术，为支气管镜检查资料的储存、教学提供了条件，而随后英国Redding大学的Hopkins医师发明了支气管镜的圆形镜面系统，改善了硬质支气管镜的照明和影像质量。

支气管镜技术临床应用资料的收集对支气管镜技术的发展和临床技术经验的积累发挥了积极作用，而且镜头越来越清晰直观地反映了临床气道变化情况，这使硬质支气管镜的应用越来越广泛。第一次报道的经支气管镜活检，是1965年Anderson医师运用硬质支气管镜获取了一例疑诊结核的弥漫性肺疾病患者的肺组织标本，并确诊为转移性腺癌。

硬质支气管镜的发展是一个不断完善的过程，应用到今天也已经有100多年的历史，它曾经在呼吸系统疾病的诊断和治疗中发挥非常重要的作用。但其操作复杂，对麻醉要求较高，而且可视范围有限，大大限制了硬质支气管镜的使用和发展。尤其是近40年来，随着可弯曲纤维支气管镜在临床的广泛应用，硬质支气管镜的使用明显减少。

但对于儿童或气道狭窄的患者，在使用纤维支气管镜操作时会占据一定的气道空间，影响其通气功能，这时使用硬质支气管镜可保持患者气道通畅，因为硬质支气管镜有侧孔与呼吸机相连，成为通气支气管镜，可减少对患者通气的影响。现代硬质支气管镜的应用主要是作为介入通道，在直视下进行支架释放、取异物及电切、激光消融和冷冻等介入操作。现代介入性气道诊断和治疗技术的发展给硬质支气管镜带来了新的生命，硬质支气管镜这一古老的技术，也许又将开始新的历史进程。

二、软式支气管镜的发展

(一) 纤维支气管镜

日本国立癌症研究中心气管食管镜室主任池田茂医师（Shigeto Ikeda，1925—2001）从他还是胸外科医生时就开始认识到传统硬质支气管镜的局限性，1964年随着光导玻璃纤维出现，他着手研制用能传导光线的玻璃纤束作为光传导源的可弯曲支气管镜，以改变支气管镜的照明系统。他和Haruhiko Machida紧密合作，1967年试验进行到第七次时，历史上第一台可弯曲支气管镜方研制成功，这被誉为支气管镜发展历史上的里程碑。

1970年池田医师来到了著名的Mayo Clinic，将由Olympus公司制造的纤维支气管镜介绍给美国Anderson医师等人，并由他们在美国首先试用。1974年池田医师发起成立了世界支气管学协会（World Association of Bronehology，WAB），并在东京举行的第一届世界支气管学大会（World Congress for Bronchoscopy，WCB）上当选为协会主席。之后WCB在亚洲、美洲和欧洲轮流举行，每两年一届，截至2022年已举办第22届。

与硬质支气管镜相比，纤维支气管镜可视范围大，能进入人体的任何一段支气管，甚至到达部分亚段支气管，纤维支气管镜的问世使人们第一次完整地观察到了支气管树的腔内结构。纤维支气管镜可弯曲的特点，使患者在自然仰卧位或坐位时均可操作，不仅可经口腔也可经鼻腔插入，减轻了患者的痛苦。纤维支气管镜耐受性较好，仅进行局部麻醉就能操作，只有儿童以及极少数无法耐受的患者才需要全身麻醉。

1972年池田医师等为包括支气管亚段在内的各级气管、支气管、肺组织进行了重新命名，出版了英文版的纤维支气管镜图谱并沿用至今，纤维支气管镜成为临床工作中不可缺少的工具。除了常规检查外，纤维支气管镜还被用于肺组织活检、肺泡灌洗、纵隔内支气管旁淋巴结针吸活检、肺部疾病的介入治疗、引导气管插管和机械通气的气道管理等诸多方面。

(二) 电子支气管镜

纤维支气管镜的劣势在于管腔狭小，吸引管道直径小易堵塞，使其对于很多气道疾病如大量咯血及气道异物的治疗受到限制。更重要的是光导纤维等光学器件传导的清晰度欠佳，光导玻璃纤维易发生断裂，在多次使用后，目镜上的黑点会不断增多而影响图像的质量，使其对气管、支气管黏膜的早期细微病变无法识别。

随着电子技术和光学技术的进步，1983 年美国公司成功研制了电子摄像式支气管镜，该镜前端装有高灵敏度微型摄像机，将记录下的图像以电信号方式传至电视信息处理系统，转变为电视显像机上可看到的图像。1987 年日本国立癌症研究中心和公司联合开发了电子支气管镜电荷耦合器（charge coupled device，CCD）代替光导玻璃纤维传输图像。在支气管镜的前端安装非常小的 CCD，通过 CCD 捕捉图像并将图像以电信号的形式传至计算机再还原为光学图像，在监视器上即可看到清晰的支气管镜图像。此技术的应用使支气管镜外径进一步缩小，可视范围加大，图像更加清晰，操作更为方便。

电子支气管镜在 ICU 内已逐步代替了纤维支气管镜，成为临床常用操作之一，它的清晰度高，影像色彩逼真，能观察到支气管黏膜细微的病变，配合高清晰度电视监视系统和图像处理系统，极大地方便了诊断、教学和病案管理。

近年来科技飞速进步，支气管镜技术也得到快速发展，肺部疾病的介入诊断治疗进入了一个高速发展的时期，更多功能的仪器面世。例如自荧光支气管镜（autofluorescence bronchoscopy）及超声支气管镜（endobronchial ultrasound，EBUS），其观察更加准确，使得医师在诊断治疗中有更多受益。但由于价格高、不便于携带等原因，仍无法完全取代纤维支气管镜、电子支气管镜的部分功能，例如不便于进行床旁操作，对于辅助气管插管及判定导管位置等也显得“大材小用”，所以目前大多数单位仅限于在支气管镜室内进行诊断性操作。

三、我国支气管镜的发展

我国的支气管镜技术起步略晚于西方发达国家，20 世纪 50 年代初已有多家医院可以将硬质支气管镜用于气道异物的摘取和气管结核的诊断。改革开放以后，随着对外交流的增加，支气管镜技术也逐渐得到重视和发展。1980 年，上海医疗器械股份有限公司医用光学仪器厂就生产出 XZ-l 型纤维支气管镜。目前各种国产品牌的电子支气管镜，各项性能指标已达到或接近进口产品水平，且物美价廉，被国内许多医院采用。

中华医学会呼吸病学分会于 1991 年 10 月举行的第四次全国呼吸病学学术会议中成立了纤维支气管镜学组。1994 年 6 月召开了第一届全国纤维支气管镜学术会议。中华医学会呼吸病学分会支气管镜学组在 2000 年 3 月完成并发表了《纤维支气管镜（可弯曲支气管镜）临床应用指南（草案）》，此指南对常规支气管镜检查、治疗和经支气管镜肺活检的适应证、禁忌证、操作常规及并发症的处理等技术流程作出了较详细的规范，进一步促进了纤维支气管镜技术的发展与提高。2002 年中华医学会呼吸病学分会在《中华结核和呼吸杂志》上发表了《支气管肺泡灌洗液细胞学检测技术规范（草案）》，此规范对支气管肺泡灌洗技术及检测常规制定了标准。之后《诊断性可弯曲支气管镜应用指南（2008 年版）》、《呼吸内镜诊疗技术管理规范（2012 年版）》、《支气管镜在急危重症临床应用的专家共识》等相继发表。这些指南、规范和专家共识的颁布，对纤维支气管镜技术的规范实施提供了重要的参考，促进了支气管镜技术在临床的广泛应用。目前支气管镜技术除了在呼吸科及内镜中心等科室发挥重要作用外，在 ICU 的危重患者抢救及监护治疗中也发挥着越来越重要的辅助检查及治疗的作用。

（陈德昌　李　磊）

第二节　支气管镜检查的适应证、禁忌证及并发症

一、支气管镜检查的适应证

（一）支气管镜检查的诊断适应证

1. 肺内不明原因的病变　影像学提示双肺弥漫性病变、肺不张、阻塞性肺炎、纵隔气肿、气管或支气管狭窄、肿块或结节状阴影等，或临床表现、查体时出现不明原因的咯血或痰中带血、局限性吸气性哮鸣音及管状呼吸音等时，支气管镜检查有助于明确病变位置、病变性质、病变原因、出血部位和出血原因。局限性吸气性哮鸣音多提示气管支气管局部性狭窄，原因可能为支气管肿瘤、支气管结核和异物等，对不明原因的哮鸣，特别是进行性加重或伴有呼吸衰竭时要考虑行支气管镜检查。对于诊断不明确的肺炎样阴影，也要考虑行支气管镜检查进行诊断和鉴别诊断。大量咯血期间能否进行支气管镜检查，目前尚无定论，多数学者认为大量咯血期间进行支气管镜检查，可以明确出血部位，诊断阳性率高。

2. 气管、支气管病变　当怀疑急性或慢性支气管炎、吸入性损伤、气管或支气管狭窄、气管或支气管裂伤或断裂及气管食管瘘等情况时，支气管镜检查可以协助明确诊断，尤其是胸外伤同时怀疑有气管、支气管等大气道损伤时，要考虑行支气管镜检查，明确诊断。

3. 肺部感染性疾病的病原学检查　对于弥漫性肺疾病，如过敏性肺炎、隐源性机化性肺炎及特发性肺纤维化等，支气管肺泡灌洗具有一定的诊断价值，有助于肺部感染性与非感染性疾病的鉴别；对于肺部机会性感染，如肺孢子菌肺炎等，支气管肺泡灌洗和经支气管镜防污染保护毛刷技术诊断的阳性率显著优于普通的痰涂片；对于医院获得性肺炎，支气管肺泡灌洗和经支气管镜防污染保护毛刷技术培养的阳性率和准确率显著优于普通的痰培养；对于不能确诊或进展迅速的重症肺炎，在进行规范抗感染治疗过程中仍然进展的浸润性感染病灶，尤其是对于免疫抑制或免疫缺陷患者的下呼吸道感染，通过支气管肺泡灌洗和经支气管镜防污染保护毛刷技术进行病因学诊断，有助于提高培养的阳性率和准确率，尽早进行针对性治疗。

4. 明确肺内肿块的性质　应用支气管镜检查、结合刷片检查和活检技术，可以显著提高肺内肿块良恶性的组织学诊断的阳性率以及明确恶性肿瘤的分期；对于影像学检查无异常发现而痰细胞学检查发现肿瘤细胞的隐匿性肺癌，也可以早期确诊。

5. 肺部少见病和罕见病　对于双肺弥漫性病变引起的呼吸衰竭，当鉴别诊断考虑原因不明的罕见肺疾病（如间质性肺疾病、肺泡蛋白沉积症等）时，可以通过支气管镜检查并进行经支气管镜肺活检或经支气管镜针吸活检，获得明确的诊断。

（二）支气管镜检查治疗的适应证

1. 摘取气管、支气管内的异物　气管、支气管异物分为内源性和外源性异物两类。内源性异物阻塞指呼吸道由痰痂、假膜、干酪样坏死物质阻塞；外源性异物阻塞指经口误吸入气道内的外源性物质阻塞气道，可以通过支气管镜和异物钳清除气道内的异物。

2. 清除呼吸道分泌物或血块　严重的肺部感染性疾病如支气管扩张继发感染、肺脓肿及重症肺炎等，可以通过支气管镜吸痰和支气管肺泡灌洗解除叶、段支气管阻塞，引流脓性分泌物，提高治疗效果；对于哮喘持续状态，当黏液栓阻塞引起严重的低氧血症或高碳酸血症时，可以通过支气管肺泡灌洗解除支气管阻塞，改善肺通气和换气功能；对于痰栓或肺部手术后局部渗血、出血造成的肺不张，可以通过支气管镜吸痰和支气管肺泡灌洗解除肺不张。

3. 治疗咯血　通过支气管镜可以将止血药物或血管收缩剂、冷盐水灌注或冷冻及微波止血进行镜下直视止血。大量咯血期间能否进行支气管镜检查和治疗，目前尚无定论。部分学者认为咯血不是进行支气管镜检查和治疗的绝对禁忌证，活动性咯血期间进行支气管镜检查，可以明确出血部位，诊断阳性率高而且可以同时进行必要的治疗，如局部填塞治疗等，在机械通气保证氧合下进行操作是相对安全的；但大多数学者认为，活动性大量咯血时不能通过支气管镜有效清除血块，其会增加出血、窒息的风险，不主张在活动性大量咯血时进行支气管镜检查和治疗。总之要根据具体情况，权衡利弊关系决定是否进行支气管镜检查和治疗。

4. 治疗肺尘埃沉着病和肺泡蛋白沉积症引起的呼吸衰竭　全肺灌洗是肺泡蛋白沉积症的标准治疗方法。治疗效果取决于灌洗量，可以在全麻双腔插管下进行支气管肺泡灌洗，每次灌洗 1 000～2 000ml，根据患者的换气功能和肺容量决定，每次灌洗回吸收的损失量不应超过 200ml，总灌洗量可达到 15L，直至回收到清亮液体为止。

5. 治疗肺癌　对于不能手术的中心型肺癌患者，可以经支气管镜直视下，向肿瘤组织中注射化疗药物配合放射治疗，可使肿瘤缩小，解除气道阻塞，改善通气、换气功能。对于肺泡细胞癌，特别是双肺病变，可以经支气管镜直视下局部使用化疗药物灌注治疗配合全身化疗；不能耐受全身化疗时，也可以经支气管镜直视下局部使用化疗药物灌注治疗。

6. 治疗气管狭窄　可经支气管镜直视下施行扩张术或放置气管内支架，解除气道狭窄和阻塞。

7. 协助进行气管插管　困难气道或颈椎不稳定、骨折脱位时，可在清醒局麻下经支气管镜引导进行气管插管；需要进行单侧肺通气时，能将导管准确插入左或右支气管内。

二、支气管镜检查的禁忌证

（一）禁忌证

1. 基础心血管系统疾病　如不稳定型心绞痛、近期出现的心肌梗死、严重心律失常、严重心力衰竭、原发性高血压和主动脉夹层动脉瘤等情况下，原发病未得到有效的控制时不宜进行支气管镜检查和治疗。

2. 急慢性呼吸系统疾病引起的呼吸衰竭　若需要检查时，需在供氧和机械通气保证氧合的条件下谨慎进行支气管镜检查和治疗，操作时间不宜过长，一旦氧合下降立即终止操作。

3. 严重的上腔静脉阻塞综合征或肺动脉高压　需要注意的是，这是经支气管镜进行活检的禁忌证。

4. 严重出血倾向及凝血功能障碍　这也是经支气管镜进行活检的禁忌证，进行支气管镜检查和治疗有增加肺内出血的风险，需要纠正凝血功能障碍后进行操作，尤其是伴有活动性咯血时，进行支气管镜检查和治疗有加剧咯血和窒息的风险，有时难以确定出血部位。因此要根据具体情况，权衡利弊决定是否进行支气管镜检查和治疗，进行操作时也要在保证氧合的前提下谨慎进行。

（二）注意事项

由于支气管镜应用的普及、应用技术的熟练和机械通气技术的保障，重症患者进行支气管镜检查和治疗的禁忌证相对减少，或被认为是相对禁忌证。尽管如此，当操作风险显著高于一般患病人群时仍应权衡利弊，决定是否进行支气管镜检查和治疗。

三、支气管镜检查的并发症

支气管镜检查的并发症并不少见，即使操作者训练有素，严格遵守程序，并发症仍难以避免，术前、术中充分评估，意识到潜在发生的可能性以及迅速作出处理决策是减轻并发症的关键。

（一）常见并发症

1. 咯血　咯血是支气管镜检查和治疗最常见的并发症，一般出血量少，可自行止血。大量咯血经支气管镜活检和存在凝血功能障碍的病例，可以通过做好表面麻醉，避免粗暴操作及减少操作时患者剧烈咳嗽进行预防。需要活检的病例，取活组织时应避开血管，也可以给予肾上腺素局部黏膜表面止血。

2. 发热、继发感染　术后发热在高龄和有慢性阻塞性肺疾病的患者中多见。造成感染的途径主要是原发感染灶的播散，尤其是进行支气管肺泡灌洗时，可以造成原发感染灶的肺内播散。严格的无菌操作，进行支气管肺泡灌洗时支气管镜嵌顿在段支气管是避免肺内播散的有效方法。

3. 喉头水肿或喉痉挛　无人工气道时，粗暴操作可能会引起喉头水肿或喉痉挛，重者出现呼吸困难甚至窒息。操作前做好局部表面麻醉，操作时轻巧熟练以减少术中刺激可以减少喉头水肿或喉痉挛的发生。

4. 低氧血症　进行支气管镜检查时动脉血氧分压平均下降10～20mmHg（1mmHg=0.133kPa），随着操作时间的延长，动脉血氧分压下降明显。当静息动脉血氧分压≤60mmHg时，在行支气管镜检查时应予吸氧或在机械通气保护下进行，此外应缩短支气管镜检查和治疗时间。

5. 气道痉挛　多见于局部麻醉不充分的病例，支气管镜的刺激可能引起支气管痉挛，导致呼吸困难甚至窒息。操作前做好局部表面麻醉和气管内麻醉，或在机械通气保护、深镇静下操作，操作时轻巧熟练以减少术中刺激，可以减少喉头水肿或喉痉挛的发生。对于支气管哮喘病例可在机械通气保护下深镇静或联合神经肌肉阻滞剂进行操作。

6. 窒息　极少数病例在支气管镜检查后发生气道内出血或广泛的支气管痉挛，严重者发生窒息，尤其是在肺功能不全的情况下更易发生。

7. 心律失常　心律失常可表现为窦性心动过速、窦性心动过缓、房性期前收缩、室性期前收缩和室上性心动过速等，极少数病例在支气管镜的刺激下可能引起反射性心搏骤停。窦性心动过速多为一过性，一般发生在支气管镜刚进入气管时，部分病例出现房性期前收缩、室性期前收缩、室上性心动过速，通常在氧疗后改善。

（二）少见并发症

1. 自发性气胸、纵隔气肿　主要见于经支气管镜活检的病例，尽可能在胸部X线检查辅助下进行活检，并尽可能远离胸膜。

2. 气管食管瘘、气管破裂等　这些并发症多与治疗性支气管镜操作有关，如激光、冷冻、高频电刀治疗及气管内尖锐异物移除后等。

（赵鸣雁　费东生）

第三节　支气管镜的维护保养与清洗消毒

一、支气管镜的维护保养

对设备维护而言，除了降低维修支出以外，如何加强医疗设备生命周期管理是很重要的环节，而纤维支气管镜和电子支气管镜都属于精密器械，高效的流程再造管理，优化支气管镜维护保养，设置质控本并按要求登记备查，定期质控总结，使其规范化、标准化尤为重要。

纤维支气管镜主要由光学系统和机械系统两部分组成，其导光束由数万根直径约10μm的玻璃纤维组成；电子支气管镜将电荷耦合器（CCD）安装在内镜前端，由电缆代替纤维束传像，类似一个微型摄像机样装置来代替原来的内镜头。由于结构复杂，若在清洗、消毒、灭菌与使用过程中保养不当，两种器械都极易损坏。必须制定规范的纤维支气管镜和电子支气管镜（两种仪器下文简称支气管镜）的操作管理制度，并将支气管镜的维护保养、清洗消毒工作纳入医疗质量管理，制定和完善本单元支气管镜清洗消毒的各项规章制度，加强监测并落实质量整改。

建立支气管镜全寿命周期管理有益于设备的维护和管理，即建立包括回收、分类、清洗、检查、包装、消毒、灭菌、存储、调配、发放、患者使用、维护保养及报废在内的规范管理模式，较好地利用信息化技术，解决质量监控的难点，较好地防止院内交叉感染的发生。

（一）操作前物品检查的规范

1. 检查图像　每次应用支气管镜前必须例行检查接物镜、接目镜、焦距及显像是否清晰，光源亮度是否足够。必要时，用蘸有乙醇的棉签轻轻地擦拭物镜，也可以使用蘸有镜头清洁剂（含防雾剂）的纱布或其他敷涂工具。操作者应调整屈光度调节环，以获得清晰的图像，在使用过程中不必再作调整。

2. 检查镜身 检查插入管、导光缆的整个表面有无异常状况，如凹痕、皱褶或咬痕。支气管镜表面的任何凹陷都可能会对支气管镜的内部造成损害，应在使用前确保仪器外观正常；检查偏转控制杆：缓慢操作偏转控制杆，观察其运转是否平滑，须确保适当范围内可以偏转，若偏转控制杆的操作不够平稳，可能是纤维支气管镜内部损坏的表现。

3. 检查吸引系统 将吸引器连接管连接到支气管镜控制体上的吸引接头上，然后将支气管镜的先端置于无菌水中，按下吸引控制阀，水应当迅速地被吸引到吸引系统的接收容器里面，松开吸引控制阀，观察阀门是否自由返回关闭位置，吸水过程终止时如果吸引阀不能顺畅复位，应将阀门从支气管镜控制体上的吸引缸筒上拆下，在橡胶密封圈上涂少许硅油润滑剂，用纱布擦去多余的润滑剂，然后安装复位。

4. 检查活检钳和钳道 确保活检钳的柔性杆无扭结；钳口不应有残余碎片，在使用活检钳之前，务必清除干净；关上活检钳并检查钳口，确保钳口对齐。若活检钳有针，此针必须笔直且完全在钳杯之内；任何附属器械必须通过钳道口缓慢插入，并且与纤维支气管镜在一条直线上。在此过程中，不应该存在抵触。如有抵触，应停止进一步插入附属器械，否则钳道可能受到损伤。

（二）操作中的规范

1. 使用前再次消毒 支气管镜在使用前须再次消毒、终末漂洗、干燥后，方可用于患者诊疗。经过灭菌处理的支气管镜若使用环氧乙烷密闭式包装，在使用前无须再次消毒。由消毒供应中心或内镜中心将消毒好的支气管镜转运至ICU时，应用无菌巾包裹，放置于专用的支气管镜无菌箱内转运，转运中注意手卫生和无菌操作。

2. 操作取镜的规范 操作时正确抓握纤维支气管镜，防止先端部自由摆动发生碰撞造成纤维像束断裂及外管破损；若支气管镜从口腔插入，将咬合保护器套在插入管上，以保护插入管，操作时嘱咐患者咬住牙垫，以防患者咬损软管部分。若软管外皮被咬破，可造成漏水而致物镜及像束生霉，严重者可使像束断丝。

3. 操作手法的规范 操作中动作要轻柔，应缓慢旋转，避免操作偏转控制杆的力度过大，可以通过摆动镜身，改变操作者或患者体位以实现纤维支气管镜的角度变换。弯曲部弯曲过度，可导致纤维支气管镜导光束、导像束的玻璃纤维断裂，镜面出现黑点。

（三）操作后存储、维护、登记的规范

支气管镜清洗、消毒干燥后，遵循无菌物品储存要求，放置于支气管镜与附件储存库（柜）内，镜体悬挂，禁止将支气管镜及附件长期存放于黑暗、潮湿的环境。ICU是院内感染高危单元，故每件支气管镜使用后需消毒灭菌，并每季度进行生物学监测，菌落总数≤20CFU/件。采用环氧乙烷灭菌的支气管镜，勿破坏包装完整性。

成立支气管镜检查小组，包括设备科、ICU、支气管镜厂家相关人员，制定相关维护制度和流程，定期检查支气管镜使用、清洗、消毒流程。临床工程师须跟医护人员紧密联系，罗列出检查明细，查漏补缺。确保改进措施有效实施，改进支气管镜操作、维护、清洗消毒制度和工作流程，降低支气管镜的故障率，提高支气管镜使用效率，使得操作者在操作中更规范、更合理。

二、支气管镜的清洗消毒

支气管镜作为现阶段ICU临床治疗中常用的诊疗操作，其对清洗消毒的要求比较高。ICU患者多为重症肺部感染及呼吸机相关性肺炎，据报道ICU检出的病原菌前3种依次为鲍曼不动杆菌、铜绿假单胞菌、大肠埃希菌，分别占27.31%、22.49%、20.48%。支气管镜检查作为一项侵入性、微创性诊疗技术，常因消毒不严、操作不当引起ICU院内感染。

这就需要有齐全的清洗设备、科学规范的工作流程以及支气管镜处理的专业知识，保证支气管镜的消毒管理。而确保支气管镜的维护保养与消毒规范化操作，对降低支气管镜故障率，提高设备生命周期及预防医院感染具有非常重要的意义。2016年国家卫生和计划生育委员会颁布了《软式内镜清洗消毒技术规范 WS507—2016》（以下简称《消毒技术规范》），支气管镜清洗消毒必须遵循该标准开展工作。

（一）支气管镜清洗室人员管理要求

支气管镜的感染风险与进行清洗消毒人员的相关知识缺乏直接相关。《消毒技术规范》指出应有相对固定的工作人员，从事支气管镜的清洗消毒工作，并制定支气管镜消毒人员的上岗准入制度，严格按标准实施操作，通过考核方能进行支气管镜的清洗消毒；定期督查，严防不良事件和消除安全隐患。规范化操作不仅为医疗安全带来了保障，也能延长支气管镜的使用寿命。

根据支气管镜的使用频率，合理安排针对从事消毒支气管镜工作人员进行的培训计划，将支气管镜维护、清洗及消毒专业知识和相关医院感染预防与控制知识，作为继续教育计划进行合理培训。为加强支气管镜的维护和管理，由厂方提供专业保养培训和仪器操作培训，操作人员进行理论和实践考核，合格后方能操作。

通过考核的支气管镜的清洗消毒工作人员，必须已经掌握支气管镜及附件的清洗、消毒和灭菌的知识；能够熟悉所处置的支气管镜的构造及保养知识；能正确按浓度要求配制支气管镜的清洗剂、消毒剂；能按流程清洗消毒设备；并掌握医疗单位的标准预防及职业安全防护原则和方法；具备医疗单位的医院感染预防与控制的相关知识。在其进行支气管镜诊疗或者清洗消毒时，遵循标准预防原则，按规定做好个人防护，规范穿戴清洗消毒的防护用品。

(二) 布局设施设备管理要求

有条件的医院宜建立集中的支气管镜诊疗中心(室)，负责支气管镜诊疗及清洗消毒工作，也可由消毒供应中心负责。目前国内多家医院在 ICU 单元内未设置支气管镜消毒室，根据《消毒技术规范》结合医院有关制度，由内镜中心或供应中心执行统一消毒。

无论何种模式都应具备支气管镜消毒工作的岗位职责、清洗消毒操作流程、质量管理、监测、设备管理、器械管理、职业安全防护、继续教育和培训等管理制度和突发事件的应急预案。

清洗消毒室应保持通风良好，如采用机械通风，宜采取“上送下排”方式，换气次数宜≥10 次/h，最小新风量宜达到 2 次/h，清洗消毒流程应做到由污到洁，应将操作规程以文字或图片方式在清洗消毒室适当的位置张贴。应配备防水围裙或防水隔离衣、医用外科口罩、护目镜或防护面罩、帽子、手套和专用鞋等。戊二醛的飞沫能造成医务人员的角膜损害和皮肤损伤，必须有强力排风设施，消毒操作过程中医务人员也应加强防护，防止职业伤害发生。

清洗消毒室必须具备通过微生物学检测的纯化水、无菌水(纯化水细菌总数≤10CFU/100ml；生产纯化水所使用的滤膜孔径≤0.2μm，并定期更换)。

手工清洗消毒操作时，需分别标记漂洗、消毒、终末漂洗的三个水槽，并配备压力水枪(用于灌洗)、压力气枪(用于吹干)、测漏仪器、全管道灌流器和计时器；手卫生装置，采用非手触式水龙头。自动清洗消毒机，必须具备清洗、消毒、漂洗和自身消毒功能，宜具备测漏、水过滤、干燥和数据打印等功能。

医用清洗剂、消毒灭菌剂应适用于支气管镜且符合国家相关规定，并对支气管镜腐蚀性较低。清洗剂选择具备去除生物膜作用的低泡医用清洗剂，或选择特殊用途的医用清洗剂；消毒灭菌剂可选用戊二醛、过氧乙酸等；按灭菌剂使用方法严格配比，并使用消毒灭菌剂相关的浓度测试纸进行监测。配备 75%～95% 乙醇或异丙醇作为干燥剂使用。医用润滑剂为水溶性，与人体组织有较好的相容性，不影响灭菌介质的穿透性和器械的机械性能。

支气管镜与附件储存库(柜)内表面应光滑、无缝隙，便于清洁和消毒，并保持干燥。

(三) 支气管镜的消毒规范操作流程

支气管镜每次使用后进行彻底清洗、消毒灭菌。清洗前必须监测是否测漏；确诊或疑似分枝杆菌感染、多重耐药菌感染患者使用过的支气管镜及附件，其消毒时间应遵循产品的使用说明；消毒后采用无菌水、纯化水进行终末漂洗；储存于清洁、干燥的环境中。清洗消毒机的使用应遵循产品使用说明。

每日清洗消毒工作结束，漂洗、消毒和终末漂洗的三个水槽彻底刷洗，并进行消毒；每次更换消毒剂时，应彻底刷洗水槽并消毒；每日对清洗消毒室环境进行清洁和消毒处理。

1. 预处理 支气管镜检查结束，从患者体内取出后，立即用含有清洗液的一次性湿巾或湿纱布擦去外表面污物，去除表面污迹后再与光源和视频处理器拆离。将支气管镜的先端置入装有清洗液的容器中，启动吸引功能，抽吸清洗液直至其流入吸引管，至少 10 秒；盖好支气管镜防水盖，放入有污物标识的运送容器，送至清洗消毒室。

电子支气管镜均配备测压装置，按说明书监测压力，观察压力表的变化。非电子支气管镜在清洗消毒室取下各类按钮和阀门，连接好测漏装置，将支气管镜全浸没于清洗剂中，使用注射器向各个管道注水，以排出管道内气体；首先向各个方向弯曲支气管镜先端，观察有无气泡冒出；再观察插入部、操作部和连接部等部分是否有气泡冒出；如发现渗漏，及时报修送检。

2. 清洗 在清洗槽内配制清洗液，将支气管镜、按钮和阀门完全浸没于清洗液中；用擦拭布反复擦洗镜身，应重点擦洗插入部和操作部；刷洗按钮和阀门，刷洗支气管镜的管道至少两次，刷洗时应两头见刷头，并洗净刷头上的污物；反复刷洗至没有可见污染物；再连接全管道灌流器，使用动力泵或注射器将各管道内充满清洗液，浸泡时间应遵循清洗剂产品说明书。每清洗一部支气管镜后擦拭布、清洗液应一用一更换。将清洗刷清洗干净，高水平消毒后备用，一次性清洗刷用后丢弃。

3. 漂洗 将清洗后的支气管镜、全管道灌流器、按钮和阀门共同放置于漂洗槽内，使用压力水枪充分冲洗支气管镜各管道至无清洗液残留，用流动水冲洗支气管镜的外表面、按钮和阀门；使用压力气枪向各管道充气至少 30 秒，去除管道内的水分；用擦拭布擦干支气管镜外表面、按钮和阀门，擦拭布应一用一更换。

4. 消毒灭菌 将经过漂洗、干燥的支气管镜、全管道灌流器、按钮和阀门放置于消毒槽，浸没于消毒液中；使用动力泵或注射器，将各管道内充满消毒液，消毒方式和时间应遵循产品说明书。

5. **终末漂洗** 因消毒剂的毒性残留，对人体黏膜有刺激性，终末漂洗非常重要。消毒结束更换手套，向各管道至少充气30秒，去除管道内的消毒液。再将支气管镜、全管道灌流器、按钮和阀门移入终末漂洗槽；使用动力泵或压力水枪，用纯化水或无菌水冲洗支气管镜各管道至少2分钟，保证无消毒剂残留；冲洗支气管镜的外表面、按钮和阀门，取下全管道灌流器。

6. **干燥** 将支气管镜、按钮和阀门置于铺设无菌巾的专用干燥台。无菌巾应每4小时更换1次；用75%～95%乙醇或异丙醇灌注所有管道；使用压力气枪，向所有管道充气至少30秒，至完全干燥；用无菌擦拭布、压力气枪干燥支气管镜外表面、按钮和阀门。

7. **附件清洗、消毒灭菌** 附件使用后应及时浸泡在清洗液里或使用保湿剂保湿，如为管腔类附件应向管腔内注入清洗液，附件的内外表面及关节处应仔细刷洗，直至无可见污染物；采用超声清洗的附件，应遵循附件的产品说明书使用医用清洗剂进行超声清洗。清洗后用流动水漂洗干净，附件的润滑应遵循生产厂家的使用说明；耐湿、耐热附件的灭菌首选压力蒸汽灭菌；不耐热的附件应采用低温灭菌设备或化学灭菌剂浸泡灭菌，采用化学灭菌剂浸泡灭菌后应使用无菌水漂洗干净，干燥备用。

8. **支气管镜存储** 支气管镜干燥后遵循无菌物品储存要求，放置于支气管镜与附件储存库(柜)内，镜体悬挂，弯角固定钮应置于自由位，各类按钮和阀门单独储存(处于悬挂状态时，支气管镜内道最易保持干燥)；支气管镜与附件储存库(柜)每周清洁消毒1次，遇污染时应随时清洁消毒。如需将支气管镜携带外出时应用无菌巾包裹，将其放在专用无菌转运箱内。采用环氧乙烷灭菌的支气管镜，连同包装悬挂保存，勿破坏包装完整性。

(四) 支气管镜消毒质量监测

遵循灭菌剂产品使用说明书进行浓度监测；重复使用的灭菌剂配制后，每次使用前要监测浓度并记录；每季度应监测消毒剂染菌量1次，监测方法应遵循《医疗机构消毒技术规范》(WS/T367—2012)规定。

采用目测方法对每件支气管镜及其附件进行清洁检查；支气管镜及其附件的表面应清洁、无污渍。清洗质量不合格的，要重新处理。

每部支气管镜应每季度进行生物学监测，监测方法应遵循《医院消毒卫生标准》(GB15982—2012)的规定，菌落总数≤20CFU/件；当怀疑医院感染与支气管镜诊疗操作相关时，应进行致病性微生物检测。

可采用蛋白残留测定和三磷酸腺苷(ATP)生物荧光测定等方法，定期监测支气管镜的清洗效果。传统的细菌总数检测需要48小时，因滞后性，无法指导现场清洗工作的改进。用滤膜法细菌培养计数和ATP生物荧光检测了支气管镜清洗消毒后的腔面合格率分别为98.83%和98.44%，说明ATP生物荧光检测作为一种既可以反映被测物体微生物负载量，又可以反映有机物残留量的技术较为可靠，同时其具备方便、快捷的优点，对现场指导工作改进有益。

(五) 支气管镜清洗消毒机的监测

清洗消毒机新安装或维修后，应对清洗消毒后的支气管镜进行生物学监测，监测合格后方可使用，其他监测同手工监测内容。

(六) 质量控制过程的记录和可追溯要求

记录支气管镜的使用及清洗消毒情况，包括：诊疗、日期、患者标识与支气管镜编号(均应具唯一性)、清洗消毒的起止时间以及操作人员姓名等；记录使用中消毒剂浓度及染菌量的监测结果；记录支气管镜的生物学监测结果；使用支气管镜清洗消毒机应方便查找运行参数资料；每季度应对相关医务人员手消毒效果及清洗消毒室的环境消毒效果进行监测，记录手卫生和环境消毒质量监测结果。记录的资料具有可追溯性，消毒剂浓度监测记录的保存期≥6个月，其他监测资料的保存期≥3年。监测方法应遵循《医疗机构消毒技术规范》规定。

综上所述，在ICU开展支气管镜治疗工作时，必须掌握支气管镜处理的专业知识，科学规范地进行清洗消毒工作，保证支气管镜的消毒管理。只有规范化的流程确保支气管镜的维护、保养和消毒，才能降低纤维支气管镜故障率，提高设备生命周期及预防医院感染。

(李　磊　徐　燕)

思考题

1. 重症患者支气管镜检查治疗上的适应证有哪些？
2. 重症患者支气管镜检查诊断上的适应证有哪些？
3. 重症患者支气管镜检查的并发症有哪些？
4. 支气管镜的消毒规范操作流程包括哪些？

参考文献

[1] 万欢英，高蓓莉，项轶. 呼吸内镜基本操作与临床应用[M]. 北京：人民卫生出版社，2015.

[2] 王洪武. 支气管镜介入治疗[M]. 北京：人民卫生出版社，2012.

[3] British Thoracic Society Bronchoscopy Guidelines Committee, Subcommittee of Standards of Care Committee of British

Thoracic Society. British Thoracic Society guidelines on diagnostic flexible bronchoscopy [J]. Thorax, 2001, 56 (suppl 1): 1-21.
[4] CLIFTON S. AARC clinical practice guideline bronchoscopy assisting—2007 revision & update [J]. Respiratory Care, 2007, 52(1): 74-80.
[5] 马久红. 软式内镜清洗消毒实践操作指南[M]. 上海: 上海科学技术出版社, 2017.
[6] 杨云生. 现代消化内镜中心清洗消毒技术操作[M]. 北京: 中华医学电子音像出版社, 2007.
[7] 王云龙. 医用内窥镜光学性能质量控制定性检测技术研究[D]. 广州: 南方医科大学, 2015.
[8] 孔金艳, 唐平, 王盈盈, 等. 消化内镜储存时间与使用前再消毒的探讨[J]. 中华医院感染学杂志, 2012, 22(23): 5316-5317.
[9] 刘承军, 肖长, 林巧玲. 全寿命周期管理模式下医用纤维支气管镜管理效果分析[J]. 医疗卫生装备, 2017, 38(4): 146-149.
[10] RUTALA W A, WEBER D J. Reprocessing endoscopes: United States perspective [J]. J Hosp Infect, 2004, 56 (suppl 2): 27-39.
[11] 黄茜, 盛小燕, 邓凌, 等. 内镜清洗消毒质量控制存在问题的深度访谈[J]. 护理学报, 2012, 19(3): 6-8.

第二章

支气管镜常用检查及治疗的操作技术

学习目标

掌握：

1. 重症患者支气管镜诊疗镇痛镇静的操作流程。
2. 支气管镜诊疗镇痛镇静常见并发症及处理。
3. 支气管镜检查规范记录。
4. 经支气管镜气道分泌物采集规范操作。
5. 经支气管镜毛刷刷检规范操作。
6. 支气管肺泡灌洗。

熟悉：

1. 支气管镜诊疗镇痛镇静的适应证和禁忌证，以及镇静深度的评估。
2. 经支气管镜支气管黏膜及肺活检规范操作。

了解：

1. 我国气管镜的发展。
2. 支气管镜清洗室人员管理、布局要求。

第一节　支气管镜操作的镇痛镇静

支气管镜操作的镇痛镇静是指通过镇痛镇静药物等及相关技术，以减轻或消除患者接受支气管镜诊疗过程中的疼痛及不适，尤其是消除患者对再次检查的恐惧感，提高对支气管镜诊疗的接受度，最大程度降低诊疗过程中发生损伤和意外的风险。

一、支气管镜操作镇痛镇静的适应证和禁忌证

（一）适应证

1. 所有因病情需要并愿意接受支气管镜检查及治疗的患者。

2. 对支气管镜检查有顾虑或恐惧，高度敏感且不能耐受局麻下操作的患者。

3. 操作时间较长、操作复杂的支气管镜诊疗技术，如经支气管镜热消融技术（包括电烧灼、激光、氩等离子体凝固和微波等）、硬质支气管镜诊疗技术和电磁导航支气管镜活检术等。

4. 一般情况良好，ASA Ⅰ级或Ⅱ级患者。

5. 处于稳定状态的ASA Ⅲ级或Ⅳ级患者，应在密切监测下实施。

（二）禁忌证

1. 有常规支气管镜操作禁忌者，如多发性肺大疱和严重的上腔静脉阻塞综合征等。

2. 未得到适当控制的可能威胁生命的循环与呼吸系统疾病，如未控制的严重高血压、严重心律失常、不稳定型心绞痛、新近发生的急性心肌梗死及哮喘急性发作等。

3. 明显出血倾向者。

4. 饱食或胃肠道梗阻伴有胃内容物潴留者。

5. 未签署知情同意书者。

6. 对镇痛镇静药物过敏者。

以下情况须在经验丰富的重症临床医师管理下实施镇痛镇静：①明确困难气道而未建立人工气道的患者，如张口障碍、颌面部活动受限、强直性脊柱炎、颞颌关节炎和气管部分狭窄等；②循环不稳定，需较大剂量血管活性药物维持者；③严重的中枢神经系统疾病患者；④有药物滥用史、年龄过高或过小和病态肥胖等患者；⑤气道严重狭窄、活动性出血和异物梗阻等紧急气道患者，应按紧急手术麻醉原则处理，在

严格履行知情同意的前提下，实施急救。

二、支气管镜诊疗镇静深度的评估

根据患者意识水平受抑制的程度，镇静深度可分为三级：轻度镇静、中度镇静、深度镇静，也可做全身麻醉，见表 2-1-1。不同患者耐受内镜诊疗所需镇静深度不同。

表 2-1-1　支气管镜诊疗的镇静深度及其评估要点

项目	轻度镇静	中度镇静	深度镇静	全身麻醉
Ramsay 镇静评分/分	2～3	4	5～6	
意识反应	对语言刺激反应正常	对语言或触觉刺激存在目的反应	对非伤害性刺激无反应，对伤害性刺激有反应	对伤害性刺激无反应
通气功能	无影响	足够，无需干预	可能不足，可能需干预	常不足，常需干预
心血管功能	无影响	通常能保持	通常能保持	可能受损

三、支气管镜诊疗镇痛镇静的操作流程

（一）支气管镜诊疗镇痛镇静前准备

1. 未建立人工气道的患者

（1）支气管镜诊疗术前禁食至少 6 小时，术前禁水至少 2 小时。如患者存在胃排空功能障碍或胃潴留，应适当延长禁食和禁水时间。

（2）患者如有活动义齿，应于检查前取下。

（3）准备好紧急建立人工气道的设备、导管及呼吸机。

2. 特殊患者的术前准备

（1）对怀疑慢性阻塞性肺疾病的患者应检测肺功能。若肺功能重度下降，如第 1 秒用力呼气容积（FEV_1）<40% 预计值或外周脉搏血氧饱和度（SpO_2）<93%，应测定动脉血气。

（2）哮喘患者应在支气管镜检查前预防性使用支气管舒张剂，慢性阻塞性肺疾病患者应视情况决定是否预防性使用支气管舒张剂。

（3）有出血风险的患者，即使只进行普通支气管镜检查，也应在术前常规检测血小板计数和/或凝血酶原时间。对拟行支气管镜活检的患者，若术前正在口服抗凝剂，应至少于检查前 3 天停用，或予以小剂量维生素 K 拮抗。若患者必须使用抗凝剂，应更换为普通肝素，并使国际标准化比值（international normalized ratio，INR）≤1.5。

（二）支气管镜诊疗镇痛镇静的实施

首先应建立静脉通路，患者采取平卧位或根据操作需要摆放体位，确保监护设备正常工作，记录患者生命体征并持续吸氧。根据支气管镜的诊疗目的，选择合适的镇痛镇静方案。

1. 表面麻醉　单纯表面麻醉仅适用于患者耐受能力强且操作简单的支气管镜诊疗。推荐将利多卡因作为常用表面麻醉药。目前，利多卡因的使用主要有下述方法：喷雾法或雾化吸入法、气管内滴注法、含漱法、环甲膜穿刺法。当支气管镜进入声门后，若患者发生明显呛咳反应可静脉推注丙泊酚 30～50mg 或快速喷洒 2% 利多卡因 5ml，进入隆突上时再喷洒 2% 利多卡因 5ml，利多卡因总量低于 6～7mg/kg，或小于 400～500mg。建议通气时使用内镜面罩，诱导时面罩加压给氧辅助通气，增加氧储备，保持上呼吸道通畅，血氧饱和度低于 85% 时可加大氧流量、面罩加压给氧，若血氧饱和度继续下降则必须退出支气管镜进行加压面罩给氧。

2. 轻中度镇静联合表面麻醉　表面麻醉虽可降低支气管镜检查的应激反应，但仍有部分患者因紧张、恐惧而出现窒息和呼吸困难等，因此宜给予适量镇痛药物，使患者处于轻中度镇静水平，并保留自主呼吸。目前，临床最常选择咪达唑仑、丙泊酚或联用芬太尼，适用于患者耐受能力较好且操作简单的支气管镜诊疗。

咪达唑仑可采用微量泵或静脉滴注给予，60 岁以下成年患者的初始剂量为 0.03～0.05mg/kg，于操作开始前 5～10 分钟给药，注射后 2 分钟起效，逐渐达到中度镇静的程度，在操作 30～40 分钟内一般无须再次追加。咪达唑仑静脉给药应缓慢，约为 1mg/30s；若操作时间延长，必要时可追加 1mg，但使用总量不宜超过 5mg。年龄超过 60 岁的患者，咪达唑仑用量应酌减。

成人患者联合芬太尼时，宜分次给予芬太尼 1～2μg/kg，可明显提高患者耐受程度。

3. 深度镇静联合表面麻醉　在表面麻醉基础上的深度镇静，适用于常规的支气管镜诊疗操作，尤其是耐受较差的患者。

咪达唑仑或丙泊酚可用于支气管镜诊疗的深度镇静，建议联合应用阿片类药物（如芬太尼、瑞芬太尼），以改善患者耐受程度。成人患者咪达唑仑的用

量多在 1～3mg，或在 1～5 分钟内静脉注射丙泊酚 1～1.5mg/kg，维持剂量为 1.5～4.5mg/(kg·h)；芬太尼静脉注射常用剂量为 1～2μg/kg，其起效迅速，可维持 30～60 分钟。瑞芬太尼可成人每次静脉注射 5～10μg/kg，5 分钟后可追加，也可单次注射后持续输注 0.05～0.1μg/(kg·min)，随后逐渐调整剂量至 0.025μg/(kg·min)。

患者入睡、睫毛反射消失和呼吸平稳后可开始支气管镜检查，并根据患者反应适当调整镇静深度。若患者出现体动或呛咳，可追加丙泊酚 0.3～0.5mg/kg。

进行损伤风险较大的操作(如激光治疗、经支气管镜超声定位针吸活检术等)时，要求保持患者无体动，以避免气道穿孔等并发症的发生，可在镇痛镇静基础上适当加用小剂量短效肌肉松弛药。

(三) 呼吸管理

支气管镜诊疗中需经气道进行操作，同时镇静药和/或镇痛药可能抑制呼吸，增加呼吸管理的难度。因此，维持有效的呼吸功能至关重要。临床常用的呼吸管理方式如下。

1. 去氮给氧 所有接受支气管镜诊疗镇痛镇静的患者在操作前应在自主呼吸下充分去氮给氧(8～10L/min，3～5 分钟)。

2. 鼻导管给氧 经鼻导管给氧通气是表面麻醉以及轻-中度镇静时最常用的给氧方式，患者易于接受，但不能保证维持患者足够的氧合，只适用于表面麻醉或轻中度镇静下肺功能良好的患者，且支气管镜诊疗操作简单、时间较短。

3. 面罩通气给氧 有效的面罩通气(尤其是内镜面罩)有利于维持患者充分氧合，也可显著改善患者通气，是值得推荐的通气方式。当 SpO_2<90% 时，应采取面罩辅助呼吸或控制呼吸，适用于深度镇静或静脉麻醉下氧合和/或通气功能明显下降的患者。

4. 喉罩通气给氧 在深度镇静下实施支气管镜诊疗时，喉罩通气是较常采用的通气方式，其优点在于使用方便迅速，气道较易维持；喉罩放置难度较小，成功率高，可用于自主通气和控制通气，并避免气管内黏膜损伤。

5. 支气管导管通气(单肺通气) 全身麻醉下经支气管导管通气的效果确切可靠，适用于全身麻醉下较复杂、时间较长的气管远端与支气管内诊疗操作。经支气管导管单肺通气时应注意防治低氧血症。

(四) 镇痛镇静期间的监护

患者的生命体征监测是支气管镜诊疗镇痛镇静中的重要环节。常规监测应包括：心电、呼吸、血压和脉搏血氧饱和度，有条件者可监测呼气末二氧化碳。

1. 心电监测 密切监测心率与心律的变化和异常，必要时及时处理。

2. 呼吸监测 应密切监测患者呼吸频率与呼吸幅度，尤其注意有无喉痉挛或气道梗阻。如出现反常呼吸，往往提示气道梗阻，常见原因包括喉痉挛、舌后坠和支气管痉挛。

3. 血压监测 一般患者监测无创动脉血压(间隔 3～5 分钟)即可，但特殊患者(严重心肺疾病、循环不稳定)宜进行有创动脉压监测。

4. 血氧饱和度监测 在实施镇痛镇静前即应监测患者血氧饱和度，并持续至完全清醒后。

5. 呼气末二氧化碳分压监测 可利用鼻面罩、鼻导管、经喉罩或气管导管监测呼气末二氧化碳分压，并显示其图形的动态变化。该方法可在患者脉搏血氧饱和度下降前发现低通气状态。

四、支气管镜操作常见镇静镇痛并发症

(一) 呼吸抑制

呼吸抑制是在镇痛镇静情况下支气管镜检查最常见的并发症，当呼吸暂停或呼吸频率及幅度减少或患者屏气时，可出现血氧饱和度明显下降并<90%，此时应暂停操作，提高吸入氧浓度并采用面罩辅助呼吸或控制呼吸，待患者呼吸恢复正常，血氧饱和度回升至 90% 再继续操作。

(二) 喉、支气管痉挛

口腔内分泌物直接刺激咽喉部，支气管镜反复进出声门也直接刺激咽喉，诱发喉部肌群反射性收缩，发生喉痉挛。镇痛镇静不充分，患者高度紧张或操作技术不规范和强行刺激声带、气管壁时，可引起气管或支气管痉挛。此时，应立即停止所有诊疗，并充分清除气道分泌物。轻度支气管痉挛时，可面罩加压给氧，给予支气管舒张剂和/或静脉注射糖皮质激素；严重支气管痉挛时，如患者血氧饱和度难以维持，可给予肌肉松弛药、加深镇静并行面罩正压通气，必要时气管插管并控制通气。

(三) 反流误吸

镇静状态下，患者咽反射被抑制，口腔内分泌物可能误吸入气管。胃液及胃内容物可能反流到呼吸道，造成吸入性肺炎。因此，必须严格禁食禁饮，防止反流误吸。一旦发生呕吐，立即使患者采取侧卧位，叩拍背部，及时清理口咽部的呕吐物，观察生命体征，特别是氧合状态，必要时插入气管内导管并在支气管镜下行气管内冲洗及吸引。

(四) 心血管并发症

镇痛镇静的药物以及支气管镜诊疗操作可能造成患者心率与血压剧烈波动，甚至出现心律失常。因此应加强监测，并及时发现和处理相关并发症。

(李颖川)

第二节　支气管镜检查方法与记录

一、支气管镜检查方法

(一) 术前准备

1. 患者准备

(1) 签署知情同意书。

(2) 明确人工气道通路：明确人工气道形式(气管插管或气管切开)；明确气道通路的管径，使支气管镜光缆能够顺利通过。

(3) 判断有无胃潴留：术前需禁食水或肠内营养2～4小时，必要时行胃肠减压将胃内容物抽吸干净。术后嘱患者2小时内禁食水，避免误吸；置入人工气道者，在气囊充盈的前提下，可以即刻给予胃肠内营养；如为全身麻醉，要等胃肠功能恢复后才能进食。

(4) 调整呼吸机参数：通常选用容量控制模式，吸入氧浓度调成纯氧，呼气末正压及潮气量均根据患者情况适当下调，以降低气道峰压。例如，可将模式设置为：容量控制通气(volume-control ventilation，VCV)，潮气量(tidal volume，VT) 6～10ml/kg，呼吸频率(respiratory rate，RR) 16次/min，呼气末正压(positive end-expiratory pressure，PEEP) $0cmH_2O$ ($1cmH_2O=0.098kPa$)，吸入气氧浓度(fractional concentration of inspired oxygen，FiO_2) 100%。

(5) 镇痛镇静：充分镇痛镇静，避免操作过程中触碰刺激因素等导致生命体征不稳定，如血压升高、心律失常等；以及避免触碰刺激等因素导致气道痉挛和咳嗽反射等；具体详见本章第一节。

(6) 体位准备：调整病床至合适高度，使患者保持平卧位，若患者为气管插管，且无颈椎骨折，可尽量使头部后仰，使气道通路成直线，避免光缆弯曲、打折，导致其内光纤折断。

2. 器械与药品准备　准备物品包括：支气管镜、可吸痰延长管、消毒物品、无菌液体石蜡、无菌纱布、痰液收集器、20ml注射器和吸引器，以及生理盐水、医用酒精、镇痛镇静药品和利多卡因等。

3. 支气管镜检查术前评估记录单　建议术前评估过程中填写记录单，避免人为漏项，减少医疗风险，减少重复操作，缩短准备时间，提高医疗效率，见表2-2-1。

表2-2-1　支气管镜检查术前评估记录单

<table>
<tr><td>姓名</td><td colspan="2"></td><td>住院号</td><td></td><td>床号</td><td></td></tr>
<tr><td rowspan="2">适应证与禁忌证</td><td colspan="3">适应证</td><td colspan="3">相对禁忌证</td></tr>
<tr><td colspan="3">□ 观察气道情况：通畅程度、黏膜是否充血水肿等；
□ 清除气道内分泌物；
□ 留取痰液标本；
□ 清除气道内积血；
□ 清除气道内异物</td><td colspan="3">□ 严重低氧血症；
□ 大量咯血；
□ 哮喘发作；
□ 严重心血管疾病(严重高血压、冠心病如急性心肌梗死、主动脉夹层等)；
□ 高颅压、颅内动脉瘤；
□ 凝血功能紊乱</td></tr>
<tr><td rowspan="2">术前准备</td><td colspan="3">患者准备</td><td colspan="3">器械与药品准备</td></tr>
<tr><td colspan="3">□ 核对姓名、病案号；
□ 签署知情同意书；
□ 明确人工气道通路(气道形式、管径)；
□ 调整呼吸机参数；
□ 镇静镇痛；
□ 体位准备</td><td colspan="3">□ 纤维支气管镜；
□ 可吸痰延长管；
□ 消毒物品、无菌单；
□ 无菌液体石蜡；
□ 无菌纱布；
□ 痰液收集器；
□ 20ml注射器；
□ 吸引器；
□ 生理盐水、医用酒精、镇静镇痛药品、利多卡因</td></tr>
<tr><td>评估记录</td><td>评估者</td><td colspan="2"></td><td>时间</td><td colspan="2"></td></tr>
</table>

(二) 操作步骤

1. 术前准备　消毒、铺巾、洗手、戴口罩与帽子、戴无菌手套；将可吸痰延长管连接于人工气道，消毒可吸痰延长管口；再次洗手，更换无菌手套，铺巾。

2. 准备支气管镜　调整镜头方向及焦距，在光缆外壁涂抹无菌液体石蜡。

3. 操作　将支气管镜经可吸痰延长管置入气管，并依次经由左、右主支气管进入各级支气管内进行检查、吸痰或肺泡灌洗等操作；先进健侧，后进患侧；按顺序检查,避免遗漏。

4. 术毕　术毕退出支气管镜,还原机械通气模式和参数,减少镇痛镇静药物剂量。

5. 记录　支气管镜检查操作记录单,见表 2-2-2。

表 2-2-2　支气管镜检查操作记录单

姓名		住院号		床号	
操作步骤	消毒、铺巾,准备纤维支气管镜		操作,术毕		
	□ 洗手,戴口罩、帽子、手套; □ 将可吸痰延长管连接于人工气道; □ 消毒可吸痰延长管口; □ 洗手,戴无菌手套,铺巾; □ 调整镜头方向及焦距; □ 涂抹无菌液体石蜡		□ 操作(先进健侧,后进患侧); □ 术毕还原机械通气模式参数; □ 减少镇痛镇静药物剂量		
并发症	□ 无; □ 镇静镇痛药物过敏; □ 血压、心律异常; □ SpO_2 下降;		□ 气道出血; □ 气胸; □ 支气管痉挛; □ 其他		
操作记录	操作者		时间		

(三) 注意事项

1. 患者方面　支气管镜检查过程中,应尽量轻柔,避免碰触气道壁,导致气道痉挛。当镜头被分泌物覆盖导致视野模糊时,切勿继续进镜,防止碰触气道壁造成损伤、痉挛,同时应密切关注患者生命体征,包括心律、血压及血氧饱和度等。镇痛镇静药物的使用易诱发心率减慢、血压降低等;同时,支气管镜检查时易诱发迷走神经反射,致使心率减慢、血压降低等,尤其对于颈髓损伤患者,必要时床旁备抢救药品。另外,支气管镜检查过程中应密切关注患者的反应、生命体征变化以及 SpO_2 情况。

2. 器械及操作方面　在支气管镜检查过程中,进镜过程应尽量保持光缆竖直,避免光缆扭曲和打折;同时,光缆外壁应涂抹液体石蜡,进镜过程应尽量轻柔,避免其内光纤折断。另外,操作过程中应避免弯曲部过度弯曲,防止损坏其内牵引钢丝。

二、支气管镜检查记录单

(一) 支气管镜检查评估及操作记录单

为方便起见,可以将支气管镜检查术前评估记录单及支气管镜检查操作记录单合并使用,见表 2-2-3。

表 2-2-3　支气管镜检查记录单

姓名		住院号		床号	
适应证与禁忌证	适应证		相对禁忌证		
	□ 观察气道情况:通畅程度、黏膜是否充血水肿等; □ 清除气道内分泌物; □ 留取痰液标本; □ 清除气道内积血; □ 清除气道内异物		□ 严重低氧血症; □ 大量咯血; □ 哮喘发作; □ 严重心血管疾病(严重高血压、冠心病如急性心肌梗死、主动脉夹层等); □ 高颅压、颅内动脉瘤; □ 凝血功能紊乱		
术前准备	患者准备		器械与药品准备		
	□ 核对姓名、病案号; □ 签署知情同意书; □ 明确人工气道通路(气道形式、管径); □ 调整呼吸机参数; □ 镇静镇痛; □ 体位准备		□ 纤维支气管镜; □ 可吸痰延长管; □ 消毒物品、无菌单; □ 无菌液体石蜡; □ 无菌纱布; □ 痰液收集器; □ 20ml 注射器; □ 吸引器; □ 生理盐水、医用酒精、镇静镇痛药品、利多卡因		

续表

	消毒、铺巾，准备纤维支气管镜		操作，术毕	
操作步骤	□ 洗手，戴口罩、帽子、手套； □ 将可吸痰延长管连接于人工气道； □ 消毒可吸痰延长管口； □ 洗手，戴无菌手套，铺巾； □ 调整镜头方向及焦距； □ 涂抹无菌液体石蜡		□ 操作（先进健侧，后进患侧）； □ 术毕还原机械通气模式参数； □ 减少镇痛镇静药物剂量	
并发症	□ 无； □ 镇静镇痛药物过敏； □ 血压、心律异常； □ SpO_2 下降；		□ 气道出血； □ 气胸； □ 支气管痉挛； □ 其他	
操作记录	操作者		时间	

（二）支气管镜检查病程记录

1. 病程记录内容 需要记录：适应证、操作过程、检查所见、并发症及处理、术后注意事项、操作人姓名及操作时间。

2. 病程记录示例 以下提供完整的操作记录示例，读者在临床应用过程中，需根据患者的实际情况对其中的内容进行修改。

> **纤维支气管镜吸痰记录**
>
> 双人核对患者姓名、病案号及知情同意书。调整患者为平卧位，充分镇痛镇静，调整机械通气模式：VCV，VT 500ml，RR 16 次/min，PEEP $0cmH_2O$，FiO_2 100%。洗手、消毒、铺巾。经可吸痰延长管口置入纤维支气管镜光缆，检查见隆突锐利，右下肺基底段支气管壁黏膜水肿，颜色苍白，部分见出血点，右下肺基底段支气管内可见较多白色、稀薄分泌物，留取痰培养，并吸除。操作术毕，还原机械通气模式参数，减少镇痛镇静药物剂量。操作过程顺利，患者生命体征稳定。
>
> 操作者：__________；操作时间：__________。

（黄　曼）

第三节　重症支气管镜常用技术

对于危重患者，支气管镜主要有以下作用：辅助困难气道插管和调整气管插管；重症肺部感染的病原学诊断和治疗；肺不张诊断和治疗；咯血诊断和治疗；弥漫性肺疾病诊断和治疗；诊断气管食管瘘；诊断气道狭窄和气管内新生物；气管内异物治疗；气道吸入性损伤治疗。

重症患者常用的支气管镜技术包括：气道分泌物采集、经支气管镜毛刷刷检、经支气管镜支气管冲洗及肺泡灌洗、经支气管镜支气管黏膜及肺活检。

一、经支气管镜气道分泌物采集

（一）概述

对于气道分泌物较多或黏稠的患者，若自主排痰能力减弱或丧失，会导致痰液引流不畅，严重时阻塞气道引起肺不张。常规的拍背、助咳、雾化和湿化可能效果不明显，而一般的吸痰管又无法到达支气管深部，这时需要支气管镜进行气道分泌物清除。支气管镜可以进入患者亚段支气管开口进行操作，清除痰栓、痰痂，收集痰液标本，进行准确的分泌物培养，从而明确治疗方向，同时还能用盐水或药物给予局部灌洗治疗，达到肺复张的目的。

适应证、相对禁忌证及并发症详见第一章第二节。术前准备详见本章第二节。

（二）操作技术步骤

1. 呼吸支持

（1）鼻导管吸氧（普通吸氧面罩）患者：需提高吸入氧流量保证较高的氧浓度，高流量氧疗患者可提高吸氧浓度及气体流量；必要时可选择无创通气支持。

（2）无创通气患者：需选择带纤维支气管镜侧孔的无创面罩或使用一次性螺纹管联合球囊面罩；操作中需调高吸氧浓度至 100%，适当增加吸气正压。

（3）有创通气患者：应先确定气管插管或气管切开套管型号。气管导管过细，操作时气道峰压可明显升高，严重时潮气量可降低 50%，每分钟通气量将无法保障。有学者建议选用支气管镜时，其外径应与插管内镜相差 1.2～2mm。确认导管型号后接上一次性呼吸机三通螺旋接头，调整呼吸参数。在支气管镜操作时，气道内负压吸引可带走 200～300ml 的潮气量，并刺激迷走神经引起气道痉挛，导致肺泡通气不足，出现二氧化碳分压升高和氧分压下降；同时支气管镜会引起插管管腔流出道受限，可造成功能残气量升高，形成内源性 PEEP。因此，在有创通气患者实施支气管镜操作前,应调整呼吸机参数,使用容量控制通气模式,FiO_2 为 100%,PEEP 为 $0cmH_2O$,关闭触发及调高呼吸机压力报警上限。有特殊情况不能调整时,应严密监测患者生命体征防止发生通气不足、低氧、气道阻力增加、功能残气量升高。

2. 无菌操作及个人防护 检查者及辅助人员必须戴口罩、帽子及无菌手套,穿好隔离衣,最大无菌化铺巾,严格无菌操作。疑似 HIV 阳性患者或呼吸道传播性疾病患者应佩戴防护眼镜。需管床医生在场,如病情变化可及时处理。

3. 器械消毒 无一次性包装的支气管镜时,按《消毒技术规范》规定在使用前再次消毒,紧急情况需床旁快速消毒:75% 的酒精纱布擦拭镜身两遍,再用 0.9% 生理盐水纱布擦拭两遍去除酒精残留。

4. 镇痛镇静 根据病情适当给予镇痛镇静药物,起效后 Richmond 躁动镇静评分量表(RASS):-3~-2 分。

5. 支气管镜插入途径 经鼻、经口、经人工气道。

(1) 经鼻置入:应选择合适的鼻道,鼻甲肥大时可滴入麻黄碱。操作温柔,勿擦破鼻黏膜,将镜体先端送入较宽侧鼻腔时,调整方向,以看清鼻腔底及下鼻甲,缓慢进入,进入鼻咽部直到口咽部,见会厌、声门。应注意观察声门活动度。

(2) 经口置入:应先放入牙垫或咬口(有假牙者需提前取下),以免咬伤气管镜。

(3) 经气管插管或气管切开:再次检查一次性呼吸机三通螺旋接头,再次确认气管插管或气管切开套管型号,一般小于 6.5 号时难以置入常规纤维支气管镜(4.8#、5.0#、5.2#)。

6. 操作时直视观察 应有顺序地全面观察可见范围如鼻、咽、气管、隆突和支气管,一般原则是先健侧后患侧;如无病变则先右后左。然后再重点对可疑部位进行观察。应特别重视对亚段支气管的检查,以免遗漏小的病变。

7. 留取标本 若需留取痰液标本,正确连接痰液收集器与支气管镜。培养标本:接痰培养杯取痰标本;如痰液量少,不足达到培养标准量,可注生理盐水 5~20ml,吸出的标本再送细菌培养、结核分枝杆菌培养和真菌培养。对感染严重、分泌物黏稠者,可反复冲洗以清除脓性分泌物,每次冲洗量不大于 20ml,总量不应超过 60~120ml。

8. 术中监测 操作过程中密切监测患者生命体征,如 SpO_2 低于 85%,心率>120 次/min 或<60 次/min 或改变>20%,血压骤降或收缩压>160mmHg 或<90mmHg,应及时终止操作。

9. 术中操作 要求:①严格控制操作时间,避免长时间操作。操作过程尽量轻柔,遇阻力勿暴力进入或拉出。②禁止持续负压抽吸,以免损伤气道和造成肺不张,尽量避免打折。③如患者呛咳明显,需再次注入利多卡因或加深镇静。利多卡因使用总量不超过 15ml,浓度不超过 2%。

10. 气道损伤的处理 操作过程中若出现气道损伤,须密切关注患者的气道出血情况并及时处理。出血量大于 50ml 的必须高度重视,要积极采取措施。可选择的止血方法有:①经纤维支气管镜注入冰盐水;②经纤维支气管镜注入稀释的 1∶10 000 肾上腺素 2~3ml;③经纤维支气管镜注入稀释的凝血酶(凝血酶 500~2 000U);④必要时同时经全身给止血药,此外出血量大者尚可进行输血、输液等。纤维支气管镜的负压抽吸系统一定要可靠有效,以保证及时将血吸出,防止其阻塞气道造成窒息,并保持出血侧低位,防止血液灌入健侧。最后镜下见出血停止后方可退镜。

11. 术后管理 包括:①操作后仍需密切监测生命体征,必要时给予膨肺;②对于神志清醒的患者,须询问患者有无不适;③待氧合稳定,及时调整机械通气参数;④术后 2 小时才可进食饮水;⑤若无禁忌,术后抬高床头至少 30°。

12. 术后器械管理 清理术后物品和器械,及时清洗消毒支气管镜。

13. 记录操作过程和检查结果。

(三) 注意事项

1. 有以下情况的患者操作风险较大,接受检查前需谨慎考虑。①机械通气时 PEEP>$14cmH_2O$($1cmH_2O$=0.098kPa)、不能耐受每分钟通气量的减少以及检查前依赖高浓度氧疗;②颅内压高;③INR>1.5 或血小板<20×10^9/L;④气管套管直径<7.5mm。

2. 术前需禁食水或肠内营养 2~4 小时,必要时行胃肠减压将胃内容物抽吸干净。术后嘱患者 2 小时内禁食水,避免误吸;置入人工气道者,在气囊充盈的前提下,可以即刻给予胃肠内营养;如全身麻醉,要等胃肠功能恢复后才能进食。

3. 术中动态监测患者生命体征,确保稳定。

4. 术后患者有胸闷症状或持续低氧血症时,做胸部影像学检查排除气胸。

5. 出血为常见并发症,可表现为鼻出血或痰中带血,一般血量不大,可自行缓解;偶尔有大出血者,甚至可引起窒息危及生命。

(四) 临床效果评价

经支气管镜分泌物采集的临床效果评价应从下面几个方面评估。

1. 患者呼吸症状是否改善。
2. 患者痰液量和性质是否改善。
3. 患者影像学(胸部 X 线片或 CT)结果是否改善。
4. 机械通气患者呼吸力学参数是否改善。

5. 痰培养结果如何。

二、经支气管镜毛刷刷检

(一) 概述

毛刷刷检是经支气管镜下获取细胞标本的重要手段,常用防污染样本毛刷。防污染样本毛刷刷检的优点在于毛刷与肿块等病灶接触面积大,获取标本机会较多,阳性率也较高,且容易操作、创伤小。对于机械通气患者,通过人工气道支气管镜引导下防污染样本毛刷采集下呼吸道标本对患者的生命体征没有明显影响,安全可靠。

使用防污染样本毛刷刷检的采样病原学诊断灵敏度为 33%~100%(中位数 67%),特异度 50%~100%(中位数 95%),并且一般主张先刷检后活检,以免出血影响刷检结果。

需要特别准备:一次性防污染样本毛刷若干。

(二) 操作技术步骤

详见上文"一、经支气管镜气道分泌物采集",特殊处刷检一般在直视下进行。

支气管镜经声门、气管或者人工气道到达胸部影像显示浸润病灶最明显或镜下显示有分泌物的区域,防污染样本毛刷经支气管镜吸引孔道进入并伸出支气管镜末端 1~2cm,后从保护性套管再推出毛刷,再伸出至病灶部位,稍加压力旋转刷擦数次采集标本,采样后将毛刷缩回到套管中,然后将有套管保护的毛刷从支气管镜中拔出。

75% 酒精消毒套管末端,将毛刷伸出套管并浸入 1ml 无菌生理盐水中,充分振荡使标本在无菌溶液中均匀分布,然后送实验室进行微生物培养,或将毛刷进行涂片送检。

(三) 注意事项

同上文"一、经支气管镜气道分泌物采集"。

(四) 临床效果评价

微生物培养或涂片送检结果。

三、支气管肺泡灌洗

(一) 概述

支气管肺泡灌洗(bronchoalveolar lavage,BAL)是指经过支气管镜向支气管肺泡内注入生理盐水并吸引出来,收集肺泡表面液体(诊断性)及清除填充于肺泡内的物质(治疗性),并进行炎症与免疫细胞检测,达到明确诊断和治疗的目的。

部分患者需要全麻,以便气管镜嵌顿较好、增加支气管肺泡灌洗液(bronchoalveolar lavage fluid,BALF)回吸收的效果。

其他术前准备同上文"一、经支气管镜气道分泌物采集"。

(二) 操作技术步骤

1. 前序步骤同气道分泌物采集。

2. **选择肺泡灌洗部位** 根据影像学资料特别是近期胸部 CT,遵循"灌洗病变叶段"的原则,特别是出现新的或进展性的浸润病变的叶段;影像学提示双肺弥漫性病变时,推荐选择右肺中叶或者左肺上叶舌段,这 2 个部位的灌注操作便利且回收量较多(与下叶比较可增加 20%)。

3. **灌洗部位局部麻醉** 在灌洗的肺段,经支气管镜操作孔注入 1%~2% 利多卡因 1~2ml。全麻患者若气道反应仍较强,同样可注入利多卡因麻醉。

4. **局部灌注** 支气管镜头端嵌顿在目标支气管段或亚段开口,通过眨眼试验后,经操作孔快速注入室温或 37℃灭菌生理盐水,每次注入 20~50ml,总量 60~120ml。值得注意的是:灌洗量的多少可影响标本检测的结果。

5. **BALF 获取** 注入生理盐水后,立即用合适负压[小于 100mmHg(1mmHg=0.133kPa)]吸引从而获得 BALF,总回收率应超过 30%。

6. **BALF 处理** 用于病原学分析的标本需用无菌容器收集;细胞学分析需选择硅化的塑料容器或玻璃容器以减少细胞的黏附。若考虑大气道疾病时,建议第 1 管回收液单独处理;非大气道疾病时,可将所有标本混合后分送。不建议常规对 BALF 预处理,当含有黏液成分时不需要使用无菌纱布过滤,避免过滤过程中细胞吸附纱布,损失部分细胞及其他成分,破坏标本稳定性并存在污染可能。

(三) 注意事项

1. 支气管肺泡灌洗时,气管镜的头端(直径应在 5.5~6.0mm)需要紧密嵌顿在段支气管或亚段支气管开口避免大气道分泌物混入或灌洗液外溢,保证 BALF 回收量。

2. 生理盐水一般可从气管镜操作孔直接注入,也可以先置入长导管进入远端肺泡,再注入生理盐水,进行远端肺泡灌洗,减少灌洗液反流,且灌洗量适当增多。也可置入前端带气囊的导管,灌洗时将气囊充气并紧密嵌顿在段支气管或亚段支气管开口,进行保护性支气管肺泡灌洗。

3. 灌洗过程中,需充分麻醉,充分抑制咳嗽反射,防止因麻醉不足或者气道反应过强,产生剧烈咳嗽,从而引起气道黏膜损伤出血或影响 BALF 的回收量和检测结果。

4. 回收压力不应过大,过大的负压会引起支气管壁塌陷或黏膜损伤,从而影响灌注液的回收量和质量。但负压过小时,回收量亦会受到影响。一般推荐低于 100mmHg,可根据实际情况调节,避免吸引时气管腔塌陷,并尽可能多收集标本。

5. BALF 标本一般送检量需要 10～20ml（≥5ml），应在术后 2 小时内送至微生物检验室。若延迟送检，可将标本置于 2～8℃保存。

6. BALF 虽然被认为是一种相对安全的检查方法，但仍应充分评估患者状态、严格把握适应证和禁忌证。在充分局麻或全麻且操作者气管镜技术熟练的情况下，较少发生严重并发症。常见并发症为支气管痉挛、发热、一过性低氧和肺功能下降。

（四）临床效果评价

BALF 病原学总的诊断灵敏度 40%～93%（中位数 73%），特异度 45%～100%（中位数 82%）。

1. 微生物学涂片检查 BALF 中的沉淀物进行革兰氏染色、抗酸染色及真菌的特殊染色，对细菌、分枝杆菌、真菌和寄生虫的检出有重大意义。

2. 微生物学培养 在严格无菌操作下采集的 BALF 进行直接接种培养或取其沉淀物进行培养，对检测细菌及真菌具有较大的临床意义。

3. BALF 中半乳甘露聚糖（GM）测定 BALF-GM 作为非培养检测手段诊断侵袭性肺曲霉病，BALF-GM 已被列入美国感染病学会（Infectious Diseases Society of America，IDSA）以及欧洲癌症研究和治疗组织/侵袭性真菌感染协作组和美国国立变态反应与感染病研究院真菌病研究组（EORTC/MSG）推荐诊断标准。

4. 某些特殊病原体 如病毒、肺孢子菌及寄生虫等可通过 BALF 中的抗原或核酸测定进行诊断。

5. 细胞学分类 在回收的 BALF 量足够多的情况下，也可进一步行细胞学分析。灌洗液中以中性粒细胞比例增高为主时，见于各种细菌或真菌的感染；以淋巴细胞比例增高为主时，见于病毒性肺炎、结节病或过敏性肺炎，还可以根据 BALF 中淋巴细胞的亚群区分不同间质性肺疾病；以嗜酸性粒细胞比例增高为主时，见于肺嗜酸性粒细胞浸润症、支气管哮喘或变应性支气管肺曲霉病等。

四、经支气管镜支气管黏膜及肺活检

（一）概述

经支气管镜肺活检术（transbronchial lung biopsy，TBLB）是支气管镜常用检查技术，对于肺部肿瘤、弥漫性肺实质或间质性疾病及肉芽肿性疾病的诊断具有重要意义，但这些并非 ICU 常见的疾病。对于 ICU 常见的细菌性肺炎，TBLB 的临床诊断意义不大，获取标本不当会影响检查的敏感性，ICU 患者易出现上气道定植菌，可影响诊断的特异性。TBLB 常规的可弯曲支气管镜（外径约 5.3cm）能够取到第 5 至 6 级支气管黏膜病变；对于 6 级支气管以下的外周病灶，可在 X 线透视引导下，采用活检钳等器械获得组织标本。

操作时还需准备活检钳：常见的活检钳有切割边缘为平滑状的标准型活检钳，对组织损伤较轻，出血并发症少，对于普通组织及黏膜新生物一般选用标准型活检钳，以减少组织损伤和出血；切割边缘为锯齿状的活检钳，可用于纤维化较多或较坚韧的组织，能够切割下较大的组织块，但同时对组织损伤较大，易引起出血；带针椭圆形活检钳，长钉可固定于支气管侧壁，用于取支气管侧壁上的黏膜组织。

（二）操作技术步骤

1. 首先术者应调整气管镜的位置、深度和末端的弯曲度，使要活检的部位暴露清楚，并先吸出局部支气管内的分泌物。对于表面附有坏死物质的病灶要先清除坏死物后深入病灶中钳取以提高阳性率。

2. 由助手插入活检钳，注意活检钳在内径通道内穿行时需保持闭合状态，等钳头完全穿过镜口后再张开，否则易损伤钳头和镜口。

3. 如活检钳插入受阻，应调节气管镜位置和弯曲度后重新推进，勿使用蛮力。

4. 逐步推进活检钳至术者视野看到钳头伸出，将钳送至病灶部位（弥漫性病变多选择右下肺基底段），由助手张开钳子，准确夹住病变黏膜，在完全关闭钳子后将活检钳向外拔出。

5. 标本取出后放置于小滤片纸上，浸入 10% 甲醛溶液的小瓶固定送检。

6. 肺活检时需要将活检钳送至预设的外周肺病灶进行活检，应在胸部 X 线片或 CT 引导下进行或直接“盲检”。

（三）注意事项

1. 术前准确进行病灶定位，测定距离。术中应注意相应支气管有无异常。

2. 操作者应技术熟练，对病变情况能够及时判断和分析。

3. 对于镜下所见新生物活检时，应至少取 5 块活检标本送病理检查；对于镜下所见支气管黏膜呈浸润性病变时或为可见的肿瘤，应联合应用活检、刷检及冲洗。

4. 弥漫性肺疾病患者行 TBLB 时，不必将胸部 X 线检查作为常规检查，但局灶性肺疾病患者在行 TBLB 时，应考虑在 X 线透视下进行。

5. 检查前要了解患者是否有凝血功能障碍，活检时要尽量避开血管，可在活检前给予 1∶10 000 肾上腺素 2～3ml，可减少出血。

6. TBLB 并发气胸和纵隔气肿的发生率大概是 8%。活检钳必须锐利，操作灵巧，活检深度适宜，钳夹面勿过大，活检后应严格卧床休息，24 小时勿用力，可用镇咳祛痰剂等。药物未能控制的剧烈咳嗽、严重肺气肿、肺大疱患者，应慎重选择肺活检。

(四) 临床效果评价

TBLB的阳性率是评价经支气管镜支气管黏膜及肺活检临床效果的重要指标。

（罗 哲）

思考题

1. 支气管镜诊疗镇痛镇静的操作流程有哪些?
2. 重症患者支气管镜诊疗时如何调整呼吸机参数?
3. 经支气管镜采集气道分泌物时有哪些注意事项?

参考文献

[1] 邓小明,王月兰,冯艺,等.(支)气管镜诊疗镇静/麻醉专家共识(2020版)[J].国际麻醉学与复苏杂志,2021,42(8):785-794.

[2] 中华医学会呼吸病学分会.诊断性可弯曲支气管镜应用指南(2008年版)[J].中华结核和呼吸杂志,2008,31(1):14-17.

[3] 万欢英,高蓓莉,项轶.呼吸内镜基本操作与临床应用[M].北京:人民卫生出版社,2015.

[4] 王洪武.支气管镜介入治疗[M].2版.北京:人民卫生出版社,2017.

[5] DU RAND I A,BLAIKLEY J,BOOTON R,et al. British Thoracic Society guideline for diagnostic flexible bronchoscopy in adults:Accredited by NICE [J]. Thorax,2013,68(Suppl 1):i1-i44.

[6] MORRIS M J,KWON H P,ZANDERS T B. Monitoring, sedation,and anaesthesia for flexible fiberoptic bronchoscopy [M]//HARANATH S P,RAZVI S. Global perspectives on bronchoscopy. Croatia:Intech,2012 :35-54.

[7] JOSE R J,SHAEFI S,NAVANI N. Anesthesia for bronchoscopy [J]. Curr Opin Anesthesiol,2014,27(4):453-457.

[8] 陈杰,陈晓波,刘秀玲.美国麻醉师协会3～4级患者无痛支气管镜术安全性初探[J].中华结核和呼吸杂志,2013,36(12):986-987.

[9] 梁伟强,喻延,胡国平.清醒镇静联合雾化吸入表面麻醉在纤支镜检查中的应用优势[J].实用医学杂志,2013,29(5):756-758.

[10] 李昭,刘鲲鹏,李成辉.纤维支气管镜检查镇静药物的选择[J].临床麻醉学杂志,2011,27(5):515-517.

[11] 支气管镜在急危重症临床应用专家共识组.支气管镜在急危重症临床应用的专家共识[J].中华急诊医学杂志,2016,25(5):568-572.

第三章

支气管镜镜下分类及常见疾病图谱

学习目标

掌握：

1. 支气管树的常用命名。
2. 气道炎症在支气管镜的镜下表现。
3. 支气管扩张在支气管镜的镜下表现。
4. 结核在支气管镜的镜下表现。

熟悉：

1. 下呼吸道的应用解剖。
2. 正常气管、支气管在支气管镜的镜下表现。

了解：

其他疾病在支气管镜的镜下表现。

第一节　正常气管支气管解剖及在支气管镜下表现

一、下呼吸道的应用解剖

呼吸道通常分成上、下呼吸道两部分。临床上以环状软骨为界，把鼻腔、咽部和喉部统称为上呼吸道；把气管、主支气管直至终末细支气管称为下呼吸道。呼吸道作为机体与外界进行气体交换的桥梁和外界相通，是支气管镜检查与治疗的主要对象。术者在检查与治疗前了解呼吸道的正常解剖及其功能十分重要，掌握气管、主支气管及叶支气管的解剖（图 3-1-1）对于支气管镜检查尤为关键，也是本节内容所介绍的重点。

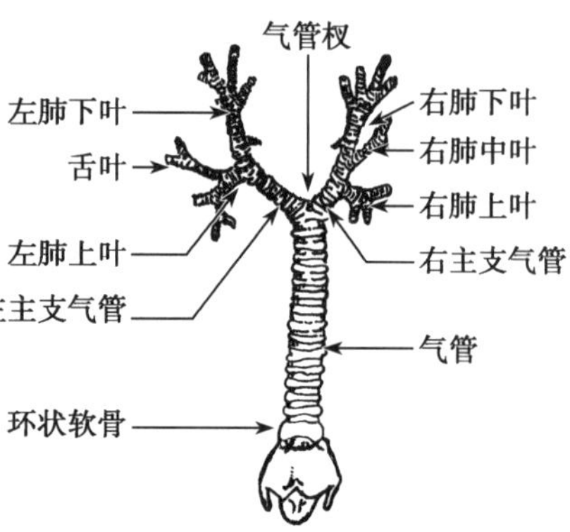

图 3-1-1　气管支气管镜下视角

（一）气管

气管为隧道状管道，其前面为马蹄形的软骨部，后面为膜部。气管横截面形态变异较大，随着机体的发育以及在呼吸的不同时相其形状也会有所不同。通常成年男性“U”形最常见，而成年女性椭圆形最常见。

气管上端起自环状软骨下缘，并与喉相连，相当于第 6 颈椎平面；向下延伸至胸骨角平面（平对第 4 胸椎椎体下缘），在此处分成左右主支气管。气管分叉处有一略偏向左侧向上凸出的半月状隆嵴称为气管隆嵴（又称气管隆突），其边缘光滑锐利，是支气管镜检查的重要标志。

气管的长度（从喉开始至气管分叉处）和横径大小受性别和年龄影响而不同。成年人气管长约 11～13cm，横径约 1.5～2.5cm。气管管壁由软骨、平滑肌纤维和结缔组织构成。气管软骨是呈“C”形的透明软骨，多数由 16～20 个组成，约占气管周长的 2/3；支气管镜检查时可见气管黏膜红白相间，湿润有光泽，白色的为气管软骨环，两软骨环之间为粉红色的黏膜，黏膜下为气管平滑肌。“C”形软骨缺口向后方开放，气管后壁缺口由被称为气管肌的平滑肌纤维和结缔组织构成的膜壁所封闭，咳嗽时通过平滑肌的活动使膜壁向管腔内陷，进而引起气管内径缩小，呼气流速增加，有利于分泌物的清除。气管软骨环之间由弹性纤维组成的环状韧带相连接，使气管保持通畅并具有一定弹性。

气管按解剖部位可分为颈段和胸段。

气管颈段位置相对表浅，在颈前正中，环状软骨下缘与胸骨颈静脉切迹上方（即胸骨上窝）连线部位可清楚扪及，长约6～7cm，由7～8个气管软骨环组成。气管周围组织疏松，容易移动。当颈部后仰或前屈时，气管可上下移动，距离可达1.5cm。颈部周围器官病变时，可牵拉推挤气管，使气管移位变形。头转向一侧时，气管转向同侧，而食管转向对侧。气管颈段前方有皮肤、浅筋膜、颈深筋膜浅层、气管前筋膜、舌骨下肌群、胸骨上窝间隙和其内的颈静脉弓及颈前静脉下段；两侧有甲状腺侧叶覆盖，在第2～4气管软骨环前方可有甲状腺峡部存在，还有甲状腺下静脉、甲状腺奇静脉丛和可能存在的甲状腺下动脉等；后方为食管，在气管颈段与食管之间有喉返神经走行。气管颈段上段位置表浅，且相对固定，支气管镜镜头行经此处时，颈部正前方可见光源亮点，经皮微创气管切开术常在此处施行。

气管胸段起自胸骨上窝止于气管隆突，位置相对较深，由9～12个气管软骨环组成。气管胸段前方有胸骨柄、胸骨甲状肌的起始端、胸骨舌骨肌、甲状腺下静脉、胸腺、主动脉弓、头臂干、左头臂静脉及左颈总动脉等（头臂干从主动脉弓发出后于气管的右侧上行入颈部，左颈总动脉从主动脉弓发出后于气管的左侧上行入颈部）；后方为食管；后外侧有喉返神经走行；左侧有主动脉弓和左锁骨下动脉；右侧有右肺上叶和右侧壁胸膜、右头臂静脉、奇静脉及上腔静脉。滋养气管及主支气管的动脉主要有锁骨下动脉、甲状腺下动脉、支气管动脉、乳内动脉和肋间后动脉等。静脉汇入甲状腺下静脉、奇静脉及无名静脉。因气管前面与无名动脉及左无名静脉邻近，故临床上行气管切开术时若位置过低、气管套管选择不合适及气管切口感染等累及上述血管时，可并发严重的大出血甚至危及生命。

（二）支气管

支气管从气管开始逐级分支，共形成23级。气管为0级，左、右主支气管为1级，叶支气管为2级，以此类推。随着气道分支逐级增加，气道口径随之变小，软骨逐渐减少至消失，平滑肌逐渐增多。1～16级支气管无呼吸功能，为传导气道，17～23级具有部分或全部气体交换功能。临床上把内径≤2mm的无呼吸功能的支气管称为小气道，受神经、体液因素调节的影响，气道阻力变化较大，约占气道总阻力的10%。支气管自纵隔入肺处称为肺门，通常由支气管、肺动静脉血管、神经、淋巴管及附属物组成。支气管、细支气管与肺的血液供应来自支气管动脉和肺动脉、支气管静脉和肺静脉。肺段是由肺叶支气管分支所支配的部分，是以胸膜为基底、肺门部段支气管为尖端的不规则的圆锥体。

1. 右主支气管 气管在胸骨角水平分成左、右主支气管，气管中线与主支气管下缘间夹角称嵴下角，两主支气管的夹角约为50°～100°。右主支气管在第5胸椎水平经肺门进入右肺，其前方有升主动脉、上腔静脉和右肺动脉，后上方有奇静脉切迹。右主支气管粗短且陡峭，平均长（隆突至右肺上叶开口）约1～2.5cm，与气管中轴的延长线夹角约为20°～30°。鉴于右主支气管的特点，其可以看成是气管的延伸，误吸异物进入右主支气管的概率较高；支气管镜检查时支气管镜进入右肺较左肺容易。右主支气管首先分出右肺上叶支气管，经中间支气管下行约1.5cm再分出中叶和下叶支气管。

（1）右肺上叶支气管：右肺上叶支气管起始于右主支气管后外侧壁，与右主支气管成角约90°，上叶支气管长约1.0cm。一般来讲，其末端分出3个肺段支气管，分别为尖段、后段与前段支气管，少数人可发生变异分出2个或4个段支气管；其中上叶后段为吸入性肺炎和肺脓肿的好发部位。在段支气管的基础上又各分为2个亚段支气管。

（2）右肺中叶支气管：右肺中叶支气管沿右主支气管中间段支气管下行，距右肺上叶起始部下方约1.5cm处，开口于右主支气管中间段支气管的前壁。距中叶开口约1.0～1.5cm处，又分出2个段支气管，即外侧段和内侧段，少数人有变异。

（3）右肺下叶支气管：右肺下叶支气管为右主支气管的延长部分，开口在右肺中叶支气管的后下方。右肺下叶支气管分成5个段支气管，即背段、内基底段、前基底段、外基底段与后基底段。背段开口在下叶支气管后壁与中叶支气管开口的对侧处，是吸入性肺炎和肺脓肿的好发部位；内基底段的开口在下叶支气管内壁，距背段开口下方约1.5cm处；前基底段开口在下叶支气管的前外侧壁，距内基底段的开口下行0.5cm处；外基底段开口位于前基底段开口下约1cm处；后基底段开口紧邻外基底段开口。前基底段、外基底段与后基底段开口在支气管镜下观呈“川”字形。

2. 左主支气管 左主支气管在进入左肺门时位置略低于右肺门，相当于第6胸椎上缘位置。左主支气管较右主支气管细长且倾斜，直径约1.0～1.5cm，长度约5cm。与气管中轴的延长线夹角约为40°～50°。支气管镜检查时进入左肺的操作角度较右肺大。左主支气管细长，与气管接近垂直，故引流较差，易发生阻塞和感染。左主支气管上方有主动脉弓跨过，前方有左肺动、静脉，后方有胸主动脉、食管及胸导管等。左主气管在移行过程中分出上叶和下叶支气管。

(1) 左上叶支气管：左上叶支气管开口位于左主支气管前外侧壁，距气管隆突约 5.0cm 处，离上叶开口约 1.0～1.5cm 处又分出固有上叶支气管和舌叶支气管。固有上叶支气管继续呈弧形弯曲向上方约 0.5～1.0cm 处，分出前段支气管和尖后段支气管。舌叶支气管位于左肺固有上叶前下方，其相当于右肺中叶，舌叶又分出上舌段支气管和下舌段支气管。少数人固有上叶与舌叶开口有变异，例如：舌叶可独立开口于左主支气管上，也可开口于上叶的前段与尖后段开口处。

(2) 左下叶支气管：左下叶支气管是左主支气管的延长部分，走行方向为向下后方、肺外侧。距左下叶支气管起始部不到 1.0cm 处后壁有下叶背段开口。下叶支气管继续下行平均约 1.5cm 处又发出两支肺段分支，即内前基底段和后外基底段。其中，内前基底段是内基底段与前基底段的合称，且共同开口于同一段支气管。有学者认为内基底段不是独立分支，仍属于前基底段，故有左肺为八个肺段支之说。后外基底段是后基底段与外基底段的合称，开口于后方的背段共同支，实际为外基底段和后基底支气管段，偶尔仅有一段存在缺失情况。

3. 支气管树 气管(0 级)分成左、右主支气管，左、右主支气管(1 级)分成肺叶支气管(2 级)，肺叶支气管在肺内再分成肺段支气管(3 级)，以后再经约 20 级分支，整个支气管结构呈树状，称为支气管树，命名见表 3-1-1。

气管、支气管内被黏膜上皮和固有层所覆盖，黏膜上皮为假复层纤毛柱状上皮，上皮细胞的层数随支气管分级增加而减少，黏膜上皮由杯状细胞、基底细胞、纤毛细胞、刷细胞、基细胞和小颗粒细胞等组成。其中，杯状细胞的结构与肠道上皮的杯状细胞相似，顶部胞质内含大量黏原颗粒，细胞分泌的大分子糖蛋白与管壁内腺体的分泌物混合在黏膜上皮表面共同构成一道黏液性屏障，黏附吸入空气中的有形物质，溶解吸入的二氧化硫、一氧化碳等有害气体。纤毛细胞呈柱状，游离面有纤毛，每个细胞约有 300 根，核呈卵圆形，位于细胞中部。相邻细胞的纤毛进行协同性摆动，纤毛前摆(由肺向咽部方向为前)和回摆(由咽部向肺方向为前)的时间为 1 : 3，前摆是主动的，而回摆是被动的，纤毛摆动频率约 1 000～1 500 次/min。此运动可使呼吸道黏液毯以 1.2～2.0cm/min 的速度移动。纤毛快速摆动，可将黏液及附于其上的尘埃、细菌及病毒等有形物质推向咽喉部进而被咳出体外。

固有层结缔组织中有较多弹性纤维，也常见淋巴组织，具有免疫防御功能。其中的浆细胞与上皮细胞联合分泌免疫球蛋白 A，释放入管腔，可抑制病毒复制与细菌繁殖。呼吸性细支气管没有纤毛，但其表面附着黏液，通过传导气道的纤毛摆动而逐渐将黏液排出，进入气管；吸入肺泡的颗粒也可被巨噬细胞吞噬，最终排出体外。

气管与支气管的淋巴结十分丰富，有左(右)气管

表 3-1-1 支气管树的常用命名

名称	右侧肺		左侧肺	
主支气管	右主支气管		左主支气管	
叶支气管	右肺上叶		左肺上叶	
	右肺中叶		舌叶	
	右肺下叶		左肺下叶	
段支气管	右肺上叶	尖段 B1	左肺上叶	尖后段 B1+2
		后段 B2		前段 B3
		前段 B3		上舌段 B4
				下舌段 B5
	右肺中叶	外侧段 B4		
		内侧段 B5		
	右肺下叶	背段 B6	左肺下叶	背段 B6
		内基底段 B7		内前基底段 B7+8
		前基底段 B8		
		外基底段 B9		外基底段 B9
		后基底段 B10		后基底段 B10

续表

名称	右侧肺	左侧肺
亚段支气管	右上叶尖段：尖亚段、前亚段	左上叶尖后段：尖亚段、后亚段、水平亚段
	右上叶后段：后亚段、水平亚段	左上叶前段：外亚段、内亚段、上亚段
	右上叶前段：外亚段、内亚段	左上叶上舌段：外亚段、前亚段
	右中叶外侧段：外亚段、内亚段	左上叶下舌段：外亚段、内亚段
	右中叶内侧段：外亚段、内亚段	左下叶背段：上亚段、外亚段、内亚段
	右下叶背段：上亚段、外亚段、内亚段	左下叶内前基底段：外亚段、基亚段
	右下叶内基底段：前亚段、后亚段	左下叶外基底段：外亚段、基亚段
	右下叶前基底段：外亚段、基亚段	左下叶后基底段：后亚段、外亚段、内亚段
	右下叶外基底段：外亚段、基亚段	
	右下叶后基底段：后亚段、外亚段、内亚段	

旁淋巴结、支气管淋巴结、气管支气管下淋巴结、上叶支气管下第二级淋巴结、中叶支气管下第三级淋巴结和下叶支气管下第四级淋巴结等，主支气管淋巴管汇入气管、支气管淋巴结，气管淋巴管注入气管支气管淋巴结和气管旁淋巴结。

气管、支气管的神经由交感神经与副交感神经所支配。喉返神经支配气管肌肉与黏膜的感觉，交感神经主要受中部颈神经节支配，并与喉返神经相沟通。副交感神经（迷走神经）兴奋时使平滑肌收缩，进而使气管、支气管收缩，管腔变窄。交感神经纤维来自星状神经节，兴奋时使平滑肌舒张，气管、支气管扩张。

二、正常气管、支气管在支气管镜的镜下表现

熟悉气管、支气管的正常解剖及其在支气管镜的镜下表现，是临床学习和应用支气管镜的基础，见图3-1-2～图3-1-11。熟悉正常气管、支气管的镜下表现才能识别正常变异与气道病变。

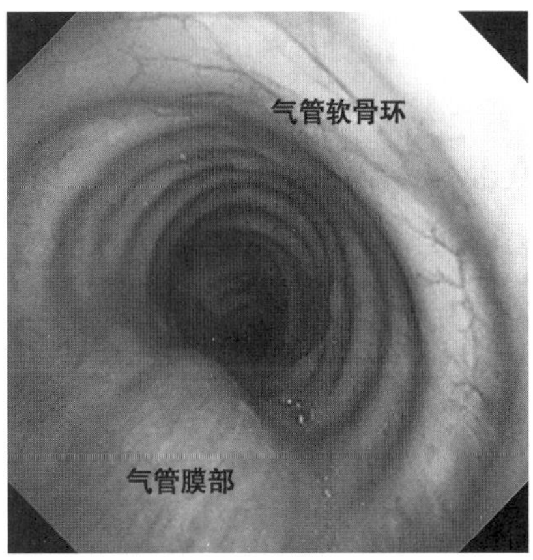

图 3-1-2　气管（见文末彩图）

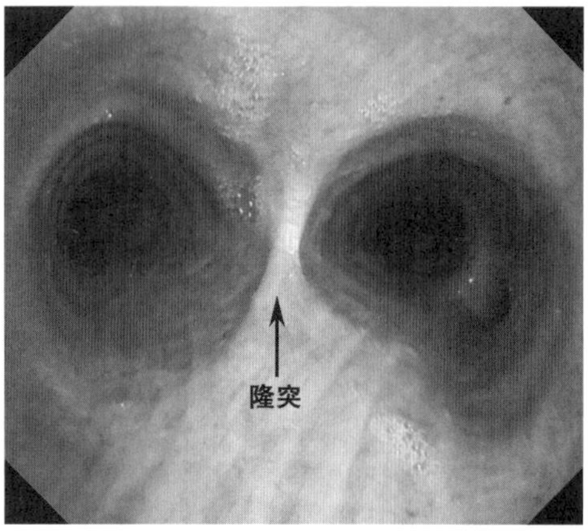

图 3-1-3　气管隆突(见文末彩图)

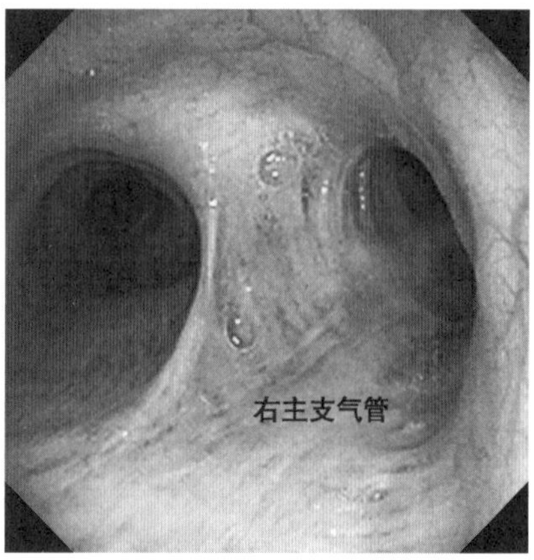

图 3-1-4　右主支气管(见文末彩图)

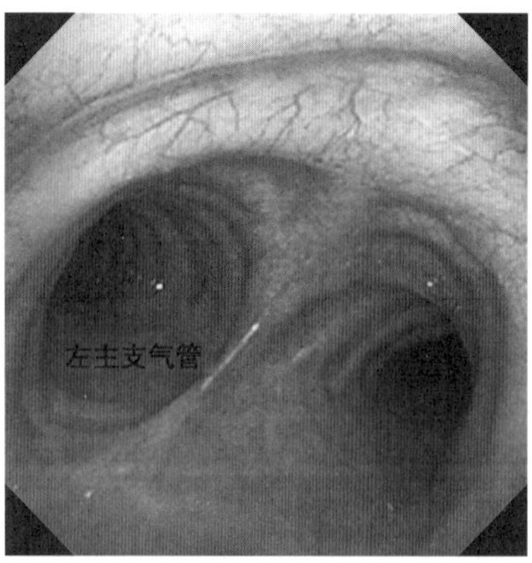

图 3-1-5　左主支气管(见文末彩图)

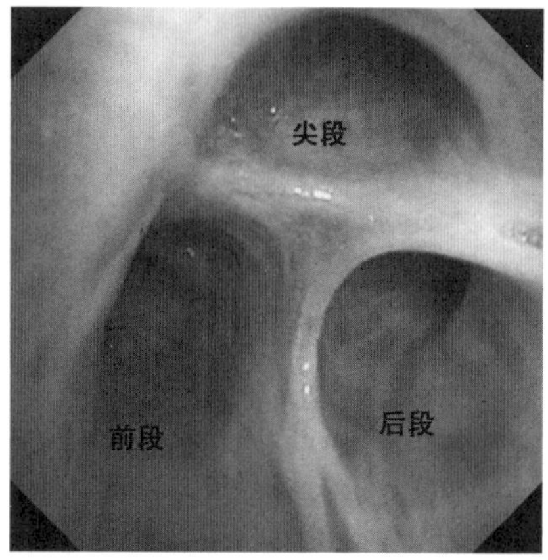

图 3-1-6　右肺上叶(见文末彩图)

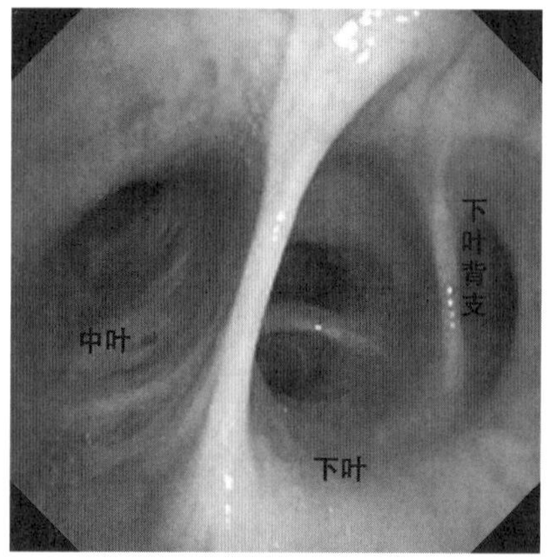

图 3-1-7　右肺中、下叶(见文末彩图)

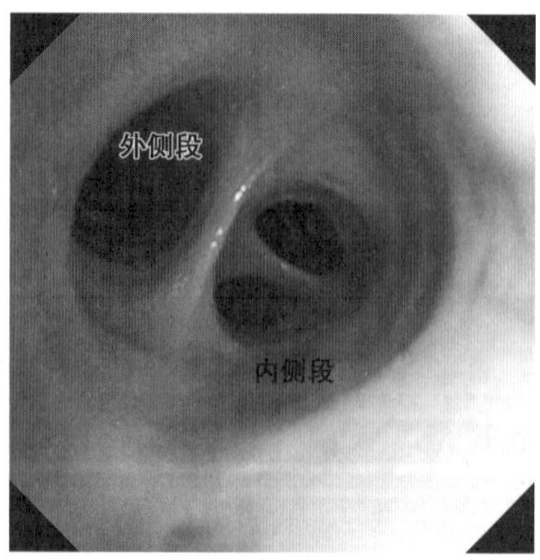

图 3-1-8　右肺中叶(见文末彩图)

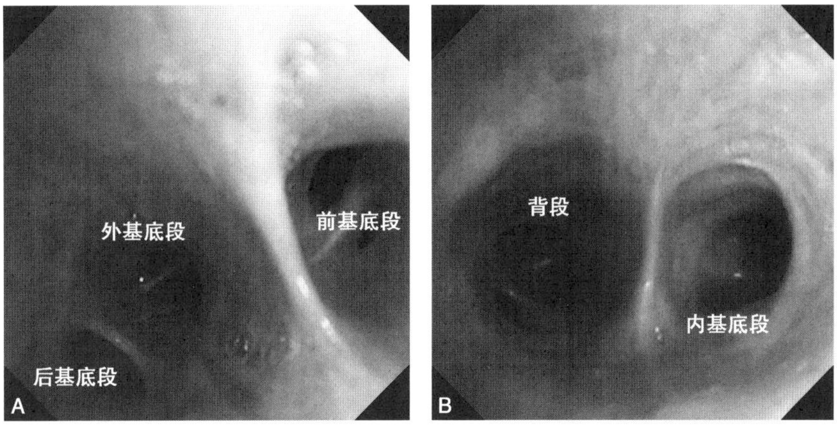

图 3-1-9　右肺下叶（见文末彩图）

A. 右肺下叶前基底段、外基底段、后基底段；B. 右肺下叶内基底段、背段。

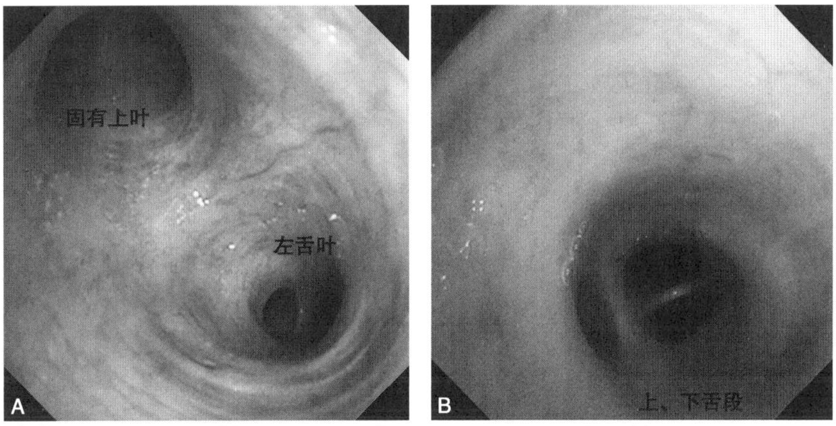

图 3-1-10　左肺上叶（见文末彩图）

A. 左肺上叶左舌叶、固有上叶；B. 左肺上叶上、下舌段。

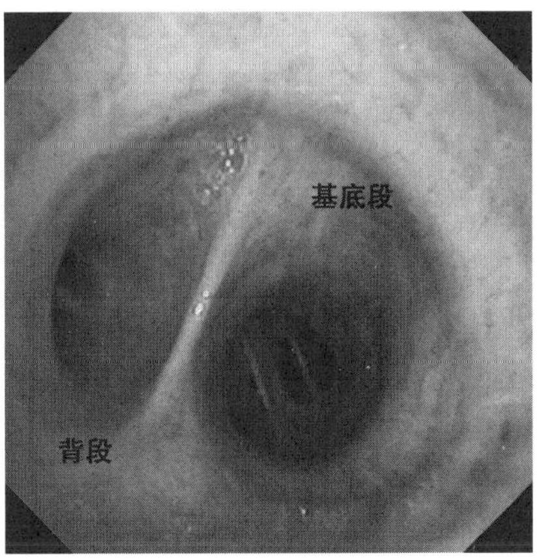

图 3-1-11　左肺下叶（见文末彩图）

（王洪亮）

第二节　常见疾病支气管镜图谱

一、炎症在支气管镜的镜下表现

（一）气道炎症在支气管镜的镜下表现

气管炎症反应多表现为黏膜充血、水肿，软骨环模糊不清，或者粗糙不平、色泽苍白缺血，或黏膜增厚，或黏膜肥厚，或黏膜萎缩、瘢痕等，见图 3-2-1～图 3-2-6。

（二）支气管扩张在支气管镜的镜下表现

支气管镜检查可见气管管腔扩张、增大，软骨环清晰可见。黏膜萎缩，管壁凹凸不平，常有皱襞而形成隐窝，见图 3-2-7～图 3-2-9。

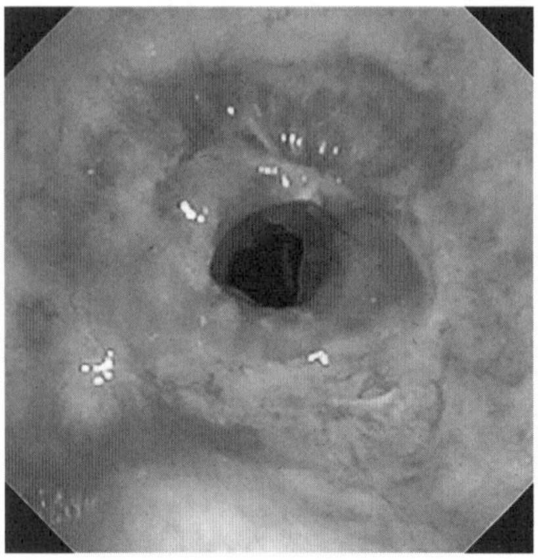

图 3-2-1　支气管黏膜炎症，黏膜充血水肿（见文末彩图）

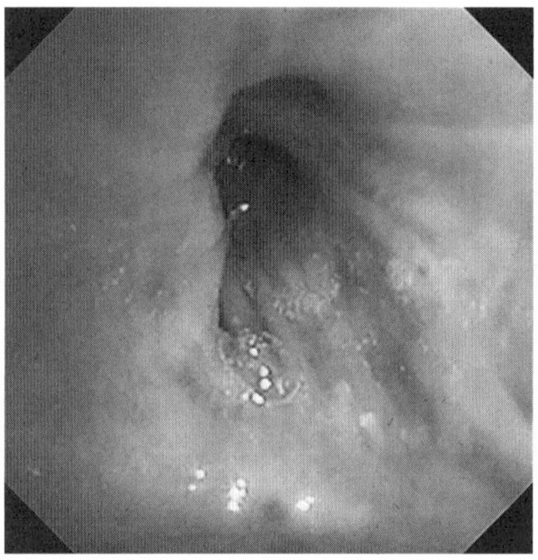

图 3-2-2　支气管黏膜慢性炎症，黏膜轻度肿胀、纤维化（见文末彩图）

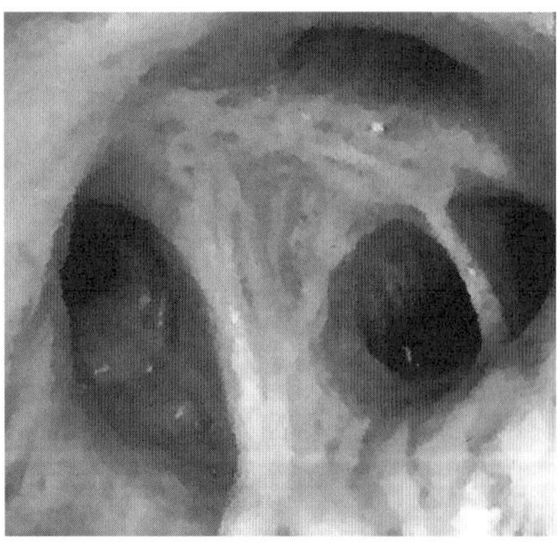

图 3-2-3　支气管黏膜慢性炎症，黏膜明显纤维化（见文末彩图）

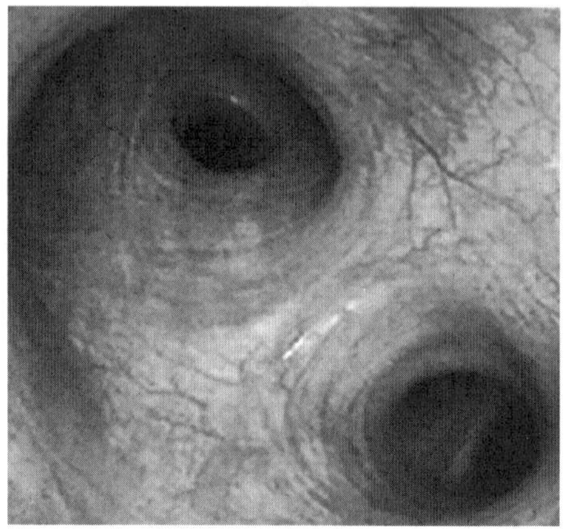

图 3-2-4　支气管黏膜急性炎症，支气管壁密布充血血管（见文末彩图）

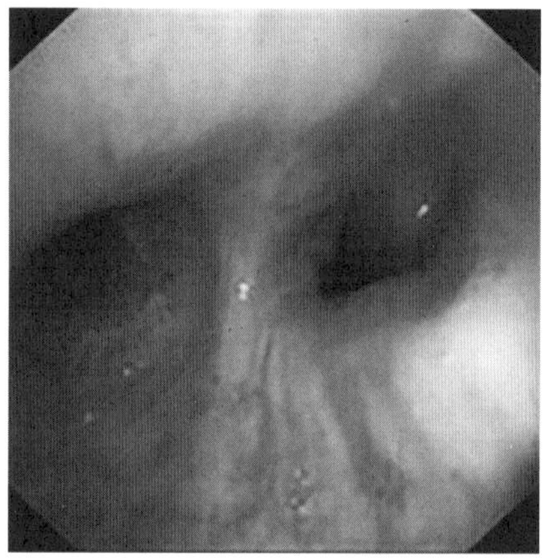

图 3-2-5　气道内分泌物（见文末彩图）

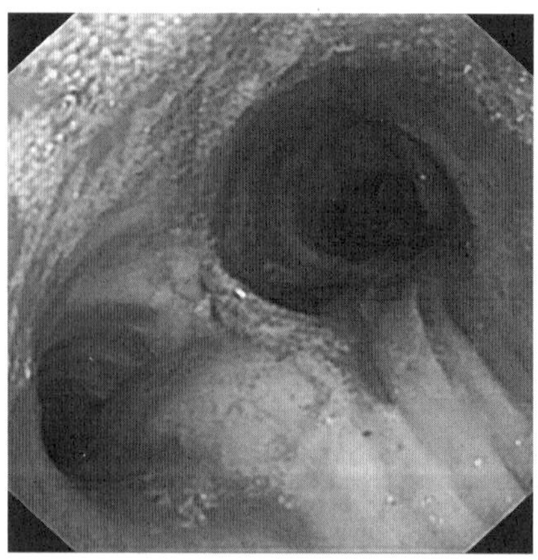

图 3-2-6　右上叶陈旧性血性分泌物（见文末彩图）

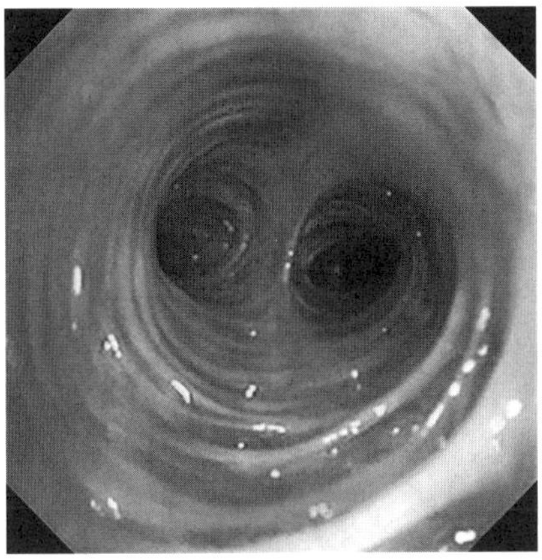

图 3-2-7　气管管腔扩张，软骨环清晰可见（见文末彩图）

二、结核在支气管镜的镜下表现

支气管镜检查可用于发现气管支气管部位黏膜结核。镜下可见气管壁黏膜下组织充血水肿、增厚，管腔内表面光滑，或者有溃疡、肉芽组织及瘢痕等表现，管腔可出现不同程度的狭窄，甚至闭塞，见图 3-2-10～图 3-2-13。

三、其他疾病在支气管镜的镜下表现

（一）肿瘤

肿瘤在支气管镜下表现呈现多形性。可见黏膜下菜花样新生物，或气管黏膜凹凸不平，呈扁平样隆起，或呈黏膜溃疡，触之易出血，见图 3-2-14～图 3-2-18。

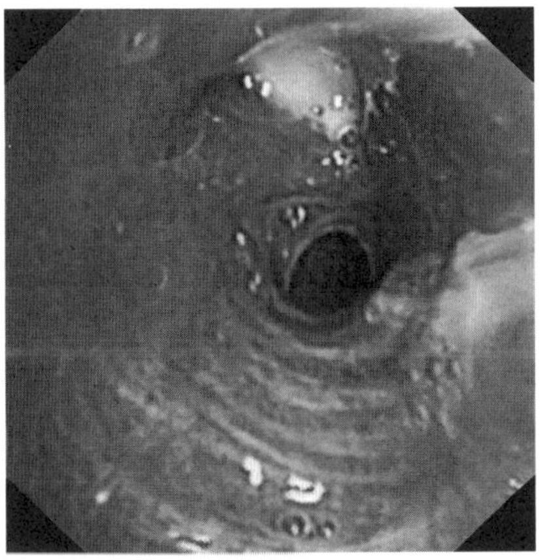

图 3-2-8　气道黏膜可见皱襞，管腔内痰栓堵塞（见文末彩图）

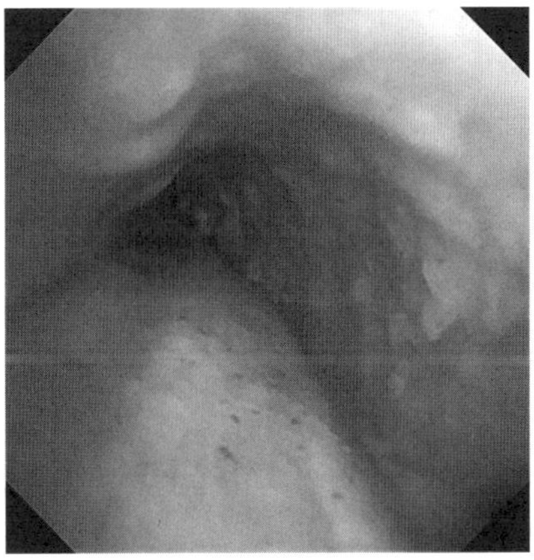

图 3-2-10　黏膜组织充血水肿，管腔狭窄，病理证实结核（见义末彩图）

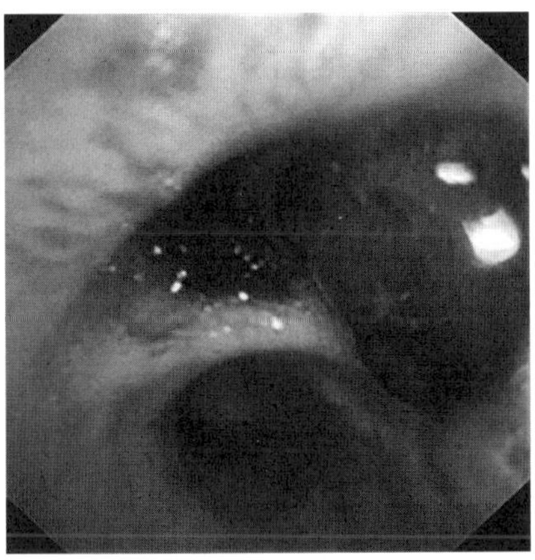

图 3-2-9　支气管扩张患者，气道内出血，血凝块堵塞管腔（见文末彩图）

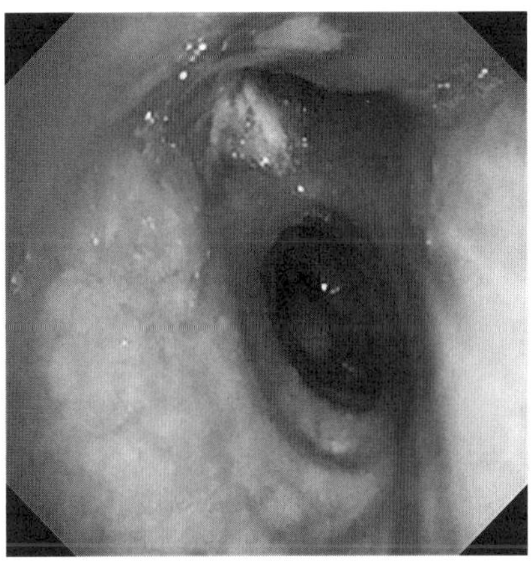

图 3-2-11　黏膜肿胀，管腔狭窄，病理证实结核（见文末彩图）

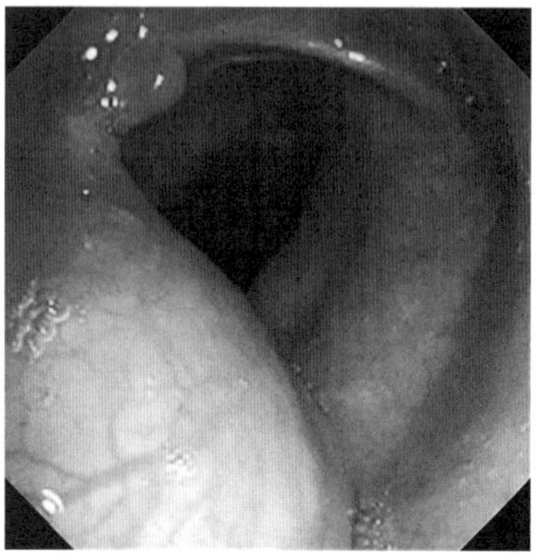

图 3-2-12　黏膜瘢痕，管腔狭窄，病理证实结核（见文末彩图）

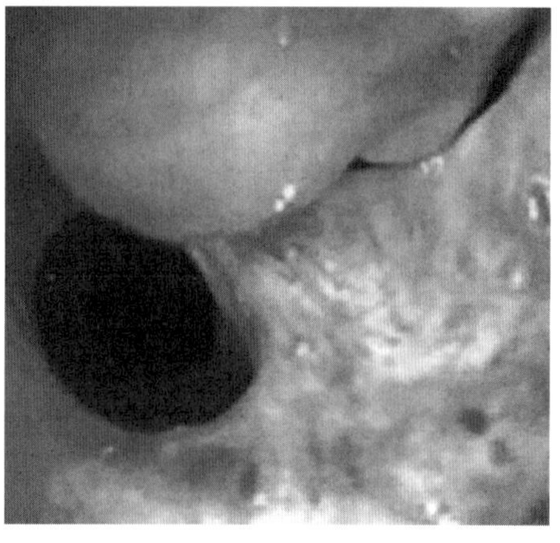

图 3-2-13　黏膜肉芽组织增生，病理证实结核（见文末彩图）

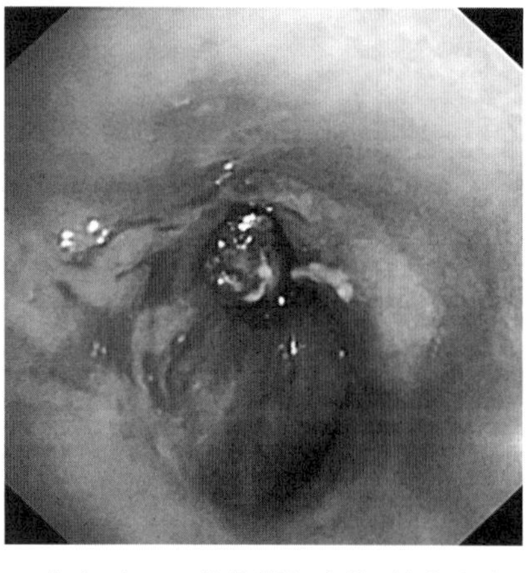

图 3-2-14　左上叶开口菜花样新生物，伴有出血，病理证实鳞癌（见文末彩图）

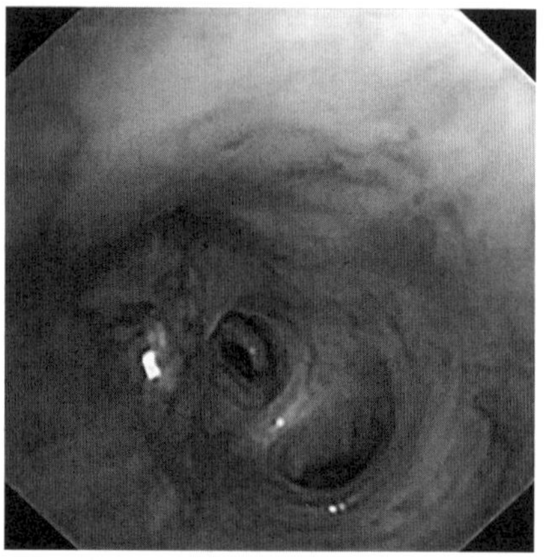

图 3-2-15　左下叶基底段可见扁平样隆起，病理证实腺癌（见文末彩图）

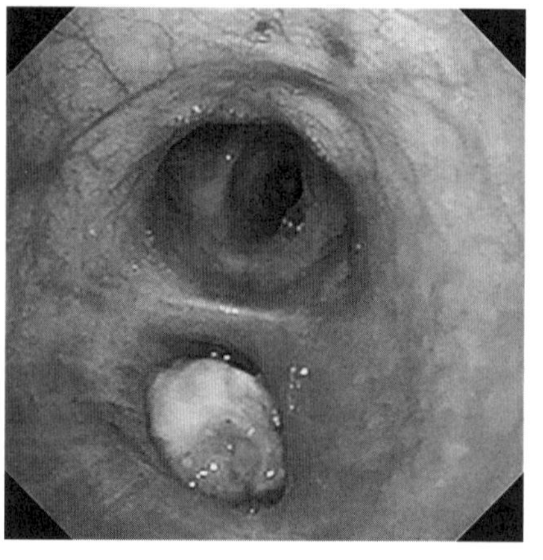

图 3-2-16　左下叶背段菜花样新生物，堵塞管腔，病理证实腺癌（见文末彩图）

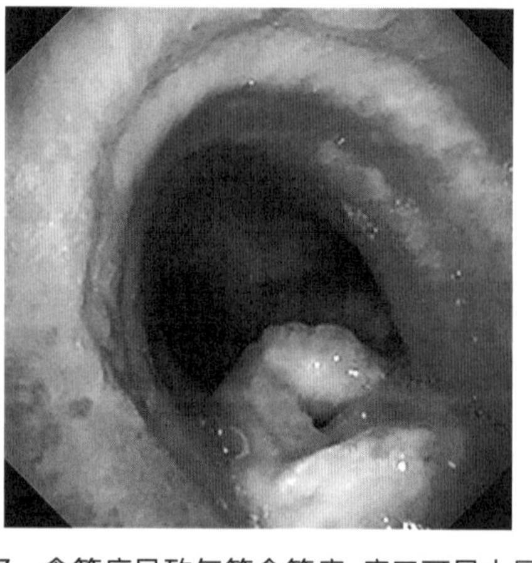

图 3-2-17　食管癌导致气管食管瘘，瘘口可见大量白色分泌物（见文末彩图）

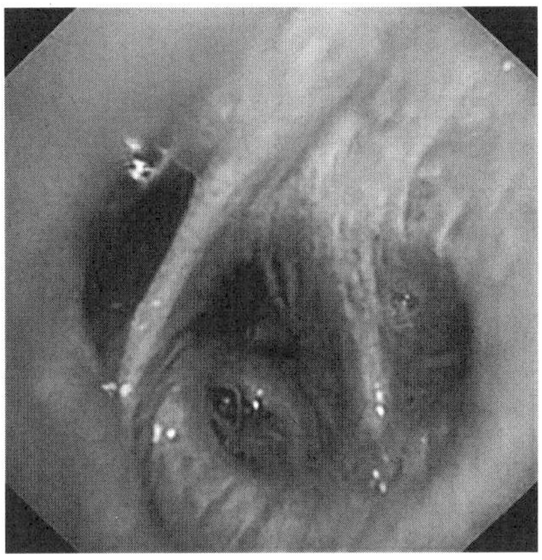

图 3-2-18 右肺中间支气管黏膜增厚，管腔扭曲、闭塞（见文末彩图）

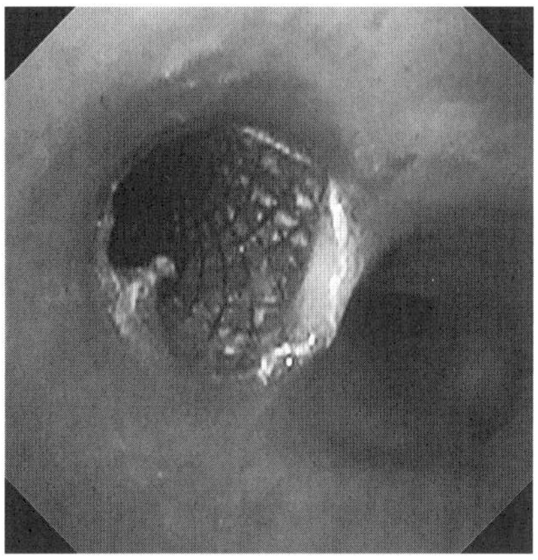

图 3-2-21 气管内支架植入术后改变（见文末彩图）

（二）其他疾病（图 3-2-19～图 3-2-23）

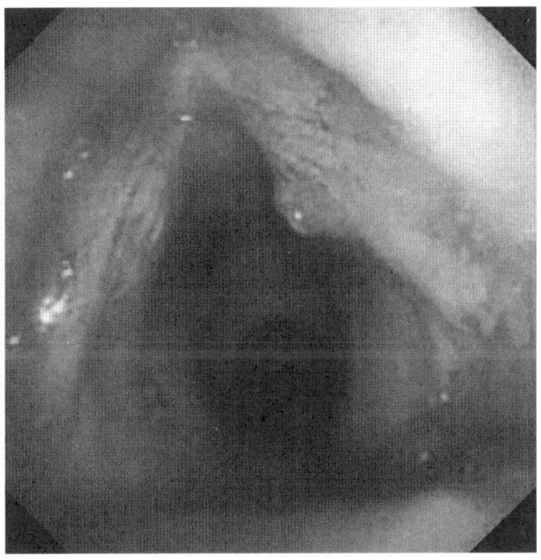

图 3-2-19 声带息肉（见文末彩图）

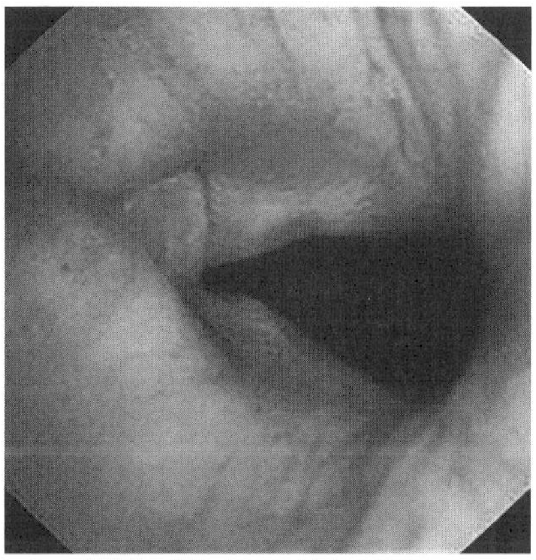

图 3-2-22 声门联合处囊肿（见文末彩图）

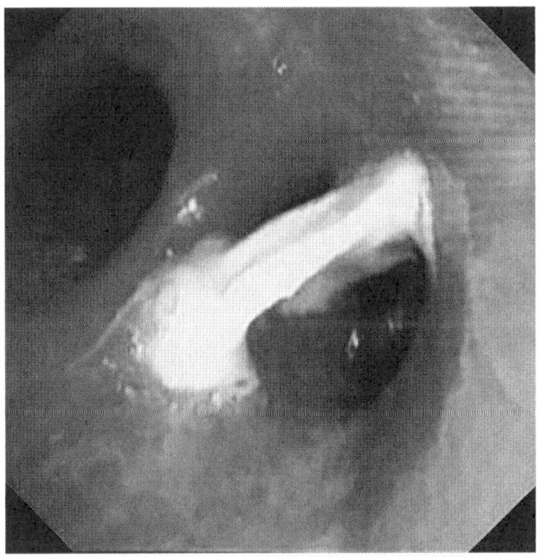

图 3-2-20 气道异物（见文末彩图）

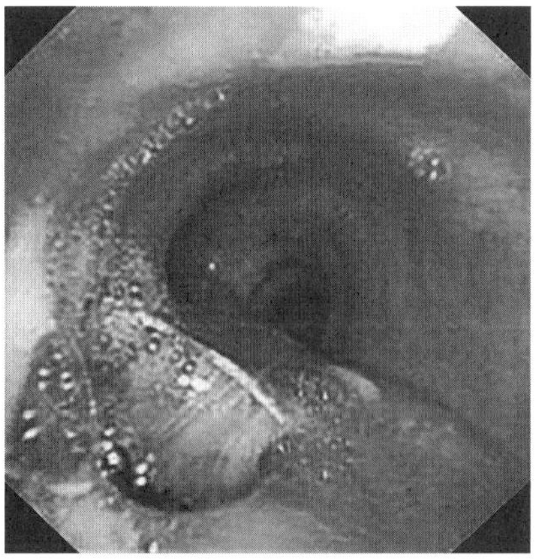

图 3-2-23 左主支气管胸膜瘘（见文末彩图）

（杨 毅 孙加源）

思考题

1. 气道炎症在支气管镜的镜下表现有哪些？
2. 支气管扩张在支气管镜的镜下表现有哪些？

参考文献

[1] 杨佩满. 组织学与胚胎学[M].5 版. 北京：人民卫生出版社，1997.
[2] 万欢英，高蓓莉，项轶. 呼吸内镜基本操作与临床应用[M]. 北京：人民卫生出版社，2015.
[3] 王洪武. 支气管镜介入治疗[M].2 版. 北京：人民卫生出版社，2017.

第四章

支气管镜在重症医学领域的临床应用

学习目标

掌握：

1. 支气管肺泡灌洗在呼吸道感染诊治中的结果解读。
2. 支气管镜在咯血诊断中的应用。
3. 支气管镜在烧伤患者诊治中的应用。
4. 肺不张在支气管镜下的表现。
5. 经支气管镜活检对 ILD 的辅助诊断作用及操作注意事项。
6. 支气管镜在肺移植术后气道并发症中的应用。
7. 支气管镜在人工气道建立中的应用。
8. 支气管镜在气管、支气管异物取出时的注意事项。

熟悉：

1. 支气管镜在呼吸道感染治疗中的应用。
2. 支气管镜在咯血治疗中的应用。
3. 肺不张的影像学。
4. 支气管镜在特殊异物取出时的应用。

了解：

支气管动脉栓塞。

第一节　支气管镜在呼吸道感染诊治中的临床应用

一、概述

重症患者肺部病变进展较快，尽快明确患者病变性质对于治疗非常重要。临床医生有时对区分肺部阴影是感染性还是非感染性很困惑，对于感染性病变，病原菌的确定又十分困难。ICU 的部分重症肺部感染、呼吸机相关性肺炎患者，特别是免疫缺陷合并肺部感染者，经验性抗感染治疗效果往往不理想，痰培养阳性率低、特异度差，难以得到“精确”“及时”的抗感染治疗。支气管镜能深入肺段支气管，能针对性获取标本，在确定病原菌方面有很大优势。经支气管镜无菌操作吸取的分泌物、防污染样本毛刷刷检物及 BALF 的细菌学培养灵敏度高、特异度好，对于临床抗感染药物的应用有较强的指导作用。

目前，在确定肺部感染方面，支气管镜技术有独特的优势，支气管肺泡灌洗（BAL）、支气管镜防污染样本毛刷刷检（protected specimen brush，PSB）均是获取肺部感染病原学较理想的方法。其中 BALF 病原学诊断灵敏度 40%～93%，特异度 45%～100%；PSB 采样灵敏度 33%～100%，特异度 50%～100%，通过人工气道支气管镜引导下防污染样本毛刷采集下呼吸道标本对患者的生命体征没有明显影响，安全可靠。对于临床难以确诊的肺部侵袭性曲霉真菌感染，经支气管镜肺活检术（TBLB）是肺部真菌病的诊断“金标准”。

二、支气管镜下微生物标本诊断意义

（一）PSB 诊断意义

PSB 是指在行支气管镜检查过程中，通过用防污染样本毛刷获取支气管病变部位分泌物的一种检查方法。经支气管镜防污染样本毛刷刷检采集标本，大幅度减少了污染的机会。保护性套管刷检，包括单套管毛刷、双套管毛刷及加塞或不加塞等方法，其中双

套管加塞毛刷的效果最好。

1. PSB 的主要适应证 ①免疫缺陷患者的肺部感染；②呼吸机相关性肺炎；③难治性或延迟吸收的肺炎；④怀疑有厌氧菌感染可能；⑤疑有阻塞因素存在；⑥有下呼吸道感染而痰液引流不畅；⑦非侵入性检查结果阴性或难以解释；⑧肺部感染与非感染性疾病的鉴别。

2. PSB 的具体操作步骤 详见第二章第三节，通过毛刷采集病变部位周围气道标本，分泌物的量通常很少，约为 0.001～0.01ml，再被稀释于 1ml 的生理盐水中，则稀释度为 100～1 000 倍。以每毫升菌落形成单位≥10^3 作为诊断肺部感染的阈值，因此，防污染样本毛刷细菌定量培养≥10^3CFU/ml 是致病病原菌，<10^3CFU/ml 者可能为污染菌。PSB 灵敏度为 66%±19%，特异度为 90%±15%，是目前被广泛使用的采样方法。PSB 是目前公认的防污染采样方法，1990 年全国肺部感染学术会议已将其列为院内支气管-肺感染的病原学诊断方法。

3. PSB 的局限性 ①PSB 所获得的标本量很少，需要很精确的标本处理技术，这也将降低 PSB 的灵敏度；②对已接受抗生素治疗的患者，PSB 灵敏度及特异度很可能降低，有些文献报道可低至 40%；③PSB 也存在一定的假阳性，约 10%～40% 病例有假阳性和假阴性；④PSB 是一种有创操作检查，部分患者不能耐受支气管镜而导致取样困难；⑤PSB 可能会增加出血及气胸的机会；⑥毛刷一次性使用，成本过高。

（二）BAL 诊断意义

BAL 是指通过支气管镜向支气管肺泡内注入生理盐水并进行抽吸，收集肺泡表面液体（诊断性）及清除填充于肺泡内的物质（治疗性），进行炎症与免疫细胞及可溶性物质的检查，达到明确诊断和治疗的目的。

1. BALF 诊断价值 BALF 中可以获取细胞学、酶类、细胞因子、可溶性蛋白及生物活性介质等多种信息，因此，BAL 成为诊断某些肺部疾病如支气管肿瘤、间质性肺疾病和肺部感染性疾病的重要手段。特别是近年来，BALF 中的半乳甘露聚糖（GM）试验作为非培养性检测手段诊断侵袭性肺曲霉病，因其良好的灵敏度和特异度，成为 IDSA、EORTC/MSG 强烈推荐的诊断标准之一。

应用 BAL 对于肺部感染性疾病的病原学检查具有可靠、敏感的优点，包括培养、涂片及 BALF 成分分析。BAL 以其低创性对此类病原体检测有独特作用，它既可减少经支气管肺活检的气胸、出血等并发症，又对这些病原体感染有确诊作用。

BALF 检查由于受近端气道分泌物的污染，使其诊断的特异性降低。收集的 BALF 标本最好在半小时内送至实验室，通常在 2～3 小时内处理。确定肺部感染的阈值通常定为菌落数≥10^4CFU/ml，对于检验前应用过抗生素的患者应采用较通常低 10 倍的阈值作为标准。因此，对于细菌感染目前仍采用 BALF 定量培养方法，普遍接受的确认感染的阈值为菌落数≥10^4CFU/ml，但对于某些特殊感染，如在 BALF 中分离出结核分枝杆菌或军团菌，即可作出诊断。对于免疫缺陷患者的巨细胞病毒感染，BAL 诊断的灵敏度为 96%，特异度为 100%。免疫受损或免疫缺陷患者的真菌感染，也是值得重视的问题，如在 BALF 中分离出组织胞浆菌，即可作出诊断；如分离出隐球菌，只有证实肺外无隐球菌感染而该菌又确实从呼吸道获得时，方可诊断。BALF 中发现曲霉或白念珠菌时，由于健康人和患者均可有该菌定植，其诊断意义较难确定。

关于 PSB 与 BAL 两种方法在肺部感染病原学的诊断价值，孰优孰劣目前尚无一致的结论。PSB 与 BAL 在细菌定量培养方面的诊断价值难分上下，但在对病原快速诊断方面，PSB 的灵敏度不如 BAL。BALF 经离心后涂片革兰氏染色所得的病原学结果与细菌培养结果有很好的相关性，因而可以提前预测病原的性质，为抗生素选择提供大致的依据。Jaeger 等通过比较 PSB 及 BALF 的定量培养和被感染细胞数量，发现 BALF 方面对抗生素的耐受性更好。因此，患者已使用抗生素时建议采用 BAL。

2. BAL 的不足之处 BAL 灌入液量与回收液量不恒定，对半定量细菌培养结果可能产生影响。与 PSB 相比，虽然 BAL 发生出血及气胸等并发症的概率减少，但却可能加重缺氧并对心肺功能造成影响。单纯的 BAL 还易受到咽喉部分泌物的污染，主要用于 ICU 的重症患者或经抗生素治疗未获改善的患者，对诊断免疫功能受损、免疫功能低下患者合并机会性感染有特殊意义。

在临床上尽快得到病原学结果是非常重要的，可以指导抗生素的治疗，降低患者病死率，所以目前认为，PSB 和 BAL 两者联合应用可以互补，较单独使用效果更好，二者联合，灵敏度增至 88%，特异度保持 100%。

三、BAL 注意事项及结果解读

BAL 临床诊断上主要用于留取下呼吸道标本、协助诊断肺部感染，特别是免疫受损患者肺部机会性感染的病原体诊断，以及肺部不明原因的阴影疑似肺部感染或需与其他疾病鉴别时。

BAL 可协助临床治疗，如：气道阻塞、通气不良及肺泡蛋白沉积症等。BAL 具体操作步骤详见第二章第三节，操作流程可参见图 4-1-1。

（一）BAL 注意事项

1. 灌洗部位的选择 可参考近期的胸部 CT，遵循“灌洗病变叶段”的原则，特别是出现新的或进展性

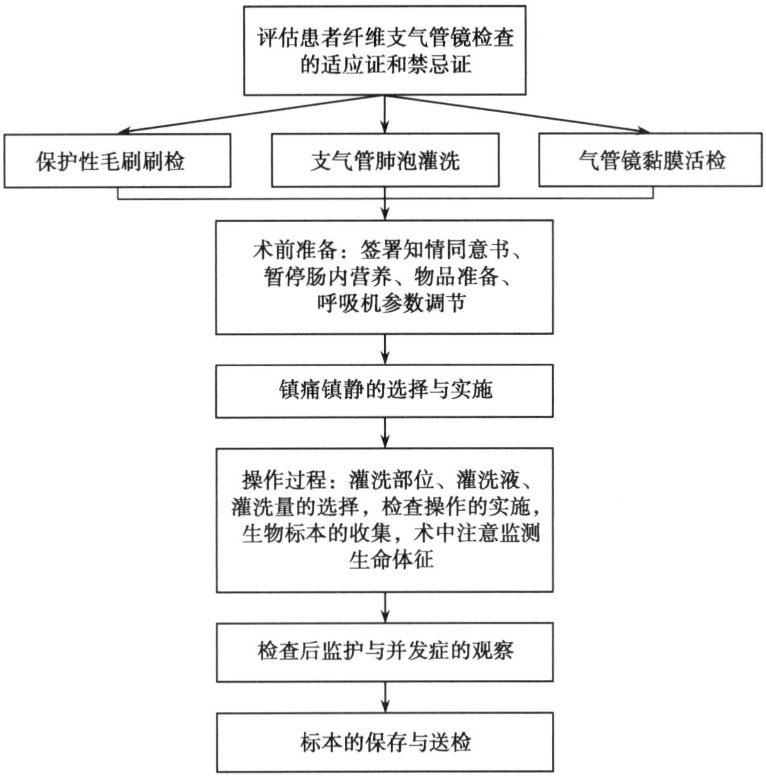

图 4-1-1　支气管肺泡灌洗操作流程

的浸润性病变的叶段；双肺弥漫性病变时，推荐选择右肺中叶（B4 或 B5）或左肺舌段，这 2 个部位的灌洗操作便利且回吸收量较多（与下叶比较可增加约 20%）。

2. 吸引负压的选择　过大的负压会引起支气管壁塌陷或黏膜损伤，从而影响灌洗液的回吸收量和质量，但负压过小时，回吸收量亦会受到影响。美国胸科协会（American Thoracic Society，ATS）发布的指南中推荐采用 100mmHg 的负压。在我国临床实际工作中，负压选择不超过 100mmHg 为宜，以保障吸引时支气管管腔不塌陷，尽可能多地收集标本。

3. 灌洗液量的选择　灌洗量的多少可影响标本检测的结果，包括细胞比例、蛋白含量及半乳甘露聚糖水平等。具体灌洗多少生理盐水是合适的，不同文献甚至指南的推荐均有差异。ATS 指南推荐灌洗总量在 100～300ml，分 3～5 次灌入。研究发现，在灌入 60ml 或 120ml 液体时所回吸收标本的检测结果差异明显，至少灌入 120ml 生理盐水时所回吸收的标本结果才相对稳定。对于重症患者，2017 年《肺部感染性疾病支气管肺泡灌洗病原体检测中国专家共识》推荐采用总量 60～120ml 的灌洗剂量，每次 20～50ml，分次灌洗。

4. BALF 的预处理　对获取的 BALF，特别是含有黏液成分时，是否需要无菌纱布过滤，目前普遍认为不需要常规过滤，因为在过滤过程中，细胞会黏附于纱布，损失部分细胞及其他成分，应让肺孢子菌更多地存在于黏液成分中。过滤过程会使标本的稳定性受到影响，且存在污染的可能性，特别是影响半乳甘露聚糖试验（GM 试验）的检测结果。

5. BALF-GM 的解读　作为非培养检测手段诊断侵袭性肺曲霉病，BALF-GM 已被列入 IDSA 和 EORTC/MSG 推荐的诊断标准之一。在临床诊治工作中，BALF-CM 协助真菌诊断应该连续多次测定，结果均为阳性（排除假阳性结果）才有意义；对于 BALF-GM，目前尚缺乏统一的临界值（cut-off 值），普遍认为血液 GM＞0.5，BALF-GM＞1.0～1.5 具有临床诊断价值。此外，不能仅凭 BALF-GM 的结果进行抗真菌治疗，需要结合临床资料及影像学表现等进行综合分析，来判断 BALF-GM 阳性结果的意义。

6. 病原学检测　BALF 主要用于显微镜检查、培养、核酸检测及真菌抗原检测。近年来，基于宏基因组二代测序（metagenomics next-generation sequencing，mNGS）技术在重症感染领域的广泛应用，BALF 也广泛采用 mNGS 技术用于肺部感染性疾病病原菌的确定。BALF 病原体检测流程见图 4-1-2。

（二）BALF 标本送检注意事项

用无菌容器收集 BALF 标本，送检量一般需要 10～20ml（≥5ml），贴好标本信息标签，应在室温 2 小时内送至微生物实验室。若延迟送检，可将标本放置于 2～8℃保存，并在报告中说明并提示可能对培养结果造成的影响。标本送检及保存条件见表 4-1-1。

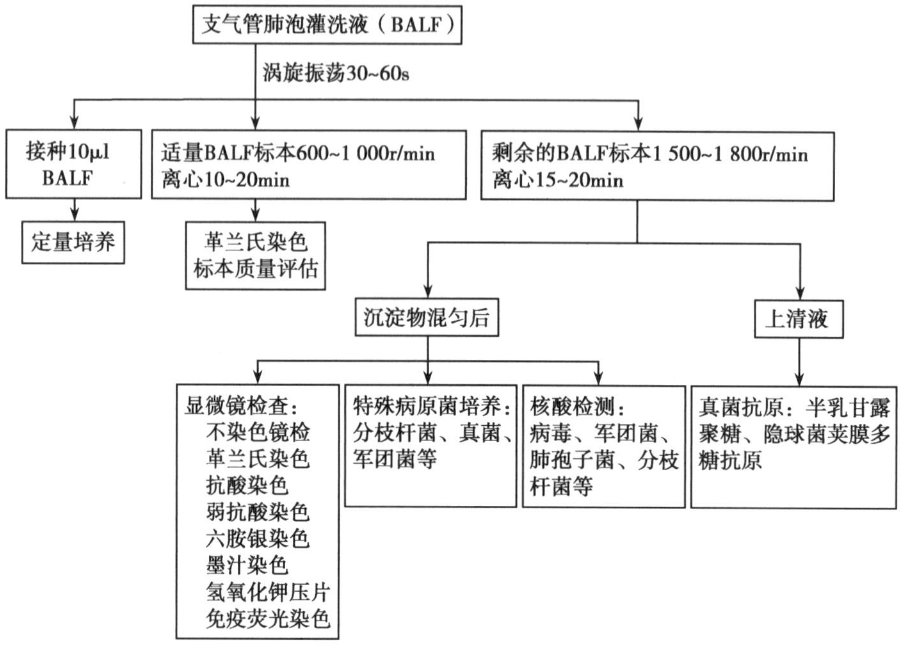

图 4-1-2　BALF 病原体检测流程

表 4-1-1　支气管肺泡灌洗液病原体送检要求及检测方法

病原体	转运条件	储存条件	检测方法
细菌	无菌容器，室温，≤2h	4℃，≤24h	革兰氏染色，定量培养，mNGS
奴卡菌			革兰氏染色，弱抗酸染色，培养，mNGS
军团菌			培养，核酸检测，抗原检测（DFA），mNGS
真菌	无菌容器，室温，≤2h	4℃，≤24h	KOH 压片，荧光白染色，真菌培养，mNGS
曲霉			KOH 压片或荧光白染色，真菌培养，GM 试验，mNGS
肺孢子菌			六胺银染色，核酸检测，抗原检测，mNGS
隐球菌			墨汁染色，真菌培养，隐球菌荚膜多糖抗原，mNGS
分枝杆菌	无菌容器，室温，≤2h	4℃，≤24h	涂片抗酸染色，分枝杆菌培养，核酸检测（Xpert MTB/RIF），mNGS
病毒	病毒转运培养基，室温，≤2h	4℃，≤5d；-70℃，>5d	核酸检测，病毒抗原检测（DFA、胶体金法），分离培养，mNGS
寄生虫	无菌容器，室温，≤2h	4℃，≤24h	直接镜检，核酸检测，抗原检测（ELISA、ICT），mNGS

注：DFA，直接免疫荧光试验；KOH，氢氧化钾；GM，半乳甘露聚糖；ELISA，酶联免疫吸附试验；ICT，免疫层析试验；mNGS，宏基因组二代测序。

（管向东）

第二节　支气管镜在咯血诊治中的临床应用

一、定义

咯血（hemoptysis）是指喉部及喉部以下呼吸道（气管、支气管及肺组织）的出血，经口腔咳出的行为。流行病学研究发现，咯血的平均发病年龄为 62 岁，男女比例为 2∶1，极少发生于儿童。呼吸道空间小，大约 400ml 的血液足以损害氧气交换和导致窒息。值得注意的是，由于重症患者长期卧床，其咳嗽反射减弱，维持呼吸道通畅的能力差，即使少量出血也可能导致严重的气体交换障碍，甚至发生窒息危及生命。咯血不仅累及呼吸系统，还极有可能合并血流动力学不稳定导致患者病情危重。

二、病因与发生机制

肺内有两套血管系统供应气管-支气管树血供，

分别是支气管动脉系统和肺动脉系统。支气管动脉系统是压力较高的血管，其主干一般起源于胸椎 T_4～T_6 水平的胸主动脉，是引起大量咯血的主要发生部位。支气管动脉起源的解剖学差异大，也有患者起源于主动脉分支水平，通常称为异位支气管动脉起源。肺动脉系统属于肺循环，是低阻力、高顺应性的血管床，肺动脉系统引起的大量咯血临床上并不常见。

咯血的病因主要来源于呼吸系统和心血管系统疾病。在我国，肺结核和支气管扩张症是普通病房患者咯血的主要原因；而在ICU，肺炎伴或不伴凝血功能异常是咯血常见的主要原因。表4-2-1列出咯血的部分病因。

表 4-2-1　咯血的部分病因

分类	病因
肺部疾病	呼吸道感染（支气管炎、肺炎、肺脓肿） 支气管癌、转移癌 支气管扩张症、囊性纤维化、肺水肿 肺结核侵袭性曲霉病/曲霉瘤 良性支气管肿瘤 血管炎［白塞综合征、肉芽肿性多血管炎（GPA）、肺出血-肾炎综合征（Goodpasture综合征）］ 特发性肺含铁血黄素沉着症
心血管疾病	肺动脉高压 肺动脉栓塞 血管畸形［肺动静脉畸形、肺动脉瘤、拉斯穆森（Rasmussen）动脉瘤、主动脉支气管瘘、主动脉或支气管动脉瘤、遗传性出血性毛细血管扩张症（Rendu-Osler综合征）］ 脓毒性肺栓塞或右心内膜炎、二尖瓣狭窄
其他	医源性：肺活检、右心导管插管、内镜下肺减容、抗凝治疗或溶栓创伤或肺挫伤 异物 凝血障碍 血小板减少症

三、临床表现

咯血的危险程度主要与咯血对呼吸道的影响程度以及血流动力学的不稳定相关。与咯血相关的死亡通常不是由于失血，而是窒息所致。通常不同病因导致的咯血，其伴随的临床表现是不同的，如：呼吸道感染通常伴有发热、咳嗽咳痰症状；肺结核伴发热、胸痛；支气管扩张典型的症状有慢性咳嗽、咳大量脓痰和反复咯血。而咯血颜色对于原发疾病亦有提示作用，咯血为粉红色泡沫样考虑左心衰竭，暗红色考虑二尖瓣狭窄，而肺结核、支气管扩张和肺脓肿所致咯血为鲜红色。

四、诊断与鉴别诊断

临床病史和检查对大量咯血的处理极为重要，因为对已知病因的咯血患者的治疗方法可能与未知病因的治疗方法不同。复发性咯血可能是由于以前的治疗失败，这可能需要更积极的治疗措施。良好的病史采集和体格检查有助于确定潜在的病因。外伤患者检查胸部是否有瘀斑，可能为咯血提供线索。从假性咯血、鼻咽癌、口咽癌、消化道出血中排除咯血是非常重要的。假性咯血从胃肠道来源会是咖啡色，并伴有黑便症状，咯出的血性液体常与食物颗粒混合。彻底检查鼻腔和口咽也是必要的，以排除口鼻咽部肿瘤等出血来源。询问病史与体格检查时应注意患者血流动力学状态，任何由缺氧、低血压引起的精神状态改变等不稳定迹象都不应被忽视。在初步评估确定咯血是否对患者生命存在威胁后，咯血诊断检查的主要目的是确定出血的部位和原因。为达到上述目标，应遵循标准化的诊断流程。

首先应确定咯血的性质，是轻微还是大量咯血，咯血是首次发生还是复发，且注意评估患者有无任何感染的证据或危险因素。此外，牢记询问有关恶性肿瘤、心脏病、血管炎、凝血障碍和药物（尤其是抗凝血药物）等既往史。

实验室检查应包括凝血功能和血小板计数；在有肺出血-肾炎综合征病史时需行尿常规检查；如怀疑感染，应进行炎性指标和痰病原学检查，且不应遗漏抗酸杆菌的筛查；如怀疑肺部肿瘤，可行肺部CT和脱落细胞学检查；考虑咯血与旅游和接触史有关时，应有针对寄生虫和虫卵的粪便检测；如考虑存在血管炎病因，抗中性粒细胞胞质抗体（antineutrophil cytoplasmic antibodies，ANCA）检查有助于确定咯血的病因。

胸部X线和CT检查有助于寻找咯血的原因。胸部X线片对咯血的诊断意义重大，故应作为常规检查项目。胸部CT在发现与心脏及肺门血管重叠的病灶及局部小病灶等方面具有独特的优势，但对活动性大量咯血患者，应在咯血停止后进行。如胸部X线片或CT不能明确咯血的病因，或经内科保守治疗止血效果不佳者，应进行支气管镜检查。

支气管镜是诊断和处理咯血的重要工具，尤其是大量咯血。在插管的情况下实施支气管镜检查可大大提高患者的安全性。支气管镜检查可以使用硬质支气管镜或可弯曲支气管镜。可弯曲支气管镜因其可在床边进行检查治疗，无需全身镇静，对5～6级以上的支气管及周围气道可进行有效评估，对轻中度的咯血患者而言较硬质支气管镜检查具有一定优势，但对大量咯血患者而言，由于其工作通道直径较小，治疗效果不明显而限制其使用，可在硬质支气管镜的管腔中插入可弯曲支气管镜进行检查。

支气管镜的诊断任务是大致定位出血部位，以辅助后续治疗（支气管动脉栓塞、手术）和组织取样（微生物学、细胞学或组织学检查）。若显示活动性出血来自某一特定的孔口或肺叶则可以确认出血部位，但在一侧支气管内发现血凝块并不足以明确出血部位；若支气管镜不能见到活动性出血，则可通过使用少量生理盐水持续冲洗来确定含新鲜血液的支气管，有时也可帮助明确出血部位。一旦确认出血部位，应仔细检查该区域，确定是否存在肺癌或毛细血管扩张等可能引起咯血的病灶。有文献报道支气管镜对大量咯血部位的诊断率为 70%～90%，稍低于胸部 CT 检查；但与胸部 CT 相比，支气管镜检查可进一步对出血部位进行干预治疗，是一个具有重要价值的诊疗工具。

支气管镜与胸部 CT 检查在咯血诊断中的价值是互补的，然而这两种检查手段的先后次序尚未达成共识。因胸部 CT 不仅是一种非侵入性的检查，同时也可为支气管镜检查提供出血部位的有效信息，如患者生命体征平稳，临床医师更倾向于先行胸部 CT 检查。实际上，临床上通常需要联合胸部 CT 和支气管镜检查对咯血进行诊断。

五、治疗

轻度或中度咯血通常可以通过保守治疗其基础疾病（如治疗感染或抗炎措施）来控制。此外，在抗凝治疗过程中，可以通过优化凝血功能从而实现止血的目的。大量咯血的治疗应在多学科背景下进行，危及生命的大量咯血的首要治疗目的是控制出血和止血。临床上将处理分为两大类：维持血流动力学稳定和控制出血。

（一）对症治疗

包括消除紧张情绪，吸氧，必要时可用少量镇静剂。取患侧卧位，避免血流入健侧肺内，鼓励患者轻轻将血液咯出，以避免血液滞留于呼吸道内，防止窒息。如出血部位不明时则取平卧位，头偏向一侧。勿用力排便，防止用力大便而加重咯血。如有呼吸窘迫的迹象，应立即行气管插管；如无条件行气管插管，应紧急体位引流，取头低足高位或侧头拍背，有利于血液流出或血块咯出。

（二）维持血流动力学稳定

大量咯血患者应在 ICU 内密切监护，严密监测患者生命体征变化，详细记录咯血量，建立可靠的静脉通路以便能快速补液；有条件时可考虑行有创血流动力学监测指导容量管理。

（三）支气管镜介入治疗

由于咯血患者的致命威胁首先是气道内充血引起的窒息和呼吸衰竭，而不是其自身失血的威胁，因此支气管镜的主要治疗目标是通过祛除气道中的血液或闭塞相关支气管来隔离其受影响区域，以防止血液溢出到正常气道中，确保正常肺氧合交换。另外，支气管镜下介入可作为更明确的治疗如支气管动脉栓塞或外科干预的桥梁。

为了达到止血的目的，也可尝试各种支气管镜下局部治疗，包括冷盐水灌洗、气囊填塞、纤维蛋白原和/或凝血酶以及缩血管药物局部使用止血。冷盐水灌洗要在气道通畅、气体交换足够和血流动力学稳定的前提条件下进行，支气管镜检查确定出血部位后，用冷盐水对出血部位进行灌洗。冷盐水灌洗治疗通过引起局部血管收缩、减少血流量而发挥局部止血作用，然而目前尚无大样本临床研究证实该方法的获益性。气囊填塞是将一个长度 100cm 的 4F 型号 Fogarty 气囊导管放置在出血部位的肺段支气管，充气膨胀填塞 1～2 天后放气观察数小时，如无再出血证据，则移除气囊导管。理论上气囊填塞压迫有导致支气管黏膜缺血性损伤和阻塞性肺炎的可能，但临床上相关并发症少有报道。通过支气管镜将肾上腺素或凝血剂直接用于出血部位，可有效减慢出血，但迄今为止尚无临床研究对比肾上腺素与凝血剂两者之间的止血效果。

近年来，支气管镜激光治疗、氩气刀治疗和电烙术已被报道在一定条件下可处理大量咯血患者。支气管镜激光治疗可以精确定位出血部位，对并发气道阻塞和咯血的支气管内肿瘤有较好的治疗作用。在治疗出血时，出血部位周围也会被光凝，从而达到血管收缩的目的。相比支气管镜激光治疗，氩气刀治疗的主要优点是可以接近位于远端的支气管或侧支病变，在导管不垂直的位置处理出血源。有回顾性研究表明，接受氩气刀治疗的患者均能达到即刻控制出血效果，其后为期 3 个月的随访也未见出血复发。电烙术是利用电流经过人体组织的电阻产生热效应，用于组织的凝固或切除。实现电烙术需要病变在支气管镜下可视，且电极可接近的前提条件下进行，大约 70% 的患者能实现即刻止血。此外，支气管镜下覆膜支架封堵、硅胶插管支气管内气道阻塞以及氧化再生纤维素网填塞局部止血在小样本研究中也有报道。

（四）支气管动脉栓塞

支气管动脉栓塞是治疗危及生命的大量咯血的首选方法，通过降低受累区域支气管动脉的灌注压力而达到止血的目的。支气管动脉栓塞需完善支气管动脉起源的选择性血管造影，当支气管动脉造影出现以下病理改变则提示是出血来源：①支气管动脉直径>2mm；②支气管动脉弯曲；③支气管动脉分流；④合并动脉瘤；⑤造影剂外溢；⑥肺实质区血管化。对于轻度和中度咯血患者，如是支气管癌或转移性肺肿瘤来源应尽早行支气管动脉栓塞，此类患者合并咯血的病死率（21%）远高于其他咯血患者（5%）。

在进行栓塞治疗前，应全面评估支气管动脉造影结果，必须排除脊柱分支的存在（如脊髓前动脉的血供），并权衡评估支气管动脉与肺动脉或肺静脉之间分流导致全身栓塞的风险。如果支气管动脉栓塞后继续咯血，应积极寻找异常支气管动脉（如起源于乳腺内动脉），排除胸膜外侧支血管作为出血源。如仍未发现出血部位，需行肺动脉循环相关检查，排除肺动脉瘤（如 Rasmussen 动脉瘤）和肺动脉畸形作为咯血来源的可能。支气管动脉栓塞常见并发症是暂时性胸痛和吞咽困难，最严重的并发症是栓塞脊髓动脉后脊髓缺血导致的横向脊髓炎。

支气管动脉栓塞止血成功率约为 75%～98%。据文献报道，栓塞 1 个月内出血复发率为 1%～27%。在没有进行病因治疗或者潜在的肺疾病进展的情况下，再度咯血是不可避免的。从长期来看，肺恶性肿瘤咯血复发率远高于良性疾病，1 年无出血生存率仅 34%。曲霉瘤复发出血和 1 个月内因支气管动脉出血死亡的发生率特别高，通常这类患者不仅需要多次支气管动脉栓塞手术，同时还需要积极的抗感染治疗以及必要时行外科手术治疗。

（五）外科手术治疗

截至 20 世纪 80 年代，大量咯血治疗首选是外科手术治疗，在紧急外科手术下病死率为 37%～42%。最近调查研究显示，当前外科手术病死率仍高达4%～19%，其主要原因为：①外科手术中合并持续出血和支气管填充引起的血流动力学不稳定和呼吸功能衰竭；②肺出血源头的不能精确定位而导致过多的肺实质切除，引起肺功能下降甚至丧失；③术前缺乏对患者既往肺功能的评估，导致肺部分切除术后不能耐受。然而，目前对于肺部肿瘤坏死性出血、空洞性肺结核、肺海绵状血管瘤及难治性肺曲霉瘤等疾病所致的大量咯血，在支气管动脉栓塞失败的情况下，以及在创伤性或医源性肺血管损伤等特殊情况下，外科手术仍是必要的选择。对于肺癌广泛转移并侵犯气管、纵隔及心脏或大血管时，以及对于晚期肺纤维化或肺气肿患者，外科手术治疗作用受限。

综上所述，大量咯血是临床上一种危及生命的紧急情况，应采取多学科的处理方法，根据咯血的病因、出血量以及出血部位，针对性选择支气管镜介入局部治疗、支气管动脉栓塞或外科手术治疗方案，治疗过程中同时应注意保护气道和维持血流动力学稳定。图 4-2-1 是咯血的诊疗基本流程。

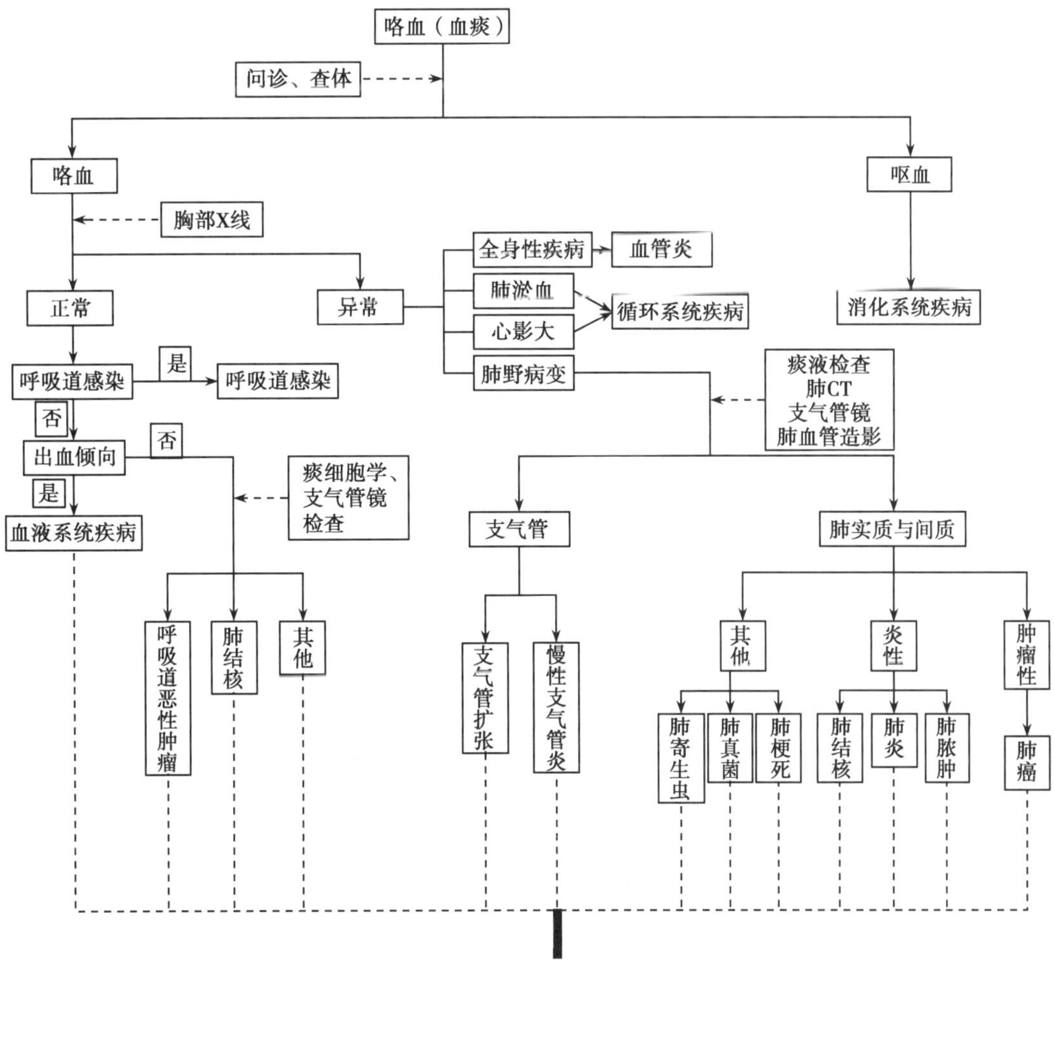

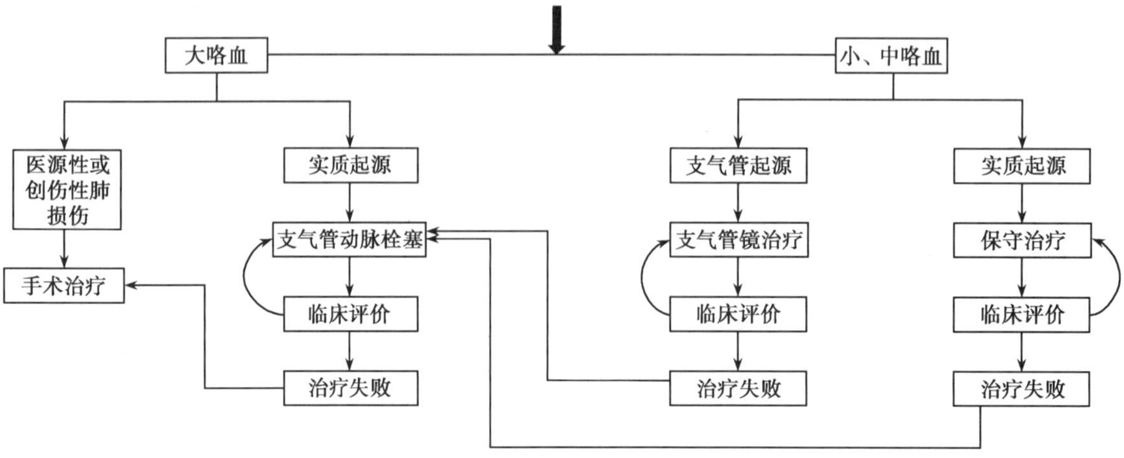

图 4-2-1　咯血的诊疗基本流程

（孙仁华）

第三节　支气管镜在吸入性损伤中的临床应用

烧伤患者可通过支气管镜观察气管内吸入性损伤情况，清除气管内血凝块、痰栓、坏死组织痂块及进行止血等治疗，可通畅气道。经支气管镜反复支气管肺泡灌洗吸痰可降低呼吸道分泌物浓度，减少呼吸道感染发生概率，且可局部使用抗生素，减轻全身用药对肝、肾功能的影响。同时，通过支气管镜可提取气道深部的痰液及脱落组织标本，准确率更高，有利于根据药物敏感结果选择合适的抗生素治疗方案。

一、概述

吸入性损伤是指热力和/或烟雾引起的呼吸道乃至肺的损伤，是影响烧伤预后的重要因素之一。根据吸入性损伤的部位不同，主要分为4类：上气道损伤、下气道损伤、肺间质损伤、全身性中毒。吸入性损伤的严重程度取决于环境和宿主因素，包括损伤原因、温度、浓度、有毒气体的可溶性以及个体对损伤的反应等。既往对吸入性损伤及其程度的诊断主要根据病史、症状、体格检查和X线、血气分析等检查，常常贻误病情，导致无法采取及时准确的有针对性的治疗方法。

（一）支气管镜在吸入性损伤诊断中的作用

目前国内外认为支气管镜检查是临床诊断吸入性损伤最可靠和准确的方法，镜下气道的充血、水肿、炭末以及黏膜脱落等现象是诊断吸入性损伤的有力依据。以往国内外临床常用三度四期分类法对治疗和预后进行一定判断，而目前基于支气管镜检查结果的简化肺损伤评分（abbreviated injury score，AIS）（表 4-3-1）更有助于评估病情和判断预后。

支气管镜检查可以“直视”大气道损伤，是临床准确诊断吸入性损伤、科学评估其严重程度的关键技术，但值得注意的是，支气管镜无法发现远端支气管和呼吸性细支气管的病变，因而不能全面评估吸入性损伤的严重程度和预后。

（二）支气管镜在吸入性损伤治疗中的作用

吸入性损伤患者应定期应用支气管镜进行肺泡灌洗及吸痰，并可送检分泌物培养。紧急情况下用于气道内给药治疗（抗生素、激素、抗凝剂和止血剂等）、帮助建立人工气道（引导插管或切开）和取出气道内异物等。对于高度怀疑脱管、气管套管“骑跨”等气道不良事件应果断及时采用支气管镜进行诊断和治疗。

表 4-3-1　基于支气管镜检查结果的简化肺损伤评分

级别	定义	表现
0	无损伤	无炭末沉着，无充血水肿，无支气管过度分泌和梗阻
1	轻度损伤	小范围炭末沉着、无充血水肿、无支气管过度分泌和梗阻
2	中度损伤	中度炭末沉着、无充血水肿、无支气管过度分泌和梗阻
3	严重损伤	严重的气道炎症反应，黏膜脆弱，大范围炭末沉着、无充血水肿、无支气管过度分泌和梗阻
4	巨大损伤	明显黏膜脱落和坏死，管腔梗阻

（三）常见吸入性损伤在支气管镜下图片（图4-3-1～图4-3-4）

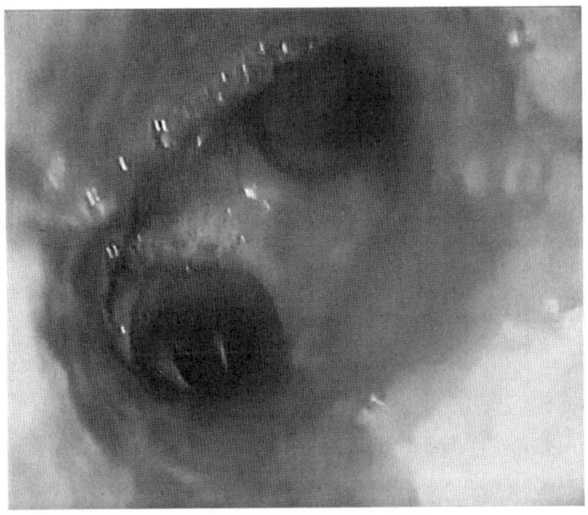

图 4-3-1　气道黏膜充血，炭末沉积（见文末彩图）

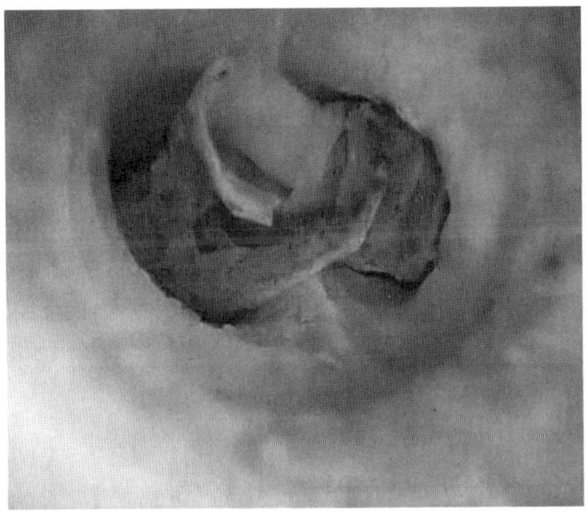

图 4-3-2　坏死气道黏膜脱落阻塞气道（见文末彩图）

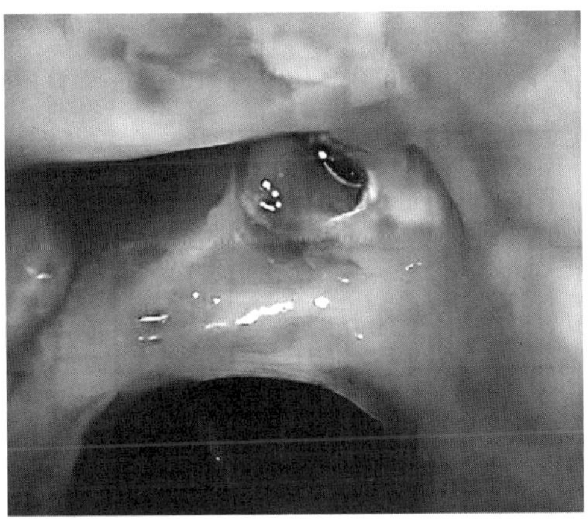

图 4-3-3　痰液混合炭末阻塞气道（见文末彩图）

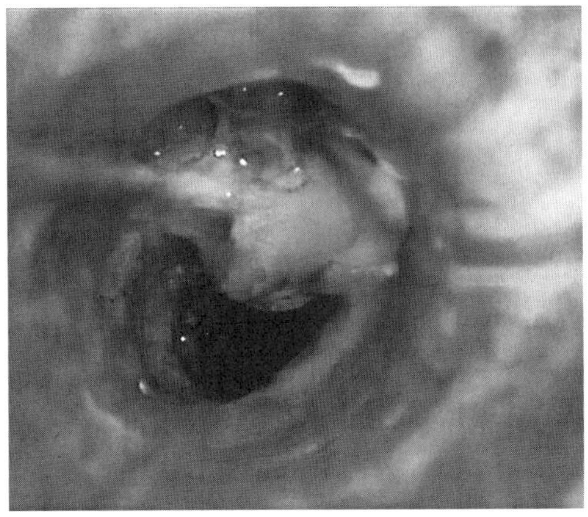

图 4-3-4　坏死气道黏膜脱落混合分泌物阻塞气道（见文末彩图）

二、吸入性损伤患者支气管镜操作注意事项及对策

支气管镜在吸入性损伤患者中的应用流程、注意事项及对策大致与一般患者相似，但也有其特殊性。

支气管镜主要用于吸入性损伤诊断、病情评估以及气道分泌物（血痂）清除等，因此操作前一般不需要准备清洁毛刷、气管钳，也不常规应用。

吸入性损伤患者头面颈部通常是肿胀的。因此气管插管或者气管切开患者在操作前务必检查气管套管固定带的松紧度，以免操作过程中出现气管套管脱落或者“骑跨”等不良事件。必要时给予镇痛镇静联合机械通气治疗。

吸入性损伤患者气道黏膜损伤严重，常有黏膜脱落和出血、血痂形成等。因此支气管镜操作动作要轻柔，主要清除大气道分泌物，保持呼吸道通畅即可。脱落黏膜吸取需谨慎小心以避免痂下出血，必要时予肾上腺素、去甲肾上腺素或利多卡因行镜下止血。

重度烧伤患者对肠内营养要求较高，故支气管镜操作前不建议禁食时间过长。建议有人工气道者，操作前1小时禁食或者术前抽取胃内残余量以免发生误吸。而无人工气道者则需常规禁食水6～8小时。

术前需对患者受伤情况（有无吸入性损伤）进行系统性评估，初步判断病情，包括生命体征、凝血功能、心功能及肺功能等。

三、BAL在吸入性损伤患者中的应用

BAL是一项利用支气管镜检查技术对气道及肺泡进行灌洗的非创伤性方法，主要用于肺部感染和/或损伤的细菌学检测及痰液、脱落黏膜及血痂等的清除。灌洗液中含有蛋白质或脂质，由血清渗出或在肺内形成，对此进行分析有助于了解肺细胞损伤情况。

严重吸入性损伤患者具有病程较长、手术次数

多、围手术期时间长、卧床时间长、营养消耗大、咳嗽乏力、肺部炎症多和机械通气时间长等诸多特点，间断行 BAL 有利于预防及治疗感染，可改善心肺功能、缩短康复时间等。

吸入性损伤患者行 BAL 流程和注意事项与一般患者相似，此处不再赘述。但对于危重吸入性损伤患者，不建议做大面积灌洗以及灌洗时间过长或过于频繁。

随着支气管镜及 BAL 的广泛应用，它的不足之处也相继显现出来。支气管镜检查只能看见三级支气管开口处，不能了解三级支气管以下气道损伤的情况。支气管镜检查应在休克复苏后进行，避免因休克时呼吸道黏膜苍白而出现假阳性结果。伤前有气管、支气管炎者，呼吸道黏膜充血水肿，支气管镜检查可有假阳性结果。支气管镜检查时可因刺激呼吸道而发生呼吸道痉挛导致缺氧，因此在检查前需充分供氧。

（朱　峰）

第四节　支气管镜在肺不张诊治中的临床应用

一、肺不张的病因与发生机制

肺不张是 ICU 较常见的临床问题之一。肺不张主要的病理形态学改变为一侧、一叶或一段肺组织局部无气体充盈，肺组织萎陷。部分患者可表现为肺组织局部气体减少，肺组织尚未完全萎陷，称之为肺膨胀不全。一般在临床上很难把两者截然分开，故统称为肺不张。

肺不张可依据受累范围进行分类。①单侧全肺不张：多见于一侧主支气管病变，如痰液阻塞、痰栓、出血及占位等。②大叶性肺不张：叶支气管病变所致。③段性肺不张：段支气管病变引起。④小叶性肺不张：常见于支气管哮喘、支气管肺炎等。⑤弥漫性肺不张：各种原因导致的广泛性肺间质纤维化所致。⑥压缩性肺不张：大量胸腔积液、气胸、胸壁或纵隔肿瘤及膈疝等引起。支气管镜可作为急性重症肺不张诊断与治疗的工具和手段。

肺不张可分为先天性及后天获得性两种。先天性肺不张是指患儿出生后其肺泡内无气体充盈；除先天性肺不张外，由其他各种原因引起的肺不张均为后天获得性肺不张。临床所见绝大多数肺不张是后天获得性肺不张。对于重症患者，肺不张往往是影响其呼吸和循环功能的重要原因，应早期诊断并处理。

（一）阻塞性肺不张

阻塞性肺不张是临床上最为常见的肺不张类型。其发生的机制是支气管阻塞，空气不能进入肺泡而导致远端肺泡膨胀不全。发生支气管梗阻的因素有如下三个方面：

1. 支气管内阻塞　支气管内分泌物阻塞是重症患者最常见的肺不张原因。其他情况包括气管内的良、恶性占位及气管内异物等。

2. 支气管外压迫　多为肿大的支气管周围淋巴结、主动脉瘤、支气管外肿瘤、结核、结节病、增大的心脏以及心包积液等压迫支气管，导致远端肺泡膨胀不全。

3. 支气管本身病变　各种支气管黏膜炎症所致的支气管壁局部增厚肿胀、支气管管壁肿瘤，以及支气管病变损伤修复所致的支气管狭窄。

（二）肺泡塌陷所致肺不张

急性呼吸窘迫综合征以肺部重力依赖区的实变和不张为主，主要为肺泡表面活性物质的减少，进而使肺泡表面张力增高所致。

（三）压缩性肺不张

大量的胸腔积液、气胸、脓胸、血胸、乳糜胸、膈疝及肺部胸膜肿瘤压迫肺组织所造成的肺不张。

（四）反射性肺不张

与神经调节有关，并无相关的支气管阻塞的证据。

（五）瘢痕性肺不张

慢性肉芽肿性感染或弥漫性肺间质纤维化会导致肺泡顺应性变差，形成肺不张。肺不张最明显的呼吸力学改变是气道峰压升高，多由于气道阻力升高或肺顺应性变差。气道阻力升高见于阻塞性肺不张，而肺顺应性变差则见于急性呼吸窘迫综合征相关肺泡塌陷所致的不张。支气管镜可对以上两种肺不张的病因进行鉴别，并通过解除气道梗阻使部分阻塞性肺不张得以缓解。

二、肺不张的影像学表现

（一）直接征象

叶间裂移位，并向病变肺叶靠拢，病变肺野体积缩小且密度增高；肺膨胀不全时可见病变肺叶内肺血管纹理聚拢。

（二）间接征象

肺门移位，向病变肺叶聚拢，患侧膈肌抬高，纵隔向患侧移位，邻近肺叶代偿性过度充气，无支气管充气征，患侧肋间隙变窄。

（三）各个肺叶不张的具体表现

1. 一侧肺不张　为一侧主支气管完全性阻塞所致，表现为患侧肺野均匀致密、胸廓塌陷、肋间隙变窄、气管纵隔向患侧移位、同侧膈面升高、对侧可有代偿性肺气肿，甚至可以出现纵隔疝。

2. 右肺上叶不张　胸部 X 线片表现为肺门上升，右侧肺门影变小，右侧肺透亮区增大，其中肺血管稀少。CT 表现为右肺上叶支气管层面可见缩小的肺叶呈右侧纵隔旁的三角形或窄带状阴影，尖端指向肺门，边缘清楚。

3. 左肺上叶不张 胸部X线片表现为左侧肺尖区充气良好，这是左肺下叶过度膨胀所致。从锁骨向下，肺叶呈不同形状大片面纱状密度增高，系不张的上叶重叠在下叶的前方所致，左肺门常模糊。舌段支气管起源于尖后和前段支气管开口附近，因此单独的舌叶不张相对少见。CT表现为在支气管隆突以上层面三角形软组织密度影，尖端指向肺门，边缘清楚。

4. 右肺中叶不张 完全不张时胸部X线片表现为肺门下移、膈肌抬高以及纵隔移位等均不明显。其肋面从胸壁回缩成极薄的薄片，其外侧的空间被部分上叶和部分下叶占据，内下缘相对较厚，较易显示，且紧贴右心缘，并使其模糊不清，呈“剪影征”。但是如重度不张时，右下叶向前膨胀，可使得右心缘清晰，无“剪影征”，CT表现为中间支气管层面右心缘旁三角形软组织密度影，尖端指向外侧，边缘清楚。

5. 下叶肺不张 胸部X线片表现为：①胸部内侧下后方三角形阴影；②小肺门征；③肺门影向下、向内移位；④上叶透亮度增大，纹理减少；⑤水平裂下移或后下移，斜裂向后下移；⑥同侧膈肌稍上升，心脏稍向患侧移位。CT表现为脊柱旁三角软组织密度影，尖端指向肺门，其前外缘锐利。

（四）特殊肺不张表现

1. 圆形肺不张 又称球形肺不张，与胸膜病变有密切关系。受累为大叶的一部分，与肺段的解剖无关系。为紧靠胸膜的圆形或者卵圆形致密影，少数紧贴膈面，通常位于下叶的后部，附近的支气管血管束聚集成束状，而且进入不张肺内，呈现彗星尾征象。胸部X线片和CT上表现为圆形、椭圆形、分叶或不规则形的病灶，常见于下叶侧后基底段，一般密度均匀，边缘锐利或者模糊，与胸膜呈锐角相交，直径2.5～5cm，可双侧或多发，有血管集束现象，周围有正常或气肿肺组织，故与膈肌分界清楚；常伴有胸膜增厚、半侧胸腔萎缩或叶间裂移位和肋膈角变钝等。

2. 盘状肺不张 盘状肺不张是亚段性肺不张，多见于一侧或两侧肺野底部。这种肺不张大多是由于该部分肺野呼吸运动障碍，与横膈运动减弱有关。多见于一侧或两侧肺底部、膈顶上方，长约2～6cm，为扁长条形、横行致密影，边缘较模糊，在正侧位都可见到，往往可达胸膜面，但从不穿过叶间裂。

（五）其他影像手段

随着影像学的发展和基于重症患者的诊断迅速性、准确性的要求，超声和电阻抗成像（electrical impedance tomography，EIT）技术也可应用于肺不张的诊断和治疗。例如在肺不张时，超声会显示在M型超声下胸膜线随心脏搏动呈现明显的“肺搏动征”或大片的实变影。EIT上可呈现出明显的低通气区域。

三、肺不张在支气管镜下的表现

在重症领域，大部分肺不张是阻塞性肺不张，其主要表现为：气管壁充血水肿（图4-4-1）、增厚（图4-4-2）、支气管内大量痰液聚集、痰液阻塞（图4-4-3）或痰栓形成（图4-4-4）。

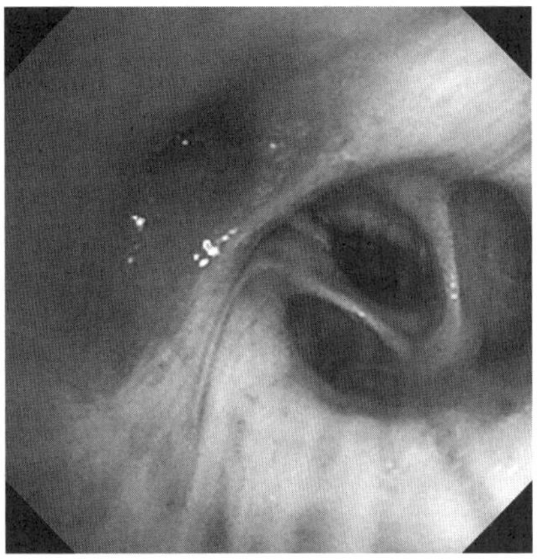

图4-4-1 右肺中叶支气管开口炎症水肿，远端痰液阻塞（见文末彩图）

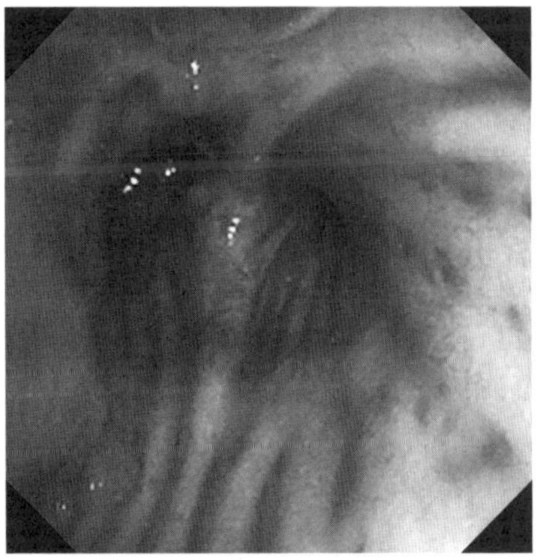

图4-4-2 气管黏膜炎症所致气管壁局部增厚肿胀（右肺上叶开口）（见文末彩图）

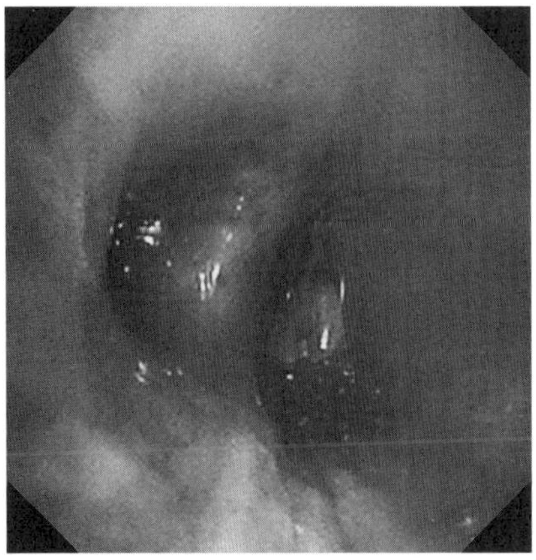

图4-4-3 左下肺基底段痰液阻塞（见文末彩图）

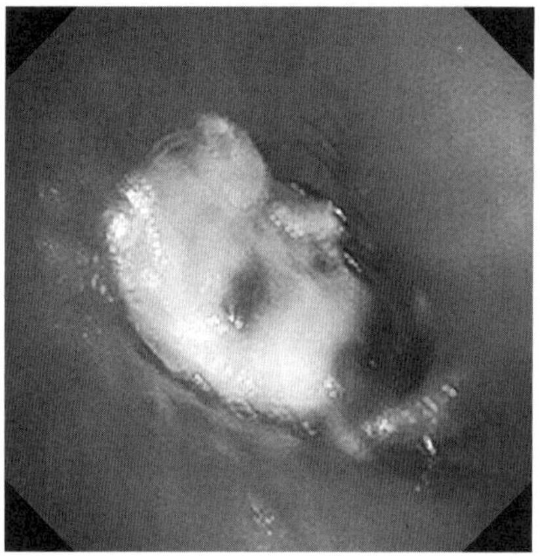

图 4-4-4 左主支气管痰栓(见文末彩图)

经支气管镜痰液引流是支气管镜在 ICU 最重要的应用。经支气管镜进行充分痰液引流后,肺复张率可达 85%～90%。部分气道肿物(图 4-4-5)或者外压性阻塞性肺不张(图 4-4-6),可能需要由呼吸内科医师进行支气管镜下治疗或者借助于外科手术。部分肺叶切除术后改变也属于肺不张的一种形式(图 4-4-7)。

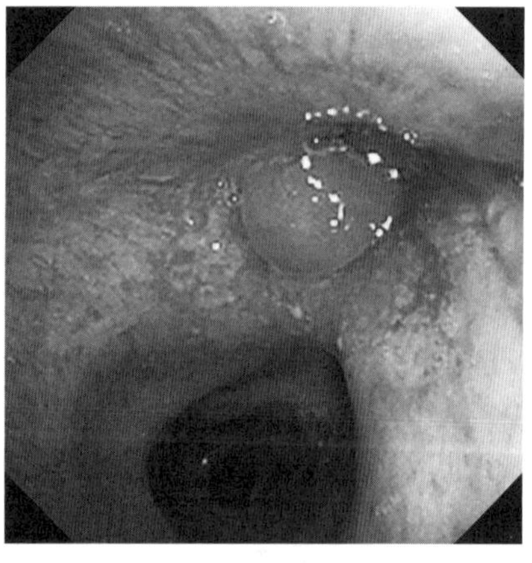

图 4-4-5 右肺上叶支气管内占位致右肺上叶不张(右主支气管层面)(见文末彩图)

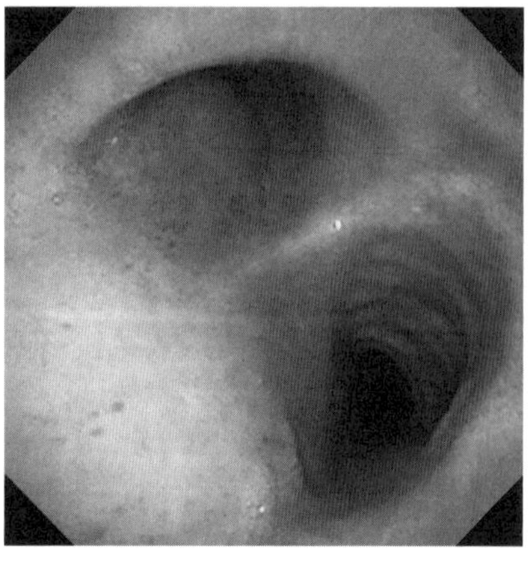

图 4-4-6 左主支气管外压性狭窄(见文末彩图)

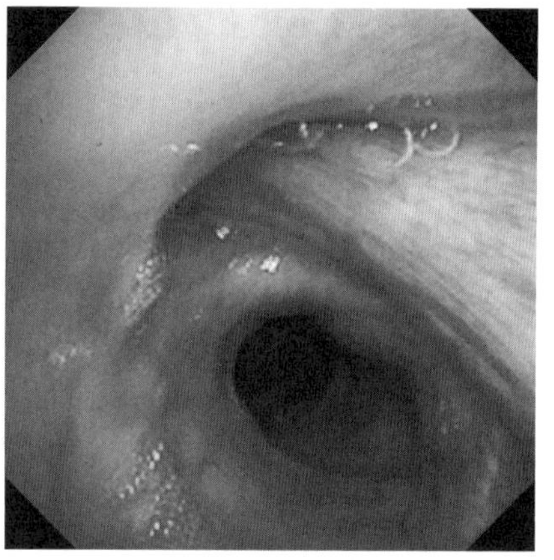

图 4-4-7 右肺上叶支气管切除术后(右主支气管开口层面)(见文末彩图)

(隆 云)

第五节 支气管镜在弥漫性肺间质疾病中的临床应用

一、间质性肺疾病的病因与发病机制

间质性肺疾病(interstitial lung disease,ILD)是一组以肺泡单位的炎症和间质纤维化为基本病变的异质性非肿瘤和非感染性肺部疾病的总称,又称为弥漫性实质性肺疾病。此类病变不仅会累及肺间质,而且会累及肺实质。肺间质包括肺泡上皮细胞和血管内皮细胞之间的区域,是其主要受累区。此外,还经常累及肺泡、外周气道、血管以及组成它们的上皮细胞和内皮细胞。

病理表现为肺泡壁(间隔)炎性细胞浸润、纤维化改变。ILD 包含很多特定疾病,但具有相似的临床表现、影像学及病理特征。主要临床表现为气急、低氧血症、限制性通气功能障碍,胸部 X 线片显示两肺网状、结节状或磨玻璃状阴影。引起间质性肺疾病的病因十分广泛,包括免疫性,如系统性红斑狼疮、多发性肌炎-皮肌炎的肺部病变和自身免疫性肺纤维化等;药物性,如服用胺碘酮、金制剂中毒、氯气中毒、百草枯中毒及放化疗引起的肺部间质性损害;理化因素,如硅沉着病(硅肺)、肺尘埃沉着病(尘肺)等;还包括特发性肺纤维化、急性间质性肺炎等;同时也包括原发性间质性肺疾病,如支气管肺泡癌、弥漫性肺泡出血综合征等。

诊断间质性肺疾病应与某些特殊类型的肿瘤或者特殊病原体所致的肺部感染区别。在 ICU 内收治的急性呼吸衰竭患者中间质性肺疾病占有一定比例,如急性气体中毒、百草枯中毒、自身免疫病肺部病变及特发性肺间质改变等。ILD 并非常见病,目前对 ILD 的病因及发病机制尚未研究透彻,因此诊断及治疗仍存在较大困难。对理化、职业性、药物性及免疫性病因所致的间质性肺疾病可通过病史询问辅助诊断，但对于原发性及特发性间质性肺疾病常常难以诊断，往往需要结合病理与临床及影像学资料综合判断。ILD的病理检查不仅有利于诊断及预后评估，而且对于治疗有评价作用。

二、支气管镜在间质性肺疾病中的临床应用

近些年来，临床上对间质性肺疾病的病理诊断方法主要包括以下几种，即经支气管镜肺活检术（TBLB）、在CT或胸部X线检查引导下经皮穿刺肺活检（percutaneous lung biopsy，PCLB）和电视胸腔镜外科手术（video-assisted thoracic surgery，VATS）等。PCLB和VATS两种方法风险高、创伤大、操作不便、费用高，且并发症多，因而不大受患者及家属尤其是重症患者的青睐。随着支气管镜检查技术的不断进步和发展，目前临床上已经广泛应用了支气管镜下行钳夹、TBLB、刷片以及灌洗等检查方法。其中，TBLB具有操作简便、痛苦少、费用低、安全性好及可重复性等特点，同时联合电子支气管镜下行钳夹、刷片和灌洗等多种取材方法检测，更加提高了阳性检出率，因而对间质性肺疾病的临床诊断具有非常重要的应用价值。某项研究通过对间质性肺疾病患者进行电子支气管镜联合TBLB、刷片和灌洗等多种取材方法进行检查，得出联合检测总检出率（90%）明显高于TBLB总检出率（70%），差异有统计学意义（$P<0.05$）。

因此，采用电子支气管镜检查联合多种取材方法对间质性肺疾病患者进行临床检测诊断，其检出率高，能够准确地检测出多种肺部疾病，降低漏诊、误诊率，为医生提供可靠、准确的患者病情数据，从而提高临床的确诊正确率，更好地保障患者得到及时、正确而有效的治疗。

BAL相对无创，没有明显的并发症，患者容易耐受，所以BAL目前已成为肺活检的替代和补充手段，用于各种原因引起ILD的临床诊断、疗效判断与预后评估及病理和发病机制的研究。内容详见本章第一节。

三、TBLB对ILD的辅助诊断作用

TBLB是指经可弯曲支气管镜的活检孔送入活检钳，将活检钳送到预定的外周肺病灶进行活检，对可弯曲支气管镜直视范围难以见到的外周肺病变进行取材。TBLB可在X线透视下进行，对于弥漫性病变也可不需要X线的引导。

弥漫性肺疾病一般在中下肺明显，故支气管镜应先送进右肺的基底支B8、B9和B10，此3支为常规活检部位。如病变上叶明显，则应先进入上叶各段，通常不在右肺中叶取活检，因中叶各支气管走向叶间斜裂，活检钳易穿透叶间斜裂，引起外伤性气胸。右下肺活检时应尽量避免在右下肺内基底段开口（B7）进行活检，尤其年龄较大者，因为此处距心脏较近，应防止引发心律不齐。当支气管镜进入第4或第5级支气管后，不能再前进时，将活检钳送进，嘱患者深吸气，将活检钳穿过支气管壁送到肺周边，在X线透视指导下可完全避免外伤性气胸和撕裂肺内带的血管。放到距胸膜2～3cm处或肺外带病变最多的地方，助手张开钳口，再向前推进1～2cm，在患者呼气末轻轻钳取肺活体组织，完毕后慢慢取出活检钳。活检钳穿通支气管壁，钳取肺组织及钳取时患者并无不适感觉。如活检钳到达肺外周时，刺激胸膜产生疼痛，需要提前嘱患者示意。应在不同的肺段，至少两个肺段内取标本。为了提高阳性率，可取5～6块，最多能取到10块肺组织。不同部位的标本应分开放置并标明部位，将取得的肺活体组织放入10%甲醛固定液中，以备组织学检查，术者应操作熟练、轻巧和迅速，尽量缩短操作时间。术后嘱患者休息片刻观察病情。

弥漫性肺疾病者TBLB也可以不在透视引导下进行。活检部位应选择下肺的后基底段或外基底段。因易发生气胸，不在右肺中叶或左肺舌叶进行活检，也不能同时在两侧肺进行活检。将活检钳轻轻送入选择的支气管，当活检钳到达肺外周时，刺激胸膜产生疼痛，需要提前嘱患者示意。此时将活检钳退后1～2cm，在患者呼气末时进行钳夹。钳取组织标本后，有时可见相应支气管内有少量血液溢出。另外，在送入活检钳的过程中，有时在未到达肺外周可能会遇到阻力，提示活检钳顶到小支气管分嵴，此时不可用力，可稍微转动活检钳，微调方向可顺利进入。一般建议在同侧肺取活检3～4块（亦有学者建议取4～6块）。

经支气管肺活检导致的并发症为7%，死亡率为0.2%；外科肺活检导致的并发症为13%，死亡率为1.8%。操作并发症详见第一章第二节。

（王　雪）

第六节　支气管镜在肺移植中的临床应用

肺移植术是治疗终末期肺疾病的一种有效手段，最常见的肺移植的终末期肺疾病为慢性阻塞性肺疾病、特发性肺纤维化、囊性肺纤维化及特发性肺动脉高压。随着技术的进步，世界范围内开展肺移植术的中心及例数已经有长足的增加，而患者术后的生存年限及生活质量也得到了明显提高。但需要注意的是，肺移植的重点并不仅仅是手术本身，而是需要多学科合作。围手术期的肺移植患者需要内外科及辅助科室

的通力合作。其中支气管镜在肺移植患者术后的应用中，包括诊断和治疗，具有极其重要的地位。

一、支气管镜在肺移植患者术后的常规检查及治疗中的作用

肺移植患者由于术前肌力下降、营养状态差，术后吻合口附近血供不良或气道黏膜的相对缺血造成的纤毛清除能力或咳嗽反射下降等原因，气道清除能力下降，应使用支气管镜定期清除气道分泌物。对于感染且需要局部给药的移植术后患者，可通过支气管镜插入定向肺段、肺叶支气管，注入敏感、无刺激性的抗感染药物。此外，由于支气管镜对肺移植术后的多种疾病的诊断作用，需常规进行支气管镜检查，必要时行 PSB 或 BAL，留取病原学标本进行病原学诊断，有助于对肺移植患者进行针对性的抗感染治疗。

大部分肺移植患者术后可长期存活，但闭塞性细支气管炎综合征（bronchiolitis obliterans syndrome，BOS）是限制肺移植患者长期生存的主要因素，也是移植肺慢性排斥的主要表现。根据国际心肺移植协会(the International Society of Heart and Lung Transplantantion，ISHLT）统计结果，每位肺移植患者在移植后的 1 年内可发生 1～2 次急性排斥反应（acute rejection，AR)。肺移植术后 AR 的临床表现很不典型，主要表现有呼吸困难、低热、肺门周围浸润、大量胸腔积液、白细胞增多和低氧血症等，与感染鉴别困难，但大剂量激素治疗有效，但均无特异性。一般情况下有临床症状、实验室检查、肺功能测定短期内第 1 秒用力呼气容积（FEV_1）下降＞10%，且排除感染等其他因素，可诊断为 AR 者。在移植后的 6～12 个月内发生 3 次或 3 次以上的 AR，BOS 的发生率是普通患者的 3～4 倍，BOS 限制了肺移植患者的长期生存率，且目前没有治疗 BOS 较好的方法。国内研究调查采用支气管镜下肺活检术评价肺移植患者急慢性排斥反应，比较急性排斥 / 淋巴细胞性支气管炎、细支气管炎（acute rejection / lymphocytic bronchitis and bronchiolitis，AR/LBB）的发生率。结果发现，肺移植早期（0～100 天）和晚期（101～400 天）的 AR/LBB 阳性检测率分别为 32.9% 和 20.4%；其中 64.9% 的合并 AR/LBB 患者没有典型的临床表现。来自匹兹堡大学的研究结果显示，在肺移植术后 6 个月内，尽管患者无排斥和感染的临床迹象，但仅有 52% 的患者与肺活检结果相符。因此，对于无 TBLB 禁忌证的患者，可常规做 TBLB，及时发现并处理 AR，以预防 BOS 发生。

二、支气管镜在肺移植术后气道并发症中的应用

随着在供体和受体选择、器官保护、外科技术、免疫抑制疗法及术后监护等方面的不断改进，肺移植手术的成功率有很大提高，但移植术后气管并发症仍较常见，是导致肺移植术后高发病率和病死率的重要因素。由于缺乏统一的诊断标准，气道并发症的发生率报道高低不等，范围在 1.6%～33%，多数报道在 7%～18%，病死率约为 2%～4%。气道并发症中吻合口狭窄为其主要表现形式，发生率高达 12%～23%，常出现在术后 3～6 个月。Chong 等报道 239 例儿童肺移植患者中，42 例出现气道并发症，其中吻合口狭窄占 36 例。钟长镐等报道 42 例肺移植患者中，15 例患者出现气道并发症，其中气道狭窄 9 例，吻合口感染 6 例，吻合口瘘 1 例；并发症出现时间在术后 27～409 天。

早期气道并发症的临床表现并无特征性，主要表现为咳嗽、咳痰、气促、胸闷、胸痛及咯血等。在相关的影像学（如胸部 X 线或 CT 检查）及肺通气功能检查上也无相应的气道阻塞表现，所有患者均在支气管镜检查及后期随访中发现气道并发症。

（一）支气管镜在肺移植术后气道狭窄的诊断和治疗中的作用

气道狭窄是肺移植术后最常见的气道并发症，文献报道其发生率为 1.6%～32%。气道狭窄常见于术后 2～9 个月，可无临床症状，也可出现呼吸困难、咳嗽、反复发作的肺炎、喘鸣和肺功能下降等非特异性表现，只有在术后常规行支气管镜检查时发现。少数患者会发展成气道完全阻塞。气道狭窄可分为两种，分别为吻合口狭窄和非吻合口的某一段狭窄。其中大部分为吻合口狭窄，非吻合口狭窄较为少见，文献报道发生率在 2.5%～3%。在非吻合口狭窄的病例中狭窄通常发生在中间段支气管。约 2% 的患者会出现比较严重的狭窄，表现为支气管消失综合征（vanished bronchus syndrome，VBS），主要是肺功能的逐渐下降，患者出现支气管（多位于右中叶）狭窄或完全闭锁，最早可以见于移植术后 6 个月。VBS 在胸部 X 线片上可表现为右肺中叶、下叶或者两叶的不张。在肺功能上表现为用力肺活量、呼气峰流速的降低，或术后短期内肺功能恢复不良，以及异常的通气 - 流量曲线，可通过支气管镜确诊。美国的一家移植中心总结了十年间的肺移植数据，共有 405 例患者接受了肺移植，7 例出现 VBS，内镜下支架置入术治疗能够改善症状。

影像学检查有助于发现气道狭窄。轻度气道狭窄在胸部 X 线片甚至是胸部 CT 上表现不明显，对于重度狭窄（狭窄＞50%）的患者，胸部 CT 上可见固定的、不随呼吸改变的支气管狭窄，在透视良好的胸部 X 线片上也能看到气道狭窄的变化。支气管镜是气道狭窄诊断的金标准，可以了解狭窄的长度和远端开闭情况，根据镜下所见决定下一步的治疗方案。除此之外，相对于传统的胸部 X 线和支气管镜检查，螺旋 CT 三

维重建可以判断狭窄的发生及狭窄发生的程度，有报道称其准确率可达 94%。值得注意的是，程度较轻的狭窄在影像学检查、肺功能或是流量-容积曲线上的表现不特异，但术后常规的支气管镜检查及定期复查可及时发现并处理气道狭窄。

支气管镜下的多种手段已成功应用于气道狭窄，包括球囊扩张、支架置入、冷冻、电凝、激光、短距离放射及硬质支气管镜探条扩张。最常使用的介入治疗方法为经支气管镜行球囊扩张，但同时需要辅助其他手段，如冷冻、支架置入、激光、高频电刀、氩气刀及局部注射药物等介入综合治疗。轻度的狭窄，如果并非新生肉芽组织造成，可以通过多次反复球囊扩张治疗。球囊扩张起效迅速，能够改善症状，虽然无法使急性狭窄得到持续的缓解，但比起其他介入治疗手段如激光、电刀等，相对来说较为安全，费用也低，同时也减少了黏膜及黏膜下的损伤，防止肉芽组织增生。但球囊扩张通常为初始治疗手段，只有少部分只接受球囊扩张治疗的患者能够维持，大部分患者需要联合一种或多种综合介入治疗方法才可维持气道的开放。此外，球囊扩张亦可出现多种并发症，包括黏膜出血、撕裂、气道部分或完全裂开以及低氧，偶尔扩张处还会出现环状硬纤维瘢痕形成。将狭窄的支气管扩张后，可以评估病变程度、炎症的程度和狭窄后方支气管的情况，有利于决定下一步的治疗方案，如支架置入术等。

目前国内外的报道中最常用的手段是支架置入术，使用率为 48%～75%。用自释放金属支架支撑支气管，其短期以及长期有效率分别为 80% 和 45%。尤其是已经出现呼吸困难且使用球囊扩张不能维持的患者，通过置入展开支架，其缓解率达 94%。主要并发症包括感染、支架移位及口臭等。

(二) 支气管镜在肺移植术后支气管坏死和裂开的诊断和治疗中的作用

支气管坏死和裂开是一种严重的高病死率的并发症，常发生在移植术后早期，特别是术后 1～5 周内。因此，移植术后应常规进行支气管镜检查，镜下注意观察吻合口情况。发生原因包括吻合口周围血供阻断、反复感染、局部坏死及脓肿形成等，临床通常表现为呼吸困难、无法脱机、纵隔气肿、气胸和肺不张或术后早期持续漏气。影像学检查可见气胸、肺不张及纵隔气肿等，但无特异性，床边胸部 X 线片常难以发现；胸部 CT 平扫可以根据支气管管壁脱离、固定的或活动的支气管狭窄、支气管管壁不连续及吻合口周围气体等表现来诊断支气管裂开。由于影像学检查不能直视黏膜的坏死，因此支气管镜检查仍然是支气管坏死和裂开诊断的金标准。通过定期进行支气管镜检查，可以看到吻合口周围黏膜的改变，也可以直视下见到吻合口处的手术缝线散开甚至见到裂口。

支气管裂开的治疗方法取决于症状和严重程度。开胸手术适用于严重病例，如重新吻合、组织瓣支气管成形或者二次肺移植。但是由于手术治疗的风险极高，患者预后也很差，术后易出现再次吻合口愈合不良甚至裂开。目前有报道通过气管镜下使用生长因子、血小板源性伤口愈合因子或生物蛋白胶也能治疗支气管部分裂开，但需进行进一步的研究。

(三) 支气管镜在肺移植术后肉芽增生的诊断和治疗中的作用

肺移植术后的支气管良性肉芽增生多见于吻合口附近，表现为继发性的局部肉芽肿增生性狭窄。其可能的病理改变类似于吻合口狭窄的病理改变，包括反复感染引致炎症介质的过度刺激，吻合口附近巨噬细胞的聚集以及类似瘢痕形成过程。临床症状无特异性，多表现为进行性的呼吸困难、咳嗽和低氧等。检查方面可表现为肺不张、阻塞性肺炎，肺功能可出现下降，但特异度及灵敏度均不高；定期进行支气管镜检查可早期诊断肉芽增生，并在镜下直视其变化。肉芽增生通常会反复发作，需要多种治疗手段，对于突出的肉芽可采用支气管镜下钳夹切除；此外，也可以使用硬质支气管镜下激光烧灼或冷冻切除来清创治疗。清创时及术后均应特别注意防止发生支气管胸膜瘘，处理后因局部水肿呼吸困难不会迅速缓解，待坏死组织脱落后才能得到改善。氩气刀也被用于肉芽增生的治疗，但需预防氩气刀在气管内点燃的风险。肺移植气道狭窄常用支架有硅胶和记忆合金两种，对于肉芽肿性狭窄多放置硅胶支架，便于调整。但有统计数据表明，放置金属支架后肉芽增生的发生率约为 12%～36%，最早支架放置 3 周就可出现肉芽组织。也有报道表明通过物理方法清除增生的肉芽组织后，24～48 小时内使用气管镜内大剂量放疗可以改善疗效，但需要前瞻性、随机对照研究来证实。

(四) 支气管镜在肺移植术后气管、支气管软化的诊断和治疗中的作用

气管、支气管软化常见于肺移植术后 4 个月内。患者可出现的临床症状和体征包括咳嗽、呼吸困难、咳痰困难、喘息和哮鸣音。肺功能检查多见阻塞性通气障碍，表现为用力呼气流量降低 25%～75%，呼气峰流速、FEV_1 降低。虽然呼气相或动态呼吸相下行胸部 CT 检查有助于诊断，但是支气管镜检查仍然是诊断的金标准。支气管镜检查可见气管、支气管管壁吸气时明显内陷，管腔狭窄变形，即可诊断气管软化。但当患者在机械通气正压治疗的同时使用了镇静药物，无吸气努力动作，则可能无法在支气管镜下观察到气道的动态塌陷，从而无法诊断气道软化。治疗方面，支架置入可以重新开放软化的气道，但其并发症如支架移

位、纤毛运动差及反复感染同样会发生。

(五) 支气管镜在肺移植术后支气管瘘的诊断和治疗中的作用

支气管瘘是肺移植术后严重的并发症，主要包括支气管胸膜瘘、支气管血管瘘。临床表现可以是急性、亚急性和慢性的。急性表现为可出现持续漏气，从而造成张力性气胸、休克等危及生命的表现。此外，还有呼吸困难、皮下气肿、纵隔及气管移位和胸腔积液等，如留置胸管的患者可见持续性大量气泡溢出。亚急性和慢性的表现多为发热、咳嗽、咳痰，顽固性呃逆可能是其特异性表现之一，系因感染的胸腔液体刺激膈肌所致。究其原因，与其他的肺移植术后气道并发症的病因相似，如感染、吻合口附近血供不良以及使用大剂量激素等。诊断方法包括胸部X线片、胸部CT、支气管镜、支气管造影、胸腔内或经支气管镜向支气管残端注入亚甲蓝等。

支气管瘘的治疗需要考虑瘘的时间、大小、污染的范围及全身状况，可进行抗感染和胸腔闭式引流术，也可进行胸科手术。其中，通畅的胸腔引流、有效的抗感染治疗和营养支持均是治疗支气管胸膜瘘的关键。对于病情重、生命体征不稳定的患者，可先选择创伤最小的治疗。经支气管镜治疗支气管胸膜瘘的方法主要包括激光治疗、纤维蛋白胶或组织黏合剂封闭及硬化剂治疗。目前，国内外支气管镜治疗主要以经支气管镜注射各种生物蛋白胶为主，对无法耐受外科手术的患者是可行的治疗手段。但经支气管镜注射胶水不适用于瘘口直径＞3mm者，这是因为对于瘘管较大的患者，胶栓容易移位脱落。此外，也可用带膜金属支架和支气管内瓣膜来封闭瘘管。手术治疗的方法包括带蒂大网膜或肌瓣移植术、胸廓成形术和胸膜外支气管残端闭合术等。目前有报道的支气管血管瘘包括支气管主动脉瘘、支气管肺动脉瘘和支气管左心房瘘，其发生率低，但病死率高，是极其严重的并发症。患者最初为咯血，也可迅速出现大量咯血，从而危及生命。早期可给予介入治疗，也有报道提示行肺叶切除术。

(六) 支气管镜在肺移植术后吻合口感染的诊断和治疗中的作用

肺移植术后发生感染的原因多种多样，如：肺移植术后常规应用广谱抗感染药物；大剂量免疫抑制剂的使用；气道中的局部防御系统功能降低；术前供体和受体已存在病原体的感染或定植；相对缺血或吻合口相关位置的血供阻断造成保护屏障（如纤毛的清除能力和咳嗽反射）受损；淋巴引流中断和肺泡巨噬细胞功能障碍等。此外，异物（如支架置入）也可能成为支气管感染发生的源头。鲍曼不动杆菌、铜绿假单胞菌和金黄色葡萄球菌是细菌感染中最常见的致病菌，治疗需要结合支气管镜清理气道、留取病原学和全身抗感染治疗。

肺移植患者曲霉感染是报道里最常见的致病菌感染，45%的肺移植患者术后6个月内有霉菌寄生，但大多没有症状，其中发展为侵袭性肺曲霉病者约占3%，霉菌感染占肺移植患者病死原因的4%～13%，通常在术后几周到6个月的时候发现。肺移植术后的曲霉感染可以无临床表现，也可表现为发热、咳嗽、胸闷、呼吸困难和咯血；进一步发展时，胸部X线片提示炎性浸润、播散，有的形成空洞，但特异性不强。支气管镜检查在肺移植术后曲霉感染的诊断中有极其重要的地位，由于气道黏膜的损伤一般发生于吻合口的周围，镜下特点表现为溃疡、假膜形成及黑色素沉着，进行TBLB可以显示霉菌侵犯的严重程度，从而作出早期诊断。在治疗方面，抗真菌药的预防性使用、常规的支气管镜检查和早期经验性治疗是最常用的手段。

（桑　岭）

第七节　支气管镜在建立人工气道中的临床应用

一、概述

支气管镜引导下气管插管术指的是在可弯曲的软式支气管镜的引导下进行的气管内插管操作，是一种应对困难气道的“神兵利器”，适用于经普通喉镜无法完成的或难度、风险较大的气管插管操作，能满足有解剖异常或有特殊病理生理改变的患者的插管要求。

支气管镜作为一种可视、灵活、多用途及刺激小的插管工具，在建立人工气道，特别是为困难气道的患者进行气管插管方面，确立了其独特的地位。随着技术的进步，支气管镜将变得更灵活，方向控制范围更大，操作更简便，上手更容易；图像将变得更清晰，抗雾能力更强；将变得更细，可以深入更细小的支气管；还可以与智能设备结合，使气管内“导航”变得更加简单。而这一切进步将会使支气管镜的应用范围更加扩展，支气管镜引导下气管插管技术变得更加简单易学，支气管镜在气道管理中的地位也会更加稳固。

二、支气管镜与喉镜在人工气道中应用的比较

支气管镜引导下气管插管术是目前解决困难气管插管最可靠和最有效的工具之一，具有可调节角度大、直视以及直接引导插管等特点。相比喉镜，当患者合并颞下颌关节融合等疾病而使张口受限或者因牙列不齐、牙齿松动，导致普通喉镜无法置入时；当患者合并口腔、咽喉部肿瘤或声门较高导致普通喉镜无法

暴露声门时；当患者合并颈椎骨折、颈部烧伤瘢痕、颈椎结核及颈椎类风湿关节炎等疾病导致颈部活动度或后仰受限时，上述场景便是支气管镜引导下气管插管术发挥独特优势、大展身手的舞台。

对于普通喉镜和视频喉镜来说，将喉镜片置入患者口腔是插管的必要条件，但是支气管镜对患者的张口度和牙齿的要求很小，可以妥善解决这一类困难气道患者的插管问题。对于有口腔咽喉部肿瘤或声门高的患者来说，不仅普通喉镜难以暴露声门，视频喉镜因摄像头视场角度的限制有时也无法直视声门，这种情况下若不更换插管工具，只能凭经验进行盲探插管，这种操作的成功概率不仅严重依赖插管医师的个人经验和技术水平，也很容易损伤口腔咽喉组织。特别是反复的失败与尝试会造成出血、分泌物增多导致观察暴露更加困难，甚至因反复刺激引起喉痉挛、声门水肿而使困难气道恶化为紧急气道。而使用支气管镜引导插管时则可以在一定程度上避开上述问题，因为支气管镜观察方向的可调节范围比普通喉镜和视频喉镜要大，熟练的支气管镜使用者可以在有肿瘤等“障碍物”的口腔咽喉内寻找出一条通往声门的道路。对于颈部活动度或后仰受限的患者来说，支气管镜引导下插管也比普通喉镜和视频喉镜引导下插管有优势。这一类患者无法摆出头后仰等使口、咽、喉三轴线接近重叠的体位，使用普通喉镜暴露声门无疑会出现困难，而视频喉镜在缺乏合适体位配合的情况下，声门暴露的难度也大大增加。而支气管镜引导下气管插管则对体位没有那么挑剔，甚至侧卧位或坐位下也可以完成气管插管操作，这主要归功于支气管镜镜身的柔软和方向变换的灵活。

支气管镜相对于普通喉镜和视频喉镜还有一个很大的优势就是其对肌松的要求低。困难气道患者，特别是气管插管操作前经气道评估已识别的存在困难气道的患者，对其进行气管插管操作时，往往会选择保留自主呼吸的清醒或镇静下气管插管，以保障患者在气管插管失败后的生命安全，因为使用肌肉松弛药会使本来就存在的喉镜下声门难以暴露的情况更加严重。而对于支气管镜引导下的气管插管则不存在这个问题，同时支气管镜自带的吸引功能也是喉镜类插管工具和管芯类插管工具都不具备的独家优势。

当然支气管镜引导下插管的技术也不是完美无缺的，相比视频喉镜插管技术来说，它的一大劣势就是操作技术门槛高，难以学会。据 Heidegger 等人的报道，要熟练掌握支气管镜引导下气管插管术需要进行 25 例操作，而据 Mihai 及 Ray 等人的研究，熟练掌握视频喉镜引导下气管插管则只需要 1～6 例。而当口腔内已经有大量血液或不透明分泌物存在时，支气管镜的视场难免变得一片模糊，此时依靠支气管镜引导下插管自然十分困难。当气道因占位性病变等原因已变得严重狭窄时，将支气管镜置入气道可能造成完全性气道梗阻，使患者无法通气，丧失了保留自主呼吸插管的意义。同时相比喉镜等插管工具，支气管镜的准备和操作耗时较长，也不太适合紧急气道。

三、支气管镜在经口气管插管中的应用

支气管镜引导下气管插管经口和经鼻均可进行。经口是最基本的插管路径，但经口插管时，会厌会成为较大的障碍，同时缺少对支气管镜的支撑结构，操作的难度相对经鼻路径大。具体的路径选择要根据患者病情来决定。特别是鼻腔、口腔、咽喉部的解剖情况，是选择插管路径时需要考虑的重要影响因素。对于临床医师而言，两种路径的插管技巧都应该掌握，从而应对不同患者的插管需求。接下来介绍支气管镜引导下经口气管插管的基本流程。

和其他所有气管插管方式一样，为了保障患者安全，支气管镜引导下气管插管前也需要充分完善术前准备。第一，要对患者的气道情况进行评估，包括 Mallampati 气道分级、甲颏距测量、颈部活动度测试及一些头面部的特殊形态学表现。对于一些气道相关疾病，如巨大颈部肿物，需行相关影像学检查评估气道情况。第二，是物品器械的准备，须准备呼吸机，确保呼吸回路无漏气，呼吸机能正常运作。准备吸痰管和吸引器。为患者接好监护，包括基本的心电监护、袖带血压和氧饱和度，有条件最好准备呼气末二氧化碳分压监测，再根据患者病情，判断在插管前是否有必要进行有创动脉连续测压或中心静脉压监测等有创监测。根据患者的术前评估准备好合适型号的面罩、气管内导管和支气管镜。第三，准备全麻药或局麻药。第四，为了解决插管失败时的通气问题，还要准备气管切开包、环甲膜穿刺的套管针或扩张导管，以及喷射通气装置或喉罩等。值得一提的是，对于那些尚无法熟练操作支气管镜完成支气管镜引导下气管插管的医师，准备好其他更熟悉的插管工具，例如视频喉镜也是十分重要的。

Mallampati 气道分级是最常用的判断咽部暴露程度的分级方法。患者保持坐位，最大限度张口伸舌发“啊”音，同时观察口咽部。能看到咽后壁提示插管困难可能性极小。根据观察到的结构将暴露程度分为四级：Ⅰ级可见软腭、咽腭弓、腭垂、硬腭；Ⅱ级仅见软腭、腭垂；Ⅲ级只能看到软腭和硬腭；Ⅳ级只能看到硬腭。

相比其他气管插管方式，支气管镜引导下插管技术的术前准备在术前评估上多了一个插管路径的评估选择，而在物品的准备工作上则多了支气管镜本身的准备。先是要检查支气管镜是否能自然垂直，远端

关节活动是否正常，光源亮度是否合适。然后要对支气管镜进行防雾处理，用抗雾剂擦拭前端镜面，以防镜面起雾干扰视野。不要忘了对镜身用水溶性润滑剂处理。将选择好的气管导管套在镜身外，一样充分润滑。最后接上吸引管和吸引器。

对于需要保留自主呼吸进行气管插管操作的患者，应充分进行表面麻醉，病情允许时可适当地进行静脉镇静和镇痛。对于无须保留自主呼吸进行气管插管操作的患者，则应在麻醉诱导前后充分地去氮给氧，提高患者的缺氧耐受时长，为操作赢得宝贵的时间。

操作时，可以先将套在镜身外的气管导管滑至其近端。对于无法配合者最好事先置入牙垫，再从牙垫中置入支气管镜，以免镜身被患者咬到而损坏。当支气管镜的前端进入口腔后，应先观察口腔的解剖结构，找到会厌，然后朝着会厌前送镜身，越过会厌便可以看到声门，沿着声门进入气管内，根据气管环等结构判断镜身已顺利进入气管，再将镜身送入气管中段，达到可以看到气管隆突的位置，以镜身为引导将气管导管置入，接近声门前逆时针旋转气管导管 90°后再轻柔地将气管导管送过声门进入气管，降低气管导管通过声门时损伤声门的风险。气管导管进入后，应在镜下观察确认其深度和位置，以免插管深度过深导致气管导管进入一侧主支气管。确认深度后，一手稳住气管导管，一手拔出支气管镜，然后为气囊充气并妥善固定气管导管。操作时若有助手在场，可嘱其托起患者下颌，既可以开放气道，又能使会厌离开咽后壁，保持一定的咽喉部空间，便于操作者观察解剖结构从而寻找会厌和声门。

四、支气管镜在经鼻气管插管中的应用

经鼻路径也是临床上常用的插管路径。相比经口路径，经鼻路径支气管镜引导下气管插管的操作难度更低。而且对于清醒的患者来说，经鼻气管导管比经口气管导管更容易耐受，对咽喉部的刺激更少，分泌物的产生也更少，利于长期的气道管理和呼吸支持，因此目前在重症医学科更受欢迎。当然对于因解剖结构异常或合并口腔肿瘤等原因导致经口气管插管困难的患者来说，经鼻气管插管也是最好的选择。但是相比经口气管插管，经鼻气管插管会受制于鼻腔大小，气管导管的型号因此而受到限制，而且经鼻气管插管时更容易损伤鼻腔黏膜导致出血。

支气管镜引导下经鼻气管插管的准备步骤与前文所述的经口插管大致相同。另外还需评估两侧鼻腔大小，一般选择较大的鼻腔进行操作。可以通过影像学资料或询问患者平日哪一侧鼻腔更通畅来进行评估。在插管前还需向鼻腔内滴入麻黄碱等促使黏膜血管收缩的药物以及局麻药，既能扩大鼻腔内部空间方便操作，又能降低鼻出血的风险，还可以减轻患者的痛苦，提高患者对操作的耐受性。

在操作时，首先从选定一侧的鼻前庭进入，沿着下鼻甲，经由下鼻道置入镜身，到达咽后壁后自然地转向 90°，沿咽后壁送入镜身，观察口腔及咽喉部解剖情况，找到会厌，再向会厌前进。接下来的步骤就和经口路径的操作大同小异了。在经鼻操作时，动作务必轻柔，且镜身前进时要沿着下鼻道和口咽部的正常解剖方向，才能最大程度避免损伤鼻腔黏膜。

五、支气管镜在经皮气管切开术中的应用

支气管镜引导下经皮气管切开术（percutaneous tracheostomy，PDT）是近年来提出的一种操作方法，并发症少、操作时间短且效果满意，特别适用于危重患者、肥胖患者或者存在其他气道畸形甚至困难气道的患者。操作步骤：在心电监护条件下，一人在床头操作支气管镜，一人站在患者右侧行 PDT。术前使患者吸纯氧 5～10 分钟，使患者拥有足够氧储备，并给予适当镇痛镇静。取环状软骨下 2cm 或在第 2～3 气管环之间颈部正中部位取穿刺点，将装有 2ml 利多卡因的注射器接上穿刺套管针，在穿刺点垂直进针，保持负压直至气泡抽出，证实进入气管（支气管镜下也可证实）后送入导丝＞10cm，退出套管针，应用扩张器沿着导丝扩张气管前壁，退出扩张器后，将气管切开套管沿着导丝送入气管内，最后绕颈固定套管并给球囊充气，操作结束后可沿着气管切开套管应用支气管镜进行相应的诊断和治疗。

（陈存荣）

第八节　支气管镜在气管、支气管异物诊断和治疗中的临床应用

气管异物是临床常见急危重症。在重症监护室中由于患者仰卧位、吞咽反射减退及医源性经口操作，异物可能存留在喉咽腔、喉腔、气管和支气管内，引起声嘶、呼吸困难、呛咳、后期可出现肺不张等临床表现。国内各家报道右支气管异物最多，由于右支气管较粗且短长，故异物易落入右主支气管，然后依次为左支气管、气管、声门。呼吸道异物可危及患者生命，取出异物是唯一的治疗方法。常用的方法有：①经直接喉镜异物取出术；②经支气管镜或电子支气管镜异物取出术；③开胸异物取出术。随着支气管镜在 ICU 诊疗中的广泛应用，且其具有纤细、视野开阔及视野清晰等特点，用于检查和治疗成年患者下呼吸道异物经济方便，患者承受痛苦小、疗效好。支气管镜对气道

异物误诊或漏诊患者具有重要的诊治价值，故本节重点阐述经支气管镜诊断及治疗气管异物的方法。

一、气管异物的概述

（一）气管异物来源及分类

根据异物来源，ICU 环境中常见内源性异物和外源性异物两类。前者主要为呼吸道内的假膜、干痂、干酪样坏死物及痰栓等阻塞，而平时所指的气管支气管异物均为外源性，即经口误吸的一切物品。其中以可食性异物为主，如花生、豆类等坚果约占 80%；而动物性异物最常见的为骨头；其他常见异物为牙齿、金属等。异物进入气管和支气管与下列因素有关。

1. 危重症患者咀嚼、吞咽功能差，不能嚼碎较硬食物，同时咽喉的防御反射功能差，保护作用不健全。

2. 全麻或昏迷患者，进行气管插管时也可将松动的牙齿或义齿碰掉而未被发现；另外呕吐物未及时清除，均可吸入气管内。

3. 上呼吸道手术中，因器械装置不稳，或切除的组织突然滑落气道。

（二）气管异物的临床表现

气管异物的临床表现不仅与异物的大小相关，而且与异物沉积的气道水平和管径大小，沉积处气道阻塞的程度以及是否造成局部水肿、出血等相关。异物沉积的部位和气管树的解剖特点及吸入时患者的体位与姿势相关。异物沉积最常见的部位是右下叶支气管，其次为左下叶支气管、右主支气管、左主支气管、右中叶支气管、左上叶支气管、右上叶支气管和气管。异物沉积部位不同，可表现为不同的症状。

1. 喉异物 异物沉积在喉内时，可出现反射性喉痉挛而引起吸气性呼吸困难和剧烈的刺激性咳嗽。如异物停留在喉入口，则出现吞咽痛或咽下困难。如异物位于声门裂，大者出现窒息，小则出现呛咳、声嘶、呼吸困难及喉鸣音等。如异物为小膜片状贴于声门下，则可出现声嘶。尖锐异物刺伤喉部可发生咯血及皮下气肿。

2. 气管异物 异物进入气道后立即出现剧烈呛咳，面红耳赤，并有憋气、呼吸不畅等症状。随着异物贴附于气管壁，症状可暂时得到缓解；若异物轻而光滑且能随呼吸气流在声门裂和支气管之间上下活动，则可出现刺激性咳嗽，闻及拍击音；气管异物可闻及哮鸣音，两肺呼吸音相仿。如异物较大，或者长期未清理气道，气道内痰液可阻塞气管，此种情况危险性较大，甚至发生窒息。异物随时可能升至声门引起呼吸困难或窒息。

（三）气管异物的临床分期

1. 异物吸入期 异物经由声门入气管时，必先出现剧烈呛咳，有的同时出现短暂的憋气和面色青紫。如异物嵌顿于声门，则出现声嘶及呼吸困难，严重者发生窒息。如异物进入气管或支气管，除有轻微咳嗽症状外可无其他症状。

2. 安静期 异物进入气管、支气管后，停留于某一部位，刺激性变小，此时患者可仅有轻微咳嗽而无其他症状，易被忽视。此期持续时间长短不定，如异物堵塞气管引起炎症，则此期很快结束而进入第 3 期。

3. 炎症期 异物的局部刺激和继发性炎症，加重了气管、支气管的阻塞，可出现咳嗽、肺不张和肺气肿的表现，此期患者可出现体温升高。

4. 并发症期 随着炎症进展，可出现肺炎、肺脓肿或脓胸等。患者出现高热、咳嗽、脓痰、胸痛、咯血及呼吸困难等。此期的长短和轻重程度随异物大小、性质、患者的体质及治疗情况而异。

二、支气管镜在气管异物诊断和治疗中的优势

由于 X 线及 CT 在气管异物的诊断中存在一定缺陷，容易发生漏诊，并对体积较小或部位较深的异物存在检查局限性，支气管镜作为 ICU 患者中较为常用的检查及治疗方法之一，对于气道异物的诊断及治疗有不可替代的优越性。其适应证已由深部支气管异物扩展到气管、左右主支气管异物。可弯曲支气管镜诊治异物的成功率约为 76%～98.5%。随着支气管镜技术的发展，人们认识到应用支气管镜诊疗可以清晰地显示患者呼吸道内结构及形态异常等情况，并且可以充分深入到硬质支气管镜难以达到的深部段支气管或上叶支气管，利于发现更小、更深的异物。同时，利用支气管镜钳取异物还能够对出现炎性分泌物的组织进行清洗，使用局部抗生素进行抗感染治疗，从而有利于手术后炎症的对抗及吸收，进一步缩短病程。当然诊治患者呼吸道异物的成功率，除了仪器的质量，还与操作者丰富的临床经验、娴熟的操作技巧及彼此之间的默契配合密切相关。

另外，与硬质支气管镜相比，可弯曲支气管镜不仅具有材料及管径方面的优势，而且麻醉方法上可以采用喉罩辅助通气，术中结合通气三通接头，在保障通气的条件下同时可将异物取出。就手术刺激强度方面，可弯曲支气管镜及硬质支气管镜并无明显差别。

三、支气管镜在气管异物取出时的注意事项

（一）明确异物位置

支气管镜通过声门时，应尽量使镜头位于声门中央，以减少对声带的损伤。支气管镜在气管内应始终保持正中位，可看到前、后、左、右各壁，并与各壁保持相等距离，这样可避免漏掉或越过异物。在进入左支

气管时，镜口尖端斜面应转向右侧，管柄向左，以扩大视野。检查应有顺序地全面观察可见范围的鼻、咽、气管、隆突和支气管，然后再重点对可疑部位进行观察。应特别重视对亚段支气管的检查，以免遗漏小的异物。

（二）固定支气管镜

发现异物后首先应明确异物在支气管内的位置及其与周围黏膜的关系，以便决定异物钳开口的方向，镜尖与异物应保持约 5mm 距离，以钳口能张开的长度最为适宜，随时调整支气管镜的位置，使支气管镜和异物成一直线。用左手示指和中指夹住支气管镜，再用拇指和中指抵住上切牙，牢牢地固定镜体于上切牙上，这样，异物与支气管镜尖端开口的位置就不会变动，便于夹取异物。

（三）取异物及通过声门

直径小于 4mm 的小支气管镜插入异物钳后很难看到异物，全凭术前估计和术者的感觉，明确异物钳开口方向后送入支气管镜内。当异物钳到达支气管镜尖端开口时，即可张开钳口慢慢送下，趁患者吸气，支气管腔扩大时，再进入 1～2cm，钳叶伸向异物两旁，即可关闭钳口，并可感觉到是否已将异物夹住。若感觉已夹住异物，将关闭的异物钳慢慢退出，当退至标记处被挡住而不能拉出时，说明异物已被夹住。为了再次证实，可将支气管镜向后退出一点，再退异物钳，如仍于标记处被挡住，则可肯定已夹住异物。通过声门，夹住异物后，支气管镜应稍向后退，镜柄向上转 90°，使镜尖开口的斜面向下，再将异物钳退至支气管镜斜口处，并将异物钳固定于支气管镜口，从而出声门时镜管开口可对异物起到部分保护作用。右手夹持异物钳的力量应适当，不可过紧或过松。左手将钳干紧紧固定于支气管镜外口处，二者以同样速度退出。支气管镜的退出要靠左手中指和示指牢牢地夹住支气管镜，拇指向外移，两手同步将其拉出。

（四）术中注意事项

支气管镜下取异物，若异物卡在声门处，患者可发生吸气性呼吸困难，甚至有窒息的风险，此时，应迅速直接喉镜下取出异物或将异物推下，待呼吸困难缓解后再行取出。支气管镜插入气管后，由于麻醉不充分，可出现支气管痉挛、口唇发绀，此时应拔出支气管镜，吸氧，待病情稳定后，再在全麻下施行支气管镜检查术；如异物虽被发现，但由于缺乏适当器械，取出难度大或技术不熟练等原因，试取几次均不能取出异物时应取出支气管镜，停止手术；如未发现异物，但患者临床症状典型，可能原因为异物体积小，已进入肺段支气管，位置隐蔽，检查时易被遗漏，故每个段支气管口都要依次检查，并可利用支气管镜，对每个基底支进行查找。

四、支气管镜在特殊异物取出时的应用

（一）圆珠笔帽

可完全堵塞支气管，从而引起肺不张和感染，因绝大多数圆珠笔帽是盲端向下，空心向上，一般异物钳很难取出。目前国内已有反张钳。将其伸入笔帽空心内，推出三爪钩，钩住笔帽，使异物钳与支气管镜固定为一体，同时取出。亦可利用塑料的特性，将金属棒带有螺丝钉头的一端，在酒精灯上烧红后迅速插入支气管镜内，抵达笔帽深处，螺丝头的高温使笔帽局部熔化，利用螺丝作用，将金属棒以顺时针方向旋入并钻透笔帽，待冷却后笔帽即可与金属棒黏固在一起。向外拉金属棒时，金属棒不能从支气管镜内退出，说明已粘住异物，可连同支气管镜一并拔出。还可用钩出法，将钢丝远端弯成小钩，烧热后烫穿笔帽，冷凝后取出。还有人将钩取法分为两步：先用钢丝烫穿圆珠笔帽盲端，迅即退出，留下一孔洞，空气可通过此孔进入异物远端，使负压解除，异物松动，为取出异物创造条件。然后将带有小型倒钩的钢丝通过孔洞伸入，倒抽时小钩即可钩住笔帽远端外面，并将其带出，抵住支气管镜一齐退出。

（二）金属异物

这类异物必须先完善胸部正、侧位 X 线片，确定异物的位置。为使患者安静，须采用全麻，在 X 线透视下用支气管镜夹取。支气管镜远端对准异物所在的基底支，然后伸入异物钳，接近异物，在 X 线透视下观察、调整异物钳与异物的位置，直到前后位、左右侧位异物与异物钳均已重叠，并呈一直线，再张开异物钳夹取，并在 X 线透视下观察异物跟随异物钳向口腔移动，证明已夹住异物无疑。将异物拉至支气管镜远端，此时，异物钳不能通过管道拉出，只能将异物钳、异物与支气管镜一并退出。对于较小的金属类异物如滚珠、大头针及缝针等不易夹取的，可用电磁铁吸出。

（三）玻璃球类异物

这类异物表面光滑，不易夹住，可用气囊法取出。插入带气囊的导管，越过异物后，在远端充气，然后借助气囊将异物拉出。拉至气管隆突处，为防止异物坠入对侧支气管，可在异物钳钳口两叶套上薄硅橡胶管，再行夹取，或用特制的小叶球形异物钳取出。

支气管异物如果不能被及时取出，长时间存在可能导致肺炎、肺气肿、肺不张、支气管扩张、脓胸、气管食管瘘及支气管出血等并发症，需进一步对症治疗。

总之，因为 ICU 患者气道保护能力的下降或丧失以及外源性插管、镇静、湿化及吸痰等操作因素的综合影响，支气管异物在 ICU 内屡见不鲜，特别是大的痰栓，若不能及时清除，不仅可导致肺部感染加重、肺不张，甚至引起呼吸功能衰竭而危及生命。另外，ICU

内具备应急抢救的各种设施，是支气管镜下支气管异物取出术的绝佳治疗场所，作为术者也作为危重症患者的守护者，应该深刻理解并掌握本节内容中的基础知识及操作技巧，更好地为患者服务。

（王　雪）

思考题

1. BAL 有哪些注意事项?
2. 支气管镜可以用于治疗哪些重症医学领域的疾病或临床症状?

参考文献

[1] 陈灏珠，林果为，王吉耀. 实用内科学[M]. 14 版. 北京：人民卫生出版社，2013.

[2] 蔡后荣. 实用间质性肺疾病[M]. 北京：人民卫生出版社，2010.

[3] 朱元珏. 间质性肺疾病的诊断和治疗进展[J]. 临床肺科杂志，2007，12(1)：1-4.

[4] 施举红，许文兵，刘鸿瑞，等. 经支气管镜肺活检对弥漫性肺实质疾病的诊断价值[J]. 中华结核和呼吸杂志，2008，31(1)：22-25.

[5] 方平. 经支气管镜肺活检对弥漫性肺间质性疾病的诊断价值及文献复习[J]. 中华肺部疾病杂志(电子版)，2012，5(2)：124-127.

[6] BUSH A. Interstitial lung disease guideline [J]. Thorax，2009，64(6)：548.

[7] 刘又宁. 实用临床呼吸病学[M]. 北京：科学技术文献出版社，2007.

[8] TRAVIS W D，KING T E，BATEMAN E D，et al. American Thoracic Society/European Respiratory Society international multidisciplinary consensus classification of the idiopathic interstitial pneumonias [J]. Am J Resp Crit Care，2002，165(2)：277-304.

[9] GANGANAH O，GUO S L，CHINIAH M，et al. Efficacy and safety of cryobiopsy versus forceps biopsy for interstitial lung diseases and lung tumours：A systematic review and meta analysis [J]. Respirology，2016，21(5)：834-841.

[10] TANIZAKI S. Assessing inhalation injury in the emergency room [J]. Open Access Emerg Med，2015，7：31-37.

[11] ENKHBAATAR P，PRUITT JR B A，SUMAN O，et al. Pathophysiology，research challenges，and clinical management of smoke inhalation injury [J]. Lancet，2016，388(10052)：1437-1446.

[12] ALBRIGHT J M，DAVIS C S，BIRD M D，et al. The acute pulmonary inflammatory response to the graded severity of smoke inhalation injury [J]. Crit Care Med，2012，40(4)：1113-1121.

[13] MOSIER M J，PHAM T N，PARK D R，et al. Predictive value of bronchoscopy in assessing the severity of inhalation injury [J]. J Burn Care Res，2012，33(1)：65-73.

[14] AKKANTI B，QURESHI H，PARULEKAR A，et al. Vanishing bronchus syndrome after lung transplantation：A ten year，single center experience [C]. American Thoracic Society，2011：4654.

[15] COWL C T. Use of antisialogogues in bronchoscopy [J]. Chest，2010，137(3)：738.

第二篇

重症血液净化治疗

第五章

重症血液净化治疗概论

1861 年 Thomas Graham 发现了液体中的胶体和晶体能被植物羊皮纸分离，他将此弥散现象称为“透析”。1924 年 Georg Haas 第一次成功地进行了临床人体透析。1944 年荷兰著名学者 Willem Kolff 设计出转鼓式人工肾，首次成功地将透析应用于肾衰患者的抢救治疗，开启了肾脏替代治疗的先河。而后在 1960 年，Georgetown 和 Scriboner 等首次提出了连续性血液净化治疗的概念。近年来随着我国重症医学事业的不断发展和成熟，肾脏替代治疗（renal replacement therapy，RRT）作为一项比较成熟的技术在重症患者的救治过程中起到了越来越重要的作用。

RRT 的原理是利用血液净化技术清除溶质，以替代受损肾功能以及对脏器功能起保护支持作用的治疗方法，基本模式有三类，即血液透析（hemodialysis，HD）、血液滤过（hemofiltration，HF）和血液透析滤过（hemodiafiltration，HDF）。HD 主要通过弥散机制对小分子物质有较高的清除效率；HF 主要通过对流机制清除溶质和水分，对炎症介质等中分子物质的清除效率优于透析；HDF 通过弥散和对流两种机制清除溶质。滤过膜的吸附作用是 RRT 的第三种溶质清除机制，部分炎症介质、内毒素、药物和毒物可通过该作用清除。临床上一般将单次治疗持续时间<24 小时的 RRT 称为间歇性肾脏替代治疗（intermittent renal replacement therapy，IRRT）；将治疗持续时间≥24 小时的 RRT 称为连续性肾脏替代治疗（continuous renal replacement therapy，CRRT）。IRRT 主要包括间歇性血液透析（intermittent hemodialysis，IHD）、间歇性血液透析滤过（intermittent hemodiafiltration，IHDF）、持续低效透析（sustained low-efficiency dialysis，SLED）、脉冲式高容量血液滤过（pulse high volume hemofiltration，PHVHF）及短时静脉-静脉血液滤过（shorttime venous-venous hemofiltration，SVVH）等；CRRT 主要包括连续性血液透析（continuous hemodialysis，CHD）、连续性血液滤过（continuous hemofiltration，CHF）、连续性血液透析滤过（continuous hemodiafiltration，CHDF）及缓慢连续性超滤（slow continuous ultrafiltration，SCUF）等。

目前重症医学科应用较多的是 CRRT 技术。CRRT 是一种连续、缓慢清除水分和溶质，对脏器起支持作用的血液净化技术。重症血液净化应用于重症患者，不仅仅是简单的器官功能替代，更加强调对急性损伤的脏器进行支持和针对全身的内环境紊乱进行纠正和调整，以促进损伤脏器的功能恢复并改善预后。由于病情复杂，重症患者常常存在多器官功能同时受累，内环境出现不同程度的紊乱等，需要根据病情需求和疾病的特点，采用不同方式的血液净化技术，有时需要同时采用多种血液净化技术，呈现出集成的特点。重症血液净化技术并不局限于 RRT，除了包括上述 RRT 的方式外，还包括血浆置换、免疫吸附、体外膜氧合（extracorporeal membrane oxygenation，ECMO）、体外二氧化碳去除（extracorporeal carbon dioxide removal，$ECCO_2R$）以及一些组合技术等。重症血液净化技术正在逐渐突破传统理念上的“器官”“替代”等层面，更加关注器官功能支持和对内环境紊乱的纠正和调整，其临床应用范围已远远超出肾脏病的领域，从多器官功能衰竭到严重创伤、感染、烧伤、全身炎症反应综合征（systemic inflammatory response syndrome，SIRS）、急性呼吸窘迫综合征（acute respiratory distress syndrome，ARDS）、多器官功能障碍综合征（multiple organ dysfunction syndrome，MODS）、重症急性胰腺炎、肝性脑病、药物和毒物中毒、严重心力衰竭及严重急性呼吸功能衰竭等，可以看出重症血液净化技术已从开始的单纯肾替代治疗转变成多器官支持治疗（multiple organ support therapy，MOST），标志着重症血液净化无论从理论上还是技术上都发生了质的飞跃，成为各种重症患者救治的重要支持措施。

器官功能替代与器官功能支持是有区别的，以肾脏病为例，对于慢性肾衰竭终末期的患者，常采用血液透析或腹膜透析方式对肾脏功能进行替代，清除代谢产物和多余的水分，维持生命。而对于严重的急性肾损伤，尤其是伴有血流动力学不稳定、脑水肿或肺水肿的患者，常常采用 CRRT 来改善全身状态，CRRT 清除的不仅仅是代谢产物和多余的水分，还有炎性细胞因子等，以此稳定血流动力学，减少靶器官的损害，促进肾脏和其他器官的恢复。从病理生理学角度替代和支持的目的并不完全相同。终末期肾病的 RRT 是完全意义上的替代，在治疗过程中不需要考虑肾脏是否发生低灌注等继发损害，只需要替代或出现严重酸中毒、高钾血症和肺水肿时进行替代治疗。而急性肾损伤往往是可逆的，RRT的目的主要是辅助和支持患者的肾脏及其他器官度过急性损伤期，最终期待肾脏功能的恢复。

此外，由于器官替代和器官支持的理念不同，血液净化的时机和方式也会不同。根据目前的证据，急性肾损伤的肾脏替代治疗时机不能单纯根据肾功能或急性肾损伤(acute kidney injury，AKI)的分期来确定，还必须考虑到患者的临床情况，尤其是患者的肾脏清除机体代谢产物和液体的能力与机体需求之间的平衡关系。当肾脏的清除能力尚能满足全身代谢产物和液体清除需求时，即使达到AKI 3期，也未必需要RRT；相反，如果患者存在高分解代谢或容量过负荷，超过肾脏的清除能力，即使在AKI 1期或2期，也应该开始RRT，以便及时支持和辅助肾脏，并改善内环境紊乱，促进肾脏和其他受损器官的恢复。

重症血液净化技术的另一个特点是以重症患者的内环境紊乱作为干预的对象和靶点，很多重症患者的器官功能损害直接来自内环境紊乱，应用血液净化技术纠正和调整内环境紊乱，重建内稳态，使全身的器官和细胞维持良好的内环境有助于脏器功能的恢复和改善预后。例如重症急性胰腺炎、严重创伤或烧伤原因等引起的SIRS，在SIRS过程中，促炎细胞因子大量产生和释放可引起休克及弥散性血管内凝血(disseminated intravascular coagulation，DIC)，严重时可致MODS。血液净化技术可以从循环中清除大量炎症介质，包括促炎细胞因子、补体激活产物及花生四烯酸代谢产物等，从而减轻全身炎症反应。目前血液净化技术所应用的滤过膜截留分子量一般为30～50kDa，大多数炎症因子单体的分子量在30kDa以下，因此这些炎症因子可以从循环中滤出，此外还可以选择高治疗剂量血液滤过等方式提高中分子溶质清除效率。传统的血液净化重视对脏器功能的替代；而重症血液净化重视多种原因引起的内环境紊乱的纠正和调整。以重症患者的内环境紊乱而不是仅仅以脏器功能作为重症血液净化的干预靶点，有助于从全局的角度出发，以全身器官作为着眼点，正确决定重症血液净化的干预时机、治疗方式和剂量，体现出重症血液净化的全身支持优势。

重症血液净化技术还有多模式集成的趋势，集成血液净化技术由单一化走向多元化，是在血液滤过、血液透析、血浆置换和血液吸附等单独技术的基础上，将不同原理或不同方式的技术整合在一起的复合血液净化技术，具有清除能力更强、选择性更高以及副作用更少等优势。常用的集成技术包括连续性静脉-静脉血液透析滤过(continuous veno-venous hemodiafiltration，CVVHDF)、延长低效透析、血浆吸附联合连续性血液净化技术及双重血浆置换等。集成血液净化技术更有利于针对病情的复杂和多变性、根据不同器官的受累程度和疾病特点制订灵活且个体化的血液净化治疗方案。

总之，重症血液净化技术是治疗重症患者、进行器官功能支持的重要治疗手段和有效方法，重症患者疾病与病情的复杂性和多样性既决定了重症血液净化技术的重要性，也决定了重症血液净化技术的多样性、灵活性和集成性。重症血液净化技术无论是理论上还是技术上都在不断发展、完善，已经从被动替代走向主动干预，同时更需要与时俱进，不断规范。重症血液净化技术的广泛推广和规范应用将会成为继机械通气和体外循环辅助之后，又一个能够显著降低重症患者病死率、明显改善重症患者预后的里程碑。

本书一方面详细介绍了RRT技术的工作原理，另一方面从临床需要出发，对多种血液净化方式的临床操作、适应证、并发症及其防治进行了讲解。同时本书还包括了重症患者RRT的护理等相关内容，为临床工作人员在治疗和护理工作方面提供指导和帮助。最后分别阐述了RRT在多种疾病，如急性肾损伤、脓毒症和重症急性胰腺炎中的应用与现状。本篇为重症医学从业者提供翔实的RRT基础理论并规范RRT的临床应用，最终使患者受益。

（于凯江）

第六章

肾脏替代治疗(RRT)基础理论

学习目标

掌握：

1. RRT 的原理与模式。
2. RRT 的适应证与禁忌证。
3. RRT 对电解质与酸碱平衡的调控。

熟悉：

1. RRT 的规范化与质量控制。
2. RRT 的容量管理。

了解：

1. RRT 的营养支持。
2. RRT 的抗生素调整。

第一节　RRT 的原理与模式

肾脏替代治疗(renal replacement therapy,RRT)最初是指利用半透膜的透析和滤过功能从血中交换溶质和清除水分,从而替代肾脏功能的治疗方法。近些年来,随着人工材料和工程技术的进步,RRT 技术发展迅速,在调节体液电解质平衡的同时能够清除各种代谢产物、毒物、药物及致病性生物分子,因此其治疗适应范围已远远超过了肾脏病的领域,从急性肾衰竭、多器官功能障碍扩展到严重感染、创伤、烧伤、急性坏死性胰腺炎及化学中毒等多种疾病的治疗;因此,RRT 也被视为血液净化治疗(blood purification therapy,BPT)的主要代表。RRT 在临床应用的目标是清除体内过多水分、清除体内代谢废物、纠正水电解质紊乱、清除各种炎症因子以及保障营养支持等。

一、RRT 的原理

(一) 溶剂清除机制

超滤(ultrafiltration)　利用透析膜两侧压力差使血液中的水分向透析液侧移动从而排出体外。影响超滤的因素包括半透膜两侧跨膜压(transmembrane pressure,TMP)和滤器特性(膜超滤系数及膜面积)。

(二) 溶质清除机制

1. 弥散(diffusion)　溶质依靠浓度梯度从高浓度一侧向低浓度一侧移动的过程称为弥散,溶质弥散的能力源于溶质分子自身的布朗运动,弥散的动力来自半透膜两侧的溶质浓度差。血液透析主要通过弥散清除溶质。影响溶质弥散的因素主要包括:

(1) 溶质的分子量:溶质运动的速度与其分子量和体积大小成反比,溶质的分子量越大,其通过半透膜的转运速率越低,所以透析对小分子溶质清除效果较好,而对大、中分子的溶质清除效果差。

(2) 溶质的浓度梯度差:浓度梯度越大,溶质分子转运的动力越强,因此在透析过程中要不断向透析器输注新鲜的透析液以保持较高的浓度差,发挥最大的弥散效能。

(3) 膜面积:透析膜表面积越大的透析器弥散清除率越高。

(4) 膜阻力:膜的阻力包括膜本身的阻力和膜两侧液体滞留层的阻力,膜本身的阻力由膜的面积、厚度、结构、孔径的大小和膜所带有的电荷等决定;半透膜两侧液体滞留层可降低膜表面的有效浓度梯度,故能阻碍溶质分子的扩散,它与透析液和血液的流速及透析机的类型有关,增加血液和透析液的流速可降低液体滞留层的厚度并减少膜阻力,透析液流速为血流速的两倍最有利于溶质的清除。

2. 对流(convection) 当半透膜两侧的液体存在压力差时，液体就会从压力高的一侧流向压力低的一侧，液体中的溶质也会随之穿过半透膜，这种溶质清除机制即为对流。半透膜两侧的压力差称为跨膜压，是对流的驱动力，不受溶质的浓度梯度差影响。血液滤过主要是应用对流的原理来清除溶质。

对流机制清除溶质的动力来自跨膜压，影响对流机制溶质清除的因素有溶质的分子量、滤过膜的面积、跨膜压、超滤系数和血流量等。中分子量物质可凭借对流机制予以清除。

3. 吸附(adsorption) 吸附是利用溶质的电荷、亲水性和疏水性等物理特性，用吸附材料将溶质吸附清除的方法。吸附作用同溶质分子的化学特性及半透膜表面积有关，而同溶质分子浓度无关，临床上常用的吸附材料包括活性炭和树脂。炎症介质、内毒素、部分药物和毒物可能通过吸附的方式清除。当吸附作用达到饱和后，清除效率也会随之下降。吸附作用达饱和的时间可能同溶质分子的特性和滤膜的表面积有关。

4. 离心分离(centrifugal separation) 利用血液中血细胞和血浆比重不同的原理，应用离心分离清除血液中的不同组分的血液净化疗法，主要应用于血浆成分的清除(如血浆置换)、血细胞成分的清除(如白细胞的清除)、成分献血及外周血干细胞单采等过程。

RRT 过程中溶剂和溶质清除机制及清除物质见表 6-1-1。

表 6-1-1 RRT 过程中溶剂和溶质清除机制及清除物质

机制	清除物质
超滤	水
弥散	小分子物质
对流	小、中及大分子物质
吸附	特殊大分子物质
离心分离	血浆或者血细胞

二、RRT 技术的常用治疗模式

(一) 连续性肾脏替代治疗(CRRT)

1. 连续性血液滤过 连续性血液滤过(CHF)也称连续性静脉-静脉血液滤过(continuous veno-venous hemofiltration，CVVH)，是利用高通量滤过膜两侧的压力差，以对流的机制清除溶质和多余水分的血液净化模式。连续性血液滤过主要用于清除血液中的中、小分子物质。CVVH 通过超滤清除血浆中大量的水，而水中所包含的中、小分子溶质随之被一同清除，因为丢失了大量的水和电解质成分，需要通过置换液进行补充。CVVH 置换液的补充有前稀释法和后稀释法两种模式，两种稀释模式各有优缺点。前稀释法的优点是抗凝剂的需要量相对减少，缺点是预先稀释了被处理的血液，溶质清除效率因此降低；后稀释法时，被处理血液先通过超滤浓缩，然后再补充置换液，优点是溶质清除效率较高，缺点是管道内凝血的发生率较高。

高容量血液滤过(high volume hemofiltration，HVHF)是指超滤率为 50～70ml/(kg·h) 持续 24 小时，或超滤率为 100～120ml/(kg·h) 的脉冲式 HVHF 持续 4～8 小时后，序贯常规剂量 CVVH 的治疗模式。HVHF 主要依靠对流和吸附作用达到对中、大分子溶质的清除效果；能够清除炎症因子、减轻炎症反应及减轻脏器功能损伤，从而改善患者血流动力学状态和脏器功能，但目前尚缺乏可靠临床试验证实其对危重患者生存率的影响；有人把 HVHF 称作是一种连续性血液净化模式，但也有学者认为，HVHF 只是一种采用了较高治疗剂量的 CVVH，其本身并不是一种单独的治疗模式。

2. 连续性血液透析 连续性血液透析(CHD)也称连续性静脉-静脉血液透析(continuous veno-venous hemodialysis，CVVHD)，弥散作用是其溶质转运的主要机制，血液和透析液间的物质交换主要在滤过膜的两侧完成。分子运动的物理特性决定了物质的分子量越小，其弥散能力越强。因此连续性血液透析模式的特点是对小分子物质，包括血尿素氮、肌酐、钾和钠等清除效率高，但对炎症介质等中分子物质清除能力较差。

3. 连续性血液透析滤过 连续性血液透析滤过(CHDF)又称连续性静脉-静脉血液透析滤过(continuous veno-venous hemodiafiltration，CVVHDF)，是连续性血液净化中常用的技术之一。CHDF 将连续性血液滤过和连续性血液透析两种净化技术有机地融合于一体，形成了一种新的连续性血液净化模式。可以将 CHDF 看作是 CHF 和 CHD 的集成，在同一个血液净化器上同时运用对流及弥散原理对溶质进行清除。CHDF 具有清除血液内溶质和清除水分两大主要作用。CHDF 可以清除的溶质主要是分子量在 30kDa 以下的中、小分子溶质。由于 CHDF 既可以清除中分子，又可以延长滤器使用寿命，因此，对于一些需要清除中分子致病溶质的高剂量连续性血液净化治疗，选择 CHDF 模式具有一定的优势。

4. 缓慢连续性超滤 缓慢连续性超滤(SCUF)主要是以超滤的方式清除体内过多的液体，但对溶质的清除不理想，不能有效清除肌酐和血尿素氮等小分子毒素。SCUF 治疗模式简单方便，其操作过程中不补充置换液，也不使用透析液，有血泵即可进行治疗，所以在临床上得到广泛应用。SCUF 目前主要用于严重全身性水肿、难治性心力衰竭，特别是心脏直视手术、创伤或大手术复苏后等液体过度负荷同时伴有心血管系统不稳定患者的治疗。SCUF 不适用于溶质失衡引起的内环境紊乱。

(二) 血液透析

血液透析(HD)是最为基础的血液净化治疗方式，在它的基础上逐渐演变出各种血液净化治疗方式。经过多年的发展，血液透析已经从单纯治疗肾衰竭拓展到医学科学的其他领域，成为临床上的重要治疗手段。

血液透析的适应证包括：①急性肾损伤(AKI)；②终末期肾病；③急性药物或毒物中毒；④其他疾病，如严重的水、电解质紊乱及酸碱失衡，严重的充血性心力衰竭等。

(三) 血浆置换

血浆置换(plasma exchange，PE)是采用血浆分离技术将患者的血液从体内抽出来，分离成血浆及细胞成分，弃去血浆，把细胞成分及所补充的白蛋白、血浆或代血浆等回输体内，以达到清除大分子致病溶质的治疗目的。现代技术不但可以分离全血浆，还可分离出血浆中的某一类成分，从而能够高选择性地清除患者体内的各种代谢毒素和致病因子，以达到治疗目的。

血浆置换的适应证：①肾脏疾病；②各种原因引起的中毒；③自身免疫病；④血液系统疾病；⑤神经系统疾病；⑥急、慢性肝衰竭；⑦脏器移植；⑧重症感染及多器官功能不全；⑨其他疾病，如家族性高胆固醇血症及甲状腺危象等。

(四) 血液灌流

血液灌流(hemoperfusion，HP)是指血液借助体外循环，通过特异性或非特异性的吸附剂装置，清除血液中的内源性或外源性致病溶质的一种血液净化方式。血液灌流目前主要限于吸附作用，故也被称为血液吸附(hemoadsorption，HA)。在治疗过程中发挥关键作用的是吸附柱，目前常用的吸附柱有活性炭和树脂两种。血液灌流在临床上常用于某些药物中毒的治疗，目前应用领域已进一步扩大至尿毒症、肝性脑病、脓毒症及重症急性胰腺炎等疾病。

血液灌流的适应证：①急性药物中毒；②脓毒症；③重症急性胰腺炎；④自身免疫病；⑤其他，如戒毒及甲状腺危象等。

(五) 集成式血液净化技术

集成式血液净化技术是在血液滤过、血液透析、血液吸附和血浆置换等单一技术的基础上，将不同方式或原理的技术整合在一起的复合性血液净化技术。

1. 持续低效透析 持续低效透析(sustained low-efficiency dialysis，SLED)是利用传统的透析设备，通过降低治疗时血流速度(100～200ml/min)和透析液流量(100～300ml/min)，延长透析治疗时间到 8～12 小时的一种血液净化方式。SLED 综合了间歇性血液透析(IHD)和 RRT 各自的优点，减少了这两种方式的缺点和限制。从肾脏替代方式上来看，SLED 是 IHD 与 RRT 的集成，也称为杂合式 RRT。

持续低效透析包括每日持续低效透析(sustained low-efficiency daily dialysis，SLEDD)、每日持续低效透析滤过(sustained low-efficiency daily diafiltration，SLEDD-f)、延长的每日透析(extended daily dialysis，EDD)和缓慢连续透析(slow continuous dialysis，SCD)等治疗模式，统称为延长的间歇性肾脏替代治疗(prolonged intermittent renal replacement therapy，PIRRT)。2012 年改善全球肾脏病预后组织(Kidney Disease：Improving Global Outcomes，KDIGO)临床实践指南提出 PIRRT 可以安全地治疗血流动力学不稳定的患者，但是需要更多研究与其他治疗方式进行比较。

2. 双重滤过血浆置换 双重滤过血浆置换(double filtration plasmapheresis，DFPP)是将血浆通过两次过滤，选择性地清除大分子致病溶质的治疗方法。DFPP 是一种集成性血液净化技术，它将血浆分离技术和血浆成分分离技术叠加在一起以发挥治疗作用。血浆分离技术采用的是普通的血浆分离器，将血浆与血细胞进行分离。血浆成分分离技术采用的是血浆成分分离器，将血浆中分子量相对较大的物质与分子量相对较小的蛋白进行二次分离，分离后的含大分子致病物质的血浆弃掉，而将血浆蛋白回收到血液中。DFPP 可以大大减少所需补充的外源性血浆用量，减少血液传染病传播的机会。DFPP 在临床上主要用于免疫球蛋白和脂蛋白等大分子物质的清除。

3. 血浆透析滤过 血浆透析滤过(plasma diafiltration，PDF)是将血浆成分分离技术和血液透析滤过技术融合在一起所产生的一种新型的血液净化技术。PDF 使用膜式血浆成分分离器作为净化器，透析液在中空纤维膜的外侧流动利用弥散原理实现对中、小分子的清除；利用对流原理使中分子及白蛋白结合的毒素通过纤维膜滤过清除，同时补充外源性血浆或人血白蛋白作为置换液，补充损失的白蛋白。目前 PDF 主要用于治疗各种原因导致的肝衰竭或严重脓毒症。

4. 血液灌流集成连续性血液滤过 血液灌流集成连续性血液滤过(HP+CHF)是在普通连续性血液净化管路中连接血液吸附器，血液引出患者体外后首先经过吸附器，可以清除蛋白结合性、脂溶性或水溶性物质，净化后的血液流经滤器，进一步清除残留的中、小分子水溶性物质及多余的水分。血液灌流集成连续性血液净化可用于中毒患者的救治，尤其对于伴有肾功能损伤、尿量减少甚至无尿的患者。

5. 血浆吸附 血浆吸附(plasma adsorption,PA)是将血浆分离技术和吸附技术联合应用而形成的一种集成血液净化技术。将患者的血液引到体外管路，首先通过血浆分离器把血浆与血细胞分离，分离出的血浆再流经吸附器，通过吸附原理清除致病溶质，然后将净化后的血浆和血细胞一同回输到体内。由于有些吸附材料生物相容性较差，不能与血细胞接触，血浆吸附可以降低由于吸附材料激活血小板从而造成出、凝血相关并发症的发生风险。

血浆吸附适应证:①中毒;②肝衰竭;③炎症性疾病;④器官移植排斥;⑤其他疾病，如重症肌无力、急性炎性脱髓鞘性多发性神经病(吉兰-巴雷综合征)等疾病的急性期等。

6. 血浆吸附集成连续性血液净化 血浆吸附集成连续性血液净化(PA+CBP)是一种复杂的集成血液净化技术，是将血浆吸附技术和连续性血液净化技术串联在一起而形成的一种新的血液净化技术。在净化过程中，全血先由血浆分离器分离出血浆，血浆经吸附器吸附后与血细胞混合，再经血液滤过或血液透析后回输到体内。血浆吸附集成连续性血液净化既增加了血液中溶质的清除，又可以调节容量负荷。血浆吸附集成连续性血液净化在重症患者中的应用尚处于研究起步阶段，有研究认为血浆吸附集成连续性血液净化可以降低严重感染及 MODS 中促炎因子及抗炎因子的数量;可以稳定血流动力学状态，促进免疫恢复;可以减少 AKI 的发生率。临床研究主要聚焦于炎症性疾病，如重症急性胰腺炎、感染性休克和 MODS 等。此外，也有研究将血浆吸附集成连续性血液净化应用于治疗烧伤及创伤引起的横纹肌溶解等疾病。

三、肾脏替代治疗模式的选择

目前在 ICU 中，RRT 的应用已由既往单纯的 RRT 发展至广泛应用于各种临床重症中，以清除患者体内过多的炎症介质、细胞因子及毒素等。CVVH 仍是目前应用最广泛的模式，但由于 ICU 患者病情的复杂性和各种模式清除溶质原理的不同，如何根据患者的状况选择恰当的治疗模式，并确定足够治疗剂量一直是临床有待解决的问题。RRT 常用的四种模式(CVVH、CVVHDF、CVVHD 和 SCUF)在临床应用中所采用的设备和耗材往往是相同的，临床医生可以应用相同的血液净化机，应用相同的管路和滤器，实现四种不同的治疗模式。

如果 RRT 的治疗目的是清除水溶性小分子致病溶质，如氮质血症等，在常规治疗剂量下可以选择 CVVH、CVVHDF 或 CVVHD 中的任何一种。如果想快速清除致病的小分子溶质，如高钾血症及百草枯中毒等情况时，可以通过增加 CVVHD 或 CVVHDF 中的透析剂量来加快清除速率，并不会明显缩短滤器的寿命。如果 RRT 的主要目的是清除中分子溶质，在常规的治疗剂量下首选 CVVH 模式。但由于中分子溶质的分子量接近普通高通量滤器的膜孔径，其筛选系数往往不高，中分子致病溶质的清除效果可能并不理想，如横纹肌溶解时肌红蛋白的清除，或严重感染时细胞因子的清除。若要增加中分子溶质的清除，可以考虑更换高截留分子量血液净化器或是增强了吸附功能的血液净化器，或采用高剂量 CVVHD 等方法。如果滤器容易出现凝血，应选择 CVVHD 模式或以透析为主的 CVVHDF 模式，避免选择后稀释 CVVH 模式。

2016 年急性透析质量倡议(Acute Dialysis Quality Initiative,ADQI)指南对于模式的选择意见如下:①RRT 的选择取决于技术应用能力和可及性，应结合患者的现实需要和内在风险;②当患者不能耐受液体平衡和代谢物波动时，推荐 CRRT，当使用间断和延长的间断血液净化时，患者要能够耐受液体平衡和代谢物的波动，且要优先考虑患者的康复和活动;③技术可及性由当地规范和资源决定，包括人员、培训、经验和实验室条件及费用问题，技术可行性的选择应当综合上述因素;④当“需求-能力”失衡或治疗首要目的已经改变，且替代模式更具优势时，才考虑模式转换。

综上所述，对于 ICU 的危重病患者，有多种血液净化治疗模式可供选择，但是没有一种模式适合所有危重病患者。临床医生应该了解每一种治疗模式的原理及优缺点，选择当前最适合患者的治疗模式，并且根据患者病情变化进行不同模式的转换，同时也应考虑影响血液净化治疗模式选择的其他因素，如治疗单位的血液净化设备、临床医生对于各种治疗模式的掌握程度及医护人员的临床经验等。

(赵鸣雁　孟祥林)

第二节　RRT 的适应证与禁忌证

近年来，RRT 在急危重症患者的救治中发挥着越来越重要的作用。由于具有传统透析不具备的优势，RRT 的应用已经不仅仅局限于肾脏疾病领域，在其他如器官功能不全的支持治疗、稳定内环境及调节免疫等非肾脏危重症的治疗中也得到了广泛应用。

一、RRT 的适应证

(一) RRT 的肾脏疾病适应证

1. 重症患者发生急性肾衰竭合并下列情况 ①血流动力学不稳定;②液体过负荷;③严重高钾血症或严重的代谢性酸中毒;④脑水肿;⑤高分解代谢

状态;⑥需要大量输液。

2. **慢性肾衰竭合并严重并发症** ①尿毒症脑病;②合并急性肺水肿、心力衰竭或尿毒症心包炎;③尿毒症性神经病变。

(二) RRT的非肾脏疾病适应证

1. **酸碱和电解质紊乱** ①严重水钠潴留伴明显的器官水肿:CRRT可平稳而有效地清除水、钠,而无渗透压的改变,减轻组织水肿,改善心、肺、肝、肾及胃肠等重要器官的功能。②重度血钠异常:Na^+<115mmol/L或>160mmol/L,但在治疗过程中应注意,慢性低钠或者高钠血症时纠正速度不宜过快。③高钾血症:K^+>6.5mmol/L。④重度酸中毒:pH<7.1。

2. **脓毒症** 脓毒症是RRT最常见的非肾性适应证,因为RRT可以从循环中清除炎症介质,包括细胞因子、补体激活产物和花生四烯酸代谢产物等,从而通过抑制全身炎症反应、改善免疫细胞及内皮功能等机制使患者内环境和免疫内稳态机制得以重建,从根本上遏制一系列严重病理生理紊乱的进展。在液体复苏及血管活性药物治疗无效时即可考虑行CRRT,但目前的临床研究并未观察到RRT能够改善脓毒症患者的生存率。

3. **重症急性胰腺炎** 重症急性胰腺炎是一种病情凶险、病死率高的急腹症。发病早期,各种因素导致胰酶激活,消化自身组织,释放大量炎症因子,导致SIRS的发生,RRT可以通过重建机体内稳态及调控炎症介质等机制治疗重症急性胰腺炎。出现下列情况之一者可考虑行RRT:①持续高热(体温大于39℃,超过6小时),常规治疗无效;②胰性脑病;③合并多器官功能障碍综合征;④合并少尿[尿量<0.5ml/(kg·h),持续2小时]或急性肾衰竭;⑤明显水肿或液体正平衡(>20ml/kg,持续24小时以上);⑥合并电解质紊乱;⑦急性生理与慢性健康评分(Acute Physiology and Chronic Health Evaluation,APACHE-Ⅱ)≥12分。对重症急性胰腺炎患者进行RRT时应注意以下问题:诊断重症急性胰腺炎患者应给予大剂量RRT;针对重症急性胰腺炎患者,一旦确诊,应在发生循环衰竭或急性肾衰竭之前就开始RRT。

4. **急性呼吸窘迫综合征** 急性呼吸窘迫综合征(acute respiratory distress syndrome,ARDS)是各种肺内或肺外原因如严重感染、休克、创伤及烧伤等引发肺毛细血管内皮细胞和肺泡上皮细胞炎性损伤所致的弥漫性肺间质和肺泡水肿,导致急性低氧性呼吸功能不全或衰竭。目前研究认为,肺内促炎反应和抗炎反应之间的平衡失调是ARDS发生、发展的关键,RRT可以通过以下几方面对ARDS发挥治疗作用:①清除炎症介质并改善肺脏病理变化,RRT可以清除患者循环中的IL-6、IL-8和TNF-α等炎症介质;②RRT可以通过超滤作用等清除体内过多的液体,降低血管外肺水,改善微循环和细胞的携氧能力,改善组织氧供;③RRT过程中的低体温可以降低患者组织氧耗,从而降低患者的二氧化碳的产生,以便ARDS患者实施小潮气量通气,减少机械通气相关性肺损伤(ventilation-associated lung injury,VALI)。此外,RRT可以缓慢清除血尿素氮、肌酐及无机离子的代谢,从而改善患者的内环境。但由于CRRT进行超滤时可能会减少心输出量,所以治疗时应密切监测血流动力学指标。

5. **充血性心力衰竭** 充血性心力衰竭患者由于有效循环血量减少,交感系统、肾素-血管紧张素-醛固酮系统激活以及抗利尿激素的释放,肾小管的钠重吸收增多,造成液体负荷过重与组织水肿,应用缓慢连续性超滤(SCUF)或连续性血液滤过(CVVH)等RRT手段可有效地清除水、钠负荷。

6. **药物或毒物中毒** RRT可以通过弥散、对流和吸附的方式从血液中清除毒物,减轻毒物对于脏器功能的损伤,从而改善脏器功能,RRT对药物的清除效率与下列因素有关:①药物的血浆浓度;②药物的亲水性;③药物的蛋白结合率;④相对分子量;⑤表观分布容积和脂溶性。急性中毒患者实施RRT的指征包括:①药物或毒物的血药浓度达到或超过致死量;②两种以上的药物中毒;③未知成分、种类、数量和体内分布情况并伴有临床症状的中毒;④患者病情逐渐恶化,并出现意识障碍、呼吸抑制、低体温或低血压等严重临床症状;⑤患者存在严重肝肾衰竭,对于药物或毒素存在清除障碍;⑥RRT对于药物的清除率高于机体自身的清除率;⑦药物或毒物对于机体的内环境有严重的影响或者延迟效应。

7. **挤压综合征** 肌红蛋白(分子量为17kDa)大量进入血液循环后会导致急性肾衰竭,充分的液体复苏结合碱化尿液和强力利尿是主要的治疗方法,除此之外,CVVH或血浆置换(PE)等RRT可以对流方式清除循环中的肌红蛋白,对挤压综合征的治疗具有重要作用。

8. **乳酸酸中毒** 急危重症患者常有乳酸代谢紊乱,乳酸酸中毒患者病死率高,是发展为MODS的最危险因素。RRT适用于乳酸酸中毒的救治,对降低病死率有重要意义。

9. **肿瘤溶解综合征** 大量肿瘤细胞破坏导致代谢产物蓄积可造成高磷酸盐血症,钙磷复合物沉积于肾间质与小管,尿酸结晶可阻塞肾小管,造成肾衰竭、低钙血症及代谢性酸中毒等一系列代谢紊乱,严重者可危及生命,RRT对纠正患者水电解质及酸碱平衡紊乱有显著疗效。

10. **高热** 重症感染、中枢神经系统病变或体温调节机制紊乱导致的高热、传统降温方法效果差者,可应用正常体温或低温的置换液进行 RRT。

二、RRT 的禁忌证

RRT 无绝对禁忌证，但在下述情况下有可能加重病情而危及生命（即相对禁忌证）：①休克或低血压状况；②有严重出血倾向；③心功能不全或严重心律失常不能耐受体外循环；④恶性肿瘤晚期；⑤脑血管意外，特别是颅内出血应慎重。

（秦秉玉）

第三节　RRT 的血管通路

血液净化治疗是把患者的血液引出身体外并通过一种净化装置，除去其中某些致病物质，净化血液，达到治疗疾病的目的。而要完成上述过程，需要在人体和血液净化治疗的装置之间有一个连接装置即血管通路，因此通畅且没有导管相关并发症的血管通路是血液净化得以实施的前提条件。作为重症医学领域的医务工作者，只有不断学习和更新重症血液净化治疗理念和方案，掌握并熟练应用必要的关于血管通路的基本知识和技术，包括血管通路的选择、建立、维护和并发症的处理等，才能保证血液净化顺利完成，提高抢救成功率。重症患者因其发病紧急或病情危重，需要进行血液净化疗时，绝大多数患者都没有能够立即使用的血管通路，所以对于需要进行血液净化治疗的重症患者，血管通路的选择和建立是一个常见且重要的问题。

一、血管通路留置部位选择

血液净化治疗，患者选择置入透析导管的静脉部位时，首选右侧颈内静脉，再依次选择股静脉、左侧颈内静脉或锁骨下静脉。右侧颈内静脉导管直接进入右侧头臂静脉和上腔静脉，与血管壁接触最少。导管与血管壁接触被认为是导管相关血栓形成和狭窄的主要原因。而锁骨下静脉导管可以有多个角度置入，因此锁骨下静脉置管与颈内静脉置管或股静脉置管相比，与血管壁接触最多，血栓和狭窄的风险更高。尽管锁骨下静脉置管感染率最低，KDIGO 指南建议在 RRT 通路中避免选择锁骨下静脉，由于锁骨下静脉穿刺可导致中心静脉狭窄并影响后期长期导管的留置，因此，锁骨下静脉只作为血液净化治疗患者透析置管的挽救性选择，尤其是患者有较高的肾功能无法恢复的风险时，不宜选择锁骨下静脉。

在选择颈内静脉或股静脉通路时，还需考虑不同置管部位导致的导管功能障碍差异。观察性试验显示股静脉导管导致功能障碍的发生比例高于颈内静脉导管，并且左侧颈内静脉导管发生功能障碍的比例高于右侧。同时股静脉导管再循环率比锁骨下或颈内静脉导管更高，尤其使用较短的股静脉导管时。另外，远期肾功能不能恢复且预计接受肾移植的患者不应该留置股静脉透析导管，因为髂静脉是移植肾的静脉，应该避免导致髂静脉狭窄的医源性因素。而且 CRRT 时股静脉置管会影响患者离床活动。

综上所述，右侧颈内静脉是血液净化治疗导管置管的最佳选择。基于导管功能的原因，股静脉置管比左侧颈内静脉置管更受欢迎，锁骨下静脉只应作为挽救性置管的选择。当然，患者的个体化特点可能会影响置管部位选择。同时，置管过程应严格遵守无菌原则，包括最大限度的无菌预防措施（面罩、无菌手术衣、无菌手套和无菌大单）和术区消毒。

二、导管的类型

功能性血管通路是满足 RRT 的必要条件，其最基本的要求是保证足够和正常的血流速度。长期透析患者主要应用隧道管道透析。但是，对于重症需要紧急治疗的患者，多选择临时血液净化导管。即使部分入住 ICU 的维持性血液透析患者有自身的内瘘，但 ICU 患者依从性差、床旁透析时间长，治疗过程中可能出现烦躁及不配合等，很容易导致自身的瘘管损伤、大出血、感染及内瘘堵塞等，不仅血液净化治疗不能有效进行，并且可能导致内瘘功能不良，所以不建议长期使用内瘘行连续性血液净化。

血液净化导管的材质要求是：体外部分稍硬，以便穿刺；体内部分柔软，以减少血管内膜损伤；生物相容性好，不易形成血栓；不透 X 线，可摄片观察位置，能安全留置。聚氨酯和聚乙烯是目前最常用的导管材料。

血液净化导管按腔的数量可分单腔导管、双腔导管和三腔导管三种，见图 6-3-1。目前除了婴幼儿可能用到单腔导管血液净化治疗外，绝大多数选择双腔或三腔血液净化导管。双腔血液净化导管的好处是减少感染的机会，可用于血流动力学稳定且不伴有脑水肿和肺水肿的患者。重症患者对液体的管理要求严格，血液净化时应根据中心静脉压和床旁超声等来评估容量，但不建议应用双腔的血液净化通路测量中心静脉压。而三腔血液净化导管的第三个腔除了增加输液通路外，更重要的是可方便检测中心静脉压。如果患者存在血流动力学不稳定、AKI、脑水肿及肺水肿，或需要较多输液通路（如枸橼酸钠抗凝），行血液净化治疗时宜选用三腔血液净化导管，其优势是降低第二根中心静脉导管穿刺并发症的风险。颈内静脉置管时使用尾端弯头导管（鹅颈血液净化导管），减少导管对患者头颈活动的限制。

右侧颈内静脉的临时血液净化导管长度应在 12～15cm，左侧颈内静脉的临时血液净化导管长度应

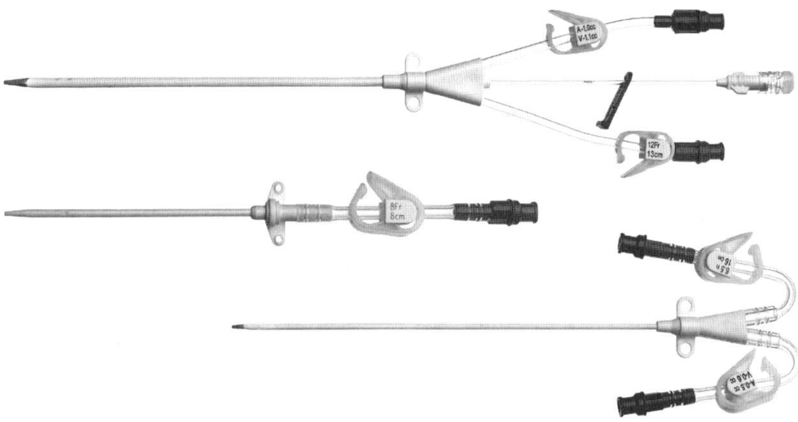

图 6-3-1 RRT 导管类型(见文末彩图)
血液净化导管分为单腔、双腔和三腔导管。

在 15～19cm,股静脉的临时导管长度应超过 19cm。而长期血液净化导管,右侧颈内静脉置管通常选择全长 36～40cm 的导管,左侧颈部长期导管选择全长 40～45cm 的导管,股静脉置管应选择全长 45cm 以上的长期导管。临床上,重症血液净化患者的血液净化导管外径范围通常在 11～14F(French,F;1F=1/3mm),以 12F 导管最常用;若使用三腔血液净化导管,则选择管径大于 1F 的导管。高流量 RRT 宜采用 13～14F 的导管,以保证较高的血流量。①新生儿:双腔 6～7F,留置部位为股动脉或股静脉。②患儿 3～6kg:双腔或者三腔 7F,留置部位为颈内静脉、锁骨下静脉或股静脉。③患儿 6～30kg:双腔 8～9F,留置部位为颈内静脉、锁骨下静脉或股静脉。④患儿＞30kg:双腔 10F 或者三腔 12F,留置部位为颈内静脉、锁骨下静脉或股静脉。

三、血管通路建立

以往选择好穿刺部位后,一般采用体表标志定位法进行穿刺。但传统的方法取决于术者的临床经验、操作习惯和患者的解剖学特点,因此存在不易定位、误穿动脉等风险。目前推荐超声引导下中心静脉置管,特别是对于肥胖及凝血功能障碍的患者。在穿刺置管前,可以通过超声评估血管条件及走行,探查目标血管的管腔管壁情况及充盈状况等,观察穿刺血管毗邻的组织血管,尤其是对有糖尿病、动脉粥样硬化或静脉血栓等病史的老年人很有必要进行超声探查。研究已证实,与解剖定位穿刺相比,超声引导下的穿刺成功率更高,血管损伤、出血及气胸等并发症的出现更少。因此,多个国际指南均推荐应用超声引导下建立血管通路,国际上已形成超声引导下血管内导管置管术的共识意见。

(一) 设备的选择

超声引导下的血管穿刺一般可采用二维超声、彩色血流多普勒,或更高级的三维超声引导。目前实时二维超声(real-time 2D ultrasound,RTUS)因其可以清楚地显示动脉、静脉及血管周围的组织而越来越受到临床医师的青睐。线阵探头更有助于血管的穿刺;为了得到最佳的视野,超声的声束最好平行于目标血管的长轴;提高探头的频率可以获得更好的分辨率,最常用的探头频率为 7.5MHz;成像深度也很重要,一般 2cm 比较合适。

(二) 穿刺方法

临床上常用的超声引导下深静脉穿刺方式有两种:手持式超声探头引导和带穿刺导引架的超声引导。前者是探头探查到目标血管后,显示静脉的二维图像,根据图像、探头和体表位置确定目标血管的穿刺入路点,或在超声实时引导下穿刺针进入静脉。后者是在超声探头上安装穿刺导引架,超声探测到目标血管后固定,直接将穿刺针通过穿刺架穿刺,这种方式更适合经验浅的操作者,但是其费用较高,且无法在穿刺过程中根据实际情况进行调节。

超声引导下的静脉穿刺有不同的操作切面。根据超声探头与血管的位置关系,目标血管可通过横轴(短轴)或纵轴(长轴)的方式显示,见图 6-3-2。前者由于穿刺针与声束不在同一平面,仅能显示穿刺针与平面的交叉点,当用该方式引导时,皮肤上的穿刺点与探头间的距离应等于皮肤表面至目标血管间的距离,入针时,穿刺针和皮肤表面及探头均成 45° 进入;后者由于穿刺针位于探头声束的平面内,因而可以完整显示入针的轨迹,应用该方式进针时,穿刺点位于探头的一端,保持针体与探头位于同一平面,进针时与皮肤成 30°。在超声下穿刺针呈白色或灰色的圆点,有时会受到组织的影响,当针尖进入到静脉壁之上时,会使血管壁变形,针尖入血管后变形消失。

短轴的方式更适合初学者,因为更易辨别血管周围的结构,其缺点是操作过程中不能直视针尖,仅显

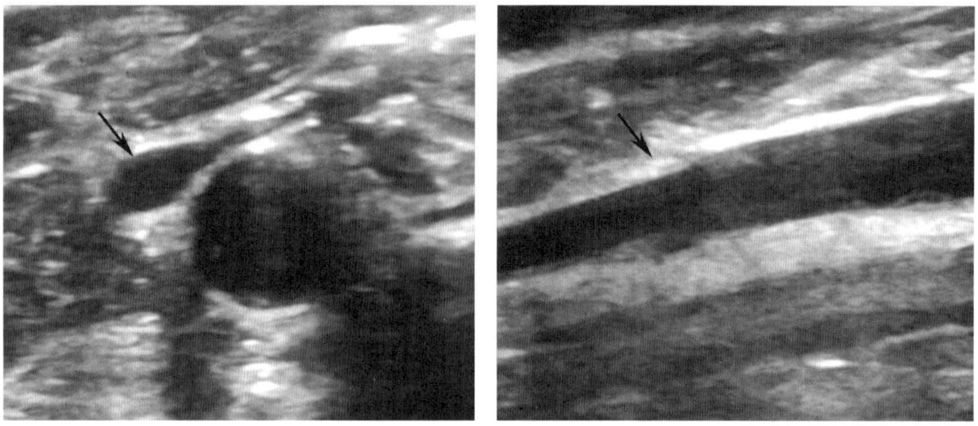

图 6-3-2　超声下穿刺血管横轴及纵轴显影

示一个强回声点，须随着穿刺针进针深度不断变化调整探头的位置或角度，可能会发生入针过深，刺破血管后壁或损伤邻近的血管神经等；长轴的方式可以监测整个进针过程，但有时探头不易固定，有时血管在长轴难以显示，且该方法技术难度大，需要反复训练。

在整个穿刺及置管过程中，无菌措施应贯穿始终。探头及探头的导线应以无菌外套覆盖，耦合凝胶也要求采用无菌单独包装。

穿刺步骤：根据患者实际情况选择相应的置管位置。

1. 准备用物　中心静脉套包(12F)、封管液、利多卡因、5ml 注射器、透明敷贴、无菌纱布、大治疗巾、酒精、聚维酮碘溶液、无菌手套、超声机等。检查各个包装的完整性和有效期。

2. 超声选择穿刺部位，备皮。打开穿刺包，穿刺前准备用物。

3. 消毒皮肤，酒精或碘酊进行首次脱脂去污消毒，聚维酮碘溶液进行再次消毒。铺帆布无菌巾，无菌治疗巾覆盖最大无菌面。

4. 用物摆放准备，超声定位，选择静脉血管的位置。超声下局部麻醉，超声下血管穿刺，穿刺针 30°～50° 进针，负压见暗红色血液固定穿刺针。

5. 放入无菌导丝，撤出穿刺针，进行扩皮器扩皮，置入中心静脉导管，撤出导丝。

6. 抽回血试通畅，进行封管(单侧 20ml 盐水脉冲冲管，根据管道封管液量进行肝素封管)。缝线缝合固定，消毒待干后透明贴膜覆盖。

(三) 超声引导下穿刺置管的缺陷

虽然超声引导下穿刺置管大大减少了传统体表标志穿刺时的并发症，但也存在一定缺陷。超声引导下穿刺需要一个清晰明确的视野，而穿刺是一个动态的过程，会产生很多干扰的图像，影响操作。同时，目标血管的管径及走行影响超声发挥最佳的扫描效果，也会影响穿刺的准确性。

四、与血管通路建立相关的并发症

超声引导下血管通路建立能较大程度上减少各种并发症，包括机械性损伤、感染及血栓等。

(一) 机械性损伤

主要包括血管损伤、神经损伤、胸部损伤及心律失常等。

1. 血管损伤　血管损伤为血管通路建立过程中最常见的并发症之一，最严重的为动脉损伤，尽管及时压迫止血能避免后续严重的并发症，但动脉血栓的风险仍然存在。若是细针探测到动脉，应该局部按压数分钟防止血肿形成，若为凝血功能障碍患者按压时间更应延长。穿刺时，也可见静脉损伤，若行颈内静脉或锁骨下静脉穿刺，可形成血胸。

2. 心脏压塞　心脏压塞是血管通路建立过程中最致命的并发症之一。颈内静脉或锁骨下静脉穿刺时，导管损伤上腔静脉、右心房或右心室引起心包积血或纵隔出血量达 300ml 或 500ml 时，可引起致命性填塞。若患者穿刺时或穿刺后出现心脏压塞的相关症状，应立即停止输液，并将输液袋降至心脏平面，严重者立即行心包穿刺减压。

3. 气胸　气胸是锁骨下静脉穿刺置管常见的并发症，在颈内静脉穿刺时也可出现，若穿刺过程损伤了肺尖会出现气胸，若同时损伤血管会出现血气胸，因此应避免在颈内静脉或锁骨下静脉的反复穿刺。患者穿刺后出现呼吸困难，同侧呼吸音降低，需拍胸部 X 线片明确。如果患者呼吸困难明显，气胸范围大，需紧急行胸腔闭式引流。

4. 神经损伤　神经损伤多数与穿刺操作不熟练及反复穿刺有关。应在穿刺之前让患者处于头低位，穿刺时让患者屏息，保证静脉尽可能充盈。

(二) 感染和血栓

较长时间的透析置管会增加导管相关性血流感染和血栓形成的风险。有高凝风险患者推荐使用抗凝剂，同时应用含有肝素钠的盐水封管。同时推荐按照中心静脉置管的护理流程严格护理，降低感染发生率，不推荐局部抗生素封管预防感染。

五、血管通路建立后评估

为保障导管的使用安全、保证充足血流量和减少再循环，必须确保导管和导管尖端位置正确。在颈内静脉和锁骨下静脉穿刺置管后，首次血液净化治疗前必须常规进行胸部X线检查，以确定导管和导管尖端的位置，同时早期发现气胸或血胸等并发症。如有条件，常规行床旁超声检查明确导管及导管内血栓情况。评估导管通畅程度：使用20ml无菌注射器6秒内可以快速回抽20ml血液，证明血流可达到200ml/min，证明管路通畅，CRRT血管通路的基本要求是，血流大于200ml/min。

选择颈内静脉和锁骨下静脉部位置管时，导管尖端位置应在上腔静脉的下1/3段内或在上腔静脉与右心房开口连接点上方1～2cm处（右主支气管水平），股静脉内留置导管尖端应进入下腔静脉。导管尖端位置异常可能有2种情况：导管位置太浅或太深；导管异位到其他血管，如锁骨下静脉穿刺，留置导管向上进入颈内静脉或进入对侧锁骨下静脉或腋静脉，误入锁骨下动脉等。导管尖端在静脉内的位置是动态的，患者从平卧位变为直立位时，导管尖端可向头端移动数厘米。

（刘　娇）

第四节　RRT的抗凝治疗

血液接触体外管路和滤器后可激活凝血因子，引起血小板活化和黏附，在滤过膜表面及管路内形成血栓，从而影响管路中血液流动的阻力和溶质的清除效率，降低管路及血液净化器的寿命，或可导致严重的栓塞并发症，影响患者预后。因此血液净化治疗过程中采取恰当的抗凝措施至关重要。目前所采用的抗凝方式有三种：全身抗凝、局部抗凝和无抗凝，需根据单位具体条件及患者自身状况进行个体化选择。

一、凝血状态的评估

（一）凝血状态评估指标

1. 血小板计数　其正常范围为100×10⁹/L～300×10⁹/L；其临床意义如下。

（1）血小板减少：低于100×10⁹/L称为血小板减少。

（2）血小板增多：超过400×10⁹/L称为血小板增多。

（3）使用普通肝素或者低分子量肝素抗凝时，血小板＜50×10⁹/L需暂停用药。

2. 活化部分凝血活酶时间　活化部分凝血活酶时间（activated partial thromboplastin time，APTT）是指被检测血浆中加入活化部分凝血活酶时间试剂和Ca^{2+}后血浆凝固所需要的时间，是内源性凝血系统常用监测指标，是监测肝素抗凝效果的常用指标。其正常范围为：31～43秒，测量值与正常对照值比较，延长超过10秒为异常；其临床意义如下。

（1）APTT延长：见于凝血因子Ⅻ、Ⅺ、Ⅸ、Ⅷ、Ⅹ、Ⅴ、Ⅱ、激肽释放酶原、高分子激肽原和纤维蛋白原缺乏。

（2）APTT缩短：见于血栓性疾病和血栓前状态。

（3）血液净化治疗应用普通肝素抗凝时，需要维持APTT至正常值1.5～2.5倍。

3. 凝血酶原时间　凝血酶原时间（prothrombin time，PT）是指被检测血浆中加入Ca^{2+}和组织因子后血浆凝固所需要的时间，是外源性凝血系统常用监测指标。其正常范围为：11～13秒，测量值与正常对照值比较，延长超过3秒为异常。其临床意义如下。

（1）PT延长：先天性凝血因子Ⅰ、Ⅱ、Ⅴ、Ⅶ和Ⅹ缺乏，获得性凝血因子缺乏，如严重肝病、维生素K缺乏、纤溶亢进、DIC或使用抗凝药物等。

（2）PT缩短：血液高凝状态，如DIC早期、心肌梗死、脑血栓形成、深静脉血栓形成及多发骨髓瘤等。

4. 血浆抗凝血酶活性　被检测血浆中加入过量凝血酶，使抗凝血酶（antithrombin，AT）与凝血酶形成1∶1复合物，剩余的凝血酶作用于发色底物S-2238，释放出显色基团对硝基苯胺，显色深浅与剩余凝血酶呈正相关，而与AT呈负相关，根据受检样本吸光度（absorbance，*A*）从标准曲线中计算出AT∶*A*的含量。AT是普通肝素及低分子量肝素的作用靶点，正常范围为：108.5%±5.3%（发色底物法）；其临床意义如下。

（1）活性增高：见于血友病、白血病和再生障碍性贫血等急性出血期，也见于口服抗凝药物过程中。

（2）活性减低：见于先天性和获得性AT缺陷症，后者见于血栓前状态、血栓性疾病、严重脓毒症、DIC和肝脏疾病等。

（3）肝素抗凝时，应维持AT活性介于80%～120%；活性低于70%，抗凝效果降低；低于50%，效果明显降低；低于30%，效果消失。可通过输入新鲜冰冻血浆以改善AT活性，加强抗凝作用。

5. 血浆凝血酶时间　凝血酶时间（thrombin time，TT）是指在受检血浆中加入“标准化”凝血酶溶液，开始出现纤维蛋白丝所需的时间。其正常范围为：16～18秒（手工法），测量值与正常对照值比较，延长超过3秒为异常；其临床意义如下。

（1）TT延长见于低纤维蛋白原血症和异常纤维蛋白原血症，血中纤维蛋白（原）降解产物增高，血中有肝素或类肝素物质存在（如肝素治疗中、系统性红斑狼疮和肝脏疾病等)。

(2) TT缩短无临床意义。

6. **血钙浓度** 血清总钙正常范围为:2.25～2.75mmol/L,血清离子钙正常范围为:0.94～1.26mmol/L;其临床意义如下。

(1) 血钙增高:见于原发性和继发性甲状旁腺功能亢进症、维生素D过多症、多发性骨髓瘤、肿瘤广泛骨转移、原发性慢性肾上腺皮质功能减退症、结节病及医源性补钙过度。

(2) 血钙降低:甲状旁腺功能减退、慢性肾病、维生素D缺乏性佝偻病与软骨病、吸收不良性低血钙、大量输入库存血液以及进行枸橼酸抗凝后。

(3) 体内和体外 Ca^{2+} 浓度是枸橼酸抗凝的重要监测指标。

7. **凝血时间和活化凝血时间** 凝血时间(clotting time,CT)指血液离开血管,在体外发生凝固的时间。活化凝血时间(activated clotting time,ACT)指抽出的血液置入盛有白陶土或硅藻土的试管后,血液发生凝固的时间。CT和ACT主要反映内源性凝血途径中各种凝血因子是否缺乏或功能异常,是否有抗凝物质增多,ACT较CT更敏感。CT的正常范围为:玻璃法,5～10分钟;塑料管法,10～19分钟;硅管法,15～20分钟。ACT正常范围:1.1～2.1分钟。ACT用于肝素抗凝监测,一般要求ACT延长至正常值的1.5～2.5倍。

8. **纤维蛋白原** 纤维蛋白原(fibrinogen,FIB)正常范围为:2～4g/L;其临床意义如下。

(1) FIB升高:凝血激活后将产生大量的纤维蛋白,更易发生血栓栓塞性疾病。

(2) FIB降低:发生出血时不可能生成足量纤维蛋白,无法有效止血。溶栓治疗时应控制在1.2～1.5g/L,低于1.2g/L时易于发生出血。

9. **D-二聚体** 正常范围为:<0.5mg/L(ELISA法);其临床意义如下。

(1) D-二聚体在原发性纤维蛋白溶解症时正常,继发性纤溶亢进时则显著增高,见于DIC继发纤溶亢进、深静脉血栓形成、肺栓塞、先兆子痫、冠心病及慢性肾脏病等。

(2) 当D-二聚体<0.5mg/L时,血栓形成的可能性较小,但如临床上已有明显的血栓形成所致症状与体征时,D-二聚体仍<0.5mg/L,则应考虑患者有无纤溶活性低下的可能。

(二) 抗凝风险评估

抗凝风险评估包括出血风险评估及凝血风险评估。

1. **出血风险评估** 评估患者是否存在高出血风险的情况,包括:患有血友病等遗传性出血性疾病,长期使用华法林等抗凝血药物或抗血小板药物,存在消化道溃疡、肝硬化及痔疮等潜在出血风险的疾病,存在严重创伤或处于外科手术围手术期。此外,还可参考Swartz评估方法,见表6-4-1。

表6-4-1 Swartz出血风险评估方法

出血危险度分层	出血倾向
极高危	存在活动性出血
高危	活动性出血停止或手术、创伤后<3d
中危	活动性出血停止或手术、创伤后3～7d
低危	活动性出血停止或手术、创伤后>7d

2. **凝血风险评估** 凝血风险包括管路和血液净化器的凝血风险,以及患者自身疾病或血液净化治疗过程中继发的血栓形成风险。血液净化管路的凝血风险因素包括:既往血液净化治疗过程中管路寿命短于24小时、采用后稀释及高剂量血液滤过治疗、血液浓缩、血泵频繁停转以及应用吸附作用强的滤器等。临床上血栓形成的风险包括:患有基础疾病,如肿瘤、糖尿病、系统性红斑狼疮、易栓症及抗心磷脂综合征等;有血栓疾病家族史;既往血栓栓塞性疾病,如肺栓塞、脑血栓、动脉血栓、心肌梗死及下肢深静脉血栓形成等;特殊人群,如孕产妇;血液黏滞度增高,如有效循环容量不足及长期卧床;其他情况,如血小板增高、肝素诱发的血小板减少、肝素耐药及抗凝血酶缺乏等。

二、抗凝治疗

(一) 抗凝方式

抗凝治疗主要包括三种方式:全身抗凝、局部抗凝及无抗凝方式。

1. **全身抗凝** 全身抗凝是使用抗凝药物使患者体内及体外血液净化管路中的血液均达到抗凝状态,从而避免凝血的发生。目前常用的全身抗凝剂包括普通肝素、低分子量肝素、阿加曲班、前列腺素及甲磺酸萘莫司他等。

(1) 普通肝素:普通肝素(unfractionated heparin,UFH)可与抗凝血酶特异性快速结合,形成肝素-抗凝血酶-凝血酶复合物,灭活血浆中的凝血因子Ⅱa、Ⅸa、Ⅹa、Ⅺa、Ⅻa等丝氨酸蛋白酶类。首次负荷剂量1 000～3 000IU静脉注射,在上机前5～10分钟给予;然后以5～15IU/(kg·h)的速度持续静脉滴注。须每4～6小时监测APTT,调整普通肝素用量,维持APTT在正常值的1.5～2倍。当APTT低于正常值1.5倍时可适当增加肝素维持量;APTT大于正常值2.0倍时需适当减少肝素维持量;APTT接近正常时可以再次静脉注射普通肝素10mg,并上调肝素维持量30%～50%;APTT大于正常值2.5倍时需停用肝素1小时,然后将肝素维持量下调 30%～50% 继续泵入。调整后 4～6 小时需重复监测凝血功能以决定是否进一步调整。普通肝素抗凝出血时，可用鱼精蛋白中和。

全身性肝素抗凝可出现肝素诱导的血小板减少症（heparin-induced thrombocytopenia，HIT），分为Ⅰ型和Ⅱ型。Ⅰ型 HIT 较为常见，应用肝素 5 天内发生，无明显临床异常，血小板数量下降程度较轻，血小板计数＜100×10^9/L 者罕见，不停用肝素也可自行恢复，不发生血栓形成。Ⅱ型 HIT 在应用肝素 5～15 天后发病，可出现动脉和静脉血栓形成，血小板计数下降超过 50%，一般在 50×10^9/L～80×10^9/L 之间。

（2）低分子量肝素：低分子量肝素（low molecular weight heparin，LMWH）为普通肝素经酶解后纯化得到。临床常用的 LMWH 包括达肝素（dalteparin）、那屈肝素（nadroparin）和依诺肝素（enoxaparin）等。

LMWH 在常规透析中的应用十分普及，但在 CRRT 中的应用有限。负荷剂量 15～25U/kg，维持剂量 5～10U/（kg·h），肾功能不全者低分子量肝素容易蓄积。抗凝目标是将全身抗Ⅹa 因子水平维持在 0.25～0.35U/ml，需要监测抗Ⅹa 活性，调节 LMWH 抗凝效果，监测 APTT 无效。LMWH 抗凝一旦发生出血，可以考虑使用鱼精蛋白中和，但 LMWH 只能被鱼精蛋白部分中和。低分子量肝素亦可诱发 HIT。

（3）阿加曲班：阿加曲班（argatroban）是一种合成的直接凝血酶抑制剂，它与凝血酶的催化部位能迅速、可逆结合而抑制凝血酶。阿加曲班 70% 经肝代谢，不经肾脏清除，清除半衰期约为 35～51 分钟，能达到体外抗凝效果，进入体内很快被血液稀释并迅速代谢。阿加曲班抗凝尚无统一方案，有方案推荐初始剂量为 2μg/（kg·min），肝功能障碍者初始剂量为 0.5μg/（kg·min），也有方案推荐普通患者负荷量 6～10mg，维持量 3～4mg/h；有出血风险患者负荷量 3～6mg，维持量 1～3mg/h。同样需根据体内 APTT 监测结果调整剂量，维持 APTT 于正常值基线的 1.5～2.0 倍。

（4）前列环素：前列环素（prostaglandin I_2，PGI_2）是短时强效的抑制血小板聚集药物，具有抗血小板和舒张血管作用。其抗血小板活性在停用 24 小时后仍存在，且无中和剂。前列环素体内半衰期为 3～5 分钟，副作用主要是低血压，同时花费较高。因其舒张血管的作用易引起低血压，一般不单独用于重症患者 RRT 的抗凝。

（5）甲磺酸萘莫司他：甲磺酸萘莫司他（nafamostat mesilate）是一种人工合成的丝氨酸蛋白酶抑制剂，作用于与 AT 相似的因子，而不需要 AT 参与其抗凝过程。甲磺酸萘莫司他的半衰期较短，约为 5～8 分钟，对体内凝血功能影响小，实际抗凝效果更类似于局部抗凝，出血风险低于小剂量肝素或肝素/鱼精蛋白局部抗凝，但能被带有负电荷的膜吸附，不能用于聚丙烯腈膜滤器的抗凝。

2. 局部抗凝 局部抗凝是在血液净化管路的引血端加入抗凝药物，使体外管路和血液净化器的血液达到抗凝状态，但患者体内的凝血功能保持正常。目前的局部抗凝技术主要包括了局部枸橼酸盐抗凝（regional citrate anticoagulation，RCA）及肝素/鱼精蛋白局部抗凝技术。

（1）枸橼酸盐：局部枸橼酸盐抗凝指在体外管路引血端输注枸橼酸钠，枸橼酸根螯合血清中的离子钙可阻断体外循环管路中的凝血过程，同时，再经滤器后或回血端适当补充钙剂，使体内血清离子钙维持在正常水平，而不影响体内凝血，达到局部抗凝的目的。枸橼酸抗凝时需要监测滤器后及患者体内离子钙水平来分别调整枸橼酸盐及补充钙剂的量。

滤器前输注枸橼酸盐的目标是使滤器后离子钙维持 0.25～0.35mmol/L，目前临床常用枸橼酸盐为 4% 枸橼酸三钠，以此为例，初始流量（ml/h）= 初始血流量（ml/min）×1.8，开始抗凝后 30～60 分钟首次监测滤器后离子钙水平，并根据监测结果调整枸橼酸盐的输注流量，见表 6-4-2。如果抗凝达标，建议每隔 4 小时监测滤器后离子钙；如果抗凝未达标，每隔 1 小时监测滤器后离子钙，直到抗凝达标。

表 6-4-2 根据滤器后离子钙水平调整血清枸橼酸钠流量

滤器后离子钙/（$mmol\cdot L^{-1}$）	4% 枸橼酸钠流量	监测间期/h
＜0.25	下调 20ml/h	1
0.25～0.35	不变	4
0.36～0.40	上调 10ml/h	1
0.41～0.45	上调 20ml/h	1
＞0.45	上调 30ml/h	1

滤器后管路上或患者静脉补充钙剂的目标是使体内血清离子钙保持 1.0～1.35mmol/L。以 10% 葡萄糖酸钙为例，初始输注流量为 10ml/h（2.2mmol/h），30～60 分钟首次监测体内血清离子钙，并根据监测结果调整输注流量，见表 6-4-3。如果体内血清离子钙达标，建议每隔 4～6 小时监测体内离子钙水平；如果体内血清离子钙水平未达标，每隔 2～4 小时监测，直到体内血清离子钙处于正常水平。

局部枸橼酸盐抗凝的并发症包括电解质紊乱和酸碱失衡，常见原因及处理方案见表 6-4-4 及表 6-4-5。

（2）普通肝素+鱼精蛋白：局部普通肝素抗凝是在血液净化管路引血端滤器前输注普通肝素，在回血端滤器后以 1∶1（1mg 鱼精蛋白中和 100U 普通肝素）输

表 6-4-3 根据体内血清离子钙水平调整钙剂流量

体内离子钙/(mmol·L^{-1})	10% 葡萄糖酸钙泵速	监测间期/h
>1.35	下调 1.1mmol/h，即 5ml/h	4
1.0～1.35	不变	6
0.91～0.99	上调 0.5mmol/h，即 2.3ml/h	6
0.86～0.90	上调 1.1mmol/h，即 5ml/h	4
0.75～0.85	上调 1.65mmol/h，即 7.5ml/h	2
< 0.75	上调 2.2mmol/h，即 10ml/h	2

表 6-4-4 电解质紊乱及其处理

电解质紊乱	原因	处理
低钙血症	钙丢失流量大于输注流量(体内离子钙降低，总钙正常)	上调钙流量
	枸橼酸代谢降低(代谢性酸中毒，总钙/离子钙和阴离子间隙增大)	上调钙流量，下调枸橼酸盐流量或暂停 上调超滤率，上调碳酸氢钠流量
高钙血症	钙输注流量大于丢失流量	下调钙流量
低钠血症	钠丢失流量大于输注流量	上调置换液钠浓度，上调枸橼酸盐流量
高钠血症	钠输注流量大于丢失流量	下调置换液钠浓度，下调枸橼酸盐流量
低镁血症	枸橼酸根与 Mg^{2+} 螯合	补镁

表 6-4-5 酸碱平衡紊乱及其处理

酸碱平衡紊乱	原因	处理
代谢性酸中毒	代谢性酸性产物清除不足	上调 CRRT 剂量
	缓冲碱丢失流量大于输注流量	上调碳酸氢钠流量，上调枸橼酸盐流量(排除枸橼酸蓄积)
	枸橼酸代谢下降(体内离子钙降低，总钙/离子钙和阴离子间隙增大)	下调枸橼酸盐流量或暂停，上调 CRRT 剂量
代谢性碱中毒	缓冲液输注流量大于丢失流量	下调碳酸氢钠流量，下调枸橼酸盐流量(影响抗凝效果)

注鱼精蛋白中和肝素，实现局部抗凝。肝素与鱼精蛋白输注速率根据滤器后 APTT 和体内 APTT 进行调整，抗凝目标是使滤器后 APTT 达到正常值 2 倍左右，体内 APTT 维持正常。鱼精蛋白注射 0.5～1 分钟后即能发挥作用，持续约 2 小时，半衰期与其用量相关，用量越大，半衰期越长。由于鱼精蛋白半衰期短于肝素半衰期，治疗结束后可能会出现体内 APTT 突然延长，称为"肝素反跳"，增加了出血风险。对鱼精蛋白过敏者也不能采用此法。鱼精蛋白的副作用包括：心动过缓、胸闷、呼吸困难、体循环低血压和严重的肺血管收缩等。

3. 无抗凝　无抗凝方式是不在体外循环管路中应用抗凝药物，通过采取参数优化、生理盐水冲洗管路等措施保证体外循环系统的通畅。对体内凝血功能影响较小，尤其适用于自身抗凝状态(血小板<60×10^9/L，INR>2.0，APTT>60 秒)的患者。缺点是抗凝效果差，可能需要频繁更换管路，治疗效率降低，管路凝血丢失大量凝血因子、血小板及红细胞，增加了输血及相关并发症的发生。无抗凝策略主要包括以下方案。

(1) 充分预充管路：配制高浓度肝素盐水预充液，1 000ml 生理盐水中加入 100～200mg 普通肝素，预充时反复敲打血液净化器保证排净系统内气泡，预充结束后，将机器设置为自循环模式运行或者停机静置浸泡管路 0.5～1.0 小时，随后连接无肝素生理盐水运行机器，将预充肝素盐水排出管路。

(2) 合理选择模式：为降低凝血风险，连续性血液净化的首选模式是 CVVHD 或 CVVHDF，尽量不用

CVVH。

(3) 优化设置参数：CVVH 模式时应使用前稀释或增加前稀释量，以稀释滤器中血液；降低后稀释量及超滤率，从而降低滤过分数，减少血液浓缩，降低凝血风险。尽量提高血液流量至 180～200ml/min，采血不畅时可考虑更换鹅颈导管建立血管通路。

(4) 定时定量盐水冲洗：可定时定量使用无菌生理盐水快速冲洗血液净化管路及血液净化器，目前无统一冲洗方案，且有效性尚无定论。单次冲洗量可为 50～200ml，连接自采血端滤器前，在 2～3 分钟内冲入管路(冲洗期间禁止夹闭采血端管路，避免诱发凝血)，冲洗频率一般 1～2 小时一次。但需注意快速冲洗会在短时间内增加患者血容量，对容量负荷较敏感的心力衰竭患者或者儿童应谨慎使用；同时不要忘记增加超滤率以清除冲洗入体内生理盐水带来的容量变化。

(5) 其他措施：选用有经验的护理人员，及时处理机器报警减少血流中断，避免治疗期间输注血小板等。

(二) 抗凝方式的选择

1. 出凝血风险 全身性抗凝出血风险较大，而局部抗凝及无抗凝出血风险小，对于没有出血风险的患者，局部抗凝和全身抗凝均可，而对于出血风险较高的患者，可使用枸橼酸局部抗凝、阿加曲班及无抗凝，尤其是已经处于自身抗凝状态的患者。对于血栓形成风险较大或已经存在缺血性疾病患者，局部抗凝无法防止患者体内的血栓形成，应给予全身抗凝。

2. 实施难易度 全身抗凝是目前使用较为普遍的一种抗凝方法，优点是抗凝方案比较简单，易于学习、掌握及实施，抗凝效果可靠。其中肝素抗凝仅需监测体内或体外 APTT 或 ACT，而低分子量肝素需要监测抗Ⅹa 活性，对于无法开展抗Ⅹa 活性的单位，低分子量肝素抗凝存在风险。局部抗凝实施方案较为复杂，需同时监测体内和体外的凝血功能或离子浓度，抗凝药物剂量调整难度相对较大。

3. 其他 全身性肝素抗凝出现 HIT 及 AT 活性＜50% 时，不宜用肝素类药物，包括低分子量肝素，应首选阿加曲班抗凝，或选用前列腺素及甲磺酸萘莫司他。阿加曲班也可用于先天性或获得性 AT 缺乏患者的抗凝。严重肝功能障碍不宜选用阿加曲班及枸橼酸钠抗凝。严重代谢性碱中毒及高钠血症不宜用枸橼酸钠抗凝。局部肝素抗凝存在中和不完全及肝素反跳现象等问题，在无法进行局部枸橼酸抗凝，且出血风险低时，可用局部肝素/鱼精蛋白抗凝。

总之，全身抗凝、局部抗凝及无抗凝方案各自具有不同的特点，临床工作中应根据本单位及患者的实际情况选择不同的抗凝方案。

(许强宏　李素玮)

第五节　RRT 的容量管理

一、RRT 容量管理的重要性

(一) 容量管理的病理生理学基础

对于继发性 AKI 患者液体治疗的理论基础大多基于肾前性肾衰竭和急性肾小管坏死的分类方法。重症患者最初出现少尿与 GFR 下降及水钠潴留有关，发生 AKI 则是心输出量下降、低血压和神经内分泌反应激活的结果。肾脏功能损害早期是可逆的，当肾缺血和肾毒性持续存在时，则会导致急性肾小管损伤(acute tubular necrosis，ATN)。以往关于肾前性肾衰竭和 ATN 的鉴别诊断多借助尿液生化和显微镜检查来评估，然而相关研究显示，运用这些指标作为诊断的依据是不充分的。50% 以上 ICU 的脓毒症患者会出现 AKI，这些指标并不能证实是否存在 ATN，肾缺血在 AKI 发病中的确切机制尚不清楚。尽管肾皮质的氧输送相对于其代谢需求存在相对不足的情况，但随着肾损伤的发生和肾小球滤过率(glomerular filtration rate，GFR)的下降，肾小管对 Na^+ 的转运能力下降和代谢活性减低；即使总体肾血流量下降，血氧含量却是升高的。此外，一些重症 AKI 患者明显缺乏肾小管损伤的组织病理学证据，还不足以说明肾缺血和血容量不足是肾损伤的原因。最近一项动物实验表明，几乎全部的肾脏缺血患者并未发生肾损伤。重症患者无论容量不足还是容量过多都会导致多器官损害加重，影响肾脏功能和预后。AKI 患者液体管理策略的制订将随着理论基础和实践的进展而不断变化。

(二) RRT 时容量过多对机体的影响

ICU 患者病死率除与脓毒症的发生率相关外，还与年龄及液体正平衡密切相关。对严重脓毒症或脓毒症休克患者，每日液体正平衡与其病死率呈显著正相关，这就意味着液体过负荷对于患者的预后有着重要的影响。

液体过负荷及组织器官水肿可导致患者腹腔内高压，腹腔内高压会引起肾静脉压升高，肾血流量减少。同时，由于肾间质水肿，可以引起肾静脉和毛细血管内压力不同程度地增高且不对称，最终导致肾血流量和 GFR 下降，明显增加了发生 AKI 的风险。

液体负荷过多、间质水肿影响氧输送和代谢物排泄，从而破坏组织结构，导致毛细血管和淋巴回流障碍，细胞间的相互作用破坏后又会进一步造成器官功能障碍。有包膜的器官(肝、肾)间质压力增高，血流量下降；心肌细胞水肿破坏心室传导，并影响氧输送；对胃肠道、创伤愈合和凝血功能均会造成不利的影响。过度的液体复苏对于肺脏的不利影响是最明显的，可以造成急性肺水肿。液体及导管治疗试验（fluid and catheter treatment trial，FACTT）项目是迄今为止最大的一项多中心、随机、对照临床研究，该研究显示，急性肺损伤（acute lung injury，ALI）患者限制性液体管理组需要接受 RRT 的比例（10% vs. 14%，P=0.06）明显低于开放液体管理组，且开放液体管理组并发 AKI 的患者具有更高的病死率。

（三）RRT 时容量不足对机体的影响

重症患者循环血容量不足非常普遍，目前研究显示，ICU 患者约有 50% 的患者存在容量不足的情况。若在 RRT 开始时，存在血液循环速度过快或单位时间内超滤量过高、置换液性质异常（温度高、低钠、低渗）、生物不相容性或不正确使用降压药物等因素，都将导致机体容量不足，从而引起有效循环血容量减少，回心血量不足，导致心输出量减少和动脉血压降低。颈动脉窦及主动脉弓上的压力感受器对平均动脉压及脉压下降甚为敏感，会反射性引起交感神经张力增高，导致肾上腺髓质系统兴奋，从而引起小血管收缩，外周阻力增加，同时对心肌有正性肌力作用，会出现代偿性心动过速和收缩力增加。容量不足可引起机体组织、器官灌注不足，会引起功能代谢改变及血流动力学障碍，出现低血容量性休克，其发生机制包括：代谢性酸中毒可降低血管平滑肌对儿茶酚胺的反应性，使血管收缩的代偿功能降低；功能性细胞外液容量减少，使有效血容量降低，加重组织灌注不足。

二、RRT 目标指导容量管理策略和目标

（一）目标指导容量管理策略

目标指导容量管理（goal directed volume management，GDVM）策略是一个目标指导、持续监测和滴定调节的过程。这一策略的实施可能有助于实现 RRT 的精准容量管理，从而提高 RRT 质量和改善患者预后。2016 年 ADQI 共识也强调了应设定液体平衡目标。但精准容量管理不仅要设立准确的液体平衡目标，还要很好地滴定实现目标和动态调整目标，GDVM 策略需通过以下三个重要环节实现重症患者 RRT 期间精准液体管理：①医生对 RRT 的患者选用恰当的血流动力学监测手段，准确评估患者的容量状态，设定正确的液体平衡目标和容量安全值；②床旁护士估算患者每小时的出入量，根据医生制订的脱水目标，滴定式调节 RRT 脱水速率，实现每小时的液体平衡目标；③密切观察，当患者指标触及容量安全值上、下限，及时调整和校正液体平衡目标及容量安全值。

GDVM 策略有助于避免容量不足或容量过多等情况的发生，从而保证 RRT 的顺利进行。应注意的是，RRT 的 GDVM 策略的实施离不开扎实的血流动力学功底，需要重症医师尽快提升自身的血流动力学水平。

（二）RRT 容量管理的目标和容量安全值

在 GDVM 策略中，设定液体平衡目标和容量安全值是重要的第一步。

1. 液体平衡目标 液体平衡目标是指针对患者全身而言，单位时间内液体是正平衡、负平衡还是零平衡，正平衡或负平衡是多少毫升。总液体平衡 = 患者同期总入量 - 患者同期总出量。在行 RRT 时，患者的总液体平衡是通过调节血滤机的脱水速率来实现的。RRT 脱水速率，又叫净超滤速率，是针对血滤机而言单位时间内的净出量。应该注意的是，重症患者接受 RRT 时设定液体平衡目标存在一定困难。第一，目前尚缺乏判断容量的金指标，无论压力指标还是容量指标都不能完全准确地评价患者的容量是否达到最优。第二，RRT 本身会影响一些血流动力学指标的测量，从而影响对容量的准确评估。如脉搏指示连续心输出量监测（pulse indicator continous cadiac output，PiCCO）、血流导向气囊导管（Swan-Ganz 导管）等利用温度稀释法的血流动力学监测手段，其准确性可能会受到 RRT 的干扰。第三，重症医学常用的对组织灌注进行评价的指标，如乳酸和碱剩余等，会受 RRT 干扰，可能无法准确判断组织灌注是否合适。

2. 容量安全指标及容量安全值 在 RRT 目标容量管理过程中离不开容量安全指标及其安全值的设定。一方面，由于存在上述困难，RRT 设定的液体平衡目标与患者的实际病情可能不完全相符；另一方面，由于 RRT 过程中血液与体外循环交换大量液体，即使液体平衡目标设置准确，若 RRT 设备在液体平衡控制的精确性方面存在问题，或对 RRT 液体平衡报警进行了误处理，仍可能会对患者的容量产生较大影响。容量安全指标是指在 RRT 液体平衡目标实现过程中，为避免患者出现容量不足或过负荷而选用的一些血流动力学指标，如中心静脉压（central venous pressure，CVP）、血压、脉氧饱和度等。容量安全值是指为这些容量安全指标规定的安全范围，如 CVP 的上下限、液体负平衡时血压的下限或液体正平衡时脉氧饱和度的下限等。当患者的容量安全值出现报警时，提示需要对之前设定的液体平衡目标进行调整。RRT 液体平衡目标数值及容量安全值的设定一般是由重症医师综合患者的生命体征、病理生理情况、疾病所处的不同阶段、之前几天的液体平衡情况及血流动力学监测的结果等来设定的。另外，对于严重容量负荷过重患者，RRT 期间护士经常会通过冲管以观察滤器凝血情况及预防滤器凝血，但此操作可能会加重容量负荷。

三、RRT 容量管理时血流动力学监测

重症患者在行 RRT 过程中易发生血流动力学不

稳定,特别是间歇性血液透析(intermittent hemodialysis, IHD)治疗时发生率更高。在行 RRT 过程中,平均动脉压和全身血管阻力可逐渐升高,同时也允许第三间隙的液体缓慢地转移回血液循环,从而保持正常的前负荷。重症患者常伴有体液潴留而需保持负平衡,但是在负平衡开始过程中必须密切监测血流动力学,防止引起医源性有效容量缺乏导致的组织低灌注。

1. 临床症状和体征 常见的反映患者容量状态的临床症状和体征的指标包括心率、血压、肺部啰音、水肿、颈静脉怒张、神志和皮肤等。

2. 常规容量监测手段

(1) PiCCO 监测:PiCCO 可测量胸腔内血容量指数(intrathoracic blood volume index, ITBVI)、全心舒张末期容积(general end-diastolic volume, GEDV)、血管外肺水指数(extravascular lung water index, EVLWI)等量化数据,也可测量连续心脏指数(continuous cardiac index, CCI)、连续心输出量(continuous cardiac output, CCO)、每搏输出量变量(stroke volume variable, SVV)等连续监测的数据。这些容量指标能够反映机体容量状态指导临床容量管理。将这些变量联合起来,可为临床医生展示最完整的血流动力学状态图,而且这些有效的参数与 Swan-Ganz 导管获得的参数相比,具有更便捷、更全面及更容易的优点。若同时输入动脉血氧分压(PaO_2),还可计算氧消耗、氧摄取率、氧输送等氧供需平衡的指标。在 RRT 期间,由于患者的血液温度和容量状态发生改变,可能会对 Swan-Ganz 导管、PiCCO 等利用温度稀释法原理监测血流动力学技术产生干扰,进而影响监测指标的准确性。然而,相关研究显示,在 RRT 期间,采用热稀释法监测血流动力学的准确性较高。

(2) 氧代谢及乳酸水平监测:重症患者常常会出现病理性氧供依赖现象,提高氧输送是对休克进行支持治疗的基本原则。为提高重症患者组织的氧代谢水平,应做到以下几方面:寻找最佳的通气血流比,使静动脉血分流率(ratio of shunted blood to total perfusion, Q_S/Q_T)降到最低;提高患者的心输出量;适当提高血红蛋白含量,从而提高携氧量;改善组织水肿,改善全身微循环。乳酸常常被用作监测患者组织灌注改善的指标,但在 RRT 期间血乳酸易被清除。另外,使用乳酸盐置换液时由于受到置换液中乳酸盐的影响,患者血乳酸水平升高,但并不一定说明组织灌注有问题,所以血乳酸水平并不能正确反映患者的组织灌注情况。

(3) Swan-Ganz 导管:Swan-Ganz 导管一直作为血流动力学诊断的"金标准"而在世界范围内被广泛使用。Swan-Ganz 导管主要用于对各种重症患者进行血流动力学监测,由于肺动脉楔压(pulmonary artery wedge pressure, PAWP)是通过压力代容积方法来反映心脏前负荷的,因而很容易受到机械通气、心室顺应性、血管张力等因素的影响,这在临床上给医护人员对患者容量状况的准确判断带来困难。研究显示, PAWP 的使用会增加患者并发症的发生,从而导致患者的病死率升高。但也有研究指出,在危重症治疗中, PAWP 对患者的总住院天数、ICU 住院天数、器官支持治疗时间及病死率均无影响。研究者分析认为,重症患者不能从 Swan-Ganz 导管的监测中获益,主要原因可能是对医务人员缺乏全面、系统的培训,医务人员对 PAWP 数据有误解,以及对这类患者采取过于激进的治疗措施等。因此,判断支持的目标或终点往往不能依据单一监测指标。另外,单一静态监测指标常存在临床监测结果与患者真实血流动力学状态不一致的情况,故给重症患者血流动力学状态的判断分析及治疗反应的评价带来困难。

(4) 中心静脉压:可反映患者有效循环容量的负荷及右心功能情况。在血流动力学发生急剧变化的情况下,结合血压、脉搏等其他的循环指标,连续观察患者的 CVP 变化,对判断患者的心功能、血容量及外周静脉压状况均具有较高的临床实用价值。对于有自主呼吸的患者,可以采用 CVP 作为评价心脏对容量反应的指标。相关研究指出,CVP 能较为准确地预测患者对容量负荷的反应,但是 CVP 在反映左心前负荷方面仍然存在一定的局限性。此外,其他因素如心率、肺静脉压、左心室顺应性、胸腔内压等也会影响 CVP 的测定。因此,在 RRT 期间,CVP 的单个测量值意义不大,但是如果在参考基线水平的基础上观察其动态变化对 RRT 容量管理具有一定价值。

(5) 超声监测:是由重症医学医师操作的在重症医学理论指导下的超声检查,既包括对患者主要问题的病因判断,又可在床边对患者血流动力学状况及容量状态等进行连续评估。由于超声具有便捷、无创、动态及可重复性,因此适合 RRT 全程的容量评估,具有极高的应用价值。动态监测容量指标包括以下几种。①腔静脉变异率:通过经食管超声心动图(transesophageal echocardiography, TEE)或经胸超声心动图的手段探测上腔或下腔静脉直径随呼吸运动的变化来计算腔静脉的变异程度,从而评估循环系统对液体治疗的反应性及循环容量状态。②左心室舒张末期面积(left ventricular end-diastolic area, LVEDA):亦可反映容量状态,在胸骨旁短轴乳头肌平面描记心内膜来计算 LVEDA,当 LVEDA$<10cm^2$ 时提示容量不足, LVEDA$>20cm^2$ 则提示容量过负荷,当存在心脏向心性肥厚时,其准确性降低。③左心室流出道速度变异率(variability rate of left ventricular outflow tract velocity, ΔPeak):在心尖五腔心主动脉瓣口近端,通过多普勒测得吸气时最大峰值流速和呼气时最小峰值流速之差与两者平均值的比值，以12%为界值区分扩容有无反应，灵敏度为100%，特异度为89%。ΔPeak越高，扩容后心脏指数增加越明显。④被动抬腿试验：相当于快速容量负荷反应。研究表明，采用超声心动图对被动抬腿时的血流动力学进行监测，采用心脏指数≥10%作为临界值，预测容量反应的灵敏度为55%，特异度为85%。

(6) 容量负荷试验：传统容量负荷试验（也称快速补液试验）是在30分钟内予以500～1 000ml晶体液或300～500ml胶体液，同时观察患者容量反应性和对补液的耐受性来决定是否继续进行容量治疗。但是，传统容量负荷试验补液量较大，对于容量反应性较差的患者可能增加肺水肿等风险。近年来又提出小剂量容量负荷试验（1分钟注射100ml羟乙基淀粉，采用多普勒超声评价主动脉弓下血流速）及更小剂量容量负荷试验（10秒内向中心静脉导管注射50ml晶体液，心输出量增加≥15%作为容量反应性的标准），结果提示以更快速度、更少容量的晶体液进行容量负荷试验仍然可以准确评估患者的容量反应性，且不增加心力衰竭及肺水肿风险。需要注意的是，由于个体差异和不同情况下机体本身复杂的自我调节，上述容量试验均存在一定的局限性，临床需要结合病史和其他检查结果正确解读容量负荷试验的结果。

四、RRT容量管理的分级和调整

（一）RRT容量管理的分级

对于重症患者，为了更好地制订超滤处方并提供正确的超滤量，操作者需了解3个方面特性：对超滤过程和RRT的独特性有足够的了解；掌握患者基本的临床情况；密切监测超滤后患者的心血管反应。鉴于所有RRT治疗机的固有模式，可采用3种不同程度的液体管理水平来制订超滤处方。

1. 一级水平 一级水平是最基本的液体管理水平，一般以8～24小时作为1个时间单元，估计8～24小时内应去除的液体量，然后计算超滤率以设定超滤量。该水平的液体管理是从整个时间单元来看患者是否达到预定的容量控制目标，但可能在某一时间点的容量状态存在一定波动，故一级水平的液体管理适用于治疗变化小、血流动力学稳定、能耐受暂时性容量波动的患者。

2. 二级水平 二级水平是较高级的液体管理水平，不仅要求从整个时间单元来看以达到最终的容量控制目标，而且还要求在每一时间段都能达到容量控制目标。首先将总体容量控制目标均分到每一时间段，以此确定超滤率，然后根据即时的液体输入量来调整超滤率，以保证每小时患者都能达到液体平衡，避免患者在某一时间点出现明显的容量波动现象。因此，二级水平需要每小时进行计算和调整，以完成每小时的液体平衡，最终实现24小时的液体管理目标。二级水平的液体管理适用于治疗计划变化大、血流动力学不稳定、难以耐受容量波动的患者。

3. 三级水平 三级水平则更加精细化管理，需要调节每小时液体的净平衡，从而达到要求的血流动力学指标。此级水平根据血流动力学指标，如中心静脉压、肺动脉压或平均动脉压，来调整液体出入量，以达到更符合生理要求的最佳容量状态。

在RRT过程中，应及时识别血容量减少或增加的迹象，因此只有超滤处方是不够的，操作者应根据实际情况及时调整超滤率，提倡使用二级或三级液体管理水平策略，以优化与患者临床状态相称的液体清除率。

（二）容量管理目标的滴定

1. 容量管理目标滴定的步骤 RRT容量管理目标滴定的基本步骤如下：医生将设定的总液体平衡目标以书面的形式通知床旁护士。护士首先将总液体平衡目标换算成每小时液体平衡目标；然后估算下一小时患者的液体入量和出量；最后根据估算值及目标设定RRT脱水速率。在实现液体平衡目标时要掌握“量入为出”的原则。即分别预估下一小时的液体入量之和与出量之和，然后根据预估的入、出量值及液体平衡目标设置每小时的脱水速率。实际液体平衡一般在液体平衡目标附近波动，在设定下一小时脱水速率时，还应考虑前一小时的实际液体平衡。

2. RRT容量管理目标的调整 在RRT过程中，若血压或脉氧饱和度出现恶化，或CVP超出安全范围，护士应及时通知医生，决定是否需要调整液体平衡目标。临床中出现以下情况，需对RRT液体平衡目标进行及时调整：①在RRT实施过程中，若CVP超过规定的安全值上限时，应提高液体负平衡目标，加速脱水；若CVP低于规定的安全值下限，应降低负平衡目标，停止负平衡，改为零平衡或正平衡。②在脱水过程中，若出现循环不稳定加重时，应及时降低脱水速率，重新设定较小的脱水目标。③在脱水过程中，若脉氧饱和度下降，伴有CVP升高时，说明组织间液返回血浆的速度较快，可增加脱水目标，提高脱水速率。④在病程的不同阶段，根据主要矛盾对液体平衡目标进行调整。

对接受RRT的重症患者进行有效的容量管理仍具有挑战性，患者整体的容量平衡复杂，不仅包括RRT机器的平衡，还包括与患者相关的因素，如尿量、静脉输液量、不显性失水量等，这些都可能导致容量的失衡。在容量管理时，还应关注左右心泵功能的协调，注意静脉系统与动脉系统血容量的匹配。因此，运用临床试验对容量失衡的原因进行全面的分析、优化容量平衡三级管理水平、采用效能评估体系建立系统的容量平衡管理评价体系是十分必要且有意义的。

（徐　磊）

第六节　RRT的并发症与处理

RRT的常见并发症分为技术并发症和临床并发症两大类。技术并发症涉及血管通路、体外循环管路、抗凝相关和容量管理等；临床并发症包括血流动力学紊乱、电解质紊乱、酸碱失衡、营养物质丢失、药物清除和肾功能延迟恢复等。

（一）血管通路常见并发症

血管通路并发症分为早期（24小时内）及迟发（24小时后）两大类。早期并发症多为机械性因素引起的出血、损伤、血气胸等，迟发并发症包括血栓形成、感染、动静脉瘘及导管功能障碍等。

1. 出血及血肿形成　出血及血肿形成（bleeding and hematoma formation）表现为穿刺处渗血、瘀斑、肿胀等。患者自身因素（如凝血功能异常、血小板减少、肝功能障碍等）是导致皮下血肿和穿刺部位渗血的主要原因。一旦发现出血或血肿应立即按压止血，按压时间通常静脉为15分钟，动脉为20分钟。若患者凝血功能较差或血小板减少，按压时间应该延长。确认无出血后再行穿刺，或改换其他穿刺部位，尽量减少局部活动并局部冷敷，避免短时间内同侧再置管。腹膜后血肿是股静脉置管最严重的并发症，如有怀疑应行超声检查明确，如确定为腹膜后血肿，应延缓RRT 24小时或避免肝素化，密切监测生命体征，纠正凝血功能障碍，必要时行外科手术止血。

2. 损伤　损伤（injury）包括动脉损伤、神经损伤和胸导管损伤。

（1）动脉损伤：穿刺过深或穿刺角度偏离及解剖变异为常见损伤原因。穿刺针回抽见血后置入导管，通过肉眼观察或局部血管压力鉴别动静脉，有时需根据血气分析进行对比判断。若穿刺时穿刺针误入动脉，应立即拔出穿刺针，沿动脉方向按压穿刺点近心端20分钟，经局部按压止血后，予以局部加压包扎，避免再次出血。误伤颈内动脉或锁骨下动脉应密切观察是否有气管移位和压迫、气胸及血胸的症状，如出现窒息应立即行气管插管或气管切开；若已将导管置入股动脉，可拔除导管后按上述流程加压压迫止血。对于误入颈内动脉或锁骨下动脉的导管，应请胸外科或血管外科协助评估是否立即拔管、如何拔除以及拔除后是否需要行血管修补。

（2）神经损伤：喉返神经损伤见于颈内静脉穿刺时，臂丛神经损伤见于颈内静脉或锁骨下静脉穿刺时，膈神经损伤罕见。喉返神经损伤表现为声音嘶哑，臂丛神经损伤表现为上肢放射痛或麻木感，膈神经损伤出现穿刺侧呼吸减弱。出现神经损伤时应立即退针或尽早拔出导管，进行理疗及康复治疗。

（3）胸导管损伤：少见。表现为胸腔积液并证实为乳糜胸可以确诊。避免左颈内静脉穿刺，实时超声引导下穿刺可以减少损伤的发生，出现乳糜胸予以胸腔闭式引流。

3. 空气栓塞及血栓栓塞　置管过程中的空气栓塞（air embolism）常发生于移去注射器更换导丝的瞬间，特别是患者静脉压过低时。颈内静脉及锁骨下静脉置管应选取头低脚高位（Trendelenburg体位），拔出注射器后，术者应用手指按住接头同时嘱患者屏气，快速插入导丝，置管后夹闭导管，防止气栓。如患者出现发绀、咳嗽、呼吸困难、低血压等应警惕空气栓塞，超声检查有助于确诊。确诊空气栓塞后，予左侧卧头低脚高位高浓度氧；根据导管种类、血栓的部位、特点，可选择纤溶酶原激活剂封管、原位换管或拔管更换位置置管等不同的处理方式。

4. 动静脉损伤畸形　动静脉损伤畸形（arteriovenous malformation）包括动静脉瘘、动脉瘤形成及静脉狭窄，动静脉瘘是由于静脉置管时同时损伤动脉所致，导致血流由动脉直接向静脉短路分流。假性动脉瘤是动脉损伤后常见的并发症，与穿刺后立即发生的血肿相比，假性动脉瘤出现时间略晚，表现为局部包块伴压痛，可伴有搏动感和收缩期杂音。静脉狭窄最常发生于锁骨下静脉置管后，会造成一侧上肢的静脉回流不畅，如侧支循环形成不佳，罕见情况下会出现一侧肢体残障。超声检查、血管造影或CT血管三维成像技术有助于明确诊断。动静脉内瘘及假性动脉瘤的治疗可采用血管腔内植入支架或弹簧圈栓塞、球囊压迫、超声引导下凝血酶注射封堵，或直视下手术修补。严重静脉狭窄影响肢体功能可采用球囊扩张、植入血管支架等处理。

5. 血胸、气胸及心脏压塞　血胸（hemothorax）是中心静脉穿刺损伤血管并同时刺穿胸膜导致，多见于锁骨下静脉穿刺。气胸（pneumothorax）多发生于锁骨下静脉穿刺时穿刺点过低、穿刺角度过直等损伤胸膜所致。心脏压塞（cardiac tamponade）多由导丝、扩张器或导管过硬且插入深度过深造成上腔静脉或心肌穿孔所致，少数迟发穿孔是由于导管尖端压迫血管或心肌壁，造成局部组织坏死穿孔。气胸、血胸会出现胸闷、呼吸困难，同侧呼吸音减弱，严重血胸还会出现失血性休克。心脏压塞表现为无法解释的低血压、呼吸困难、胸部压迫感或胸痛。胸部X线及超声检查可以明确气胸、血胸及心脏压塞的诊断及程度。出现张力性气胸则需立即进行胸腔穿刺闭式引流。血胸及心脏压塞的处理首选实时超声引导下置管引流，同时纠正凝血功能障碍，输血支持，必要时行外科手术探查及止血。

6. 心律失常 颈内静脉或锁骨下静脉置管时若导丝或导管置入过深进入右心房或右心室，易导致心律失常（arrhythmia），可表现为一过性窦性心动过速或房颤、室上性期前收缩、短阵室上性心动过速或室性心动过速。将导管或导丝退回到上腔静脉后，心律失常多可自行消失。置管操作需在心电监护下进行，避免导管或导丝置入过快过深，如心律失常持续，可使用药物或电除颤复律。

7. 感染 引起导管相关血流感染（infection）的病原菌主要是革兰氏阳性球菌（47%）、革兰氏阴性杆菌（19%）和真菌（7%），真菌以念珠菌属为主。全身表现为发热、寒战、不明原因的低血压且没有其他部位感染表现。局部表现可为穿刺点发红、肿胀、局部硬结及溢脓，严重时可出现感染性心内膜炎、感染性血栓性静脉炎、骨髓炎和其他迁徙性病灶等并发症。实验室检查提示外周血培养结果为阳性，且明确是由导管所引起。非复杂性感染即经过经验性抗感染治疗后没有发生并发症，治疗方案是结合血培养的结果和药敏结果予以抗感染治疗。若经过抗感染治疗临床症状仍持续超过72小时无改善则为复杂性感染，需拔除RRT导管，根据感染菌谱的不同进行2～6周不等的抗感染治疗，在临床症状消失、血培养阴性1～2周后方可考虑停止抗生素治疗。

8. 导管功能障碍 导管功能障碍（catheter dysfunction）表现为体外循环流量不足，动脉端压力过低或静脉端压力过高，造成导管和滤器寿命缩短以及RRT剂量少于处方剂量。RRT早期导管的弯折、移位、扭曲、裂缝以及后期的血栓形成、感染或纤维鞘形成是导管功能障碍的主要原因。出现动脉端压力过低导致引血不畅时不能将动静脉端互换，否则易造成导管局部无效循环。解决方法有改变体位或冲洗导管、调整导管位置，管腔内溶栓，纤维鞘原位换管等，经上述处理无效则需拔除导管，如有必要需要更换部位重新置管。

（二）体外循环管路常见并发症

1. 管路及滤器故障 管路或滤器发生凝血会缩短滤器寿命，消耗凝血因子，造成贫血，并使得超滤剂量未能达到处方剂量。管路机械故障的类型有导管扭转阻塞血流、导管破裂断裂、三通接口故障（血栓或失灵引起）。为防止管路凝血，应避免血流量过缓（＜100ml/L）、采用前稀释方式，无肝素抗凝时应及时生理盐水冲管，调整肝素维持剂量或追加肝素。机械故障的处理以预防为主，上机前应仔细检查机械部分，及时排除可能存在的机械故障；纠正RRT机器及管路的不合理布局；RRT期间患者适度镇静，避免体位频繁变动；加强RRT期间患者的床旁观察及监护，及时补充容量及调整抗凝剂量，必要时更换管路。滤器功能丧失的常见原因是滤器破膜，出现滤器破膜的原因主要有两方面，一方面是滤器质量问题或因运输、储存不当造成滤器内膜破损；另一方面是因设置治疗参数时超滤率过大，引起跨膜压不断升高造成破膜，目前临床使用的滤器均为高通量滤器，将超滤率控制在20%以内即可预防破膜的发生。进行RRT前应注意检查滤器质量，严防使用已破损的滤器，预充结束通过压力检测后方可连接患者静脉导管开始治疗。在RRT过程中应严密监测跨膜压，避免出现过高跨膜压。保证漏血检测器功能正常，避免误报和漏报情况，密切观察滤出液颜色，一旦发现滤出液呈粉红色或红色，确定破膜立即夹闭管路的动、静脉端，丢弃体外循环中血液，更换新的滤器及管路。严密监测患者生命体征，一旦出现发热、溶血等表现，应采取相应处理措施。

2. 空气栓塞 空气栓塞（air embolism）产生原因为过度负压导致气泡产生以及预充排气不完全。可有呼吸困难、胸痛、发绀、咳嗽、低氧血症甚至心跳呼吸骤停。空气栓塞以预防为主，血液净化机器静脉端一般都有气泡监测装置，进行持续气泡监测和即时反馈控制电泵，检查引血端管路是否通畅和评估患者血容量是否不足。发现空气栓塞后应立即停止体外循环，降低头部位置，左侧卧位。加强监护、循环支持，予亚低温脑保护及抗惊厥，吸氧、输晶体液，从中心静脉导管抽吸排气及高压氧治疗，同时对机器进行维检。

3. 低体温 由体外循环管路的热辐射导致低体温（hypothermia），热量的丢失可掩盖发热，造成抗生素使用延迟。在某些情况下，如高热、心肺复苏后，RRT相关的低体温具有一定的益处。应对低体温的措施为调高血液加温器的温度并使用加温毯及进行室温调控等。

4. 生物不相容性 血液长时间接触人工管道可以激活炎症反应，导致过敏、蛋白降解及能量消耗增加。目前材料的改进使这一不良反应很轻或发生率很低。临床上可通过监测炎症反应指标进行动态观察。处理上无特效方法，需立即停用RRT，更换高品质管道，使用激素和进行抗过敏的抢救治疗。

（三）出凝血常见并发症

1. 凝血因子丢失与抗凝过度 由于抗凝不足滤器内发生凝血，会增加血液成分尤其是凝血因子的丢失（loss of coagulation factor），降低滤过效率；全身抗凝或过度抗凝（over anticoagulation）又会增加重症AKI患者的出血风险；该类患者若采用无抗凝治疗，则滤器内凝血会消耗凝血物质，造成继发出血。对于AKI合并出血风险的患者，若无禁忌，推荐使用局部枸橼酸抗凝。

2. 血小板减少与溶血 RRT会减少血小板的数量并阻止其聚集。接受全身肝素抗凝或小剂量肝素抗凝的患者有可能出现肝素诱导的血小板减少症(heparin-induced thrombocytopenia，HIT)。出现滤器内过早凝血的患者HIT抗体呈现阳性的占25%。特异性IgG抗体可与肝素-血小板4因子复合物结合激活血小板，造成血栓形成及血小板减少，严重者导致动脉栓塞，肢体缺血。如果使用肝素5～10天后血小板出现中度以上减少(20 000～100 000/L)，并且出现栓塞的临床征象，应高度怀疑HIT的可能。一旦怀疑，立即停用所有肝素制剂，改用其他抗凝方式。体外循环管道对血流所产生的剪切力或血流通过滚轴泵时，会产生一定程度的溶血。溶血(hemolysis)亦可能由于RRT相关的电解质紊乱，如低磷血症、低钠血症和低钾血症等原因造成。

3. 枸橼酸盐相关并发症 枸橼酸盐相关并发症(citrate induced complication)包括低钙血症、代谢性碱中毒、高钠血症和枸橼酸中毒。严重肝功能不全、乳酸酸中毒、组织灌注不足、低氧血症时枸橼酸代谢减慢被认为是枸橼酸抗凝的相对禁忌。RRT过程中动态实时血气分析、电解质监测有助于尽早发现电解质及酸碱代谢紊乱。根据滤器前后游离Ca^{2+}浓度、碳酸氢根浓度可以及时发现枸橼酸中毒并采取减量或停用枸橼酸、补钙等措施以应对相应并发症。

(四) 血流动力学常见并发症

1. 低血压 RRT的启动可能会导致血流动力学波动，之后会随着引血速度的稳步上升而逐渐稳定。患者的血容量也会受到超滤率的直接影响。快速液体清除会导致血容量迅速减少和血流动力学的不稳定，并且液体的跨间隙转运和心功能损害也降低了全身的组织灌注。在RRT期间对有创血压、中心静脉压、心输出量和组织灌注的监测有助于维持稳定的血流动力学和优化容量状态的评价。相关的低血压应进行适当的容量维持治疗。

2. 容量管理错误 因操作者经验不足或机械故障导致引血不足、患者液体过负荷或滤器凝血亦是液体平衡误差的原因。大部分RRT系统可以监测流经体外循环管路的液体。对于血压波动较大的患者必须依据血流动力学监测数据精确调整液体出入量，采用RRT专用液体流量记录单和由训练有素的医护人员进行RRT的管理有助于预防容量管理错误。

(五) 电解质紊乱及酸碱失衡

1. 电解质紊乱 RRT相关电解质紊乱以低磷血症和低镁血症最常见，其次为低钙血症和低钾血症。磷的清除主要依赖对流而非弥散，因此RRT对磷的清除比普通透析要多，而置换液中通常不含磷或镁，因此低磷血症与低镁血症较为常见。RRT期间的磷丢失降低了红细胞内的2,3-二磷酸甘油酸(2,3-DPG)的浓度，后者对氧从红细胞转运至组织的过程是至关重要的。有研究显示，低磷血症与延迟脱离机械通气相关。低镁血症会导致某些难以纠正的心律失常，如尖端扭转型室性心动过速。因此RRT期间必须及时补充磷和镁。低钾血症是由于在RRT期间钾清除过快并且补充不足所致，RRT期间应避免血钾＜3mmol/L。使用枸橼酸抗凝时，枸橼酸抗凝过量可能导致低钙血症和高钠血症。在RRT过程中每隔6～8小时监测血气及电解质可以预防严重电解质紊乱的发生。

2. 酸碱失衡 置换液中的碱基主要是碳酸氢根、乳酸根及枸橼酸根。以碳酸氢根为碱基的置换液发生代谢性酸中毒的比率小于乳酸根置换液。乳酸及枸橼酸均需肝脏进行代谢，肝功能异常者应慎用该类液体。代谢性酸中毒原因多为缺氧、休克、肾衰竭及多器官功能障碍。代谢性碱中毒多见于置换液碱性物质过多，肝功能不全同时又使用枸橼酸抗凝时会出现枸橼酸中毒，表现为低钙血症、伴阴离子间隙增高的代谢性酸中毒等。

(六) 营养物质丢失及药物清除变化

1. 氨基酸和蛋白质缺乏 胰岛素抵抗、炎症介质增高、代谢性酸中毒及生长素抵抗亦会造成氨基酸和蛋白质的缺乏(amino acids and proteins depletion)。根据超滤量的不同，RRT过程中氨基酸的丢失估计为10～20g/d。在接受肠外营养的患者中，RRT会清除10%的输注氨基酸量。白蛋白及高分子量蛋白质会随着滤器使用时间的延长而丢失增加。高超滤率及高通量滤器使得蛋白质的丢失增加，从而造成严重的负氮平衡。防治对策主要是加强肠内肠外营养支持，蛋白质的补充量要达到1.5～1.8g/(kg·d)，严重低蛋白血症需要输注白蛋白或血浆。

2. 血糖调控紊乱 危重症患者有胰岛素抵抗以及肝脏糖异生增加。RRT使用的Port配方为高糖配方(65mmol/L)，在RRT时葡萄糖的体外损失量为40～80g/d，通常不会有高血糖出现。如使用无糖RRT配方则容易导致低血糖发生。并且无糖配方的使用会导致糖异生增加，因此不推荐使用该类配方。在RRT期间需密切监测血糖变化，同时处理脓毒症、糖尿病、应激反应等原发病，严格掌握皮质激素使用的适应证，保持血糖的平稳。

3. 维生素和微量元素的丢失 水溶性维生素和微量元素会经滤器被清除。由于可能有蓄积的风险，不推荐对维生素A进行常规补充。活化维生素D也会被RRT清除，对于长时间RRT需要加以补充。抗氧化介质如锌、硒、铜、锰、铬、维生素C和维生素E都会通过滤器被清除，在持续RRT期间都需适当加以补充。维生素 C 补充不应超过 100～150mg/d 以避免高草酸的风险。推荐每日补充 100μg 硒和 100mg 维生素 B_1 以避免严重缺失。

4. **治疗药物清除过快** RRT 对药物的清除与药物特性及个体差异有关，以及受各种 RRT 模式、剂量及药物和滤膜之间的不同作用的影响。为避免 RRT 对治疗药物过快清除(rapid clearance of medication)，建议尽量避免在 RRT 期间给药或根据 RRT 对药物的清除效率适当调整用药剂量，给药通路避开或远离 RRT 导管，治疗期间监测血药浓度，并根据病情调整(增加)药物剂量(如血管活性药物等)。

(七) 肾功能延迟恢复

RRT 本身可能会延迟肾功能的恢复(delayed recovery of renal function)。治疗过程中的低血压，血液较长时间暴露于体外膜以及导管相关性感染都有可能间接导致 AKI。对创伤及术后接受 RRT 患者，病理活检发现有新的急性肾小管坏死灶，提示在 RRT 期间肾功能的损害仍在进展。处理对策需结合病情尽量缩短持续血液净化的时间，积极防控相关并发症如感染及低血压等。

(康 凯 高 岩)

第七节 RRT 对电解质与酸碱平衡的调控

重症患者极易发生电解质紊乱和酸碱失衡，两者既可单独存在，也可继发于其他疾病；既可为单一紊乱，也可为多种紊乱合并存在，相互影响。当在临床上遇到严重内环境紊乱时，传统的治疗方式具有疗效不确定性，且无法做到精确治疗，易出现矫枉失衡等缺点，RRT 既能有效地纠正代谢紊乱，又可避免内环境急剧改变导致的不良反应，是调控严重内环境紊乱的重要手段。

一、RRT 调控电解质紊乱

电解质紊乱常与容量负荷改变、酸碱失衡相伴，是重症患者最常见的一类内环境紊乱。主要包括血钠、钾、钙和磷等电解质紊乱。对于常规治疗无效或可能危及生命的电解质紊乱，如严重低钠血症、高钠血症、高钾血症等，可应用 RRT 尽快予以调节。由于这些电解质属于小分子、水溶性物质，无论是 IHD 还是 CRRT，都可用弥散(浓度梯度)或者超滤(压力梯度)两种方式通过半透膜。

(一) 血钠失衡

正常血钠(Na^+)浓度为 135～145mmol/L，成人每天摄入钠含量约为 2mmol/kg，主要通过尿液进行排泄，而尿钠的排泄主要受醛固酮(aldosterone)的调节，同时还受心房利尿钠肽(atrial natriuretic peptide，ANP)和抗利尿激素(antidiuretic hormone，ADH)的调节。

低钠血症(hyponatremia)指血 Na^+浓度＜135mmol/L。根据血钠水平，可分为轻度低钠血症(Na^+浓度为 130～135mmol/L)、中度低钠血症(Na^+浓度为 125～129mmol/L)和重度低钠血症(Na^+浓度＜125mrnol/L)。临床上常见的为低渗性低钠血症，会出现恶心、呕吐、意识模糊、头晕、头痛等，重症者会有心跳呼吸减慢或深度嗜睡、癫痫、昏迷甚至死亡。

高钠血症(hypernatremia)是指血 Na^+ 浓度＞145mmol/L，且伴有血浆渗透压的增高。临床表现主要看血钠水平升高的速度和程度，慢性起病者表现较轻，早期为口渴、烦躁、乏力，以后渐出现抽搐、昏迷，并有肌张力增高和反射亢进等，严重者可出现蛛网膜下腔出血和颅内出血，甚至死亡。

1. **常规治疗**

(1) 低钠血症：除治疗原发病外，主要治疗原则为限水、补钠和利尿。对急性或严重低渗性低钠血症患者，治疗目的为迅速有效地纠正低钠血症所致的损害，同时避免因过快纠正而导致的渗透性脱髓鞘病变及严重永久性神经缺损，第 1 个 24 小时血钠水平上升≤10mmol/L，随后每 24 小时血钠浓度升高＜8mmol/L，直至血钠升至 130mmol/L，停止补钠。

(2) 高钠血症：首先应尽可能祛除病因或根据病因进行治疗。①对于钠补充过多导致的高钠血症，主要是停止钠的补充，并应用利尿剂或同时给予 5% 葡萄糖溶液，以促进钠的排泄；②对于水钠摄入过少的患者，嘱其多饮水或静脉输注 5% 葡萄糖溶液、0.45%～0.60% 氯化钠溶液；③对于失水过多的高钠血症患者，除治疗原发病以阻止水的进一步丢失外，还要补充足够的液体，以恢复内环境平衡；④对于钠排泄障碍的患者，治疗原则主要为排出体内过多的钠。

2. **RRT 机制** 2012 年 KDIGO 临床实践指南中，对于脑水肿或颅内压增高的患者建议使用 CRRT 而非 IHD。研究表明，对严重低钠血症合并肾损伤的患者，血液透析因透析液中的钠浓度通常在 130mmol/L 以上，且血流速较大，会迅速提升患者血钠浓度，增加渗透性脱髓鞘病变发生的概率。对经常规治疗无效的严重低钠血症患者，CRRT 是最为有效、安全的治疗模式。CRRT 能缓慢、持续地消除体内的水分和溶质，可以模拟肾脏对水和溶质的清除模式。对低钠血症患者来说，通过配制不同浓度的置换液，可以逐步调整血钠的浓度，同时清除过多的水分，调节机体的内环境。CRRT 具有血流动力学稳定性、对颅内压影响较小、可调控体温以减少对脑细胞损伤等优点。常用的 CRRT 模式有连续性静脉-静脉血液透析(CVVHD)、连续性静脉-静脉血液滤过(CVVH)和连续性静脉-静脉血液透析滤过(CVVHDF)等。有一项回顾性对照研究发现,CVVHDF 和 CVVH 均可以调整血钠失衡,CVVHDF 较 CVVH 更容易将血钠浓度调整至正常范围。由于 CVVHDF 调整血钠的速度较快,使用时要密切观察。目前在临床上使用最广、研究最为充分的治疗模式是 CVVH 模式。与低钠血症类似,对严重高钠血症患者,尤其是颅脑疾病患者,CRRT 效果确切,且安全可靠。

3. RRT 应用

(1) 低钠血症:常规方法有时候可能会加重患者的高血容量状态,进而加重病情。而 RRT 具有能迅速而精确地纠正低钠血症、减轻患者液体负荷、不易引起其他电解质紊乱等优点。对于严重低钠血症患者,特别是伴有液体过负荷、心功能不全、无法耐受大量液体输入、合并肾损伤、利尿效果差的患者,血清 Na^+<115mmol/L 是行紧急 CRRT 的指征。

目前在临床上研究最充分、应用最广的治疗模式为 CVVH 模式。在行 CRRT 时,如果参数设置不当,有可能造成血钠升高速度过快或过慢,造成不利影响,因此,合理地设置参数对改善患者的病情至关重要。而无论采用何种 CRRT 模式,置换液或超滤的速率如何设置,治疗后血钠水平要接近置换液中的 Na^+ 浓度。可见,对严重低钠血症患者,治疗的关键在于 CRRT 置换液中 Na^+ 浓度的配制。理论上,可通过 Na^+ 动力模型来精确计算 CRRT 结束后血钠水平,从而设定置换液 Na^+ 浓度,由于计算较复杂,临床运用受限。临床上,可根据尿素清除率的计算原则,推算钠动力方程,来确定置换液钠浓度应如何配制,且相对简便可行,虽然可以通过钠动力方程做到精确计算,但由于 CRRT 在实际操作中受多种因素的影响,如血 K^+ 浓度的改变、管路凝血、外出检查等原因使得每日 CRRT 治疗时间远小于 24 小时等,因此在用 CRRT 纠正低钠血症的过程中,要密切监测血钠水平,并根据实际监测结果酌情调整。

(2) 高钠血症:对于严重高钠血症患者,常规治疗往往难以达到理想的效果,而且纠正速度无法保障,从而影响重症患者的预后。比如颅脑外伤患者通常继发急性高钠血症,如果采取大量补充低渗盐水的措施,一方面疗效不理想,另一方面与控制颅内压相冲突,容易加重颅脑损伤。CRRT 指征:①对于血钠水平高于多少要行 CRRT,目前尚无统一定论,但通常认为,血 Na^+ 浓度>160mmol/L 是行 CRRT 的指征;②严重高钠血症经传统治疗无效,或伴有明显液体过负荷,或合并肾损伤的患者。

对于严重高钠血症患者来说,尤其是有颅脑疾病的患者,CRRT 安全可靠,且效果确切。在行 CRRT 时关键也是要合理配制血钠浓度(同低钠血症),避免血钠浓度下降速度过快或过慢,进而造成不利影响。通常将置换液的钠浓度设定在基础血钠水平的 90%,治疗 24 小时后的血钠水平下降幅度要<10%。治疗过程中,应密切监测血钠水平的变化,并根据监测结果及时作出调整置换液钠浓度的决策。

(二) 高钾血症

高钾血症是指血钾(K^+)浓度>5.5mmol/L。按血钾水平分为轻度(5.5~6.0mmol/L)、中度(6.1~6.9mmol/L)和重度(≥7.0mmol/L)。高钾血症对机体的损害主要在于心肌和骨骼肌部位。表现为肌肉刺痛、感觉异常,严重时出现心肌收缩功能降低、肌无力和麻痹,甚至发生呼吸肌麻痹、心室颤动、心搏骤停。

1. 常规治疗 对于轻度高钾血症,主要是治疗原发病、去除引起血钾升高的因素,而对于重症患者,还需及时进行降钾治疗。静脉应用 10% 葡萄糖酸钙、葡萄糖+胰岛素、利尿剂、碳酸氢钠等。

2. RRT 机制 因为血钾浓度低,即使超滤出 2L 水,也仅能排出 10mmol 左右的 K^+,所以主要靠弥散作用来清除,因此透析是最快和最为有效的方法。①IHD:是目前治疗高钾血症最为常用的 RRT 方式,体内高浓度的 K^+ 通过弥散作用扩散到透析液中,透析液流速越大,K^+ 清除得越快、越多;②CRRT:当高钾血症患者合并 MODS,尤其有血流动力学不稳定或脑水肿时,需行 CRRT。可根据病情需要选用 CVVHD、CVVH、CVVHDF 等模式,但 CVVH 主要是通过对流的方式清除溶质,对 K^+ 等小分子物质清除的效果相对较差,而 CVVHD 主要通过弥散的方式,虽能有效清除 K^+ 等小分子物质,但无法兼顾清除中分子物质。

3. RRT 应用 如患者存在肾损伤,或利尿剂治疗无效,或患者病情极其危重、利尿剂起效过慢等情形时,血 K^+ 浓度>6.5mmol/L,须在迅速采取以上降钾措施的同时,及时启动 RRT。对于高钾血症来说,IHD 效率高,对合并血流动力学不稳定的患者 CVVH 效果好。①IHD:通常透析液中的 K^+ 浓度为 0~4mmol/L。当发生严重高钾血症时,有些学者认为应将透析液中的 K^+ 浓度降为 0~1mmol/L,当血钾开始下降时,再适当地提高透析液中 K^+ 浓度至 2mmol/L;但也有学者反对首先采用无钾透析液,认为若血钾水平下降过快,会使细胞膜电位差变化过快,从而引起严重的心律失常,建议可先用 K^+ 浓度为 2mmol/L 的透析液,待血 K^+ 水平逐步下降后,再改为无 K^+ 透析液;另外,对在接受洋地黄治疗的患者,应该将透析液中的 K^+ 浓度提高到 2.5~3.0mmol/L。对 IHD 治疗的患者,要每小时密切监测血 K^+ 水平的变化,及时调整透析液中 K^+ 浓度。②CRRT:置换液中的 K^+ 浓度配制同 IHD,它是替换 CRRT 过程中产生的超滤液,是要回输到患者体内的液体,所以,对高钾血症患者,需采用无 K^+ 置换液配方,当血 K^+ 水平降至正常后,根据不同的血 K^+ 水平配

制不同 K^+ 浓度的置换液，配制的置换液要尽量接近细胞外液的电解质的浓度，比如在 4L 置换液中，每加入 1g 氯化钾，其 K^+ 浓度上升约 3.3mmol/L。

(三) 高钙血症

正常血钙浓度为 2.20～2.75mmol/L，当血钙浓度高于 2.75mmol/L 时，即为高钙血症（hypercalcemia）。按血钙升高的水平分为 3 类：轻度高钙血症（2.75～<3.00mmol/L）、中度高钙血症（3.00～3.50mmol/L）和重度高钙血症（>3.50mmol/L）。当血钙浓度≥3.75mmol/L 时，即可诊断为高钙血症危象，可出现严重脱水、高热、肾衰竭、心律失常，甚至意识不清、心搏骤停、死亡等症状。

1. 常规治疗　祛除病因是治疗高钙血症最根本的措施。但当血钙浓度>3.5mmol/L 或出现严重症状时，应尽快采取有效的措施纠正高钙血症，主要包括补液、利尿、促进尿钙排泄、抑制骨吸收等措施。

2. RRT 机制　IHD 是治疗严重高钙血症安全、有效的 RRT 方式。但近年来有些研究表明，虽然 IHD 可以迅速降低血钙水平，但部分患者会伴发严重低血压，且治疗在结束后 24 小时内会出现明显的钙反跳现象，因此应用IHD治疗高钙血症也会受到一定的质疑。有研究认为 CRRT 在降血钙方面更安全、更有效，特别是在血流动力学不稳定、无法耐受 IHD 的患者中，可采用 CRRT；而在 CRRT 模式的选择中，有研究发现用低钙透析液（1.25mmol/L）加低钙置换液（0.55mmol/L）进行 CVVHDF 治疗，与采用标准钙浓度置换液（1.6mmol/L）的 CVVH 相比，CVVHDF 组高血钙的发生率更高一些，其中原因不明，或许提示 CVVH 在治疗高钙血症时较 CVVHDF 更有优势。

3. RRT 应用　对于严重高钙血症尤其是出现高钙血症危象的患者，必须紧急采取措施以迅速降低血钙水平。目前，RRT 是治疗严重高钙血症患者安全有效的方式。①IHD：临床上常规使用的透析液的钙浓度为 1.50～1.75mmol/L，采用低钙（1.25mmol/L）或无钙透析液，其钙清除的速度最大可以达 17mmol/h，而当患者的血钙下降至正常时，如仍需行 IHD 治疗，则不应该继续使用低钙透析液，否则可能致低钙血症及继发性甲状旁腺功能亢进，或导致心功能受损及心律失常等不良后果。②CRRT：透析液同 IHD，而置换液通常要选用无钙配方，以防止钙剂进一步被输注，当血钙下降至正常时，应及时调整透析液和置换液钙的浓度，以避免低钙血症的发生。在行 CRRT 时，枸橼酸体外局部抗凝技术的使用越来越广泛，其抗凝原理主要是枸橼酸在体外与血液中的 Ca^{2+} 螯合，从而中断凝血级联反应而达到抗凝的目的。因此，有些学者提出针对高钙患者，可采用枸橼酸局部抗凝方式，一方面可以达到抗凝目的，另一方面又可以起到降血钙的目的，但具体到临床应用，该治疗思路还需要大样本研究予以证实。

(四) 高磷血症

高磷血症主要见于终末期肾病（end-stage renal disease，ESRD）患者。持续的高磷血症不仅能导致继发性甲状旁腺功能亢进、慢性肾脏病矿物质和骨异常（chronic kidney disease-mineral and bone disorder，CKD-MBD），还可以诱发血管损伤。临床表现为瘙痒、骨痛、广泛的血管和心脏瓣膜钙化。目前治疗高磷血症的主要措施为 3D 原则，即饮食、透析和磷结合剂治疗。但我国 2012 年一项多中心研究显示，维持性血液透析患者中有 57.4% 患高磷血症（>5.5mg/dl，1mg/dl=0.323mmol/L），而腹膜透析患者中血磷达标率（3.5～5.5mg/dl）仅 38.5%。

RRT 是治疗高磷血症的重要手段。研究显示，常规透析每周 3 次，每次 4～5 小时，每次可清除磷 600～1 200mg，每周共清除磷 1 800～3 600mg。然而常规透析技术仅能游离无机磷酸盐，血液中的磷不足 1%，而有机磷酸盐（磷脂）无法被清除，细胞内的磷需要通过“磷通道”转移到细胞外才可以被清除，但磷的交换非常缓慢，透析在有限时间内并不能有效清除细胞内的磷，因而常规透析对血磷的清除有限。临床上尝试通过增加血液透析频次或延长透析时间来增加体内磷的清除，夜间血液透析 6～10 小时能清除磷 650～1 300mg，假如每周进行 5～7 次夜间透析，能清除磷 3 250～9 100mg。但目前医疗资源有限，这种透析治疗成本较高且可行性差，因而通过改变透析方式来治疗高磷血症的效果有限。

有研究显示采用 HDF 和 HD+HP 可以有效降低血磷，有研究者认为虽然磷是小分子物质，但磷在血液中被水分子包裹环绕，类似中分子物质，且磷的清除与透析器膜面积和溶质清除率相关，而与超滤系数无相关，故常规 HD 效果不佳，即使使用高通量透析器。HDF 主要是通过对流有效清除中、大分子物质，如果使用后稀释法，可进一步提高溶质的清除效果。HP 是利用吸附来清除体内的中、大分子物质，目前血液灌流器多使用树脂吸附剂，该吸附剂具有高比表面积、多孔、吸附容量大、速度快及机械强度高等特点，能有效清除尿毒症体内中、大分子物质。

(五) 高镁血症

正常人体血浆中镁浓度为 0.70～1.10mmol/L。Mg^{2+} 在体内有三种存在方式，游离镁占 60%，蛋白结合镁占 30%，其他结合镁占 10%。Mg^{2+} 是体内有重要生理作用的阳离子，在胞内仅次于 K^+ 是胞内液的重要成分，在参与酶的活性、能量代谢和神经肌肉传递方面发挥重要的作用。肾脏为镁的主要排泄器官，镁的治疗剂量与中毒剂量较接近，很容易引起高镁血症，出现各种临床症状。高镁血症的常见原因：①外源性镁摄入过多；②肾功能不全时，当内生肌酐清除率<30ml/min，镁的调节平衡破坏，出现镁的潴留蓄积，引起镁中毒；③某些疾病也可以引起高镁血症，如肿瘤溶解综合征、横纹肌溶解症及甲状旁腺功能亢进等。

文献上有一些个案报道，主要为短时间内服用了过量的导泻剂硫酸镁，导致血镁升高，出现了严重的中毒症状，这些患者多通过补液或利尿等治疗即可缓解，个别患者经1～2次血液透析就能使血镁快速下降至正常水平，从而使临床症状得以改善；当然由于Mg^{2+}为小分子物质，能够快速通过半透膜，应用CVVH或CVVHDF模式，配以无镁置换液，能够更加平稳快速地纠正高镁血症。

二、RRT调控酸碱失衡

人体血液酸碱度pH值波动幅度在7.35～7.45。酸碱平衡受两个调节机制影响，一是血液中各种缓冲系统，其中以HCO_3^-/H_2CO_3缓冲系统最为重要；二是依靠于肺和肾等脏器调节HCO_3^-和CO_2水平，使体内酸碱度保持在相对平衡的状态。组织细胞在代谢过程中不断产生和排出酸性和碱性物质，当各种原因引起体内酸碱负荷过度或调节机制障碍时，酸碱平衡会受到破坏，发生酸碱失衡，因此，它是临床常见的一种症状，各种疾病均有可能出现。由于这些酸碱物质多为水溶性的小分子物质，可以通过弥散和/或对流的方式自由通过半透膜，所以常常需要进行RRT，特别是代谢性酸中毒，其中包括乳酸酸中毒。

（一）代谢性酸中毒

正常动脉血中的HCO_3^-浓度为22～26mmol/L。细胞外液H^+增加或HCO_3^-丢失引起原发性HCO_3^-降低，pH<7.35称为代谢性酸中毒（metabolic acidosis）。根据阴离子间隙（anion gap，AG）值不同可分为AG正常和AG升高的代谢性酸中毒。对机体主要表现在对呼吸、心血管和神经系统的影响。可出现呼吸加快加深，典型的称为库斯莫尔（Kussmaul）呼吸，心肌对儿茶酚胺的反应性降低，当pH降低时，K^+容易从细胞内转移到细胞外，出现高钾血症。除原发病表现外，还可出现头痛、嗜睡，甚至昏迷。

1. RRT机制　①IHD和CRRT是目前治疗代谢性酸中毒最为常用的方式：研究表明，在纠正酸中毒方面，对重症患者行CRRT比IHD更快速、有效，且在酸中毒纠正后继续行RRT的2周时间内，接受IHD治疗的患者反复发生酸中毒的概率比CRRT来得高。通常接受RRT的24小时内，代谢性酸中毒就能被有效纠正。因此，推荐对重症患者尤其是合并血流动力学不稳定或者颅内压增高的患者，优先选用CRRT。②CRRT与PIRRT比较：理论上PIRRT也可以有效纠正代谢性酸中毒，Baldwin等人的研究表明，CVVH比延长的每日透析滤过（extended daily dialysis with filtration，EDDF）具有更好地纠正酸中毒的作用，但目前还缺少支持它的高质量研究。

2. RRT应用　RRT可辅助治疗原发病，补充机体的碱缺失，在血液滤过时，体内部分HCO_3^-虽然通过超滤时可被清除，但能通过补充含碱基的置换液得以补偿；同时有助于维持水、电解质及酸碱平衡。代谢性酸中毒能否被CRRT有效纠正，往往取决于酸中毒的类型（AG正常或AG升高）、治疗的剂量、缓冲碱的选择、机体代谢缓冲碱的能力、透析液或置换液中的HCO_3^-浓度及体重等因素。①缓冲碱的选择：主要有乳酸盐和碳酸氢盐两种，目前还没有可靠的研究资料证实哪一种效果更优，有些研究证明碳酸氢盐配方有较低的心血管事件发生率，但HCO_3^-易分解，需要临时配制。当患者乳酸水平≥5mmol/L伴有pH降低（提示乳酸不耐受）、存在严重乳酸酸中毒且伴乳酸水平≥8mmol/L或合并重度肝功能障碍时，应采用碳酸氢盐配方的置换液或透析液。对于正在行CRRT的重症患者，目前也推荐使用碳酸氢盐配方。另外，枸橼酸盐溶液可以经肝脏代谢产生HCO_3^-，间接补充在CRRT过程中丢失的HCO_3^-，同时在体外循环中也可与Ca^{2+}螯合，阻断凝血级联反应，其体外抗凝疗效确切且出血风险较小，可以作为置换液用于高出血风险患者的CRRT。②置换液或透析液HCO_3^-浓度：行CRRT时，对于急性、严重的代谢性酸中毒，如果过快地纠正酸中毒会出现严重的不良反应，所以初期治疗的目标与药物治疗的目标一致，只需要部分纠正HCO_3^-水平，使pH尽快上升至7.20，目标HCO_3^-的浓度值约为15～20mmol/L。行CRRT后，体内的HCO_3^-水平应接近置换液，所以在行CRRT之初，置换液HCO_3^-的浓度应设置在较低浓度水平，如20mmol/L，待pH上升后再逐步上调置换液中的HCO_3^-浓度，并逐步纠正酸中毒。③治疗剂量：来自RENAL研究的数据表明，对AKI合并代谢性酸中毒的患者，高剂量40ml/(kg·h)和低剂量25ml/(kg·h)的CRRT相比，在纠正酸中毒方面，两者无显著性差异，但高剂量组可以显著提高平均动脉压并减少血管活性药物用量。④在RRT过程中，仍要严密监测血酸碱平衡的变化，既不能纠正过快，也不能纠正过度，防止代谢性碱中毒的发生。

（二）乳酸酸中毒

乳酸酸中毒属于代谢性酸中毒。乳酸是葡萄糖代谢的中间产物，由丙酮酸还原而成，当缺血缺氧时丙酮酸未能及时被氧化即还原为乳酸，它主要通过肝脏及肾脏代谢。在正常状态下，机体对乳酸生成和代谢的能力处于一种相对平衡状态，当血乳酸浓度≥2.0mmol/L时，即为高乳酸血症；血乳酸浓度≥5.0mmol/L 并伴有代谢性酸中毒时，即为乳酸酸中毒。

根据机体有无组织灌注不足的情况，乳酸酸中毒可分为 A、B 两型。A 型发生在各种原因导致的组织灌注不足或急性缺氧时；B 型多见于一些常见病（肝硬化、恶性肿瘤和糖尿病）、药物（双胍类降糖药物、果糖、水杨酸及异烟肼等）或毒物（甲醇等）的使用及某些遗传性疾病，无组织灌注不足和缺氧的临床证据时有乳酸中毒存在。临床上较为常见的是 A、B 混合型，其症状和体征通常无特异性。

1. RRT 机制　与 IHD 相比，因 CRRT 具有稳定的血流动力学状态和能缓慢持续地清除溶质等优点，对于重症患者的救治具有一定优势。同时有研究表明，对乳酸酸中毒患者，CRRT 比 IHD 能更好地维持患者血钙水平的稳定，可以防止低钙血症的发生。在纠正酸中毒时，低钙血症的发生能影响心肌的收缩功能，使心输出量显著下降。多项小样本观察性研究表明，CRRT 可以有效治疗 A 型乳酸酸中毒合并血流动力学不稳定的患者。还有研究发现，在行 CVVH 治疗时，废液中的乳酸浓度几乎与血浆中的乳酸浓度相同，提示乳酸能够被 CRRT 有效清除。Levraut 等人观察 10 例 AKI 接受 CVVHDF 治疗的患者，发现 CRRT 不会影响机体的乳酸水平，且能有效地反映组织灌注情况，这也提示乳酸酸中毒患者应给予 RRT，更多的作用可能是改善患者病因，纠正并发症，而不是清除乳酸。

2. RRT 应用　RRT 是抢救乳酸酸中毒非常重要的治疗方法。其治疗作用有两个方面，一方面可以有效治疗患者乳酸酸中毒的病因，比如纠正休克、改善血流动力学状态，清除甲醇、二甲双胍等药物及毒物；另一方面能够直接清除体内过多的乳酸，并纠正酸中毒，同时又可避免大剂量碳酸氢盐的输入，减少了液体过负荷的风险，从而有效地维持内环境的稳定。对乳酸酸中毒患者进行 CRRT 时，透析液或置换液宜选用碳酸氢盐或枸橼酸盐配方，目的是防止血乳酸水平进一步升高。其透析液或置换液浓度和速度的选择可以参照代谢性酸中毒的治疗，并要防止 pH 上升过快或者出现高钠血症或 $PaCO_2$ 上升等不良事件。

（何先弟）

第八节　RRT 的营养支持

一、RRT 对重症患者营养代谢的影响

（一）危重患者的代谢改变

严重创伤、烧伤及感染等危重患者往往处于极度应激状态，体内胰高血糖素、糖皮质激素和儿茶酚胺等应激激素迅速分泌，伴有糖异生增加，造成机体高血糖；心率血压波动，外周血管收缩，保证脑、心和肺等重要器官的能量供应。但是，应激激素的分泌可以加重感染，促进分解代谢，肌肉蛋白分解增加，肝脏加速从血液循环中吸收氨基酸，合成并分泌急性期蛋白。同时，在严重应激状态下肝脏利用氨基酸的能力下降，血中支链氨基酸减少，其他氨基酸尤其是苯丙氨酸和丙氨酸增加，尿中尿素氮的排出量明显增加，出现负氮平衡。此外，脂肪代谢紊乱，由于炎症因子的作用或者脂类分解酶受到抑制，脂质分解减少，甘油三酯和低密度脂蛋白升高，对于肠外营养中的脂质清除速率下降，影响肠外营养的吸收和利用。高分解代谢是危重患者的临床特点之一，具有复杂和多样的原因，见表 6-8-1。AKI 是重症患者常见的并发症之一，并可进一步引起蛋白质、碳水化合物及脂类代谢紊乱。

表 6-8-1　危重患者高分解代谢的原因

创伤、烧伤或感染等严重打击
脏器功能衰竭影响
内分泌系统紊乱
胰岛素抵抗
促分解代谢激素分泌（胰高血糖素、儿茶酚胺及糖皮质激素）
促合成代谢激素的继发抵抗/分泌抑制（生长激素等）
疾病急性期/全身炎症反应综合征
代谢性酸中毒
蛋白酶作用（如泛素-蛋白酶体系统）
CRRT 导致营养元素丢失

同时，危重患者还可以出现低钾、低镁和低磷等电解质紊乱。血清铁及血清锌离子浓度下降。值得注意的是，如果危重患者同时合并肾损伤，导致肾小球滤过率的降低，反而会引起钾、镁和磷的肾脏清除下降而血清浓度升高，同时低血钙较高血钙更为多见，而使钙在多方面的生理功能均受到影响。微营养素（维生素与微量元素）在代谢、免疫及抗氧化方面具有重要作用，危重患者由于严重消耗，会出现硒、锌、维生素 C 与维生素 E 的明显缺乏。

（二）危重患者能量代谢的评估

危重患者能量需求的评估非常重要，如果营养给予不够，可加重患者的营养缺乏，而营养恶病质是危重患者死亡的重要原因之一。如果给予营养过多，可加重脏器的代谢负担，同样可导致预后不良。因此，根据准确的测算结果给予允许性低热卡喂养，有助于危重患者康复。

测定患者能量消耗的金标准是间接热量测定

法，通过测定氧消耗量以及呼出气体中二氧化碳的生成来估计静息能量消耗（resting energy expenditure，REE）。REE 是实施营养支持的基础。例如，通过测定蛋白质分解率（protein catabolic rate，PCR）就可以知道每天的蛋白质消耗量，为每天蛋白质营养目标提供依据。尤其对于接受 RRT 的危重患者，这样的数据可为治疗提供较大帮助，直至患者康复转出重症病房或者恢复经口进食。根据美国肠外肠内营养学会（American Society for Parenteral and Enteral Nutrition，ASPEN）和重症医学会（Society of Critical Care Medicine，SCCM）指南，伴有 AKI 的危重患者的营养目标是 25～30kcal/（kg·d），而对于伴有 AKI 的危重患者蛋白质的供给目标是 1.2～2g/（kg·d），对于接受 RRT 的患者，则增加蛋白质至 2.5g/（kg·d）。不必为了避免或推迟开始透析的时间而限制蛋白质的摄入。病情危重时可每 2 天利用间接热量测定方法确定热量需求；病情稳定时，如经口进食或肾功能开始恢复后可每周确定热量需求，以此调整营养方案。还可以利用 Harris-Benedict 公式，以及针对机械通气患者的 Faisy-Fagon 公式和 Penn-State 公式辅助计算热量需求，见表 6-8-2。

表 6-8-2　静息能量消耗（REE）计算公式

ESPEN 推荐营养目标 25kcal/（kg·d）	
Harris-Benedict 公式	REE（男性）=66.45+13.75× 体重 +5× 身高 −6.76× 年龄
	REE（女性）=655.1+6.56× 体重 +1.85× 身高 −4.65× 年龄
Penn-State 公式	（REE 男性或女性）[a]×0.85+175×T_{max}+33×Ve−6 433
Faisy-Fagon 公式	8× 体重 +14× 身高 +32×Ve+94×T_{max}−4 834

注：[a] 由 Harris-Benedict 公式计算出来的男性或女性的 REE；体重，单位为 kg；身高，单位为 cm；T_{max}，24 小时内最高体温（℃）；Ve，机械通气患者每分钟通气量（L/min）；1kcal=4.185kJ。

但是，在实际临床应用中，很难将患者置于代谢车中进行估测，同时 RRT 也会影响血尿素氮的计算，会对能量的评估造成困难。而且在 CRRT 过程中，碳酸氢钠的应用会影响血清二氧化碳分压水平并进一步改变氧耗，由此影响能量消耗测量的准确性。近年研究显示，危重患者间接能量消耗很少超过 Harris-Benedict（HB）公式测定的基础能量消耗的 1.3 倍，接受机械通气的合并 AKI 的危重患者，平均能量消耗约 27kcal/（kg·d）。

（三）RRT 对患者体温和大营养素的影响

RRT 会影响患者的体温，可造成额外的热量丢失，但也可起到降温的作用，有可能掩盖患者低体温或者发热的临床表现，应引起临床医师的重视。在治疗过程中用到的滤器有可能引起过敏反应，导致患者发热，这与滤器的生物相容性有关，应更换生物相容性好的滤器或者换用其他的治疗方式。

含糖的置换液有可能造成患者摄入额外的葡萄糖，对于处于应激期高血糖的患者应考虑使用不含葡萄糖的置换液，将血糖控制在合理范围内，防止发生高血糖以及感染等并发症。但是，应用无糖置换液可能造成机体糖的丢失。应用滤出液的总量乘以滤出液中葡萄糖的浓度，即可计算出糖丢失的总量。如果患者血糖水平为 120mg/dl（1mg/dl=0.055 5mmol/L），置换量 2.0L/h，则 CRRT 期间葡萄糖丢失量为 2.4g/h，相当于每小时丢失 9.6kcal 热量。一般来说，不含糖或低糖置换液（葡萄糖浓度<10mmol/L）糖的丢失量平均为 40～80g/d，后置换模式会增加糖的丢失。RRT 过程中，对于糖尿病的患者可应用胰岛素泵入，控制血糖水平至理想范围。

另外，要注意含乳酸液体对于能量代谢的影响。例如每毫摩尔的乳酸可以提供 0.32kcal 的热量。但是在实际应用中，通常很难准确估计这种额外的能量变动。应用其他的例如碳酸溶液替代乳酸溶液可减少 RRT 对能量代谢的影响。目前已经很少应用乳酸盐来进行 RRT。另一个是柠檬酸盐，每毫摩尔的柠檬酸可产生 0.59kcal 的热量，但是在计算过程中，要考虑置换液及滤出液中的柠檬酸盐总量。

RRT 可导致蛋白丢失，但是存在较大的个体差异性。一般情况下，滤器的膜孔隙允许 20～40kDa 的分子穿过，短肽、氨基酸和白蛋白都可以通过滤器膜丢失，较大的蛋白质分子不能通过滤器膜。间断的血液透析可导致每天 10～15g 氨基酸和 5～10g 多肽蛋白丢失。应用对流清除模式为主的连续性静脉 - 静脉血液滤过（CVVH）与应用弥散清除模式为主的连续性静脉 - 静脉血液透析（CVVHD）相比，前者会增加氨基酸的丢失。氨基酸分子量小（145Da），滤出液氨基酸含量可高达 0.25g/L，丢失总量与每日置换量相关，一般为 6～15g/d，即丢失量约为总摄入量的 10%。针对 RRT 导致蛋白质丢失的情况，应额外补充大约 0.2g/（kg·d）的蛋白质。生物相容性差的滤器还可能引起额外的过敏及炎症反应。而腹膜透析可造成每天 13～14g 的蛋白质丢失，但如果存在腹膜炎，则蛋白质丢失量将大大增加，甚至超过 100g/d。因此，建议对静脉透析的患者按照 1.2～1.4g/（kg·d）补充蛋白质，对腹膜透析的患者蛋白质补充量在1.2～1.5g/(kg·d),对CRRT的患者补充量为1.2～1.5g/(kg·d)。如果还存在造成蛋白丢失的其他因素,还要额外补充。对于脂肪来说,甘油三酯在血中主要以脂蛋白形式或与白蛋白结合的形式存在,分子量可达65kDa甚至更高,因此即使采用超高通透性滤过膜(截留分子量约在60kDa),甘油三酯丢失量依然可以忽略不计,RRT对脂肪影响很小。但是在RRT时输入脂肪乳剂可能会缩短滤器的使用寿命。

(四) RRT对危重患者小营养素的影响

危重患者机体内会出现蛋白质减少、体液和微量元素的重分布,而炎症反应也可消耗微量元素。研究发现,AKI患者体内的维生素A、维生素C、维生素D、维生素E,以及硒和锌都会低于正常水平。而CRRT可造成微量元素的继续丢失,铬、铜、硒及锌等微量元素都会丢失,铬和铜的丢失会更多一些。持续的静脉RRT可造成硒的负平衡,其每天的丢失量是标准静脉营养液含量的2倍。但是准确的丢失量很难计算。维生素C、维生素B_1和叶酸等水溶性维生素也会因RRT而丢失。维生素C的每天丢失量可达600μmol(100mg),叶酸可达600nmol,而维生素B_1约为4mg,相当于标准静脉营养中含量的1.5倍。在AKI患者中,血清维生素A及维生素E的水平会下降,维生素D_3活化会受到影响。有研究表明补充维生素C和维生素B_1可能会改善脓毒症患者预后,还需要进一步的临床研究证实。RRT对危重患者营养代谢的影响见表6-8-3。

表6-8-3 RRT对危重患者营养代谢的影响

间断RRT	持续RRT
水溶性分子丢失	热量丢失
氨基酸	增加底物负荷
水溶性维生素	乳酸、柠檬酸及葡萄糖
左旋肉碱等	营养物质损失
激活蛋白分解代谢	氨基酸、维生素和硒等
氨基酸丢失	电解质丢失
蛋白质及血液丢失	磷与镁等
诱导细胞因子释放(如肿瘤坏死因子等)	短链蛋白丢失
抑制蛋白质合成	激素、介质及白蛋白
增加活性氧族的生成	滤器生物不相容性导致的代谢改变
抗氧化物减少	激活炎症因子产生及相关信号通路,引起炎症反应,促进蛋白高分解代谢
通过生物不相容性刺激活性氧族生成	

二、如何调整RRT的营养方案

(一) 优先考虑肠内营养

ASPEN指出,血流动力学稳定且胃肠道功能尚存的危重症患者应于早期(通常24～48小时内)给予适量的肠内营养治疗。《拯救脓毒症运动:脓毒症与感染性休克治疗国际指南(2016)》中再次重申肠内营养的重要性,推荐在患者生命体征及内环境相对稳定时应尽早开始营养支持治疗。肠内营养是脓毒症患者救治的关键环节,其更接近机体的生理状态,可有效促进肠道功能恢复,减少全身炎症反应综合征,减少多器官功能障碍的发生,通常作为营养支持的首选。脓毒症合并急性肾功能障碍的患者早期多处于应激状态,肠内营养应以维持患者的营养状态,并不加重代谢负荷为目的,早期给予滋养型喂养策略对于病情改善是有益的,但不推荐足量的热卡供应,过多的能量摄入反而会加重脏器负担,对预后不利。

(二) 热卡供给

对于危重患者,早期给予低热卡策略有利于控制容量并减轻肾损伤风险。用间接热卡测定以及Harris-Benedict公式计算证实,合并AKI的危重患者能量需求大概是基础能量消耗(basal energy expenditure,BEE)的1.3倍。非蛋白热卡大约应是20～25kcal/(kg·d),即可满足此类患者的能量需求,不应超过30kcal/(kg·d),或为基础能量代谢的1.3倍,脂质供能应占到30%～35%。给予≥40kcal/(kg·d)的热量不仅不能改善负氮平衡及高分解代谢,反而会导致更为严重的代谢紊乱,过度喂养可能带来高甘油三酯血症及高糖血症等。

(三) 蛋白质与脂肪供给

脓毒症患者往往应用高流量RRT,同样会造成蛋白质丢失。蛋白质丢失量大概占到每日蛋白质需要量的10%～15%。还会导致谷氨酰胺丢失(谷氨酰胺占滤过丢失氨基酸总量的16%),对该类患者应该补充蛋白质1.5g/(kg·d)。值得一提的是,谷氨酰胺清除(筛漏系数<1)高于其他氨基酸,丢失量为0.5~6.8g/d,RRT期间需要增加谷氨酰胺的补充。对于AKI患者,须提供至少1.5g/(kg·d)的蛋白质;如果进行RRT,应该额外再补充0.2g/(kg·d)的蛋白质以抵消由于RRT造成的氨基酸蛋白质丢失。同时,注意应该将血尿素氮控制在40~60mg/dl。

最佳的蛋白质补充量有很大的个人差异,不能用一个公式来处理所有的患者。但蛋白质补充最大不应该超过1.7g/(kg·d),超过2.5g/(kg·d)有可能带来促炎的副作用,过多的蛋白质只能作为供能的底物,而不能更多地参与分子转运或者促进代谢产物排泄。但是,近年研究显示蛋白质补充量有增加的趋势,AKI接受RRT的患者亦显示同样趋势。RRT期间增加蛋白质补充量达2.5g/(kg·d),可获得最佳氮平衡状态与纠正氨基酸不足。增加蛋白质供给及高血清蛋白水平与肾功能恢复明显相关。有研究显示此类患者较高的蛋白质分解率以及增加蛋白质供给和较高血清蛋白水平与肾脏功能改善明显相关。

脂肪不易受到RRT的影响,对于危重患者可提供0.8~1.2g/(kg·d)的脂质。在临床静脉营养中,往往采用脂肪乳剂,脂肪乳剂应该每天18~24小时均匀输注,并严密监测血甘油三酯浓度,如果血甘油三酯高于400mg/dl,应该暂时停止脂肪乳剂的输注。应用结构脂肪乳剂有助于控制血脂浓度。

(四)电解质

危重患者往往合并肾衰竭,在进行RRT时需要考虑维持电解质平衡,防止高钾、高镁、高磷或代谢性酸中毒等。而CRRT在调整电解质平衡方面要优于间歇性RRT。在使用柠檬酸盐作为抗凝剂时,需要实时监测血钙浓度,使用不当有可能造成低钙血症。对于经口进食的患者要控制其电解质的摄入,并及时监测电解质浓度,如果发现心律失常或意识障碍等临床表现要警惕电解质异常,防止恶性心律失常的发生。有关针对RRT期间的营养支持可参考表6-8-4。

表6-8-4 RRT患者的营养能量需求

分类	需求量	
热卡	20~30kcal/(kg·d)[建议最大不超过35kcal/(kg·d)]	
葡萄糖	<3~5g/(kg·d)	
脂质	0.8~1.2g/(kg·d)[建议最大不超过1.5g/(kg·d)]	
氨基酸/蛋白质		
保守治疗	0.6~1.2g/(kg·d)	
如果RRT并存在高分解代谢	1.2~2.0g/(kg·d)[建议最大不超过2.5g/(kg·d),谷氨酰胺建议补充0.3~0.6g/(kg·d)]	
维生素		
水溶性维生素	维生素B_1:100mg/d	维生素B_7(生物素):200mg/d
	维生素B_2:2mg/d	维生素B_9(叶酸):1mg/d
	维生素B_3:20mg/d	维生素B_{12}:4μg/d
	维生素B_5:10mg/d	维生素B_6:100mg/d
	维生素C:250mg/d	
脂溶性维生素	维生素E:10IU/d	维生素K:4mg/w
	维生素A:减少补给	
微量元素	铜:5mg/d;硒:100μg/d;锌:50mg/d	
电解质	建议根据监测结果按需给予,警惕高钾及低磷血症	

(五)动态评估,及时调整

目前尚无证据支持对无肾功能障碍的脓毒症患者预防性使用连续性血液净化治疗,但多项研究表明,脓毒症合并AKI患者应早期启动血液净化治疗。RRT对于患者的内环境具有强大的调控作用,如果不及时监测,有可能带来危及生命的影响,最显著的就是电解质和血糖的变化。在RRT过程中,应该实时监测电解质和血糖,一般情况下4小时监测一次,在电解质和血糖等明显异常时,应该根据患者临床表现增加监测频次,以保证患者生命安全。在某些特殊情况下,高血脂的患者需要及时调整RRT滤器,过高的血脂会危及生命,严密监测和平稳调控是治疗的重点。

对于病情相对平稳的患者可以考虑间断透析，这种方式对患者的水电解质平衡影响较小，营养物质的丢失相应减少。但如果患者无尿，间断透析不利于患者在营养供给方面的治疗需要，必须给予热量高密度的营养物质以减少水分的摄入，同时要限制电解质的给予，应用低钾、低钠等特殊要求的营养液。对于危重的甚至血液循环不稳定的患者，持续床旁 RRT 更为适宜。一旦患者病情平稳，肾功能改善，应该及时调整 RRT 的方式和治疗强度，防止过度应用血液滤过或透析，这对于减少医源性感染以及调整营养支持都有重要意义。

（周飞虎）

第九节　RRT 的抗生素调整

RRT 已广泛应用于重症患者的救治中，在 AKI 或慢性肾衰竭的重症患者，脓毒症、多器官功能障碍综合征、重症急性胰腺炎等患者的救治中发挥重要的作用。然而 RRT 除了能有效清除体内代谢产物和毒素外，也能清除部分药物，导致药物有效浓度不足或有效维持时间不够，抗生素是重症患者抗感染治疗的有效手段，抗生素药物剂量不足不仅影响治疗的有效性，还能诱导产生耐药菌株，因此重症患者接受 RRT 时如何调整抗生素使用剂量值得关注。本节主要讨论重症患者抗生素的药代动力学变化，阐述在 RRT 过程中抗生素剂量应如何调整。

一、重症患者抗生素的药代动力学和药效动力学

重症患者因严重疾病或多器官功能障碍导致抗生素药物的药代动力学（pharmacokinetics，PK）及药效动力学（pharmacodynamics，PD）受到影响，与抗生素的抗菌活性且疗效相关的 PK/PD 指标包括：最小抑菌浓度（minimal inhibitory concentration，MIC）、血浆药物浓度超过 MIC 时间（T>MIC）、抗菌药物血药峰值与 MIC 的比值（C_{max}/MIC）、24 小时血药浓度 - 时间曲线下的面积与 MIC 的比值（$AUC_{0\text{-}24}$/MIC）及抗生素后效应（post-antibiotic effect，PAE；即细菌接触抗菌药物后，即使血清药物浓度下降至 MIC，对细菌的抑制作用仍然维持一段时间的效应）。根据抗生素 PK/PD 特点可以分为三类：时间依赖性、浓度依赖性、时间与浓度依赖性。时间依赖性抗生素如 β- 内酰胺类抗生素，杀菌作用与药物在有效浓度下同细菌接触时间密切相关，而与浓度升高关系不密切，评价此类药物的 PK/PD 指数中 T>MIC 最重要。浓度依赖性抗生素如氨基糖苷类抗生素和喹诺酮类抗生素，杀菌作用在较大范围内随药物浓度的增高而增加，取决于药物峰浓度，有较好的抗生素后效应，用 $AUC_{0\text{-}24}$/MIC 与 C_{max}/MIC 评价。浓度依赖伴时间依赖性抗生素如万古霉素，有时间依赖性，但是有较长抗生素后效应。用 $AUC_{0\text{-}24}$/MIC 评价。这样的分类为优化不同药物的给药方案提供依据。根据不同药物的 PK/PD 特点给药，才能保证药物提供充分的抗菌疗效。

药物有效浓度是指其在作用部位游离形式的药物浓度，由药物的剂量、吸收、分布容积、蛋白结合率以及药物的代谢及清除等共同决定。当重症患者需要 RRT 时，可引起抗生素药代动力学的改变。主要与以下因素有关，包括药物的性质，疾病本身以及药物清除途径对药物清除的影响。

（一）药物的性质影响药物清除

1. 药物的相对分子量　药物分子量大小决定能否被 RRT 清除。小分子药物容易以弥散方式通过滤器膜孔，药物清除与分子大小成反比，大分子药物常以对流方式通过，清除率与超滤率呈正相关。重症患者 RRT 多采用高通量膜（可通过相对分子量 1 000～5 000Da），绝大部分抗生素药物的相对分子量不超过 2 000Da，且延长血液净化时间可促进较大分子药物的清除，因此抗生素相对分子量大小对其在 RRT 时的清除率影响不大。

2. 药物的表观分布容积　药物的表观分布容积（apparent volume of distribution，V_d）指药物向体内组织分布的广泛程度。V_d 大的药物，组织分布程度大，在循环系统中的比例较小，被 RRT 清除的量小，反之 V_d 小的药物可被清除的量较大。影响 V_d 的因素有：水溶性与脂溶性程度，与组织或蛋白结合程度。重症患者的 V_d 实际值与理论值有很大差异，而且存在个体差异。V_d ≤1L/kg 的药物易被清除，V_d ≥2L/kg 的药物难以被清除。高通量 RRT 可将较高 V_d 的药物快速从血浆中清除，降低血药浓度，但一次血液净化清除的只是体内药物的一小部分，在两次治疗之间，血药浓度会迅速回升。CRRT 可持续缓慢地清除高 V_d 药物，此过程中药物可从组织到血浆进行分布，其在血浆中浓度的改变很小。根据抗生素的可溶性，可分为水溶性和脂溶性。水溶性的抗生素包括 β- 内酰胺类、糖肽类和氨基糖苷类，这类药物多分布于血浆和细胞外隙，通常以原型经肾脏排泄。脂溶性的药物包括大环内酯类、氟喹诺酮类、四环素类、氯霉素、利福平和利奈唑胺，它们能够自由地通过细胞膜，广泛分布在细胞内，以不同方式的代谢而排出体内。这使体外清除率对于水溶性药物来说更有意义，对于非肾清除的脂溶性药物的相关性就比较低，但也有例外，如头孢曲松和苯唑西林，尽管是水溶性的，但主要经胆汁排泄，所以不可能被 RRT 清除。另外，左氧氟沙星和环丙沙星尽管是脂溶性的，但经肾清除，所以有可能被 RRT

清除。

3. 药物的蛋白结合率 血浆蛋白结合率(binding rate of plasma protein,BRPP)是许多药物 V_d 和清除率的影响因素。药物在体内大部分与蛋白质结合,通常只有游离状态的药物才能从血液向组织转运,并在作用部位发挥作用,才可被 RRT 清除。药物与蛋白质结合后,分子量变大,不易被 RRT 的弥散对流等方式清除,但可通过吸附和灌流方式清除。当出现严重低蛋白血症时,药物游离增多,清除也增多。蛋白结合率可受多种因素影响,理论数值可能与实际情况有一定差异。血浆蛋白结合率>80% 的药物(如克林霉素、替考拉宁和头孢曲松)被 RRT 清除的量非常少。

4. 药物所带的电荷 RRT 对药物清除的影响还与药物所带的电荷有关。目前临床所用的透析器或血液滤器的血液侧能吸附白蛋白等带负电荷的物质,可以明显延缓带正电荷物质的跨膜运动,因此带负电荷的药物容易被清除,而带正电荷的药物则较难被清除。如庆大霉素蛋白结合率低,V_d 小且相对分子量小,在 RRT 时似乎应容易被清除,但结果却相反,主要原因可能与庆大霉素所带电荷为正电荷有关。

(二) 疾病本身对药物清除的影响

患者的疾病状态会影响药物的药代动力学参数。重症患者有可能因抗生素 V_d 和清除率的改变,进而影响药物在病灶区的浓度,最终影响决定抗菌药物疗效的药效学参数。重症患者 MODS、全身性感染时,器官灌注明显减少,即使在没有急性肝衰竭和急性肾衰竭时,药物的清除率也可能会降低。发生 AKI 或者肝衰竭时,药物清除率降低,半衰期延长。AKI 时,由于细胞外液增加,导致水溶性药物 V_d 增加,药物总清除率下降。重症患者体内的炎症瀑布效应常出现毛细血管渗漏综合征,血管通透性增加,组织间隙水肿,可导致血浆蛋白浓度急剧减低、大量体液转移和第三间隙液体丢失,这可引起水溶性药物 V_d 增加而致其血药浓度降低,因此,对于亲水性药物需要给予负荷剂量以达到治疗需要的血药浓度;而脂溶性药物由于在脂肪组织的广泛分布决定了其本身具有很高的 V_d,故 V_d 增加可能并不明显。重症患者常合并低蛋白血症,导致药物蛋白结合率降低,游离药物浓度升高,药物清除率增加,可能造成给药剂量不足,这在一些蛋白结合率较高的药物中较为突出,另外,肝素、游离脂肪酸、水杨酸和磺胺类药物,在机体 pH 改变时会影响药物的蛋白结合率,从而影响清除率。

(三) 药物清除途径对药物清除的影响

药物清除包括肾内、肾外和体外三种途径,受这三种途径共同影响,而肾内途径又包括肾小球滤过、肾小管排泌和重吸收三种。若药物主要通过肾小球滤过清除,在 AKI 时,RRT 可能是该药物的主要清除途径。若药物主要通过肾小管排泌清除,不能只根据体外测的肌酐清除率来调整,RRT 对其影响有限。主要通过肾外器官清除的药物,如由肝脏代谢或主要由肝胆排泄的大环内酯类、利福平、螺旋霉素以及噁唑烷酮类抗生素在肾损害时清除所受影响不大,多数不需要调整药物剂量;基础肾功能不影响药物清除的,不需要调整剂量。如喹诺酮类抗生素,研究发现 RRT 时,无论患者基础肾功能情况如何,莫西沙星给药剂量为 400mg/d,无须调整。肾功能正常而接受 RRT 的患者甚至可能需要增加给药剂量才能达到理想的药物浓度。若药物的体外清除占总清除率 25%~30% 时,说明体外清除对药物清除的影响较大,RRT 时必须调整药物剂量。

二、RRT 模式及剂量对抗生素清除的影响

重症患者 RRT 模式有多种,常用的模式有连续性静脉-静脉血液滤过(CVVH)、连续性静脉-静脉血液透析(CVVHD)和连续性静脉-静脉血液透析滤过(CVVHDF)三种治疗模式。CVVHD 主要是应用弥散的方法清除小分子代谢产物,CVVH 则通过对流清除中分子的毒素和炎症介质,CVVHDF 同时应用了弥散和对流,不仅能够清除小分子物质,还能清除炎症因子等致病因子,提高清除效率。RRT 的滤过膜、模式与参数对药物清除有一定程度的影响。一般应用高分子合成膜,如聚砜膜或聚丙烯膜等透析器,对中、大分子药物的清除能力强于纤维素膜。此外,滤过膜的吸附作用可增加血浆内药物的清除。不同的膜具有不同的吸附能力,但膜的吸附能力是会达到饱和的,对药物清除的影响有赖于膜更换的频率。膜的面积和孔径越大,药物的清除能力越强。高通量 RRT 模式会增加药物清除率。血液透析以弥散方式清除溶质,被清除的效能取决于浓度梯度和透析膜的孔径及膜面积,清除的能力随溶质分子量的增加而下降,目前透析膜的孔径远超过常用抗生素相对分子量大小。

透析液饱和度代表药物弥散通过透析膜并能使透析液饱和的能力。因溶质分子量的增加会降低扩散的速度,透析液流速的增加会缩短扩散的时间,所以这两个因素中任何一个的增加,都会引起透析液饱和度的下降。血液滤过中用到的对流方法对溶质的清除几乎不受分子量的影响。CVVH 经常使用高通透性膜(cut-off 值为 20~50kDa),抗生素的分子量对血液滤过的药物筛系数影响非常有限。药物通过 RRT 膜的能力用 Sc 表示,对许多抗生素来说,可以用未结合分数来估计 Sc 值(Sc≈1-BRPP),滤过膜使用 12 小时以上时,万古霉素等一些药物的 Sc 可损耗近 20%。

三、RRT 时抗生素剂量的调整策略

重症患者血液净化治疗时抗生素剂量该如何调整？目前，广泛认为 RRT 时患者抗菌药物清除的程度受药物本身的性质、RRT 自身的特点及患者情况等多种因素的影响。目前的研究还跟不上 RRT 技术的进展和新抗生素问世的脚步，虽有一些相关研究，但十分有限，还需要大样本的研究结果验证。RRT 患者的药代动力学和药效动力学很难预测，因此强烈推荐进行血药浓度的监测，尤其是一些治疗指数比较窄的药物，如万古霉素和氨基糖苷类药物。常见抗生素剂量调整的推荐见表 6-9-1。这些推荐用法都是在假设超滤或透析的流速为 1～2L/h、静脉给药和残余肾功能可忽略的前提下得到的。但这些推荐用法都是基于传统的透析或滤过膜，且超滤液流速和 V_d 的值都比较小。如果 CVVH 超滤液流量为 3～4L/h，抗生素的 V_d<0.7L/kg 及蛋白结合率<80%，则可能需要更高剂量。

表 6-9-1　常用抗生素药动学参数及 RRT 时剂量调整

药物	分子量	BRPP/%	V_d/(L·kg^{-1})	常用剂量与用法	RRT 时剂量与用法调整	
					CVVH	CVVHD/CVVHDF
头孢唑林	476	74～86	0.12	1～2g，q.8h.	1～2g，q.12h.	1g，q.8h. 或 2g，q.12h.
头孢呋辛	424	50	0.19	0.75～1.5g，q.6～8h.	0.5g，q.8h.	0.5g，q.8h.
头孢噻肟	456	37	0.35	1～2g，q.4～12h.	1～2g，q.8～12h.	1～2g，q.6～8h.
头孢哌酮	646	90	0.14	1～2g，q.12h.	1～2g，q.24h.	1～2g，q.24h.
头孢曲松	555	96	0.12～0.28	1～2g，q.24h.	1～2g，q.12～24h.	1～2g，q.12～24h.
氨苄西林	349	20	0.22	1.5～3g，q.6h.	1.5～3g，q.8～12h.	1.5～3g，q.6～8h.
哌拉西林/他唑巴坦	517	30	0.3	4.5g，q.6～8h.	2.25～3.375g，q.6～8h.	2.25～3.375g，q.6h.
替卡西林/克拉维酸	384	45～60	0.14～0.22	3.2g，q.4～6h.	2g，q.6～8h.	3.2g，q.6h.
环丙沙星	331	20～40	1.9～2.8	0.2～0.4g，q.12h.	0.2g，q.12h.	0.2～0.4g，q.12h.
左氧氟沙星	361	24～38	1.09～1.26	0.25～0.5g，q.24h.	0.5g，q.48h.	0.25～0.75g，q.24h.
莫西沙星	401	47	3.3	0.4g，q.24h.	0.4g，q.24h.	0.4g，q.24h.
庆大霉素	478	<5	0.26～0.4	7mg/kg，q.24h.	首剂 3mg/kg 维持	2mg/kg，q.24～48h.
妥布霉素	468	<5	0.25～0.4	7mg/kg，q.24h.	首剂 3mg/kg 维持	2mg/kg，q.24～48h.
阿米卡星	586	11	0.21	15mg/kg，q.24h.	首剂 10mg/kg 维持	7.5mg/kg，q.24～48h.
亚胺培南/西司他汀	299	13～21	0.23	0.5～1g，q.6～8h.	0.5～1g，q.6～12h.	0.5～1g，q.6～12h.
美罗培南	384	2	0.35	1g，q.8h.	0.5～1g，q.12h.	0.5～1g，q.8～12h.
万古霉素	1 449	10～55	0.64	10～15mg/kg，q.12h.	10～15mg/kg，q.24～48h.	7.5～15mg/kg，q.12～24h.
替考拉宁	1 880	>90	0.34～0.89	400mg，q.24h.	200mg，q.48h.	200mg，q.48h.
利奈唑胺	337	31	0.6～0.8	600mg，q.12h.	600mg，q.12h.	600mg，q.12h.
氟康唑	306	12	0.7	200～400mg，q.24h.	200～400mg，q.24h.	400～800mg，q.24h.
卡泊芬净	1 213	97	9.7	首剂 70mg/d，维持 50mg/d	首剂 70mg/d，维持 50mg/d	首剂 70mg/d，维持 50mg/d
米卡芬净	1 270	99	0.39	50～150mg/d	50～150mg/d	50～150mg/d
伊曲康唑	707	99.8	10	100～200mg，q.12h.	100～200mg，q.12h.×4；后 200mg，q.24h.	100～200mg，q.12h.×4；后 200mg，q.24h.

续表

药物	分子量	BRPP/%	V_d/(L·kg^{-1})	常用剂量与用法	RRT 时剂量与用法调整	
					CVVH	CVVHD/CVVHDF
伏立康唑	349	58	4.6	6mg/kg,q.12h.×2;后 4mg/kg,q.12h.	6mg/kg,q.12h.×2;后 4mg/kg,q.12h.	6mg/kg,q.12h.×2;后 4mg/kg,q.12h.
替加环素	586	71～89	7～9	100mg,q.12h.;后 50mg,q.12h.	100mg,q.12h.;后 50mg,q.12h.	100mg,q.12h.;后 50mg,q.12h.
多黏菌素 B	1 301	50	1.02	0.75～1.25mg/kg,q.12h.	0.75～1.25mg/kg,q.24～48h.	0.75～1.25mg/kg,q.24～48h.

注:BRPP,血浆蛋白结合率;RRT,肾脏替代治疗;CVVH,连续性静脉-静脉血液滤过;CVVHD,连续性静脉-静脉血液透析;CVVHDF,连续性静脉-静脉血液透析滤过;q.6h.,每 6 小时一次;q.8h.,每 8 小时一次;q.12h.,每 12 小时一次;q.24h.,每 24 小时一次;q.48h.,每 48 小时一次;q.4～6h.,每 4～6 小时一次;q.4～12h.,每 4～12 小时一次;q.6～8h.,每 6～8 小时一次;q.6～12h.,每 6～12 小时一次;q.8～12h.,每 8～12 小时一次;q.12～24h.,每 12～24 小时一次;q.24～48h.,每 24～48 小时一次。

表中有关药物剂量的调整只是一个临床参考值,实践中要根据具体情况选择剂量。有研究提出,可以通过计算总肌酐清除率以估算药物剂量,但对于重症患者此方法不适用。药物的负荷剂量主要与药物的 V_d 有关,与肾脏清除能力及 RRT 模式等关系不大,因此 RRT 时负荷剂量一般不需要调整。药物维持剂量调整需要结合 PK/PD 调整,RRT 时药物剂量调整的最终目的是达到有效的血液和组织浓度,并尽可能地减少药物的毒副作用。RRT 对主要通过肾外器官清除的药物的影响较小,剂量不需要调整。最合理的给药方案仍应建立在药物浓度的监测基础上,若无法监测药物浓度,也可依据现有临床资料的推荐剂量来给药。对于接受 RRT 的重症患者,抗菌药物的剂量选择应结合药物监测与临床判断等考虑诸多因素,从尽可能多的资料中获取相应的用药指导,从而对临床合理治疗作出正确决策。

综上所述,合理的抗生素应用是重症患者治疗中非常重要的一部分,其药代动力学及药效学在重症患者,尤其是 RRT 时发生变化,抗生素的清除程度与药物本身、疾病本身、清除途径以及 RRT 模式剂量等多个因素有关。对 RRT 过程中抗生素清除原理及各种抗生素药代动力学的理解有助于调整抗生素治疗方案、更好地进行个体化治疗。临床中 RRT 时可通过直接检测或估计 RRT 对抗生素药物的清除,或参考文中所列举的剂量,或直接监测血药浓度调整治疗方案。需要做更多的临床研究为抗生素治疗方案的调整作出更正确的判断。

(王春亭)

第十节　RRT 的报警与处理

目前 RRT 在重症患者中已广泛应用,RRT 的报警识别和处理是 RRT 安全管理中的重要因素之一,医护人员需要熟练掌握机器报警的原因和处理方法,从而保障患者安全、血管通路顺畅及 RRT 运行时间,减少医疗耗材的浪费,从而达到预期的治疗目标。

一、RRT 的报警分级

报警的分级一般分为两级。

1. 红色报警　红色报警是危急的状态,当重要参数超出了报警的上下限,发出急促声音报警,应立即处理来解除报警。

2. 黄色报警　黄色报警是提醒的状态,当发生的报警并不足以影响患者的安全,但如果不尽快处理则容易引起滤器凝血等情况,黄色报警应及时关注,尽早干预。

二、RRT 的报警原因与处理

(一)压力报警及处理

压力报警在 RRT 运行中最常见,根据压力报警发生的机制,分为动脉端压力报警(access pressure alarm)、静脉端压力报警(return pressure alarm)、跨膜压报警(transmembrane pressure alarm)和滤器前压力报警(pressure before filter alarm)等。

1. 动脉端压力报警　动脉端压力为血泵前的压力,为血泵转动后抽吸产生的负压。主要反映血管通路所能提供的血流量与血泵转速的关系,一般压力范围在 -150～-50mmHg。

(1)动脉端高压报警:常见原因有以下几种。①患者移动身体或者被移动;②动脉端管路被夹闭或扭转;③导管位置偏移与贴壁;④低血容量状态;⑤血流速过高;⑥压力感应器故障。

处理:①患者因素:咳嗽与体位改变等,多为一过性;有些患者意识不清、躁动需要适当约束和镇静。②调整动脉端管路位置。③导管过深,动脉端侧孔与血管壁相贴,需要调整导管位置,导管或血路管凝血应回血下机，必要时更换导管或耗材。④低血容量状态应动态监测生命体征，若血流动力学不稳定，需要适当补液扩容。⑤设定的血流速超过导管的设计流速，减低血流速，RRT应从低血流速度及低超滤率开始，根据患者的耐受情况和血流动力学参数逐渐增加血流率和超滤率。⑥如排除以上诸多因素仍无法解决输入压力极端负值报警，应检查输入压力感应器。

(2) 动脉端低压报警：常见原因可能为血路管在输入接头与血泵之间扭结或夹闭、血流速过低、患者正在咳嗽及输入压力感应器失灵。

处理：理顺输入管路及检查外部设备并降低输入管路的压力。

2. 静脉端压力报警 静脉端压力是体外管路血液流回体内的压力，是回血端压力通畅与否的指标，通常为正值，压力范围为 +50～+150mmHg。

(1) 静脉端高压报警：也称"回输端压力极端正值"，为常见的报警形式。常见原因包括：①患者体位改变导致回输管路扭曲或受压，咳嗽或正在吸痰；②中心静脉导管在静脉内位置偏移或贴壁，导管静脉端凝血；③血流速设定流量超过导管设计流量；④压力传感器安装不正确。

处理：①调整患者体位或解除管路受压与扭曲状态；②调整导管位置及连接方向，清除血凝块，必要时更换新导管；③降低血流量；④检查压力传感器。

(2) 静脉端低压报警：常见原因有以下几种。①管路裂开或连接处不紧密导致渗漏，穿刺导管松脱；②滤器与静脉压监测点之间的管道受压和扭曲；③血流速太低或血泵速太慢；④压力报警限设置不当，压力传感器漏气或连接压力传感器的保护罩阻塞等。

处理：①确保管路与导管紧密连接；②解除管路受压及扭曲，或更换管路；③增加血流速度，改变泵速；④调节压力报警限或更换压力传感器等。

3. 跨膜压报警 跨膜压(transmembrane pressure, TMP)是一个计算值，反映滤器要完成目前设定超滤率所需的压力，是血泵对血流的加压作用及超滤液泵抽吸作用的加和，正常范围为 0～300mmHg。

TMP=(滤器压+静脉端压力)/2-超滤液侧压力

滤器压是体外循环压力最高处，与血泵流速、滤器阻力及静脉端压力相关，体外流速快、滤器凝血及静脉端阻塞都可能导致压力增大。超滤液侧压力又称废液压，由两部分组成，一部分为滤器血流的小部分压力通过超滤液传导产生，为正压；另一部分由超滤液泵产生，为负压。

(1) TMP高压报警的原因：①滤器凝血；②超滤率设置过高；③静脉端压力过高。

(2) TMP高压报警的处理：①调整管路，冲洗或更换滤器；②降低置换液流速、减少患者每小时脱水量、增加血流速或增加抗凝剂用量；③解除导致静脉端压力升高的因素。

4. 滤器前压力报警 滤器前压力(pressure before filter, PBF)是指血液进入RRT滤器时的压力，也就是体外滤器管路入口处的压力。压力感受器安置于血泵后和滤器前，数值为正值，一般压力范围为 +100～+250mmHg。滤器前压力与血流率、滤器阻力及静脉端压力相关。

(1) PBF报警的原因：分为两种情况。①PBF过高：血流率过快；滤器凝血，阻力增加导致；滤器后管路打折或阻塞导致压力增高。②PBF过低：可能因为过滤器前压力传感器受损或安装不妥或有故障；管路系统有渗漏导致压力偏低。

(2) PBF报警的处理：分为两种情况。①PBF过高：适当降低血流率和超滤率；检查滤器后管路是否通畅有无打折，然后观察滤器情况，若有轻度凝血，可以用生理盐水冲管后再观察，若为滤器重度凝血，则应该更换滤器。②PBF过低：先检查滤器前压力传感器是否安装妥当，传感器有无破损等其他问题，然后再仔细检查管路系统，确认有无出现渗漏的问题。若压力传感器故障或有管路渗漏，则需要更换管路。

(二) 空气监测与报警(air monitoring alarm)

空气监测与报警是直接涉及患者生命安全的因素，需要紧急识别并处理。

1. 常见原因 ①引血不畅、容量不足或动脉端负压过大；②置换液中的碳酸氢钠经过加热可能产生气泡；③引血端或回血端输液速度过快，可导致气体进入；④置换液用完未及时更换，继续循环治疗；⑤管路连接不紧密或管路破裂；⑥探测器故障。

2. 处理 ①调整血泵速度使其与引血速度相匹配，避免干抽；②检查旋紧管路和导管各连接口；③预充及治疗期间注意排气，并调整排气室液面；④少量气体进入时，可通过轻拍敲打等方法使气体进入可以排气的回血壶或排气室，采用外排的方式将气体抽出；⑤大量气体进入时，暂时分离引血端及回血端，接生理盐水，缓慢冲生理盐水后，待血性泡沫逐渐消失，而后经排气壶抽出空气，报警消除后，接引血端继续治疗；⑥清洁探测器探头。

注意手动回血时不提供空气监测，须目视回输管路中有没有空气，若气体过多，禁忌强行回血，以免空气栓塞。

(三) 漏血报警(blood leak alarm)

1. 常见原因 ①滤器破膜；②滤器与各管路连接不紧，混入空气；③漏血探测器污染或故障，探测壶光洁度不够；④溶血或高血脂所致血浆浑浊，黄疸或服用利福平等致超滤液浑浊致误报警。

2. 处理 ①滤器破膜需要立即停止置换液泵，回血，更换滤器，排出漏血探测壶内血液后继续治疗；②保持管路和各接口紧密连接，避免空气进入探测壶；③用酒精清洁漏血探测壶及探测器表面；④如无真实漏血，由于沉淀物干扰，可用盛有无色液体的容器代替废液壶，避免误报警，同时针对黄疸或溶血等病因进行治疗。

（四）温度报警（temperature alarm）

1. 常见原因 ①温度设置不当；②置换液加热器门未关闭；③置换液提前加热温度过高；④室温过高。

2. 处理 ①合理设置温度，根据患者病情设置温度，如患者高热则无须加热；②连接好管路与加热器，保证加热器正常工作；③置换液提前加热至适当温度；④调整合适的室温。

（五）液体平衡报警（fluid balance alarm）

1. 常见原因 ①置换液、透析液或废液袋未正确悬挂、摇晃或破损造成漏液；②更换置换液袋后夹子未打开或未连接紧密；③置换液、透析液或废液袋体积过大触及机器周围部位；④秤失平衡。

2. 处理 ①出现平衡报警，先寻找问题并解决，然后重新开启平衡；②开启平衡前，保证管路夹打开，管路无扭结，液袋无渗漏；③调整各秤上液袋的位置，恰当悬挂，并及时更换，更换液袋时尽量保持平稳，避免相互撞击或接触机器；④正常运转时秤上尽量不要触碰或晃动。

（六）自检及相关报警（self-test and related alarm）

1. 常见原因 ①管路接错或管路中夹子未打开；②排气室监控管路与回输压力传感器连接有泄漏。

2. 处理 重新连接并按“重新测试”。

（于荣国）

第十一节 RRT 的规范化与质量控制

ICU 越来越多地采用 RRT 治疗重症患者，其中以连续性肾脏替代治疗（CRRT）最为常见，但在其应用上仍然存在着广泛的实践差异，不合理或不规范的应用不仅不能实现预期治疗效果，还有可能导致严重的并发症和医疗资源的浪费，甚至威胁患者的生命安全。因此，为了实现医疗质量的持续改进，需要建立合理的 CRRT 技术管理规范及质量控制指标。

一、RRT 规范化与质量控制的现状和目的

1999 年美国医学研究所（Institute of Medicine，IOM）发布了题为 *To err is human：Building a safer health system* 的研究报告，指出美国每年有 4 万～9.8 万人死于医疗差错，而这些错误本是可以避免的。建立良好而有效的医疗质量控制可以从系统上避免这些错误。

医疗质量是指医疗机构采用最新的专业知识，对患者个体或群体提供医疗服务的结果同理论预后相近的程度。医疗质量控制应该设立明确的目标以使医疗质量得到持续改进，因此 IOM 于 2000 年确定了医疗质量改进的 6 个特定目标：安全（safety）、有效性（effectiveness）、以患者为中心（patient-centered）、及时（timely）、高效（efficient）和公正（equitable）。围绕上述目标，质量控制工作的根本目的是促进医疗服务的规范化、标准化和同质化，以缩小地区之间及不同医疗机构之间的医疗质量差距，从而实现医疗质量的持续改进。

ADQI 和 KDIGO 等组织致力于 AKI 和 RRT 诊疗规范的制定与推广，并已发布了关于 AKI 和 RRT 的循证医学指南或共识，但缺少 RRT 相关指南和共识。2017 年血液净化急诊临床应用专家共识组发表了《血液净化急诊临床应用专家共识》，2021 年国家卫生健康委发布了《血液净化标准操作规程（2021 版）》，但截至目前，重症医学方面尚未建立 RRT 质量控制的完整体系，关于 RRT 质量控制的研究和规范制定工作迫在眉睫。

二、RRT 质量控制指标

美国医疗质量管理之父 Avedis Donabedian 在《医疗质量评估与监测》一书中阐述了医疗质量评估的框架：基础结构（基础设施、资质及管理系统），实施流程（医疗服务技术的实施）和技术结果（技术结局、功能恢复与预后）。质量控制指标是医疗质量和安全控制的基础，根据 Donabedian 的体系，质量控制指标也可分为三类，即结构性指标、过程性指标和结果性指标。RRT 的质量控制指标是指衡量 RRT 处方及交付相关的结构、过程或结果的相关指标。衡量 RRT 环境、机器和提供者相关因素的指标为结构性指标；衡量 RRT 交付的指标可归为过程性指标；衡量 RRT 患者相关并发症和死亡率的指标则归为结果性指标。质量控制指标的确定需要建立在重要性、科学性、可接受性、可用性和可行性的基础之上。

RRT 根据不同目的将不同血液净化技术进行杂合、组合、融合和叠加，形成不同模式，用于多种疾病的干预和治疗，即使是对于同一种疾病或同一治疗目的，也可以选择不同血液净化模式组合，显著增加了质量控制的困难性，很难用固定指标及相同度量衡来进行质量控制，需要不同问题、不同指标、不同度量衡和动态评估。CRRT 是 ICU 中应用最多的 RRT 模式，

本章节就 CRRT 来阐述 RRT 相关的技术管理规范及质量控制指标。

2016 年 Rewa 等列出了 CRRT 的 18 个质量控制指标，包括 4 个结构性指标（滤器寿命、滤器效能、血流速度和专业团队培训），9 个过程性指标（小分子溶质清除、交付剂量、下机时间、治疗中断、液体管理、导管病原微生物定植、导管功能不良、废液量及方案依从性），5 个结果性指标（出血、深静脉血栓事件、导管相关血流感染、血小板减少及其他并发症），见表 6-11-1。这些质量控制指标涉及 CRRT 的各个方面，从 CRRT 机器、管路、技术方面的管理及相关人员培训，到 CRRT 的处方和实施，最后是 CRRT 相关的并发症。在文献中最常提及的 5 个指标是滤器寿命、小分子溶质清除率、出血、交付剂量和下机时间。

表 6-11-1 质量控制指标分类及其涉及的主题

分类	质量控制指标	涉及的主题
结构性指标	滤器寿命	管路
	滤器效能	管路
	血流速度	管路
	专业团队培训	教育
过程性指标	小分子溶质清除	剂量
	交付剂量	剂量
	下机时间	中断
	治疗中断	中断
	液体管理	剂量和并发症
	导管病原微生物定植	并发症
	导管功能不良	并发症
	废液量	剂量
	方案依从性	教育
结果性指标	出血	并发症
	深静脉血栓事件	并发症
	导管相关血流感染	并发症
	血小板减少	并发症
	其他并发症	并发症

（一）结构性指标

1. 滤器寿命 CRRT 意味着每天至少 20 小时的 RRT，而滤器寿命是保证 RRT 持续的关键。滤器寿命缩短的原因主要包括管路凝血和滤器膜阻塞。有效抗凝是保证滤器寿命的前提，KDIGO 指南建议，对于那些没有枸橼酸抗凝禁忌的患者，应该首选枸橼酸抗凝；与抗凝同样重要的是 CRRT 管路的“血流动力学状态”，主要包括滤器前压力、滤器中的压力和滤器后的压力。血管通路位置、导管长度、导管内径和导管尖端开口位置均影响滤器前后的压力，血流速度、滤过分数及跨膜压均影响滤器内压力，同时，患者自身因素如中心静脉压和胸腹腔的压力均影响管路的血流动力学状态，最终影响滤器寿命。

2. 滤器效能 滤器寿命并不是越长越好，滤器的效能是决定是否需要延长滤器寿命的重要指标。临床中应用废液中某物质的浓度与血液中此物质浓度的比值来评价滤器效能，一般选用尿素，尿素≥80% 认为滤器效能达标。

3. 血流速度 2002 年的 ADQI 指南认为增加血流速度也许可以促进溶质的清除，但是没有作出明确推荐，有学者建议 CRRT 时血流速度 200～250ml/min 能够延长滤器寿命，但是 2018 年的 2 项随机对照试验（randomized controlled trial，RCT）研究显示 150ml/min 与 250ml/min 的血流速度不影响滤器寿命和小分子物质的清除。所以就质量控制而言，至少应该遵照 2012 年 KDIGO 指南中推荐的 CRRT 血流速度：150～250ml/min。

4. 专业团队培训 需要建立专业的 CRRT 团队，并进行规范化管理和培训。

（二）过程性指标

过程性指标包括小分子溶质清除、交付剂量、下机时间、治疗中断、液体管理、导管病原微生物定植、导管功能不良、废液量及方案依从性；共同保证 CRRT 顺利进行并达到预定目标，包括治疗剂量相关、液体管理和导管病原微生物定植相关。

1. 治疗剂量相关指标 小分子溶质清除、废液量和交付剂量是治疗剂量的客观评估指标；下机时间、治疗中断和导管功能不良会直接影响治疗剂量的实现，应该尽可能降低此类事件的发生。为此需要正确理解以下几个概念与相应的 CRRT 质量控制指标。

（1）CRRT 剂量：单位时间内从一定量的血中把某种物质完全清除。

（2）小分子溶质清除：目前还不能明确 CRRT 清除中、大分子的能力，以及通过清除中、大分子是否能改善预后，故 KDIGO 指南建议通过监测小分子物质的清除效率来评估和质量控制 CRRT 对溶质的清除效果。尿素是最常用的检测指标。

（3）废液量：KDIGO 指南推荐不论 CRRT 模式及置换液的前后稀释比例，均用废液剂量来代替处方剂量。废液量包括：超滤液、透析液和净超液体量。溶质的筛选系数决定了溶质清除量，不同的清除目标可以选择不同的溶质进行检测。

（4）处方剂量：20～25ml/（kg·h）。按照精准医学的原则，应根据病理生理状况和代谢变化改变处方剂量，对 CRRT 剂量进行动态调整。

(5) 交付剂量：实际的治疗剂量，可以用全天交付剂量，即废液量[ml/(kg·h)]×24h 或平均交付剂量（24 小时内或特定时间段内的每小时废液剂量）表示。交付剂量/处方剂量≥0.8 是 CRRT 质量控制指标之一。由于治疗中断、下机及导管功能不良等导致交付剂量不能达到目标值时，提示 CRRT 质量没有达标，需要评估没有达标的原因，而不是一味提高处方剂量。

对于 CRRT 剂量的质量控制，ADQI 提出了与 CRRT 溶质清除相关的一些质量检测（quality measure，QM）指标，具有一定的参考价值，这些指标的定义、计算和目标值见表 6-11-2。①溶质清除：通常用小分子物质尿素作为检测指标，QM= 废液尿素浓度/血液尿素浓度，即滤器清除此物质效能，≥0.8，反映 CRRT 过程管理质量控制较好。②治疗剂量：QM= 平均交付剂量/处方剂量，≥0.8，反映 CRRT 过程管理质量控制较好。③CRRT 有效治疗时间：QM=24- 下机时间，≥20 小时，反映 CRRT 过程管理质量控制较好，与很多因素相关，包括管路与滤器寿命等一系列相关因素。④溶质质量控制指标：QM= 溶质浓度（第 2 天）/溶质浓度（当日），≤1.0，反映 CRRT 过程管理质量控制较好，同时也提示需要根据患者病情动态调整治疗剂量，当患者需求增加时，可以高于 20～25ml/(kg·h)，当患者需求降低时，甚至可以低于 20～25ml/(kg·h)，并不是保持不变，需要每天至少评估 1 次，甚至多次。⑤管路质量控制指标：QM= 滤器下降压和跨膜压的相对或绝对变化值，此指标增大，或变化过快，反映可能存在不适宜的治疗，比如相对于此时滤器而言，超滤剂量过大，或者抗凝效果需要调整等等一系列问题，也提示由此可能会治疗中断及下机。

表 6-11-2　CRRT 剂量的质量检测指标

测量项目	定义	计算	目标值
剂量 （清除率）	QM 强调溶质清除，使用血液和流出液（或废液）溶质浓度决定交付剂量 采用筛选系数估计滤器效能 评价溶质清除率和滤器效能 默认溶质为尿素 QM 也可评价其他溶质	QM= 废液尿素浓度/血液尿素浓度	≥0.8
剂量 （交付剂量/处方剂量）	QM 强调交付的流出量或废液量（相对于处方剂量） 计算平均有效交付剂量或 24h 平均时间剂量与处方剂量之比	QM= 平均有效交付剂量/处方剂量	≥0.8
有效治疗时间	QM 强调 24h 期间患者接受治疗的总体平均时间 监测 CRRT 时间（计划中断与非预期中断） 初始目标值≥20h/d 监测其他与非计划中断相关的质量检测指标是必要的（如导管功能、管路/滤器凝血及抗凝）	QM=24- 下机时间	≥20h
溶质质量控制指标	QM 强调代表 CRRT 处方目标溶质的绝对和/或相对变化	*QM= 溶质 $_{Day(x+1)}$/溶质 $_{Day(x)}$	≤1.0
管路质量控制指标	QM 强调管路和滤膜压力的当前趋势 特别要评价 P_{DROP} 和 TMP 的变化 这些检测项目表明亚理想清除和治疗中断的风险	**QM=P_{DROP} 或 TMP 的相对或绝对变化	P_{DROP}＜? TMP＜?

注：* 溶质 $_{Day(x+1)}$/溶质 $_{Day(x)}$，第 2 天溶质浓度/当天溶质浓度；** 滤器下降压（P_{DROP}），滤器前压力与静脉端压力之差。

2. 液体管理相关指标　液体管理是 CRRT 质量控制的一个关键环节和指标，通过评估患者血流动力学来设定患者这一段时期每一天及每一小时的液体管理目标。

3. 导管病原微生物定植相关指标　严格遵守医院感染防控的基本原则是降低导管病原微生物定植的重要保障。

4. 方案依从性相关指标　反映对上述指标质量控制的依从性。

（三）结果性指标

需要监控包括出血、深静脉血栓事件、导管相关血流感染、血小板减少和其他并发症 5 个指标。

1. 出血　主要与抗凝相关，及时调整抗凝方案和程度。

2. 深静脉血栓事件　选择合适导管、合适穿刺位点、药物和机械预防均是杜绝深静脉血栓形成的关键。

3. 导管相关血流感染　是医院感染质量控制的

关键指标，应该零感染。

4. **血小板减少** 抗凝药物、抗凝方案或滤器的选择均会导致血小板减少。

5. **其他并发症** 管路破裂、气栓、营养物质及抗生素等不该被清除的物质被清除等，需要定时动态监测评估。

三、RRT 质量控制的实施与规范化管理

（一）结构方面

建立规范化的管理制度。在全部 ICU 医护人员掌握 RRT 技术前，需要建立专业的 RRT 团队。RRT 团队成员需要系统掌握 RRT 原理、RRT 适应证、RRT 设备操作、报警和故障处理、血管通路类型与建立、液体管理、抗凝、置换液的调整、实验室检测、护理管理和医疗记录书写等。通过定期培训、考核和认证，反馈等形式不断增强规范意识和质量意识。随着人工智能和大数据的应用、普及，将人工智能引用到 RRT 质量控制中，早期识别 RRT 指征，记录质量控制指标是否达标、分析和总结不能达标的原因，并给出改进建议。

（二）过程方面

制定质量控制的清单，可以借用人工智能系统完成。RRT 的质量控制需要贯穿于 RRT 的整个实施过程，将质量控制指标制作成质量控制清单，设置报警系统，将其作为 RRT 质量控制和规范化管理的重要组成部分，在临床实施及质量控制过程中定期逐一进行评估，确保每一个环节不出差错，如果指标不达标，应及时寻找原因，及时解决，并进行记录、讨论和反馈。

（三）结果方面

预防并及时有效处理各种并发症，评估治疗效果。严格遵循无菌操作原则，防控院内感染。在 RRT 过程中，必须密切监测患者的凝血功能、电解质与酸碱平衡及容量状态，监测不良事件的发生并如实记录，为后期总结提供可用的数据，同时及时地处理不良反应。每次治疗结束后，均需评价治疗目标是否达到。

总之，RRT 是重症患者最常用的治疗技术之一，有严格的适应证和适宜人群，恰当地使用 RRT 可以改善患者生存率和生活质量，使用不当则可能导致严重的不良后果，甚至加速患者死亡。严格的质量控制和规范化管理是保障 RRT 安全和良好运行的前提，质量控制指标应包括与 RRT 相关的结构性指标、过程性指标和结果性指标，尽管一些质量控制指标尚缺乏循证学验证，临床可参照国内外最新指南和共识，结合本单位情况，建立相应的 RRT 质量控制和技术管理规范，切实做到规范化管理和精准化治疗。

（胡振杰）

思考题

1. RRT 过程中清除溶质的机制包括哪些？
2. 如何理解 CRRT 的适应证与禁忌证？
3. 在临床血液净化治疗中如何选择血管通路？
4. CRRT 的抗凝治疗方式有哪些？

参考文献

[1] 杨荣利，陈秀凯. 连续血液净化与精准容量管理[J]. 中华医学杂志，2018，98(35)：2792-2795.

[2] 孙仁华，黄东胜. 重症血液净化学[M]. 杭州：浙江大学出版社，2015.

[3] PAQUETTE F，GOUPIL R，MADORE F，et al. Continuous venovenous hemofiltration using customized replacement fluid for acute kidney injury with severe hypernatremia [J]. Clin Kidney J，2016，9(4)：540-542.

[4] PAZIANAS M，MILLER P D. Osteoporosis and chronic kidney disease-mineral and bone disorder (CKD-MBD)：Back to basics [J]. Am J Kidney Dis，2021，78(4)：582-589.

[5] 于凯江，管向东，严静. 中国重症医学专科资质培训教材[M].2 版. 北京：人民卫生出版社，2016.

[6] COMPHER C，BINGHAM A L，MCCALL M，et al. Guidelines for the provision of nutrition support therapy in the adult critically ill patient：The American Society for Parenteral and Enteral Nutrition [J]. J Parenter Enteral Nutr，2022，46(1)：12-41.

[7] SABATINO A，THEILLA M，HELLERMAN M，et al. Energy and protein in critically ill patients with AKI：A prospective，multicenter observational study using indirect calorimetry and protein catabolic rate [J]. Nutrients，2017，9(8)：802.

[8] OUDEMANS-VAN STRATEN H M，OSTERMANN M. Bench-to-bedside review：Citrate for continuous renal replacement therapy，from science to practice [J]. Crit Care，2012，16(6)：249.

[9] KASHIOURIS M G，L'HEUREUX M，CABLE C A，et al. The emerging role of vitamin C as a treatment for sepsis[J]. Nutrients，2020，12(2)：292.

[10] OLANIPEKUN T O，BAKINDE N，EFFOE V S，et al. Further considerations on the benefits of thiamine administration in patients with septic shock [J]. Crit Care Med，2019，47(2)：e153-e154.

[11] BELLOMO R，CASS A，COLE L，et al. Calorie intake and patient outcomes in severe acute kidney injury：Findings from the Randomized Evaluation of Normal vs. Augmented Level of replacement therapy (RENAL) study trial [J]. Crit Care，2014，18(2)：R45.

[12] RONCO C, KELLUM J A, BELLOMO R, et al. Acute dialysis quality initiative (ADQI) [J]. Contrib Nephrol, 2013, 182 : 1-4.
[13] Institute of Medicine (US) Committee on Quality of Health Care in America. To err is human: Building a safer health system [M]. Washington: National Academy Press, 2000.
[14] REWA O G, VILLENEUVE P M, LACHANCE P, et al. Quality indicators of continuous renal replacement therapy (CRRT) care in critically ill patients: A systematic review [J]. Intensive Care Med, 2017, 43 (6): 750-763.
[15] BAGSHAW S M, CHAKRAVARTHI M R, RICCI Z, et al. Precision continuous renal replacement therapy and solute control [J]. Blood Purif, 2016, 42 (3): 238-247.
[16] NERI M, VILLA G, GARZOTTO F, et al. Nomenclature for renal replacement therapy in acute kidney injury: Basic principles [J]. Crit Care, 2016, 20 (1): 318.

第七章

连续性血液滤过

学习目标

掌握：

1. 连续性血液滤过的模式分类和特点。
2. 连续性血液滤过的开始与终止时机。
3. 连续性血液滤过的剂量选择与参数设置。

熟悉：

1. 连续性血液滤过的管路连接操作流程。
2. 连续性血液滤过的置换液配制与管理。

了解：

1. 连续性血液滤过滤器分类和选择。
2. 连续性血液滤过滤器特点。

第一节 连续性血液滤过的模式与滤器选择

连续性血液滤过可不间断地对血液进行滤过，其主要优点是在能清除大量水分的同时，避免间歇性血液透析和间断清除大量液体引起的低血压。这些技术适用于血流动力学不稳定和/或必须接受大量补液（如需要高营养或血管加压药滴注的多器官功能障碍综合征或休克者）的 AKI 患者。

一、连续性血液滤过的模式分类与特点

连续性血液滤过模式主要包括连续性静脉-静脉血液滤过（CVVH）、连续性静脉-静脉血液透析滤过（CVVHDF）、缓慢连续性超滤（SCUF）及高容量血液滤过（HVHF）。CVVH 模式是较为常用的连续性血液净化模式，其利用滤过膜两侧的压力差，通过对流机制清除水和溶质，同时用与血浆晶体成分相似的置换液对容量进行补充，主要以清除中分子物质（0.5～50kDa）为主。CVVHDF 模式是在 CVVH 模式的基础上发展而来，其溶质转运机制在对流的基础上增加了弥散，既能有效清除中分子溶质，又弥补了 CVVH 对小分子溶质清除效率低的不足。SCUF 主要是以超滤的方式清除机体多余的水分，在治疗过程中既不补充置换液，也不用透析液，因此对溶质的清除不理想。HVHF 也是在 CVVH 模式基础上发展起来的，通常是指治疗剂量＞50ml/(kg·h)的血液滤过。为能有效地提高对大中分子溶质的对流清除，通常采用高通量滤器，其治疗时血流速度应需提高至 250～300ml/min。

二、连续性血液滤过的模式选择

连续性血液滤过不同模式的工作原理并不相同，因其对水的清除作用是相同的，通过脱水率的设定，均可以达到精确控制体内多余水分的目的。主要不同之处在于对溶质清除的效能，因此需要根据不同的治疗目的选择合适的模式。SCUF 模式只用于清除容量过负荷患者体内多余的水分，不用于清除致病溶质，临床上主要适用于严重全身性水肿及难治性心力衰竭，特别是心脏术后、创伤或大手术液体复苏后伴有细胞外液容量过负荷的患者。连续性血液滤过的治疗目的是清除水溶性小分子致病溶质，如用于氮质血症等。常规剂量下可选择 CVVH 或 CVVHDF 模式；如需要快速清除高钾血症或百草枯等的小分子溶质，可选择 CVVHDF 模式，通过增加 CVVHDF 模式中的透析剂量来加快清除速率，且并不会明显缩短滤器的寿命；如治疗目的是清除中分子溶质，在常规的治疗剂量下，首选 CVVH 模式，但由于中分子溶质的分子量接近普通高通量滤器的膜孔径，其筛选系数往往不

高，对细胞因子、肌红蛋白等中分子致病溶质的清除效果可能并不理想。HVHF 可通过清除炎症介质等大中分子致病溶质，减轻机体炎症反应和重建免疫稳态，改善患者血流动力学状态，主要应用于脓毒症休克、重症急性胰腺炎及严重创伤等患者。

三、连续性血液滤过滤器分类与特点

滤器是连续性血液滤过治疗的核心部分，滤器膜材料通过不同的材质及结构设计，可对血液成分进行滤过处理，实现清除水分或致病性溶质的治疗目的。滤器属于模式血液净化器，膜材料是采用高分子材料所制，其合成需具备以下要素：良好的血液相容性；无致畸、致癌及致突变反应；具有良好的通透性、吸附性和机械强度。滤器的膜材料近年来在不断更新与改进，临床上常用的有铜仿膜、醋酸纤维素膜（CA）、血仿膜、聚丙烯腈膜（PAN）、聚酰胺膜（PA）、聚甲基丙烯酸甲酯膜（PMMA）、聚碳酸酯薄膜（PC）和聚砜膜（PS）滤器等。

（一）按照滤器膜材料分类

滤器根据膜材料的生产原料不同可分为三类：未修饰的纤维素膜滤器、改良或再生纤维素膜滤器和合成膜滤器。不同类型膜滤器之间在生物相容性、水通透性、毒素清除方面存在较大差别。采用未修饰的纤维素膜包括铜仿膜和双醋酸纤维素膜，其膜性能良好，价格低廉，但通量低、生物相容性较差，目前已基本不用。改良或再生纤维素膜（如血仿膜及醋酸纤维素膜等）生物相容性和清除小分子毒素能力增加。合成膜包括聚丙烯腈膜、聚酰胺膜、聚甲基丙烯酸甲酯膜及聚砜膜等，与纤维素膜相比，合成膜对中分子物质的清除能力强，生物相容性好，同时兼有良好的耐菌与耐有机溶剂等特性，目前在临床上应用越来越广泛。滤器膜材料的分类与特征见表 7-1-1。

表 7-1-1 滤器膜材料分类与特征

分类	膜材料	通量	主要特征
未修饰纤维素膜	铜仿膜、双醋酸纤维素膜等	低	生物相容性差；对小分子物质清除能力强，对中、大分子物质清除能力弱
改良或再生纤维素膜	血仿膜、醋酸纤维素膜等	中等	生物相容性提高，小分子物质清除能力高，对中分子物质具有一定清除能力
合成膜	聚丙烯腈膜、聚酰胺膜、聚甲基丙烯酸甲酯膜、聚砜膜等	高	生物相容性好，中分子物质的清除能力强，同时兼有良好的耐菌、耐有机溶剂等特性

（二）按照滤器膜对溶质清除能力分类

滤器的膜根据其清除中大分子的能力不同，可分为低通量膜、中通量膜和高通量膜滤器。一般认为膜超滤系数（membrane ultrafiltration coefficient，K_{UF}）＞25ml/(h·mmHg·m^2)为高通量膜；K_{UF}＜10ml/(h·mmHg·m^2)为低通量膜；K_{UF}在 10～25ml/(h·mmHg·m^2)之间为中通量膜。如根据膜孔径大小判定，高通量膜平均孔径为 2.9nm，最大直径为 3.5nm；低通量膜平均孔径为 1.3nm，最大直径为 2.5nm。滤器膜按照溶质清除能力分类见表 7-1-2。高通量与生物相容性好的合成滤过膜应用是 RRT 技术的重要进展，因为滤过膜是 RRT 时物质交换的直接界面，是决定治疗效果和避免不良反应的关键因素。除了超滤系数外，最大截留分子量和筛选系数也是反映滤器效能的参数。普通的滤器均属于高通量滤器，截留分子量一般在 30kDa 左右，虽然能清除分子量在 10～30kDa 的中分子溶质，但清除效率并不高。为了提高中分子致病溶质的清除率，近年来又出现了截留分子量在 50kDa 左右的高截留分子量滤器。

表 7-1-2 滤器膜按照溶质清除能力分类

分类	超滤系数 K_{UF} /(ml·h^{-1}·mmHg^{-1}·m^{-2})	膜孔径和截留分子量
低通量	＜10	膜孔径小（平均孔径 1.3nm），滤出小分子物质（5kDa）
中通量	10～25	两者之间
高通量	＞25	膜孔径大（平均孔径 2.9nm），滤出中大分子物质（≥30kDa）

（三）连续性血液滤过滤器选择

滤器的选择需要综合考虑滤器的筛选系数、最大截留分子量、超滤系数、膜材料和面积以及生物相容性等理化特征，临床上常规应选择溶质和水分清除率高、生物相容性好、副作用少、无灭菌残留物和安全可靠的滤器。目前临床上常用的 CRRT 滤器种类有 PSHF 系列、AN69 系列和 AV 系列滤器，均具有较好的溶质清除和生物相容性。其中，AN69 膜滤器采用磺化聚丙烯腈膜，具有高渗水性和低阻力特征；最大截留分子量为 30kDa，对于＞10kDa 溶质清除效果好，且对中分子具有一定吸附作用，治疗过程中蛋白丢失少。PSHF 系列滤器采用高通渗透性的聚砜膜合成，最大截留分子量为 55kDa，可最大程度地滤过中大分子物质；同时滤器膜具有适当的亲水、疏水基团和电荷配比，不易造成孔隙堵塞，能持续维持稳定的超滤量；不易激活凝血系统，能有效维持滤器寿命。AV 系列滤器主要包括 AV 400S、AV 600S 和 AV 1000S 型号，其滤器也是采用聚砜膜合成，其聚砜膜具有双层膜结构和模拟膜拓扑结构，最大截留分子量为 30kDa，白蛋白、其他的大分子物质和血液蛋白成分的血浆蛋白均可得到保留，这种膜的过滤特性非常接近于人类的肾脏功能。

（孙仁华）

第二节　连续性血液滤过的开始与终止时机

肾脏替代治疗（renal replacement therapy，RRT）是 ICU 中最常见的一种生命支持治疗技术。其中，连续性血液滤过（continuous hemofiltration，CHF）是重症患者 RRT 中最常用的技术。探讨 CHF 的时机其实包含两个问题：第一是确定患者是否需要开始或终止 RRT；第二是在确定开始 RRT 之后选择是否应用连续模式以及确定在终止 RRT 之前是否将连续模式转化为间断模式。关于 RRT 的模式选择和转化问题争议较少，本书其他章节有相关介绍，本节主要讨论 RRT 的开始与终止时机问题。

一、连续性血液滤过的开始时机

（一）目前指南建议或共识

AKI 发展到一定程度的重症患者通常需要 RRT，以清除溶质、纠正严重的水电解质紊乱与酸碱失衡。目前，单纯性 AKI 患者开始 RRT 的时机相对明确，AKI 患者开始 RRT 的传统适应证包括：①利尿剂无反应的血管内容量超负荷；②保守治疗无效的高钾血症；③顽固性代谢性酸中毒；④可经透析清除的药物或毒物；⑤尿毒症症状明显的脑病或心包炎；⑥缺乏特异表现的进展性氮质血症。而 ICU 患者往往存在多器官功能损伤，与仅仅满足 RRT 传统的适应证不同，重症患者 RRT 时机的选择需要充分考虑 RRT 的利与弊后再决定是否开始 RRT。

2012 年 KDIGO 指南对 AKI 患者开始 RRT 的时机提出了 2 条建议：①存在危及生命的水电解质紊乱和酸碱失衡时应紧急启动 RRT；②决定是否开始 RRT 应全面考虑患者的临床背景及是否存在能被 RRT 改善的病情，并综合实验室监测结果的变化趋势，而非仅观察血清尿素氮和肌酐水平。

2016 年 ADQI 围绕“紧急情况下 RRT 开始时机（包括 AKI 适应证和非 AKI 适应证）”这一问题，达成 6 条共识：①当代谢和液体管理需求超过肾脏功能时，需要考虑紧急行 RRT；②对肾脏功能的需求由非肾性并发症、疾病严重程度、溶质和液体负荷决定；③肾脏功能可由多种不同的方法来评估，肾功能变化和受损后肾功能可维持时间可以用肾脏损伤标志物预测；④肾脏功能“需求”与“能力”的失衡是动态变化的，应当定期进行评估；⑤对于需要多器官功能支持的患者，RRT 开始与终止时机应当结合其他治疗措施综合考虑；⑥一旦决定启动 RRT，需要立即实施，通常时限在 3 小时内。

（二）如何定义时机的早晚

时机应当是疾病发展时间轴上的某一点，需要依靠一些外在的参数帮助临床医生来确定这个时机。2012 年的 KDIGO 指南提供了 RRT 时机选择的底线，最“晚”的时机是出现危及生命的水、电解质紊乱和酸碱失衡，这是 RRT 的绝对适应证或传统适应证。因为危及生命这个时机非常“晚”，所以不断有学者在进行新的临床研究想确定 RRT 更“早”的介入时机。

关于 AKI 开始 RRT 时机的早期研究中，除了传统适应证外，开始 RRT 的指标可以是生理参数（尿量）及反映肾功能的生化指标（血尿素氮和血肌酐），也可以是已经发生 AKI 的持续时间或因 AKI 的住 ICU 时间。但采用这种方法确定的时机并不理想，比如早期研究关注血尿素氮是否适合作为 RRT 开始时机的标志物，事实上，以某个血尿素氮阈值界定 RRT 的“早”与“晚”，并不能改善患者的预后。另外，在相关 RCT 研究设计中，可能导致一部分不需要 RRT 的患者被随机纳入到研究中，反而出现血管通路相关并发症，延缓肾功能的恢复。

KDIGO 指南的出现使研究者逐渐意识到应该采用统一的 AKI 分级标准定义 RRT 开始时机的“早期”和“晚期”。法国麻醉和重症医学学会发布的 RRT 指南里就给出了一种利用 AKI 分级标准定义 RRT “早期”和“晚期”的方法。“早期”RRT 是指 AKI 分级为 KDIGO 2 级或出现基本不可逆的急性肾衰竭时在 24 小时内实施了 RRT。“晚期”RRT 是指出现急性肾衰竭 48 小时以上、AKI 分级为 KDIGO 3 级或因急性肾衰竭出现危及生命的情况而进行的 RRT。即使这样定义 RRT 的开始时机，还是存在一定的问题，比如一个根据尿量及肌酐标准都可以诊断 AKI 3 级的患者对容量及代谢的需求均很低，尽管肾脏能力不足，但依然可以满足自身的需求，这样的患者接受了“早期”RRT，患者未必能受益。

正因如此，2016 年 ADQI 在追求精准医学及个体化治疗的大背景下，发表了新的共识，RRT 启动的时机与之前描述的时机都不相同，即肾脏“需求-能力”模型下的“患者需求”大于“肾脏能力”，在“需求”大于“能力”这一状况持续存在的情况下一定会进展到危及生命的阶段。

（三）近期的 RCT 研究

自 2015 年始，RRT 开始的时机问题一度成为近年研究讨论的热点，但这些研究最终也没有给出一个统一的答案。

2015 年 Wald 等开展了一项多中心先导研究（standard versus accelerated initiation of dialysis in acute kidney injury，STARRT-AKI），纳入了 100 例 AKI 分级为 KDIGO 2 级且中性粒细胞明胶酶相关脂质运载蛋白（neutrophil gelatinase-associated lipocalin，NGAL）>150ng/ml 的患者。将患者随机分为两组，加速启动组在达到入选标准后 12 小时内立刻开始 RRT，而标准组将 RRT 传统适应证作为开始时机，结果发现两组间 90 天病死率差异没有统计学意义。STARRT-AKI 研究已扩大至全球 44 个中心，预计纳入 3 000 多例患者，最终的研究结果尚未发表。

2016 年发表于 *JAMA* 杂志的 ELAIN（early versus late initiation of RRT in critically ill patients with acute kidney injury）研究根据 KDIGO 分级标准入选单中心重症患者 231 例，均为 AKI 2 级且 NGAL>150ng/ml，早期 RRT 组在患者诊断为 KDIGO 2 级的 8 小时内开始 RRT，延迟 RRT 组在患者发展为 AKI 3 级 12 小时内开始 RRT。与延迟启动组相比，AKI 重症患者早期启动 RRT 可使 90 天病死率下降 15.4%，同时还可以改善其他临床终点，如机械通气时间及住院时间等。

同年发表在 *The New England Journal of Medicine* 上的肾损伤人工肾启动（artificial kidney initiation in kidney injury，AKIKI）研究共纳入了 31 个中心 620 例 AKI 重症患者，均为 KDIGO 3 级，早期 RRT 组在随机分组后即行 RRT，延迟 RRT 组至少满足如下 1 条标准后开始 RRT：①严重高钾血症；②严重代谢性酸中毒；③肺水肿；④血尿素氮>112mg/dl 或随机分组后少尿>72 小时。结果发现两组患者的 60 天病死率无显著差异，延迟 RRT 组中 49% 的患者无需 RRT。AKIKI 研究结果提示，相当一部分 AKI 重症患者根本无需 RRT，其肾脏功能即可自行恢复，且早期 RRT 不能改善 AKI 重症患者的预后。

2018 年，*The New England Journal of Medicine* 又刊发了一篇大型多中心 RCT 研究（IDEAL-ICU）结果。研究对象为极容易发生 AKI 的感染性休克人群，纳入标准为感染性休克早期（应用血管活性药物不足 48 小时）合并 AKI 的人群，并随机将患者分为早期启动组（AKI 确定为 RIFLE 3 级后 12 小时启动）和延迟启动组（RIFLE 3 级后 48 小时启动），结果发现两组患者 90 天全因病死率无显著差异；28 天内无 RRT 天数和液体平衡也无显著差异；早期启动组中代谢性酸中毒和高钾血症发生率显著低于延迟启动组。延迟启动组中 17% 的患者需要在 48 小时内行紧急 RRT，超过 1/3 的患者肾功能自主好转而不需要 RRT。

（四）“早期”RRT 的利弊

理论上在某一个时间点，“早期”RRT 的收益开始大于风险，这个时间点具体在哪却没有明确的研究结论；从个体化治疗的角度来看，每个患者的时间点可能都不相同，差别可能会因为病因不同与个体差异等而变得很大。“早期”RRT 可能带来的利与弊见表 7-2-1。

表 7-2-1 AKI 重症患者“早期”行肾脏替代治疗的利与弊

利	弊
使应激和受损的肾脏减负或休息	留置透析导管相关并发症（出血、气胸及血流感染等）
避免和/或更早地控制尿毒症性并发症	抗凝相关并发症
避免和/或更早地控制电解质/代谢紊乱	医源性血流动力学不稳定，加重 AKI，影响肾脏修复
避免和/或更早地控制酸碱失衡	微量营养素丢失
避免和/或更早地控制液体蓄积或超负荷	有用的药物经 RRT 清除后降至治疗浓度以下（抗生素等）
避免不必要的利尿剂暴露	经保守治疗后肾脏功能可自行恢复
免疫调节和清除炎症介质	增加工作负担，浪费医疗资源

（五）RRT 开始时机的选择

ADQI 共识建议 RRT 开始时机应该个体化，不能只根据 AKI 或肾功能分级而不考虑患者的临床情况去作决定，推荐应用“需求-能力”模型所列举的因素，见表 7-2-2，经权衡利弊之后确定开始时机。评估患者 RRT 开始时间的因素包括：影响患者代谢和需求的因素［主要包括液体负荷程度、溶质负荷程度（血尿素氮、肌红蛋白和血氨等）］，可反映急性疾病严重程度的评分（SOFA 及 SAPS 评分等）和慢性合并症（慢性心力衰竭、慢性肝病和慢性肺病）。评价肾脏能力的指标，除了传统的血肌酐与尿量，还包括肌酐清除率以及反映肾脏损伤的生物标志物半胱氨酸蛋白酶抑制剂 C

表 7-2-2　开始 RRT 时需考虑的因素

分类	具体因素
疾病的严重程度和发展趋势	AKI 的严重程度和变化趋势
	电解质紊乱和酸碱失衡的严重程度
	液体平衡状况和液体超负荷的症状
	AKI 或液体超负荷引起的相关器官功能障碍
RRT 的必要性	肾功能立刻恢复的可能性
	AKI 和液体超负荷引起的急性器官功能障碍导致致命的风险
RRT 的风险	血管通路
	血流动力学不稳定
	感染
	微量元素、水溶性维生素和药物的清除
	制动
其他因素	患者和家人的愿望
	总体治疗目标
	设备和护理人员
	医保费用

(胱抑素 C，cystain C)、尿 NGAL、尿胰岛素样生长因子结合蛋白 7(insulin-like growth factor binding protein 7，IGFBP7)和基质金属蛋白酶抑制因子(tissue inhibitor of metalloproteinase 2，TIMP-2)；但与 cystain C 和 NGAL 不同，后两项新型生物标志物只能预测 AKI 的发展，还无法预测 AKI 患者对 RRT 的需求。

“需求-能力”模型很好，但临床应用起来并不方便，个体间变异度可能较大。以下两种方法也许将来会在临床中得到推广。

1. IRRIV 评分　2015 年 Bellomo 和 Ronco 等回顾性分析了 590 例患者的临床资料，推出了一个 IRRIV(International Renal Research Institute Vicenza)评分，用于评价 CRRT 的启动时机。评分包括 ICU 第一天最低平均动脉压、最高体温、最低 HCO_3^-、最少尿量、最高 SOFA 肾脏评分、是否有创通气、血肌酐变化及是否有液体超负荷。8 项评分满分 11 分，总分≥3.5 分建议启动 CRRT，预测 CRRT 需求的曲线下面积(AUC)值可达 0.81。IRRIV 评分内容既顾及“能力”，又顾及“需求”，应用临床也比较简单，但其有效性还需要进一步验证。

2. 速尿应激试验　2018 年 Lumlertgul 等的研究发现，速尿应激试验(速尿 1～1.5mg/kg，静注注射后 2 小时尿量超过 200ml 者为有反应者，否则为无反应者)可以区分患者是否需要立刻行 RRT，速尿应激试验有反应者 13.6%(6/44)接受了 RRT，而无反应者 78.3%(47/60)接受了 RRT。但速尿应激试验无反应者早期实施 RRT 并没有改善 28 天病死率。

二、连续性血液滤过的终止时机

(一) 目前指南建议或共识

2012 年 KDIGO 指南对 AKI 患者终止 RRT 的时机只提出了两条建议：①患者肾功能恢复至能满足自身需要时，停止 RRT；②不建议使用利尿剂以促进肾功能恢复或减少 RRT 的持续时间和频率。

2016 年 ADQI 就 RRT 终止时机达成共识如下：①如果肾脏功能已经恢复到足以使“需求”与“能力”平衡达到预期水平或者达到总体治疗目标时，可以考虑撤离 RRT；②为持续了解肾脏功能恢复情况，建议在 RRT 期间监测尿量和血肌酐；③对需要多器官功能支持治疗的患者，撤离 RRT 需结合其他治疗综合考虑。

(二) 不适当终止 RRT 的危害

不管是过早还是过晚终止 RRT 都可能对患者造成不必要的危害。过早终止 RRT 使患者被迫重新开始 RRT，可能增加病死率，部分原因是病情严重，而不仅仅是过早撤离 RRT 的害处。但严重 AKI 患者在没有得到 RRT 的情况下，容量超负荷、持续的尿毒症综合征和电解质紊乱可能会加重 AKI。与之相反，延长肾脏支持时间，将患者滞留在 ICU 中进行不必要的 RRT，可能增加了医源性并发症的风险，包括反复的低血压、血流感染、出血、生物不相容反应以及药物剂量不充分。

与选择 RRT 开始时机类似，在终止 RRT 前，也需要综合考虑一些因素，包括临床因素(血流动力学是否稳定、是否存在液体超负荷、是否存在电解质紊乱)、肾脏参数(尿量、尿生化及肾小球滤过率)以及人力和物力因素(有无可用人员、导管有无失功能及体外循环管路有无堵塞)。评价风险利弊之后，再作出终止 RRT 的决定。

(三) 预测 RRT 成功撤离的参数

与 RRT 开始时机的选择类似，临床实践中根据 ADQI 共识的“需求-能力”模型去评价是否可以撤离 RRT 并不容易实施，最好的办法是找到可以预测 RRT 成功撤离的参数，这些参数包括尿量、尿肌酐排泄量和肌酐清除率。

1. 尿量　BEST Kidney 研究是一项多中心前瞻性研究，1 003 例接受 RRT 的 AKI 患者中 529 例存活，其中至少 7 天不需要肾脏支持的 313 例患者的病死率为 28.5%，显著低于需要重新血液透析的 216 例患者的病死率(42.7%)。对 BEST Kidney 研究进行事后分析，开始停止 CRRT 时的尿量是最重要的，能够成功预测 CRRT 撤离的因素，尽管利尿剂可能会影响这一预测效果。在使用和不使用利尿剂的情况下，受试者工作特征曲线下面积分别为 0.67 和 0.85，尿量分别在达到 2 330ml/d 与 436ml/d 时预测撤离 RRT 的准确性最高。

2. 肌酐排泄量　2016 年 Viallet 等进行了一项回顾性研究，调查尿肌酐排泄率和 CRRT 成功撤离的关系，发现 24 小时尿肌酐＞5.2mmol 是最有力的预测 CRRT 撤离成功的因素（AUC 为 0.86）。

3. 肌酐清除率　Frohlich 等的研究认为，2 小时肌酐清除率达到 23ml/min 的阳性预测值可达 88.8%，而针对 6 小时肌酐清除率和 24 小时肌酐清除率预测 RRT 成功撤离的阈值均为 15～20ml/min。

传统的 AKI 生物标志物可能不是预测 RRT 成功撤离的良好参数，2016 年一项研究表明，NT-proBNP 可以预测 CRRT 的撤离，但 NGAL 不可以。

（四）可以参考的 RRT 撤离流程

Schiffl 等于 2018 年提出了一个 CRRT 撤离流程图，见图 7-2-1。2017 年 Forni 等也曾给出一个类似的 CRRT 撤离流程图，第一步都是确定血流动力学、呼吸功能稳定且无进一步损伤肾脏的因素存在，在尿量的标准上，Forni 选择了尿量＞30ml/h；最后一步选择的不是肌酐清除率的标准，而是 24 小时肌酐排泄量＞5.2mmol。

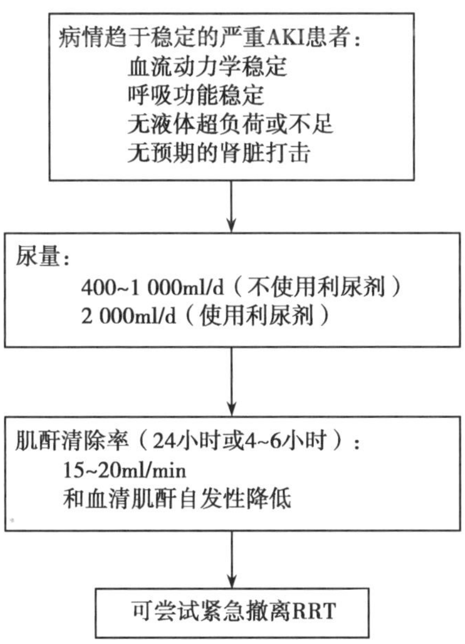

图 7-2-1　ICU 内 AKI 患者 RRT 的撤离流程

当 AKI 患者存在危及生命的水、电解质紊乱和酸碱失衡时应紧急启动 RRT；当患者肾功能恢复至能满足自身需要时，停止 RRT。事实上，重症 AKI 患者开始与终止 RRT 的时机缺乏具体化指征或指标，它不仅依赖于肾脏损伤程度、生化指标或生物标志物等单一因素的变化，还应考虑原发疾病和并发症等因素。脓毒症、急性呼吸窘迫综合征、多器官功能障碍综合征及内环境紊乱等因素都可能影响 RRT 开始与终止时机的决策。临床应从多维度综合分析，及时判断，在充分考虑 RRT 的利与弊后把握其开始与终止的最佳时机，从而可能降低 AKI 重症患者的病死率，改善生存质量与预后。

（李文雄）

第三节　连续性血液滤过的管路连接操作流程

一、血液滤过机器自检及物品的准备

（一）血液净化机器准备及自检

1. 准备带有连续性血液滤过治疗功能的血液净化设备。

2. 接通血液净化设备电源。

3. 打开血液净化设备电源总开关。

4. 按照设备要求进行开机自检。

5. 自检通过后选择连续性血液滤过治疗模式。

6. 按照血液滤过模式要求连接管路及滤器。

（二）物品准备

1. 准备血液滤过管路、滤器、无菌治疗巾、一次性手套、置换液、预充液（浓度为 12.5U/L 普通肝素稀释液 1 000～3 000ml，生理盐水 1 000ml）和抗凝剂等。

2. 检查血液滤过管路及滤器的密封完整性。

3. 检查血液滤过管路及滤器的有效期和型号是否符合要求。

4. 如果使用成品置换液，治疗前核对置换液有效期；如果使用自配置换液，根据患者的病情配制置换液，并注意无菌操作。

二、血液滤过滤器与管路的安装

管路及滤器的安装一定要在血液滤过设备自检通过后进行。

（一）洗手、戴口罩、戴手套及帽子

（二）安装血液滤过管路及滤器

1. 按照无菌原则进行操作。

2. 安装管路顺序按照血液净化设备提示的标准顺序进行，一般从动脉端开始静脉端结束。

3. 动脉端管路依次安装顺序　沿体外循环顺序安装，并依次固定管路，管路嵌入血液泵，动脉壶嵌入固定装置中（侧支连接动脉压力监测器），连接滤器动脉端。

4. 动脉端侧路常规接生理盐水，以备在导管持续贴壁或引血负压过高报警时解除报警。

5. 静脉端管路依次安装顺序　静脉壶嵌入固定

装置内(侧支连接静脉压力监测器),连接滤器静脉端。

6. 置换液连接管安装按照置换液流向安装,连接在动脉壶侧支上,并夹在超声监测器中。

7. 废液连接管安装按照废液流向逆向安装,并夹在漏血监测器中。

8. 将抗凝剂接口连接至血液滤过管路动脉壶或其他动脉端近端合适位置。枸橼酸抗凝的钙连接在静脉端近人体位置。

9. 安装加温袋,入液端在下方,出液端在上方。

(三) 注意事项

1. 取出管路前,检查所有接头并拧紧。

2. 依次取出动脉管路、静脉管路,禁止同时拿出动静脉管路。

3. 按安装顺序连接管路间的接头,避免遗漏连接、接头污染和暴露时间过长。

4. 保证并检查每个接口处要拧紧,避免因接口连接不紧密而进气或液体流出,甚至管路断开而污染管路。

5. 除报警接口外其他管路上与外界相通的夹子应保持夹闭状态。

6. 双人查对　自我查对后,与另一名医生(护士)同时再次查对上述内容,并在治疗记录单上签字。

三、血液滤过滤器的预充

预充的目的是清除体外循环管路和滤器内的气体、微粒以及使滤器膜肝素化,以提高滤器使用时间,提高治疗效率,降低治疗成本。具体操作过程如下。

1. 预充液及预充量应按照滤器说明书的要求进行配制。

2. 常用的预充液是普通肝素 12 500U 加入 1 000ml 生理盐水,配制成肝素浓度为 12.5U/ml 的肝素盐水。

3. 对于出血风险高的患者,可减少普通肝素用量,甚至可直接用生理盐水作为预充液。

4. 再次检查血液滤过管路连接,确保连接顺序正确,各接口连接紧密。

5. 生理盐水流向为动脉端—滤器—静脉端,不得逆向预充。

6. 预充膜内(血液侧)　滤器静脉端向上安装血液滤过器预充。

7. 预充膜外(废液侧)　平置滤器,废液端在上利于气体排出。

8. 按血液净化设备预充键,启动血泵 100～200ml/min,用生理盐水先排净管路和血液滤过器内气体和微粒(100ml/h 可清除气体,更高流速可有效清除微粒)。

9. 在预充滤器排气过程中,轻轻转动和拍打滤器两端,以利于细小气泡排出;切勿用力敲打滤器,以致出现滤器及其中空纤维破裂导致漏血漏气,或中空纤维排列紊乱导致易形成血栓等不良后果。

10. 如管路或滤器空气持续难以排尽,检查各接口的紧密性,可选择重复预充,以充分排尽滤器滤膜内外气体。

11. 置换液管路预充,使置换液管路液体壶内液面保持 2/3 高度,并连接置换液。

12. 按提示将置换液袋及废液袋预充满后进入下一步。

13. 在生理盐水预充量达到后再进行肝素生理盐水预充。

14. 建议使用闭路循环 30 分钟:将血液滤过管路动脉端和静脉端相连,形成闭环通路,循环 30 分钟。

15. 加温袋排气后,按顺序连接于动脉壶与置换液之间(前稀释),或静脉壶与置换液之间(后稀释)。

16. 预充完毕后设置治疗参数,准备引血治疗。

四、血液滤过的引血上机

(一) 准备工作

用 500ml 生理盐水冲洗管路,将血液滤过管路内的肝素盐水,预充液排出,以避免患者的凝血指标明显延长,尤其凝血功能已有异常患者。

1. 打开静脉导管外层敷料。

2. 患者头偏向对侧(颈内静脉),或下肢略外展(股静脉),将无菌治疗巾垫于静脉导管下。

3. 取下静脉导管内层敷料,将导管放于无菌治疗巾上。

4. 分别消毒导管和导管夹子,放于无菌治疗巾内。

5. 先检查导管夹子处于夹闭状态,取下导管肝素帽。

6. 分别消毒导管接头用注射器回抽导管内封管肝素,回抽量为动静脉管各 2ml 左右推注在纱布上检查是否有凝血块,如有凝血块可适当增加抽出血液的量。

7. 用 20ml 注射器在 5 秒内顺利抽出 20ml 血液,以判断采血是否通畅,如果导管回血不畅时,认真查找原因,严禁使用注射器用力推注导管腔。

(二) 引血上机

1. 单接法　适用于血流动力学稳定的患者。

(1) 将血液滤过管路动脉端与患者的血管通路动脉端相连,打开血管通路的小夹子和血液滤过管路的大夹子。

(2) 同时打开血泵,开始一般以 50～80ml/min 速度运转。

(3) 待血液净化管路中的血液达到静脉端管路时,暂停血泵运转,夹闭静脉端的大夹子。

(4) 将血液滤过管路静脉端与血管通路静脉端相

连，打开静脉端的夹子，继续运转血泵，开始治疗，注意初始血液流速不宜过快。

2. 双接法　适用于血流动力学不稳定或不能耐受容量快速减少的患者。

(1) 将血液滤过管路的动脉端和静脉端同时分别与患者血管通路的动脉端和静脉端相连接。

(2) 打开血泵，一般以 50～80ml/min 速度运转开始治疗，密切观察患者血流动力学相关指标变化，缓慢增加血泵速度。

(3) 固定管路，无菌敷料包扎接口处。

五、血液滤过过程中的管路维护

血液滤过过程中的管路维护包括：观察动脉端管路有无异常抖动的现象，往往提示引血不良；维持动脉壶和静脉壶的液面高度在 2/3 水平，防止管路进气；观察动脉壶和滤器有无血栓形成，以便及时调整抗凝方案；及时处理报警，尽量减少血泵停转的时间，以延长管路和滤器寿命；更换置换液时，不要停止血泵，以减少凝血的机会；血管通路的护理和无菌操作，避免血行感染的发生。

六、血液滤过的撤机

(一) 物品及药品准备

密闭接头 2 个、500ml 生理盐水、一次性 10ml 注射器型封管液 2 个(或自配封管液和 10ml 注射器 2 个)、一次性无菌手套、无菌纱布及胶布。

(二) 操作方法

1. 洗手，戴帽子，戴口罩及无菌手套。

2. 打开无菌敷料包裹的血液净化管路与血管通路接口端。

3. 点停止键，关闭血泵。

4. 打开动脉端预充侧管，靠重力作用将动脉前端的血液回输入患者体内。

5. 夹闭血液滤过动脉端管路夹子和血管通路动脉端夹子。

6. 打开血泵，调整血泵至 50～100ml/min，用生理盐水回血，当生理盐水回输至静脉壶时，停止继续回血。

7. 夹闭血液净化静脉端管路夹子和血管通路静脉端管路夹子。

8. 对血管通路导管动、静脉端端口进行消毒及生理盐水冲管，肝素盐水(或枸橼酸)封管，无菌纱布包裹并固定，以避免污染。

9. 整理用物，测量生命体征，记录治疗单，签名。

10. 告知患者血液净化结束，予以适当人文关怀。

(三) 临时自循环回血

当患者有特殊情况需临时中断血液净化，例如：短时间内难以解决的报警、外出检查、急诊手术或其他临床问题，可临时用生理盐水回血(回血下机方法详见上文)，使血液净化设备处于自循环运行状态，将血液净化导管临时封管。当报警问题解决或患者返回病房之后，再根据患者的循环情况，采用单接法或双接法引血上机，继续血液净化治疗。

(周丽华　张利鹏)

第四节　连续性血液滤过的置换液配制与管理

置换液(replacement fluid)是在血液滤过治疗时，经滤器前或滤器后输入的液体，以置换体内的水分和电解质，替代肾脏的部分功能。置换液对于患者的水、电解质和酸碱平衡具有显著作用，影响患者的治疗效果及预后。电解质的组成成分、缓冲液的选择、质量控制等是血液滤过治疗成功的关键部分。置换液的配制需根据不同患者的情况进行调整并定时进行监测，进而避免不良事件的发生。

一、置换液的组成

在进行血液滤过时，置换液可直接进入体内。因此，其成分和浓度原则上应与血浆各离子生理浓度相似，以替代滤除液体的有效成分，维持内环境稳定。同时，置换液的 pH 和渗透压也应维持在生理范围内。置换液中通常含有阳离子：Na^+、K^+、Mg^{2+}、Ca^{2+}，以及阴离子：Cl^-、碱基(碳酸氢根、乳酸根、醋酸根或枸橼酸根)，大多数置换液还含有糖。

(一) 电解质

连续性血液滤过最后的净清除率主要受置换液电解质浓度影响。根据《血液净化标准操作规程(2021 版)》，常用置换液配方的离子浓度为 Na^+：135～145mmol/L；K^+：2.0～3.0mmol/L；Mg^{2+}：0.5～0.75mmol/L；Ca^{2+}：1.25～1.75mmol/L；Cl^-：103～110mmol/L；HCO_3^-：30～34mmol/L。置换液配方还应注意根据患者的病理生理情况使处方个体化。此外，某些情况下置换液还有特殊配制要求。例如，采用枸橼酸抗凝时，可配制低钠、无钙及无碱基置换液。

1. 钠离子　一般建议使用 Na^+ 浓度为 140～145mmol/L 的置换液。因为若使用低钠置换液，细胞外的液体会向细胞内转移，使得血浆中减少的液体量高于计划脱水量，导致低血压的发生。使用高钠置换液时，会引起细胞脱水，产生功能障碍，同时细胞内与外的水均会被清除，导致血容量下降。

2. 钾离子　需要进行血液净化治疗的多为 AKI 患者，而此类患者在治疗初始往往伴有高钾血症，应适当降低置换液中 K^+ 的浓度。在低钾血症的情况下，

可将 K^+ 添加到置换液中，也可单独使用氯化钾，逐渐调整患者的 K^+ 浓度至生理水平。

3. 钙离子和镁离子　Ca^{2+} 和 Mg^{2+} 也可被连续性血液滤过所清除，因此也要进行补充。对于高钙血症危象或肾功能受损的患者，可使用无钙置换液，以避免心血管不良反应的发生。

4. 磷　高磷血症是 AKI 的常见并发症，所以 HPO_4^{2-} 不是置换液的标准组成成分。但是，连续性血液净化强化治疗过程往往会出现低磷血症。营养不良或代谢性碱中毒也会增加此风险。持续严重的低磷血症可减弱患者肌力，导致呼吸衰竭时间延长，气管切开需要率增加。此时可通过口服或静脉补充磷，也可在置换液中进行补充。一些研究已经证实置换液中加入磷的可行性和安全性。目前国外已有商品化含磷置换液，HPO_4^{2-} 浓度为 1.2mmol/L。

（二）糖

重症患者常存在应激性血糖升高。有研究表明，CRRT 时严格控制置换液中糖浓度能够显著改善重症患者的生存率。然而，使用无糖置换液往往会导致低血糖的发生，因此，应根据需要选择恰当的血糖控制和监测方案。需要注意的是，糖容易造成细菌繁殖，要警惕置换液被污染。

（三）缓冲液类型

缓冲液的浓度一般高于生理浓度，需要补充已存在的碱缺失的量以及在血液滤过过程中丢失的量。目前可供选择的缓冲液有碳酸氢盐、枸橼酸盐、乳酸盐和醋酸盐。碳酸氢盐和乳酸盐较为常用，枸橼酸盐同时可作为抗凝剂使用，而醋酸盐由于缓冲效率低和已知的不良反应，已很少用于临床。枸橼酸盐、乳酸盐或醋酸盐通过被完全氧化成 CO_2 和 H_2O，产生碳酸氢盐，从而产生缓冲作用。当这三种缓冲液代谢不充分时，会导致阴离子间隙增加，发生酸中毒。

1. 碳酸氢盐　HCO_3^- 是体内最主要的缓冲剂，碳酸氢盐置换液最符合机体的生理状态。碳酸氢盐易分解，故需临时配制。由于 HCO_3^- 易与钙和镁反应发生结晶，两者不能从同一通路输注，其置换液多由 A 液（电解质成分）和 B 液（碳酸氢盐缓冲液）两部分组成，见表 7-4-1。

表 7-4-1　改良 Port 配方

配方		液体量/ml	成分	浓度/(mmol·L⁻¹)
A 液	NS	3 000	Na^+	143.6
	5% GS	1 000	Cl^-	116
	10% $CaCl_2$	10	Ca^{2+}	2.07
	25% $MgSO_4$	3.2	Mg^{2+}	1.56
	10% KCl	5～12	HCO_3^-	34.9
B 液	5% $NaHCO_3$	250	葡萄糖	65.4
	总液体量	4 270		

注：NS，生理盐水；GS，葡萄糖溶液。

有研究表明，在 RRT 过程中应用碳酸氢盐和乳酸盐缓冲液患者的病死率无显著差异，但碳酸氢盐组心血管事件风险明显降低，更适合用于 RRT。2012 年 KDIGO 指南推荐首选碳酸氢盐作为连续性血液滤过治疗的缓冲液。

2. 枸橼酸盐　枸橼酸盐被广泛用于局部抗凝。它通过肝脏代谢产生 HCO_3^-，间接补充血液滤过过程中丢失的 HCO_3^-，故可作为置换液用于高出血风险患者的血液滤过治疗。然而，感染性休克患者和肝衰竭患者代谢枸橼酸盐的能力降低，常发生高枸橼酸盐血症，从而导致低钙血症和代谢性酸中毒，应谨慎使用。由于柠檬酸盐通常不被测量，可通过总钙浓度与游离钙浓度的比值来推测，大于 2.5 是枸橼酸盐过量的一个非常敏感和特异的指标。

3. 乳酸盐和醋酸盐　乳酸盐和醋酸盐都具有成分稳定和易于贮存的特点，适用于商品化生产。但是醋酸盐在 RRT 过程中低血压和心指数降低等心血管事件的发生率较高，目前已不推荐使用。

乳酸经肝脏、心脏、骨骼肌和肾脏代谢，产生碳酸氢盐从而调节酸碱平衡。有研究认为，乳酸盐置换液与碳酸氢盐置换液在尿毒症症状控制、血流动力学的稳定性、血乳酸盐的浓度、酸碱及电解质平衡等方面无显著性差异，均适用于重症患者。但也有学者认为，对于显著的高乳酸血症患者（乳酸>5mmol/L），肝功能障碍患者或进行高容量血液滤过（置换液流量>6L/h）时，应谨慎使用乳酸盐置换液。

二、置换液的配制和选择

（一）配制原则

置换液配制应遵循以下原则：①无致热原；②电

解质浓度应保持在生理水平，为纠正患者原有的电解质紊乱，可根据治疗目标作个体化调节；③缓冲系统可采用碳酸氢盐、乳酸盐或枸橼酸盐；④置换液或透析液的渗透压要保持在生理范围内，一般不采用低渗或高渗配方。

1. 置换液的无菌问题 置换液直接输入血液，需执行静脉输液类药品国家标准。《血液净化标准操作规程(2021版)》中规定置换液内毒素＜0.03EU/ml，细菌数＜1×10^{-6}CFU/ml。

置换液的无菌问题不容忽视，若血液滤过治疗过程中患者出现肌颤和畏寒等症状，需立即停止置换液的输注，并对剩余置换液进行细菌学检查。

2. 置换液的温度问题 在连续性血液滤过治疗中，当置换液量高或血流量低时，易导致患者热能丢失较多，代谢率降低，出现体温下降、心率降低等表现。有研究发现，约有50%的RRT患者出现低温(体温＜35.5℃)，且持续低温时间超过24小时。可根据患者病情，如瘫痪、颅脑损伤、内分泌疾病、中毒及烧伤等，以及输注置换液的不同速度，采取置换液加温和患者保暖等措施。

(二) 自制置换液

通过医院制剂室配制或临床科室营养袋自配可随时调整配方，但是费时费力，被污染的可能性相对增加，而且溶质浓度配制错误会发生致命危险。一项研究表明，连续性血液滤过治疗方面的错误都是与置换液成分配制不当有关，而这些错误多发生在人工配制的液体中。所以，医院在自行配制置换液时，应严格执行无菌操作。

(三) 在线生产置换液和商售成品置换液

在线生产置换液：一些血液透析滤过设备配备了特殊的净化装置，可在线生成透析液和置换液。在线生成置换液具有成本低、配制速度快、制备方便和安全稳定等优点，但也存在电解质及碱基不能精确调节、保存时间短、配制过程易污染等的问题。

商售成品置换液：溶质成分稳定，保存时间长，节省大量人力，并减少血行感染的机会，可规模化生产，临床科室应用广泛。

三、置换液配方的调整

在连续性血液滤过治疗过程中，应定时监测血气分析结果，根据患者的情况进行相应调整，制订个体化配方。一旦患者的电解质紊乱和酸碱失衡得到纠正，尽快将置换液中的离子浓度恢复至生理水平。应注意，监测结果不仅要看绝对数值，更要注重趋势变化，避免矫枉过正。

(一) 钠离子浓度的调整

连续性血液滤过置换液已包含生理浓度的Na^+，治疗中可通过加入高渗盐水来增加置换液中Na^+浓度；通过加入注射用水来降低置换液中Na^+浓度。需注意的是，降低置换液中Na^+浓度也会导致置换液中其他离子浓度的下降，需重新计算。

在纠正严重高钠血症时，应避免血钠下降速度过快，造成细胞内外渗透压差，液体向细胞内移动，出现细胞水肿，尤其是脑水肿。一般来说，每小时血钠纠正速度不超过0.5～1mmol/L，或每日下降幅度不超过10%。

(二) 钾离子浓度的调整

连续性血液滤过置换液多不含K^+，治疗时，可通过加入不同剂量的钾来调整K^+浓度。在A液中一般加入氯化钾(10%)5～10ml，之后根据监测的血钾水平进行调整，以维持血钾在3.5～4.5mmol/L。通常给予2～4mmol/L，一般置换液K^+浓度不宜超过5.5mmol/L。当血钾高于5.5mmol/L，则不加氯化钾。

(三) 钙离子浓度的调整

枸橼酸置换液不含Ca^{2+}，一般在滤器后补充，同时需密切监测Ca^{2+}水平，根据RRT滤器膜后及外周血钙浓度调整枸橼酸及葡萄糖酸钙或氯化钙的输注速度。表7-4-2为供参考的调整方案。

(四) 碳酸氢根浓度的调整

根据血气分析结果以及目标的HCO_3^-浓度来调整另外通路的$NaHCO_3$输入速度。按照置换液量3L/h计算，$NaHCO_3$输注速度的计算公式见式(7-4-1)。

表7-4-2 根据钙离子浓度调整枸橼酸及氯化钙方案

滤器后Ca^{2+}/($mmol\cdot L^{-1}$)	4%枸橼酸	外周血Ca^{2+}/($mmol\cdot L^{-1}$)	5% $CaCl_2$
＜0.2	降低0.2mmol/L，并通知医生	＞1.35	降低0.4mmol/L，并通知医生
0.20～0.24	降低0.1mmol/L	1.21～1.35	降低0.2mmol/L
0.25～0.34	不变	1.12～1.20	不变
0.35～0.40	升高0.1mmol/L	1.00～1.11	升高0.2mmol/L
＞0.40	升高0.2mmol/L，并通知医生	＜1.00	升高0.4mmol/L，并通知医生

注：钙剂增加总量应不低于3mmol/L。

$$V_{NaHCO_3^-(ml/h)}=C_{HCO_3^-(目标值)}\times 84\times 3\div(5\%\times 1\,000)$$

式(7-4-1)

（王常松　方　巍）

第五节　连续性血液滤过的剂量选择与参数设置

RRT 的剂量选择涉及治疗的频率、强度、效率及临床效应。如何合理制订 RRT 的剂量是目前研究和争议的焦点。尤其是治疗模式、血流速、脱水速率、治疗剂量、抗凝剂量、膜材料及缓冲液类型等因素，直接影响着重症患者的预后。

一、治疗剂量的概述

（一）连续性血液净化治疗剂量的概念

1. 目标剂量　也称处方剂量，是针对特定患者根据临床需要制订的剂量，也代表着处方医生需要给到患者实际清除需要的剂量。

2. 目标机器剂量　这个剂量是处方医生需要通过机器设定来达到所需清除率的剂量。机器设定剂量可以在治疗过程中随时调整，以减小目标剂量（处方剂量）和平均有效达成剂量（监测）之间的差距。

3. 当前剂量　当前剂量以治疗流量参数计算得出，代表当前清除率状态。在报警、凝血或患者需离开 ICU 外科或放射检查时的宕机状态下，当前剂量就为 0。

4. 平均剂量　即在总治疗时间内各个当前剂量计算出的平均清除剂量。总治疗时间是有效治疗时间和宕机时间的总和，有效治疗时间则是废液泵工作时间总和。平均剂量通常大于平均有效达成剂量。

5. 预期剂量　预期剂量为在治疗终点时理论上可以达到的平均清除剂量。如果目标机器剂量在治疗中保持恒定，则预期剂量和平均剂量平齐，如调整目标机器剂量，则预期剂量取决于调整时间点前的平均剂量，并且新的调整剂量预期剂量总是高于平均有效达成剂量。

6. 当前有效达成剂量　为实时检测到的有效清除剂量，不同于当前剂量为从治疗参数中获得，当前有效达成剂量基于血液浓度。当前有效达成剂量主要取决于 CRRT 模式、治疗设定和其他影响有效清除率的技术和临床状态。主要的影响参数为显示与实际血流和各种流量参数之间的差值、血管通路状态、预充情况、有效膜面积、因为凝血损失和膜的通透性等的劣化状态、极化和过高的滤过分数（filtration fraction，FF）等血液流变因素。

（二）连续性血液净化治疗的参数设置

1. 血流速　是指单位时间内流经滤器的血流量。在滤过分数的限制下，血流速（Q_B）决定着置换液流速（Q_R）的最大值。在常规的治疗剂量下，一般将 Q_B 设置为 100～200ml/min，对于血流动力学不稳定的患者，可从 50～100ml/min 开始进行调节，调整血流速，在一定时间内达到目标值；对血流动力学稳定的患者，可以直接将血流量设置为 150～200ml/min。高通量 RRT 由于置换液流速较高，所需的血流速往往也较高，通常 Q_B 设置为 200～300ml/min。

2. 脱水速率　脱水速率也称净超滤率，是指相对 RRT 设备而言，单位时间内额外超滤出的液体量。由于患者外周还有液体输入、自身的尿量和引流量等出量，脱水速率并不能代表患者最终的脱水量。

患者的液体平衡 = 除外置换液和透析液的总入量 − 除外废液的总出量 −RRT 脱水量。

3. 溶质清除率　血液净化的剂量和强度通常指溶质清除率。溶质清除率可以通过血液中被清除的溶质计算，也可以通过废液中溶质含量计算。经过滤过器后，血液中溶质的浓度通常明显降低，因而通过废液中溶质的含量进行计算的分析方法更为常用。计算公式见式（7-5-1）。

$$K=(Q_EC_E-Q_DC_D)/C_B \qquad 式(7\text{-}5\text{-}1)$$

其中 K 表示溶质清除率，Q_D 和 Q_E 分别是单位时间内的透析液和废液量，C_B、C_D 和 C_E 分别是血液中、透析液和废液中溶质的浓度。由于超滤率（Q_{UF}）等于单位时间内废液和透析液量的差值，方程式就可以变成式（7-5-2）。

$$K=Q_D(C_E-C_D)/C_B+Q_{UF}C_E/C_B \qquad 式(7\text{-}5\text{-}2)$$

方程中 $Q_D(C_E-C_D)/C_B$ 为无超滤时的清除率，近似于通过弥散对溶质的清除率。如透析液未清除血液中的溶质，即 $C_D=0$，可以简化为 Q_DC_E/C_B，反映血液中的溶质在透析未清除后在透析液和血液中得以平衡。$Q_{UF}C_E/C_B$ 是在透析液流量为 0 的情况下的溶质清除率，近似于对流清除。

与传统的间歇性血液透析不同，透析液流速（Q_D）在持续性血液透析期间实质上低于血液流速（Q_B），因此，小分子量溶质可能在血液和透析液之间达到完全平衡（C_E/C_B～1），特别是在透析液流速较低时。随着透析液流速的增加，到一定程度时就无法达到平衡。因此，此时透析液流速和小分子溶质清除率之间产生近似线性的关系。相比之下，像 β_2- 微球蛋白这种高分子量溶质的清除率受到扩散的速率限制，较少依赖于透析液的流速。

4. 筛过系数　溶质清除还受其他因素如滤器膜的筛过系数等的影响。对筛过系数（C_E/C_B）接近 1 的小分子量溶质，在连续性血液滤过时溶质的清除率大约等于超滤率。对于中大分子量的溶质，如 β_2-微球蛋白，其实际清除率仍有争议，有研究显示其筛过系数随着超滤率的增加而增加，也有研究表明超滤率增加时其筛过系数不变甚至降低。

二、治疗剂量的设定及选择

（一）连续性血液滤过治疗剂量的概念

连续性血液滤过的治疗剂量包括容量治疗剂量和溶质治疗剂量两部分。习惯上把 RRT 的容量治疗剂量称作容量管理。RRT 的溶质治疗剂量是指单位时间内按照体重校正的废液流量，单位为 ml/(kg·h)，RRT 的治疗剂量设定是对治疗所用液体-置换液或透析液速率的设定。

CVVHD 的处方剂量 =（透析液速率 + 脱水速率）/体重

CVVH 的处方剂量 =（置换液速率 + 脱水速率）/体重（仅有后稀释时）

CVVHDF 的处方剂量 =（置换液速率 + 透析液速率 + 脱水速率）/体重（仅有后稀释时）

前稀释清除溶质效率低于后稀释，需要进行校正。

校正系数 = 滤器血浆流速 /（滤器血浆流速 + 前稀释流速）

（二）连续性血液滤过治疗剂量的设定

2012 年的 KDIGO AKI 指南里，推荐的 RRT 剂量为 20～25ml/(kg·h)。在实际治疗中，RRT 常因前稀释的应用、滤器凝血、蛋白被吸附或沉淀在滤器膜表面引起的滤器效能下降，以及机器故障引起的治疗暂停等因素，导致实际交付剂量小于处方剂量。因此，KDIGO 指南推荐，在实际临床工作中设定处方剂量为 25～30ml/(kg·h)，才可能实现 20～25ml/(kg·h) 的实际治疗剂量。对于重症患者，在实际临床工作中，需要根据病情对治疗剂量进行个体化调整。

（三）连续性血液滤过的前稀释与后稀释

CVVH 的置换液输入途径以滤器为参照物，分为后稀释和前稀释两种方式。后稀释时溶质清除效率高，滤器内凝血的风险较大；而前稀释时血液浓缩比较少，滤器相对不容易发生凝血，但由于血液先被稀释，溶质的清除效率会下降，约为后稀释效率的 15%～20%。因此，临床上在选择置换液的输入路径时，首先要评价一下患者是否容易发生滤器凝血。如果行无抗凝血液净化治疗或 RRT 过程中滤器频繁发生血栓堵塞，应避免行后稀释，可选择前稀释或其他的 RRT 模式，以延长滤器寿命。如果做高容量 RRT，也应该选择前稀释 CVVH，有助于降低滤过分数，延长滤器寿命。如果患者对抗凝反应好，滤器寿命长，选择后稀释 CVVH 有利于在单位时间内清除更多的溶质，当然在这种情况下，选择前稀释和后稀释并存，按一定比例输注也是临床常见的一种做法。

（四）连续性血液滤过的温度控制

连续性血液滤过时的低温是有害的，严重时导致寒战、疼痛和不适及胰岛素分泌减少，氧离曲线左移，导致氧释放能力下降等。在 RRT 过程中，为避免体外管路热量持续丢失导致低体温，仪器大都配备了加热器，加热置换液 / 透析液以减少热量的丢失。

同样，过高的温度可能会改变血管的反应性，导致低血压，在早期将置换液温度控制在 36℃持续一段时间后，能够升高平均动脉压并降低儿茶酚胺类药物的剂量。在此过程中，需要密切及动态监测患者体温变化，避免因此导致的严重低体温而带来的不良反应。

（苏　磊）

思考题

1. 连续性血液滤过的模式和滤器如何选择？
2. 在确定连续性血液滤过的开始与终止时机的时候，需要权衡的因素有哪些？
3. 枸橼酸局部抗凝 RRT 患者配制置换液时应注意哪些问题？
4. 如何设置连续性血液滤过的剂量？

参考文献

[1] 孙仁华，黄东胜. 重症血液净化学[M]. 杭州：浙江大学出版社，2015.

[2] 刘大为，杨荣利，陈秀凯. 重症血液净化[M]. 北京：人民卫生出版社，2017.

[3] LI X，LIU C，MAO Z，et al. Timing of renal replacement therapy initiation for acute kidney injury in critically ill patients：A systematic review of randomized clinical trials with meta-analysis and trial sequential analysis[J]. Crit Care，2021，25(1)：15.

[4] BAGSHAW S M，WALD R. Strategies for the optimal timing to start renal replacement therapy in critically ill patients with acute kidney injury[J]. Kidney Int，2017，91(5)：1022-1032.

[5] ROMAGNOLI S，CLARK W R，RICCI Z，et al. Renal replacement therapy for AKI：When? How much? When to stop? [J]. Best Practice & Research Clinical Anaesthesiology，2017，31(3)：371-385.

[6] KLOUCHE K，GIBNEY R T N，FORNI L G. Can this patient be safely weaned from RRT? [J]. Intensive Care Med，2018，44(5)：639-642.

[7] KATULKA R J, AL SAADON A, SEBASTIANSKI M, et al. Determining the optimal time for liberation from renal replacement therapy in critically ill patients: A systematic review and meta-analysis (DOnE RRT) [J]. Crit Care, 2020, 24(1): 50.
[8] 于凯江,李文雄. 急性肾损伤与血液净化[M]. 北京:人民卫生出版社,2018.
[9] 陈香美. 血液净化标准操作规程[M]. 北京:人民军医出版社,2010.
[10] YESSAYAN L, YEE J, FRINAK S, et al. Continuous renal replacement therapy for the management of acid-base and electrolyte imbalances in acute kidney injury [J]. Adv Chronic Kidney Dis, 2016, 23(3): 203-210.
[11] FALL P, SZERLIP H M. Continuous renal replacement therapy: Cause and treatment of electrolyte complications [J]. Semin Dial, 2010, 23(6): 581-585.
[12] SCHEFOLD J C, VON HAEHLING S, PSCHOWSKI R, et al. The effect of continuous versus intermittent renal replacement therapy on the outcome of critically ill patients with acute renal failure (CONVINT): A prospective randomized controlled trial [J]. Crit Care, 2014, 18(1): R11.
[13] WANG A Y, BELLOMO R. Renal replacement therapy in the ICU: Intermittent hemodialysis, sustained low-efficiency dialysis or continuous renal replacement therapy? [J]. Curr Opin Crit Care, 2018, 24(6): 437-442.

第八章

血液透析

学习目标

掌握：
1. 血液透析的定义。
2. 血液透析的适应证和禁忌证。

熟悉：
1. 血液透析的临床应用。
2. 血液透析的管理。

了解：
1. 血液透析的历史。
2. 血液透析的进展。

第一节　血液透析概述

一、血液透析的定义及原理

血液透析是急慢性肾衰竭患者常用的 RRT 方式之一，它实现了在体外去除诸如肌酐和尿素等废物及血液中的液体。

血液透析是通过将体内的血液引流至体外循环，并流经透析器，通过半透膜和膜外侧透析液以弥散原理进行物质交换，半透膜两侧的分子依靠浓度梯度从高浓度一侧向低浓度一侧做跨膜移动，使血液中的代谢产物（如肌酐、尿素、尿酸和过多的电解质等）通过半透膜弥散到透析液中，而透析液中的有用物质（如 HCO_3^- 和醋酸根离子等）也可弥散到血液中。透析时主要通过超滤原理清除体内多余的水分，液体在膜两侧静水压力梯度或渗透压梯度作用下通过半透膜从血液侧向透析液侧移动。因此，血液透析能够替代部分肾脏功能，达到清除体内代谢废物，维持水、电解质和酸碱平衡的目的。

二、血液透析的方式

血液透析主要工作方式包括间歇性血液透析（intermittent hemodialysis，IHD）、持续低效透析（sustained low-efficiency dialysis，SLED）、连续性静脉-静脉血液透析（continuous veno-venous hemodialysis，CVVHD）和连续性静脉-静脉血液透析滤过（continuous veno-venous hemodiafiltration，CVVHDF）。

IHD 是传统的常用 RRT 模式，主要用于慢性肾衰竭患者的 RRT，也可床边应用于肾功能不全的重症患者。一般每周行 IHD 3 次，每次持续 3～4 小时。为了在短时间内达到清除小分子溶质（血尿素氮、肌酐等）和调节水、电解质与酸碱平衡的目的，IHD 需要设置较高的血流率（200～300m/min）和透析液流率（300～500m/min），通常需要在 3～4 小时内超滤 3～4L 的水，易导致血流动力学不稳定。

SLED 是介于 IHD 和 CRRT 之间的一种血液净化方式，其应用传统的透析机器并通过减慢透析液流量和血液流速，持续透析治疗 8～12 小时，溶质清除主要是通过弥散原理，小分子溶质清除率高，很少出现透析失衡现象。

CVVHD 是利用弥散原理清除血液中溶质，持续透析治疗的一种血液净化方式。这种方式对于小分子物质，如血尿素氮（BUN）和肌酐（Cr）等的清除效果要优于中分子物质，也能通过超滤的方式清除血液中多余的水分。

三、血液透析临床应用

（一）血液透析的适应证

1. AKI　血液透析治疗 AKI 的目的是：①清除体

内过多的水分及毒素；②维持酸碱平衡；③为用药及营养治疗创造条件；④避免多器官功能障碍综合征等并发症的出现。凡高分解代谢者（每日血尿素氮上升≥14.3mmol/L，肌酐上升≥177μmol/L，钾上升1～2mmol/L，HCO_3^-下降≥2mmol/L）应立即进行透析。

非高分解代谢，但符合下述第一项并有其他任何一项者，即可进行透析：①无尿48小时以上；②血尿素氮（BUN）≥21.4mmol/L（60mg/dl）；③血肌酐（Cr）≥442μmol/L（5mg/dl）；④血钾≥6.5mmol/L；⑤HCO_3^-<15mmol/L，CO_2结合力<13.4mmol/L（35Vol%）；⑥有明显水肿、肺水肿、恶心、呕吐、嗜睡、躁动或意识障碍；⑦误输血或其他原因所致溶血及高游离血红蛋白血症。

2. 慢性肾衰竭 肾脏病预后质量倡议（Kidney Disease Outcomes Quality Initiative，KDOQI）指南建议慢性肾衰竭患者在慢性肾脏病（chronic kidney disease，CKD）5期、估算的肾小球滤过率（estimated glomerular filtration rate，eGFR）<15ml/（min·1.73m²）时，应开始评价患者RRT的益处、风险及不利因素，并开始准备透析治疗。如果有以下情况时可以开始透析：血肌酐≥707.2μmol/L（8mg/dl）；血尿素氮≥28.6mmol/L（80mg/dl）；有厌食、恶心及呕吐等明显尿毒症临床表现。

对于CKD有严重并发症患者，经药物治疗等不能有效控制时，可能需要尽早开始透析治疗，如高钾血症（≥6.5mmol/L）；代谢性酸中毒；高磷血症；容量过多包括急性心力衰竭及顽固性高血压；体重明显下降和营养状态恶化，尤其是伴食欲丧失有恶心和呕吐症状等；贫血；慢性充血性心力衰竭及尿毒症性心包炎；出现尿毒症神经系统症状等。

3. 急性毒物或药物中毒 血液透析主要清除分子量低的毒物及药物，清除蛋白结合率低及表观分布容积低的水溶性毒素，如水合氯醛、甲醇及对乙酰氨基酚等。

凡能够通过透析膜清除的药物及毒物，即分子量小，不与组织蛋白结合，在体内分布较均匀，而不固定于某一部位者，均可采取透析治疗。应在服药物或毒物后8～12小时内进行，病情危重者可不必等待检查结果即可开始透析治疗。下列情况并非透析禁忌证：①呼吸暂停；②难治性低血压；③昏迷；④肺部感染；⑤原有肝、肾、肺疾病或糖尿病者。

通过血液透析可以清除的药物有以下几种。①镇静、安眠及麻醉药：巴比妥类、格鲁米特、甲丙氨酯、甲喹酮、副醛、水合氯醛、氯氮䓬及地西泮等。②醇类：甲醇、乙醇和异丙醇。③镇痛药：阿司匹林、水杨酸类、非那西丁及对乙酰氨基酚等。④抗生素类：氨基糖苷类抗生素、四环素、青霉素类、利福平、异烟肼、磺胺类、万古霉素及头孢噻啶等。⑤内源性毒素：氨、尿酸、乳酸、胆红素等。⑥金属类：铜、钙、铁、钴、镁、汞、钾、锂及铋等。⑦卤化物：溴化物、氯化物、碘化物及氟化物等。⑧神经精神类药物：苯丙胺、甲基丙胺、单胺氧化酶抑制剂、苯乙肼及异噁唑酰肼等。⑨其他：砷、硫氰酸盐、苯胺、重铬酸钾、利血平、地高辛、麦角胺、樟脑、四氯化碳、环磷酰胺、5-氟尿嘧啶、奎宁及氯磺丙脲等。

4. 其他疾病 常规疗法难以奏效者：①溶质负担（肿瘤溶解综合征、挤压综合征及血管内溶血等）；②严重水、电解质紊乱及酸碱失衡；③肝性脑病、肝肾综合征及肝硬化顽固腹水等；④严重的充血性心力衰竭；⑤严重高热及低体温等。

（二）血液透析的禁忌证

血液透析没有绝对的禁忌证，但也不是所有终末期肾衰竭的患者均能进行血液透析治疗。血液透析的相对禁忌证包括：①收缩压>26.7kPa（200mmHg），舒张压>13.7kPa（130mmHg）或脑血管病患者；②药物难以纠正的休克患者；③严重心律失常、心功能不全及冠心病患者；④严重贫血，血红蛋白<50g/L患者；⑤大手术后3日内或有严重活动性出血或出血倾向明显者；⑥严重感染如血源性传染病者；⑦终末期癌症者；⑧精神类疾病及不合作者。

四、血液透析的进展

血液透析技术已经取得了显著的进步，终末期肾病（ESRD）患者的生存期延长和生活质量得到提高，但长期预后仍然不够理想，可能与不同分子量溶质的清除受血流率和透析器对溶质通透性的影响有关。研究表明采用高通量血液透析（high-flux hemodialysis）滤器进行血液透析，对中大分子的溶质清除能力显著增强。

近年来开发的新的透析膜，通过增加透析膜上的孔的密度和直径大小影响透析膜去除的分子的数量和不同大小的分子，提高透析的效率和加强对中大分子物质的清除，研究表明这种透析方式能改善患者的预后。

可穿戴人工肾在2015年通过了美国食品药品管理局（FDA）的Ⅰ期临床试验，目前可穿戴人工肾更新到3.0版本，患者的肌酐清除率可大于30ml/min，通过减轻泵的重量，电池的改进等使可穿戴性得到进一步提高，离临床应用也越来越近，将来血液透析将朝着便利化与家庭化的趋势发展。

（黎毅敏）

第二节 血液透析的临床操作

一、血液透析操作流程

（一）上机前准备

血液透析器（根据治疗目标选择）、血液透析管路、穿刺针、无菌治疗巾、生理盐水、碘伏和棉签等消毒物品、止血带、一次性手套、透析液等。

1. 开机自检

(1) 检查透析机电源线连接是否正常。

(2) 打开机器电源总开关。

(3) 按照要求进行机器自检。

2. 血液透析器和管路安装

(1) 检查血液透析器及透析管路有无破损，外包装是否完好。

(2) 查看有效日期、型号。

(3) 按照无菌原则进行操作。

(4) 安装管路顺序按照体外循环的血流方向依次安装。

3. 密闭式预充

(1) 启动透析机血泵 80～100ml/min，用生理盐水先排净透析管路和透析器血室（膜内）气体。生理盐水流向为动脉端→透析器→静脉端，不得逆向预充。

(2) 将泵速调至 200～300ml/min，连接透析液接头与透析器旁路，排净透析器透析液室（膜外）气体。

(3) 生理盐水预充量应严格按照透析器说明书中的要求；若需要进行闭式循环或肝素生理盐水预充，应在生理盐水预充量达到后再进行。

(4) 推荐预充生理盐水直接流入废液收集袋中，并且废液收集袋放于机器液体架上，不得低于操作者腰部以下；不建议预充生理盐水直接流入开放式废液桶中。

(5) 冲洗完毕后根据医嘱设置治疗参数。

(二) 上机流程

1. 准备碘伏消毒棉签和医用垃圾袋。

2. 打开静脉导管外层敷料。

3. 患者头偏向对侧，将无菌治疗巾垫于静脉导管下。

4. 取下静脉导管内层敷料，将导管放于无菌治疗巾上。

5. 分别消毒导管和导管夹子，放于无菌治疗巾内。

6. 先检查导管夹子处于夹闭状态，再取下导管肝素帽。

7. 分别消毒导管接头。

8. 用注射器回抽导管内封管肝素，推注在纱布上检查是否有凝血块，回抽量为动、静脉管各 2ml 左右。如果导管回血不畅时，认真查找原因，严禁使用注射器用力推注导管腔。

9. 根据医嘱从导管静脉端推注首剂量肝素（使用低分子量肝素作为抗凝剂，应根据医嘱上机前静脉一次性注射），连接体外循环。

10. 医疗污物放于医疗垃圾桶中。

(三) 参数设置

1. 模式　血液透析。

2. 血流量　先予 150ml/min 血流速度治疗 15 分钟，如无不适，调高至 200～400ml/min。严重心律失常患者，可酌情减慢。

3. 透析液流速　常设定为 500ml/min。如为高流量透析，最高达 800ml/min。

4. 透析液温度　常设定为 36.5℃左右。

5. 透析超滤总量和速度　根据患者容量状态、心肺功能及残余肾功能等情况设定。每次透析超滤总量不超过体重的 5%；存在严重水肿或急性肺水肿等情况，可适当提高。

6. 每次透析治疗时间　每周 2 次透析者 5.0～5.5h/次，每周 3 次者 4.0～4.5h/次；每周总治疗时间不低于 10 小时。首次透析不超过 2 小时，随后逐渐延长，直至达到设定。

7. 肝素泵泵速　如选择肝素抗凝时，5～10ml/h。

8. 其他　动脉压为 -400～+400mmHg；静脉压为 -400～+400mmHg；电导度范围为 12.5～16ms/cm；供水压为 50～600kPa。

(四) 撤机时机

1. 调整血液流量至 50～100ml/min。

2. 打开动脉端预充侧管，用生理盐水将残留在动脉侧管内的血液回输到动脉壶。

3. 关闭血泵，靠重力将动脉侧管近心侧的血液回输入患者体内。

4. 夹闭动脉管路和动脉穿刺针处。

5. 打开血泵，用生理盐水全程回血。回血过程中，可使用双手揉搓滤器，但不得用手挤压静脉端管路。当生理盐水回输至静脉壶，安全夹自动关闭后，停止继续回血。为防止凝血块入血或空气栓塞，不宜将管路从安全夹中强制取出强行回输液体。

6. 夹闭动脉及静脉导管。

7. 撤下 RRT 管路。

8. 整理用物，测量生命体征，记录治疗单。

二、血液透析并发症及处理

(一) 透析中低血压

是指透析中收缩压下降＞20mmHg 或平均动脉压下降＞10mmHg，并有低血压症状。

1. 紧急处理　①采取头低位；②停止超滤；③扩容：补充生理盐水 100ml，或 20% 甘露醇或白蛋白溶液等；④如上述处理后血压仍快速降低，则需应用升压药物治疗，并停止血液透析，必要时可以转换治疗模式，如单纯超滤、血液滤过或腹膜透析。其中最常采用的技术是单纯超滤与透析治疗结合的序贯治疗。

2. 积极寻找透析中低血压原因 ①容量相关性因素：包括超滤速度过快，大于0.35ml/(kg·min)、设定的干体重过低、透析机超滤故障或透析液钠浓度偏低等；②血管收缩功能障碍：包括透析液温度较高、透析前应用降压药物、透析中进食、中重度贫血、自主神经功能障碍（如糖尿病神经病变患者）及采用醋酸盐透析者；③心脏因素：如心脏舒张功能障碍、心律失常（如房颤）、心脏缺血、心脏压塞及心肌梗死等；④其他少见原因：如出血、溶血、空气栓塞、透析器反应及脓毒血症等。

3. 预防 ①容量因素：限制透析间期钠盐和水的摄入量，控制透析间期体重增长不超过5%；重新评估干体重；适当延长每次透析时间等。②血管功能因素：调整降压药物的剂量和给药时间，调整为透析后用药；避免透析中进食；采用低温透析或梯度钠浓度透析液；采用碳酸氢盐避免醋酸盐透析。③心脏因素：积极治疗原发病及可能的诱因。④应用带超滤控制系统的血透机时，可用容量监测装置监测血容量，如透析中低血压反复出现，可考虑改变透析方式，采用单纯超滤、序贯透析、血液滤过或腹膜透析。

（二）透析中高血压

指血液透析过程中平均动脉压升高＞15mmHg。特点为透析中发生高血压或血压进一步升高，轻者没有症状，重者可有头痛或恶心、呕吐，多在透析结束2～3小时后自然缓解。

1. 原因 透析脱水太快或太多，刺激肾素-血管紧张素系统分泌增多；交感神经兴奋；输入高张溶液过多或过快；透析液钠或钙过高；伴随某些透析反应而出现，如热原反应或失衡综合征等。

2. 处理 ①消除患者精神紧张状态，低钠饮食，控制饮水及输液，准确评估和稳定干体重；②口服血管紧张素转化酶抑制剂(angiotensin-converting enzyme inhibitor，ACEI)、血管紧张素Ⅱ受体拮抗剂(angiotensin receptor blocker，ARB)或钙通道阻滞剂(calcium channel blocker，CCB)；若血压＞180mmHg，如口服药物不理想，静脉用硝普钠；③减少红细胞生成素(erythropoietin，EPO)剂量或停用EPO，低钙透析，控制高免疫反应性甲状旁腺激素(immunoreactive parathyroid hormone，iPTH)；④调整透析处方和透析液成分，适当提高透析温度。

（三）低血糖

多在透析中后期出现（2小时后），症状逐渐加重。低血糖症：血糖＜2.8mmol/L并有头昏、头晕及嗜睡等症状。低血糖反应：血糖＞2.8mmol/L，但已有临床症状。

1. 原因 食欲缺乏、厌食或禁食；恶心呕吐；急性胃肠炎患者；糖尿病患者，药物性胰岛素治疗后透析；无糖透析液。

2. 处理 快速血糖测定，血糖＜2.8mmol/L，低血糖反应，给予5%～50%葡萄糖，透析管旁路滴入。

（四）心律失常

血液透析相关心律失常发生率较高。

1. 原因 冠心病、心力衰竭、心包炎、严重贫血、电解质异常（如高钾血症或低钾血症、低钙血症等）、酸碱平衡紊乱、低氧血症、低碳酸血症、低血压及药物影响等。高血钾导致房室传导阻滞最为常见。

2. 治疗 纠正电解质紊乱、合理应用抗心律失常药物及电复律，应用时需考虑肾衰竭导致的药物蓄积。对于重度心动过缓及潜在致命性心律失常者可安装起搏器。

（五）肌肉痉挛

多出现在透析中后期。

1. 寻找诱因 寻找诱因是处理的关键。最常见原因为透析中低血压、低血容量、超滤速度过快或应用低钠透析液治疗等因素导致肌肉血流灌注降低；低镁血症、低钙血症、低钾血症等血电解质紊乱和酸碱失衡也可引起肌肉痉挛。

2. 治疗 根据诱发原因酌情采取措施，吸氧，快速输注生理盐水、高渗葡萄糖溶液或甘露醇溶液等，对痉挛肌肉进行外力挤压按摩也有一定疗效。

3. 预防 针对可能的诱发因素，采取措施。①防止透析低血压发生及透析间期体重增长过多；②适当提高透析液钠浓度，采用高钠透析或序贯钠浓度透析；③积极纠正低镁血症、低钙血症和低钾血症等电解质紊乱；④鼓励患者加强肌肉锻炼。

（六）急性溶血

表现为胸痛、胸部压迫感、呼吸急促、腹痛、发热或畏寒等。

1. 明确病因 ①管路相关因素：如狭窄或梗阻等引起红细胞的机械性损伤；②透析液相关因素：如透析液钠浓度过低，透析液温度过高，透析液受消毒剂、氯胺、漂白粉、铜、锌、甲醛、氟化物、过氧化氢及硝酸盐等污染；③透析中错误输血。

2. 处理 一旦发现溶血，应立即予以处理：①重者应终止透析，夹闭管路，丢弃管路中血液；②及时纠正贫血，必要时输血提高血红蛋白水平；③严密监测血钾，避免发生高钾血症。

3. 预防 ①透析中严密监测管路压力，一旦压力出现异常，及时处理；②避免采用过低钠浓度透析及高温透析；③严格监测透析用水和透析液，严格消毒操作，避免透析液污染。

（七）血液透析相关出血

如胃肠道出血、硬膜下血肿、脑出血、蛛网膜下腔出血、泌尿系统出血、后腹膜血肿、血性渗出性心包炎、血性胸腔积液、眼底及自发性眼前房出血及动静脉瘘血肿等。

1. 原因　血小板功能不良、凝血功能紊乱或透析中应用抗凝剂不当。

2. 治疗　针对病因处理，严重时可输注血浆、凝血因子或纤维蛋白原：①应选择合适的抗凝方案，有出血倾向的患者可选择小剂量肝素、低分子量肝素或体外肝素化等抗凝方案，有活动性出血者可用枸橼酸盐抗凝或无抗凝透析；②脑部等重要器官出血应采用腹膜透析，或出血后 7～10 天内血液透析时不使用肝素抗凝；③肝素相关性出血时可使用鱼精蛋白注射液中和。

（八）失衡综合征

是指发生于透析中或透析后早期，以脑电图异常及全身和神经系统症状为特征的一组病症，轻者可表现为头痛、恶心、呕吐及躁动，重者出现抽搐、意识障碍甚至昏迷。是血液透析严重的急性并发症，发生率为 3.4%～20%。

1. 病因　由于血液透析快速清除溶质，血浆渗透压下降，与脑组织液渗透压差增大，引起颅内压增高；可发生在任何一次透析过程中，但多见于首次透析、透前血肌酐和血尿素氮较高或快速清除毒素（如高效透析）等情况。

2. 治疗　轻者仅需减慢血流速度，减轻血浆渗透压 pH 过度变化。重者（出现抽搐、意识障碍和昏迷）建议立即终止透析，排除脑血管意外，同时予输注甘露醇。透析失衡综合征引起的昏迷一般于 24 小时内好转。

3. 预防　首次透析患者避免短时间内快速清除大量溶质（血尿素氮下降控制在 30%～40% 以内）。建议采用低效透析方法，包括减慢血流速度、缩短每次透析时间（每次透析时间控制在 2～3 小时内）或应用面积小的透析器等。维持性透析患者：采用钠浓度曲线透析液序贯透析可降低失衡综合征的发生率。规律和充分透析、增加透析频率、缩短每次透析时间等对预防有益。

（九）首次使用综合征

首次使用综合征（first use syndrome，FUS）又称透析器反应，可在使用未经处理的新透析器或新批次透析器进行血液透析时发生，临床表现为急性过敏综合征的一组血液透析相关急性并发症。根据主要临床症状和发病机制可分为 A、B 两型，见表 8-2-1。

表 8-2-1　透析器反应

项目	A 型透析器反应	B 型透析器反应
发生率	较低，<5 次 /10 000 透析例次	3～5 次 /100 透析例次
发生时间	多于透析开始后 5min 内，部分迟至 30min	透析开始 30～60min
症状	程度较重，表现为皮肤瘙痒、荨麻疹、咳嗽、喷嚏、流清涕、腹痛腹泻、呼吸困难及休克，甚至死亡	轻微，表现为胸痛和背痛
原因	环氧乙烷、透析膜材料、透析器复用、透析液受污染、肝素过敏、高敏人群及应用 ACEI 等	原因不清，可能与补体激活有关
处理	立即终止透析 夹闭血路管，丢弃管路和透析器中血液 严重者予抗组胺药、激素或肾上腺素药物治疗 需要时予心肺支持治疗	排除其他引起胸痛的原因 予对症及支持治疗 吸氧 如情况好转则继续透析
预后	与原因有关，重者死亡	常于 30～60min 后缓解
预防	避免应用环氧乙烷消毒透析器和管路 透析前充分冲洗透析器和管路 停用 ACEI 类药物 换用其他类型透析器 采用无肝素透析等	换用合成膜透析器（生物相容性好的透析器） 复用透析器可能有一定预防作用

三、血液透析的影响因素

（一）影响血液透析效果的因素

1. 透析器　可通过透析膜的各种溶质的分子量大小与弥散速度相关，分子量越小，弥散速度越快，清除率越高。

2. 跨膜压　血流透析时透析器膜内血流侧压与膜外透析液侧压力之差，即膜两侧压力梯度称为跨膜压，此压力是驱赶水分由血液侧到透析液侧的重要力量，跨膜压力差越大，超滤作用越强。

3. 透析时间　在一定范围内透析时间与透析效率成正比。

4. **血液流量** 血液流量越多，透析液流量越快，清除率越高，即增加透析液流量可保持最大的血液与透析液之间的浓度梯度，更好地清除毒素，血液与透析液在透析器内反向流动，可增加接触时间。

(二) 血液透析充分性评估

指患者通过透析治疗达到并维持较好的临床状态，包括血压和容量状态、营养、心功能、贫血、食欲、体力、电解质和酸碱平衡及生活质量等。标准如下。

1. 患者自我感觉良好。

2. 透析并发症较少，程度较轻。

3. 患者血压和容量状态控制较好。透析间期体重增长不超过干体重 5%，透析前血压＜140/90mmHg，透析后血压＜130/80mmHg。

4. 血电解质和酸碱平衡指标基本维持于正常范围。

5. 营养状况良好。

6. 血液透析溶质清除较好，具体标准见后。小分子溶质清除指标单次血液透析 URR(尿素下降率)达到 65%，spKt/V(单次尿素清除率)达到 1.2；目标值 URR 70%，spKt/V 1.4。

(三) 常规监测指标及监测

1. **抗凝监测** 监测指标主要有滤器后的活化部分凝血活酶时间(APTT)、外周血血小板计数，也有活化的凝血时间等。APTT 因监测值精确，且与肝素用量出血并发症相关性强，故较广泛应用。活化的凝血时间较为简便，床边测定速度快，但测量值范围太宽，与肝素用量相关性低于 APTT，常需要部分凝血活酶时间和活化的凝血时间相结合使用进行监测。

枸橼酸抗凝后监测指标包括滤器后和血清中的离子钙水平测定，并应依此水平调整枸橼酸用量和钙的补充，同时应当监测患者的酸碱平衡指标；低分子量肝素抗凝的监测指标主要是抗Ⅹa 因子活性。

2. **其他** 重症患者血流动力学常不稳定，且治疗时间长，故一些并发症的发病率较高，且程度较重，处理更为困难。如低血压、低钾或高钾血症、低钙血症、酸碱失衡、感染以及机械因素相关并发症。另外，由于治疗时间长，肝素等抗凝剂应用总量较大，故容易出血；但如治疗血液流量较低、血细胞比容较高或抗凝剂剂量不足，则容易出现凝血。如治疗时间较长，则可导致维生素、微量元素和氨基酸等丢失，应适当补充。

(四) 透析液的配制

血液透析液中溶质的浓度几乎与血浆相等，当超滤率为 10～20ml/min 时，需补充与细胞外液相似的液体，称“透析液”。透析液要求无菌、无病毒和无致热原，制备方式有联机法(on-line)、商品化的制剂或以静脉配制的透析液。

临床上可依据需要自行配制，原则上透析液电解质的成分应接近于血浆成分，根据患者的个体病情调节透析液成分。3 种透析液的简易配方见表 8-2-2。

表 8-2-2 透析液简易配方*

编号	1	2	3
配方	复方林格液 2 000ml	复方林格液 2 000ml	生理盐水 2 000ml
	蒸馏水 1 000ml	蒸馏水 500ml	蒸馏水 500ml
	5% 碳酸氢钠 250ml	5% 碳酸氢钠 125ml	5% 碳酸氢钠 125ml
	25% 硫酸镁 1ml	25% 硫酸镁 1ml	25% 硫酸镁 1ml
离子浓度/($mmol \cdot L^{-1}$)			
Na^+	135	138	146
Cl^-	95	118	117
HCO_3^-	46	28	28
K^+	2.5	3	0
Ca^{2+}	3.6	3.6	0
Mg^{2+}	1.3	1.58	1.58
SO_4^-	1.3	1.58	1.58
渗透浓度	282	292	293

注：*碳酸氢钠应在使用前加入，或单独输入，以避免与钙和镁形成沉淀。

(刘 健 郭 鸿)

思考题

1. 血液透析优缺点有哪些？
2. 影响血液透析因素有哪些？

参考文献

[1] 于凯江,李文雄. 急性肾损伤与血液净化[M]. 北京：人民卫生出版社,2018.

[2] 刘大为,杨荣利,陈秀凯. 重症血液净化[M]. 北京：人民卫生出版社,2017.

[3] DIGVIJAY K,NERI M,FAN W,et al. International survey on the management of acute kidney injury and continuous renal replacement therapies：Year 2018 [J]. Blood Purif, 2019,47(1/2/3)：113-119.

[4] SAMONI S,HUSAIN-SYED F,VILLA G,et al. Continuous renal replacement therapy in the critically ill patient：From garage technology to artificial intelligence [J]. Clin Med, 2021,11(1)：172.

[5] GARCÍA-PRIETO A,DE LA FLOR J C,COLL E,et al. Expanded hemodialysis：What's up,Doc? [J]. Clin Kidney, 2023,16(7)：1071-1080.

[6] MURUGAN R,HOSTE E,MEHTA R L,et al. Precision fluid management in continuous renal replacement therapy [J]. Blood Purif,2016,42(3)：266-278.

[7] KHWAJA A. KDIGO clinical practice guidelines for acute kidney injury [J]. Nephron Clin Pract,2012,120(4)：c179-c184.

[8] JAMES M,BOUCHARD J,HO J,et al. Canadian Society of Nephrology commentary on the 2012 KDIGO clinical practice guideline for acute kidney injury [J]. Am J Kidney Dis,2013,61(5)：673-685.

[9] 中国医师协会肾脏病医师分会血液透析充分性协作组. 中国血液透析充分性临床实践指南[J]. 中华医学杂志,2015,95(34)：2748-2753.

[10] 中华人民共和国国家卫生健康委员会. 血液净化标准操作规程(2021 版)[EB/OL].(2021-11-08)[2023-03-01]. http://www.nhc.gov.cn/yzygj/s7659/202111/6e25b8260b214c55886d6f0512c1e53f.shtml.

第九章

血液吸附

学习目标

掌握：

1. 血液吸附的原理与方式。
2. 血液吸附的临床应用。

熟悉：

1. 血液吸附的影响因素。
2. 血液吸附的临床操作。

了解：

血液吸附的发展趋势。

第一节 血液吸附概述

血液吸附技术产生于20世纪60年代，随着血液净化理论和吸附材料的进步，血液吸附疗法越来越显示其在血液净化中的地位与作用。近年来，伴随着临床对疾病的病理生理学认识不断进展，使血液吸附的临床应用领域不断扩大，从中毒的救治扩展到了包括严重感染、肝衰竭、自身免疫病、尿毒症及胆红素脑病等一系列重症病症，血液吸附已成为重症医学领域不可或缺的一种治疗手段。本章主要讲述血液吸附的原理与方式、临床应用及血液吸附的发展趋势等。

一、血液吸附定义与原理

血液吸附（hemoadsorption，HA）是指将患者的血液引出体外，通过装有固相吸附剂的装置，以吸附的方式清除内源性或外源性致病溶质的一种血液净化方式，血液灌流（hemoperfusion，HP）是应用最为广泛的血液吸附方式。

根据血液吸附的吸附柱材料不同，血液吸附原理可分为以下三种。

（一）物理吸附

物理吸附也称范德华吸附，它是由吸附质和吸附剂分子间作用力所引起，此力也称作范德华力。由于范德华力存在于任何两分子间，所以物理吸附可以发生在任何固体表面上。物理吸附的特点是：吸附热小、吸附速度快、无选择性和可逆，通常发生在接近气体液化点温度的条件下，一般是多层吸附。

（二）化学吸附

吸附质分子与固体表面原子（或分子）发生电子的转移、交换或共有，形成吸附化学键的吸附。由于固体表面存在不均匀力场，表面上的原子往往还有剩余的成键能力，当气体分子碰撞到固体表面上时便与表面原子间发生电子的交换、转移或共有，形成化学键的吸附作用。

（三）生物亲和吸附

生物分子能够区分结构和性质非常相近的其他分子，选择性地与其中某一种分子相结合。

二、血液吸附方式

（一）全血吸附

血液引出体外后，全血直接与吸附剂接触而进行吸附治疗称为全血吸附，也称血液吸附。

（二）血浆吸附

血浆吸附（plasma adsorption，PA）是指将血液引出体外后，首先进入血浆分离器将血液的有形成分（血细胞、血小板）和血浆分开，血液有形成分输回患者体内，血浆再进入吸附器来吸附清除其中某些特定的物质，吸附后血浆回输至患者体内。

（三）连续性血浆滤过吸附

连续性血浆滤过吸附（continuous plasma filtration adsorption，CPFA）是指先用血浆分离器将血浆从全血分离出来，血浆经吸附器吸附后与血细胞混合，再经血液滤过或血液透析后回输到体内。CPFA 是将血浆吸附和血液透析或血液滤过结合起来的技术，能在短时间内广谱地清除溶质。

（四）分子吸附再循环系统

分子吸附再循环系统（molecular adsorbent recirculating system，MARS）由白蛋白再循环系统、活性炭、树脂和透析等方法组成，能清除脂溶性、水溶性及与白蛋白结合的大、中、小分子量的毒素，同时对水电解质紊乱和酸碱失衡有较好调节作用。分子吸附再循环系统包括三个循环，即血液循环、白蛋白循环和透析循环。

三、血液吸附的临床应用

（一）急性毒物或药物中毒

毒物或药物中毒是我国城乡十大疾病的死因之一。自 20 世纪 70 年代起，作为血液吸附技术的代表，血液灌流已经成为救治毒物或药物中毒患者的首选血液吸附治疗方式，特别是无特效解毒剂的毒物或药物中毒，在常规治疗方法的基础上，应尽早进行血液灌流。临床上常使用单纯 HP 或联合其他血液净化方式治疗急性中毒，如有机磷农药、杀鼠剂、除草剂及动植物生物毒等急性重度中毒，取得了较为满意的疗效。

（二）重症急性胰腺炎

重症急性胰腺炎（severe acute pancreatitis，SAP）是临床常见的急腹症，其发病早期主要表现为全身炎症反应综合征（SIRS），晚期主要表现为严重感染及多器官功能障碍综合征（MODS），故其病死率高。如何在 SAP 早期调控过度的炎症反应是治疗的关键。持续性血液滤过通过膜材的吸附作用，清除血液中细胞因子及炎症介质等中、大分子物质，从而减轻患者的全身炎症反应，已被临床广泛应用于 SAP 的治疗。高甘油三酯血症引起的胰腺炎，可以利用脂蛋白吸附系统降低血清甘油三酯水平，改善预后。

（三）肝衰竭

肝衰竭病情危重，往往常规的综合治疗效果欠佳，给临床抢救带来极大困难。而非生物人工肝的治疗备受临床青睐，其中就包括血液吸附及血浆吸附。通过吸附作用可有效地清除胆红素、胆汁酸、血氨、短链脂肪酸、硫醇、酚、芳香族氨基酸、假性神经递质、炎症介质及细胞因子等肝衰竭的毒素，改善肝性脑病及肝功能，为肝细胞再生创造条件。

（四）自身免疫病

自身免疫病是机体免疫系统对自身抗原产生免疫反应而导致组织损伤的一类疾病。这类患者血液中存在大量的致病物质，比如自身抗体、抗原抗体免疫复合物、细胞因子及炎症因子等，这些致病物质通过直接或间接的方式对机体产生损伤。近年来血液吸附用于自身免疫病的治疗，在短时间内大量、快速地清除血液中的致病物质，为自身免疫病提供了一种有效的治疗手段。血液吸附治疗可针对性地清除自身免疫病中的致病性抗体，如葡萄球菌 A 蛋白吸附柱，已用于系统性红斑狼疮、抗中性粒细胞胞质抗体相关性血管炎、抗肾小球基底膜抗体介导的新月体肾炎、重症肌无力、移植术前及术后高危患者的处理和脂蛋白肾病的治疗等。

（五）尿毒症

尿毒症是各种晚期肾脏疾病共有的临床综合征，是慢性肾衰竭的终末阶段。尿毒症使机体各种代谢产物和有毒物质在体内蓄积。尽管传统的血液透析、腹膜透析等血液净化模式可以使尿毒症患者得以延续生命，但是这些方法均不能有效地清除中分子毒素，这些毒素的蓄积可产生多种并发症，比如皮肤瘙痒、食欲下降等。血液灌流对中分子毒素物质有很好的清除能力，但其不能纠正水、电解质紊乱和酸碱失衡，故血液透析滤过联合血液灌流，可以互相补充，有效地清除患者体内蓄积的毒素，稳定内环境，降低并发症，提高尿毒症患者的生活质量。

（六）脓毒症

机体发生脓毒症时，可引起全身炎症反应综合征，而脓毒症导致机体多器官功能障碍综合征（MODS），甚至多器官功能衰竭。如何调控患者过度的炎症反应是严重感染治疗的重要环节。比如针对革兰氏阴性菌的严重感染，采用内毒素吸附柱的血液吸附治疗，将是有前景的治疗方法。近年的临床研究中，采用多黏菌素 B 聚苯乙烯纤维柱血液灌流，以及使用新型膜材 oXiris 进行连续性血液滤过吸附治疗，其除了吸附清除革兰氏阴性菌产生的内毒素外，还可吸附血液中的 TNF-α、IL-6 和 IL-10 等炎症介质。另外，目前还有白蛋白包被的吸附柱及大孔纤维素珠吸附柱等内毒素吸附治疗的临床应用。

四、血液吸附的影响因素

血液吸附系统由吸附剂、吸附质及溶剂三个因素构成，其相互间产生的物理与化学作用力决定吸附能力，吸附作用是上述作用力的共同体现。一般来说，吸附剂及吸附质之间的相互作用力起主导作用，溶剂效应对吸附往往也产生一定的影响。

（一）吸附剂物理结构的影响

1. 骨架结构　吸附剂的种类不一样，吸附效果也不同。一般来说，极性分子（或离子）型的吸附剂容易吸附极性分子（或离子）型的吸附质，非极性分子型的吸附剂容易吸附非极性分子的吸附质。

2. 比表面积　溶质的吸附主要发生在吸附剂的内表面上，在保证良好扩散的条件下，吸附剂的比表面积越大，吸附量越大。

3. 孔径和孔分布　孔道是吸附质扩散的途径，是进行吸附的基本条件。孔径大小及其分布会直接影响扩散速率。孔径太大，吸附能力差；孔径太小，不利于吸附质与溶剂的扩散。通常认为孔径与吸附质分子直径之比为(2～6)∶1为宜。

(二) 吸附剂化学结构的影响

1. 极性匹配　一般来说，非极性吸附剂较易从极性溶剂中吸附非极性物质；极性吸附剂较易从非极性溶剂中吸附极性物质，符合相似相溶的作用规律。

2. 氢键作用或形成给体-受体络合物　吸附剂上的极性基团与吸附质分子之间如果能发生氢键作用，或形成给体-受体络合物，则会大大增强吸附作用。

3. 复合功能　许多芳香有机物不仅含非极性的芳环，还含亲水性的极性基团或离子基团，复合功能吸附剂对此类化合物的吸附能力具有显著影响。

(三) 目标物质的影响

溶质在溶剂内的溶解度越小，疏水性越大，越容易被吸附剂吸附；溶质如果与溶剂形成氢键，则不利于吸附，吸附质与吸附剂形成氢键则有利于吸附。

(四) 共存物的影响

共存物质对主要吸附质的影响比较复杂，有的能相互诱发吸附，有的能相对独立地被吸附，有的则能起相互干扰作用。悬浮物会阻塞吸附剂的孔隙，油类物质会浓集于吸附剂的表面形成油膜，它们均对吸附作用产生不利影响。

(五) 接触时间的影响

吸附质与吸附剂要有足够的接触时间，才能达到吸附平衡。吸附平衡所需要时间取决于吸附速度，吸附速度越快，达到平衡所需时间越短。

五、血液吸附的发展趋势

由于重症患者疾病的复杂性和多因性，需要重症血液净化理念的不断更新。同时，伴随着血液净化设备和材料的不断进步，新型的吸附材料将不断出现，血液吸附技术的临床应用范围也将越来越广泛，血液吸附从过去单一的抢救中毒已经扩展到了重症的多个相关领域，为高危及难治性重症患者的救治提供了新的方法与途径。为达到更好的治疗效果，血液吸附可以同其他重症血液净化技术进行组合，多种治疗方式的组合可起到优势互补的作用，比如组合型人工肾、连续性血液滤过吸附、推拉式血浆吸附系统及分子吸附再循环系统等，为重症患者提供更多的治疗手段，使血液吸附技术有更广泛的临床应用。

（赵宏胜）

第二节　血液吸附的临床操作

血液灌流(hemoperfusion,HP)是目前临床应用中最为广泛的一种血液吸附方式，在临床上常用于中毒的治疗，因此本节主要讲述血液吸附的临床操作流程。

一、上机前准备

(一) 血液吸附耗材与设备

1. 吸附柱　吸附柱内部的吸附剂与血液直接接触，吸附血液中的致病物质，是全血吸附最重要的装置。随着新型吸附材料的不断开发，血液吸附疗法清除的致病物质也日渐有选择性，因此需要根据患者具体病情选用适合的吸附柱。一次性应用的吸附柱出厂前已经消毒，所以在使用前应注意检查包装是否完整及是否在有效期内。

2. 管路　全血吸附管路常与血液透析所用管路相同，常见管路动脉端泵管直径有φ6和φ8两种。

3. 动力　①非外源性动力模式：依靠患者良好的心功能与血压，以推动体外血路中血液的循环，仅限于医院无专用设备的急诊抢救且患者无循环衰竭时的治疗。②外源性辅助动力模式：利用专业血液灌流机或常规血透机、床旁血滤机等实现驱动并调控体外循环保温加热、动静脉压力监测及血路管空气监测等。

(二) 血管通路的建立

药物中毒等短时性血液灌流者以临时性血管通路为宜，长期维持性血液灌流者宜采用永久性血管通路。

二、上机流程及参数设置

(一) 灌流器与管路的冲洗

1. 将灌流器垂直固定于支架上，血液入口在灌流器底部，血流方向与灌流器标识方向一致。

2. 动脉端管路与生理盐水相连接并充满生理盐水，然后正确连接于灌流器的动脉端口(灌流器入口)上，同时静脉端管路连接于灌流器的静脉端口(灌流器出口)上。

3. 启动血泵，速度200～300ml/min，预充盐水总量2 000～5 000ml为宜。注意检查是否破膜，以活性炭吸附柱为例，在预充过程中如看到游离的炭粒冲出，提示已经破膜，必须进行更换。

4. 预充即将结束前，采用肝素生理盐水充满灌流器与整个体外管路，除可减少管路凝管风险还可提高灌流器效能，准备开始治疗。如果患者处于休克或低血容量状态时，可于灌流治疗开始前进行体外预充，预充液可采用代血浆、新鲜血浆或5%白蛋白，从而降低体外循环对患者血压的影响。

（二）体外循环体系与血管通路的连接

将动脉端管路与已经建立的灌流用血管通路正确牢固连接（如深静脉插管或动静脉内瘘），然后开动血泵（50～100ml/min为宜），逐渐增加血泵速度。当血液经过灌流器即将达到静脉端管路的末端出口时，与已经建立的血管通路正确牢固地连接。

（三）血液流速

体外循环血流量的调整一般以100～200ml/min为宜。研究表明，体外循环中血液流速与治疗效果显著相关，速度过快所需治疗时间相对较长，而速度较慢则需要治疗的时间相对较短，但速度过慢易于出现凝血。

三、撤机

（一）灌流时间

灌流器中吸附材料的吸附能力与饱和速度决定了每次灌流治疗的时间。常用活性炭吸附剂对大多数溶质的吸附在2～3小时内达到饱和。因此，如果临床需要，可每间隔2小时更换一个灌流器，但一次灌流治疗的时间一般不超过6小时。

对于部分脂溶性较高的药物或毒物而言，在一次治疗结束后很可能会有脂肪组织中相关物质释放入血的情况，可根据不同物质的特性间隔一定时间后再次进行灌流治疗。

（二）结束措施

1. 结束前，将灌流器调正方位，使动脉端在上，静脉端在下。

2. 用生理盐水250ml或空气回血，急性药物中毒治疗后，常采用空气回血。

四、监测

（一）生命体征

在患者进行灌流过程中应密切观察生命体征的变化。若治疗开始后患者出现进行性血压下降同时伴有呼吸困难、胸闷和寒战等，应警惕是否存在吸附颗粒栓塞的情况。

（二）设备运行监测

对于用机器进行灌流的患者，应注意管路动脉压和静脉压的观察。动脉压上限报警，提示灌流器内阻力增加，可能有凝血倾向，应及时追加抗凝剂剂量；静脉压低限报警，主要因为血流量不足，灌流器凝血所致，而低血压常是导致血流量不足的主要原因。

（三）凝血功能

1. 以肝素作为抗凝剂时，推荐采用活化凝血时间（ACT）进行监测；也可采用活化部分凝血活酶时间（APTT）进行监测。

2. 以低分子量肝素作为抗凝剂时，可采用抗凝血因子Ⅹa活性进行监测。

3. 灌流过程中每隔0.5～1小时应监测一次，使凝血时间达到目标水平。

（四）反跳现象

1. 部分脂溶性较高的药物（如安眠药或有机磷类）中毒经过灌流后，可以很快降低外周循环内的药物或毒物水平，患者临床症状与体征得到暂时性缓解，治疗结束后数小时或次日外周组织中的药物或毒物再次释放入血，导致患者二次症状或体征的加重。

2. 另一常见原因是没有进行彻底洗胃而在治疗结束后药物再次经胃肠道吸收入血。

3. 密切观察上述药物或毒物灌流治疗结束后患者状况，一旦出现反跳迹象可以再次进行灌流治疗。

五、影响因素

影响血液吸附效果的因素包括：①毒物毒性的强弱。②两种或两种以上毒物同时中毒。③治疗时机，灌流治疗过早则药物尚未形成血药浓度高峰，过晚则药物过多地与外周组织结合。有下列情况者应尽早进行灌流治疗：毒物中毒剂量过大或已达致死剂量（浓度）者，经内科常规治疗病情仍恶化者；病情严重伴脑功能障碍或昏迷者；伴有肝肾功能障碍者；年老或药物有延迟毒性者。④治疗时间，一次灌流治疗时间不宜超过3小时。⑤特异性解毒药物的使用，应与血液灌流同时使用，但要注意吸附剂对解毒药的吸附作用，必要时可加大相应剂量。⑥毒物吸收，灌流结束回血时可应用空气回血法，因为生理盐水回血有可能增加毒物与吸附剂解离而再次进入血液的风险。最大限度地降低药物的后续吸收是十分重要的手段，如胃肠道中毒者应积极进行洗胃和/或导泻，皮肤中毒者积极清洗皮肤等。

（张晓勤）

思考题

1. 血液吸附的临床应用有哪些？
2. 血液吸附有哪些方式？
3. 血液吸附过程中血液流速多少合适，为什么？

参考文献

[1] POOLE D, D'ARRIGO S. Coupled plasma filtration and adsorption for the treatment of septic shock [J]. Intensive Care Med, 2022, 48(4): 493-495.

[2] KLEIN D J, FOSTER D, SCHORR C A, et al. The euphrates trial (evaluating the use of polymyxin b hemoperfusion in a randomized controlled trial of adults treated for endotoxemia and septic shock): Study protocol for a randomized controlled trial [J]. Trials, 2014, 15(1): 218.

[3] DELLINGER R P, BAGSHAW S M, Antonelli M, et al. Effect of targeted polymyxin b hemoperfusion on 28-day mortality in patients with septic shock and elevated endotoxin level: The euphrates randomized clinical trial [J]. JAMA, 2018, 320(14): 1455-1463.

[4] KLEIN D J, FOSTER D, WALKER P M, et al. PolymyxinB hemoperfusion in endotoxemic septic shock patients without extreme endotoxemia: A post hocanalysis of the euphrates trial [J]. Intensive Care Med, 2018, 26(9): 1536-1542.

[5] GHANNOUM M, ROBERTS D M. Management of poisonings and intoxications [J]. Clin J Am Soc Nephrol, 2023, 18(9): 1210-1221.

[6] GHANNOUM M, BOUCHARD J, NOLIN T D, et al. Hemoperfusion for the treatment of poisoning: Technology, determinants of poison clearance, and application in clinical practice [J]. Semin Dial, 2014, 27(4): 350-361.

[7] DANG Q, LI C G, JIN X X, et al. Heparin as a molecular spacer immobilized on microspheres to improve blood compatibility in hemoperfusion [J]. Carbohydr Polym, 2019, 205: 89-97.

[8] SAHOO J N. Should we do early and frequent charcoal hemoperfusion in phenytoin toxicity? [J]. Indian J Crit Care Med, 2016, 20(2): 123-125.

[9] GHANNOUM M, HOFFMAN R S, GOSSELIN S, et al. Use of extracorporeal treatments in the management of poisonings [J]. Kidney Int, 2018, 94(4): 682-688.

[10] YAXLEY J, SCOTT T. Dialysis and extracorporeal therapies for enhanced elimination of toxic ingestions and poisoning [J]. Ther Apher Dial, 2022, 26(5): 865-878.

第十章

血浆置换

学习目标

掌握：

1. 血浆置换的基本原理与方法。
2. 血浆置换的适应证与禁忌证。

熟悉：

1. 血浆置换的并发症与防治。
2. 血浆置换的临床操作。

了解：

血浆置换的历史发展。

第一节 血浆置换概述

一、血浆置换的概况

血浆置换技术的发展有超过100年的历史。最早起源于19世纪的“放血疗法”(bloodletting)，当时人们认为疾病可以通过放血得到治疗。1914年，Fleig与Abel等人首次提出选择性血浆分离(plasmapheresis)方法，成功将血液分为血浆和血细胞。1960年，Schwab与Fahey等人发现，血浆置换对瓦尔登斯特伦巨球蛋白血症(Waldenström macroglobulinemia，WM，又称华氏巨球蛋白血症)和血液高黏滞状态患者有非常好的疗效，能够改善预后，即将血浆置换作为其一线治疗措施。1978年，Millward等提出膜式血浆分离方法，通过不同孔径的体外滤器将血液各成分根据不同的分子量而分离出来。近年来，血液净化治疗技术逐渐朝向精准化方向发展，在原有血浆置换方法的基础上出现了一些新技术，特异性地分离出需要清除的致病因子，而保留血浆中有用的成分，如双重滤过血浆置换、免疫吸附、冷却滤过及血浆电泳分离等。血浆置换技术在危重症的救治中发挥着重要的作用。

目前我国血浆置换治疗技术随着血液净化技术的进步迅速发展。多个学科都能够开展血浆置换技术，包括肾内科、风湿免疫科、重症医学科和血液科等；但同时也因各学科之间缺乏有效沟通和交流，尚缺乏统一的技术规范和质量控制标准，以及血浆置换应用的临床指南，需要更多的临床医生关注血浆置换技术，使这一技术更好地服务于临床。

二、血浆置换的治疗原理

治疗性血浆置换(therapeutic plasma exchange，TPE)是通过血浆分离技术从全血中将患者血浆分离滤出，丢弃含有致病物质的血浆，同时重新补充血浆或代血浆制品，以达到治疗疾病的血液净化治疗方式。

“plasmapheresis”一词同样有血浆置换的意思，但与“plasma exchange”有一定的区别。“pheresis”一词起源于希腊语单词“aphaeresis”，其意思是分离、清除或带走的意思。“therapeutic plasma exchange”主要是指血浆分离的过程中，分离血浆后，重新补充血浆或代血浆置换液；而“plasmapheresis”分离血浆，可能并不需要重新补充置换液。“plasma exchange”与“plasmapheresis”并不能直接画上等号，后者更侧重的是血浆分离技术。

血浆置换的治疗原理主要有两个关键词：“清除”与“补充”。一是清除致病物质：如肺出血-肾炎综合征患者，清除体内的抗肾小球基底膜抗体；二是补充体内缺乏的物质：如血栓性血小板减少症患者清除体内的抗ADAMTS13抗体，同时补充外源性的血管性血友病因子裂解蛋白酶(a disintegrin and metalloprotease with a thrombospondin type 1motif member 13，ADAMTS13)。

常见的大分子致病因子包括免疫性与非免疫性

物质，如自身免疫病的自身抗体 IgG、IgM、免疫复合物、过量的甘油三酯或低密度脂蛋白(LDL)和各种副蛋白，如冷球蛋白及游离轻链或重链等，其特征是分子量大或者蛋白结合率高，见表 10-1-1。

表 10-1-1　常见的大分子致病物质

常见疾病	大分子致病因子	分子量/kDa
免疫性		
系统性红斑狼疮	抗 DNA 抗体、免疫复合物	150
血友病(Ⅷ因子治疗无效)	抗Ⅷ因子抗体	200～2 000
类风湿关节炎	类风湿因子、IgM	150
血小板减少性紫癜	免疫复合物	150
血栓性血小板减少症	抗 ADAMTS13 抗体	-
自身免疫性溶血性贫血	抗红细胞抗体	150
Rh 血型不合	抗 Rh 抗体	150
重症肌无力	抗 AChR 抗体	150
多发性骨髓瘤	IgG、IgA	150
肺出血-肾炎综合征	抗肾小球基底膜抗体	150
非免疫性		
家族性高胆固醇血症	LDL	2 200～3 500
高脂血症胰腺炎	含甘油三酯的脂蛋白	>2 000
高黏滞综合征	球蛋白	970
冷球蛋白血症	冷球蛋白	150
巨球蛋白血症	巨球蛋白	970
甲状腺危象	游离 T_4	77

三、血浆置换的方法

血浆置换的方法包括离心式血浆置换和膜式血浆置换两种。前者包括间断离心法和持续离心法，可以是选择性或者非选择性。后者包括血浆分离技术(非选择性)和血浆成分分离技术(选择性)，血浆成分分离技术包括双重膜滤过、血浆吸附和血浆电泳等。目前临床上应用的主要是膜式血浆置换方法。

(一) 离心式血浆置换

离心式血浆置换技术采用的是离心分离清除的原理。根据血液不同成分比重不同，血液离心后由轻到重依次分层为血浆(1.025～1.109)、血小板(1.040)、淋巴细胞(1.070)、粒细胞(1.087～1.092)和红细胞(1.093～1.096)。离心式分离设备的主要优势在于血细胞的分离技术，目前新型的离心设备能够支持患者的抗凝剂量、血流速和置换液剂量的调整。

(二) 膜式血浆置换

膜式血浆置换技术采用的是对流的清除原理，其与血液滤过技术原理相似，操作简便并且血细胞丢失少。目前膜式血浆分离过滤器多为高分子聚合物制成的空心纤维型分离滤器，包括双醋酸纤维素、聚乙烯、聚甲基丙烯酸甲酯、聚丙烯、聚砜、聚乙烯醇和聚氯乙烯等。滤过膜上微孔的直径一般在 0.2～0.6μm，截留分子量在 1 000～3 000kDa，可允许含有致病因子的血浆滤过丢弃，并阻挡血液内的有形细胞成分。

膜式血浆置换又分为单重滤过血浆置换和双重滤过血浆置换两种方法。其中单重滤过血浆置换是目前临床上应用较多的血浆置换技术，双重滤过血浆置换是一种集成血液净化技术。在膜式血浆置换技术的基础上，可以与其他血液净化模式结合，例如：血浆吸附及胆红素吸附等集成血液净化方式。

离心式和膜式血浆置换也可以结合在一起应用，血液先经过离心过滤器离心，分层后血浆再经过膜式血浆置换，两种方法结合应用可以减少滤器膜的凝血情况，同时也降低了单独应用离心式血浆置换的离心力量。

(三) 离心式血浆置换与膜式血浆置换的区别

两种血浆置换方法在历史年代、治疗原理、血流速率、血浆提取率、血管通路和抗凝方式等很多方面存在区别(表 10-1-2)。

表 10-1-2　离心式血浆置换与膜式血浆置换的主要区别

项目	离心式血浆置换	膜式血浆置换
历史年代	20 世纪 60 年代	20 世纪 70 年代
治疗原理	离心分离清除原理	对流清除原理
血流速率	40～60ml/min	100～150ml/min
血浆提取率	80%～85%	30%～35%
血管通路	周围静脉如肘正中静脉	中心静脉
抗凝方式	常用枸橼酸抗凝	常用肝素抗凝

四、血浆置换的适应证及禁忌证

血浆置换技术早期主要应用于免疫性疾病与代谢性疾病领域。近年来，随着新的血浆置换技术的发展，其适应证也逐渐增加，在危重症领域，主要包括血液系统疾病、代谢性疾病、免疫性疾病、神经系统疾病、脏器移植、肾脏疾病和肝脏疾病等。

（一）血浆置换的常见适应证

1. 血液系统疾病　常见的血液系统疾病有血栓性血小板减少性紫癜（thrombotic thrombocytopenic purpura，TTP）、溶血性尿毒症综合征、免疫性溶血性贫血、多发骨髓瘤和异型球蛋白血症引起的临床综合征，如冷球蛋白血症等。以新鲜血浆作为置换液进行血浆置换，是目前而言 TTP 的重要治疗措施，能够降低患者病死率，使 TTP 患者生存率从 10% 提高到 75%。目前国内外关于 TTP 治疗的最新指南均将血浆置换作为一线治疗方法。

2. 代谢性疾病　常见的代谢性疾病包括家族性高胆固醇血症和雷夫叙姆病（Refsum 病）等。血浆置换能够降低高脂血症患者血脂水平，从而降低心血管事件发生率，其短期治疗的安全性和有效性已获得肯定，但是其远期获益及心血管风险仍然有待研究。有研究显示，即使有效控制 LDL 水平，仍有 20%～22% 的患者出现了心血管疾病。

3. 免疫性疾病　血浆置换在自身免疫病中具有重要辅助治疗作用。早期应用血浆置换能够改善肺出血 - 肾炎综合征和重症肌无力等免疫性疾病的症状及预后。对于系统性红斑狼疮及类风湿关节炎等疾病，在常规治疗无效、病情难以控制的情况下，血浆置换可以作为辅助治疗手段之一。

4. 神经系统疾病　血浆置换是一些神经系统疾病的重要治疗手段。如吉兰 - 巴雷综合征，常表现为四肢肌力下降，当患者无法独立行走或累及呼吸肌需要机械通气时，应考虑进行血浆置换治疗；慢性炎性脱髓鞘性神经病患者，可能需要定期进行血浆置换来控制症状；多发性硬化是一种易复发且进行性发展的疾病，伴有中枢神经系统白质脱髓鞘改变，血浆置换治疗对于多发性硬化患者是有益的，尤其是激素或免疫球蛋白治疗不佳时，血浆置换能够明显改善患者症状。

5. 脏器移植　肝、肾移植前后的免疫排斥反应，如 ABO 血型不相容器官移植术前后，血浆置换可以清除移植前后抗体和免疫复合物，缓解对药物无效的体液排斥反应。

6. 其他　血浆置换是急性肝衰竭患者的重要治疗措施，急性肝衰竭是一种以肝性脑病和肝功能严重受损导致出血风险为特征的临床综合征，血浆置换的目的是清除与白蛋白结合的有毒物质和大分子毒素，包括芳香氨基酸、血氨、内毒素、酚类和其他可能导致肝性脑病及不良预后的物质，同时还能提高凝血因子的水平。此外，血浆置换还应用于急性中毒和药物过量等情况。

（二）2016 年美国血浆置换学会指南推荐等级分类

美国血浆置换学会（American Society for Apheresis，ASFA）第 7 版治疗指南对目前血浆置换的适应证分为四类。

Ⅰ类疾病：血浆置换作为临床首选的一线治疗方案，单独或与其他治疗方式联合进行。常见的疾病如：急性肝衰竭、重症肌无力、抗肾小球基底膜病、血栓性血小板减少症、高黏滞综合征、局灶节段性肾小球硬化（移植后复发）和暴发性肝豆状核变性（Wilson 病）等。

Ⅱ类疾病：血浆置换作为二线治疗，单独或与其他治疗方式联合进行。常见的疾病如：急性播散性脑脊髓炎（激素抵抗）、淀粉样变性、冷球蛋白血症（重度、有症状）、肌无力综合征、骨髓瘤管型肾病、造血干细胞移植（ABO 血型不合）和系统性红斑狼疮（重度）等。

Ⅲ类疾病：血浆置换治疗效果未确定，常规治疗措施无效时可个体化选择。常见的疾病如：溶血肝功能异常血小板减少综合征（HELLP 综合征）（产后）、噬血细胞综合征、肝素诱导的血小板减少症和血栓形成、炎性肠病、药物中毒、甲状腺危象和白塞综合征等。

Ⅳ类疾病：血浆置换治疗在已发表的证据及推荐

中是无效，但是伦理委员批准应用。如：皮肌炎/多发性肌炎、HELLP 综合征（产前）、银屑病、严重的系统性红斑狼疮和药物相关性血栓性微血管病等。

（三）禁忌证

血浆置换治疗无绝对禁忌证，但有相对禁忌证，主要包括：无法建立合适的血管通路；对血浆和人白蛋白等有严重过敏；严重的血流动力学不稳定等。

（潘景业）

第二节 血浆置换的临床操作

血浆置换的临床操作包括操作流程（上机前准备、上机流程与参数设置、治疗评估及撤机时机）、并发症与处理及注意事项。

一、操作流程

（一）上机前准备

1. 患者准备

（1）评估适应证及禁忌证：详见本章第一节。

（2）评估患者凝血状态：应进行与凝血相关疾病的病史采集，内源性、外源性凝血指标、血小板计数及功能的评估。如患者是否存在血友病等出血性疾病，既往是否存在消化道溃疡、肝硬化等疾病，是否合并严重的创伤、有过大外科手术及急性感染等严重疾病，目前是否存在循环血容量不足、低血压及严重酸中毒等严重症状。

（3）建立血管通路：血管通路可根据临床实际情况选择，对于初学置管术者或医疗条件有限或患者需要立即进行血浆置换、预计留置时间较短者，可首选股静脉置管；为保证血流量充足及减少并发症，在熟练掌握穿刺技术或有血管超声引导下，可首选颈内静脉穿刺置管法；尽量避免选用锁骨下静脉穿刺留置导管，此位置锁骨下静脉狭窄和栓塞形成发生率较高。如果客观条件允许，穿刺置管应在超声引导下完成。采用较大规格的双腔透析管（>10F）。

2. 物品的准备

（1）血浆分离器的选择：目前国内常用的血浆分离器见表 10-2-1。

（2）准备血滤机等设备。

3. 药品准备　置换液、肝素、地塞米松及其他急救药品。

4. 置换液的准备与选择　目前常用的置换液有新鲜冰冻血浆（fresh frozen plasma，FFP）、人血白蛋白、人工胶体及晶体液。它们各有优点与缺点，病因及临床和/或实验室参数不同，可能会选择不同的置换液。

（1）新鲜冰冻血浆。①优点：FFP 含有正常血液中的所有非细胞成分（包括凝血因子和补体等），TPE 后不会引起凝血障碍或免疫球蛋白消耗，减少出血或继发感染的风险。（一些疾病如血栓性血小板减少性紫癜及溶血性尿毒症等）的 TPE，必须应用 FFP。②缺点：可能出现变态反应、枸橼酸过量和病毒感染风险。临床可能较适合应用的疾病有重症肌无力、局灶节段性肾小球硬化、ANCA 相关性急进性肾小球肾炎（存在弥漫性肺泡出血时）、抗肾小球基底膜病（存在肺泡出血时）、急性肝衰竭及血栓性血小板减少性紫癜等。

表 10-2-1　国内常用的血浆分离器

膜材料	膜面积/m^2	管路容积/ml
聚丙烯（PP）	0.15	48
聚丙烯（PP）	0.35	84
血浆砜膜	0.30	35
血浆砜膜	0.60	67
聚乙烯	0.20	60
聚乙烯	0.50	130
聚乙烯	0.80	185

（2）人血白蛋白。①优点：与 FFP 相比有较少的病毒传播和变态反应风险；②缺点：治疗后凝血因子缺乏导致出血倾向，免疫球蛋白丢失增加感染风险，电解质紊乱（大量使用后出现低钾或低钙血症），铁蛋白缺乏引起贫血等。临床可能较适合应用的疾病有急性炎性脱髓鞘性多发性神经病（吉兰-巴雷综合征）、慢性炎性脱髓鞘性多发性神经病、重症肌无力、局灶节段性肾小球硬化、ANCA 相关性急进性肾小球肾炎、抗肾小球基底膜病、急性肝衰竭、血栓性血小板减少性紫癜及家族性高胆固醇血症。

（3）人工胶体：临床常用羟乙基淀粉或明胶制剂。①优点：价格相对便宜，扩张血容量的效果较好，无传播疾病的风险；②缺点：不含凝血因子和免疫球蛋白，用量大会有出血倾向、肾功能损害及过敏等风险。由于人工胶体在体内的半衰期只有数小时，为了保证胶体渗透压稳定，建议人工胶体用量不超过总置换量的 20%。

（4）晶体液：临床常用生理盐水、平衡盐液、林格液及 5% 葡萄糖溶液等。①优点：价格低廉，过敏反应少，无传播疾病的风险；②缺点：扩张血容量效果较差，过多应用会引起组织水肿，无凝血因子和免疫球蛋白，用量较大有高氯性酸中毒的风险等。不能单独作为置换液，需与胶体联合应用。

5. 置换方式的选择（详见本章第一节）

6. 确定治疗剂量和治疗频率　血浆量计算（estimated plasma volume，EPV）=65× 体质量（kg）×（1–血细胞比容），或 77× 体质量（kg）×（1–血细胞比容）［此类公式直接将血浆体积估计值与患者的血细胞比容(hematocrit,HCT)联系起来,便于床边计算,在临床应用中,为整体治疗结果提供了可靠的预测]。一般TPE量为40～60ml/(kg·次)。

一般来说,高分子量物质(免疫球蛋白及含胆固醇的脂蛋白等)在血管外和血管内的分布是缓慢平衡地。因此,在单一治疗过程中去除的血浆本质上局限于血管内腔,通过应用一级动力学公式,见式(10-2-1),可确定为预处理水平降低而交换血浆的量。

$$X_1=X_{0e}-V_e/EPV \qquad 式(10\text{-}2\text{-}1)$$

其中 X_1 为最终血浆浓度,X_{0e} 为初始浓度,V_e 为交换体积,EPV为患者的血浆量。

若致病物质只分布在血浆内,则理论上单倍量TPE能清除大约63%,二倍量TPE能清除大约86%。二倍量与单倍量相比,只带来约23%的额外效率,显然是不经济的,随着置换量的增加,每个血浆量的清除效率逐渐降低。故每次置换剂量以患者血浆容量的1.0～1.4倍为宜,不建议超过2倍。高频小容量的TPE优于低频大容量的置换,通常建议每2～3日置换1次,共3次左右,再对患者病情进行综合评估分析是否需继续行TPE治疗。

部分疾病进行血浆置换治疗时推荐的单次治疗剂量及治疗频率:

(1) 吉兰-巴雷综合征:单次置换量1～1.5TPV(total plasma volume,总血浆容量),置换频率隔日1次。

(2) 慢性炎性脱髓鞘性多发性神经病:单次置换量为1～1.5TPV,置换频率每周2～3次。维持治疗的频率根据控制症状的需要从每周1次到每月1次不等。

(3) 重症肌无力:单次置换量为1～1.5TPV,置换频率每日1次或隔日1次。

(4) 局灶节段性肾小球硬化:单次置换量为1～1.5TPV,置换频率每日1次或隔日1次。

(5) ANCA相关性急进性肾小球肾炎:单次置换量为1～1.5TPV,置换频率每日1次或隔日1次。暴发性肺出血起始每日1次,然后每2～3日1次。

(6) 抗肾小球基底膜病:单次置换量为1～1.5TPV,置换频率每日1次或隔日1次。

(7) 急性肝衰竭:单次置换量1～1.5TPV,如高剂量,单次置换量为15%理想体重,置换频率每日1次。

(8) 血栓性血小板减少性紫癜:单次置换量1～1.5TPV,置换频率每日1次。

(9) 家族性高胆固醇血症:单次置换量1～15TPV,置换频率1～2周1次。

(二) 上机流程与参数设置

1. 开机自检、管路连接及预充 按说明书要求冲洗管路,常采用肝素生理盐水(40～80mg/L)对血液管路、滤器及置换液管路进行充分预充,降低凝血风险及气体栓塞形成。

2. 给予抗凝 常用的抗凝剂为普通肝素及低分子量肝素。不建议常规应用枸橼酸盐进行抗凝(因需输入含有大量枸橼酸的血浆作为置换液)。患者凝血功能异常,处于自身抗凝状态时也可以采用无抗凝。

(1) 普通肝素:一般首剂量0.5～1.0mg/kg,追加剂量10～20mg/h,持续性静脉输注;预期结束前30分钟停止追加。抗凝目标是维持APTT正常值的1.5～2.5倍。

(2) 低分子量肝素:一般选择60～80IU/kg,推荐治疗前20～30分钟静脉注射,无须追加剂量。抗凝目标:Xa因子活性(无出血倾向患者)维持在500～1 000U/L;Xa因子活性(有出血倾向患者)维持在200～400U/L。但Xa因子活性难以及时检测,指导作用有限。

(3) 阿加曲班:负荷剂量0.05～0.1mg/kg,维持剂量1～3mg/h,结束治疗前20～30分钟停止追加。抗凝目标是APTT维持正常值的1.5～2.5倍。

(4) 无抗凝:建议治疗前给予肝素生理盐水预充,治疗过程中每30～60分钟给予100～200ml生理盐水冲洗体外循环管路。

3. 选择治疗模式 血浆置换。

4. 设置初始治疗参数及报警参数 血浆分离器中血液流量80～150ml/min;血浆分离速度为20～30ml/min,设置过程约3小时;跨膜压报警范围不超过100mmHg,以免发生血浆分离器破膜;置换液(血浆或4%～5%人血白蛋白注射液)输注速率与血浆分离速度相同。

5. 达到目标治疗量后回血。

(三) 治疗评估

1. 需要对患者管理采取深思熟虑,应建立临床和/或实验室参数,以监测治疗的有效性。(详见下文"撤机时机")。

2. 需要严密监测患者生命体征、凝血指标及机器运行参数。①监测血流动力学指标(心率、心律、血压、中心静脉压等)、神志、尿量、呼吸频率及脉搏血氧饱和度等;②监测APTT(应用低分子量肝素抗凝时,应监测Xa因子活性);③监测血液流量、血浆流量(分离率)、采血压、回血压及跨膜压(随着治疗的进行,跨膜压会逐渐升高,可通过降低血液流量和血浆流量来缓解跨膜压上升,但同时治疗效率也会逐渐下降)。

(四) 撤机时机

可能需要依据不同的病因和患者的具体情况来确定治疗目标/停止治疗的时机。

1. 吉兰-巴雷综合征 在10～14日内,利用5～6次治疗,置换200～250ml/kg的血浆。

2. 慢性炎性脱髓鞘性多发性神经病 直到症状改善,然后逐渐减量,维持治疗。

3. 重症肌无力 目标为两周内达到225ml/kg置

换量。部分患者可能需要长期维持治疗，维持量与频率应依据临床症状。

4. 局灶节段性肾小球硬化 治疗方案为前3日，每日1次治疗，之后的2周内再进行6次治疗为一疗程。另一种治疗方案为前3周每周3次，之后3周每周2次，接着1周1次，到开始治疗的第3个月；随后1个月2次，到开始治疗的第5个月；最后每月1次，到开始治疗的第9个月。部分患者可能需要进行数周或数月1次的维持治疗，预防再次出现蛋白尿。

5. ANCA相关性急进性肾小球肾炎 6～9次治疗。

6. 抗肾小球基底膜病（Goodpasture综合征） 最短疗程10～20日。当肾小球及肺损伤停止时，可停用。抗肾小球基底膜（glomerular basement membrane，GBM）抗体水平不作为开始或终止血浆置换治疗的指标。

7. 急性肝衰竭 每日1次治疗直至接受肝脏移植或自身肝脏功能恢复。进行高剂量置换需连续三日。

8. 血栓性血小板减少性紫癜 每日1次治疗直到血小板计数超过$150\times10^9/L$，乳酸脱氢酶（LDH）值连续2～3日接近正常及精神状态转为正常。血液系统指标恢复的中位数是7～8日。如患者需紧急输血，可在血浆置换治疗的过程中输入。

9. 家族性高胆固醇血症 治疗目标为低密度脂蛋白水平较治疗前下降60%。

二、并发症与处理

包括置换治疗相关并发症、建立血液通路相关并发症及抗凝相关并发症。本节主要介绍置换治疗相关并发症。

置换治疗相关并发症

1. 过敏和变态反应 对FFP的变态反应主要以发热、寒战、荨麻疹、哮喘及低血压等症状体征为主，部分患者可发展为痉挛。人血白蛋白产生变态反应率相对较低，但在患者应用ACEI类药物时，发生不典型变态反应及低血压率则明显增加。

（1）原因：①患者体内存在IgA抗体，治疗时应用FFP等富含IgA成分的置换液，从而导致过敏；②置换液被细菌、内毒素及致热原等污染；③白蛋白聚合后产生相应抗体结构；④缓激肽释放。在TPE治疗过程中，如患者使用了ACEI类药物可导致缓激肽降解减慢。

（2）预防及处理方法：FFP及白蛋白输入前给予适量地塞米松。

2. 低钙血症

（1）原因：新鲜血浆或用枸橼酸抗凝的患者易出现低钙血症。

（2）预防及处理方法：可在治疗前、治疗时口服或静脉输注钙剂预防低钙血症的发生。严格控制血流速度，避免因枸橼酸盐输入过快而致血清游离钙急剧下降。

3. 出血

（1）原因：白蛋白置换液消耗凝血因子，置换1个血浆容量时，PT延长30%，而APTT延长1倍，血小板的破坏及抗凝药物的应用均可导致出血。

（2）预防及处理方法：对于有高危出血倾向的患者可考虑用新鲜血浆做置换，以降低出血风险。

4. 低血压

（1）原因：滤出过快，补充液补充过缓，致体外循环血量增多，或胶体渗透压降低均可致患者出现低血压症状。

（2）预防及处理方法：应根据患者的具体情况选择合适的滤器，控制血流速度。可以用血浆或白蛋白液预充管路，尽量避免使用晶体置换液，以防胶体渗透压下降。

5. 钾离子紊乱

（1）原因：血浆中含有大量钾，可引起高钾血症；但白蛋白中不含有钾，易引起低钾血症。

（2）预防及处理方法：以血浆为置换液时，可给予排钾利尿剂推注或者口服；以白蛋白为置换液时，白蛋白中应加入适当的钾。

6. 感染

（1）原因：无菌观念不强，操作失误，可导致菌血症；多次TPE，尤其是以白蛋白作为置换液时可致免疫球蛋白丢失，造成低丙种球蛋白血症，同时有些患者可能应用免疫抑制剂，最终患者的白细胞降低，从而使感染机会增加。

（2）预防及处理方法：操作过程中注意无菌观念，避免菌血症；每2～3次白蛋白置换后可静脉输注免疫球蛋白或使用一次血浆作为置换液。

7. 药物清除

（1）原因：过程中可清除与血浆蛋白相结合的药物，结合率越高、分布容积越小的药物清除率越高。置换后基本不清除的药物包括糖皮质激素，清除较少的药物包括免疫抑制剂及氨基糖苷类等。

（2）预防及处理方法：置换后必须补充的药物包括普萘洛尔等。建议药物均在置换后服用。

8. 血浆分离器或管路凝血

（1）原因：开始时肝素用量不足、血流量不足或引流不畅所致。

（2）预防及处理方法：治疗过程中应尽量保持动脉端血流量和血流速度，对高凝状态如DIC和高脂血症要适当加大肝素剂量。如已出现分离器或管路凝血应更换分离器及管路。

三、注意事项

1. **血浆置换相关管路的固定与连接** 对透析管及体外循环管路要给予适当固定。对于躁动患者，给予适当保护性约束，适时给予充分镇痛镇静，以防止体外管路变形、折断或脱出等，阻断 TPE 治疗；注意各接口紧密连接，预防出血及空气栓塞。

2. **置换液补充原则** 等量、等速，避免血容量波动；维持胶体渗透压相对稳定；维持水及电解质的平衡；可以适当补充凝血因子和免疫球蛋白。

3. **严格无菌操作。**

4. **血浆加温** 如采用后稀释置换法（血浆分离后补充 FFP），FFP 应加温后再输入，同时注意患者体温，必要时给予保暖或复温毯复温。

（杜全胜）

思考题

1. 血浆置换的并发症有哪些？
2. 简述血浆置换的适应证与原理。

参考文献

[1] 刘大为，杨荣利，陈秀凯. 重症血液净化[M]. 北京：人民卫生出版社，2017.

[2] KAPLAN A A. Therapeutic plasma exchange: A technical and operational review[J]. J Clin Apher, 2013, 28(1): 3-10.

[3] CÓRDOBA J P, LARRARTE C, MEDINA M C. Experience in therapeutic plasma exchange by membrane filtration at an academic center in Colombia: Registry of the first 500 sessions [J]. J Clin Apher, 2015, 30(6): 347-352.

[4] OHKUBO A, OKADO T. Selective plasma exchange [J]. Transfus Apher Sci, 2017, 56(5): 657-660.

[5] SCHWARTZ J, PADMANABHAN A, AQUI N, et al. Guidelines on the use of therapeutic apheresis in clinical practice: Evidence-based approach from the writing committee of the American Society for apheresis: The seventh special issue [J]. J Clin Apher, 2016, 31(3): 149-338.

[6] CONNELLY-SMITH L, ALQUIST C R, AQUI N A, et al. Guidelines on the use of therapeutic apheresis in clinical practice-evidence-based approach from the Writing Committee of the American Society for Apheresis: The ninth special issue [J]. J Clin Apher, 2023, 38(2): 277-278.

[7] 于凯江，李文雄. 急性肾损伤与血液净化[M]. 北京：人民卫生出版社，2018.

[8] GASHTI C N, ANDREOLI D C, PATEL D. Membrane-based therapeutic plasma exchange (mTPE): Technical and clinical experience [J]. J Clin Apher, 2018, 33(1): 38-45.

[9] AHMED S, KAPLAN A. Therapeutic plasma exchange using membrane plasma separation [J]. Clin J Am Soc Nephrol, 2020, 15(9): 1364-1370.

[10] JOHNSON R, FEEHALLY J, FLOEGE J, et al. Comprehensive clinical nephrology [M]. 6th ed. Amsterdam: Elsevier, 2018.

第十一章

集成式 RRT

学习目标

掌握：

1. 连续性血液透析滤过的原理。
2. 血浆吸附的适应证。

熟悉：

1. 血浆透析滤过的适应证。
2. 血液吸附集成连续性血液滤过的适应证。

了解：

双重滤过血浆置换的适应证。

第一节 连续性血液透析滤过

连续性血液透析滤过（continuous hemodiafiltration，CHDF）又称连续性静脉-静脉血液透析滤过（continuous veno-venous hemodiafiltration，CVVHDF），是目前血液净化治疗中最常用的技术之一。CHDF 由连续性血液滤过（continuous hemofiltration，CHF）和连续性血液透析（continuous hemodialysis，CHD）发展而来，是这两种净化技术的有机结合。本节将从CHDF的原理、操作流程、参数设置、撤机时机及并发症防治等方面进行阐述。

一、连续性血液透析滤过的原理

CHDF 本质上是 CHD 和 CHF 的集成。CHDF 主要由两部分组成，一部分是血液透析，另一部分是血液滤过。透析液在膜外以与膜内血流方向相反的方向流动。置换液可以在滤器前(前稀释)或滤器后(后稀释)进入血液。一般以后稀释居多，以提高治疗效率。废液中既含有血液滤过的滤出液，也含有血液透析的废液。CHDF 的连接方式见图 11-1-1。

CHDF 同时具备了血液透析和血液滤过两种治疗模式的优点。CHDF 可以清除分子量在 30 000Da 以

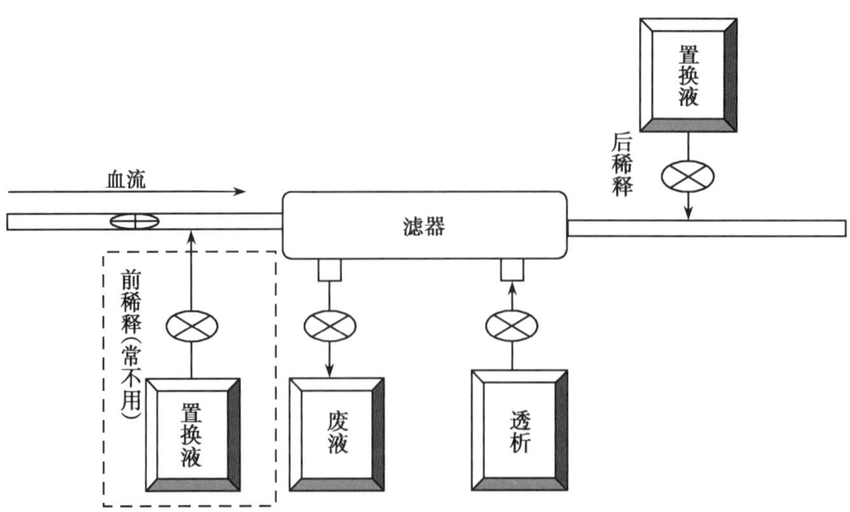

图 11-1-1 连续性血液透析滤过

下的中、小分子溶质。就小分子溶质清除效率而言，理论上相同治疗剂量下，后稀释 CHDF 与 CHD 和后稀释 CHF 清除效率相近。就中分子溶质清除效率而言，在相同条件下，后稀释 CHF 清除中分子溶质效率最高，CHD 清除效率最低，而后稀释 CHDF 清除效率介于两者之间。但是，由于 CHD 和 CHDF 受滤过分数限制小，所以可以通过进一步提高治疗剂量以增加中分子溶质的清除。正因为 CHDF 既可以清除中、小分子溶质，又可以降低滤过分数、降低滤器凝血风险并延长滤器使用寿命，所以 CHDF 是目前 ICU 中最常用的治疗模式之一。

二、连续性血液透析滤过的操作流程

CHDF 是 RRT 最常用的模式之一，其在适应证、禁忌证、血管通路及抗凝等方面与 CHF、CHD 大致相同，在此不作赘述。现就 CHDF 特殊之处以及需要注意的事项加以阐述。

（一）上机前准备

由于 CHDF 同时进行血液透析及血液滤过，因此需要至少带四个动力泵的连续性血液净化设备和配套的管路及血液净化器。这四个动力泵分别为血泵、透析液泵、置换液泵及滤出泵。目前已有带五个动力泵的连续性血液净化机，因此还有可以进行同时前、后稀释的 CHDF。

CHDF 置换液的配制与 CHF 相同，必须遵守无菌原则。置换液的成分一般要求与生理内环境相符。目前国内常用的置换液只有三种：血液透析滤过机在线生产的 online 置换液、手工配制置换液及商品化的置换液。手工配制更容易满足个体化，但溶质稳定性及细菌学质量方面影响因素较多。普通患者可用常用配方，特殊患者需选择特殊成分的置换液。透析液常用置换液代替。

（二）上机流程

1. 开机自检

2. 管路和滤器的安装 设备自检通过后，根据治疗要求选定 CHDF 模式，然后按照该模式要求安装管路和滤器。安装血液净化管路时，需注意：安装管路的顺序必须严格按照血液净化设备提示的标准顺序进行；遵守无菌原则；确保每个接口拧紧；未使用的管路开口或侧路确保夹闭；引血管路侧路接生理盐水，作为解除血液净化导管贴壁和引血负压报警用；抗凝剂连接至血液净化管路。

3. 密闭式预充 按血液净化设备要求配制合适预充液。常用预充液是肝素盐水，一般是在 3 000ml 生理盐水中加入 3 支 12 500U 的肝素。如果有出血风险，可采用生理盐水预充。按设备要求连接预充液、置换液、透析液及废液收集袋。打开管路夹子，按预充键，开始预充。需注意：在预充过程中，轻轻转动和拍打滤器，以利于气泡排出；预充液应从下往上流动，以利于气体排出。预充完毕后设置好参数，准备引血上机。

4. 引血上机 上机前常需要用 500ml 生理盐水冲洗管路，将管路中的肝素盐水预充液排出。引血速度不宜过快，一般 50～80ml/min，然后逐步上调。对于血流动力学不稳定的患者，宜采用双接法，即血液净化管路的引血端和回血端同时与患者的血管通路相连接，在引血的同时，血液净化管路的液体回输到患者体内，维持液体平衡，减少血压波动。

5. 回血下机

（三）CHDF 的参数设置

1. CHDF 治疗剂量的制订 治疗剂量是指单位时间单位体重的废液流出量[单位：ml/(kg·h)]。因此治疗剂量应该包括置换液流量、透析液流量和脱水量。需要注意的是，如果使用枸橼酸抗凝，枸橼酸及碳酸氢钠用量也应计入。同时由于前稀释溶质清除能力低于后稀释，所以采用前稀释时需要乘以校正系数，即滤器血浆流速/(滤器血浆流速+前稀释流速)。但 CHDF 一般不采用前稀释，故常不需要校正。KDIGO 指南推荐的 AKI 治疗剂量是 25～30ml/(kg·h)。但该治疗剂量一般是针对 24 小时持续治疗而言。而临床工作中，治疗时间应根据患者具体情况灵活掌握。如果治疗时间短于 24 小时，应按比例增加单位时间的治疗剂量，使总治疗剂量达到治疗目标。另外，对于重症胰腺炎，目前研究更倾向于适当提高治疗剂量。而对于合并严重高钾血症的 AKI 患者，则可早期行高治疗剂量 CHDF，当血钾浓度降至正常后，再将治疗剂量调整为指南推荐剂量。总之，治疗剂量不是一成不变的，而是根据治疗目标的不同而进行个体化制订。

2. CHDF 的透析液与置换液流速设定 在 CHDF 模式中，在一个滤器中同时进行了弥散和对流。对流有助于清除中分子溶质，而对小分子溶质而言，弥散和对流的清除效率相当。因此，当治疗目标主要为清除中、小分子溶质时，应提高置换液的比例。当置换液比例提高到 100% 时，CHDF 本质上就转换为 CHF。在提高置换液比例时要注意计算滤过分数，评估滤器凝血风险。2017 年 ADQI 指南推荐滤过分数应 <25%。同时，为防止跨膜压（transmembrane pressure，TMP）报警，置换量的设定亦需根据血流速度进行调整。当治疗目标为清除小分子溶质时，为了降低滤过分数，延长滤器寿命，应提高透析液的比例。当透析液比例提高到 100% 时，CHDF 本质上就转换为 CHD。

3. CHDF 血流速度设定 血流速度主要取决于治疗效率、导管功能、抗凝效果、滤过分数及患者血压等多种因素。一般来说，血流速度越快，清除溶质的效率越高。CHDF 血流速度通常设置为 100～250ml/min。对于血流动力学不稳定的患者，血流速度宜从 50～100ml/min 开始，然后逐步上调。如果采用枸橼酸抗凝时，血流速度则通常设置为 100～180ml/min，应根据滤器后外周 Ca^{2+} 浓度、碳酸氢根水平及治疗目标等动态调整。

4. CHDF 脱水量设定 脱水量的设定本质就是做好容量管理。CHDF 是 RRT 最常用的模式之一。RRT 容量管理原则同样适用于 CHDF。容量管理一直以来都是 RRT 的重点和难点。根据 RRT 容量管理的强度，Metha 将 RRT 容量管理水平分为 3 级。一级水平是最基本的容量管理水平，即每 24 小时评估液体平衡目标。二级水平是较高级的容量管理水平，其通过完成每小时的液体平衡目标从而实现 24 小时的液体平衡。三级水平是二级水平的拓展延伸，不仅要求每小时评估，而且必须通过精准的血流动力学监测来指导调节每小时的液体平衡。精准容量管理往往是重症患者治疗成功的关键。因此，重症患者通常需要采用最高级别的容量管理水平。具体的实施策略称为目标导向性容量管理策略，主要包括以下三个步骤。

(1) 设定液体平衡目标和容量安全值：液体平衡目标是指根据患者当时的病理生理状态，结合各种血流动力学监测指标，确定单位时间内需要维持患者液体正平衡或负平衡还是零平衡，并且确定正或负平衡的液体总量。液体正平衡表示患者体内液体增多，反之减少。通过确定液体平衡目标，算出所需脱水量。"容量三角"中的中心静脉压(central venous pressure，CVP)、乳酸或中心静脉血氧饱和度(systemic central venous oxygen saturation，$ScvO_2$)及容量反应性是目前判断容量的常用指标。此外，还可以通过 PiCCO 监测、超声监测下腔静脉直径变异率及主动脉血流速变异率来判断患者的容量负荷。但所有的容量指标都不应该孤立简单地判断，而应结合患者当时的病理生理状态综合分析，力求准确。设定好液体平衡目标后，为保证 CHDF 安全、顺利、准确地进行，还需要设定容量安全值。所谓容量安全值就是选择某些血流动力学指标，制订其安全范围，当超过安全范围时，临床医师须及时评估并调整液体平衡目标。其他常用的容量安全指标有血压、指脉氧饱和度、尿量和皮肤水肿状态等。

(2) 对液体平衡目标进行滴定式治疗：负责血液净化的护士根据医师制订的脱水目标，每小时评估患者液体的出入量，滴定式调节血液净化的脱水速率，从而实现每小时的液体平衡目标。

(3) 及时调整液体平衡目标：实时监测容量安全指标，当超出容量安全范围时，应及时调整容量平衡目标，防止容量不足或超负荷。

(四) 撤机时机

虽然目前对于撤机的时机尚未明确定论，但撤机时机取决于肾功能恢复水平能否满足机体目前及下一步治疗需求这一观点已达成共识。为了动态了解肾功能恢复情况，2017 年 ADQI 指南建议在血液净化治疗期间密切监测尿量和血肌酐，并且指出尿量这一指标的价值优于血肌酐。有文献报道，400ml/d 的自发性尿量提示成功撤机的概率达 80.9%；如果使用利尿剂，尿量为 2 330ml/d 撤机的阳性预测值是 87.9%。

值得注意的是，对于需要多器官支持的患者，CHDF 的撤机时机需要结合患者更广泛的临床背景进行综合分析，比如患者是否存在液体过负荷，有无颅内水肿，氧合是否改善，血流动力学是否稳定等。

此外，撤机应从治疗强度下降及完全撤机两个维度进行考虑。当患者血流动力学逐渐稳定、自身肾功能逐渐恢复、肾外脏器功能逐渐好转或液体过负荷情况逐渐改善时，应该逐步降低 CHDF 的治疗强度，包括治疗剂量、治疗时间、脱水量以及治疗模式的转换，最后完全撤机。如果一味高强度 CHDF，会影响肾功能恢复，加重营养物质及抗菌药物的丢失。撤机流程见图 11-1-2。

三、连续性血液透析滤过的并发症与防治

CHDF 是 RRT 常用的模式之一，因此 CHDF 的并发症与 RRT 大致相同，比如出血、低血压、血栓形成和凝血等。但也有其特殊性。

(一) 滤器和管路凝血

由于 CHDF 的滤过分数低于相同治疗剂量下的 CVVH，所以就滤器和管路凝血而言，CHDF 模式下滤器凝血概率小于 CVVH。CHDF 模式下最常见的凝血部位为管路静脉壶及滤器，尤其是静脉壶凝血更为常见。静脉壶内血液易淤滞，且与空气接触形成气液平面，容易形成血凝块。因此为防止静脉壶凝血，CHDF 往往采用后稀释的方式，同时采用合理的抗凝方案并及时、充分地进行生理盐水冲管，减少血液与气体的接触。

(二) 营养物质丢失

CHDF 可通过弥散和对流两种机制清除溶质，比单独的血液透析或血液滤过在单位时间内清除的中、小分子物质更多，更容易造成营养物质的丢失，比如说维生素、微量元素、葡萄糖、氨基酸和蛋白质等。因此，行 CHDF 时应及时补充营养。同时要动态评估患者病情，及时下调血液净化治疗强度，避免不必要的营养物质丢失。

总之，CHDF 作为一种集成血液净化方式，可以综

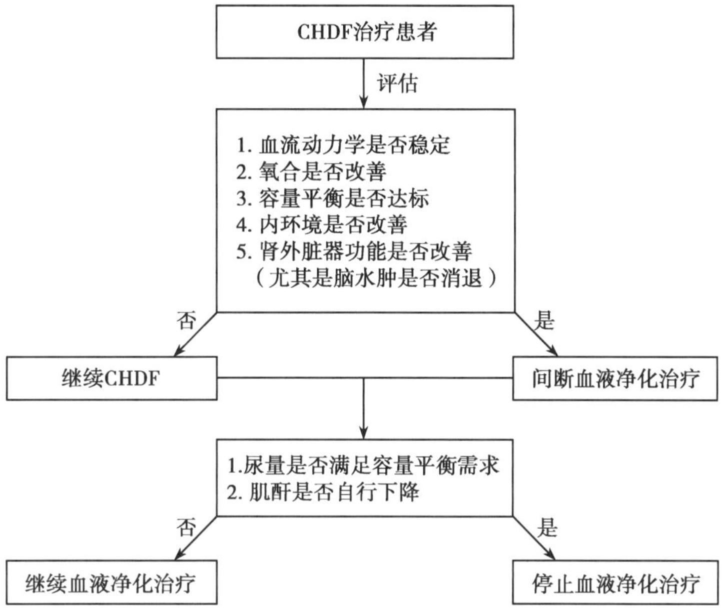

图 11-1-2 连续性血液透析滤过撤机流程

合 CHD 和 CHF 的优点，弥补各自的不足，在实际临床应用中需要根据患者的病情灵活地加以使用。

（汤展宏）

第二节 双重滤过血浆置换

为了节约血浆的使用量，有日本专家提出双重滤过血浆置换（double filtration plasmapheresis，DFPP）方法替代单重血浆置换。DFPP 就是在单重血浆置换基础上将血浆成分再次分离，将患者血浆中分子量远远大于白蛋白的致病因子，如免疫球蛋白、免疫复合物和脂蛋白等丢弃，将含有大量白蛋白的血浆成分回输至体内，它可以利用不同孔径的血浆成分分离器来控制血浆蛋白的去除范围。DFPP 能迅速清除患者血浆中的免疫复合物、抗体和抗原等致病因子，调节免疫系统，清除封闭性抗体，恢复细胞免疫功能及网状内皮细胞吞噬功能，使病情得到缓解；并且减少了外源性血浆用量，减少感染血液性传染病的风险。由于该技术相对膜式血浆置换方法具有安全性高、适用范围广、营养物质丢失少和血浆使用量少等特点，目前已成为临床多个学科的重要治疗手段。

一、双重滤过血浆置换的集成构成

双重滤过血浆置换（DFPP）是在膜式血浆分离技术上发展起来的新技术。将血浆进行两次过滤，是一种集成血液净化技术。它将血浆分离技术与血浆成分分离技术有机地叠加在一起，选择性地清除大分子致病物质，保留了白蛋白等相对分子量小的血浆蛋白。

（一）血浆分离技术

血浆分离技术包括膜式血浆分离和离心式血浆分离，目前临床上血液净化治疗多采用膜式血浆分离，在此只讲述膜式血浆分离。其原理是应用普通血浆分离器（一级膜）将血浆与血细胞分离。膜式分离最初在 20 世纪 70 年代起源于日本，当时用于去除难治性腹水患者腹水中的癌细胞和细菌，后来人们发现此方法可以将血细胞与血浆分离。1981 年在日本制造出第一个膜式血浆分离器，后逐渐发展成各式各样的膜式血浆分离器。膜式血浆分离器包含许多中空纤维，利用对流原理，滤过面积大约在 0.2～0.8m^2，血液通过中空纤维，这些中空纤维上分布许多小孔，孔径大约在 0.2～0.6μm，而血细胞直径均大于中空纤维孔径：白细胞为 7～25μm，红细胞为 7～8μm，血小板为 1～4μm；从而将血浆与血细胞进行分离，但在分离过程，中空纤维内明显存在血液浓缩，这要求一定限度的跨膜压、血流量并且抗凝要求高。膜式血浆分离原理见图 11-2-1。

（二）血浆成分分离技术

其采用的是血浆成分分离器（二级膜），与血浆膜式分离相似，只是孔径大小有所区别；血浆成分分离器的膜平均孔径介于血液滤器和血浆分离器之间，可将血浆中分子量相对较大的物质与分子量小的白蛋白二次分离，并将分离后含大分子致病物质的血浆丢弃，回输含有分子量较小的白蛋白的血浆蛋白。根据膜孔径不同的血浆成分分离器可以清除不同分子量物质，治疗不同疾病。目前通常使用日本生产的膜型血浆成分分离器，产品性能结构及组成本产品的中空纤维材料为聚乙烯乙醇，平均纤维内径为 175μm，壁

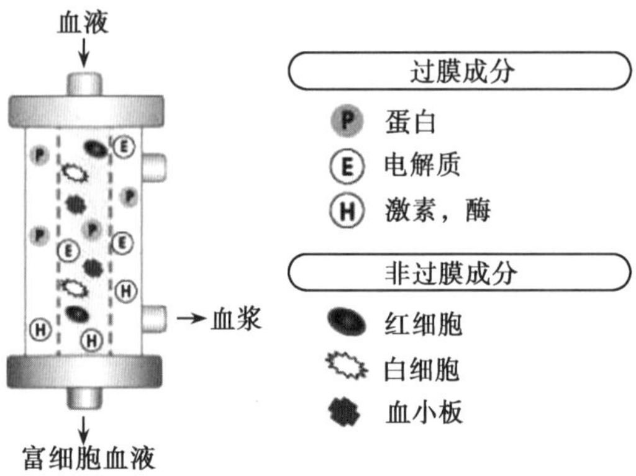

图 11-2-1　膜式血浆分离原理

厚为 40μm，有效滤过面积为 $2.0m^2$，血液容量大约为 150ml，最高可使用跨膜压 500mmHg，根据孔径大小有 4 个型号产品，如表 11-2-1 所示。DFPP 工作原理图见图 11-2-2。

表 11-2-1　血浆成分分离器型号

型号	孔径大小/μm	截留分子量/kDa
EC-20W	0.01	≥100
EC-30W	0.02	
EC-40W	0.03	≥500
EC-50W	0.035	

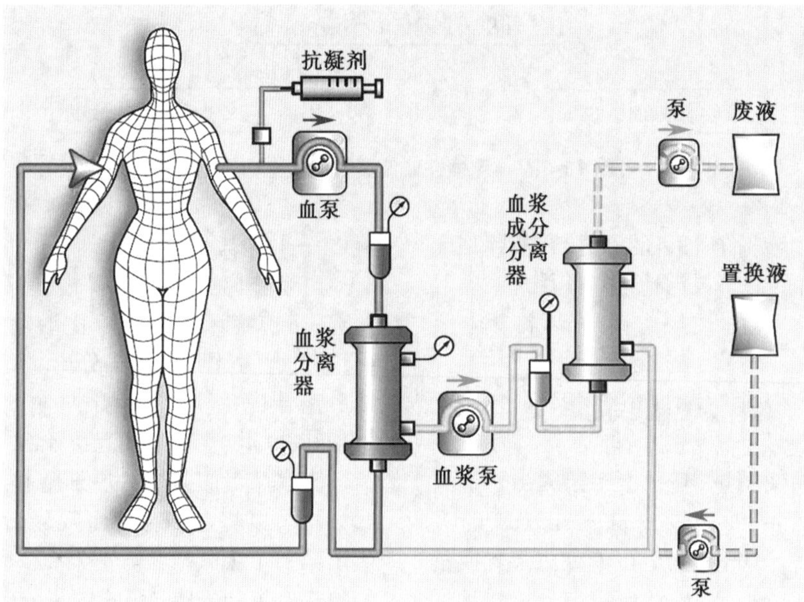

图 11-2-2　DFPP 工作原理图(见文末彩图)

(三) 双重滤过血浆置换适应证及禁忌证

DFPP 适用于清除大分子物质，不适用于清除与白蛋白结合的中、小分子物质。

1. 适应证　DFPP 目前在临床上主要用于清除免疫球蛋白和脂蛋白等大分子致病物质。许多疾病是因体内存在上述大分子物质而发病。临床上可以通过 DFPP 治疗来清除大分子物质从而治疗疾病。可行 DFPP 的疾病主要包括：①神经系统性疾病：重症肌无力、多发性硬化和吉兰-巴雷综合征等；②血液系统疾病：血栓性疾病、华氏巨球蛋白血症、多发性骨髓瘤和血栓性血小板减少性紫癜等；③风湿免疫系统性疾病：系统性红斑狼疮等；④皮肤疾病：天疱疮等；⑤器官移植后的急性排斥反应；⑥高脂血症性重症急性胰腺炎及代谢性疾病(如高胆固醇血症和高蛋白血症)。

(1) 风湿免疫性疾病：系统性红斑狼疮(尤其是狼疮性脑病)、难治性类风湿关节炎、系统性硬化和抗磷脂抗体综合征等。

(2) 免疫性神经系统疾病：重症肌无力、急性炎性脱髓鞘性多发性神经病、兰伯特-伊顿肌无力综合征(Lambert-Eaton myasthenic syndrome)、多发性硬化和慢性炎性脱髓鞘性多发性神经病等。在治疗重症肌无力方面免疫吸附与 DFPP 相比，虽然抗乙酰胆碱抗体清除率更高，但是对于临床症状的改善二者效果相当，然而 DFPP 花费更低且易实施，研究表明 2 周的 DFPP 治疗能降低重症肌无力患者的抗体同时改善重症肌无力评分。

(3) 消化系统疾病：重症肝炎、严重肝衰竭、肝性脑病、胆汁淤积性肝病和高胆红素血症等。

(4) 血液系统疾病：多发性骨髓瘤、高丙种球蛋白血症、冷球蛋白血症、高黏滞综合征、巨球蛋白血症、血栓性微血管病、新生儿溶血病、白血病、淋巴瘤、重度血型不合的妊娠和血友病 A 等。

(5) 肾脏疾病：抗肾小球基底膜病、急进性肾小球肾炎、难治性局灶节段性肾小球硬化症、系统性小血管炎和重症狼疮性肾炎等。DFPP联合糖皮质激素治疗狼疮性肾炎与大剂量糖皮质激素冲击治疗相比虽然无法改善长期预后，但肾炎可以快速缓解，减少复发并且减少激素用量。对抗肾小球基底膜抗体肾炎患者进行血液净化治疗可以行血浆置换或免疫吸附治疗，但临床上有时缺少吸附柱使免疫吸附治疗受到限制。有学者研究了DFPP与免疫吸附(immunoadsorption，IA)二者治疗效果，结果显示二者去除抗肾小球基底膜抗体效果相当，且两组患者预后及肾功能改善效果相当；但是对于血液中有用的物质如IgG等，DFPP去除更少，并且DFPP治疗不受吸附柱限制，作者认为对于这类患者，DFPP是一种更好的选择。

(6) 器官移植：DFPP用于去除ABO血型不合活体肾脏移植抗体治疗，治疗前后血浆容量改变≤10%是比较安全，不易引起低血压等，有许多研究在探索最适宜的置换液的量及补充蛋白浓度，Iwami等的研究表明可以根据目标IgG的清除率来计算适宜的置换液量及蛋白浓度。

(7) 自身免疫性皮肤疾病：大疱性皮肤病、天疱疮、类天疱疮、中毒性表皮坏死松解症和坏疽性脓皮病等。Takaaki Higashihara等的研究表明DFPP对泼尼松龙抵抗的天疱疮治疗是有效的，抗体滴度下降的同时天疱疮疾病面积也减小，副作用少，且泼尼松龙用量少。

(8) 代谢性疾病：纯合子型家族性高胆固醇血症等。与血脂分离技术相比，在清除血脂方面DFPP未显示出明显优势。但由于DFPP技术实现较容易，效果比单纯血浆置换更优，在降低HDL方面显示出优越性而被推荐。

(9) 药物中毒和药物过量：如洋地黄中毒和与蛋白结合的毒物中毒等。

(10) 严重的自身免疫性甲状腺疾病。

(11) 华氏巨球蛋白血症：血浆置换(PE)和DFPP是治疗由华氏巨球蛋白引起的高黏滞血症的有效方法，在IgM清除率相当情况下DFPP使用白蛋白置换液更少，节约成本。

(12) 血栓性血小板减少性紫癜：在Volkan Karakus等的病例报道中，用DFPP成功治疗了一例对血浆过敏、不耐受血浆置换的血栓性血小板减少性紫癜老年男性患者，该患者伴随肾功能不全、脑病、以及高乳酸脱氢酶，经PE治疗后血小板不能恢复正常，且患者对外源性血浆过敏，改为DFPP治疗后，血小板升高，乳酸脱氢酶下降且三个月未复发，作者认为对于患者血液中异常大的血管性血友病因子多聚体(unusually large VWF multimers，UL-VWFMs)，DFPP的去除效果可能优于PE。

(13) ANCA阳性的系统性血管炎：该类患者预后差，生存率低。先前的研究说明DFPP可以治疗ANCA阳性的系统性血管炎，在Chen等的研究中说明DFPP去除ANCA抗体的有效性，作者对比了行DFPP治疗前后抗体滴度的变化及肾功能的改善，发现经DFPP治疗，有部分患者三个月内暂时摆脱血液净化治疗，因此作者认为免疫抑制剂联合DFPP治疗ANCA阳性的系统性血管炎是有效的。

2. 相对禁忌证 ①对血浆、人血白蛋白和肝素等有严重过敏史；②药物难以纠正的全身循环衰竭；③非稳定期的心或脑梗死；④颅内出血或重度脑水肿伴有脑疝；⑤存在精神障碍而不能很好配合治疗者。

二、双重滤过血浆置换基本操作

(一) 设备及材料

DFPP治疗需要专门的具有DFPP模式的血液净化设备。普通CRRT设备虽然也能进行简易式DFPP，但存在很多潜在风险，如：血浆成分分离器的血浆入口压力过高不能及时报警造成滤器损坏、治疗中断等。因此不建议使用不具备DFPP功能的普通血液净化设备行DFPP治疗。

除DFPP设备外，还需要准备DFPP专用管路、普通血浆分离器以及根据疾病及致病溶质分子量选择的血浆成分分离器、置换液(一般为外源性血浆或4%人血白蛋白，以市面所售规格为10g/50ml的20%人血白蛋白为例，为配制成4%浓度，每一瓶白蛋白应加200ml生理盐水稀释)、预充液(常用含12.5U/ml的肝素盐水)、抗凝剂(常用肝素或枸橼酸)、无菌治疗巾和一次性治疗手套等，并注意操作过程中的无菌原则。目前国内常见血浆分离器比较见表11-2-2。

(二) 血管通路建立

DFPP治疗需要提前建立可靠的血管通路，大多采用中心静脉导管作为临时血液净化管，这可以保证足够的血流量，使治疗顺利进行。重症血液净化患者的血液净化导管外径范围通常在11～14F(1F=1/3mm)，一般12F最常用。儿童应根据年龄和体重选择适合的中心静脉导管。置管部位可以选择颈内静脉和锁骨下静脉或股静脉；应根据患者血管条件、操作者技术和导管感染等多种因素来选择。各部位中心静脉置管特点见表11-2-3。

综合上述各通路的优缺点，KDIGO指南建议：首选右颈内静脉，其次选择股静脉，再次选择左侧颈内静脉，最后选择优势侧的锁骨下静脉。颈内静脉需置入导管12～15cm，股动脉需置入导管20～25cm。如穿刺部位为颈部，置管完成后应行胸部X线检查确认导管位置，排除是否有气胸等并发症；对于特殊情况，如存在出血风险和肥胖等患者，建议超声引导下穿刺，提

表 11-2-2 血浆分离器比较

血浆分离器	材质特点	规格	优点
Plasmaflo OP 系列	聚乙烯/乙烯醇 膜孔 0.3μm 膜壁厚 50μm TMP 上限 60mmHg	Plasmaflo OP-02W/05W/08W 膜面积分别为 0.2、0.5、0.8m²	透过性能高，滤过性能稳定，湿化处理使用方便，生物相容性好，三种规格满足从婴幼儿到成人不同需求
Plasma Flux 系列	聚砜膜 膜孔 1～3μm 膜壁厚 65μm TMP 上限 100mmHg	P1 dry（儿童）、P2 dry（成人）膜面积分别为 0.3 和 0.6m²	理想的超滤表现，生物相容性好，流动蒸汽消毒无毒素残留，减少预充时间，操作简便
Haemoselect 系列	聚醚砜膜 膜壁厚 100μm 白蛋白筛选系数 0.96±0.03 TMP 上限 100mmHg	Haemoselect L0.5、Haemoselect M0.3 膜面积分别为 0.5 和 0.3m²	血浆自由通过，有效血浆分离，生物相容性好，血浆分离膜更坚韧减少破膜风险
Prismaflex 系列	聚丙烯	TPE1000（儿童）、TPE2000（成人）膜面积分别为 0.15 和 0.35m²	高血浆超滤率（但只能依托 Prismaflex 智能平台的安全置换）
Micropores 系列	聚醚砜膜 最大孔径 0.5μm 膜壁厚 100μm	MPS03（儿童）、MPS05 和 MPS07 膜面积分别为 0.3、0.5 和 0.7m²，容量分别为 30、50 和 70ml	生物相容性好，多种规格满足从婴幼儿到成人不同需求，标准鲁尔接头可与任何机器管路相连

表 11-2-3 各部位中心静脉置管特点

特点	颈内静脉	股静脉	锁骨下静脉
优点	成功率高 感染率低 狭窄率低 留置时间长	置管技术要求低 致命性并发症少	舒适易固定 感染发生率低 留置时间较长
缺点	不易固定 舒适度差 气胸风险	活动受限 留置时间短 感染发生率高	气胸风险 血管狭窄率高 压迫止血困难

高穿刺成功率，避免反复穿刺出血及感染等并发症。

（三）管路连接、血浆分离器安装以及管路预充

根据图 11-2-2 进行管路连接、安装及预充。

（四）参数设置

DFPP 的管路连接、血浆分离器安装及管路预充等完成后，在正式治疗开始前应进行参数设置，主要参数如下。

1. 血流速度 如果是以中心静脉导管为血管通路，血流速度可设置为 100～150ml/min；需注意对于循环不稳定的患者，血流速度建议逐步增加至目标水平；如果是外周静脉，则需根据引血压力进行调整。因外周血管条件血流速度小且血流量少，行血液净化治疗时血流速度可能会降至 50ml/min。

2. 血浆分离速率 通常以血浆分离泵（FP）与血泵（BP）运转速度的比值（FP/BP）表示，FP/BP 一般设置为 20%～30%。

3. 弃浆速率 通常以弃浆泵（DP）与血浆分离泵（FP）运转速度的比值（DP/FP）表示。DP/FP 一般设置在 10%～30%。

4. 置换液速率 置换液的速率即补液泵（RP）的速率，通常以 DP∶RP=1∶1 设置，即与弃浆泵设置相同数值。

5. 治疗时间 每次治疗时间一般 2～5 小时，取决于血流速度、血浆分离速率及弃浆速率的快慢。

6. 预期剂量 DFPP 每次处理 4～10L 血浆，弃浆约 0.5～1L 血浆，可以不输血浆或补充少量血浆。

（五）流程

1. 开机，机器自检，按照机器要求进行血浆分离器、血浆成分分离器、管路和监控装置安装连接并预充。

2. 根据病情设置血浆置换参数和各种报警参数，如：血浆置换目标量剂量、各个泵的流速或血浆分离流量与血流量比率、弃浆量和分离血浆比率等。

3. 血浆置换开始时，全血速度宜慢，观察 2～5 分钟，无反应后再以正常速度运行。通常血浆分离器的血流速度为 80～100ml/min，血浆成分分离器速度为 25～30ml/min。

4. 密切观察患者生命体征，包括每 30 分钟测血压和心率等。

5. 密切观察机器运行情况，包括全血流速、血浆流速、动脉压、静脉压、跨膜压和膜内压变化等。

6. 血浆置换达到目标量之后，进入回收程序，按照机器指令进行回收，观察并记录患者的病情变化、

治疗参数、治疗过程及结果。

(六) 并发症处理

详见第六章第六节。

三、双重滤过血浆置换与单重滤过血浆置换比较

单重滤过血浆置换可以去除血液中的大、中分子，操作相对简便；然而有很多不足之处，单重滤过血浆置换为非选择性地滤过，在去除致病分子同时也会去除白蛋白和凝血因子等，这样就需要大量补充外源性血浆，除了大量消耗血液制品外还可能增加血液传染疾病（尤其病毒感染）感染概率，并且输注大量外源性血浆有可能发生输血反应、发热反应、过敏反应和溶血反应等；如果外源性血浆不充足时单用4%人血白蛋白置换可能造成凝血因子缺乏。基于上述因素，人们优化血浆置换技术，开展双重滤过血浆置换技术，弥补了许多单重血浆滤过缺陷，当然操作过程也相对复杂。二者区别详见表11-2-4。

表11-2-4 双重滤过血浆置换与单重滤过血浆置换区别

项目	操作难易	血浆处理剂量/(L·次$^{-1}$)	外源性血浆	治疗时间/h	清除溶质
单重滤过血浆置换	简单	<3	2～3L/次	2～3	大中分子（非选择）
双重滤过血浆置换	相对复杂	3～10	不需要或仅200～400ml/次	2～5	大分子（选择性）

临床上根据不同疾病和不同致病物质分子量来选择不同孔径的血浆成分分离器。如重症肌无力患者，主要致病物质为乙酰胆碱受体抗体，大多是IgG抗体，分子量大约为160kDa，通常选用EC-20W或EC-30W的血浆成分分离器，可以将分子量>100kDa的IgG等致病物质滤过丢弃；而对高脂血症的治疗目的是清除体内多余的胆固醇和甘油三酯，脂质这样的大分子其分子量通常在1 000kDa以上，可以选择EC-40W或EC-50W的血浆成分分离器，用于清除500kDa以上的大分子物质。不同血浆成分分离器适应证见表11-2-5。

表11-2-5 不同血浆成分分离器适应证

型号	适应证	清除物质	分子量/kDa
EC-20W 或 EC-30W	重症肌无力	乙酰胆碱受体，主要为IgG	160
	药物过量（如洋地黄等）	过量药物与血浆蛋白的结合物	
	吉兰-巴雷综合征，多发性硬化，慢性炎性脱髓鞘性多发性神经病	脱髓鞘因子 抗体	>150
	系统性红斑狼疮	自身抗体ANA、抗dsDNA抗体、抗Sm抗体、类风湿因子（RF）、抗组蛋白抗体、抗SSA抗体及抗SSB抗体等	150
	类风湿关节炎/血管炎	类风湿因子、免疫复合物（IC）、IgM	150
	重症血型不合妊娠	血型不合引发的同种抗体	150
	器官移植排斥反应	排斥反应抗体	>150
	天疱疮/类天疱疮	抗表皮/基底膜抗体IgG等	150
	血栓性血小板减少性紫癜/溶血性尿毒症综合征（TTP/HUS）	抗血小板抗体和循环免疫复合物	150
	伴有肾侵犯的多发性骨髓瘤	IgG	160
	ANCA阳性的系统性血管炎	抗中性粒细胞抗体	133～155
	伴有肾侵犯的轻链疾病	轻链	24
	血友病A	Ⅷ因子抑制剂	200～2 000
	纯合子型家庭性高胆固醇血症	LDL-胆固醇	2 200～3 500
EC-40W 或 EC-50W	高脂血症/高脂血症胰腺炎	胆固醇和含甘油三酯脂蛋白	>2 000
	局灶性节段性肾小球硬化	血栓性因子、非特异性IgM	190
	肺出血肾炎综合征	抗肾小球基底膜抗体	150
	急进性肾小球肾炎	抗肾小球基底膜抗体和免疫复合物	150
		IgG、IgM	>160
	原发性巨球蛋白血症	血浆IgM	970
	冷球蛋白血症	冷球蛋白	150

四、双重滤过血浆置换的注意事项

1. 血流量　根据患者情况，在一定程度上增加血流量可以增大治疗效能。

2. 血管内待清除溶质的量　DFPP 选择性清除血浆中致病溶质，这些物质在血管内外有一定的分布容积，如一次分布容积被打破，则需要一定的时间达到下一次平衡，这影响单次治疗效果，如果某清除物质在血浆中的分布容积越高，则清除效率越好。即经过一次治疗后，当某清除物质血管内外分布再次达到稳态，便可进行下一次治疗。

3. 跨膜压　在一定范围增大跨膜压可增大治疗效能，但当跨膜压过高，可造成中空纤维上孔径堵塞，降低治疗效能。

4. 其他　患者自身情况如低血压等会导致血流量少而影响效果，抗凝效果、致病因子分子量大小、水溶性或脂溶性及蛋白结合力等都有可能影响 DFPP 治疗效果。

但应注意的是 DFPP 不适用于清除与白蛋白结合的中、小物质；并且 DFPP 只是对症治疗，只能清除已经产生的致病物质，并不能抑制致病物质产生，因此需要相应措施（如激素和免疫球蛋白等）综合控制原发疾病。

（钱传云）

第三节　血浆透析滤过

一、血浆透析滤过的原理

血浆透析滤过（plasma diafiltration，PDF）是指将血浆成分分离技术和血液透析滤过（hemodiafiltration，HDF）技术有机融合在一起所产生的一种新的血液净化技术。即 PDF 能以简单的管路连接方式，同步实现选择性血浆置换（plasma exchange，PE）和连续性血液透析滤过（continuous hemodiafiltration，CHDF）两种血液净化方法，达到同时清除中、小分子水溶性毒素和蛋白结合毒素（albumin-bound toxin，ABT）的目的。PDF 由日本学者 Mori 和 Eguchi 等人于 2002 年首次报道。

PDF 采用膜式血浆成分分离器作为净化器，透析液在中空纤维膜的外侧流动并利用弥散原理实现对中、小分子物质的清除；利用对流原理通过纤维膜滤过对中分子及白蛋白结合毒素进行清除，同时在血液净化管路上或经外周静脉补充外源性血浆或人血白蛋白作为置换液，补充丢失的白蛋白（图 11-3-1）。

二、血浆透析滤过的适应证与禁忌证

1. 适应证　各种原因导致的急性肝衰竭、脓毒症和 MODS 等。最近有文献报道将其应用于溶血性尿毒综合征、劳力性热射病和肝肾综合征等。

2. 禁忌证　PDF 无绝对禁忌证，相对禁忌证包括：①严重活动性出血或 DIC；②对血浆和人血白蛋白等血液制品有严重过敏史者；③存在严重的低血压或休克等全身循环衰竭；④不稳定期的心、脑血管梗死患者；⑤重度脑水肿伴有脑疝等濒危症状等。

三、血浆透析滤过的操作流程

1. 上机前准备　PDF 只需要一台具有 CHDF 模式的血液净化机器，使用血浆成分分离器代替了血液滤过器。临床上多选用 EC-2A 或 EC-20W 这两种型号的血浆成分分离器进行 PDF 治疗。为了提高蛋白结合毒素的清除效率，也可选用 EC-3A 或 EC-30W，其白蛋白的筛选系数可达 0.7，而 IgG 的筛选系数较高

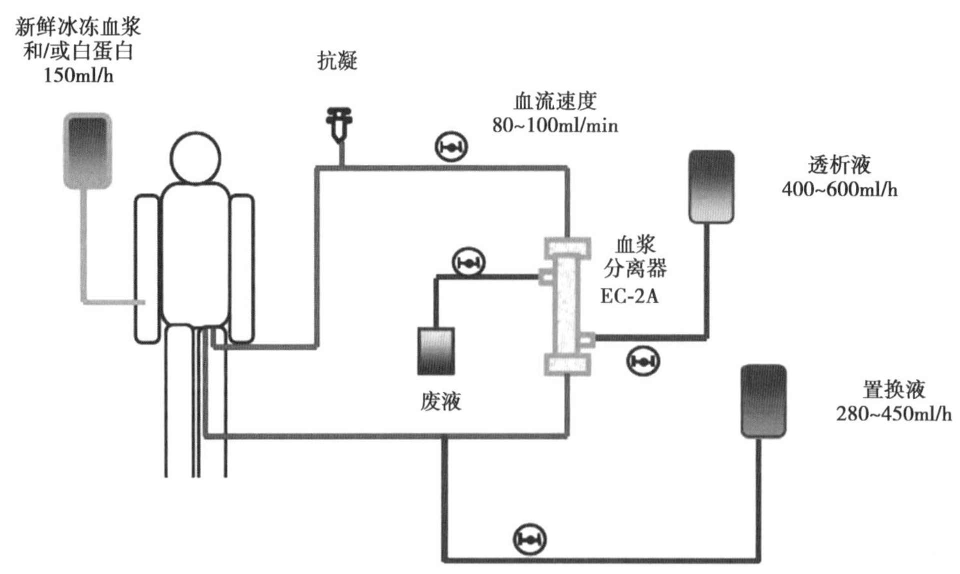

图 11-3-1　血浆透析滤过示意图（见文末彩图）

(0.35)，优点是提高ABT和细胞因子的清除率，缺点是需要更多的外源性血浆。血管通路的建立同CHDF。透析液及置换液可以使用常规的碳酸氢盐或乳酸盐置换液，但对于严重肝功能障碍或乳酸明显升高的患者应该避免使用乳酸盐置换液。

2. 上机流程

(1) PDF的管路连接、安装及预充同CHDF(图11-3-1)。开机，机器自检，按照机器要求进行血浆成分分离器、管路和监控装置的安装连接，预充。

(2) 根据病情设置血流速度、血浆置换、透析参数和各种报警参数。

(3) PDF开始时，全血液速度宜慢，观察2～5分钟，无反应后再以正常速度运行。通常血浆分离器的血流速度为80～100ml/min，血浆成分分离器的速度为20ml/min。

(4) 密切观察患者生命体征，包括每30分钟测血压和心率等。

(5) 密切观察机器运行情况，包括全血流速、血浆流速、动脉压、静脉压、跨膜压和膜内压变化等，密切监测凝血功能。

(6) 达到治疗目标量之后，进入回收程序，按照机器指令进行回收，观察并记录患者的病情变化、治疗参数、治疗过程及结果。

3. 抗凝与参数设置　PDF治疗过程中的抗凝方法及抗凝目标可以参考本书CHDF的抗凝方法一节。对于严重肝衰竭患者应避免使用枸橼酸抗凝。

根据目前报道，PDF的血流速多设为80～100ml/min，透析液流速为400～600ml/h，后稀释置换液流速280～450ml/h，目前绝大多数研究中使用后稀释。白蛋白及外源性血浆可经血液净化管路以后稀释形式补充，也可经外周静脉通路补充，流速为150ml/h，每次治疗时间约6～8小时。

Nakae等报道采用PDF治疗急性肝衰竭设置血流速为100ml/min，透析液流速600ml/h，后稀释置换液流速450ml/h，自患者外周静脉或血液净化管路补充25%白蛋白50ml和新鲜冰冻血浆(FFP)1 200ml，流速为150ml/h。每次治疗时间8小时。

通过增加PDF后稀释置换液流量有可能提高对TNF-α、IL-2及IL-8等细胞因子的清除，但随着置换液流速的升高会增加外源性血浆的使用量，从而抵消PDF相较于血浆置换的优势。

4. 撤机时机　目前关于PDF的研究还不多，有关PDF停机的时机尚未有统一定论，当患者全身炎症反应情况改善、急性肝衰竭和多器官功能衰竭情况逐渐改善时，应该逐步降低PDF的治疗强度或者根据情况改为单纯PE或CHDF。Komur等对合并急性肝衰竭的重症患者实施持续PDF，除非血浆分离器不能使用，否则每24～48小时更换一次，撤机目标是总胆红素下降至<5.0mg/dl和PT-INR<1.2。

四、血浆透析滤过的特殊并发症与处理

PDF和其他体外血液净化技术一样，可发生类似于PE及CHDF的并发症。

1. 低钙血症或代谢性碱中毒　相较血浆置换，PDF的发生率明显降低。低钙血症主要原因是新鲜冰冻血浆中含有15%枸橼酸，大量输注后可导致过量枸橼酸引发低血钙和代谢性碱中毒，特别是采用枸橼酸钠抗凝时发生概率更大。因此应控制新鲜冰冻血浆的输入，密切监测血钙及碳酸氢根，及时补充Ca^{2+}。

2. 溶血　比较少见，临床表现为胸痛、胸部紧迫感或背痛。重症患者可能没有主诉，应注意加强监测。发生溶血的原因常由于血浆分离速度与血流速度不匹配和滤器跨膜压过高导致血细胞破坏，以及输入血浆与患者血型不符合等。预防措施需要密切监测跨膜压，控制后稀释流量，及时更换滤器，绝对避免异型输血。

3. 出血　出血可能与患者肝功能不全、凝血功能障碍及血小板减少等相关。常见的血小板减少可能与分离丢失增加、管路或滤器内血栓形成有关，治疗时应注意监测血小板数量，及时处理机器报警。滤器孔径过大或长时间PDF治疗可能引起部分凝血因子丢失而导致凝血功能障碍，因此需要合理选择滤器并控制治疗时间，及时补充新鲜冰冻血浆，补充凝血因子或冷沉淀、纤维蛋白原和凝血酶原复合物等，并注意补充Ca^{2+}。

4. 凝血　滤器或管路出现凝血多与抗凝技术不当相关，治疗时应合理选择抗凝方式和抗凝剂及剂量。

5. 低蛋白血症　主要由于选择膜孔径较大的滤器或单次治疗时间较长，白蛋白等大分子物质丢失过多而外源性血浆或白蛋白补充不足。因此应合理选择滤器，及时补充白蛋白或血浆。

五、进展

PDF已发展成为PE联合CHDF治疗方法的替代。PDF是一种简单的血液净化方法，它只需要一个膜式血浆分离器，而透析液从中空的纤维外侧流过。对白蛋白的清除减少，对凝血功能影响小，并且管路连接简单、便宜且效果好，与PE联合CHDF相比，PDF不良事件更少。PDF常用于急性肝衰竭的治疗，但是对于合并MODS尤其是血流动力学不稳定的重症患者，PDF治疗可能导致血流动力学恶化，因为传统的PDF使用的是间歇治疗，一般每次只做8小时。但近年来Komura等学者提出连续性血浆透析滤过(continuous PDF，CPDF)的新技术，可以明显改善血流动力学。他们对10例急性肝衰竭患者实施CPDF治疗，主要评价

指标为 CPDF 治疗后终末期肝病模型（model for end-stage liver disease，MELD）评分、总胆红素和凝血酶原时间-国际标准化比值（PT-INR），以此来评价肝功能的改善程度，次要评价指标包括 CPDF 治疗后序贯器官衰竭评分（sequential organ failure assessment，SOFA）和治疗 14 天后患者的生存率。结果与治疗前比较，CPDF 治疗后 MELD 评分、总胆红素、PT-INR 和 SOFA 均有所改善。9 例患者存活，1 例患者死于急性肝衰竭并发的急性胰腺炎。没有发生出血和血流动力学不稳定方面的与 PDF 治疗相关的副作用。

总的来说，PDF 作为一种相对较新的集成血液净化技术，其治疗效果仍有待于进一步研究和大规模临床研究证实。

（左祥荣）

第四节 血浆吸附

一、血浆吸附概述

（一）定义与原理

血浆吸附（plasma adsorption，PA）是近十几年来在血浆置换（plasma exchange，PE）的基础上发展起来的一种新的血液净化方法。血浆吸附是血液引出后首先进入血浆分离器将血液中的有形成分（血细胞和血小板）和血浆分开，有形成分输回患者体内，血浆再进入吸附器进行吸附清除其中一些特定的物质，吸附后的血浆再回输至患者体内的方法。其特点是无须补充血浆或白蛋白，且能选择性地清除机体一些特定有害物质。常用的吸附剂包括活性炭、吸附树脂、碳化树脂、阳离子型吸附剂、粉末吸附剂和免疫吸附剂等。

（二）适应证

1. 肾脏和风湿免疫系统疾病 系统性红斑狼疮和狼疮性肾炎、局灶性节段性肾小球硬化、过敏性紫癜性肾炎、IgA 肾病、急进性肾小球肾炎、溶血性尿毒症综合征、脂蛋白肾病、抗肾小球基底膜病、自身免疫性肝病、冷球蛋白血症、类风湿关节炎、抗磷脂综合征、Wegener 肉芽肿、单克隆丙种球蛋白血症等。

2. 神经系统疾病 吉兰-巴雷综合征、重症肌无力、多发性硬化症、慢性炎性脱髓鞘性多发性神经病、自身免疫性神经病、多发性肌炎/皮肌炎、拉斯马森（Rasmussen）脑炎和神经性肌强直等。

3. 肝脏疾病 重症肝炎、肝衰竭合并高胆红素血症、肝肾综合征、肝性脑病、原发性胆汁性肝硬化和重症胰腺炎等。

4. 血液系统疾病 血栓性微血管病、免疫性血小板减少性紫癜、血友病、自身免疫性溶血性贫血、巨球蛋白血症和多发性骨髓瘤等。

5. 皮肤病 银屑病、天疱疮、红皮病、重症多形红斑和重症药疹等。

6. 药物或毒物中毒 对于高脂溶性且易与蛋白结合的化学药物、毒物和生物毒素，可考虑选择血浆吸附或者血液灌流，或与血液透析联合治疗。

7. 器官移植排斥 肾移植和肝移植排斥反应、群体反应性抗体（panel reactive antibody，PRA）升高、移植后超敏反应等。

8. 其他疾病 脓毒症、多器官功能障碍、继发性甲状旁腺功能亢进、甲状腺功能亢进危象和透析相关性淀粉样变等。

（三）禁忌证

血浆吸附无绝对禁忌证，相对禁忌证包括：①对血浆分离器、吸附器的膜或管道有过敏者；②严重活动性出血或 DIC，药物难以纠正的全身循环衰竭者；③非稳定期的心、脑梗死，颅内出血或重度脑水肿伴有脑疝者；④循环不稳定者；⑤存在精神障碍或者其他原因而不能配合治疗者。

二、血浆吸附的操作

（一）上机前准备

1. 术前常规检查血常规、凝血指标、血清白蛋白、血清球蛋白、血电解质（钠、钾、氯、钙和磷）、肝肾功能及与原发病相关的特异性指标等。

2. 由具有资质的临床医师综合评估患者适应证和禁忌证，确定患者选用何种吸附器。

3. 向家属或患者交代病情，签署知情同意书。

4. 建立合适通畅的血管通路。

5. 物品准备及核对，按医嘱准备血浆分离器、血浆成分吸附器和专用血液吸附管路并核对其型号；准备生理盐水、葡萄糖溶液、抗凝剂和配制含有抗凝剂的生理盐水；准备体外循环用的物品，如止血钳、注射器、手套等。常规准备地塞米松和肾上腺素等急救药品和器材。

（二）操作流程

1. 上机

（1）按机器提示安装血浆分离器、血浆吸附器及管路，管路连接示意图见图 11-4-1。

（2）预充：将动脉管路与预充液相连接，启动血泵 100～200ml/min，将动脉管路充满预充液后，与吸附柱动脉端连接，待液体充满灌流器后，再把吸附柱静脉端与管路静脉管相接。吸附柱始终保持动脉端朝下，静脉端朝上。依次使用 5% 葡萄糖溶液、低浓度肝素盐水、高浓度肝素盐水及生理盐水预充。也可采用静态肝素化预充方法：①抽取 100～200mg 肝素钠，注射器去除针头，将肝素溶液注入吸附器中，轻摇反转灌流器 20 秒后静置 30 分钟待用；②将动脉管路与生理盐水相接，动脉管充满盐水后与吸附器动脉端相接，静

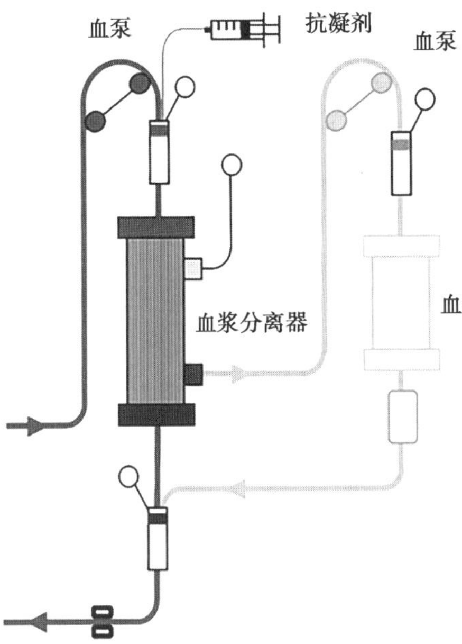

图 11-4-1 管路连接示意图(见文末彩图)

脉管路与吸附器静脉端相接,启动血泵 200～300ml/min 开始预充。在预充过程中若发现有颗粒随液体流出吸附器,则禁止使用。

(3) 开始治疗:预充结束后,选择单连接或双连接方式引血。血流动力学稳定者,采用单连接方式,即先接引血端管路(血泵 80ml/min),血液引出至回血端管路后,停血泵,连接回输端管路,开始治疗。血流动力学不稳定者,采用双连接方式,将引血端管路与回血端管路同时连接导管。

(4) 结束治疗:停血泵,引血端接三通,连接 500ml 生理盐水,先将血液净化导管内血液冲净,夹闭导管,盐水与引血端管路相通,血泵 80ml/min 回血。回血结束,断开连接。

2. 上机参数设置 血液流速一般控制在 100～150ml/min,在开始启动时可由 80ml/min 起逐渐增加到目标流速,以防止发生低血压;双重血浆吸附需要的血流速度与分离器的分离效率有关,血浆流速过低容易引起管路凝血,一般建议控制在血液流速的 30% 以内,在 30～40ml/min。同时血浆流速不宜过快,否则容易出现溶血。

处理血浆量的剂量可参考式(11-4-1)。

$$血浆容量=(1-血细胞比容)\times[b+(c\times体重)] \quad 式(11\text{-}4\text{-}1)$$

其中血浆容量单位为 ml,体重的单位为 kg。b 值男性为 1 530,女性为 864;c 值男性为 41,女性为 47.2。

血浆吸附的时间应根据血浆处理量确定治疗时间。如进行血浆吸附治疗时血液流速为 100ml/min,血浆流速设置为 30ml/min,当血浆处理量为 7 200ml,那么总治疗时间为 4 小时。一般单次吸附治疗的剂量为 2～3 倍血浆容量,治疗持续时间为 2～3 小时为宜。如有必要可更换一只吸附器继续吸附,或定时、定期再进行吸附。

三、吸附效果评价

血浆吸附治疗需要定期进行评价以判断治疗效果,从而确定或调整治疗。血浆吸附的吸附效果主要取决于吸附剂的吸附能力。根据吸附剂特性所制定的公式往往比较烦琐,且临床情况往往较复杂,受到的干扰因素很多,理想状态下的公式往往不能反映吸附治疗的效果。临床指标通常被作为评价吸附效果的指标。常用的评价临床吸附效果的指标是吸附物质的浓度变化值、脏器功能指标、病情程度评分及存活情况等。

血浆吸附的特殊并发症与防治

1. 溶血 血浆吸附治疗时,偶有溶血现象发生,原因有:①血管通路不理想,治疗中血流量不充分而血泵及分浆泵仍按设定速率运行;②血泵与分泵的比例不合适,分浆速度大于血流速度的 35% 以上极易发生溶血,特别是患者的血细胞比容比较高、血液黏稠、脱水状态时更容易发生溶血;③血浆分离发生溶血部位在血浆分离器内,最主要原因为跨膜压过大和血流速度过快。

防治手段:①选择适宜的血管通路,保证足够的血流速度;②如有条件应选用性能较好的血液灌流机,分浆泵速度调整受控于血泵的运行;③如应用简易设备进行治疗,应调整适宜的分浆泵速度,一般分浆泵速度为血泵速度 30% 以内,并应观察治疗中仪器运行情况,一旦发现血流量不足应立即停止运行分浆泵;④适量应用抗凝剂,避免灌流器发生凝血,治疗中应密切观察运行中的流量和压力参数等指标,一旦发生凝血或溶血应立即对症处理;⑤在进行血浆灌流时出现溶血情况应立即停止分浆泵的运转,调整运行参数,保证血管通路血流畅通,可用生理盐水冲洗血管路及血浆分离器。同时应将溶血的血浆弃去,以免影响灌流器的吸附效率。

2. 凝血 包括血浆分离器、血浆吸附器、透析器和留置管内凝血,多与术前肝素使用剂量不足,或患者处于高凝状态,或伴有高脂血症有关。术中密切观察跨膜压变化,调整肝素追加量。如跨膜压短时间内迅速升高,可临时追加肝素量;若出现滤器破膜,应立即更换。

3. 其他副作用 目前应用于血浆吸附的吸附剂强度一般稍差,力度较小,如果吸附治疗前未对吸附柱进行充分预充、排气或者存在其他操作不当,存在微粒栓塞、空气栓塞和凝血等严重副作用的风险。血浆吸附由于吸附剂不会与血细胞接触，几乎不会发生血小板减少的副作用。

（彭志勇）

第五节 血液吸附集成连续性血液滤过

血液吸附(hemoadsorption，HA)是通过吸附剂的吸附作用清除患者血液中各种致病因子的一种血液净化治疗方法，它可以清除连续性血液滤过(CHF)所无法清除的蛋白结合性或脂溶性物质。但单独使用HA治疗，无法同时调控患者的容量，因此才有了血液吸附集成连续性血液滤过(HA+CHF)，这样既清除了不同结构特性的致病因子，又可同时进行容量管理。

一、血液吸附集成连续性血液滤过的原理

血液吸附集成连续性血液滤过是在连续性血液滤过的基础上串联血液吸附治疗。CHF是利用对流及弥散原理清除血液里水溶性的中、小分子，并同时通过超滤清除水分，进行容量管理，充分发挥了肾替代的作用。而HA是利用吸附的原理高效地清除一些特殊的分子，比如脂溶性分子、高蛋白结合率分子，或通过免疫作用清除大分子。吸附材料不仅包括非特异性吸附的活性炭及离子交换树脂，还有可以特异性吸附某些溶质(例如内毒素和细胞因子等)的特殊吸附器。吸附器可迅速降低血中溶质的浓度，但容易出现饱和，因此会出现溶质浓度的剧烈回升，而CHF可以缓慢平稳降低溶质的浓度，因此HA+CHF可以在早期迅速清除溶质，在吸附器饱和后，CHF继续持续发挥清除作用，既保证了快速清除，又避免了溶质浓度的剧烈回升，且可同时进行容量调控。血液吸附集成连续性血液滤过示意图见图11-5-1。

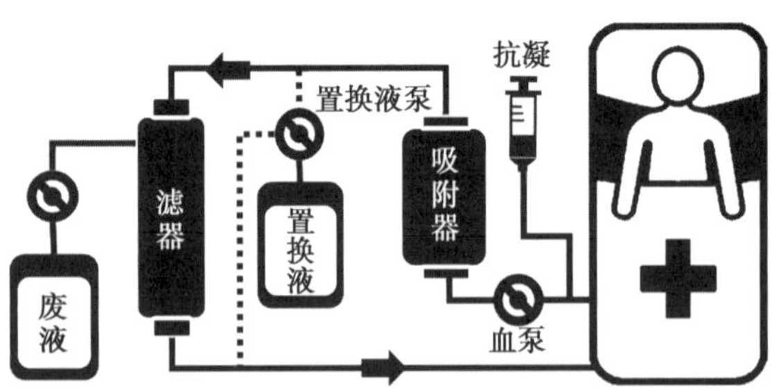

图11-5-1 血液吸附集成连续性血液滤过示意图

二、血液吸附集成连续性血液滤过的适应证与禁忌证

(一)适应证

1. 合并有急慢性肾功能不全的急性中毒 如化学毒物百草枯类及苯酚类；药物中毒如抗抑郁药、巴比妥类、安定类、非甾体解热镇痛药、抗心律失常药物、洋地黄类及甲氨蝶呤等。

2. 免疫相关重症疾病 如吉兰-巴雷综合征、重症肌无力、系统性红斑狼疮和狼疮性肾炎、抗磷脂综合征、Wegener肉芽肿、单克隆丙种球蛋白血症及甲状腺危象等。

3. 重症感染性疾病 如脓毒症、感染性休克等需要清除中、大分子的炎症因子和内毒素的疾病。

4. 重症肝病 重症肝炎、肝衰竭合并高胆红素血症、肝肾综合征及肝性脑病。

(二)禁忌证

血液吸附集成连续性血液滤过没有绝对禁忌证。

三、血液吸附集成连续性血液滤过的操作技术

(一)上机前准备

首先留置血液净化治疗的血管通路，操作过程与其他血液净化血管通路类似，但HA+CHF治疗应选择较粗的血液净化导管，避免治疗过程中引血不畅。HA+CHF一般是在CHF治疗管路中连接一个或多个吸附器，仅使用一台能进行CHF的血液净化设备即可。除此之外需准备CHF配套体外循环管路、滤器、血液吸附器及连接管。

(二)上机流程

一般将吸附器与滤器串联，这样既保证了经过二者的血流量，又相对降低了管路凝血的发生风险。在连接过程中，应将吸附器置于滤器前，这样避免了血液经过滤器后被浓缩导致吸附器凝血。

(三)参数设置

CHF治疗时间一般在24小时以上，而HA的治疗时间需根据具体吸附器的种类来进行调整，一般2～3小时左右吸附器饱和，须及时更换。设置抗凝参数时需注意由于吸附器可激活血小板，相较于滤器来说更容易发生凝血，因此HA+CHF治疗抗凝剂用量应较单纯CHF更大。常用抗凝方案可以是普通肝素全身抗凝，存在出血风险者可使用局部肝素抗凝或局部枸橼酸抗凝，存在肝素诱导的血小板减少症(heparin-induced thrombocytopenia，HIT)时可应用阿加曲班抗凝，不推荐使用无抗凝技术。由于HA+CHF可导致血小板及凝血因子丢失，治疗期间应密切监测血小板数量及凝血功能，必要时及时补充。

(四)撤机

治疗结束或治疗过程中更换吸附器，需先暂停血泵，应用生理盐水500ml连接导管引血端，运行血泵，将管路内血液冲回体内，再断开管路连接，应用高浓度肝素盐水封闭血管内导管，完成回血过程。而更换

吸附器时应先回血，再进行闭路自循环，提前在体外将吸附器人工预充完毕，再连接至体外管路上。

四、血液吸附集成连续性血液滤过的并发症及防治

HA+CHF 治疗的并发症主要存在吸附器相关并发症，包括吸附器生物不相容，一般生物相容性与吸附材料或滤过膜材质相关，表现为在 HA+CHF 治疗开始后 1 小时内出现皮肤血管性水肿、荨麻疹、寒战、发热或呼吸困难等，可给予吸氧及地塞米松静脉推注等治疗，若症状不缓解甚至影响生命体征，需要立即中止治疗。除此之外还包括吸附颗粒栓塞或空气栓塞，前者表现为进行性呼吸困难、胸闷及血压下降等，需要吸氧或高压氧治疗，甚至机械辅助呼吸支持；后者多表现为突发呼吸困难，气短、发绀及血压下降甚至昏迷，需立即吸氧或使用机械通气。

出血及凝血相关并发症也是 HA+CHF 治疗中较为常见的，HA 治疗会激活血小板，导致血小板聚集，吸附器内血栓形成会大量消耗血小板及凝血因子，造成出血风险，表现为周身各穿刺管周围、引流管周围、切口等渗血，贫血貌，血红蛋白进行性降低甚至心率增快，血压下降及尿量减少等休克表现，因此治疗期间应密切监测凝血指标，如果凝血指标显著延长超过正常抗凝范围，应暂停肝素泵入，同时当血小板及凝血因子明显降低时应及时适当补充。同时血液吸附器等体外管路内的血栓不仅可导致吸附或滤过系统治疗效率减低，而且血栓脱落也会造成体循环或肺循环栓塞，因此治疗过程中抗凝必不可少，一般不推荐在 HA+CHF 治疗中使用无抗凝技术。及时解除体外管路扭曲或血管内导管贴壁等情况，当发现吸附器或滤器内血栓形成时，应及时调整抗凝方案或停止治疗，更换管路。

HA+CHF 治疗是结合了 HA 与 CHF 两种治疗的优势，单位时间内对溶质的清除能力更强，清除溶质的分子量范围更广，并能避免溶质浓度的反弹，多用于同时需进行肾替代治疗的中毒患者，治疗时仅单独使用一台连续性血液净化设备即可完成，操作相对简便，适合第一时间对中毒患者进行施救。

（章志丹）

第六节 血浆吸附集成连续性血液净化

一、概述

随着肾脏替代技术在重症患者中应用范围的扩大，传统血液净化技术已不能满足所有重症患者实际临床需要。20 世纪末，重症领域开始对血浆吸附集成连续性血液净化技术的应用及效果进行探索。动物实验发现血浆吸附集成连续性血液净化可以有效清除细胞因子，改善血流动力学状态，促进免疫恢复。Ronco 教授在 2003 年对血浆吸附集成连续性血液净化的研究进行综述时发现其可以降低严重感染及 MODS 中促炎性因子及抗炎性因子的浓度。

二、血浆吸附集成连续性血液净化的定义

血浆吸附集成连续性血液净化（plasma absorption + continuous blood purification，PA+CBP），是一种相对复杂的集成式的血液净化模式，它是将血浆吸附技术和连续性血液净化技术串联在一起形成的一种新的血液净化技术。其目的在于连续清除血液中的小分子、中分子及大分子溶质，同时维持水、电解质酸碱平衡稳定。

三、血浆吸附集成连续性血液净化的原理

血浆吸附集成连续性血液净化是将全血引出体外后，先由血浆分离器将血浆分离出来，分离出的血浆经吸附器吸附清除溶质后再与血细胞混合，混合后的“全血”再经血液滤过器滤过和/或血液透析器透析后，清除部分中、小分子溶质，经过吸附、滤过和透析后的全血回输到患者体内的过程。血浆吸附集成连续性血液净化原理图见图 11-6-1。

（一）血浆分离

血浆分离是将全血引出体外，利用血浆分离器将血浆与血细胞等有形成分进行分离。

（二）吸附

通过正负电荷的相互作用或范德华力和膜表面的亲水性基团选择性吸附某些蛋白质、毒物及药物（如 β_2-微球蛋白、补体、炎症介质及内毒素等）。吸附膜有较强大的吸附能力，使血浆中某一种致病溶质水平迅速下降，但吸附膜饱和后，吸附清除溶质的能力将迅速下降，需及时更换吸附膜。

影响吸附对溶质清除的因素：①吸附膜的材料；②吸附膜血液侧的极性（即所带电荷）；③吸附膜的面积。

（三）对流

血液滤过是模拟正常肾小球的滤过功能，对流是血液滤过最主要的清除溶质的方式。液体在压力梯度作用下通过半透膜的运动，称为超滤。不受溶质分子量和其浓度梯度差的影响，跨膜的动力是膜两侧的静水压差。当膜的一侧液面压力大于另一侧时，在膜的两侧产生流动压差[跨膜压（TMP）]，使中、小分子从高

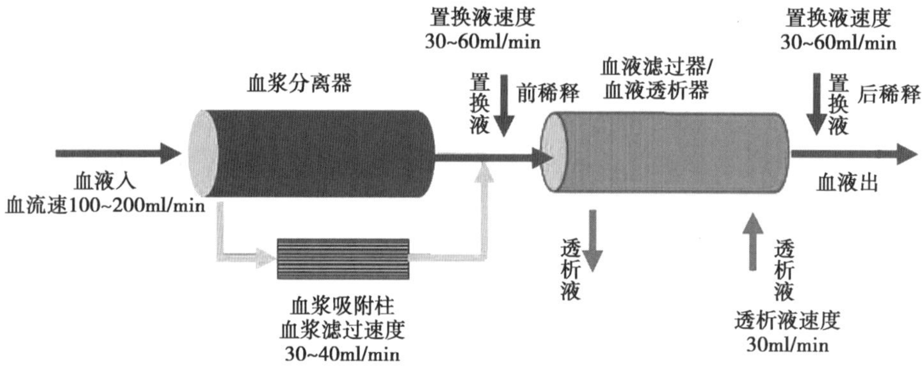

图 11-6-1　血浆吸附集成连续性血液净化原理图(见文末彩图)

压侧向低压侧跨膜移动。超滤动力来自静水压及渗透压。血液通过高通透膜，跨膜压驱使溶质与水分经滤过膜形成滤液，滤液通过输液装置，在滤器前或后补充与细胞外液成分相似的电解质溶液(置换液)以防容量缺失，从而达到血液净化目的。由于血液滤过滤器的通透性较高，不同分子量物质的清除率基本相似。因白蛋白分子量>60kDa，故对于蛋白结合率高的溶质清除作用差，溶质蛋白结合率越高，清除效率就越低。

影响对流清除水和溶质的因素有以下几种。①滤器性能及流体力学特征：滤器性能与膜材料、滤器长短、口径及几何图形等有关，滤器两端的压力差 = 血液黏度 ×n× 血流量/(π× 管道半径^4)；②滤器内压力梯度(跨膜压)：滤器内静水压与血液侧压及滤液侧负压共同影响超滤，另外胶体渗透压也影响超滤，胶体渗透压增高，超滤率降低；③血液黏滞度、血流量：血细胞比容越低，超滤效率降低；血流量与超滤率成正比。

(四) 弥散

弥散是血液透析最主要清除溶质的方式。溶质依靠浓度梯度从高浓度一侧向低浓度一侧转运，称为弥散。溶质的弥散转运动力来自溶质的分子或微粒自身的不规则运动，即布朗运动。

影响弥散运动的因素包括：①膜两侧溶液浓度梯度，半透膜两侧小分子溶质的浓度差是影响溶质弥散的最主要因素；②溶质分子量，一般情况下分子量>5kDa 的溶质不能通过半透膜弥散清除。

四、血浆吸附集成连续性血液净化技术的临床应用

血浆吸附集成连续性血液净化技术在血液滤过/透析的技术上增加了血浆吸附，这样的集成治疗操作复杂，临床工作量大，且价格较为昂贵。此模式是在血液滤过/透析清除致病溶质且进行容量管理的基础上，非选择性的血浆吸附进一步清除炎症介质、细胞因子及毒素等致病物质。血浆吸附集成连续性血液净化技术将血浆吸附与持续性的血液滤过/透析结合，发挥各自优势，既提高了致病溶质的清除效率，又扩大了致病溶质分子量的清除范围，不仅清除了小分子、中分子溶质，也清除了某些大分子溶质。还使得溶质浓度持续清除，减少反跳。

(一) 快速清除溶质

利用吸附、弥散或对流原理，实现溶质的快速清除，不易反跳，对于需要迅速清除毒物十分有帮助。当致病溶质为多种，既有大分子又有小分子，既有水溶性又有脂溶性溶质时，尤其是蛋白结合率高的溶质，通过血浆吸附集成连续性血液净化能够达到同时清除不同种类溶质的目的。

(二) 容量管理

单纯的血浆吸附，由于没有对水的清除作用，因此无法完成容量管理，尤其是当患者同时存在肾功能障碍，需要做容量管理和调整的时候，通过血浆吸附集成连续性血液净化能够完成对容量的管理和调整。

血浆吸附集成连续性血液净化技术与其他血液净化方式的比较见表 11-6-1。

五、血浆吸附集成连续性血液净化的适应证和禁忌证

(一) 适应证

关于血浆吸附集成连续性血液净化的临床研究目前还处于观察研究阶段，对于血浆吸附集成连续性血液净化的适应证主要针对需要快速清除溶质，尤其是需要同时清除各种不同分子量溶质的疾病，包括：

1. 需要快速清除炎症因子的疾病　如严重感染、感染性休克、MODS 及 SAP 等。

2. 急性重症合并症　如感染性休克合并 AKI 或急性肝损伤。

3. 需要清除抗原抗体复合物等大分子物质的疾病　如吉兰-巴雷综合征、重症肌无力、系统性红斑狼疮和狼疮性肾炎、抗磷脂综合征、Wegener 肉芽肿、单克隆丙种球蛋白血症及甲状腺危象等。

表 11-6-1 血浆吸附集成连续性血液净化技术与其他血液净化方式的比较

比较点	PA	CBP	PA+CBP
原理	吸附	对流/弥散	吸附+对流/弥散
可清除的溶质	水溶性或脂溶性溶质，大分子溶质及蛋白结合的中、小分子溶质	中、小分子水溶性溶质	水溶性或脂溶性溶质，大分子溶质及蛋白结合的中、小分子溶质
清除水的能力	无	有	有
治疗时间	4～8h	＞24h	间断或连续 连续需要更换吸附器
清除溶质速度	迅速 间断清除 停止后易反跳	缓慢 持续清除 不易反跳	快速 持续清除，减少反跳
凝血因子损失	损失多	损失少	损失多 多次更换吸附器，损失更多
操作难易程度	简单	较简单	较复杂

4. 重症肝病 如重症肝炎、肝衰竭合并高胆红素血症、肝肾综合征及肝性脑病。

5. 中毒 如大分子量、脂溶性强且蛋白结合率高的毒物或药物中毒。

（二）禁忌证

血浆吸附集成连续性血液净化没有绝对禁忌证。

六、血浆吸附集成连续性血液净化的操作流程

血浆吸附集成连续性血液净化方式较为复杂，目前ICU内常用的血液净化机大多不能独立完成血浆吸附集成连续性血液净化。

（一）血浆吸附集成连续性血液净化的设备

临床上目前多用以下两种方法实现血浆吸附集成连续性血液净化。

1. 具有血浆吸附集成连续性血液净化治疗模式的机器 已有厂家推出了具备血浆吸附集成连续性血液净化治疗模式的血液净化机器。按步骤进行管路、滤器及吸附器安装和预充。实施相对安全、简单。

2. 血浆吸附和血液滤过/透析两台机器串联 可以使用两台血液净化机器设备进行串联。一台进行血浆分离后的吸附治疗，另一台进行连续性血液滤过和/透析，将两套管路用三通串联在一起，实现血浆吸附和血液滤过/透析（见图 11-6-1）。由于两套管路串联在一起，因此两台机器的血泵流速必须相同，否则会出现压力报警，增加管路凝血风险。

（二）血浆吸附集成连续性血液净化的参数设置

1. 血流速 体外管路中血液的流速：100～200ml/min。

2. 血浆分离率 即分离出的血浆流量与流经血浆分离器的血流量的比值。一般设定血浆分离率为20%～30%，相对应的血浆滤过的速度30～40ml/min。由于吸附器的饱和作用，需要定时更换吸附膜，治疗代价大；另外吸附过程中会丢失凝血因子，故目前临床上一般不会24小时持续进行血浆吸附，目前报道的大部分研究中，血浆吸附治疗一般每日一次，每次6～10小时。

3. 超滤率 非败血性AKI患者超滤率设置为20～25ml/(kg·h)；败血性AKI患者超滤率需要＞25ml/(kg·h)，如果为了清除某些中分子炎症介质，超滤率需＞35ml/(kg·h)；若为中毒患者，想清除毒物（如肌红蛋白等），超滤率可以设置更高水平。

总之，血浆吸附集成连续性血液净化是一种复杂的集成血液净化模式，具有较强大溶质清除能力和调节水、电解质平衡能力。血浆吸附集成连续性血液净化操作相对复杂，目前临床的适应证还需要进一步探索。

（杨　毅　黄英姿）

思考题

1. 血浆透析滤过对血流动力学影响如何？如何改进？
2. 血浆吸附集成连续性血液净化与血液吸附或连续性血液净化的异同点有哪些？
3. 血浆吸附集成连续性血液净化的主要适应证有哪些？

参考文献

[1] 杨荣利，陈秀凯，王小亭，等. 重症血液净化与集成[J]. 协和医学杂志，2017，8(6)：375-380.

[2] RIMMELE T, KELLUM J A. Clinical review: Blood purification for sepsis [J]. Crit Care, 2011, 15 (1): 205-215.
[3] HIRANO R, NAMAZUDA K, SUEMITSU J, et al. Plasma separation using a membrane [J]. Transfus Apher Sci, 2017, 56 (5): 649-653.
[4] HIRANO R, NAMAZUDA K, HIRATA N. Double filtration plasmapheresis: Review of current clinical applications [J]. Ther Apher Dial, 2021, 25 (2): 145-151.
[5] WU C, XU T, YI Z, et al. Double filtration plasmapheresis for hypertriglyceridemic acute pancreatitis caused by fat overload syndrome [J]. Clin Pharm Ther, 2022, 47 (11): 1885-1887.
[6] ALBAYRAK M, YILDIZ A, ATEŞ N, et al. The efficacy of double filtration plasmapheresis in the treatment of homozygous familial hypercholesterolemia: A single-center experience [J]. Transfus Apher Sci, 2019, 58 (1): 61-64.
[7] MIYAMOTO Y, HAMASAKI Y, MATSUMOTO A, et al. Prediction of immunoglobulin M reduction via therapeutic dose of simple plasma exchange and double filtration plasmapheresis using membrane separation in patients with hyperviscosity syndrome caused by Waldenstrom macroglobulinemia [J]. J Clin Apher, 2018, 33 (5): 611-615.
[8] BENNANI H N, LAGRANGE E, NOBLE J, et al. Treatment of refractory myasthenia gravis by double-filtration plasmapheresis and rituximab: A case series of nine patients and literature review [J]. Clin Apher, 2021, 36 (3): 348-363.
[9] LI M, WANG Y, QIU Q, et al. Therapeutic effect of double-filtration plasmapheresis combined with methylprednisolone to treat diffuse proliferative lupus nephritis [J]. J Clin Apher, 2016, 31 (4): 375-380.
[10] ZHANG Y Y, TANG Z, CHEN D M, et al. Comparison of double filtration plasmapheresis with immunoadsorption therapy in patients with anti-glomerular basement membrane nephritis [J]. BMC Nephrol, 2014, 15 : 128.
[11] DONG J, HUANG L, LI C, et al. Clinical efficacy of centrifugal-membranous hybrid double filtration plasmapheresis and membranous double filtration plasmapheresis on severe lupus nephritis [J]. Lupus, 2023, 32 (9): 1066-1074.

第十二章

RRT 的护理

学习目标

掌握：

1. 重症患者 RRT 血管通路功能的维护及处理。
2. 重症患者 RRT 血管通路封管技术。
3. 重症患者 RRT 体外凝血的预防对策。
4. 重症患者 RRT 过程中的并发症。

熟悉：

1. RRT 护理对护士要求。
2. 重症患者 RRT 过程中并发症对应的护理措施。

了解：

1. RRT 血管通路封管液的选择。
2. 引起相关并发症的因素。

第一节 RRT 的血管通路护理与管路维护

研究显示建立和维护有效的血管通路是 RRT 顺利进行的前提。在实际的 RRT 操作中，RRT 血管通路功能完好及环路的良好运行是整个 RRT 的基础，也是整个 RRT 过程中最重要的环节之一。做好危重患者 RRT 通路与管理的护理与维护，为危重患者“绿色通道”保驾护航，是重症监护室（ICU）护士义不容辞的责任。

一、RRT 护理对护士的要求

有研究显示对护士进行专业的知识培训，可以提高护士对专业知识的掌握程度、工作积极性及 RRT 的护理质量。因此，为保障重症患者 RRT 稳定运作，保障重症患者安全，护理管理者应加强对 ICU 护士 RRT 相关知识的培训及管理，使其掌握使用 RRT 机器的必需技术，从而提高 RRT 操作的能力，减少操作过程中不良事件的发生。目前对 RRT 护士的培养，主要是从初级 RRT 患者管理者到 RRT 熟练操作护士，最后到 RRT 专科护士职业生涯规划。每个阶段工作职责及具体要求如下。

1. 初级 RRT 患者管理者　能独立管理 ICU 危重患者；能解决最常见的报警现象；对复杂疑难的问题缺乏独立解决的能力及预见性，但是能不断学习且接受知识。

2. RRT 熟练操作护士　能熟练安装管路系统；熟练操作 RRT 机器；及时处理报警现象；能帮助指导初级 RRT 患者管理者；初步具备急诊 RRT 专科护士的能力。

3. RRT 专科护士　了解机器工作原理与临床应用；熟悉每个部件的性能与运转；掌握容易发生的报警现象及处理方法；能预见可能发生的问题，并有应对措施；收集专科资料和信息；对材料及仪器进行规范化管理；具有血液净化专业知识技能，且能担当相关领域管理、教育培训及科研创新的职责。

二、RRT 血管通路的护理及维护

在重症患者临床护理过程中，管路因长期反复使用，最易出现导管相关性感染、导管功能不全、导管血流不畅、不稳及导管脱管等相关并发症，针对并发症进行有效护理措施的干预，能降低导管相关并发症的发生率。

（一）严格无菌技术

导管相关性感染是经中心静脉导管血液透析最

严重的并发症，有较高的病死率。血液透析感染的发生可能是由于环境受到污染而引发。在导致感染的具体原因中主要包括导管的长期使用、导管内壁细菌定植、插管操作不当、个人不洁卫生习惯及年龄等危险因素。有研究显示，导管的长期使用和年龄引起的抵抗力下降是血液透析患者发生感染的主要危险因素。

规范操作是预防 RRT 并发症的基本前提。在置管前应认真分析患者的情况，掌握患者的静脉走向，选择合适的置管部位和时机；在置管的过程中应严格按照相关的操作流程及在无菌的环境下进行操作，防止感染；在穿刺后应规范用药，并完成封管等步骤；在置管后应定期换纱布或贴膜等，一般以 2 天为宜，部分特殊的患者还应做到每天更换 1 次，如出现感染，应立即针对性处理。蔡惠群等人报道，采用 3mol/L 葡萄糖酸氯己定对 3 例血液透析感染患者的周围皮肤进行消毒，并用纳米银抗菌敷料覆盖置管处，取得了较好的效果。曾珠报道，当患者出现畏寒、发热等感染特征后应立即减慢血流量，并及时行血常规等检查，以尽快排除全身其他感染灶，从而为控制感染争取时间。

（二）导管功能维护

正确管理 RRT 留置导管，遵循导管护理规范对延长留置时间和降低并发症具有重要意义。国外指南认为导管血流量＜300ml/min 或者当血泵流量＜300ml/min 时，动脉压＜250mmHg 或者静脉压＞250mmHg 时，为导管功能不良。鉴于国内患者体重普遍低于国外患者，专家组认为在我国成年人导管血流量＜200ml/min 或血泵流量＜200ml/min 时，动脉压＜250mmHg 或者静脉压＞250mmHg 时，无法达到充分性透析，为导管功能不良。纤维蛋白鞘和血栓是血管通路功能不良的主要原因之一，良好的置管技术和理想位置可以大大减少其发生。采用标准的封管技术，根据导管容量正确使用封管肝素浓度和容量也是减少导管功能不良的重要方法。RRT 结束后采用正压法肝素封管，用于封管的生理盐水量为导管总容量的 120% 为宜，约需 1.2～1.4ml，并应定期采用肝素生理盐水给血管导管进行正压冲洗。

导管发生流通不畅或上机时导管抽吸困难，需要采用尿激酶导管内溶栓。建议采用至少 5 000IU/ml 的尿激酶，尿激酶溶栓时应在导管内保持 25～30 分钟。也可以保留 10 分钟后每隔 3～5 分钟推注尿激酶溶液 0.3ml。还可以采用阿替普酶（t-PA）溶栓，根据药品或器械厂家的说明书进行处理。反复发生血栓和流量不畅通常需要尿激酶持续滴注。建议方案为以尿激酶 25 000～50 000IU/48ml 生理盐水浓度、以 2～4ml/h 流量经每只透析导管缓慢注入，持续时间至少 6 小时。如果多次溶栓无效或导管异位，可以更换新导管。

导管血流不畅、不稳的主要原因是患者咳嗽或吸痰时胸腔内压剧烈变动血流量不稳定；血泵流速偏高，抽吸管路贴紧血管内壁；患者躁动或转换体位时管路扭曲、受压等。临床发生导管血流不畅、不稳时，护士应迅速查看管路有无受压扭曲，变换患者体位或调整置管位置和方向，关闭侧管，一般可恢复血流量；无效时用注射器取 20ml 无菌生理盐水冲洗中心静脉置管的动静脉端，如抽吸通畅而血流量仍维持不足，可以将动静脉两端对换（反接），当静脉压不是很高时或透析机不报警，仍可进行血液透析，RRT 血管通路失功建议处理流程见图 12-1-1。

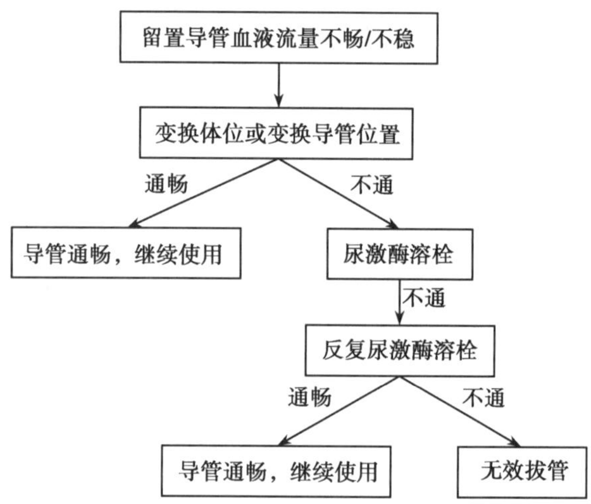

图 12-1-1　RRT 血管通路失功建议处理流程

（三）血管通路封管技术

1. RRT 血管通路封管方法　RRT 结束后先用生理盐水 10ml 分别脉冲式冲洗动、静脉端管路残留血液，盖上肝素帽后再用相应浓度封管液正压封管，封管液用量比每个管腔容量多 0.1ml，推注封管液时应缓慢脉冲式推注，推注结束时立刻夹闭导管夹，并且导管夹要尽量置于导管根部，封管后夹闭的管腔导管外用无菌纱布包裹，并妥善固定。治疗间歇期，应定期进行冲管和封管，确保导管通畅。

2. RRT 血管通路封管液的选择

（1）肝素钠封管液：封管液的选择需要遵循医嘱，一般无禁忌患者可选择肝素钠溶液。目前国内外对血液透析肝素封管液的浓度没有统一标准，不同肝素浓度临时性导管封管效果的 meta 分析结果显示，低浓度肝素封管可以减缓活化部分凝血活酶时间（APTT）的延长，降低出血的发生率，但同时可能会使导管留置时间降低。500U/ml 相比 1 000U/ml 肝素生理盐水血栓发生率低，同时可降低出血率。2019 年《中国血液透析用血管通路专家共识（第 2 版）》推荐浓度为 1 000U/ml，但是具体封管浓度需要结合临床。

（2）低分子量肝素：一项来自李诚等人的研究表明使用低分子量肝素比传统肝素液进行血液透析管

路封管更具优势，明显减少了管路堵塞的发生率，表明低分子量肝素封管对于保持管路通畅效果确切。2019年《中国血液透析用血管通路专家共识(第2版)》中对普通肝素有不良反应的患者可以采用低分子量肝素封管；常规推荐：1 000～1 250IU/ml。

(3) 枸橼酸钠液：活动性出血、严重出血倾向、肝素过敏或有肝素诱导的血栓性血小板减少症患者可以采用枸橼酸钠液封管。然而没有相关研究对枸橼酸盐的最佳封管浓度作出准确的界定。临床上常用的封管浓度有4%、5%、30%和46.7%。Marcel等人发现，随着枸橼酸钠溶液浓度增加，其对葡萄球菌的杀菌作用增强，但只有浓度>30%的枸橼酸钠溶液可完全杀灭大肠埃希菌和铜绿假单胞菌，并显著抑制白念珠菌。然而，体外试验证明，高浓度的枸橼酸盐(30%～46.7%)可能引起低血钙、心搏骤停及心律不齐等副作用，被认为是不安全的。因此，需要更多的研究及证据对枸橼酸盐封管的效果及不良事件进行观察。

(四) 血管通路的固定

血管通路的在位通畅是保障RRT安全运行的前提。然而临床导管滑脱的现象时有发生。主要原因是重症患者非计划性拔管、置管缝线脱落、固定不当或重力牵拉导致的滑脱等。因此在临床护理中，护士对重症患者意识及镇静的评估及保护性约束能预防非计划性拔管的发生，有效的导管固定方法也能保证导管的安全。一旦导管脱位，禁止再次插入体内，应及时按住伤口防止空气进入并汇报医生。

综上所述，护理人员对于重症患者RRT血管通路的维护和护理是保障RRT得以安全实施的基础。治疗前选择合适的血管通路是前提，治疗期间维护血管通路功能、避免导管相关性并发症是关键，治疗后正确封管及选择合适的封管液是保障。除此之外，还需特别注意以下问题：留置期间应卧床休息以免导管脱落引起大出血；每次血液滤过或透析前用空针吸尽导管内残存的血液，再用封管液冲洗管道；不应经由留置的血液滤过用血管导管采血和输液。

三、RRT外周管路的维护

完善RRT血管通路的维护与护理之后，对外周管路的维护是需要攻克的另一个难关。对RRT外周管路的维护主要包括以下几个方面。

(一) 保证RRT管路正确安装

选择与血透机相配套的管路，按照标准操作流程进行安装，主要有以下步骤：①垂直握住滤器，将配套卡匣放入支架；②按线路方向安装置换液和透析液管；③安装4个压力传感器；④安装废液管及废液袋；⑤固定动脉血管，左下角钩挂预充液收集袋；⑥最后将静脉管按标准装好。

(二) 管路的预充与维护

RRT过程中，保持管路通畅、延长使用时间并保证透析效果是医护人员面临的重要问题，管路通畅与否直接影响治疗的有效性。临床为防止管路凝血、延长滤器使用寿命，操作者常采取间断生理盐水冲洗管路和提高血流速率等措施，但均难达到目的。不仅如此，反复多次冲洗管路会增加血流感染的风险。因此《ICU中血液净化的应用指南(2010)》推荐对应用抗凝剂的RRT，不建议常规应用生理盐水间断冲洗管路。

(三) RRT管路监测及维护

RRT机器结构由蠕动泵、肝素泵、压力监测系统及安全保护系统组成，管路的安装契合机器结构，维护RRT运转期间的安全。

1. 蠕动泵和肝素泵 蠕动泵由废液泵、置换液泵、透析液泵和血泵组成，带动管路的正确运转；而肝素泵为RRT运转期间带动抗凝剂的使用，减少外周管路凝血。

2. 压力监测系统 现代化的RRT机器都具有完善的压力监测装置，通过这些压力的动态变化，反映体外循环的运行情况。目前RRT机器的压力监测方法有两种：一种是采用保护罩连接体外循环回路与机器压力探测器，将回路的压力传导至探测器；另一种是管路的不同部位设置纽扣式装置，可嵌入机器上的压力探测器，纽扣式装置为膜式结构，顺应性好，可很好地传导压力，且与管路是完整的连接。压力监测极大地方便了医护人员对体外循环运行情况的判断，但在一些情况下也会出现错误，如纽扣式装置与机器压力探测器嵌合不紧密，或血液、液体进入保护罩中。医护人员必须要判断这种测量错误，并进行干预。压力监测主要包括动脉压、滤器前压力、静脉压、废液压及跨膜压。

(1) 动脉压(arterial pressure，PA)：为血泵前的压力，由血泵转动后抽吸产生，通常为负压。主要反映血管通路所能提供的血流量与血泵转速的关系，血流不足时负压值增大，正常情况下>200mmHg，低于此值时需干预。

(2) 滤器前压力(pre-filter pressure，PBF)：是体外循环压力最高处。与血泵流量、滤器阻力及血管通路静脉端阻力相关，血流量过大，滤器凝血及空心纤维堵塞，回路静脉端阻塞都可导致压力大。PBF不仅是压力指标，还是安全性监测指标。各种原因导致PBF过度升高，易造成循环管路接头处崩裂、失血及导致滤器破膜。

(3) 静脉压(venous pressure，PV)：即血液流回体内的压力，是反映静脉入口通畅与否的指标，通常为正值。

(4) 超滤液侧压(filtrate pressure，PF)：又称废液压，

由两部分组成：一部分是由滤器中血流的小部分压力通过超滤液传导产生，为正压；另一部分是由超滤液泵产生，为负压。

(5) 跨膜压(transmembrane pressure，TMP)：为计算值，反映滤器要完成目前设定超滤率所需的压力，为血泵对血流的挤压作用及超滤液泵的抽吸作用之和。TMP 过大，可能反映滤器凝血，也可能反映设定超滤率过大，超过滤器的性能。滤器前压力、静脉压及废液压构成计算 TMP 的三要素，见式(12-1-1)。

$$TMP=[(PBF+PV)/2]-PF \quad 式(12\text{-}1\text{-}1)$$

3. 安全保护系统

(1) 漏血探测器：血透机运用光学的原理来检测透析液中的血红蛋白以发现透析过程中是否发生漏血，检测灵敏度是 0.25～0.35ml 血红蛋白/L 透析液。当检测到的结果高于这个范围时，光学探测器就会报警。

光学探测器报警的原因：透析器破膜发生漏血；透析过程中的沉淀物过多过脏，出现假报警；阳光直射导致假报警。出现这些异常时，需要及时清除沉淀物，检查是否存在阳光直射，并检修透析膜。

(2) 空气探测：空气探测器能有效地预防空气栓塞和因空气报警引起的血栓，在 RRT 上机前应检查管路的泵前血路管是否有裂缝或破裂。尤其是低温环境中，透析管路易变形，硬化，易断裂。其次在上机前安装排气过程中，应将透析器中空气排尽，避免产生的小气泡附在静脉壶管壁上。最后在上机时确保：动脉端管路与穿刺针衔接处无脱落或闭合不严，静脉壶液面放置高于报警线。

(3) 液体平衡系统：当 RRT 运转期间，若因液体平衡发生变化，损失量达到一定程度后会停止液体泵，最终导致治疗无法进行。多数原因是秤上悬挂的液袋晃动，或者连接液袋的导管夹闭或扭折，因此在更换液袋时尽量保持液袋平衡，并且在 RRT 正常运转时秤上减少触碰或晃动。

综上，随着现代医学科学技术的发展，连续性肾脏替代治疗(CRRT)在急危重症患者抢救过程中起着举足轻重的作用。血管通路与体外管路的维护在 RRT 过程中至关重要，是 RRT 正常良好运行的必备条件。需要护士在对重症患者进行 RRT 期间采用“全程护理”模式，对通路与管路进行全面、细致及全程的护理，最大程度避免并发症发生，提高 RRT 疗效，对临床急危重症救治有积极的促进作用。

(邵小平)

第二节　RRT 的抗凝护理

RRT 抗凝治疗的目的在于：①维持血液在血管通路和滤器中的流动状态，保证治疗的顺利实施；②预防因血液净化治疗引起血液凝血因子活化所诱发的血栓栓塞性疾病；③防止血液净化治疗过程中血液所诱发的炎症反应，提高 RRT 的相容性。针对不同的抗凝法，ICU 护士在掌握其机制的同时，应该加强抗凝治疗中的观察和护理，动态监测抗凝的效果，以确保治疗的顺利进行和减少相关并发症的发生。

一、重症患者 RRT 过程中抗凝效果的观察及监测

(一) 严密监测治疗过程中各种压力指标的情况和趋势

治疗过程中，仪器上显示的动脉压(PA)、静脉压(PV)、滤器前压力(PBF)、跨膜压(TMP)及滤器压力降(ΔP)等压力指标，应处于正常值的范围内，同时压力的变化趋势也是间接反映抗凝效果的一个观察指标。

跨膜压(TMP)=(滤器压+静脉压)/2-超滤压，表示血液侧和滤出液侧/透析液侧的压力差，及膜内外的压力差。一般跨膜压会逐步增高。若出现突然快速增高，可能是因为滤器内出现凝血。ΔP=滤器压-静脉压：表示中空纤维内部的畅通程度，如滤器中有血栓形成，ΔP 会增高。若滤器前压力过高，可能是因为滤器发生凝血或管路有阻塞，故需要排除管路阻塞的因素，并观察滤器的情况。

因此，及时动态地监测各压力变化趋势，并及时调整抗凝剂量，确保抗凝效果，可以延长滤器和管路的使用时间。

(二) 血滤器及血液颜色的观察

注意观察管路循环中血液颜色的变化，观察有无血液颜色变暗和分层，及时发现静脉壶及滤网内有无血凝块。学会用肉眼观察或用光源照射，对血滤器凝血情况进行分级：0 级为无凝血或滤器仅数条纤维凝血；1 级为滤器束状凝血，且静脉小壶壁有轻微凝血；2 级为滤器近半数纤维凝血，且动静脉小壶壁有凝血块；3 级为滤器和管路完全堵塞，此时需更换滤器和管路或提前下机。如发现管路循环中有凝血，应使用生理盐水及时冲洗，并通知医师及时调整抗凝方案。

(三) 生化指标的监测

RRT 期间需定时监测凝血指标，根据客观指标来调整抗凝剂的剂量。

1. 使用肝素抗凝时，需监测活化部分凝血活酶时间(APTT)和凝血酶原时间(PT)，每 4～6 小时监测一次，使体内 APTT 保持在正常值的 1～1.5 倍(30～45 秒)。

2. 使用低分子量肝素抗凝时，应监测凝血因子Ⅹa，使其浓度保持在 0.25～0.35U/ml。

3. 使用枸橼酸抗凝时，还需监测体内和滤器后血

液游离钙水平，以判断体内枸橼酸根的代谢情况。将体内游离钙浓度控制在 1.0～1.2mmol/L，滤器后游离钙浓度控制在 0.2～0.4mmol/L 的理想范围内。

二、重症患者 RRT 过程中体外循环凝血的影响因素及对策

目前临床 RRT 过程中经常会出现治疗被迫中断的情况。体外循环管路和滤器凝血是治疗被迫中断的主要原因，其发生率高达 67.6%～74.6%。体外循环管路中血液出现湍流、停滞、血液与空气接触、抗凝剂、置管部位、滤过分数、RRT 模式、滤器膜、操作者的理论和操作水平及患者危重程度等均可影响体外血液循环而出现过早凝血。一旦出现体外循环凝血，不仅降低治疗效果，还会造成患者血液丢失，同时也增加了治疗的费用和医护的工作量。因此客观地分析体外循环凝血的影响因素非常必要，同时应有相应对策来减少其发生。

（一）患者因素

ICU 中行 RRT 的患者多数为重症患者，常伴有全身炎症反应综合征（SIRS）及多器官功能障碍综合征（MODS），此时体内会释放大量炎性细胞因子，炎性细胞因子可激活凝血功能并抑制纤溶系统，导致纤溶系统功能障碍，抗凝物质活性降低或减少，抑制纤维蛋白的溶解，导致血管内纤维蛋白沉积，血液呈现高凝状态。其次，当患者同时出现意识障碍、躁动时，容易造成血管通路弯曲、移位或血容量不足，血泵频繁停转出现凝血而停机。研究显示，血泵一旦停转 3～5 分钟，将导致管路中的血液静置发生血浆-血细胞分层现象，出现不可逆的血液凝集。

（二）护士因素

床旁 RRT 往往需要紧急且持续的治疗，护士从预充、上机到治疗、观察并处理报警等要全程护理，工作量比较大。且护士往往人力配比不到位，因此处理报警的及时性往往不能保证，从而导致了凝血风险的增加。

同时，由于护士操作得不熟练，尤其是低年资护士，对 RRT 过程中压力报警原因及处理措施掌握不熟悉，不能及时正确地采取有效的干预措施，机器反复报警出现血泵停止，或因为处理时间过长而无法解除报警，恢复机器的正常运转，都将直接导致管路和滤器的凝血。

（三）治疗相关因素

1. 抗凝方式 目前常用的方式有普通肝素抗凝、低分子量肝素抗凝及局部枸橼酸体外抗凝。大量实证显示，局部枸橼酸体外抗凝方式效果优于肝素和低分子量肝素。但抗凝方式的选择还是应综合考虑患者的实际情况选择最佳的抗凝方式。

2. 血流量与血管通路 血流量是影响体外循环凝血的重要因素之一。较高的血流量可以延长滤器寿命。应保证血流量维持在 180～250ml/min，过慢会导致血液滞留，过快则容易产生漩涡，两者都会增加凝血的概率。血管通路的选择对血流量的影响也较大。选择流量较大、管径较粗的股静脉置管，相对于颈内静脉和锁骨下静脉，在保证充足血流量方面会有明显的优势。同时置管期间导管的规范维护、确保导管的通畅、避免血栓的形成，是保证血管通路顺畅从而保证有效血容量的重要因素。另外，血流量的保证还与患者的情况相关。患者因各种因素导致血容量不足，将直接影响血流量而增加体外循环管路凝血的风险。

3. 置换液稀释方式 前稀释在血液进入血滤器之前能够得到充分稀释，使血液的凝固性下降，因此前稀释能够延长滤器寿命，但是会牺牲一部分的清除效率。后稀释的方法可增加滤器堵塞的机会，因为血液直接进入滤器，血液相对浓缩，即溶质浓度增加，提高了其与滤过膜接触的机会。过高的后稀释会导致滤过分数过高，尤其＞30% 时极易发生凝血。因此前稀释联合后稀释是使用频率最高的置换液稀释方法，前后稀释联用并将滤过分数控制在 20% 以下，可获得较好的治疗效果并延长滤器寿命。

4. 静脉壶 静脉壶有防止空气进入患者体内的重要作用，但也是管路中凝血的高发部位，血液易在此处停滞、湍流及形成“气-血”接触面而促使凝血的发生。静脉壶液面高，使血液输入端的管口埋入血液液面以下，可以避免血液输入静脉壶时形成“气-血”接触面。但埋入深度过深，静脉壶上端的血液就会处于相对静止状态，也会增加上端血液发生凝集的可能性；若埋入深度过浅，血液在流出输入端管路的时候则易形成湍流，增加局部凝血的可能。因此需要调整静脉壶液面至适宜的水平，以减少凝血的发生。

5. 预充方式 推荐使用肝素生理盐水对体外循环装置，包括管路和滤器进行预充处理。当肝素生理盐水流经管路和滤器时，肝素分子带有大量负电荷，管路和滤器高分子材料表面带有正电荷，正负电荷通过静电作用依靠离子键方式结合，即在管路和滤器内面形成“肝素涂层”。若预充不充分时，滤器膜未充分湿化，血液与膜接触的有效面积减少，肝素涂层也未完全形成，凝血风险相对增大。

6. 其他因素 超滤脱水量越大越快，对跨膜压的影响越大，相对容易凝血。治疗模式方面，滤过模式比透析模式需要更大的跨膜压，滤器膜表面“浓缩极化”现象明显，影响滤器膜通透性，易发生滤器凝血。在 RRT 时输入血液、白蛋白、脂肪乳剂及高渗糖等会增加血液的黏稠度，使体外循环凝血概率增高。若患者同时使用止血药物，如维生素 K_1、酚磺乙胺等，这些药

物具有促凝作用，故也容易发生凝血。

（四）体外循环凝血的预防对策

1. 根据患者的情况实施个性化管理 针对躁动不配合的患者，应适当镇痛镇静，保障RRT的顺利进行，清醒配合的患者也需要加强沟通和宣教，告知在治疗进行时注意对管路的保护，避免因体位的变化等导致管路打折、扭曲或移位，减少相关报警的发生，确保治疗的顺利进行。

2. 护理人员培训与管理 RRT理论和技能具有极强专业性，操作风险大，对护士的综合素质提出了更高要求，应加强RRT理论和技能的培训。护士长在排班时应根据护士专业能力合理搭配，必要时可以弹性排班，以确保治疗阶段人力充足。若有条件，RRT尽量设专人管理。因为报警处理是否及时将直接影响治疗的进程和效果，所以还应根据RRT中常见报警进行针对性培训，人为设定一些情景模拟，训练护士对报警的应急处理能力。

3. 加强治疗规范性管理

(1) 合理选择抗凝方式：根据患者的实际情况选择最适合的抗凝方式，遵医嘱正确使用抗凝剂量，严密观察管路各压力指标的变化，并结合实验室指标作为参考，随时调整抗凝剂的量。

(2) 严密监测管路和滤器凝血情况，及时正确处理各类报警：在治疗中，护士需保证管路的通畅，勿扭曲受压，连接紧密；严密观察血液的颜色和滤器的情况，动态观察滤器的凝血情况，及时处理以延长滤器寿命，必要时及时更换管路和滤器；掌握RRT专业技能，正确及时处理各种报警，减少因反复报警或处理不及时导致血泵停转而出现非计划下机，而降低了治疗的效果。

(3) 执行正确的管路预充方法：推荐用肝素生理盐水对RRT的管路和滤器进行预充。预充完成后静置30分钟，或进入自循环模式30分钟，使肝素稀释液与管路和滤器充分接触，形成“肝素涂层”，然后再开始治疗。

(4) 正确的导管使用与维护：导管使用前应先进行导管评估，除评估导管的位置、使用时间、置管处皮肤及缝隙情况外，还要加强导管流量的评估，若6秒内血液能充满20ml注射器即表明导管血流量能够达到200ml/min，确定导管流量良好方可连接管路开始治疗。采用标准的冲管和封管技术，减少导管血栓的形成，延长管路的使用时间。每次治疗结束，动静脉管路必须分别使用脉冲式方法进行冲管，将血管壁附着的血液冲洗后，再按照导管容积刻度分别弹丸式推注封管液进行正压封管，防止血液逆流形成血栓。在治疗间歇期，需要每日冲管封管一次，预防血栓的形成。

(5) 合理调整血流速度和置换液稀释方法：在治疗开始时，血流速度应遵循逐步增加的过程，同时观察管路内压力的情况和患者生命体征，待平稳后逐步提升血流的速度。血流速度的设置需与患者的血流量和血管功能状态相匹配。置换液稀释的方法应综合考虑凝血因素和治疗效果来进行选择和调节。在治疗过程中，可根据患者的实际情况和管路的情况，来动态调整前稀释和后稀释的比例。

三、不同抗凝策略的护理

（一）普通肝素抗凝

使用普通肝素抗凝时，应根据医嘱精确计算肝素的剂量，包括治疗开始前的负荷剂量和治疗期间的维持剂量。治疗前给予负荷剂量时，应在导管的回血端推注，而非引血端。一般在给予负荷剂量后，使用微量泵或机器上的专用泵持续泵入，连接于血泵前的侧支管路。除了监测实验室指标，还应严密观察患者生命体征及时发现出血的征兆，包括患者意识状态、皮肤黏膜有无出血、气道管理时观察痰液情况、敷料伤口有无出血渗血及各种引流液颜色等情况。护士须根据医嘱动态调整其剂量，并严密观察有无出血倾向。一旦发现肝素过量，立即通知医生，遵医嘱使用鱼精蛋白进行拮抗治疗，同时严密监测其效果。每1mg鱼精蛋白可以拮抗100U肝素，静脉给药，缓慢推注。一旦停止治疗下机时，必须按操作规范立即将肝素泵停止，防止因操作不当而造成相关并发症。

（二）低分子量肝素抗凝

严密观察患者生命体征，及时发现出血的征兆。使用低分子量肝素抗凝时，应严格按照医嘱剂量使用，间歇皮下注射。治疗期间，根据凝血因子Ⅹa水平来决定是否需要追加剂量。

（三）局部枸橼酸体外抗凝

严密监测体内和滤器后血液游离钙水平，以判断体内枸橼酸的代谢情况。将体内游离钙浓度控制在1.0～1.2mmol/L，滤器后游离钙浓度控制在0.2～0.4mmol/L的理想范围内。同时密切观察有无口唇麻木等低钙血症的表现，严重时可出现手足抽搐，同时心血管系统表现为心电图Q-T间期延长，严重时表现为低血压及心脏抑制。使用局部枸橼酸抗凝时，由于操作比较复杂，需要医护团队的严密配合，包括参数的设置和调整、枸橼酸泵及钙泵的正确连接和剂量设置等重点环节。

1. 将枸橼酸钠抗凝剂经输液泵连接在RRT管路的动脉端，即血泵前，越接近患者越好。

2. 将10%葡萄糖酸钙或氯化钙经微量注射器泵连接至RRT管路静脉端，即静脉壶后。

3. 速度与剂量设定 常规情况下置换液速度为

2 000～3 000ml/h，设定血流速度为100～200ml/min，设定枸橼酸钠抗凝剂的初始剂量速度为RRT血流速度的2%～2.5%（1.2～1.5倍），设定补钙的剂量速度为：10%葡萄糖酸钙约为枸橼酸钠抗凝剂速度的6.1%，10%氯化钙约为枸橼酸钠抗凝剂速度的2%。注意根据血流速度的变化，随时调整枸橼酸钠抗凝剂速度和钙泵的速度，使之相匹配。

4. 当在治疗过程中，由于管路的原因发生了动脉端和静脉端的变化，必须遵循枸橼酸接引血端口、钙泵接回血端口的原则，防止因管路的变化造成操作失误。

5. 在处理各类报警时，若血泵停止数分钟以上，须关闭枸橼酸泵（防止枸橼酸进入患者体内）及钙泵（防止过量钙进入患者体内）。

6. 一旦治疗结束，应立即按照操作规范停止枸橼酸泵和钙泵的输注。

7. 定时监测动脉血离子钙和滤器后离子钙的浓度，将其控制在安全范围内。

四、RRT过程中出现凝血的紧急处理及护理

当治疗过程中出现以下征象时需预判体外循环凝血是否发生：滤器前压力、静脉压和跨膜压进行性升高；静脉壶过滤网有明显大量血凝块；滤器外观颜色发暗、发黑或滤器中空纤维丝呈条索状；在静脉壶和静脉管路中存在形成凝血块的泡沫等情况时，应立即准备下机。下机时注意减慢血流速度，待整套管路内的血液基本回入体内后，停止血泵下机。同时按导管护理常规做好静脉导管的维护，包括正确冲管和封管。

一旦体外循环凝血发生导致血泵停止运转，无法回血下机时，应立即启动应急预案，打开静脉夹，使用手动拉杆使血泵运转，迅速将血液回流入体内，以减少患者血液的丢失。

治疗结束后，立即停止肝素泵或枸橼酸泵和钙泵。若需要继续治疗者，应按预充和上机的操作规范进行充分预充，并尽快开始新的治疗。

（顾秋莹）

第三节　RRT的并发症相关护理

RRT不仅局限于替代功能受损的肾脏，在危重症患者的治疗过程中也起到了重要的作用。ICU护士在对危重症患者进行RRT的过程中持续监护，尽早发现RRT过程中的并发症，并积极处理，可以有效提高RRT的治疗效果。临床RRT过程中常见的并发症主要包括管路系统相关并发症和患者相关并发症。

（一）管路系统相关并发症

1. 管路堵塞

（1）血管通路堵塞：危重症患者RRT多采用专用双腔中心静脉导管作为血管通路，在局部抗凝体外循环的情况下，导管回血腔（静脉端）易发生堵塞。主要有导管完全堵塞和部分堵塞两种表现，注射器既无法回抽也无法推注提示导管完全堵塞；如注射器无法回抽但能注入，提示导管部分堵塞。中心静脉导管腔及导管远、近端开口堵塞，明显增加体外循环阻力，降低有效血流量。血流量不足可先调整导管位置或患者体位，经调整后血流量可能会立即恢复，也可以将导管的“动静脉”头反向连接，但这样会增加再循环。导管内血栓形成时，首先可用小剂量链激酶或尿激酶溶栓。RRT过程中保证血泵的正常运转，防止血泵停止时间过长造成导管堵塞，结束RRT后立即将动静脉管腔各腔使用20ml无菌生理盐水脉冲式冲洗，然后使用相当于导管腔容量的125U/ml肝素盐水正压封堵导管以保持通畅。

（2）RRT管路血液凝集：管路凝集一般与无抗凝剂或抗凝剂用量不足有关。另外在RRT过程中血流速度过慢致血液停滞、血流速度过快容易导致血液湍流，均会加重凝血；超滤率过高，滤过分数＞30%时，会促进滤器凝血；后置换比前置换更易发生凝血；管路中静脉壶血液暴露于空气、壶内产生血液泡沫均可引起管路的凝集。在RRT过程中积极预防管路血液凝集，最大限度地延长管路使用寿命，而充分评估患者凝血状态、合理选择和应用抗凝剂是预防管路血液凝集的关键，此外还应注意在治疗过程中严密监测RRT管路循环压力，保证其在正常范围，血流量保持在150～200ml/min，注意观察血液颜色变化，有无小凝血块出现等；静脉壶液面保证高水平状态，减少血液与空气的接触面积；泵系统运转前注意管路连接走向是否正确，管路连接处夹子是否打开，避免管路内形成负压产生泡沫和发生湍流等情况；及时处理报警，如为短时间内无法处理的报警，特别是血泵停止的报警，须及时回血，防止血液在管路内凝集。发现管路内血液凝集时，应确保血凝块不能回输至患者体内，尽早回血更换新的管路，如已凝血而不能回血，则直接更换新管路系统，不可强行回血，以免凝血块进入体内发生栓塞。

2. 空气栓塞　近年来临床使用的血滤机监测和报警系统较完善，一旦有气体进入体外循环管路，机器将自动停止工作，以防止气体进入体内发生空气栓塞。但因操作不当仍可使空气进入体外循环管路系统，甚至进入患者体内引起空气栓塞，如：静脉通道连接不严，吸气相空气自连接不良处进入静脉系统形成空气栓塞；预充管路系统过程中管路系统进入空气或更换滤器时未将滤器内空气排出；经动脉端管路补液

或回输血液时，液体走空；含有大量溶解空气的置换液经加温后空气释放入血等。空气栓塞临床症状及预后取决于进入体内的空气容积及速度，主要表现为突发呼吸困难及右心功能不全，听诊肺内弥漫性哮鸣音，心前区可闻及搅拌液体的声音，一般5ml空气进入体内即可导致死亡。由于空气栓塞治疗困难预后差，RRT过程中需严密监测管路系统，及时排出管路系统内空气，保证管路连接紧密，严防空气进入体内造成空气栓塞。一旦发生空气栓塞立即夹闭静脉血路管，停止血泵，取头低足高、左侧卧位，使空气停留于右心而逐渐排出，或经中心静脉导管排出，给予心肺支持，包括吸纯氧，采用面罩或气管插管，如严重者空气量较多，可经右心房或右心室穿刺抽气。

3. 免疫反应 由于人工滤器内膜与血液存在生物相容性的问题，血液与滤膜及体外循环管路内表面长时间接触，可激活多种炎症介质、细胞因子和补体的释放，严重者可诱发全身炎症反应综合征，造成机体严重损伤。另外有过敏史、高嗜酸细胞血症和血管紧张素转换酶抑制剂（ACEI）应用者，在RRT过程中免疫反应的概率也易增加。其免疫反应主要表现为皮肤瘙痒、荨麻疹、寒战、高热、咳嗽、喷嚏、流清涕、腹痛、腹泻，甚至呼吸困难、休克、恶心、呕吐、喉头水肿及死亡等。应积极给予对症处理，明确原因，必要时减慢血流或停止RRT，等症状缓解后，再进行正常治疗。近年来临床应用的RRT滤膜的生物相容性有明显改进，并且在新的滤器使用前先用生理盐水充分预充，对于有过敏病史及高嗜酸细胞血症或ACEI应用者，治疗前应用激素、抗组胺药或钙剂药物预防，治疗过程中严密观察患者反应，可降低滤膜引起的免疫反应。

4. 滤器功能丧失

(1) 破膜：出现滤器破膜的原因主要有两方面，一方面是滤器质量问题或因运输、储存不当造成滤器内膜破损；另一方面是因设置治疗参数时超滤率过大，引起跨膜压不断升高造成破膜。目前临床使用的滤器均为高通量滤器，将超滤率控制在20%以内即可预防破膜的发生。进行RRT前应注意检查滤器质量，严防使用已破损的滤器，预充结束通过压力检测后方可连接患者静脉导管开始治疗。在RRT过程中应严密监测跨膜压，避免出现过高跨膜压。保证漏血检测器功能正常，避免误报和漏报情况，密切观察滤出液颜色，一旦发现滤出液呈粉红色或红色，确定破膜立即夹闭管路的动、静脉端，丢弃体外循环中血液，更换新的滤器及管路。严密监测患者生命体征，一旦出现发热或溶血等表现，应采取相应处理措施。

(2) 假膜：在长时间的RRT过程中，由于血液内溶质的大小、血流量、滤器的几何结构及膜的特点等因素，血浆中大分子物质、蛋白在膜的内侧浓缩形成的阻力层即为假膜，假膜使滤膜的通透性显著下降，降低超滤系数及溶质的筛选系数。持续RRT过程中，需根据血液黏稠度、血流量及滤器特点等治疗情况及时更换滤器，以保证细胞因子的清除能力。

（二）患者相关并发症

1. 凝血功能障碍

(1) 出血：患者凝血功能不良，或因操作者反复穿刺引起穿刺处局部渗血或大量出血。RRT前应对患者进行充分评估，积极纠正凝血功能障碍，充分衡量RRT与出血的利弊，选择合适的抗凝方案，以减少出血的风险。由于RRT使用静脉导管的直径较普通导管粗，置管时保证定位准确、操作熟练，减少置管过程中对静脉的损伤，一旦发生局部渗血应立即给予压迫止血，有出血倾向患者应持续加压止血。治疗过程中应保证抗凝剂量的稳定，注意观察有无皮肤黏膜出血的表现，轻度出血表现可积极对症止血治疗并调整抗凝剂量，严密监测其血压和脉搏的变化，发现异常立即减慢血流，减慢或停止超滤，出现休克者需输血或输入胶体溶液补充血容量，并进行抗休克治疗，必要时可暂停RRT。

(2) 血栓：动脉局部血栓的发生较为常见（约3%），特别是动脉硬化者发生率更高。有时可影响下肢的血液灌注，需立即手术。在CVVH时，局部静脉亦可出现血栓，并有可能扩展至腔静脉。应常规床旁多普勒超声监测血管灌注情况，持续监测体外循环中的静脉压力，有助于早期发现血栓。

2. 低血压 RRT过程中，由于短时间内超滤量过多或体外循环血流速过快引起血容量下降，以及患者本身存在容量不足或心脏功能差等因素，导致患者出现低血压。RRT前应积极治疗低血压原发病及可能的诱因，纠正低血压，保证治疗过程中患者的血流动力学稳定；持续动态监测各血流动力学参数，根据患者血流动力学参数调整液体管理策略；RRT开始阶段血流速避免过快，建议100～120ml/min，超滤量从零或小量开始，然后根据血流动力学参数调整净超滤量；避免应用醋酸盐置换液/透析液。一旦发现低血压，应降低或停止净超滤量，减慢体外循环血流速，患者取平卧或头低位，监测生命体征及组织灌注情况，根据血流动力学指标，适度补液扩容治疗和使用血管活性药物。

3. 低体温 RRT过程中大量超滤液体交换及血液在体外循环中以热辐射方式导致热量散失，治疗初期体表温度无明显变化，患者主诉冷或出现寒战，如处理不及时出现进一步体温下降，热丢失可能会掩盖发热，延缓感染的识别和抗生素的及时治疗。目前临床使用的RRT设备均有加温装置，对置换液/透析液进行加温可以减少热量的丢失，并纠正该并发症。

RRT 过程中需严密监测患者的体温，根据患者的体温调整加热装置的温度，如患者持续高热不退，在 RRT 时可考虑关闭加温装置，确保患者体温不低于 35℃。

4. 心力衰竭 当 RRT 过程中动静脉流量过大或回血速度过快以及合并心脏器质性病变时，易出现急性左心衰竭的表现，如呼吸困难、口唇发绀、烦躁不安或咳出粉红色泡沫痰，双肺湿啰音。RRT 前做好患者心功能的评估，严密监测血流动力学参数，根据患者心脏功能调整合适的血流速及回血流速；保持患者安静，减轻其心脏负担，降低心肌耗氧量。一旦发生左心衰竭立即降低血流速，单纯超滤，排出体内过多的水分，降低心脏负担；同时给予高流量吸氧，机械通气，患者增加呼气末正压通气；根据医嘱给予患者强心剂和血管扩张药。

5. 水、电解质紊乱及酸碱失衡 RRT 过程超滤速度控制不当时，易出现容量负荷突然增多或减少。目前临床应用的 RRT 设备一般有液体平衡系统，可精确调控容量负荷，可基本保证出入量平衡。但是仍需加强患者 RRT 时的液体管理，确定单位时间内液体控制目标，保证每段时间的超滤量相同，依照患者有创血流动力学监测指标来指导液体管理，更符合人体生理特性，更精准。

置换液配制不当或离子监测纠正不及时，易出现 pH、渗透压及电解质浓度异常。注重临床中应用置换液的“个体性”，加强电解质和酸碱平衡状态的监测，至少每隔 6～8 小时监测一次，及时调整置换液配方。低钾/高钾血症是 RRT 常见的电解质紊乱，因 K^+ 变化最大、调整最频繁，故大多数成品置换液不含钾，用前需根据患者血钾情况适当补充 K^+。

枸橼酸钠抗凝治疗时易出现低钙血症、枸橼酸中毒、代谢性酸碱紊乱及高钠血症，血清离子钙水平降低、可能是补钙量不足，或枸橼酸根在体内蓄积所致。临床症状包括感觉异常，如口周及颜面的麻木感，严重的可出现手足抽搐，同时心血管系统也受到明显影响，早期表现为心电图 Q-T 周期延长，严重时表现为低血压及心脏抑制。需根据血钙情况同时补充钙剂。代谢性酸中毒是枸橼酸根蓄积的重要标志，代谢性碱中毒及高钠血症是置换液或透析液中碱基及钠浓度过高所致。

6. 营养物质丢失 RRT 可清除糖、氨基酸、水溶性维生素和一些微量元素等小分子物质，在肝脏蛋白合成障碍及长期治疗时，营养丢失较为突出。注意糖和氨基酸的补充，经常监测滤液和血液中电解质、营养成分及药物浓度，可以避免营养物质的负平衡。

7. 药物清除 游离的药物可被清除，而蛋白结合率高的药物被清除的量极低微，可忽略。但有文献报道，在 RRT 过程中输注血管活性药物的血管通路如果靠近滤器，可能导致血管活性药物的清除率增加，因此输注血管活性药物时，需使用远离滤器的血管通路，保证药物的充分利用吸收，防止药物在输注过程中还未进入体内血液循环，就被血泵带入滤器清除而影响药效。

8. 感染 ICU 患者多处于免疫功能低下状态，易于感染，在 RRT 过程中管路的连接与各种液体的配制过程烦琐，取样处和管道外露部分易成为细菌入侵的部位，体外循环与血管通路增加了感染的机会。细菌侵入人体后内毒素水平升高，或内毒素由污染的滤器膜孔径进入体内，均可使患者发生脓毒症。因此，在 RRT 过程中严格执行无菌技术操作，做好静脉导管的维护，减少管路安装、预充、液体配制和更换、取样及回血等环节的污染。

（王　磊）

思考题

1. 重症患者 RRT 导管并发症有哪些？其发生原因及处理措施有哪些？
2. 重症患者行 RRT 过程中前稀释与后稀释的区别在哪里？
3. RRT 过程中的患者相关并发症有哪些？

参考文献

[1] 孙仁华，黄东胜. 重症血液净化学[M]. 杭州：浙江大学出版社，2015.

[2] 王质刚. 血液净化学[M]. 4 版. 北京：北京科学技术出版社，2016.

[3] 于凯江，李文雄. 急性肾损伤与血液净化[M]. 北京：人民卫生出版社，2018.

[4] 王春霞，陈瑞华，杨利红，等. 急诊 ICU 连续性肾替代疗法专业护理小组的成立与实施效果评价[J]. 中华现代护理杂志，2013，19(30)：3785-3787.

[5] 管向东，张晔. 连续血液净化技术在重症医学科中的地位[J]. 中华重症医学电子杂志(网络版)，2017，3(1)：2-4.

[6] 李克佳，付月亿，王欢，等. 连续性肾脏替代治疗体外循环凝血的影响因素及预防对策研究进展[J]. 中国血液净化，2018，17(2)：129-132.

[7] 刘翔，龚德华，季大玺，等. 连续性肾脏替代治疗患者体外循环凝血的危险因素及护理研究进展[J]. 中华护理杂志，2013(4)：377-379.

[8] 蒋美娜，王金柱，刘明晨，等. 枸橼酸钠在连续性肾脏替代治疗中的应用[J]. 中华现代护理杂志，2018，24(1)：44-49.

[9] 李晓艳，王敏娜，石秦东，等. 不同抗凝方式下连续组静脉-静脉血液滤过透析治疗对凝血及透析滤器使用寿命的影响研究[J]. 护士进修杂志，2017，32(16)：1530-1532.

第十三章

肾脏疾病与 RRT

学习目标

掌握：

1. AKI 定义。
2. AKI 的常见致病因素。
3. RRT 是 AKI 患者最重要的脏器支持手段。
4. RRT 在危重 CKD/ESRD 患者中的优势。
5. RRT 在肾移植术前的作用。

熟悉：

1. 对 AKI 患者何时开始 RRT 的探索。
2. AKI 时肾脏“能力”与“需求”的平衡。
3. RRT 在 AKI 中的撤离。
4. CKD/ESRD 患者入 ICU 常见病因。
5. ICU 中 CKD/ESRD 患者的管理。

了解：

1. 从 ARF 到 AKI 概念的演变。
2. AKI 时 RRT 剂量的变化。
3. 持续低效透析定义及延长的间歇性肾脏替代治疗定义。
4. 移植肾功能延迟恢复定义及慢性移植物失功定义。

一、急性肾损伤与 RRT

RRT 是急性肾损伤（acute kidney injury，AKI）重要的器官支持技术。本章着重介绍 AKI 的定义与变迁、致病因素以及 RRT 在 AKI 等肾病治疗中的临床应用。

（一）AKI 定义与变迁

AKI 是指肾功能在短时间内（1～7 天内）突然发生的下降，并呈持续性（>24 小时），这个定义是 2004 年提出的。在此之前，人们多使用急性肾衰竭（acute renal failure，ARF）来描述现在被称为 AKI 的这一现象。其实对急性肾衰竭的认识，可以追溯到 17 世纪的“尿闭”。其后在第一次世界大战中，ARF 被称为“战争性肾炎”。到了 20 世纪 50 年代，急性肾衰竭这一名词被提出并广泛使用，并在其后很长一段时间内，对应了数十种不同的定义，导致这一领域的流行病学资料存在巨大差异。除了 ARF 缺乏统一的诊断标准，也影响了对肾功能开始下降到功能衰竭这一过程的认识与理解。

基于上述原因，2002 年 ADQI 工作组，给出了 ARF 的 RIFLE 分级诊断标准，即根据肾小球滤过率（GFR）和尿量，分为 3 个严重程度级别：危险（risk）、损伤（injury）及衰竭（failure），以及 2 个预后级别：肾功能丧失（loss）及终末期肾病（end-stage renal disease，ESRD）。这一分级标准的重要意义，在于第一次把轻度的肾功能下降也纳入 ARF，这样就涵盖了从肾脏开始损伤到功能衰竭的整个疾病进程。这一标准在 2004 年的 *Critical Care* 杂志上发表。同年，ADQI 以及美国肾脏病学会、国际肾脏病学会、美国国家肾脏病基金会三个肾脏病学会的代表和欧洲重症医学会，共同组成急性肾损伤网络（Acute Kidney Injury Network，AKIN），提出了急性肾损伤（AKI）这一新的名词，以代替传统意义上的 ARF。AKI 定义为不超过 3 个月的肾功能或结构方面异常，包括血、尿、组织学检测或影像学检查所见的肾脏结构与功能的异常。

尽管RIFLE诊断标准和AKI的定义具有划时代的意义，然而人们在使用中逐渐发现，RIFLE标准忽视了血清肌酐（SCr）和尿量的轻微改变，而即便是轻微改变仍然会影响患者的预后。2005年，AKIN在RIFLE分级诊断标准基础上，制定了新的AKIN分期，根据血清肌酐和尿量，AKIN将AKI分为1、2、3期，代替了RIFLE中的R、I、F分级，去掉了L和E两个分级，进一步突出了轻型肾功能损伤对预后的影响，提高了诊断的灵敏度。

在RIFLE和AKIN两个标准发表后，研究人员又发现，对于相同患者群同时应用两种标准诊断AKI，会有较高的相互漏诊率。KDIGO为平衡RIFLE和AKIN两种标准的优势，于2012年在*Kidney International*杂志上发表了KDIGO分期标准。KDIGO标准仍然基于血清肌酐与尿量，将AKI定义为血清肌酐水平在48小时内增长26.5μmol/L，或已知推测在过去7天内增长至少1.5倍于基线值，或尿量<0.5ml/（kg·h）持续6小时。并根据严重程度将AKI分为1、2、3期。目前KDIGO的AKI标准已成为全球公认并广泛使用的标准。

从2002年到2012年十年左右的时间，AKI的概念与RIFLE、AKIN和KDIGO三个诊断标准，从提出到完善并经历临床实践，其本质上是将AKI视为一个连续的病理生理过程，而统一的诊断标准又有助于人们对流行病学变化的理解，也为早期诊断和干预提供了极大的可能性。

（二）AKI致病因素

AKI在重症患者中并不少见，一项多中心研究提示，ICU中AKI的发生率接近50%。AKI的发生往往是多种致病因素共同作用的结果，常见于脓毒症、创伤、大手术、休克和肾毒性药物等。

1. AKI致病因素的分类 根据损伤因素作用在肾脏各部位的不同，传统观点通常将这些危险因素分为肾前性、肾性及肾后性。

肾前性AKI主要与肾脏灌注不足有关，一般见于低血容量或心脏泵功能显著降低，是AKI较为常见的致病因素，特别是对于医院获得性AKI。肾脏低灌注导致GFR下降，随即出现尿量减少和血清肌酐、血尿素氮的增加。肾性AKI是致病因素直接作用于肾实质，也较为常见。急性尿路梗阻可导致肾后性AKI，临床表现为突然出现的无尿，一般可以通过影像学证实。诊治及时的肾后性AKI其肾功能往往可自行恢复，预后较好。

该分类沿用了多年，但人们逐渐认识到，即便是肾前性因素导致的肾组织低灌注，肾实质往往也会发生缺血-再灌注损伤。对于一个确诊的AKI患者，临床上很难清晰地区分肾前性和肾性因素，以及已经造成的损伤范围，传统的鉴别手段也并不都准确。因此这种分类逐渐被淡化，诸如“肾前性氮质血症”的说法已经越来越少被提及。

2. 几个主要的致病因素

（1）脓毒症：脓毒症是重症患者发生AKI的最重要原因，ICU中约35%～50%的AKI是由于脓毒症引起的。而非重症脓毒症患者中约有1/5会出现AKI。脓毒症同时伴有AKI被称为脓毒症相关性AKI（septic acute kidney injury，septic AKI）。这一定义并未强调脓毒症与AKI的因果关系。

脓毒症相关性AKI往往发生在感染早期。随着感染严重程度的增加，AKI的发生也呈上升趋势，其中需要RRT支持的比例也会增加。脓毒症相关性AKI的严重程度高于非脓毒症相关性AKI，且预后差。但存活者肾功能恢复的可能性也较大。脓毒症相关性AKI的危险因素还不是十分清楚，研究发现，合并慢性基础疾病、高龄、女性以及脓毒症严重程度较高者，如较高的SOFA评分，更易出现AKI。

有研究发现，不同部位的感染灶AKI的发生率不尽相同。腹腔、泌尿生殖系统感染和感染性心内膜炎导致的脓毒症，更易发展为严重的AKI。而血培养阳性的脓毒症休克患者AKI发生率较高。抗生素的延迟使用，则是发生脓毒症相关性AKI的独立危险因素。

（2）大手术：大手术后早期易合并AKI，发生率在10%～30%。大手术后的AKI直接导致手术患者不良预后，使病死率增加。其发生与术前、术中和术后多种因素相关。如患者年龄、伴随慢性疾病或术前合并感染和休克等，以及手术持续时间、术中出血、休克和术后合并感染等。

心脏手术较其他部位手术更易出现术后AKI。这与患者基础心功能状态、体外循环、缺血再灌注损伤均有关系。目前已明确，基础肌酐值增高、既往糖尿病病史、慢性阻塞性肺疾病（chronic obstructive pulmonary disease，COPD）、既往严重心血管疾病或为女性、心肺旁路时间延长以及某些类型的心脏手术，均为心脏术后AKI的危险因素。但是，当以上述危险因素建立模型去预测心脏术后AKI的发生时，其灵敏度并未达到令人满意水平，也不能很好地应用于临床实践。

（3）肾毒性药物：肾毒性药物是导致AKI的重要原因之一。常见的肾毒性药物，包括糖肽类抗生素（如万古霉素）、氨基糖苷类药物（如阿米卡星）、抗真菌药物（如两性霉素B）、抗病毒药物、非甾体抗炎药、ACEI类药物、羟乙基淀粉、渗透性利尿剂、免疫抑制剂和抗肿瘤药物等。药物引起AKI的机制主要为急性间质性肾炎、直接肾小管毒性和对肾血流动力学的影响。

随着介入治疗技术的快速发展，造影剂肾病，目前称为造影剂相关性AKI（contrast induced acute kidney injury,CI-AKI),越来越得到相关学科的重视。由于造影剂的改进、医务人员预防CI-AKI的意识增强,CI-AKI总体的发生率呈下降趋势。大多数的CI-AKI为一过性肾功能损害,也有极少数患者需要RRT。

值得重视的是,一些中草药和中成药也存在肾毒性。比较熟悉的有含马兜铃酸成分的中药。但是很多中药,特别是中成药,成分不明确,其肾毒性缺少充足依据,无从判断,药品说明书里也鲜有提及,加之长期以来人们对中药"安全性"的盲目信任,导致部分患者直到出现明显的AKI临床表现,又不能找到其他导致肾损伤的因素,才归因到中草药和中成药的肾损害,此类患者病史采集时需要关注中药的服用史。

(4) 低血压:ARF在早期被称为"休克肾",可见人们很早就已经意识到休克、低血压与肾衰竭之间的密切关系。低血压持续的时间越长,平均动脉压的水平越低,发生AKI的风险增加。因此在任何情况下,都要避免长时间低血压造成的肾脏低灌注,以减少AKI的发生。

(5) 创伤:一般来说,创伤患者AKI的发生率并不高,仅为1%~8.4%。ICU中相对较高,可以达到1.5%~24%。然而AKI对创伤患者预后的影响十分突出,据报道病死率高达50%。研究发现,高龄、格拉斯哥昏迷量表(Glasgow coma scale,GCS)评分<5分、损伤严重度评分(injury severity score,ISS)>17分、需要机械通气支持的呼吸衰竭、PEEP>6cmH_2O、横纹肌溶解、腹腔出血和长骨骨折等均为创伤后AKI的危险因素。

与其他致病因素导致的AKI相似,创伤相关AKI的发生也是与多种原因相关的,包括肾脏直接损伤、横纹肌溶解、低血压与感染。既往认为,横纹肌溶解是创伤后AKI最主要的原因,随后人们逐渐发现,创伤过程中肾脏低灌注也是发生AKI的重要机制。腹腔损伤造成的腹高压,也会对肾脏产生不利影响,导致AKI。

(三) RRT在AKI中的应用

到目前为止,对于任何原因导致的AKI,并无针对性治疗。当肾功能开始出现损伤时,处理的原则通常是维持血流动力学稳定,保证肾脏灌注,去除或最大程度降低肾损伤诱因带来的危害,如控制感染、清除坏死组织及停用肾毒性药物等。同时尽量纠正或预防水、电解质紊乱和酸碱失衡。一旦这些措施不能奏效,则考虑开始RRT。RRT是AKI最重要的脏器支持技术。

1. RRT剂量的变化 RRT的治疗目的是维持水、电解质和酸碱平衡,并清除血液中的代谢废物。从传统的间歇性血液透析(IHD),到更适合重症AKI患者的连续性肾脏替代治疗(CRRT),无论从治疗模式、设备、滤器膜材料还是血管通路等多方面,都有了突破性的进展,使医生在使用这项技术时能够有更多的选择。此外,随着对AKI病理生理学认识的不断深入,以及临床研究与临床实践的不断推进,使用RRT的治疗理念也在发生变化,具有代表性的就是对RRT剂量与预后的探索。目前,AKI的RRT剂量认为应达到20~25ml/(kg·h),并尽量减少RRT发生中断的次数,这也是KDIGO所推荐的。而曾经被热议的高容量血液滤过,被称为"脓毒症治疗剂量",多项研究并未发现这样的高治疗剂量能够改善患者的病死率,对肾功能恢复也无优势。相反,高剂量RRT增加了护理工作量及管理难度,并可能导致处方剂量与交付剂量之间存在较大差异。

2. RRT启动时机 AKI患者开始RRT的时机迄今为止仍然是一个备受争议的问题。如前所述,作为AKI时最有力的脏器支持技术,通常是在肾功能持续恶化的前提下决定进行RRT。传统意义上绝对透析指征,包括对利尿剂无反应的容量过负荷、保守治疗无效的高钾血症(K^+>6.5mmol/L)、顽固性的代谢性酸中毒(pH<7.15)、尿毒症脑病和心包炎;这些危及生命的严重并发症,水、电解质紊乱和酸碱失衡,需要在短时间内快速处理,此时作出立即开始RRT的决定并不困难,而快速建立血管通路,保证人员、设备和相关物品的及时到位并处于可使用状态,是对医疗单位更大的挑战。

对于那些还未达到具有绝对透析指征的AKI患者,权衡利弊是必要的。AKI患者何时开始RRT,历经60余年的研究与争论。目前更多依赖于医疗单位和医生的经验,仍然需要在今后不断进行探索。如果换个角度来看待这个问题,我们应当努力筛选出那些肾功能可以自行恢复的AKI患者。因此,AKI合并危及生命的并发症,即是RRT的绝对适应证,当然要有条件行RRT。而RRT的相对适应证,主要包括无危及生命的液体过负荷和溶质负担,或因需要大量补液而存在容量过负荷的风险时,此时要很好地权衡开始RRT的利弊,在了解利弊的前提下作出决定。

2016年召开的ADQI国际共识会提出"引进精准RRT",提倡充分利用个人信息,包括肾脏功能、血流动力学等数据评估患者病情,制订个体化的治疗方案,优化各项参数配比,从而提出更适合患者病情的RRT精准处方。在患者开始RRT时机方面,提出评估肾脏"需求-能力"是否平衡这一理念,当机体代谢和液体的需求超过肾脏能力,需要考虑紧急RRT。这种"需求-能力"的失衡是动态变化的,应定期进行评估。特别对于需要多器官功能支持的患者,RRT的启动应作为全身脏器支持的一部分,结合患者整体治疗方案加以考虑。据此,动态评估肾脏"需求-能力"间的平衡,对患者是否开始RRT作出决定,并给出个体化的精准的RRT处方,是目前AKI患者启动RRT的原则。

3. RRT 的撤离　相对于开始的决策困难，终止 RRT 的决定相对简单。当肾功能恢复到能够满足机体代谢和液体管理需求时，即肾脏的“能力”与机体代谢的“需求”达到平衡，就可以考虑终止 RRT。判断肾功能恢复的依据主要基于尿量和血清肌酐水平。一般来说，当原发病得到控制，血流动力学状态、机体代谢和电解质水平趋于稳定，就可以开始考虑 RRT 的撤离。当自主尿量达到 500ml/d，血清肌酐水平稳定并不随 RRT 的停止而明显增加，撤离的成功概率比较高。同样，当患者需要多器官功能支持时，RRT 的撤离也要结合其他脏器功能恢复的情况加以考虑。

二、RRT 在危重慢性肾病患者中的应用

慢性肾病（chronic kidney disease，CKD）的患病率逐年增高，多种因素会导致 CKD 急性加重，致肾功能急性恶化，最终引起终末期肾病（ESRD），因此预计需要住院和 ICU 支持的 CKD/ESRD 患者数量也将增加。入 ICU 的这类患者与非 CKD/ESRD 患者相比，有明显不同的病情特点，选择不同的 RRT 方式，发挥各自的优点，对于这类患者是更好的选择。

（一）流行病学

入 ICU 治疗的 CKD/ESRD 患者与非 CKD/ESRD 患者存在显著差异。CKD/ESRD 患者的 ICU 入院率更高，已发表的研究表明：CKD/ESRD 患者占所有 ICU 入院患者的 1%～9%，约是普通人群的 30 倍。同时，与非 CKD/ESRD 患者相比，CKD/ESRD 患者更年轻，合并症的数量更多，病情严重程度更高，CKD/ESRD 患者的短期病死率也明显高于非 CKD/ESRD 患者。

（二）CKD/ESRD 患者入 ICU 常见病因

CKD/ESRD 患者入住 ICU 的原因也与一般人群略有不同。CKD/ESRD 患者最常见的入院诊断与心血管疾病和脓毒症有关。许多研究报告 CKD/ESRD 患者在 ICU 入院前心搏骤停发生率较高，在该类患者中，心肌梗死、高钾血症及恶性心律失常是导致心搏骤停最常见的原因。CKD/ESRD 患者左心室肥厚、长期透析过程中电解质快速转移、交感神经过度活跃及心血管沉积磷酸钙是心律失常的原因。充血性心力衰竭也是该类患者入 ICU 的常见原因。CKD/ESRD 患者无论有无残余肾功能，都会出现水盐排泄功能障碍，导致慢性高血压。急性肺部感染、透析期间体重过度增加和原发性心脏事件使充血性心力衰竭加重，是发生急性肺水肿的常见诱因。

除心血管疾病外，脓毒症是 CKD/ESRD 患者的第二大死亡原因。感染的高风险与 CKD/ESRD 患者长期处于炎症状态以及免疫功能受损有关。合并症（如糖尿病）、解剖异常（如多囊肾）和反复住院可增加脓毒症的发生风险。最常见的感染源是留置导管，其次是下呼吸道感染和蜂窝织炎。HD 导管往往导致早期感染的发生，而腹膜透析（peritoneal dialysis，PD）导管导致晚期感染发生率较高，而且病死率较高，大肠埃希菌和表皮葡萄球菌是最常见的病原菌。腹膜炎是 PD 重要的并发症，病死率为 3.5%～10%，金黄色葡萄球菌和铜绿假单胞菌是引起腹膜炎最常见的病原菌。

（三）RRT 模式

所有 CKD/ESRD 患者在 ICU 住院期间都需要 RRT。CKD/ESRD 患者入院前多采取间歇性血液透析（IHD）或腹膜透析（PD）。当在 ICU 住院时，应选择最有益和最合适的 RRT 方式。当病情缓解，患者可以逐步重新开始他们之前的治疗模式。

1. RRT 代替 IHD 或 PD　入 ICU 的 CKD/ESRD 患者常常伴有血流动力学不稳定及多器官功能障碍等并发症。CRRT 具有较慢的液体去除速度并且无液体细胞内外转移（其次是溶质快速去除）的技术特点，具有保持患者血流动力学稳定的优势，也可以保证较好的透析耐受，因此对于血流动力学不稳定的患者，业界普遍认为 RRT 优于 IHD。同时，RRT 能清除内毒素、炎症介质及细胞因子，可作为全身性感染和全身性感染导致的多器官功能障碍综合征的一种免疫调节治疗措施。研究证明 IHD 还与颅内压的进一步升高有关，因此对于伴发颅内高血压和/或急性脑损伤的 CKD/ESRD 患者，RRT 是更好的选择。RRT 可以清除中、小分子量的炎症介质、细胞因子及血液中其他器官的代谢废物，因此伴有脓毒症休克或多器官衰竭的 CKD/ESRD 患者，也建议选择 RRT。此外，RRT 在避免低钠血症和热损失方面优于 PD。

近年来，出现不同肾脏替代技术杂合的趋势，即将两种技术或技术组分杂合在一起形成所谓的混合疗法，如持续低效透析（SLED）和延长的间歇性肾脏替代治疗（PIRRT）等。

（1）SLED：近年来，有专家将 RRT 和 IHD 杂合，产生了一种新的肾脏替代方法，即延长的每日透析（extended daily dialysis，EDD），其中比较常用的 EDD 是 SLED，SLED 每次治疗时间为 8～12 小时，治疗剂量 200ml/min 左右，均介于 RRT 和 IDH 之间，其对血流动力学和渗透压的影响也介于两者之间。因此，SLED 也可用于轻度血流动力学不稳定的患者。有研究表明，SLED 治疗具有可降低医疗费、减少持续抗凝引起的并发症及有效降低医护人员的工作量的优点。

（2）PIRRT：澳大利亚学者将该肾脏替代方式定义为——使用改良或标准透析机，利用扩散、对流原理或两者的任何组合方式清除代谢产物。该治疗方式溶质清除强度低于 IHD，但治疗时间超过 3～4 小时（即“延长”），但不足 8～12 小时（即“间歇”）。PIRRT 结合了 IHD 的经济性和 RRT 的血流动力学稳定性，在

提供与其剂量相当的肾脏替代同时，节省人力物力，并能提供治疗间歇以进行其他诊治。

它们是RRT和IHD可能的替代方案，结合了两种方式的优点（即RRT的血流动力学稳定性与IHD的低抗凝剂使用等）。尽管有这些理论上的优势，但仍需通过进一步研究明确这些混合技术的确切临床效果。

2. RRT逐渐过渡到IHD或PD 在血流动力学稳定的患者中，目前研究未能证明一种RRT模式优于其他模式，而RRT和IHD均能保证足够的代谢控制。IHD具有治疗时间短和技术要求低、医护人员劳动量少的特点。因此，血流动力学稳定、无急性脑损伤、不需要体外多器官支持治疗的患者首选IHD。当危重疾病已经好转时，在入ICU前接受IHD或PD维持治疗的患者可以逐步重新开始他们之前的治疗模式。

（四）CKD/ESRD患者的管理

在入住ICU之前，CKD/ESRD患者常常建立了某种形式的血管通路。长时间的针刺可能损害动静脉瘘并可能导致血栓的形成，因此应避免使用该通道作为RRT的通路。隧道式中心静脉导管可用于所有肾脏替代方式，但应尽可能避免使用锁骨下静脉，以降低后续通道狭窄的风险。虽然股静脉和颈内静脉均可用于临时血管通路，因为感染风险相对较低，颈内静脉更适用于BMI较高的患者。

脓毒症的CKD/ESRD患者常常出现循环超负荷和严重低血压并存，因此通常需要更精细的容量管理。除了每日评估患者体重与液体出入量，以及每天监测中心静脉压、中心静脉氧饱和度外，如果可能的话，建议积极行有创或无创性血流动力学监测，指导容量管理。

CKD/ESRD患者的凝血功能与一般人群不同。CKD/ESRD患者发生凝血障碍，常表现为皮肤和黏膜的出血，也可以发生腹膜后或颅内出血。尿毒症引起的血小板功能障碍（黏附受损和聚集减少）是导致这种情况的主要原因。RRT能够部分纠正这些缺陷，但也会导致出血。RRT过程中因接触透析器生物膜导致慢性血小板活化，促进血管内血栓形成。普通肝素和低分子量肝素维持体外通路通畅的疗效和安全性相似。在出血风险低的急性病患者中，首选普通肝素，因为它具有更短的半衰期，并且可用鱼精蛋白中和，易于逆转。在不需要全身抗凝的情况下，枸橼酸钠可用于体外循环的局部抗凝。

CKD/ESRD患者的药物使用与调整必须考虑到GFR降低、蛋白结合改变和分布容积变化。同时，RRT的模式是决定药物剂量的关键因素。但目前还没有针对特定RRT模式下特定患者的药物剂量的建议，但对RRT技术和不同药物动力学的深入研究可能会给临床医生使用药物提供一些参考。此外，监测血浆药物水平有助于个体化治疗，避免剂量不足或过量。

丙泊酚总清除率不受RRT的影响，而血液稀释或白蛋白吸附可降低其血浆浓度。为此，应滴定所需的丙泊酚剂量以达到治疗目标。咪达唑仑在肝脏代谢的代谢产物为1-羟基咪达唑仑；在肾损害过程中，1-羟基咪达唑仑的清除和咪达唑仑的蛋白结合减少；RRT去除咪达唑仑效果也不佳。因此，咪达唑仑应在CKD/ESRD患者中减少剂量；此外，应尽可能避免在重症ESRD患者中使用咪达唑仑。吗啡和芬太尼在ESRD患者中有蓄积效应，应谨慎使用。

利尿剂仅限于CKD和有尿量的ESRD患者。众所周知，肾功能障碍导致肾血流量减少、代谢性酸中毒、高尿酸血症以及高水平的有机阴离子，这些病理生理变化可降低利尿剂功效。此外，在ICU环境中，营养不良和经毛细血管渗漏导致的低白蛋白血症和分布容量增加，进一步降低了利尿剂的作用。因此，在重症CKD/ESRD患者中，应根据CKD分期逐渐增加利尿剂的剂量，并应治疗利尿剂抵抗的潜在原因。此外，噻嗪类利尿剂能抑制Na^+重吸收，使用该类药物可改善袢利尿剂的反应性。

抗生素药物剂量调整应考虑CKD/ESRD危重患者的特殊PK/PD特征，以及由于RRT引起的体外清除（例如剂量和方式等），以避免治疗不足及减少不良反应。

三、RRT在肾脏移植中的应用

肾脏移植是ESRD最有效的治疗方法，在预期寿命和生活质量方面为患者提供了最佳结果。在我国，肾脏移植是开展例数最多、技术最成熟的器官移植技术，达到了世界一流水平。肾脏移植患者在围手术期多需要RRT。

（一）肾脏移植前的RRT

当今世界，供体器官短缺是困扰器官移植的最大问题之一。在我国，肾脏移植也存在相同问题。多数尿毒症患者在等待肾源的漫长过程中，常常伴随水钠潴留、电解质紊乱、酸碱失衡、高血压和心功能不全等并发症。部分属于高致敏的患者，肾脏移植术后容易发生免疫排斥反应，术前也需要适当的干预处理，降低术后发生排异反应的概率。因此，术前通过RRT（包括HD、PD、血液灌流及血浆置换等）可以有效地缓解上述并发症及降低潜在风险，为患者等待、耐受手术创造条件。术前RRT开展时机、治疗效果、透析方式等与移植术后的效果直接相关。

由于患者体内存在大量代谢产物、毒素以及不同程度的水、电解质紊乱及酸碱失衡，肾脏移植患者会被要求定期进行RRT（包括HD或PD），以清除上述毒物并维持内环境稳定，减少心血管等其他脏器并发症，为手术创造条件。但是单纯透析治疗可能导致中分子量、大分子量代谢产物蓄积，引起肾性骨病、淀粉样变、脂质代谢障碍及营养不良等并发症，故术前还需定期行血液透析滤过或血液灌流等治疗，以达到充分 RRT 的目的。

但术前 RRT 时间不是越长越好。越来越多的研究证明，长期 RRT 会影响移植效果，术前透析时间长短与术后急性排斥反应发生率呈正相关，长程透析直接影响移植物的存活及患者预后。根据美国肾脏数据系统（United States Renal Data System，USRDS）数据库的统计，术前透析时间每增加 1 年，移植肾丧失功能的风险上升 2%，患者死亡风险上升 4%。因此，业界提出了“优先肾移植”（preemptive renal transplantation）的概念，主张尽可能地缩短术前 RRT 时间。国外施行优先肾移植比例逐渐提高，尤其在儿童肾脏移植中。因此，扩大供肾来源是开展优先肾移植的必要条件，对于我国大多数患者而言，由于缺乏合适的器官，优先肾移植不是第一选择，等待供肾时必须进行 RRT。

为降低肾脏移植围手术期的风险，建议术前须行末次透析治疗，以清除体内过多容量负荷、维持酸碱平衡、纠正电解质紊乱，使患者能够更好地耐受手术及降低手术的风险。末次透析一般在肾脏移植前 24 小时内开始，术前 6 小时结束。末次透析脱水过多，术中麻醉后体液重新分布，同时患者常常心脏储备功能差，不宜快速补液，以上情况极易造成患者术中低血压，影响移植肾通血时的灌注压，从而增加急性肾小管坏死的发生率，导致移植肾功能延迟恢复。因此，末次透析的脱水量宜设置为平时脱水量的 2/3 或干体重比平时干体重增加 1kg。因可能影响到术中凝血状态，末次透析一般采取无肝素抗凝或体外抗凝。

移植前 RRT 方式也是目前争议较多的问题之一。相对于 HD，PD 能提供更稳定的液体负荷、更好的组织相容性、更低的免疫炎症反应，移植后发生移植肾功能延迟恢复的风险可能更低以及移植物存活率更高，很多研究更倾向于推荐 PD 作为术前 RRT 的首选方式。但是，也有研究显示 PD 患者在肾移植住院期间发生腹膜感染和尿路感染的风险较高，导致早期移植失败的风险更高，总体生存率更低。

HD 影响肾脏移植术效果，被认为与透析器的组织相容性差有关。透析器生物膜与接触其表面的细胞和蛋白发生的一系列不同程度的反应，包括炎症反应、补体激活、激肽酶释放及凝血激活，引起患者发生微炎症状态，增加免疫功能应答，同时 HD 的血流速度明显高于 PD，导致患者的免疫功能受损和心血管事件风险增高。有研究建议所有移植患者术前 HD 都应该选择生物相容性好，能更好地清除中、小分子毒素及体内 β_2- 微球蛋白的高通量的透析器，例如：聚砜膜、聚酰胺膜或聚醚砜膜，以维持肾移植受者的免疫功能稳定，也有研究建议应该尽可能避免在移植术前 24 小时内进行透析，尤其是超滤治疗。

肾脏移植患者术前除了常规 RRT 外，还可能需要血浆置换和血液吸附等特殊的 RRT。多次输血、长期透析及移植史等原因可导致患者体内产生高滴度的抗 HLA 抗体，即群体反应性抗体（PRA），将这部分患者称之为高致敏受者。国内文献报道，术前 PRA 阳性的高致敏受者移植术后急性排斥反应（acute rejection，AR）发生率高达 71.4%。另外，因供体短缺严重，ABO 血型不同的亲属活体肾脏移植逐渐增多。ABO 血型不同的移植手术极易发生由 IgG 型抗体介导的急性排斥反应，限制此类手术的开展。对于这些患者，术前主张行血浆置换或血液吸附治疗。通过数次血浆置换或血液吸附治疗，将受者体内抗 HLA 抗体、抗 A 或抗 B 血型抗体完全或大部分清除，降低术后急性排斥反应发生率，提高移植肾的存活率。

（二）肾脏移植后的 RRT

1. RRT 在移植肾功能延迟恢复的应用 移植肾功能延迟恢复（delayed renal graft function，DRGF）定义为肾脏移植术后 1 周内血肌酐未恢复正常，需要至少 1 次 RRT 者。其实质是急性肾损伤的一种形式，以移植术后少尿或无尿伴血肌酐升高为特征。该病是肾移植术后常见并发症，有报道发生率高达 70%。DRGF 最常见的原因是移植前供肾缺血损伤或者移植中及移植后供肾灌注不足引起的急性肾小管坏死。后者可由许多因素引起，如血管活性药物（环孢素、非甾体抗炎药及血管升压药）或未被认识的低血容量血症等。

DRGF 可直接诱导肾移植后体液超载、尿毒症溶质滞留、高钾血症及代谢性酸中毒等继发性问题，这些因素也直接影响肾移植后的发病率和死亡率，因此需要及时予以 RRT，帮助恢复移植肾的功能。RRT 方式与病情严重程度相关：如病情危重，生命体征不稳定，合并心血管等器官功能障碍时，持续 RRT 是最佳选择。如患者生命体征稳定，血流动力学稳定，无其他器官、系统功能障碍，可继续 HD 治疗。在移植后使用 PD，其主要优点在于避免了对血流的影响且使用方便，但 PD 方式透析效果较差，易发生腹膜炎等感染，总体效果欠佳。

低灌注可能加重移植肾的缺血缺氧，影响肾功能的恢复。因此，在 RRT 前应充分评估患者容量负荷状况，谨慎制订容量管理方案。治疗过程中密切观察患者有效循环血容量，血压维持在 130/80mmHg 左右。同时，应谨慎选择抗凝方案。对于出血风险较高的患者，尽量选择无肝素抗凝或体外枸橼酸抗凝；同时监测凝血状态及全身出血情况。

2. RRT在肾移植术后急性排斥反应中的应用 肾移植术后由抗供者特异性HLA抗体介导的排斥反应（antibody-mediated act rejection，AMR），又称急性体液性排斥反应，约占急性排斥反应的20%～30%，因治疗效果差，常导致移植肾功能丧失。AMR是针对供者特异性抗体（donor specific antibody，DSA）介导的体液免疫反应，因此清除患者体内的抗体是治疗AMR的基本治疗策略。其具体措施包括：清除循环中的抗HLA抗体、抑制抗体再合成以及治疗合并的急性细胞排斥反应。目前国内外大多主张采用血浆置换或者血液吸附清除患者体内抗HLA抗体、免疫复合物，同时联合使用大剂量的抗胸腺细胞球蛋白（antithymocyte globulin，ATG）和丙种免疫球蛋白封闭抗体，从而逆转AMR，明显延长了移植肾脏的存活时间。

还有研究建议，发生AMR时应及时运用RRT，以避免在排斥反应过程中出现容量负荷过重、水电解质紊乱、酸碱失衡以及大量尿毒症毒素蓄积。同时，RRT还能有效清除炎症介质，减轻炎症反应，为移植肾的存活和功能恢复创造条件。

3. RRT在慢性移植肾失功中的应用 尽管给予了足以防止急性排斥剂量的免疫抑制剂，仍有近40%的肾脏移植患者在移植后数月或数年内逐渐出现慢性移植物失功（chronic graft dysfunction，CGD），直至功能完全丧失。其病理生理特征为肾实质细胞的大面积纤维化致肾脏结构崩解，临床表现为移植肾功能的持续减退：血尿素氮和肌酐值进行性上升，持续的蛋白尿、贫血及高血压等（即慢性肾功能不全的临床表现）。慢性移植肾失功发病机制尚不完全清楚，多数研究认为是免疫性和非免疫性等多种因素共同作用的结果。

慢性移植肾失功患者在移植肾切除前充分HD是必要的。但该类患者开展RRT时机却仍有争议。目前多数肾病学者主张的慢性肾病肾衰竭患者开始进行透析的指征有：①内生肌酐清除率5～10ml/min开始透析，糖尿病患者可提早至15ml/min；②血清K^+>6.5mmol/L；③重度代谢性酸中毒和尿毒症症状明显；④有明显的水潴留；⑤并发贫血、心包炎、高血压、消化道出血、肾性骨病、周围神经病变及中枢神经系统症状。慢性移植肾失功患者移植后需长期服用免疫抑制药物，对循环、呼吸及神经等系统产生不良影响，他们发生尿毒症并发症及急重症会较一般慢性肾病肾衰竭患者更早，因此有专家认为，该类患者开展RRT时机应比初次RRT的患者更早。移植肾切除后，这类患者和普通脓毒症患者的RRT差异不大。

（周发春　姜　利）

思考题

1. 对于脓毒症急性肾损伤患者何时开始启动RRT？
2. 急性肾损伤的致病因素包括哪些？
3. 等待肾移植患者是否需要进行预防性RRT？

参考文献

[1] RONCO C，BELLOMO R，KELLUM J A，et al. Critical care nephrology E-book [M]. Amsterdam：Elsevier Health Sciences，2017.

[2] KHWAJA A. KDIGO clinical practice guidelines for acute kidney injury [J]. Nephron Clin Pract，2012，120(4)：179-184.

[3] JAMES M，BOUCHARD J，HO J，et al. Canadian Society of Nephrology commentary on the 2012 KDIGO clinical practice guideline for acute kidney injury [J]. Am J Kidney Dis，2013，61(5)：673-685.

[4] TOLWANI A. Continuous renal-replacement therapy for acute kidney injury [J]. N Engl J Med，2012，367(26)：2505-2514.

[5] WALD R，GAUDRY S，DA COSTA B R，et al. STARRT-AKI Investigators. Initiation of continuous renal replacement therapy versus intermittent hemodialysis in critically ill patients with severe acute kidney injury：A secondary analysis of STARRT-AKI trial [J]. Intensive Care Med，2023，49(11)：1305-1316.

[6] 杨毅，于凯江. 重症肾脏病学[M]. 上海：上海科学技术出版社，2014.

[7] KELLUM J A，RONCO C. The 17th acute disease quality initiative international consensus conference：Introducing precision renal replacement therapy [J]. Blood Purif，2016，42(3)：221-223.

[8] OSTERMANN M，JOANNIDIS M，PANI A，et al. Patient selection and timing of continuous renal replacement therapy [J]. Blood Purif，2016，42(3)：224-237.

[9] BAGSHAW S M，CHAKRAVARTHI M R，RICCI Z，et al. Precision continuous renal replacement therapy and solute control [J]. Blood Purif，2016，42(3)：238-247.

[10] GAUDRY S，HAJAGE D，SCHORTGEN F，et al. Initiation strategies for renal-replacement therapy in the intensive care unit [J]. N Engl J Med，2016，375(2)：122-133.

[11] ZARBOCK A，KELLUM J A，SCHMIDT C，et al. Effect of early vs delayed initiation of renal replacement therapy on mortality in critically ill patients with acute kidney injury：The ELAIN randomized clinical trial [J]. JAMA，2016，315(20)：2190-2199.

[12] 于凯江，李文雄. 急性肾损伤与血液净化[M]. 北京：

人民卫生出版社,2018.

[13] PETERS E,ANTONELLI M,WITTEBOLE X,et al. A worldwide multicentre evaluation of the influence of deterioration or improvement of acute kidney injury on clinical outcome in critically ill patients with and without sepsis at ICU admission: Results from the Intensive Care Over Nations audit [J]. Crit Care,2018,22(1):188.

[14] HILL N R,FATOBA S T,OKE J L,et al.Global prevalence of chronic kidney disease-a systematic review and meta-analysis [J]. PLoS One,2016,11 :e0158765.

[15] SURIYONG P,RUENGORN C,SHAYAKUL C,et al. Prevalence of chronic kidney disease stages 3-5in low-and middle-income countries in Asia: A systematic review and meta-analysis [J]. PLoS One,2022,17(2):e0264393.

[16] SZAMOSFALVI B,YEE J. Considerations in the critically ill ESRD patient [J]. Adv Chronic Kidney Dis,2013,20(1):102-109.

[17] DE ROSA S,SAMONI S,VILLA G,et al. Management of chronic kidney disease patients in the intensive care unit: Mixing acute and chronic illness [J]. Blood Purif,2017,43(1/2/3):151-162.

[18] ZHANG L,YANG J,EASTWOOD G M,et al. Extended daily dialysis versus continuous renal replacement therapy for acute kidney injury: A meta-analysis [J]. Am J Kidney Dis,2015,66(2):322-330.

[19] CLARK E G,VIJAYAN A. How I prescribe prolonged intermittent renal replacement therapy [J]. Crit Care,2023,27(1):88.

[20] 刘大为,杨荣利,陈秀凯,等. 重症血液净化[M]. 北京:人民卫生出版社,2017.

第十四章

脓毒症与 RRT

学习目标

掌握:

脓毒症其他治疗及 RRT 治疗脓毒症的时机。

熟悉:

RRT 在脓毒症中的模式及应用。

了解:

RRT 治疗脓毒症的机制。

脓毒症(sepsis)是指由于机体对感染反应失调所引起的危及生命的器官功能障碍。炎症反应失衡是脓毒症发病机制的重要基础。脓毒症早期为促炎阶段,但持续炎症的存在可迅速诱发机体产生抗炎介质以防止促炎介质过度生成,抗炎介质长时间释放可导致免疫功能受损。全身性炎症和严重的免疫抑制成为影响脓毒症病死率的重要因素。肾脏替代治疗(RRT)因其在稳定内环境、免疫调理和器官支持中的独特作用,已成为脓毒症救治中的重要手段。

脓毒症也是 ICU 内发生 AKI 的首要原因。作为 RRT 最主要的类型,CRRT 一直在脓毒症合并的 AKI 救治中显示出其独特的优势,其临床运用范围不断扩大,二者的内涵有逐渐融合的趋势。CRRT 治疗脓毒症主要包含两个方面内容:一是针对脓毒症相关的急性肾损伤;二是针对脓毒症引发的 SIRS 及 MODS。

一、CRRT 治疗脓毒症的机制

理想的脓毒症治疗方案应该能够减弱机体的抗炎和促炎反应,提高机体对感染源的清除能力。CRRT 作为脓毒症的辅助治疗手段已应用了多年,其治疗脓毒症的机制迄今为止仍然存在争议。CRRT 在脓毒症中的治疗机制包括以下方面。

(一) 免疫调理

1. 清除炎症介质 脓毒症患者体内大量合成、释放促炎因子,同时产生代偿性抗炎症反应。SIRS 持续加重可导致 MODS,代偿性抗炎症介质释放过度则会导致免疫抑制,即代偿性抗炎症反应综合征(compensated anti-inflammatory response syndrome, CARS),后者会引发机体对感染的易感性增加。引起脓毒症的大多数免疫介质为水溶性的中分子量物质,CRRT 可以非选择性地清除这些“促炎”或“抗炎”介质,其作用广泛并可调节。关于具体清除和治疗机制,有 3 种学说。Ronco 等的“去峰值学说”认为 CRRT 非选择性清除炎症介质,降低其浓度峰值,可以重建机体免疫平衡。Honore 等则提出了“介质溢出学说”,认为组织器官中的细胞因子会溢出补足循环中所丢失的细胞因子,因此 CRRT 清除已溢出到循环中的细胞因子水平可以间接降低组织中的水平。Di Carlo 等的“淋巴转运学说”则认为细胞因子和大多数免疫介质都是通过淋巴进行转运,使用高通量 RRT 可增加淋巴流量,从而加速细胞因子的清除。总之,CRRT 可通过清除循环促炎因子进行免疫调理,以维持机体炎症状态动态平衡。

2. 恢复白细胞的免疫功能和反应性 抗炎反应可导致白细胞处于低反应状态而不能执行免疫效应功能,此时白细胞不能对新的感染作出反应并及时清除。有研究显示:血液净化可通过对单核细胞和中性粒细胞的调节以恢复或改善白细胞的免疫功能和反应性。其中高容量血液滤过(high volume hemofiltration, HVHF)可防止脓毒症诱发的内毒素低反应性,连续性血浆滤过吸附(continuous plasma filtration adsorption, CPFA)可以改善脂多糖刺激后脓毒症患者白细胞的低反应性。

(二) 器官支持

脓毒症或重症 AKI 患者往往合并多器官功能障碍。肾脏支持既能对肾脏自身进行支持和保护,同时也可对心、肺、脑及肝等全身多个器官功能起到支持和保护作用。多器官功能障碍的患者也有可能通过CRRT、人工肝等血液净化方法，调节血液成分，清除多余的水分、代谢产物或毒物，实现内环境稳定，从而有利于各个器官的恢复。此外在一些疾病状态下大量的炎症因子、中毒物质、过量的药物或自身抗体等均可能引起多器官功能障碍，及时清除这些致病物质也可对多器官功能进行支持。

1. 肾脏支持 肾脏是多器官功能障碍中最容易受累的器官之一。通过血液净化的方式有助于调节患者体内的酸碱失衡、电解质紊乱和液体过负荷，实现患者的内环境稳定。

2. 心、肺支持 心功能不全是脓毒症或重症患者常见的临床表现，这类患者易于发生容量过负荷。血液净化有助于清除体内过多的液体负荷，使心脏恢复合适的前负荷，减轻肺水肿。

3. 脑保护 重症患者往往存在代谢性脑病，如尿毒症脑病、肝性脑病、胰性脑病以及脓毒症相关脑病等。此时可因体内代谢产物的蓄积和异常增多引起中枢神经系统继发损害。血液净化可以有效清除各种代谢产物，有助于脑功能的保护。此外，血液净化有助于体温的控制，特别是对持续高热或者需要严格控制体温的患者，可降低氧耗，保护大脑。

4. 肝脏支持 脓毒症或重症患者也常会出现急性肝功能受损。肝衰竭后会出现多种代谢产物蓄积，导致肝性脑病、凝血功能障碍、高胆红素血症及低蛋白血症等临床表现。血液净化可清除体内蓄积的代谢产物，改善全身的内环境。血液净化可为肝组织再生争取时间，或为肝移植创造条件。

5. 其他器官支持 如脓毒症患者合并严重的处于活动期的免疫疾病（如系统性红斑狼疮），自身抗体可攻击多个脏器导致多器官衰竭，及时用血液净化清除这些自身抗体有助于病情的改善；严重脓毒症或重症胰腺炎产生的细胞因子风暴也可导致多器官功能障碍，血液净化可以通过清除炎症介质改善患者血流动力学和器官功能等。

（三）稳定内环境

严重的AKI会引起水、电解质紊乱和酸碱失衡、氮质血症等内环境紊乱，会对全身多个器官系统产生不良影响。RRT通过对水、电解质及酸碱平衡状态的密切监测和实时调控，从而实现内环境的稳定。除此以外，如果脓毒症患者合并肝衰竭、中毒及免疫相关疾病，内分泌或代谢性疾病，RRT也能有效清除毒素、毒物、致病抗体或其余致病性溶质，有效重建内环境的稳态。

二、RRT在脓毒症中的模式及应用

（一）高容量血液滤过

2002年，ADQI将HVHF定义为超滤率＞35ml/(kg·h)的血液滤过模式，但不同研究对HVHF定义仍不尽相同。2012年，Honore等认为HVHF是指24小时持续超滤率＞50ml/(kg·h)或24小时中有4～8小时超滤率达到100～200ml/(kg·h)，后续标准剂量的CVVH（Pardubice共识），后者也称为脉冲式HVHF。迄今为止，高容量血液滤过的剂量标准还没有完全达成共识。

2000年Ronco等研究结果首次提示HVHF可显著改善重症患者的预后（其中脓毒症患者约占30%）。但2008年的ATN研究和2009年的RENAL研究则未发现HVHF能改善预后。2013年IVOIRE研究也显示HVHF并未能改善脓毒症休克患者病死率。HVHF在危重患者中的应用价值始终存在争议，有待更多的随机对照试验研究证实。

有研究显示HVHF可通过对流、吸附清除血浆中炎症介质，从而维持内环境稳定、减轻炎症因子对脏器的损伤，改善血流动力学状态。虽然大部分临床研究提示HVHF并不能确实改善脓毒症患者或重症患者预后，但在清除炎症因子、改善血流动力学状态方面有不少临床研究发现了阳性结果。

Ghani等对33例脓毒症休克患者随机分为2组，HVHF组（n=15）行持续100ml/(kg·h)血液滤过6小时，CVVH组（n=18）行持续35ml/(kg·h)血液滤过6小时；结果提示HVHF组患者6小时后IL-6水平显著下降（P=0.025），而CVVH组患者并未观察到IL-6水平下降。由此推测，HVHF与CVVH相比，可以降低血液中炎症因子如IL-6的水平。

Boussekey等对20例脓毒症休克合并急性肾损伤患者随机分为65ml/(kg·h)组和35ml/(kg·h)组，并比较两组患者平均动脉压、去甲肾上腺素剂量、PaO_2/FiO_2比值、乳酸与尿量及器官功能障碍逻辑性评分（logistic organ dysfunction score，LODS）。与35ml/(kg·h)组患者相比，65ml/(kg·h)组患者治疗24小时后去甲肾上腺素剂量下调更快（P=0.004）；但乳酸及PaO_2/FiO_2比值差异并无统计学意义（P＞0.05）；4天后尿量有增加趋势（P=0.059）。两组患者病死率、机械通气时间及ICU住院天数均相近。该研究认为通过HVHF治疗可改善脓毒症休克患者血流动力学状态。

综上，尽管ATN、RENAL和IVOIRE等研究，以及多项meta分析均证明HVHF并不能改善脓毒症休克患者预后，但部分RCT及观察性研究仍认为HVHF能够降低炎症因子水平，改善患者血流动力学状态。由于HVHF技术本身存在的一些弊端，以及RCT研究设计的局限性，目前似乎不能完全否定HVHF在脓毒症中的治疗作用，而需要寻找更多相关循证医学的依据。

（二）连续性静脉-静脉血液滤过/透析滤过

连续性静脉-静脉血液滤过/透析滤过（CVVH/CVVHDF）模式在脓毒症中应用较多，但其最佳治疗剂量仍在探索中。Ronco 等首次提出高剂量 CRRT 有助于改善脓毒症患者预后，但该观点未能被之后的多个研究证实。为增加对毒素和炎症介质的清除，很多后续研究尝试增加超滤量，但并未降低脓毒症或重症患者的病死率，而治疗期间的并发症发生率反而有所增加。

CVVH 通过液体静力梯度和对流发生溶质运输。在 CVVHD 中，透析液穿过透析膜的外表面并且溶质通过沿其浓度梯度向下弥散而从血液中排出。与 CVVH 相比，超滤速率相对较低，允许净液体负平衡而无需静脉内置换液。CVVHDF 是一种混合方法，结合了 CVVHD 的透析液流量和高超滤率以及 CVVH 置换液的使用。由 CVVH 和 CVVHD 提供的溶质清除的不同机制导致每种模式溶质去除的不同分布。有学者认为 CRRT 不同模式（CVVH、CVVHD 或 CVVHDF）的选择主要在于实施者的偏好，而不是患者特征或客观结果数据。

（三）高截留量血液滤过

高截留量血液滤过（high cut-off hemofiltration，HCOHF）通过增加滤过膜孔径而加大细胞因子和炎症因子的清除率。有报道称 HCOHF 在提高细胞因子清除率的同时还能降低脓毒症患者对血管升压素需求量。一项随机对照试验证明，HCOHF 能清除免疫调节因子，恢复单核细胞的增殖能力。然而，HCOHF 会引起白蛋白大量丢失。由于在滤过膜截留界限、滤过膜组成成分及滤过形式等问题上存在较大分歧，目前关于 HCOHF 的临床运用较难达成共识。

（四）连续性血浆滤过吸附

连续性血浆滤过吸附（CPFA）的主要优点是血细胞不与吸附剂直接接触，从而避免凝血功能紊乱、血小板聚集及溶血等并发症，同时采用低滤过率能延长炎症因子与吸附剂的作用时间，达到最大清除率。CPFA 不但能有效吸附炎症因子，还能提高脓毒症患者的免疫应答反应、减少洋地黄类等正性肌力类药物的需求量。

（五）持续低效透析

持续低效透析（SLED）是将 IHD 与 CRRT“杂合”，形成一种介于两者之间的新型持续性血液净化模式。SLED 可有效清除危重患者的低分子小溶质，血流动力学耐受良好，且花费少，易维护。但是关于 SLED 的循证医学证据较少，其对重症患者和脓毒症患者的疗效难以肯定。

三、RRT 治疗脓毒症相关吸附柱（血液净化膜）

目前，脓毒症相关的 RRT 膜材质主要包括以下几种。

1. 高截留分子量膜 大量动物实验证明了高截留分子量（high cut-off，HCO）膜的优势，临床试验则证实 HCO 膜能够显著降低去甲肾上腺素的剂量，其清除 IL-6 和 IL-1 受体拮抗剂的能力是常规滤器膜清除能力的 10 倍。随后 High Cut-Off 脓毒症研究（high cut-off sepsis study，HICOSS）发现，HCO 膜并没有如人们担心的那样清除大量白蛋白，由此证实了 HCO 膜的安全性，遗憾的是该研究发现 HCO 膜不能降低脓毒症休克 AKI 患者 28 天病死率，因而被提前终止了。此后 Bellomo 教授另一临床研究仍未能证实 HCO 膜治疗脓毒症患者的有效性。

2. 高吸附性能的非选择性膜 包括聚丙烯腈膜和 AN69 ST 膜等。Rogiers 等通过制备急性内毒素休克犬模型发现，聚丙烯腈膜有短暂的血流动力学改善作用，可能与吸附炎症介质有关。AN69 ST 具有更强的吸附能力，可以吸附万古霉素和乳酸，还可以吸附炎症反应的上游介质，如高速泳动族蛋白 1（high mobility group box-1protein，HMGB-1），由此降低了重症患者住院病死率和住院时间，而普通 RRT 膜和 HCO 膜不能清除 HMGB-1。

3. 选择性高吸附 RRT 膜 如 AN69 oXiris 膜。AN69 oXiris 膜具有强大的吸附能力，尤其是选择性吸附内毒素的能力。在感染性休克动物模型中，与普通 AN69 膜相比，应用 6 小时 AN69 oXiris 可减轻休克的临床症状以及生物学的严重程度，能使平均动脉压（mean arterial pressure，MAP）和肺动脉楔压（pulmonary arterial wedge pressure，PAWP）更为稳定（实验组中需要液体复苏、合并乳酸酸中毒及肺动脉高压的数量均低于对照组），但是截至目前还没有有力的临床研究证据。另外，PMMA 膜可能与 AN69 oXiris 具有相似的吸附内毒素的能力。

4. 高选择性吸附柱 如多黏菌素 B（polymyxin B，PMX）膜，其能够选择性吸附内毒素，常被运用于血液灌流模式中。有研究认为 PMX 膜能够降低脓毒症和脓毒症休克患者的病死率。目前多黏菌素 B 血液吸附在欧美等国还处于评估阶段，但其已作为一项血液净化技术在日本进入医保并在临床使用。2018 年 10 月 *JAMA* 杂志发表了使用多黏菌素 B 吸附膜技术治疗脓毒症 EUPHRATES 研究的结果。该多中心 RCT 纳入了 450 例脓毒症休克且内毒素活性测定（endotoxin activity assay，EAA）>0.6 的患者并随机分为两组，治疗组在常规治疗基础上采用具有内毒素吸附功能的灌流，对照组在常规治疗基础上采用假血液灌流操作，其结果显示两组 28 天病死率差异没有统计学意义。结合此前的研究，这项技术还需要积累更多的资料。

此外还有各种膜材质有不同滤过及黏附特性，在实验中可降低炎症因子水平，可能会降低脓毒症患者的病死率，但仍然需要更多的临床证据积累。

四、RRT治疗脓毒症的时机

当脓毒症患者出现危及生命的肾功能障碍时，包括高钾血症、严重酸中毒、严重氮质血症、少尿或无尿导致的液体过负荷等情况，及时应用血液透析治疗已成定论。但在出现这些严重的病理生理状态之前，何时开始RRT仍无统一意见。

未合并AKI的严重脓毒症患者，没有强力临床证据证明需要早期行RRT。临床可根据危重患者入院或入住ICU的天数，器官功能和全身病情综合判定是否及何时进行RRT。对于脓毒症相关性AKI，大多数观察性研究认为早期开始RRT的患者预后更好，但缺乏说服力。2015—2016年进行了3项大样本的RCT，其都以KDIGO作为AKI的分期标准，对比RRT的启动时机对预后的影响。其中两项研究还加入了AKI的生物标志物中性粒细胞明胶酶相关脂质运载蛋白（NGAL）。Wald等将符合AKI 2期，同时全血NGAL≥400μg/L的患者随机分为加速组和标准组，加速组患者需要在12小时内启动RRT，标准组患者需要至少满足1项传统指标才启动RRT，结果显示2组患者病死率差异没有统计学意义，而标准组中30%的患者却因此避免了RRT。Zarbock等的ELIAN研究结果显示，相较于晚期（满足AKI 3期标准且血浆NGAL＞150μg/L后12小时内）RRT，早期（满足AKI 2期标准且血浆NGAL＞150μg/L后8小时内）RRT能够降低AKI患者的90天病死率，并缩短RRT时间和住院时间，ELIAN研究中的晚期组仅10%的患者未进行RRT。AKIKI研究则发现早期启动RRT（满足AKI 3期标准后6小时内）和晚期RRT（满足至少1项传统指标）相比并不能降低重症患者病死率。这些RCT结果相互矛盾，且脓毒症相关性AKI在这些研究中所占比例不高。基于以上证据，在重症患者或脓毒症患者中根据AKI分期决定何时启动RRT目前似乎仍无定论。

2016年第17届ADQI组织推出了“精准RRT”的概念，指出RRT时机应该个体化，应该根据患者肾脏储备能力与需求之间的平衡，而不是仅仅考虑肾功能损害的程度或AKI分期。当需求和肾脏储备之间存在差距或可能出现差距时，应该考虑RRT。如果此差距在变小，可以短暂观察和等待。但在此过程中需要动态评估供需间的差距并且纠正导致AKI的原因，比如原发病、肾脏血流动力学等。如果差距增大则尽快开始RRT，一般不应该超过3小时。

对RRT时机进行个体化的评估，需要考虑其他脏器合并症、病情严重程度、慢性基础疾病、溶质清除和液体负荷程度等情况，它们共同决定着机体对肾脏代谢的需求，尤其是液体负荷。即使AKI分期较低，但由于代谢需求增加，如高分解代谢状态或液体负荷过重时，也应该开始RRT；反之，如果需求不高，即使是AKI 3期也不一定是启动RRT的时机。

综上，脓毒症发病机制复杂，炎症反应失衡是其重要基础，其治疗包括RRT在内的一系列综合措施。CRRT通过持续性清除溶质对各脏器发挥支持作用，在脓毒症患者中除了可以稳定内环境，还有免疫调理和器官支持的作用。CRRT未对血流动力学造成显著干扰，是危重脓毒症患者首选的血液净化方式。当脓毒症患者未出现危及生命的严重的病理生理状态之前，何时开始CRRT仍无统一意见。CRRT时机更应该考虑患者肾脏储备能力与需求之间的平衡，而不是仅仅考虑肾功能损害的程度或AKI分期。HVHF是否改善脓毒症或危重症患者预后，目前仍存在争议，但其可能有助于改善脓毒症患者的血流动力学状态。连续性静脉-静脉血液滤过/透析滤过模式在脓毒症中应用较多，为目前的主要治疗模式，但其最佳治疗剂量仍在探索中。高截留血液滤过（HCOHF）可以更有效地清除炎症介质，持续低效透析（SLED）容易维护、花费少。临床工作中可根据当地医院和患者实际情况选择个体化的CRRT模式、开始时机和治疗剂量。

（康　焰）

思考题

1. RRT用于治疗脓毒症的机制有哪些？
2. 脓毒症何时需要启动RRT？
3. RRT治疗脓毒症有哪些主要模式？

参考文献

[1] SINGER M, DEUTSCHMAN C S, SEYMOUR C W, et al. The third international consensus definitions for sepsis and septic shock (Sepsis-3) [J]. JAMA, 2016, 315 (8): 801-810.

[2] FERNANDO S M, ROCHWERG B, SEELY A J E. Clinical implications of the Third International Consensus Definitions for Sepsis and Septic Shock (Sepsis-3) [J]. CMAJ, 2018, 190 (36): E1058-E1059.

[3] 付平，杨莹莹，张凌．连续性肾脏替代治疗在脓毒症中的应用[J]．西部医学，2011，23 (2): 201-202.

[4] JOANNES-BOYAU O, HONORÉ P M, PEREZ P, et al. High-volume versus standard-volume haemofiltration for septic shock patients with acute kidney injury (IVOIRE study): A multicentre randomized controlled trial [J]. Intensive Care Med, 2013, 39 (9): 1535-1546.

[5] TANDUKAR S, PALEVSKY P M. Continuous renal replacement therapy: Who, when, why, and how [J]. Chest, 2019, 155(3): 626-638.

[6] MEHTA Y, PAUL R, ANSARI A S, et al. Extracorporeal blood purification strategies in sepsis and septic shock: An insight into recent advancements [J]. World J Crit Care Med, 2023, 12(2): 71-88.

[7] HAZZARD I, JONES S, QUINN T. Coupled plasma haemofiltration filtration in severe sepsis: Systematic review and meta-analysis [J]. R Army Med Corps, 2015, 161(1): i17-i22.

[8] HONORÉ P M, JACOBS R, BOER W, et al. New insights regarding rationale, therapeutic target and dose of hemofiltration and hybrid therapies in septic acute kidney injury [J]. Blood Purif, 2012, 33(1/3): 44-51.

[9] ATAN R, PECK L, PROWLE J, et al. A double-blind randomized controlled trial of high cutoff versus standard hemofiltration in critically ill patients with acute kidney injury [J]. Crit Care Med, 2018, 46(10): e988-e994.

[10] DOI K, IWAGAMI M, YOSHIDA E, et al. Associations of polyethylenimine-coated AN69ST membrane in continuous renal replacement therapy with the intensive care outcomes: Observations from a claims database from Japan [J]. Blood Purif, 2017, 44(3): 184-192.

[11] NAKAMURA Y, HATOMOTO H, YAMASAKI S, et al. Comparison of the cytokine adsorption ability in continuous renal replacement therapy using polyethyleneimine-coated polyacrylonitrile (AN69ST) or polymethylmethacrylate (PMMA) hemofilters: A pilot single-center open-label randomized control trial [J]. Eur J Med Res, 2023, 28(1): 208.

[12] DAVIES B, COHEN J. Endotoxin removal devices for the treatment of sepsis and septic shock [J]. Lancet Infect Dis, 2011, 11(1): 65-71.

[13] CHANG T, TU Y K, LEE C T, et al. Effects of polymyxin B hemoperfusion on mortality in patients with severe sepsis and septic shock: A systemic review, meta-analysis update, and disease severity subgroup meta-analysis [J]. Crit Care Med, 2017, 45(8): e858.

[14] DELLINGER R P, BAGSHAW S M, ANTONELLI M, et al. Effect of targeted polymyxin B hemoperfusion on 28-day mortality in patients with septic shock and elevated endotoxin level: The EUPHRATES randomized clinical trial [J]. JAMA, 2018, 320(14): 1455-1463.

[15] ZARBOCK A, KELLUM J A, SCHMIDT C, et al. Effect of early vs delayed initiation of renal replacement therapy on mortality in critically ill patients with acute kidney injury: The ELAIN randomized clinical trial [J]. JAMA, 2016, 315(20): 2190-2199.

第十五章

急性呼吸窘迫综合征与RRT

学习目标

掌握：

ARDS 患者行 RRT 的时机。

熟悉：

ARDS 患者行 RRT 的模式。

了解：

ARDS 患者行 RRT 的机制。

急性呼吸窘迫综合征（acute respiratory distress syndrome，ARDS）是指由严重脓毒症、休克、外伤和肺炎等多种疾病导致的以肺毛细血管损伤、毛细血管通透性增加为特点，以肺水肿、肺不张、肺内微血栓及肺透明膜形成为病理特征，以呼吸窘迫、顽固性低氧血症和非心源性肺水肿为临床表现的综合征，有较高的病死率。尽管近年来 ARDS 治疗技术取得了很大进展，肺保护性通气策略、俯卧位通气及体外膜氧合（extracorporeal membrane oxygenation，ECMO）等技术相继出现，病死率有所下降，但对于重度 ARDS 患者，病死率仍居高不下。ARDS 是多器官功能障碍综合征的一部分，约有 70% 的 ARDS 患者并发 AKI，也使得 RRT 技术越来越多地应用于 ARDS 的治疗，并取得一定的治疗效果。

一、RRT 应用于 ARDS 治疗的机制

由于肺脏与肾脏的交互作用，大约 70% 的 ARDS 并发 AKI。单纯 ARDS 的病死率约 30%，而 ARDS 并发 AKI 的病死率可达 60%。当 ARDS 合并 AKI 时，尿量减少，治疗又需要大量补液，循环液体过负荷，静水压增加，肺毛细血管通透性增加，液体大量潴留在肺部，加重肺水肿及促进肺透明膜的形成，导致呼吸衰竭恶化，氧合指数下降，进一步影响全身各个器官及系统。

ARDS 的诱因已经明确，即多种严重疾病会引起机体大量炎症反应，激活效应细胞，效应细胞释放大量细胞因子和炎症介质，这些细胞因子和炎症介质主要有 IL-1、IL-6、IL-8、IL-12 和 TNF-α 等，这些促炎细胞因子（proinflammatory cytokine，PIC）可导致严重 SIRS。肺内有一个效应细胞库，在炎症信号的作用下，这些效应细胞会被病灶吸引、迁移和聚集。在 SIRS 发展过程中，炎症介质激活效应细胞，引起肺水肿、肺不张、肺内微血栓及肺透明膜形成，导致呼吸衰竭和 ARDS。因此，肺是 SIRS 最早受到影响的器官。炎症细胞的活化可引起炎症介质的过度持久释放，导致连锁反应的发生。及时清除循环炎症介质，阻断炎症反应的进展，是提高 ARDS 治疗成功率的关键。

目前认为肺含水量和肺水肿与 ARDS 患者的生存率有关。RRT 可降低肺含水量，减轻肺损伤肺泡水肿和肺泡间质水肿，同时恢复肺泡内表面活性物质浓度，减轻肺泡塌陷，改善氧合。RRT 降低了肺含水量，也能有效清除包括细胞因子在内的生物活性物质，改善尿量和血流动力学。虽然 ARDS 患者 RRT 指南中并没有明确的规定，但是 RRT 既能脱水，又可以无选择性地通过扩散、对流及吸附等方法对各种分子量的介质进行处理，降低体内细胞因子峰值，终止炎症级联反应，延缓多器官衰竭时间，为 ARDS 治疗提供了一种新的方法。因此目前 ARDS 治疗中血液净化的主要机制是液体超滤，清除过多水分，降低肺外血管性含水量，同时清除过度释放的炎症因子。

二、RRT 应用于 ARDS 治疗的具体操作

（一）RRT 应用于 ARDS 治疗的适应证、禁忌证与时机

RRT 前需要进行评估，评估内容主要包括评估

有无行 RRT 的适应证、禁忌证和开始实施 RRT 的时机。

1. 绝对适应证 通常包括对利尿剂无反应的容量过负荷，如急性肺水肿等；严重的高钾血症（>6.5mmol/L）或血钾迅速升高伴心脏毒性；严重代谢性酸中毒（pH<7.1）。

2. 相对适应证

(1) 肾性适应证：当 AKI 患者不能耐受液体平衡和代谢物波动时，如血流动力学不稳定的 AKI 患者。

(2) 非肾性适应证：如顽固性液体过负荷、感染性休克、严重电解质紊乱和酸碱失衡、急性肝衰竭、严重肿瘤溶解综合征及热射病等。

RRT 无绝对禁忌证，但存在以下情况时应谨慎：无法建立合适的血管通路、严重的凝血功能障碍和严重的活动性出血（特别是颅内出血）。但上述均为相对禁忌证，当凝血功能障碍或活动性出血的患者存在紧急 RRT 指征时，仍可通过采取无肝素抗凝或枸橼酸局部抗凝等方式进行 RRT。

3. ARDS 开始 RRT 的时机 首先是存在上述绝对适应证时，需要立即行 RRT。而只有相对适应证时是否开始 RRT，目前缺乏统一的标准。虽然 AKI 分期与医院死亡率相关，但它本身并不是 RRT 的指标。第 17 届 ADQI 会议上达成的共识意见：当代谢和容量需求超过肾脏负荷时，就需要考虑 RRT。AKI 被广泛接受的定义已经从危险、损伤、衰竭、损失和终末期肾病标准发展到 AKI 网络分类和 KDIGO 标准。所有这些都是基于血清肌酐的急性变化和/或尿量的下降，其中包括 AKI 严重程度的 3 个阶段。事实上，许多即使是 3 期 AKI 的患者在没有 RRT 的情况下也会自发康复。此外，一些患者可能有紧急 RRT 适应证（如高钾血症、液体超载），甚至不符合 2 期 AKI 的标准。AKI 启动 RRT 时应考虑诸多因素。

检查 RRT 起始时间的研究有很多，但只有少数是小型随机对照试验（RCT），多数都是观察性和队列研究。大多数观察性研究的结论是，如果早期提供 RRT，接受 RRT 的患者预后更好。然而，在这些研究中，偏倚的风险很高，因为它们不包括没有 RRT 的对照组。此外，部分患者（尤其是“早期 RRT”组）可能接受了不必要的 RRT。一项回顾性研究包括一组未接受 RRT 的对照组，结果显示，倾向评分匹配后，RRT 组患者的病死率较高，尤其是 AKI 较轻的患者。由于大部分 AKI 患者在临床实践中从未接受过 RRT，现有的研究和分析对于哪些患者应该接受 RRT 并没有提供足够的指导。一项使用倾向匹配的分析得出结论，AKI 患者只有在出现严重的氮质血症（SCr>4.2mg/dl）时才明显受益于 RRT。很明显，这就留下了一个难题，即那些最有可能从 RRT 中获益最多的患者，在可能获益最多的早期阶段并不容易识别。

2015—2016 年报道了 3 项大型 RCT 结果。“早”和“晚”RRT 由 KDIGO 标准定义；2 项研究包括一个新增的 AKI 生物标志物 NGAL。瓦尔德等进行了一项包含 100 例全血 NGAL≥400ng/ml 的 2 级 AKI 患者的可行性研究。患者的疾病严重程度高（SOFA 评分），约 90% 患者接受机械通气和升压药。在“加速”组中，RRT 在符合纳入标准的 12 小时内开始，而在“标准”组中，RRT 的启动由所谓的“经典适应证”决定，即高钾血症、酸中毒和严重呼吸衰竭。两组间病死率无差异。大约 30% 的随机接受“标准”治疗的患者不需要 RRT。与此相反，在一项单中心研究中，Zarbock 等人随机选取了 231 例主要为心脏外科 AKI 2 期和血清 NGAL>150ng/ml 的患者，分为早期和晚期 RRT。其中 AKI 2 期患者 8 小时内开始 RRT 的是早期治疗组，而 AKI 3 期患者 12 小时后开始 RRT 的是晚期治疗组。两组患者 SOFA 的平均得分是 16 分。随机分到早期治疗组患者的病死率比随机选择晚期治疗组患者的病死率低 35%。只有 10% 的晚期患者不需要 RRT。但是，此项研究纳入特殊人群，主要是心脏术后的患者，在入院时有 75% 的患者液体过负荷或肺水肿恶化，这被普遍认为是立即启动 RRT 的标准。

此外，AKI 的诊断时间与 RRT 的启动时间之间的短暂差异（仅 20 小时），和令人惊奇的病死率降低有关。在这项单中心研究中，实验组的效果可能被高估了。迄今为止，最大的多中心 RCT 研究 RRT 时间包括 620 例危重患者，平均 SOFA 评分为 11 分。第一种主要的治疗方式是间歇性血液透析（IHD，55%）。随机分配到早期治疗组的患者在达到 AKI 3 期后 6 小时内接受 RRT，而晚期治疗组仅在“绝对”适应证得到满足时才开始，包括高钾血症、酸中毒、排尿过少>72 小时及血尿素氮>110mg/dl 或肺水肿，病死率约为 50%，两组间无显著差异。然而，随机选择晚期治疗组的患者中有 60% 不需要 RRT。重要的是，晚期组接受 RRT 的患者病死率最高（62%），而不接受 RRT 的患者病死率甚至低于早期组接受 RRT 的患者。

总之，AKI 患者较早开始 RRT 并不能降低病死率和长期 RRT 依赖。在 40%～50% 的患者中，在紧急情况下延迟 RRT 的启动，并采取谨慎的等待策略，甚至可以避免 RRT 的使用。基于现有证据，启动紧急 RRT 的决定应个体化，不能仅根据肾功能或 AKI 分期而不考虑临床背景。RRT 的启动应该由肾脏的能力不能满足机体对它们的需求来决定，不断增长的机体需求会导致失衡，并可能导致其他器官功能失调。在需求与肾脏能力存在显著差异的情况下，应考虑 RRT。同样，在差距缩小的情况下，“观察和等待策略”可能是合理的。对于临床实践来说，这也意味着如果对 AKI 的需求较高，应考虑在 AKI 的早期进行 RRT。相反，如果代谢和体液需求降低或减少时，即使是 AKI 3 期也可能不需要 RRT。

一旦决定进行 RRT，应尽早开始，通常在 3 小时内。RRT 需要训练有素和经验丰富的工作人员，插入中心静脉双腔导管和准备 RRT 机器。

（二）RRT 应用于 ARDS 治疗的模式选择

RRT 模式的选择取决于患者病情需要。在循环不稳定和内环境波动较大的情况下，推荐连续性 RRT。间歇性 RRT 在循环及内环境稳定，并以康复为优先考虑的情况下发挥作用。对于血流动力学不稳定的患者，KDIGO 指南再次指出，因为较慢的液体清除速度和快速清除溶质所导致的液体移位，会使血流动力学趋于改善。因此，建议在血流动力学不稳定的患者中，采用连续 RRT 疗法。

基于减少体内过负荷液体、减轻肺水肿、清除炎症介质与细胞因子、阻断炎症级联反应来治疗 ARDS 的考虑，近年来也在越来越多地应用一些理论上能够清除炎症介质与细胞因子的 RRT 模式，如高容量血液滤过、血液透析滤过或如血液灌流＋血液滤过的集成 RRT 模式。

在单纯血液净化模式中，使用高流量 RRT 和高通量 RRT 去除炎症介质，希望通过加大超滤剂量，增加对中、小分子的清除。2006 年 Ronco 等人的研究表明，较高剂量的血液净化对急性肾衰竭患者的预后有显著改善。但 2008 年 ATN 研究及之后的研究，均显示高流量 RRT 与常规剂量 RRT 相比，并没有增加患者生存率，且存在增加操作者工作量、对 RRT 管路及滤器膜要求更高等问题。因此，使用集成血液净化技术，既增加对中、小分子的清除，也降低了对管路及操作的要求。

连续性血液净化联合吸附的集成技术主要包括两种，即血液吸附集成连续性血液净化和血浆吸附集成连续性血液净化，其对炎症因子的清除能力强于单纯连续性血液净化或单纯吸附。在这两种集成技术中，连续性血液净化能够清除中、小分子的炎症因子，而血浆/血液吸附技术能够清除中、大分子的炎症因子和内毒素等。Ronco 等研究表明，与单纯连续性血液净化相比，血浆吸附集成连续性血液净化能够更好地改善感染性休克患者的血流动力学。近年来，越来越多的研究表明，较高剂量的血浆吸附集成连续性血液净化不仅能改善严重感染患者的血流动力学，还可改善预后。理论上，血液吸附集成连续性血液净化和血浆吸附集成连续性血液净化能够同步清除较多的炎症因子，但尚需更多临床研究验证。

（三）RRT 应用于 ARDS 治疗的容量管理

危重患者容量管理非常重要，Floand 等报道危重症患者液体超负荷与预后相关，Vincent 等研究证实容量超负荷是最主要的死亡预测因子，ARDS 患者累积的正平衡增加死亡率。ARDS 过程中，SIRS 导致多种炎症因子释放，静脉补充的液体由血液循环进入组织间隙，大量组织液的积聚造成组织器官水肿，静脉压增高，血流灌注压下降和功能受损。一项研究表明，伴有中、重度 AKI 的患者，体液超负荷的发生率是 36.7%，而有 70.2% 的患者出现少尿或无尿。

患者行 RRT 过程中的容量管理至关重要，首先确定治疗目标是容量管理的基础，其次正确评估当前容量是基石。在 RRT 过程中，如果液体的清除速度大于组织间隙及细胞间隙向血管的充盈速度，会导致血压降低，甚至血容量不足。而液体清除过慢或过低，会使容量负荷过多，出现低氧血症，甚至肺水肿，因此就需要精细的容量评估。

常用的容量监测指标包括中心静脉压（CVP）、中心静脉血氧饱和度（$ScvO_2$）、动静脉二氧化碳分压差（arterio-venous partial pressure of carbon dioxide，$Pa\text{-}vCO_2$）和下腔静脉宽度与呼吸变异度等，用于评估患者的容量和血流动力学状态及液体清除的耐受性。根据病情的严重程度，选择 RRT 的三级水平管理，至少 4～6 小时（必要时每小时）进行一次评估，及时调整治疗目标和治疗参数。主要特点是将患者血流动力学指标作为液体管理的依据及目标，达到符合生理要求的最佳容量状态。例如：将 CVP 8～12mmHg 作为液体管理目标；CVP＞12mmHg 时，液体清除增加；CVP＜8mmHg 时，适当补充液体。

（四）RRT 应用于 ARDS 治疗的撤机时机

当肾脏已恢复足够的功能以满足机体代谢和体液的需求，并且以前的需求-容量失衡不再存在时，应该考虑停止 RRT。目前停止 RRT 的时机主要考虑血清肌酐的下降，同时保持尿量不变或增加。虽然 RRT 终止后给予速尿不能改善肾功能或缩短肾衰竭期，但在停止 RRT 后 24 小时内速尿诱导的利尿已被证明是最终在住院期间肾脏功能能否恢复的预测指标。2000—2002 年在 23 个国家 54 个 ICU 进行的观察性研究结果表明，自发性尿量为 400ml/d 与成功撤离 RRT 相关性达 80.9%。给予利尿剂后患者每日排尿 2 330ml，成功撤机的阳性预测值为 87.9%。法国大学中心医院的一项单中心队列研究回顾了在 ICU 至少行 7 天 RRT 的 60 例 AKI 患者，认为尿素排泄大于 1.35mmol/(kg·d) 是 ICU 中 AKI 患者撤离 RRT 最好的标志，其次是尿量超过 8.5ml/(kg·d)。日尿素排泄量和尿量的曲线下面积分别为 0.96 和 0.86。

三、RRT应用于ARDS治疗的问题与展望

（一）选择适当的细胞因子作为清除指标

实验模型中的数据支持早期启动RRT技术可以控制“炎症级联”的假说，在几项研究中，RRT技术在脓毒症或脓毒症休克的早期就开始了，甚至在没有形成肾衰竭的情况下就已经启动RRT。然而在这些研究中，并未观察到儿茶酚胺使用量或患者病死率的下降。IDEAL-ICU试验和AKIKI试验中脓毒症患者的事后分析提供了新的证据，即早期RRT不会对脓毒症休克早期患者产生临床益处。因此，RRT能否为高细胞因子血症带来益处，仍需进一步研究。在日本，一些机构在临床实验室使用IL-6血液水平快速检测系统，用于RRT的非肾适应证判断，评价治疗效果。

（二）集成血液净化技术的发展

与基本血液净化技术相比，集成血液净化技术具有清除能力更强、副作用更少及选择性更高等优势，由于集成血液净化技术常常是两种基本技术组合而成，其在单位时间内对溶质的清除能力一般强于任何单一基本技术。由于每种基本技术清除的溶质分子量范围不同，集成血液净化技术所清除溶质的分子量范围也比单一基本技术要广。集成血液净化技术的另一个优势是通过集成提高血液净化技术的安全性，减少血液净化技术的副作用。如血液吸附的主要副作用是吸附剂和血小板的直接接触，容易引起血小板聚集，激活凝血和炎症反应，导致血小板下降。而血浆吸附将血浆分离与吸附技术集成，避免了血小板和吸附剂的直接接触，从而提高了吸附治疗的安全性。集成血液净化技术通过基本技术组合，可实现对致病性溶质的选择性清除。如单重血浆置换在清除致病大分子的同时，也清除了目标溶质之外的分子，选择性差。将血浆分离技术与血浆成分分离技术叠加在一起形成双重血浆置换，则可只清除血浆中的大分子致病蛋白，而保留白蛋白等小分子蛋白。

（三）细胞因子吸附技术的进步

近年来，各种体液介质引起的毛细血管通透性和肺泡通透性的增加以及由此引起的肺间质水肿在ARDS的发病机制中起着重要作用，这一观点已被普遍接受。随着对ARDS病理生理学认识的提高，出现了许多新的治疗策略。如用带有特异性抗体的免疫吸附柱通过吸附而不是扩散和过滤从血液中特异性去除细胞因子，可用于治疗严重脓毒症、脓毒症休克和多器官功能障碍综合征等，稳定重症感染患者的血流动力学，改善ARDS患者的氧合功能。虽然应用血液净化清除细胞因子在部分高细胞因子血症患者中的临床疗效已得到证实，但其临床有效性在随机对照试验中尚需证明。

（于湘友　柴瑞峰）

思考题

1. 非AKI的ARDS患者是否能从RRT中获益？
2. 为何RRT治疗ARDS的研究结果参差不一？

参考文献

[1] CUI H X, XU J Y, LI M Q. Efficacy of continuous renal replacement therapy in the treatment of severe acute pancreatitis associated acute respiratory distress syndrome [J]. Eur Rev Med Pharmacol Sci, 2014, 18(17): 2523.

[2] JIANG Y, LIN R, XU Y, et al. Continuous blood purification treatment for endotoxin-induced acute respiratory distress syndrome [J]. Braz J Med Biol Res, 2017, 50(2): e5367.

[3] OSTERMANN M, JOANNIDIS M, PANI A, et al. Patient selection and timing of continuous renal replacement therapy [J]. Blood Purif, 2016, 42(3): 224-237.

[4] KARVELLAS C J, FARHAT M R, SAJJAD I, et al. A comparison of early versus late initiation of renal replacement therapy in critically ill patients with acute kidney injury: A systematic review and meta-analysis [J]. Criti Care, 2011, 15(1): R72.

[5] YANG X M, TU G W, ZHENG J L, et al. A comparison of early versus late initiation of renal replacement therapy for acute kidney injury in critically ill patients: An updated systematic review and meta-analysis of randomized controlled trials [J]. BMC Nephrol, 2017, 18(1): 264.

[6] REWA O, VILLENEUVE P M, EURICH D T, et al. Quality indicators in continuous renal replacement therapy (CRRT) care in critically ill patients: Protocol for a systematic review [J]. Systematic Reviews, 2015, 4(1): 102.

[7] WILSON F P, YANG W, MACHADO C A, et al. Dialysis versus nondialysis in patients with AKI: A propensity-matched cohort study [J]. Clin J Am Soc Nephrol, 2014, 9(4): 673-681.

[8] WALD R, ADHIKARI N K, SMITH O M, et al. Comparison of standard and accelerated initiation of renal replacement therapy in acute kidney injury[J]. Kidney Int, 2015, 88(4): 897-904.

[9] FAYAD A I, BUAMSCHA D G, CIAPPONI A. Timing of kidney replacement therapy initiation for acute kidney injury [J]. Cochrane Database Syst Rev, 2022, 11(11): CD010612.

[10] MEHTA R L. Challenges and pitfalls when implementing renal replacement therapy in the ICU [J]. Crit Care, 2015, 19(Suppl 3): S9.

[11] HEUNG M, YESSAYAN L. Renal replacement therapy

in acute kidney injury: Controversies and consensus [J]. Crit Care Clin, 2017, 33(2): 365-378.

[12] VOORT P H V D, BOERMA E C, PICKKERS P. The furosemide stress test to predict renal function after continuous renal replacement therapy [J]. Crit Care, 2014, 18(3): 429.

[13] CERDÁ J, BALDWIN I, HONORE P M, et al. Role of technology for the management of AKI in critically ill patients: From adoptive technology to precision continuous renal replacement therapy [J]. Blood Purif, 2016, 42(3): 248-265.

[14] 杨荣利, 陈秀凯, 王小亭, 等. 重症血液净化与集成[J]. 协和医学杂志, 2017, 8(6): 375-380.

第十六章

重症急性胰腺炎与 RRT

学习目标

掌握：

SAP 应用 RRT 如何实施。

熟悉：

SAP 应用 RRT 需要关注的问题。

了解：

SAP 应用 RRT 的病理生理学机制。

重症急性胰腺炎（severe acute pancreatitis，SAP）病情进展较快，机体级联式释放炎症介质，继发出现全身炎症反应综合征（systemic inflammatory response syndrome，SIRS），进而导致多器官功能障碍综合征（multiple organ dysfunction syndrome，MODS），严重威胁患者生命，病死率可达 36%～50%，后期如果合并感染则病死率更高。目前 SAP 要依据患者病因及病程进展进行个体化治疗，更倾向于依托多学科综合治疗模式。RRT 在 SAP 早期应用，有助于清除部分炎症介质，减轻胰腺坏死和部分阻断 SIRS 的发展，阻止 SIRS 向 MODS 进展而保护脏器功能，有效维持内环境稳定，现已成为 SAP 有效的辅助治疗手段，但有关 RRT 指征、时机、剂量及抗凝等问题还存在一些争议，仍需进一步研究。

一、SAP 应用 RRT 的病理生理学机制

SAP 存在两个死亡高峰，第一个死亡高峰发生于 2 周内，其治疗以重症监护、控制感染、稳定内环境、重要脏器功能支持及营养治疗为主；第二个高峰发病多数于 4 周后，感染期以胰周积液、坏死和继发感染为主要表现，治疗主要以引流、有效控制感染、防止由于坏死组织感染继发穿孔或出血等并发症为主，治疗重点为感染的控制。

SAP 发病第一个高峰会累及全身，常伴免疫功能紊乱、水电解质紊乱和多个系统器官功能障碍而危及生命。由于炎症介质、内毒素和代谢毒素释放，早期肾前性容量不足，严重水电解质紊乱和内环境紊乱，腹腔高压及患者氧耗增加，免疫功能紊乱等众多因素的影响，SAP 易合并急性肾损伤，甚至多器官功能障碍。目前血液净化治疗已广泛应用于 SAP，但 SAP 患者 RRT 不同于传统治疗肾衰竭的替代治疗。RRT 应用于 SAP 治疗主要可能机制：①清除炎症介质和胰酶，减少内毒素水平，减轻腹腔间室综合征（abdominal compartment syndrome，ACS）；②纠正水、电解质紊乱与酸碱失衡；③血流动力学治疗，减轻液体过负荷，为药物治疗和营养支持提供液体保障；④降温，减少氧消耗；⑤调节免疫功能；⑥有效降低血脂，减少高甘油三酯对胰腺的损伤。

（一）RRT 应用于 SAP 治疗的原理假设

急性胰腺炎发病的“共同开口”学说已被广泛接受，即：壶腹部结石嵌顿梗阻，胆汁逆流入胰管，导致胰酶的异常激活和胰腺的自身消化。然而，SAP 的病理损伤并不局限于胰腺，还累及全身多个脏器，传统的“自身消化”学说并不能全面阐明 SAP 的发病机制。1988 年 Rinderknecht 等提出了急性胰腺炎的“白细胞过度激活”学说，认为胰腺炎致死不仅是由于胰酶的自身消化，白细胞的过度激活也起了关键作用。SAP 可使体内单核巨噬细胞、中性粒细胞和淋巴细胞等炎性细胞激活，产生多种细胞因子，加剧全身反应，形成 SIRS，并最终导致 MODS。在众多的细胞因子中，TNF-α 是胰腺炎最早升高的促炎因子，起核心作用。过量的 TNF-α 进入血液循环，还能刺激其他细胞因子的产生，引起连锁放大反应，即所谓的“瀑布级联反应”。SAP 患者的血清 TNF-α、IL-1β 和 IL-6 水平明显升高，与 SAP 的病损程度和 SIRS 的临床表现呈正相关。SIRS 是由于机体的免疫应激反应过于激烈，促炎

因子产生过多，引起组织细胞自身性破坏，导致器官功能衰竭。RRT可同时非选择性地清除多种促炎因子，有可能控制SIRS，从而维持血流动力学的稳定性，并改善重要脏器的功能，防止MODS的发生，提高生存率，这就是将RRT用于SAP的原理和研究假设。

(二) RRT应用于SAP的实验研究

1. RRT清除炎症介质的作用 Yekebas等研究显示，在坏死性胰腺炎的动物实验中，TNF-α、磷脂酶和激肽的血清浓度急剧升高。通过RRT对这些介质的清除作用，可明显地延长实验动物的生存时间，且预防性RRT较已出现临床损害后治疗性RRT有更长的生存时间。这一研究还表明，高流量的血液滤过可以清除血液中过多的TNF-α。

2. RRT对免疫的调节作用 单核细胞的MHCⅡ类分子表达在细胞免疫中起重要作用。有研究表明，单核细胞的MHCⅡ类分子和CD14(内毒素受体)在全身感染性疾病中表达下调，CVVH可以显著增强其表达，并稳定白细胞的功能，提高巨噬细胞的吞噬能力。RRT有助于恢复促炎和抗炎的平衡，恢复机体免疫的稳定。

3. RRT对器官的保护作用 在SAP的动物实验中，动物被随机分为给予常规治疗的对照组、给予常规治疗+20ml/(kg·h)持续性血液滤过的低容量组及给予常规治疗+100ml/(kg·h)持续性血液滤过的高容量组(HVHF组)。结果显示：①HVHF组较对照组和低容量组的生存时间显著延长；②HVHF组与对照组相比，白蛋白的下降速度较慢，肝细胞的变性较轻，肾小管损伤较轻，且血尿素氮和肌酐明显下降，尿量相对增多；③与对照组比较，HVHF能够改善ANP引起的血流动力学损害，显著减轻ANP引起的低血压并维持心输出量的稳定；④HVHF组与对照组和低容量组相比，肺脏的病理损害有部分改善，氧合指数明显提高。HVHF组动物的氧摄取率也明显高于对照组。以上研究表明，在实验性胰腺炎中，RRT的有效作用包括：①对促炎因子显著的清除作用；②对机体免疫紊乱的调节作用；③对器官显著的保护作用；④可显著延长SAP实验动物的存活时间。

(三) RRT应用于SAP的临床研究

RRT能够缓解SAP临床症状与其对IL-1β和TNF-α等促炎因子的清除作用有关，行RRT后SAP患者的APACHE Ⅱ评分明显下降。在RRT过程中，外周血IL-1β和TNF-α的浓度在每使用一个新滤器后的6小时达到最低水平，说明适时更换滤器有助于介质的清除。谢红浪等在另一项临床观察中也发现，HVHF可显著改善SAP患者的临床症状，并且存活组C反应蛋白(C-reactive protein，CRP)水平显著下降，而死亡组CRP水平下降不明显。由于CRP的分子量较大，RRT不能直接将其清除，故其浓度降低可能与其他炎性细胞因子(IL-1β和TNF-α等)的清除所致炎症反应减轻有关。余晨等则重点观察了连续性RRT对SAP患者机体免疫功能的影响，他们根据有无明确感染证据，将患者分为SIRS组和脓毒症组，研究发现治疗前SIRS组单核细胞分泌活跃，治疗后其分泌的IL-6和IL-10均明显减少，而脓毒症组治疗前后均表现为分泌抑制状态。与正常人相比，两组患者单核细胞数量及其表达的HLA-DR均明显降低。经RRT后均明显改善，且以SIRS组上升更加显著。这一研究表明，RRT能明显改善SAP患者的单核细胞功能，重建机体免疫系统的内稳状态，这一结果与相关的实验研究是一致的。毛恩强等则认为连续性RRT并不能改善SAP患者的预后，而早期(发病后72小时内)短时的血液滤过可提高总体生存率，节省住院时间和费用。

系统性回顾分析近几年SAP患者的临床资料，从中选取入院时发病不超过3天，且Bathazar CT评分为4～6分、APACHE Ⅱ评分为8～15分的病例，分为HVHF组30例(入院24小时内行HVHF治疗)和对照组30例。结果显示：①HVHF组的体温、心率、呼吸等指标，在RRT后较RRT前有显著改善，并较对照组有显著改善；②两组治疗前后的血尿素氮(BUN)、氧合指数和APACHE Ⅱ评分均有明显改善，这3项指标在HVHF组较对照组改善值更明显，其差异达显著水平；③HVHF组的实际病死率(6.7%)较预期病死率(21.04%)明显降低，而对照组降低得并不明显。HVHF组较对照组降低了感染发生率和中转手术率。总之，目前多数的临床研究表明，在急性胰腺炎早期应用RRT有助于减轻患者的炎症反应，减轻器官功能损害，从而改善患者的预后。

虽然血液净化技术已广泛用于SAP的临床实践，但围绕这一技术所展开的争论与研究却一直没有停止过。RRT已成为ICU中危重患者救治的成熟技术之一，其应用范围大大超越了血液净化的范畴，而发展为一种新型的免疫调节技术，即通过调节促炎和抗炎因子的平衡，改善机体免疫麻痹，减轻器官功能损害。就其清除效率而言，持续血液滤过具有明显的优越性，代表了RRT技术今后的发展方向，同时已有人在研究新型的滤器来进一步提高清除效率。另一新技术的发展是将血液滤过与血浆吸附相结合(在滤过后血液中放置吸附剂)，更有效地清除介质，特别是较大分子量的介质，甚至可能做到特异性吸附某种介质，但该技术能否应用于急性胰腺炎的治疗尚待进一步考证。

二、SAP治疗及如何实施RRT

(一) SAP治疗

1. 病因治疗 对胆源性胰腺炎进行胆囊切除术，

其次对于无胆管炎急性胆源性胰腺炎的患者，不常规紧急行经内镜逆行胆胰管成像(endoscopic retrograde cholangiopancreatography，ERCP)治疗。合并急性胆管炎应该行ERCP治疗或经皮经肝胆管引流术；胆囊结石的患者，如果ERCP胆总管引流成功，可延期行胆囊切除术。高脂血症型SAP应在短时间内降低甘油三酯至5.65mmol/L，危重患者可行血浆置换、双重滤过血浆置换及免疫吸附血液滤过等治疗加速降脂。妊娠期SAP生命体征不平稳时应尽早剖宫取胎。

2. 非手术治疗 非手术治疗包括绝对卧床休息、床头抬高至少30°、禁食水、胃肠减压、抑制胰腺分泌和脏器功能支持等治疗。

(1) 循环支持：液体复苏是急性胰腺炎早期重要的治疗措施。

(2) 呼吸支持：对于SAP合并ARDS者积极行有创机械通气，减少缺氧对机体损害。

(3) 早期肠内营养预防胰腺坏死组织感染：可早期予肠内滋养型喂养，可以联用肠道益生菌以防止感染性并发症的发生。

(4) 腹腔间室综合征(abdominal compartment syndrome，ACS)的处理：①增加腹壁顺应性；②镇痛镇静，使用神经肌肉阻滞剂，避免床头抬高＞30°；③清空脏器内容物，如鼻胃管减压，直肠减压，必要时行内镜减压，并给予胃或结肠促动力药物；④纠正液体正平衡，避免液体复苏过度，可予利尿、使用胶体液或高渗液或血液透析或超滤；⑤清除腹腔积液，如腹腔穿刺，经皮穿刺置管引流；⑥脏器功能支持，如优化通气，肺泡复张。

3. SAP外科治疗 坏死性胰腺炎外科操作(包括放射介入、内镜及外科手术)指征如下：①临床怀疑或证实为感染性坏死性胰腺炎，伴临床病情恶化，尤其当坏死灶已形成包裹；②缺乏感染性坏死的证据，但急性胰腺炎发病后器官功能衰竭持续数周，尤其当坏死灶已形成包裹。外科操作少见指征还包括：①腹腔间室综合征；②急性持续性出血；③小肠缺血；④大的包裹坏死灶导致持续的胃肠道或胆道梗阻(一般在胰腺炎发病4～8周)。

(二) SAP患者的RRT

SAP患者病情变化迅速，病情凶险，通常从局部非感染性炎症开始，迅速影响全身器官功能，甚至发展为MODS。不同病因、不同阶段的SAP行血液净化的目的也是不同的，具体主要包括：清除炎症介质、肾脏支持以及血脂清除等。SAP患者行RRT可最大限度地清除毒素和炎症因子，SAP患者合并AKI时，首选连续性血液净化治疗，持续的治疗更有利于容量的稳定和内环境平衡。高脂血症诱发的胰腺炎较其他病因引起的SAP病情重，表现在早期脏器功能衰竭及后期胰腺脓肿与假性囊肿等并发症发生率高，治疗关键是迅速降低血脂和阻断全身炎症反应。对于血甘油三酯5～10mmol/L的患者，保守治疗可使甘油三酯降至正常范围，但对于＞10mmol/L的高脂血症胰腺炎合并脏器功能损伤的患者，应尽快行血液净化清除血脂和炎症因子，以避免在观察期病情继续加重，导致预后不佳。

1. SAP治疗中RRT的指征 SAP患者早期阶段，严重的肺部并发症与死亡率直接相关，内皮损伤在发病机制中起到关键作用，研究已证实RRT在MODS［包括急性呼吸窘迫综合征(ARDS)］中广泛应用。如果SAP患者合并脓毒症休克、腹腔高压及腹腔间室综合征等情况时，这些患者一般也同时伴随急性肾功能障碍及ARDS等。随着对SAP发病机制的不断深入研究，国内外的SAP治疗指南也广泛加入了RRT的应用。2013年有研究报道SAP患者和危重AKI患者行RRT的指征相同，指征主要包括：液体过负荷利尿剂无效；严重的代谢性酸中毒；高钾血症；严重的无尿和少尿；尿毒症相关的并发症，也指出RRT的方式取决于患者的全身情况和血流动力学情况，血流动力学不稳定、需要使用血管活性药物者优先选用RRT。

2013年中华医学会消化病学分会胰腺病学组发布的《中国急性胰腺炎诊治指南》提出SAP患者应用RRT的指征是：①伴发急性肾衰竭或尿量＜0.5ml/(kg·h)；②早期伴2个或2个以上的脏器功能障碍；③SIRS伴心动过速和呼吸急促，经一般处理效果不明显；④伴严重水、电解质紊乱；⑤伴胰性脑病。

2015年日本急性胰腺炎管理指南的治疗方案中加入了RRT的应用，指征为：①即使在有效液体复苏后仍无尿且伴有血流动力学不稳定时；②合并腹腔间室综合征，推荐CHF/CHDF，然而也指出CHF/CHDF在SAP患者中的疗效尚不确定，因此不建议常规使用。当然对于重症高脂血症胰腺炎患者合并脏器功能衰竭，且甘油三酯＞10mmol/L，则尽快行RRT。目前，SAP治疗中RRT指征存在一定的争议。

2. SAP治疗中RRT时机 RRT是治疗SAP的重要辅助手段之一，治疗时机不应局限于某个阶段，应尽早开始。有研究认为SAP发病后72小时内是进行RRT的最佳时间，SAP急性期胰腺血流灌注减少和毛细血管微循环障碍，造成血管内皮损伤，胰管通透性增加和氧自由基生成，由此激活众多的炎症介质和细胞因子，阻断这样一个级联反应越早越好。

由于SIRS是一种病理性的细胞因子及炎性细胞因子过度升高的情况，从而激活免疫活性细胞和并促进细胞因子释放水平增加，有研究发现RRT可有效去除炎症介质，因而SAP并发ARDS的危重症患者，血液净化治疗在发病48小时内，可阻止SIRS逐步发展并加重器官功能损伤从而发展为MODS，因此早期清除炎症介质是改善SAP预后的关键。一旦被确诊为SAP，应根据患者全身情况选择相应模式而尽早行血液净化治疗，如果超过72小时后进行血液净化，则不能有效发挥其阻断全身炎症反应，改善胰腺微循环，但如果患者合并急性胆道梗阻，则应在胆道梗阻处理后再接受血液净化治疗。SAP并发MODS和暴发性胰腺炎需要早期行RRT，每次持续时间为48～96小时，短时血液滤过难以达到治疗目的，一般不建议持续一周及更长时间进行血液滤过，因为持续血液滤过可引起免疫麻痹而加重感染。

3. SAP治疗中血液净化模式选择 目前用于SAP的RRT常见治疗模式包括连续性静脉-静脉血液滤过（CVVH）、连续性静脉-静脉血液透析（CVVHD）、连续性高容量血液滤过（CHVHF）、连续性静脉-静脉血液透析滤过（CVVHDF）、血浆置换（PE）、双重滤过血浆置换（DFPP）、连续性血浆滤过吸附（CPFA）和血脂吸附联合血液滤过技术以及腹膜透析（PD）等。应根据SAP患者全身情况的不同进行个体化模式选择：并发AKI时选择CVVHDF；并发ARDS或MODS时选择CHVHF；高脂血症型SAP，可行PE和DFPP或者血脂吸附联合血液滤过等治疗；合并肝功能障碍，可行胆红素吸附治疗；也有可能联合多种模式，行个体化治疗。以下是SAP行RRT常用治疗模式。

（1）连续性静脉-静脉血液滤过：SAP时炎症介质的瀑布式反应，使局限于胰腺的炎症进展为全身性炎症反应，抑制炎症介质的产生和/或阻断体内已产生的炎症介质的作用，将可能改善SAP的预后。CVVH主要以对流和吸附机制清除细胞因子，新滤器的清除能力最强，血浆细胞因子逐渐降低，但滤器的吸附作用常在2～4小时即接近饱和，因CVVH对溶质的清除以对流为主，可较为有效地降低血中炎症因子水平，阻断炎症因子的反应过程，使促炎与抗炎细胞因子间达到新的平衡从而改善患者内环境稳定。其次由于SAP胰酶异常激活，活化的胰蛋白酶除了继续激活胰蛋白酶原，还可使多种消化酶原成为活化的消化酶，引起酶促反应的级联，致使自身消化和出现胰腺炎，这些活化的消化酶可改变血管通透性，并使白细胞过度激活，而导致患者出现MODS。CVVH可以清除TNF-α、IL-8、磷脂酶、淀粉酶、脂肪酶和激肽等介质，下调炎症反应，维持血流动力学稳定，促使机体的水、电解质及酸碱平衡和内环境稳定，改善患者免疫功能，降低MODS的病死率。早期CVVH还可有效减少液体输注，并减少水肿发生，降低腹腔高压及ACS发生率，且与感染增加或者病死率无关，可能会减少住院时间，改善患者预后。

（2）连续性高容量血液滤过：目前CHVHF定义为置换剂量超过35ml/(kg·h)，通常需达到75～120ml/(kg·h)。CHVHF中对流和吸附作用为清除炎症因子的主要方式，与CVVH相比，一方面置换液剂量越高，血流速度越大，增加了单位时间内的置换量，使通过滤器的炎症介质也随之增加，从而增加对流的清除，能更有效降低血液中炎症因子浓度；另一方面增大了滤过膜的孔径和通透性，滤过膜的接触面积也相对增大，降低炎症因子浓度的能力也就增强了。与CVVH相比较，CHVHF更有效地清除炎症介质，从而使SIRS反应降低，患者的体温、心率及呼吸频率明显下降，APACHE Ⅱ评分明显下降，血氧分压升高，血流动力学稳定，更好地改善器官功能，减少MODS发生率。治疗SAP患者优先使用CHVHF模式。当然CHVHF模式也有一定的缺陷，一方面经置换液丢失中、小分子物质，特别是抗生素方面的问题，要进行药物浓度监测，另一方面因需要大量置换液，增加了临床医护工作量，且增加患者住院费用。因此有学者提出SAP患者可采用脉冲式高容量血液滤过，即4～8小时、100～120ml/(kg·h)后再维持常规剂量，既可以减少有用物质的浪费，同时保证了最佳的治疗效果。

（3）连续性血浆滤过吸附：CPFA是首先通过血浆分离器将血浆从全血中分离出来，然后血浆再通过吸附装置，炎症介质被清除，净化后的血浆与血细胞混合，一同通过血液滤过进一步清除中、小炎症介质，回输至体内，用于清除水分和小分子溶质。行CPFA时血细胞不接触吸附剂，可避免生物不相容反应所致的中性粒细胞和补体活化，具有自我调节功能，并能广泛地清除促炎及抗炎物质。CPFA能通过吸附有效地清除大中分子炎症介质，尤其对炎症反应的始动因了TNF-α具有很高的清除率。CVVH在治疗过程中因滤过膜吸附作用的快速饱和而限制了对炎症介质的清除能力，而CPFA是对流及吸附作用协同清除炎症介质，因此，CPFA相比CVVH能更有效清除炎症介质。SAP合并MODS患者使用CHVHF联合CPFA治疗可能成为今后治疗SAP的主流模式，但其对改善患者预后的影响仍待进一步研究证实。

（4）血浆置换：PE是指通过血浆分离器将血液分离成血浆和细胞成分，去除血浆中的致病因子，有选择地回输细胞成分，并补充高脂血症胰腺炎（hyperlipidemicpancreatitis，HLP）丢失的血浆。血浆置换可以快速有效降低血液内的甘油三酯、TNF-α和IL-8水平，在HLP早期阻止其进行性加重，减轻局部及全身炎症反应，减轻症状，改善预后。血浆置换采用对流原理，非选择性清除血液中的甘油三酯及其他血浆成分，一般单次治疗清除血浆在1～1.5个血浆量左右，同时需要向体内输注新鲜冰冻血浆，以补充丢失的凝血因子及白蛋白等物质。PE虽能有效降低血清甘油三酯,但治疗效率较低,并导致了血浆中白蛋白等有用成分的丢失。补充大量异体血液制品不仅消耗宝贵的血浆资源,增加医疗成本,更增加了发生变态反应及经血液途径传播传染病的风险。

(5) 双重滤过血浆置换:指血液通过膜式血浆分离器,分离出的血浆再通过膜孔径更小的血浆成分分离器,将患者大分子血浆(含脂蛋白)与小分子蛋白(主要是白蛋白)分离出,将含有大量白蛋白的血浆成分回输至体内,大分子蛋白则被排出体外。DFPP可以快速降低甘油三酯水平,仅丢弃致病性大分子物质,血浆损失量较少,因此一般无须补充异体血浆,只需补入少量的晶体或胶体液维持血容量,在血源紧张时是很好的选择,可减少所需补充的外源性血浆用量,减少变态反应及经血液传播疾病的发生率,但操作复杂,费用相对较高。

(6) 血脂吸附联合血液滤过:血脂吸附指通过血液灌流使血液通过有吸附脂质作用的滤器达到降低脂质的目的。由于吸附材料具有饱和性,应多次进行直到血脂降到正常水平。血液滤过不仅通过对流与弥散来清除中、小分子的炎症介质,阻断全身炎症反应,还能通过血液过滤器吸附甘油三酯,去除循环中的乳糜微粒。由于甘油三酯会阻塞滤器的聚砜中空纤维超滤膜,使其无法清除中分子量物质,所以对HLP进行血液滤过必须多次更换血液过滤器。

(7) 血脂免疫吸附:除了血浆分离的方法,还有一些特异性吸附血脂方法。

血浆免疫吸附:血脂的血浆免疫吸附包括两种高选择性的血液净化方法。①免疫吸附(immunoadsorption,IA);②硫酸右旋糖酐纤维素吸附系统。两种方法均先通过血浆分离技术与血细胞分离,然后分别用带有特异性抗LDL/Lp(a)抗体的免疫吸附柱或者带有负电荷的硫酸右旋糖酐纤维素吸附柱对血脂进行特异性吸附。

脂蛋白直接吸附(direct adsorption of lipoprotein,DALI):利用聚丙烯酸中带负电荷的羧酸集团多聚阴离子直接选择性吸附带正电荷的载脂蛋白B(apolipoprotein B,apoB)颗粒,可以迅速降低血清甘油三酯水平,减少高甘油三酯血症对胰腺的损伤,改善患者预后。DALI系统能有效降低血脂,具有极好的生物相容性,患者耐受性好,且简单易操作。

(8) 肝素诱导体外低密度脂蛋白-载脂蛋白-a-纤维蛋白原沉淀[heparin-induced extracorporeal LDL-LP(a)-fibringen precipitation,HELP]:HELP是一种较为复杂的集成血液净化技术,根据等电点产生沉淀的原理,分离血浆与肝素和醋酸盐的混合液以1∶1的比例混合,在酸性环境下(pH约为5.12)使肝素与LDL、Lp(a)、FIB(FN)和VLDL最大限度地结合,生成沉淀并被过滤在沉淀器中,过量的肝素用二乙氨乙基纤维素离子交换柱去除,再通过碳酸氢盐透析,清除醋酸钠及过多的水分,恢复血浆正常的电解质浓度及pH等,最后血浆与细胞成分汇合回输体内,从而达到清除血脂的目的,而HDL和白蛋白等有益成分几乎不受影响,其副作用轻微且罕见。

(9) 体外血浆脂蛋白过滤(delipid extracorporeal lipoprotein filter from plasma,DELP):DELP是将过滤和吸附相结合的一种新型的体外血脂分离技术,首先通过离心将血浆和血细胞分离,之后将分离出的血细胞立即回输,血浆经过DELP过滤器将TC、TG、LDL、VLDL及FIB等成分吸附过滤后再回输,整个过程中血液的输出和输入均为连续的过程,在体外循环的血液量为200～400ml,一次治疗可过滤的血浆总量为3L,而且血液经过的通路均为一次性密闭材料,从而大大减少了感染及低血压等不良反应的发生率。DELP治疗不仅能有效减少TC、TG、LDL和FIB等成分,而且治疗的全过程也是相当安全的。

4. RRT剂量的选择 在SAP早期为了能够最大限度地清除毒素和炎症介质,减轻组织损伤,改善心、肺、肾及肝脏等系统功能,研究认为高容量模式可降低MODS发生率,SAP治疗中高流量模式常规设置:血流量设定为250～300ml/min,采用前稀释,置换液流量4 000ml/h,跨膜压力保持在300～500mmHg。还有研究报道脉冲式HVHF优于常规的CVVH,高血流量设定为250～300ml/min,超滤率设定为85ml/(kg·h),以前稀释为主,每24小时更换滤器,能够降低重症胰腺炎MODS发生率。然而高容量RRT在清除毒素和炎症介质的同时,大量置换液也会导致机体大量有用物质的丢失,包括蛋白质、激素、抗生素、维生素及微量元素等。因此SAP在行RRT时要根据药代动力学密切监测药物浓度,并注意患者全身情况及时调整治疗方案。

三、SAP治疗中应用RRT需关注问题

SAP血液净化期间应注意以下几方面:医护管理、容量管理、置换液管理、凝血管理及药物管理等。

(一) 医护管理

关于血液净化治疗,必须对重症监护医护人员进行集中常规培训,了解血液净化期间SAP患者行血液净化的指征、目的、时机和撤机等,重点掌握血液净化期间所有报警等不良事件处置流程,明确责任,具体到人。

(二) 容量管理

血容量管理和控制是SAP血液净化过程中最重要的环节,血液净化过程中存在诸多容量相关问题:

如容量不足，可造成组织低灌注，导致全身脏器功能的损害，同时也影响肾脏功能恢复；如果液体超负荷，则可引起心力衰竭、肺水肿，并且加重胃肠道水肿及阻碍组织利用氧等。

（三）置换液管理

在运行血液净化之前，仔细观察置换液性状，观察有无沉淀或霉变，其次在配制置换液时，一定要反复核查配制，防止误配。

（四）凝血管理

SAP 患者常常合并凝血功能障碍，早期患者低血容量常伴有高凝状态，感染期存在出血风险。患者行 RRT 时要密切监测凝血功能，根据血栓弹力图目标导向性纠正凝血功能，防止血栓形成及 DIC。

（五）药物管理

由于 SAP 患者病情较重，早期行血液净化治疗一般采用高容量、高通量、大面积及生物相容性好的滤器，能有效清除内源性抗体及炎症介质，但也导致机体大量丢失蛋白质、药物（抗生素等）和微量元素等，患者会合并营养不良、低蛋白血症及出现药物浓度降低等。因此要积极行营养支持，补充蛋白质、抗生素等药物并监测血药浓度，避免血液净化导致药物浓度低于治疗剂量，但也要避免过高药物浓度导致肾脏毒性。

综上所述，RRT 应用于 SAP 的辅助治疗，可以清除炎症介质、降低体温、维持内环境稳态、保护脏器功能，且 RRT 应尽量在发病早期即开始使用，为后续治疗争取时间。RRT 是 SAP 行之有效的辅助治疗手段之一，并可能改善 SAP 患者的预后。

（李维勤）

思考题

1. SAP 时 RRT 的方式如何选择？
2. RRT 治疗 SAP 的时机是什么？

参考文献

[1] 刘大为，杨荣利，陈秀凯. 重症血液净化[M]. 北京：人民卫生出版社，2017.

[2] 孙仁华，黄东胜. 重症血液净化学[M]. 杭州：浙江大学出版社，2015.

第十七章

急性心力衰竭与 RRT

学习目标

掌握:
AHF 患者 RRT 模式的选择及治疗方案的制订。

熟悉:
RRT 治疗 AHF 的特点。

了解:
RRT 治疗 AHF 的病理生理学机制。

一、概述

急性心力衰竭(acute heart failure, AHF)因其高发病率、高病死率及高花费的特点,逐渐成为备受关注的社会健康问题。充血性心力衰竭(congestive heart failure, CHF)是心力衰竭(heart failure, HF)的急性发病形式,液体潴留和肺部充血是急性充血性心力衰竭的两大临床特征,肺部充血越严重,病死率越高。

急性失代偿性心力衰竭(acute decompensated heart failure, ADHF)是 CHF 的最危重类型,表现为心力衰竭症状或体征快速恶化,需要紧急住院治疗,其治疗费用占据整体心力衰竭患者治疗费用的 75%。ADHF 的治疗效果欠佳,总体住院病死率超过 4%,30 天再次住院的比率大于 23%,6 个月病死率达到 20%。任何心包、心肌、心内膜、心脏瓣膜或大血管的异常及系统性全身疾病,都可以导致 HF 的发生。

急性心力衰竭多以左心衰竭为主,急性右心衰竭临床少见。右心室收缩压和肺动脉压在患者入院治疗前已经明显增加,这也说明 ADHF 亚临床症状的液体超负荷其实在心力衰竭出现前就已经发生。

急性左心衰竭主要应用包括利尿剂在内的药物治疗,然而大量使用利尿剂会带来很多并发症,包括电解质紊乱、加重恶化肾脏功能及神经体液系统激活等。非肾性副作用主要为利尿剂抵抗和耳毒性增加等,最终导致 ADHF 患者治疗失败率增加。一项超过 5 万例患者的观察研究发现,近乎一半的 ADHF 患者住院期间相对体重并没有减少。进行相关性分析发现,其根本原因与高剂量重复使用利尿剂密切相关。一些新型药物,如内皮素受体拮抗剂、血管升压素受体拮抗剂及腺苷-A1 受体拮抗剂相较传统药物在治疗效果上并没有改善,因此非药物治疗是临床 ADHF 的另一个选择。

利用床旁血液净化设备,对 ADHF 患者进行 RRT,完成超滤(ultrafiltration, UF),已经成为临床上有效的非药物治疗手段。UF 可以实时调整超滤速度,通过降低前负荷,快速缓解充血症状。与药物治疗不同,UF 可以最低程度活化肾素-血管紧张素-醛固酮系统,更有效地清除 Na^+,并且通过减少肾脏静脉系统充血,改善肾脏血流,最大限度预防利尿剂耐药的发生,提高整体救治成功率。

二、RRT 治疗 AHF 的病理生理学机制

(一)急性心脏和肾脏功能衰竭的交互作用

在充血性心力衰竭患者中,肾脏和心脏的作用是相互影响的。2008 年急性透析质量改善计划共识会议上,提出了心肾综合征(cardiorenal syndrome, CRS)的概念。CRS 是指心脏或肾脏的急性或慢性功能障碍导致的另一器官(肾脏或心脏)的急性或慢性功能障碍。ADHF 时,动脉充盈压下降,有效循环血量不足,左心室舒张末压(left ventricular end diastolic pressure, LVEDP)增加,形成肺部充血,右心房压上升,并导致腹腔内压力持续增高,诱发肾脏静脉压增加、灌注压降低。肾脏随即发生氧化应激加强、免疫系统激活及炎症因子大量释放,进一步恶化左心室功能,加重 HF。同时 ADHF 导致心输出量下降,神经激素释放

增加，组织灌注进一步减少，血管收缩，进一步恶化肾脏功能，导致继发性醛固酮增多症和 Na^+ 吸收增加，水清除能力下降，远端 Na^+ 转运能力下降。大量利尿剂使用后诱发利尿剂抵抗，加重肺充血及使静脉系统循环压力进一步增加。内皮激活，炎症因子进一步增加，也进一步恶化左心室功能，加重 ADHF。在以上机制基础上，临床将 CRS 共分为 5 个亚型，见表 17-0-1。

表 17-0-1 临床 CRS 分型

分型	名称	临床表现
1 型	急性 CRS	心脏功能的急性恶化，如急性心源性休克，并诱发急性肾损伤（AKI）
2 型	慢性 CRS	通常指心脏功能的慢性异常如慢性充血性心力衰竭的持续存在，导致 CKD
3 型	急性肾-心综合征	肾脏功能的急性恶化，如急性肾缺血或肾小球肾炎导致急性心脏功能障碍，如心力衰竭（HF）、心律失常或缺血的发生
4 型	慢性肾-心综合征	原发于 CKD 导致的慢性心功能下降及心脏肥厚，同时发生心血管事件的风险增加
5 型	继发 CRS	由于全身性损伤因素同时导致心脏和肾脏的功能障碍，如脓毒症

CRS 是临床常见疾病，病因多样，发病率较高，目前血液滤过治疗已经被广泛地应用于 CRS，但主要针对的是 1 型 ADHF 和 5 型继发型 CRS。

（二）AHF 接受 RRT 的理论机制

液体超负荷是急慢性心力衰竭发病的重要病理生理机制。心源性休克后，常常合并肾脏灌注障碍甚至急性肾衰竭，如果肾功能不能快速逆转将会导致多器官功能障碍甚至死亡。该类患者会出现利尿剂耐受及过多的液体负荷，通常预后不良。CHF 的特征为低心输出量和水钠潴留，治疗包括药物治疗、机械治疗及心脏移植。当患者出现外周水肿、浆膜腔积液、肺水肿并且对利尿剂治疗无反应时，证明患者已进入失代偿阶段。以上症状都是心功能失代偿后，机体对于低心输出量的神经体液反应。当这些患者表现为高剂量儿茶酚胺类药物治疗和利尿剂治疗无反应时，血液滤过是最好的选择。

RRT 治疗 CHF 的主要机制包括通过超滤作用快速缓解肺水肿和全身水肿，缓解症状，降低中心静脉压及右心房压，并且降低毛细血管楔压，最终改善肾功能，增加尿量。对于难治性心力衰竭患者，CVVH 模式可以快速降低前负荷，促进肾脏功能尽早恢复，并且能够恢复患者对药物治疗的敏感性。对于轻度的心力衰竭，血液滤过可以改善血流动力学指标，明显增加心指数。与单独使用利尿剂相比，血液滤过后反映神经体液活性的指标明显趋于正常。在同样是清除平均 1.6L 体液的患者中，接受血液滤过治疗患者比单纯使用利尿剂患者，去甲肾上腺素、肾素及醛固酮的血清含量明显降低。NYHA 心功能分级Ⅳ级患者和在接受 CVVH 治疗前少尿时间持续大于 15 小时或肌酐大于 350mmol/L 的患者，都提示预后不良。因此 CVVH 被欧洲心脏病学会心脏衰竭学组推荐为治疗严重心脏衰竭的治疗选择。

三、AHF 患者 RRT 时机、模式选择及具体实施方案

（一）AHF 患者 RRT 时机

目前，急性心力衰竭的临床实践指南将超滤推荐于非药物治疗的行列中，当出现以下情况之一时，可考虑采用 RRT。①液体复苏后仍然少尿；②电解质紊乱，酸碱失衡：血钾＞6.5mmol/L，低钠血症（血钠＜110mmol/L）且有相应的临床症状，如神志障碍、肌张力减退、腱反射减弱或消失、呕吐及肺水肿等，pH＜7.2；③肾功能出现进行性减退，血尿素氮＞25mmol/L，血肌酐＞300mmol/L；④高容量负荷，如肺水肿或严重的外周组织水肿，且对利尿剂抵抗。

（二）RRT 模式选择

临床上常用的血液净化技术包括间歇性血液净化治疗和连续性血液净化治疗。其中，间歇性血液净化技术主要包括血液透析、血液滤过和单纯超滤等；连续性血液净化技术主要包括 SCUF、CVVH 和 CVVHDF 等。

持续低效透析（SLED）是一种综合了连续性肾脏替代治疗（CRRT）和传统间歇性血液透析（IHD）优点的延长的间歇性肾脏替代治疗（PIRRT）模式，自 20 世纪 90 年代出现后，受到了广泛关注，大有取代传统 CRRT 之势。SLED 采用低超滤率、低血流量及低透析液流量的治疗方式，在血流动力学稳定性上接近 CRRT，并同样可以使用枸橼酸抗凝而适用于有严重出血风险的患者，且费用低廉。

在各种原因导致的急慢性心力衰竭的治疗中，核心的是解决液体超负荷。患者初始治疗时，应该选择传统的利尿剂治疗还是血液净化治疗，具体选择哪种血液净化的模式，对患者治疗是否及时有效是非常重要的。首先要判断是急性还是慢性，再评估有无紧急

情况(如无尿、酸中毒及高钾血症等),血流动力学是否稳定,是否存在低血压,是否需要血管活性药物,利尿剂治疗是否有效,基础肾功能情况(如肾小球滤过率),并结合药物治疗后肾功能情况来进行综合判断。

(三) RRT 的具体治疗方案

1. 通路与管道 RRT 采用双腔中心静脉插管,包括锁骨下静脉、股静脉或颈内静脉。

2. RRT 模式 选择 CVVHDF 模式,流速 1 500~2 000ml/h,4% 碳酸氢钠持续输注。血流速 180~200ml/min,透析液流量 20~40ml/h,超滤量根据血压调整在 25~32ml/min。超滤过程中出现低血压可以通过补液和使用血管活性药物进行控制,维持收缩压 95~100mmHg。治疗过程中应监测患者外周灌注情况,包括意识水平、皮肤温度和尿量等。

3. 抗凝措施 透析前用肝素盐水冲洗管道。根据患者状态选择不同抗凝方案。①全身肝素抗凝方法:首剂 10~15mg,以 10mg/h 追加;②低分子量肝素抗凝:有出血倾向患者,给予低分子量肝素抗凝,首剂 4 000IU,每 4~6 小时以 2 000~4 000IU 追加;③无肝素抗凝方案:对于血小板小于 80×10^9/L 的患者,采用无肝素抗凝;④枸橼酸钠局部抗凝。

四、RRT 治疗 AHF 需注意的问题

(一) RRT 治疗 AHF 的有效性和安全性

RRT 能缓解心源性水肿,改善心脏舒张功能,减少血管外肺水,改善气体交换和氧合状态。血管再充盈速度(vascular refilling rate,VRR)是指血管外组织间的液体向血管内移动的速度。VRR 由以下因素决定:每小时超滤速度、累积体重减少、基础血流动力学状态、心血管对体重减小的反应以及有无急性或者慢性并发症等。RRT 时,血管内液体被清除,白蛋白却无法被清除,血管内胶体渗透压增加,使得血管外液体向血管内移动。如果超滤的速度和 VRR 平衡,血管内容量状态不会发生太大变化。如果超滤速度大于 VRR,就会出现低血容量和低血压,最后导致肾脏低灌注,加重肾功能不全。有研究表明,VRR 在 7~10mL/(kg·h)时,体重减小速度应控制在 0.5~1.0kg/h,这是心力衰竭患者能够耐受的状态。只要液体负平衡的速度在 VRR 允许范围内,那么可以增大超滤速度;若有更多的负平衡,则可以延长超滤间隔时间和减少超滤次数。

(二) RRT 不良反应

RRT 机器在使用过程中应注意不良反应,包括气体栓塞、生物不相容、出血、凝血、血管通路相关并发症、感染及机器相关并发症等。连续性血液净化治疗时应重视上述不良反应的发生,避免出现新的内环境紊乱,注意热量及蛋白的丢失。因此,使用 RRT 治疗 ADHF 过程中,应加强医护人员的巡视。正因为 RRT 治疗 AHF 临床效果显著,2013 年美国心脏病学会(American College of Cardiology,ACC)和美国心脏协会(American Heart Association,AHA)及 2018 年《中国心力衰竭诊断和治疗指南》均建议,高容量负荷如肺水肿或严重外周水肿,且存在利尿剂抵抗的患者可考虑 RRT。但 RRT 花费高,对患者长期生存率的影响还需进一步观察,同时 RRT 过程中并发症的预防、模式选择及脱水速度与血管再充盈之间的平衡,都会对整个治疗的最终结果产生影响。若患者仅仅是脱水只需要采用超滤模式;如果存在电解质紊乱、代谢性酸中毒及毒素积聚,则需要使用 CVVH 或 CVVHDF 模式。

(张西京)

思考题

1. AHF 患者进行 RRT 的时机有哪些?
2. CRS 分型有哪些?

参考文献

[1] ROGER V L. Heart failure epidemic:It's complicated [J]. Circulation,2018,138(1):25-28.

[2] TSAO C W,ADAY A W,ALMARZOOQ Z I,et al, American Heart Association Council on Epidemiology and Prevention Statistics Committee and Stroke Statistics Subcommittee. Heart disease and stroke statistics-2023update:A report from the American Heart Association [J]. Circulation, 2023,147(8):e93-e621.

[3] KORATALA A,KAZORY A. Extracorporeal ultrafiltration for acute heart failure:Lost battle or lasting opportunity? [J]. Blood Purif,2017,43(1/3):1-10.

[4] 中华医学会心血管病学分会心力衰竭学组,中国医师协会心力衰竭专业委员会,中华心血管病杂志编辑委员会. 中国心力衰竭诊断和治疗指南 2018 [J]. 中华心血管病杂志,2018,46(10):760-789.

[5] DAMMAN K,VALENTE M A,VOORS A A,et al. Renal impairment,worsening renal function,and outcome in patients with heart failure:An updated meta-analysis [J]. Eur Heart J,2014,35 :455-469.

[6] DAMMAN K,TESTANI J M. The kidney in heart failure: An update [J]. Eur Heart,2015,36(23):1437-1444.

[7] VAZIR A,SIMPKIN V L,MARINO P,et al. Association of haemodynamic changes measured by serial central venous saturation during ultrafiltration for acutely decompensated heart failure with diuretic resistance and change in renal function [J]. Int J Cardiol,2016,220 :618-622.

[8] BADAWY S S,FAHMY A. Efficacy and cardiovascular tolerability of continuous veno-venous hemodiafiltration in acute decompensated heart failure:A randomized comparative study [J]. J Crit Care,2012,27(1):106. e7-e13.
[9] VERBRUGGE F H,NIJST P,DUPONT M,et al. Urinary composition during decongestive treatment in heart failure with reduced ejection fraction [J]. Circ Heart Fail,2014,7:766-772.
[10] 孙仁华,黄东胜. 重症血液净化学[M]. 杭州:浙江大学出版社,2015.

第十八章

急性肝衰竭与RRT

学习目标

掌握：

1. 急性肝衰竭的定义。
2. 急性肝衰竭的诊断标准。
3. 常用急性肝衰竭的RRT模式及其特点。

熟悉：

1. RRT对于急性肝衰竭病理生理学的针对性机制。
2. 急性肝衰竭的治疗原则。

了解：

1. MARS的原理及特点。
2. 成分血浆分离吸附的原理及特点。

一、急性肝衰竭定义与病因

（一）急性肝衰竭的定义

急性肝衰竭（acute liver failure，ALF）是指各种肝损伤因素（如严重感染、创伤、休克、药物与毒物等）直接或间接作用于人体，引起严重肝脏损害，导致肝脏合成、解毒、代谢和生物转化功能严重障碍或失代偿，在两周内出现以进行性黄疸、Ⅱ度及以上肝性脑病、出血和肾损伤等为主要表现的一组临床综合征。

（二）急性肝衰竭的病因

ALF的病因较复杂，不同地区的主要病因存在一定的差异。对于发展中国家，病毒感染（甲型、乙型和戊型肝炎病毒）是ALF主要原因，约0.35%的甲型肝炎患者及0.1%～0.5%的急性乙型肝炎患者会发生ALF。发达国家以药物引起的ALF为主，其中过量服用对乙酰氨基酚占主要地位，其他药物包括抗结核药物（异烟肼、利福平和吡嗪酰胺）、抗肿瘤药物、抗生素（磺胺类、酮康唑等）、非甾体抗炎药、抗惊厥药、抗抑郁药、抗癫痫药及部分中草药等也可引起ALF。此外肝脏灌注不足或肝血管阻塞亦可导致肝细胞急性缺血性损伤和缺氧性肝炎；肿瘤浸润、自身免疫性肝炎、肝豆状核变性（又称Wilson病）、妊娠HELLP综合征及热射病等也可引起ALF，但罕见。

二、急性肝衰竭的病理生理改变

ALF时由于病毒、肝毒性药物和毒素等对肝细胞的直接作用以及激活机体的体液免疫和细胞免疫导致大量肝细胞凋亡或坏死，库普弗（Kupffer）细胞功能受损导致大量内毒素未经解毒便进入体循环，内毒素可直接或通过Kupffer细胞释放大量细胞因子，从而引起肝脏微循环障碍致肝细胞持续性坏死。当肝细胞广泛坏死而肝细胞再生能力不足以进行代偿时，就导致肝细胞合成、解毒、生物转化和排泄等功能障碍，并容易引起循环、呼吸、肾脏、中枢神经及凝血等多器官功能障碍。

（一）循环功能障碍

ALF初期时，患者经口摄入液体减少以及液体丢失增多，导致患者有效循环血量不足。随着肝细胞坏死及大量细胞因子的释放，导致全身炎症反应，表现为类似于脓毒症休克时的外周血管阻力降低以及心输出量增加，而这种血流动力学极不稳定，极易演变成低动力循环，临床表现为低血压、休克、心律失常及心力衰竭。

（二）呼吸功能障碍

ALF时，细胞因子的级联反应是引起急性呼吸窘迫综合征的主要环节，临床表现为严重的低氧血症。

（三）肾功能障碍

在肝衰竭的基础上，有效血容量不足，导致肾脏灌注不足，同时肾脏血管强烈收缩引起肾小球滤过率下降，即肝肾综合征；另外ALF时，也可因为肾毒性药物、脓毒症、休克等原因引起急性肾损伤，患者出现进行性少尿、无尿、血肌酐和血尿素氮的升高及电解质紊乱和酸碱代谢失衡。

(四) 神经功能障碍

ALF时，由于肝脏生物转化功能障碍，造成体内生物活性物质(激素、神经递质)、代谢产物、毒素及药物在体内蓄积，引起中枢神经系统功能障碍，出现肝性脑病。

(五) 凝血功能障碍

由于胆汁分泌的减少，导致脂质、脂溶性维生素(维生素A、D、E、K等)的吸收障碍，维生素K依赖的凝血因子明显减少，蛋白C、抗凝血酶Ⅲ及抗纤溶酶合成减少，导致凝血与抗凝血平衡失调以及纤溶亢进。

三、急性肝衰竭的诊断

中华医学会感染病学分会肝衰竭与人工肝学组于《肝衰竭诊治指南(2018年版)》中强调ALF的临床诊断需要依据病史、临床表现和辅助检查等综合分析而确定。ALF诊断标准为急性起病，2周内出现Ⅱ度及以上肝性脑病并有以下表现者：极度乏力，有明显厌食、腹胀、恶心及呕吐等严重消化道症状；短期内黄疸进行性加深(血清总胆红素≥171μmol/L或每日上升≥17.1μmol/L)；出血倾向明显，凝血酶原活动度(prothrombin time activity，PTA)≤40%或INR≥1.5，且排除其他原因；肝脏进行性缩小。

四、急性肝衰竭的治疗原则

目前ALF的内科治疗尚缺乏特效药物和手段，故ALF治疗关键在于诊断的时机，诊断的延迟可以导致病死率显著升高。治疗原则上强调早期诊断、早期治疗，采取相应的病因治疗和综合治疗措施，并积极防治并发症。具体ALF的治疗主要包括内科综合治疗、病因治疗、针对并发症治疗、人工肝治疗及肝移植五个方面。

(一) 内科综合治疗

包括卧床休息，加强病情监护，纠正低蛋白血症，维持稳定的呼吸、循环与内环境，抗炎护肝，肠道微生态调节及应用免疫调节剂和营养支持等对症支持治疗。

(二) 病因治疗

ALF病因对指导治疗和判断预后有着重要价值，部分病因有着针对性的治疗措施，因此应积极寻找病因及诱因以达到正确处理的目的。针对药物性肝衰竭，应停用所有可疑药物，对于HBV DNA阳性的肝衰竭患者，建议立即使用核苷酸类药物抗病毒治疗，急性妊娠期脂肪肝/HELLP综合征所致ALF，建议立即终止妊娠。

(三) 针对并发症治疗

1. 肝性脑病 去除诱因，密切评估病情变化，调整蛋白质摄入及营养支持，应用乳果糖或拉克替醇，酸化肠道，促进氨排出，减少肠源性毒素吸收。视情况选用精氨酸及天冬氨酸-鸟氨酸等降氨药物。使用支链氨基酸与精氨酸混合制剂纠正氨基酸失衡。Ⅲ度及以上肝性脑病建议行气管插管。

2. 脑水肿 有颅内高压者，给予甘露醇0.5～1.0g/kg治疗，并辅以袢利尿剂。应用白蛋白治疗，提高胶体渗透压，减轻脑水肿。若存在难以控制的颅内高压，可考虑轻度低温疗法，必要时予以RRT，以连续性血液净化方式为宜。

3. 急性肾损伤和肝肾综合征 纠正低血容量，积极控制感染，避免肾毒性药物，必要时行RRT，如需行RRT，宜选择连续性血液净化。肝肾综合征可用特利加压素或去甲肾上腺素联合白蛋白治疗。

4. 出血 对于ALF患者，应常规推荐预防性使用H_2受体拮抗剂或质子泵抑制剂预防急性胃黏膜病变。门静脉高压性出血患者，首选生长抑素类似物或特利加压素，也可使用垂体后叶素；食管胃底静脉曲张所致出血者可用三腔管压迫止血，或行内镜下套扎、硬化剂注射或组织黏合剂治疗止血；对弥散性血管内凝血患者，可给予维生素K、新鲜血浆、凝血酶原复合物和纤维蛋白原等补充凝血因子，血小板显著减少者可输注血小板，可酌情给予小剂量低分子量肝素或普通肝素，对纤溶亢进者可应用氨甲环酸或氨甲苯酸等抗纤溶药物。

5. 感染 常见病原体为革兰氏阴性杆菌、革兰氏阳性球菌和真菌；推荐常规进行血液和体液的病原学检测。除肝移植前围手术期患者外，不推荐常规预防性使用抗感染药物。一旦出现感染征象，应首先根据经验选择抗感染药物，并及时根据病原学检测及药敏结果调整用药。

(四) 人工肝治疗

人工肝支持系统分为非生物型、生物型和混合型三种。非生物型人工肝已在临床广泛应用并被证明有一定疗效。人工肝暂时替代衰竭肝脏的部分功能，为肝细胞再生及肝功能恢复创造条件或等待机会进行肝移植。

(五) 肝移植

即使经过上述积极治疗，部分患者病情仍进一步恶化，肝移植成为他们延续生命的唯一选择。当患者出现ALF时，应该尽早对患者是否能接受肝移植治疗进行决策，请肝移植中心会诊是十分必要的。若确认患者可作为肝移植的等候者，应尽早将患者转运至肝移植中心，使肝移植团队能够对患者进行进一步的评估和治疗。由于病因、严重程度和患者年龄不同，肝移植后患者总体生存率为 59%～79%。

五、RRT 对于急性肝衰竭病理生理学的针对性机制

近年来，RRT 技术发展迅速，其治疗 ALF 主要是针对肝衰竭导致的病理生理紊乱，逆转可能引起患者死亡的肝外器官功能障碍。

（一）清除各种代谢产物及炎症介质

RRT 技术可以通过弥散清除血尿素氮、肌酐及血氨等小分子的溶质；通过对流作用针对 ALF 时体内过多的细胞因子及炎症介质等中分子物质进行清除；通过胆红素吸附柱依靠静电作用力及亲脂结合性特异性吸附胆红素和胆汁酸；通过中性树脂吸附柱既可吸附芳香族氨基酸、硫醇、中短链脂肪酸及酚类等与肝性脑病有关的物质，还可以清除中大分子的炎症介质及内毒素等，从而改善病情及预后。

（二）调节水、电解质紊乱及酸碱失衡

ALF 时患者由于抗利尿激素增多、急性肾损伤和肝肾综合征，可出现水钠潴留、容量过负荷、高钾血症及代谢性酸中毒等内环境紊乱。RRT 技术通过超滤将水分排出体外，改善液体过负荷，精确控制容量；同时通过对钾和钠等小分子的溶质进行清除和补充碱基来维持电解质和酸碱平衡。

（三）病因治疗及并发症治疗

由药物或毒物引起的 ALF 可通过灌流吸附来清除致病物质；血浆置换通过补充新鲜冰冻血浆等以改善凝血功能和免疫功能；RRT 通过清除水分、炎症介质及内毒素等来促进血流动力学改善和减轻脑水肿。

六、不同 RRT 模式治疗急性肝衰竭的特点

ALF 时常用的 RRT 模式主要包括血液透析、血液滤过、血液灌流、血浆置换及连续性肾脏替代治疗等基本的血液净化技术以及分子吸附再循环系统、成分血浆分离吸附和单通道白蛋白透析等集成血液净化技术。不同的血液净化技术各具特点。

（一）血液透析（HD）

HD 是用小孔径（Φ＜0.01μm）中空纤维膜，通过弥散清除血液中分子量在 500Da 以下的水溶性溶质，如氨、尿素、肌酐及 γ- 氨基丁酸等，可以纠正 ALF 时常见的水电解质紊乱和酸碱失衡；但中、大分子毒素不能被有效清除。同时由于对血流动力学影响较大，在 ALF 合并肝肾综合征时容易出现出血、低血压及渗透失衡综合征等严重不良反应，故不推荐在 ALF 时单独使用 HD。

（二）血液滤过（HF）

HF 是以对流的方式清除中分子物质，如内毒素、部分细胞因子、炎症介质及某些致肝性脑病的物质，同时能纠正水电解质紊乱和酸碱失衡，对血流动力学影响较 HD 小，适用于 ALF 伴急性肾损伤、肝肾综合征、肝性脑病、水电解质紊乱及酸碱失衡等。

（三）连续性肾脏替代治疗（CRRT）

CRRT 是指连续 24 小时或接近 24 小时的一种连续且缓慢清除水分和溶质的血液净化方式，CRRT 特点为对血流动力学影响小、清除溶质缓慢、对颅内压影响小，故 CRRT 是伴有血流动力学不稳和/或脑水肿、颅内压增高，同时出现急性肾损伤和肝肾综合征的 ALF 患者的首选。

（四）血浆置换（PE）/选择性血浆置换（FPE）

PE 是通过大孔径（Φ=0.3μm）血浆分离器，将血液中含有毒素的血浆成分（主要为蛋白结合毒素）滤出膜外丢弃，同时将等量的新鲜血浆或新鲜冰冻血浆与血液有形成分一起回输体内。PE 特点为清除肝衰竭毒素较为彻底，并可清除某些致病因子（如病毒、蛋白结合性药物或毒物等），同时补充凝血因子，针对性地纠正代谢紊乱。但 PE 不能有效清除中、小分子的水溶性溶质和水分，当 ALF 合并严重 AKI 时，常需联合 CRRT 等方法，同时有感染经血液传播疾病以及过敏反应等风险。

选择性血浆置换（fractional PE，FPE）是利用蛋白筛选系数为 0.87 的血浆成分分离器，在清除白蛋白结合毒素的同时，可保留大分子的凝血因子及肝细胞生长因子，减少白蛋白丢失，与常规 PE 相比每次可节约 20% 的血浆用量，而不影响胆红素等白蛋白结合毒素的清除。

（五）血液灌流（HP）与血浆灌流（PP）

HP 是指血液流经填充吸附剂的灌流器，利用吸附介质的吸附性能来清除肝衰竭相关的毒素，但对水、电解质和酸碱平衡无调节作用。血浆灌流（plasma perfusion，PP）是利用血浆分离技术先将血浆分离出来，再经灌流器进行吸附，可减少灌流器对血小板和红细胞等血液成分的破坏。

临床上常用的吸附剂有活性炭和吸附树脂，经微囊化后的活性炭具有较好的生物相容性，可有效吸附包括芳香族氨基酸、硫醇、中短链脂肪酸及酚类等中、大分子物质，但不能有效吸附血氨，对与白蛋白结合的毒性物质吸附能力也较差。吸附树脂是一种球形合成的交联共聚物，具有多孔及高比表面积等特征，故其吸附容量较大，对脂溶性物质及与蛋白质紧密结合的物质有较强的吸附效果，且能清除一般活性炭难以吸附的血氨，而且能够清除芳香族氨基酸，从而改善血浆和脑脊液中支链氨基酸与芳香族氨基酸的比例。

吸附树脂包括中性树脂、阴离子交换树脂和阳离子交换树脂，阳离子交换树脂对氨的清除效果好，阴离子交换树脂能有效吸附胆红素及有机阴离子，中性树脂对胆红素、胆汁酸、游离脂肪酸及酰胺等有吸附作用，对内毒素和细胞因子等炎症介质也有较强的吸附作用，亦能吸附部分胆红素，但不能有效清除小分子的水溶性溶质和水分。

（六）血浆透析滤过（PDF）

PDF 是一种使用特殊的血浆分离器，将血浆置换、透析及滤过技术联合的一种血液净化技术，PDF 的血浆分离器膜的溶质通透性能介于普通血浆分离器和血滤器之间，又称为“蛋白分离器”，能清除致病因子、中小分子溶质，维持内环境平衡及血流动力学的稳定。且该方法较血浆置换，节约了大量的血浆，相较无血浆模式的非生物型人工肝治疗，PDF 可更多地保留凝血因子，减少白蛋白丢失。

（七）双重血浆分子吸附系统（DPMAS）

双重血浆分子吸附系统（double plasma molecular absorb system，DPMAS）采用中性大孔树脂（HA330-Ⅱ）和离子交换树脂（BS330）两种吸附剂联合进行血浆吸附治疗。DPMAS 特点为不仅能够吸附胆红素，还能够清除炎症介质和内毒素等，不耗费血浆，避免了血浆置换可能带来的过敏及血液传播疾病风险，但其亦可吸附凝血因子和白蛋白，故要注意有白蛋白丢失及 PT 延长的不良反应。

（八）分子吸附再循环系统（MARS）

分子吸附再循环系统（molecular absorbent recycling system，MARS）在欧美国家应用较多，由血液、白蛋白和透析液三个循环组成。血液通过一个白蛋白包被的 MARS FLUX 透析膜，血液中的有害代谢产物被转移到富含白蛋白透析液中，血液中的中、小分子水溶性毒素可弥散至透析液，而白蛋白结合的亲脂性毒素则被膜外高浓度白蛋白的空位竞争性结合，使毒素转移至透析液中。随后白蛋白透析液通过活性炭或者离子交换树脂的吸附柱，其中的水溶性毒素流经低通量透析器时按常规透析原理被清除，而其中白蛋白结合毒素在流经活性炭柱和离子交换树脂时被清除，透析液重新回到滤过器中再次与血液进行交换。该系统可有效清除蛋白结合毒素和水溶性毒素，目前已经确认的可以被 MARS 有效清除的各类蛋白结合毒素和水溶性毒素包括胆红素、胆酸、中短链脂肪酸、毒性脂肪酸、芳香族氨基酸、硫醇/NO、血氨、色氨酸、吲哚/酚类代谢产物、肌酐、血尿素氮、IL-6、TNF-α、苯二氮䓬类、铜及其他物质，并纠正水电解质紊乱及酸碱失衡。但由于存在白蛋白来源短缺、治疗价格昂贵以及需特定的机器和耗材支持等缺点，MARS 在临床的应用受到一定的限制。

（九）连续白蛋白净化治疗系统（CAPS）

连续白蛋白净化治疗系统（continuous albumin purification system，CAPS）基于 MARS 的原理，采用高通量聚砜膜血滤器替代 MARS 的主透析器，在白蛋白透析液循环回路中，采用血液灌流器作为净化白蛋白的吸附介质，既有效降低了治疗成本又可有效清除白蛋白结合毒素和水溶性毒素，且设备简易、操作简单，性价比较高，适合我国国情及基层医疗单位。但 CAPS 与 MARS 均缺乏补充凝血因子及白蛋白等肝脏合成功能，故应避免应用于严重凝血功能碍患者或应用时关注凝血功能及白蛋白水平，及时外源补充。

（十）普罗米修斯系统

普罗米修斯系统（Prometheus system）是血浆吸附和血液透析的集成治疗模式，能非常有效地通过直接吸附作用清除白蛋白结合毒素，同时在单独高通量血液透析阶段，能高效率地清除水溶性毒素。血浆吸附由血浆成分分离器、中性树脂吸附器和阴离子吸附器组成，血浆成分分离器蛋白筛选系数小于常规血浆分离器，可选择性滤出白蛋白结合毒素，保留凝血因子和肝细胞生长因子等，故又称成分血浆分离吸附（fractional plasma separation and absorption，FPSA）。

七、急性肝衰竭 RRT 的具体应用

（一）适应证

ALF 时 RRT 适用于各种原因引起的早、中期肝衰竭，凝血酶原活动度（PTA）介于 20%～40%，各种原因引起的严重高胆红素血症及合并严重急性肾损伤、肝肾综合征或肝性脑病者。

（二）禁忌证

ALF 时 RRT 没有绝对禁忌证，但存在以下相对禁忌证。

1. 活动性出血或弥散性血管内凝血者。
2. 对治疗过程中所用血液制品或药品如血浆、肝素和鱼精蛋白等严重过敏者。
3. 血流动力学严重不稳定者。
4. 心脑血管意外非稳定期者。
5. 血管外溶血者。

（三）选择模式

各种 RRT 模式各有特点，临床上应根据患者需清除的毒素和脏器衰竭的特征，针对性地选择单一或联合治疗模式，作出个体化的选择。

1. 根据需清除的毒素 ALF 时，产生不同的毒素，主要分为水溶性的中、小分子毒素和脂溶性的与蛋白结合的中、大分子毒素，不同的 RRT 模式，主要清除的毒素亦不同。HD 清除小分子水溶性毒素；CRRT 除清除小分子水溶性毒素外，还可以清除部分细胞因子等中分子水溶性毒素；HP/PP 依据吸附材料的不

同，可选择性清除胆红素或广谱清除致肝性脑病毒素及中、大分子与蛋白结合的毒素，但对小分子的水溶性毒素（如肌酐、血尿素氮）无清除作用；PE 可彻底清除血浆中与蛋白结合的毒素，对小分子的水溶性毒素（如肌酐、血尿素氮）无清除作用；MARS、PDF、CAPS 及 FPSA 对小分子水溶性毒素和大分子与蛋白结合的脂溶性毒素均能清除。急性肝衰竭时各种 RRT 技术具体可清除毒素见表 18-0-1。

表 18-0-1　急性肝衰竭时 RRT 可清除的毒素

RRT 技术	可清除毒素
HD	血氨、γ-氨基丁酸、肌酐、尿素氮
CRRT	血氨、γ-氨基丁酸、肌酐、尿素氮、IL-1、IL-6 等细胞因子
HP	胆汁酸、胆红素、硫醇、酚类、IL-1、IL-6、TNF-α 等细胞因子、内毒素
PE	芳香族氨基酸、胆汁酸、胆红素、内毒素、细胞因子、吲哚类、硫醇、酚类、短链氨基酸、毒性脂肪酸
MARS	肌酐、尿素氮、胆红素、胆酸、中短链脂肪酸、毒性脂肪酸、芳香族氨基酸、硫醇、血氨、色氨酸、吲哚/酚类代谢产物、IL-6、TNF-α 等
PDF	肌酐、尿素氮、胆红素、胆酸、中短链脂肪酸、毒性脂肪酸、芳香族氨基酸、硫醇、血氨、色氨酸、吲哚/酚类代谢产物、IL-6、TNF-α 等
CAPS	肌酐、尿素氮、胆红素、胆酸、中短链脂肪酸、毒性脂肪酸、芳香族氨基酸、硫醇、血氨、色氨酸、吲哚/酚类代谢产物、IL-6、TNF-α 等
FPSA	肌酐、尿素氮、胆红素、胆酸、中短链脂肪酸、毒性脂肪酸、芳香族氨基酸、硫醇、血氨、色氨酸、吲哚/酚类代谢产物、IL-6、TNF-α 等

2. 根据合并的肝外衰竭器官　ALF 可同时或序贯出现多个其他器官功能障碍，其中以脑水肿、肝肾综合征与急性肾损伤或 MODS 多见，随着衰竭器官数量增多，死亡率明显增加。是否合并肝外衰竭器官，也是选择合适血液净化技术的依据。

（1）肝肾综合征与急性肾损伤：肾损伤是急性肝衰竭最常见的并发症，当肝衰竭患者合并严重急性肾损伤时，往往需要在肝脏支持的同时进行肾脏支持，HD 和 CRRT 是经典的 RRT 方法，但由于 HD 对血流动力学影响大且同时有加重脑水肿的风险，所以 2006 年美国肝病学会制定的肝衰竭治疗指南推荐急性肝衰竭合并肾功能障碍时选择 CRRT 更适宜。PDF、MARS 和 Prometheus 系统这几种方法均能兼顾到肝脏与肾脏，可根据本单位能开展的能力作出选择，也可以选择 PE、HP 及 PP 联合 RRT。

（2）脑水肿：ALF 时脑水肿发生率高，并与肝性脑病的严重程度息息相关，据报道Ⅲ度肝性脑病患者脑水肿发生率为 26%～36%，Ⅳ度肝性脑病患者脑水肿发生率高达 66%～76%。HD 时由于快速脱水和降低血清肌酐及尿素氮水平，容易导致脑水肿加重，故针对合并脑水肿风险高的 ALF 患者，推荐选择 RRT。

（3）MODS：ALF 时炎症介质的瀑布效应以及肝硬化本身存在的固有免疫和适应性免疫功能紊乱，容易引起体循环和微循环的显著改变，最终引起 MODS，所以当 ALF 合并 MODS 时，进行多器官功能支持非常必要。临床上可选择 RRT 联合 PE 或 PP，有条件者选择 PDF、MARS 及 Prometheus 系统，通过对细胞因子及炎症介质的清除和容量的精准调控来实现血流动力学和内环境的稳定，从而降低 ALF 合并 MODS 的高病死率。

八、急性肝衰竭 RRT 的注意事项

（一）PE 的治疗量、治疗频度和治疗参数

ALF 时根据患者的病情决定 PE 的置换量、治疗频率和疗程。PE 置换量取决于个体血浆量的差异，临床上每次最佳置换量通常为 1.5～2 个全身血浆量，全身血浆量 = 体重（kg）×67.8（男性）[62.3（女性）]×（100- 血细胞比容）。近年来也有一些研究发现置换量达 15% 的理想体重的高容量血浆置换（high volume plasma exchange，HVPE）与常规剂量的 PE 相比，更能降低 ALF 患者病死率。如 2016 年发表的丹麦、芬兰和英国联合进行的 HVPE 治疗 ALF 的前瞻性随机研究显示，平均 9～12L 血浆置换量的 HVPE 组患者出院时生存率为 58.7%，与常规 PE 组患者 47.8% 的生存率相比有显著性差异。但在血浆资源稀缺的当前，HVPE 的推广应用受到限制。

PE 的治疗频率根据置换效率估计、置换后血管内蛋白分布情况和基础疾病及临床反应来决定，一般血管内外之间的蛋白质浓度达到平衡需要 1～2 天，一般第一、二周每周 2～5 次，以后每周 1～2 次，每例患者平均 3～5 次。但发生肝性脑病时也可每天进行血浆置换直到患者意识好转。

PE 治疗参数：血流速度控制在 80～120ml/min；血浆分离速度根据血细胞比容控制在血流速度的 20%～25%，跨膜压≤50mmHg 以内，吸附器入口压（二次膜压）≤150mmHg。

（二）抗凝方式的选择

ALF 时由于肝脏合成功能障碍，抗凝物质及抗纤溶物质减少，导致凝血与抗凝血平衡失调及纤溶亢

进，患者常有较明显的出血倾向，故实施 RRT 时的抗凝方案选择应依据个体化原则。ALF 时 RRT 技术实施抗凝包括全身抗凝、局部抗凝和无抗凝三种策略，临床上主要根据患者的凝血功能状况和有无出血风险而定。如凝血功能轻度障碍且无明显出血倾向，可选择少量肝素抗凝，维持 APTT 在正常范围的 1～1.4 倍；如有明显的出血风险或活动性出血，可予肝素-鱼精蛋白局部抗凝或无肝素抗凝。

近年来枸橼酸抗凝由于其抗凝效果确切且滤器寿命长，临床应用越来越广泛，但枸橼酸抗凝在 ALF 进行血液净化治疗时是否可以采用，还存在争议。枸橼酸根进入体内后，超过 95% 经肝脏代谢，理论上说 ALF 时行枸橼酸抗凝是相对禁忌，但近来也有较多的研究发现肝衰竭甚至是肝移植患者行 RRT 时选择枸橼酸抗凝也是安全的，关键在于密切监测，如果监测到体内钙离子水平降低伴代谢性酸中毒进行性加重，血清总钙/离子钙比>2.25，表明枸橼酸根蓄积，这时应停止输注枸橼酸，继续 RRT 能将蓄积的枸橼酸根清除。

总之，随着对 ALF 认知的深入，RRT 治疗 ALF 会越来越广泛。对于肝细胞能够迅速再生的可逆性肝衰竭，通过 RRT，患者生存率明显提高；对于不可逆性肝衰竭，RRT 则是通向肝移植的桥梁。由于不同 RRT 技术各有特点且各有利弊，所以技术的整合及联合治疗成为当今 RRT 的研究热点，如何将 RRT 技术规范化及如何针对 ALF 患者实施个体化 RRT 方案是我们努力的方向。

（杨向红）

思考题

1. ALF 的诊断标准有哪些？
2. 列举 3 种常用的 ALF 血液净化模式及其特点有哪些？

参考文献

[1] 中华医学会感染病学分会肝衰竭与人工肝学组，中华医学会肝病学分会重型肝病与人工肝学组. 肝衰竭诊治指南(2018 年版)[J]. 中华临床感染病杂志，2018，11(6)：401-410.

[2] 中华医学会肝病学分会. 肝硬化肝性脑病诊疗指南[J]. 中华内科杂志，2018，57(10)：705-718.

[3] FLAMM S L, YANG Y X, SINGH S, et al. American gastroenterological association institute guidelines for the diagnosis and management of acute liver failure [J]. Gastroenterology, 2017, 152(3): 644-647.

[4] European Association for the Study of the Liver. EASL Clinical Practical Guidelines on the management of acute (fulminant) liver failure [J]. J Hepatol, 2017, 66(5): 1047-1081.

[5] LEE W M. Drug-induced acute liver failure [J]. Clin Liver Dis, 2013, 17(4): 575-586.

[6] BERNAL W, AUZINGER G, DHAWAN A, et al. Acute liver failure [J]. N Engl J Med, 2013, 369(26): 2525-2534.

[7] PEREZ RUIZ DE GARIBAY A, KORTGEN A, LEONHARDT J, et al. Critical care hepatology: Definitions, incidence, prognosis and role of liver failure in critically ill patients [J]. Crit Care, 2022, 26(1): 289.

[8] MONTRIEF T, KOYFMAN A, LONG B. Acute liver failure: A review for emergency physicians [J]. Am J Emerg Med, 2019, 37(2): 329-337.

[9] GRADY J. Timing and benefit of liver transplantation in acute liver failure [J]. J Hepatol, 2014, 60(3): 663-670.

[10] THAWLEY V. Acute Liver Injury and failure [J]. Vet Clin North Am Small Anim Pract, 2017, 47(3): 617-630.

[11] 中华医学会感染病学分会肝衰竭与人工肝学组. 非生物型人工肝治疗肝衰竭指南(2016 年版)[J]. 中华临床感染病杂志，2016，9(2)：97-103.

[12] GARCIA MARTINEZ J J, BENDJELID K. Artificial liver support systems: What is new over the last decade? [J]. Ann Intensive Care, 2018, 8(1): 109.

[13] TANDON R, FROGHI S. Artificial liver support systems [J]. J Gastroenterol Hepatol, 2021, 36(5): 1164-1179.

[14] Che X Q, Li Z Q, Chen Z, et al. Plasma exchange combining with plasma bilirubin adsorption effectively removes toxic substances and improves liver functions of hepatic failure patients [J]. Eur Rev Med Pharmacol Sci, 2018, 22(4): 1118-1125.

[15] YAO J, LI S, ZHOU L, et al. Therapeutic effect of double plasma molecular adsorption system and sequential half-dose plasma exchange in patients with HBV-related acute-on-chronic liver failure [J]. Clin Apher, 2019, 34(4): 392-398.

[16] 孙仁华，黄东胜. 重症血液净化学[M]. 杭州：浙江大学出版社，2015.

第十九章

急性中毒与 RRT

学习目标

掌握：

1. 急性中毒时应用 RRT 的适应证。
2. 急性中毒时 RRT 的选择原则。

熟悉：

不同种类中毒及 RRT 推荐。

了解：

急性中毒及其病理生理学特点。

一、急性中毒及其病理生理学特点

随着人类社会的不断进步和工业文明的不断发展，人类接触的外源性生物、有机物和化学合成物质不断增多，导致中毒事件的发生概率亦逐渐增加。据不完全统计，综合性医院急诊科就诊的患者中，中毒的比例高达 6%～8%。这些病患经过诊断后，轻症的可以在急诊治疗和留观，重症患者则需要收入重症医学科进一步治疗，一旦保守治疗效果不好，则需要进行 RRT 来协助清除体内的毒性物质和继发代谢产物，因此有必要对中毒的病理生理学特点进行系统的解析，了解不同毒物的毒理及代谢清除途径，从而更好地予以治疗。

（一）急性中毒的定义

某种外源性物质进入体内，在效应部位积累到一定剂量而造成损害的全身性疾病称为中毒(poisoning)。当毒物的毒性较为剧烈或短时间内（一般 24 小时内）大量进入体内，使机体受损并发生功能障碍，迅速引起症状甚至危及生命，称为急性中毒。

急性中毒是一种危及生命的急症，需要紧急处理，它不同于小剂量和慢性摄入毒物引起的慢性中毒，后者由于病情隐匿，发展慢，出现症状常常不典型，因此不容易确诊，常需要行血清毒物定量测定方能明确诊断。急性中毒由于常常有明确的毒物接触史，因此通过对大多数患者详细询问病史诊断不是难点，如何能迅速且有效地清除体内毒物，维持内环境稳定，防止继发的损害，才是治疗的重点。

（二）急性中毒的靶器官损害

毒物大多数经过呼吸道、皮肤黏膜、消化道及血液系统急性摄入后进入身体，常常蓄积在体内不同的器官。毒物的内源性代谢和排出依赖于这些脏器器官，但同时毒物可直接造成全身各器官功能的损害。

1. 肝脏 肝脏是毒物代谢的主要器官，在肝脏细胞微粒体、细胞液和线粒体等部位均存在多种生物转化的酶类，可以降解毒物，降低其浓度或促进其排出。但毒物同时会造成肝脏损害，如毒蕈、鱼胆及四氯化碳中毒会损害肝脏，造成黄疸；对乙酰氨基酚中毒可以造成药物性肝损伤，主要表现为转氨酶升高、黄疸和凝血功能障碍；百草枯中毒亦可以造成转氨酶升高及黄疸。

2. 肾脏 肾脏也是体内重要的毒素代谢器官，部分毒物可以直接以原型从肾脏排出体外。例如，百草枯在体内主要通过肾脏以原型排出。毒物对肾脏功能的损害主要分两种，第一种为引起急性溶血，继而形成急性肾小管堵塞，如砷化氢中毒；另一种为直接造成肾实质损害，出现肾缺血和肾小管坏死，如氨基糖苷类抗生素和百草枯等。

3. 肺脏 部分毒物会经呼吸道排出体外，虽然这种排泄途径效能很有限，但由于不同毒物经呼吸道排出时常有特殊气味，因此常常作为急性中毒的特异性症状和诊断依据，如有机磷和重金属中毒的大蒜味，硫化氢中毒的臭鸡蛋味，氰化物中毒的苦杏仁味。部分毒物在肺脏中可以蓄积，造成急性肺水肿、急性呼吸窘迫综合征和继发的肺间质纤维化。一些挥发性毒物，可以直接损伤呼吸道黏膜。

4. **循环系统** 一些毒物可以直接作用于心脏，造成心律失常、房室传导阻滞等心脏抑制效应；作用于血管平滑肌，可以引起血管平滑肌松弛和毛细血管渗漏，导致血压下降及休克。洋地黄及夹竹桃等毒物可以延长 QT 间期，兴奋迷走神经，三环类抗抑郁药物可以兴奋交感神经，造成心率增快，心肌耗氧量增加。总之，很多毒物通过直接抑制心脏收缩力、干预心肌供氧和扩张血管等途径减少循环系统容量，降低心排血量，从而减少全身氧输送。

5. **凝血及造血系统** 很多毒物的致毒机制就是干预凝血酶的活性，从而造成出血，如水杨酸类、肝素、双香豆素类药物和各种鼠药。部分蛇咬伤时蛇毒的作用机制也是干扰凝血系统活性，造成溶血，继而减少全身氧输送。有些毒物，如苯环类有机物，可以抑制骨髓造血功能，引起粒细胞缺乏和血小板减少。

6. **消化系统** 经口摄入的毒物可以直接损伤消化道，造成黏膜灼伤，引起恶心、呕吐、腹痛甚至呕血和便血。一些干扰凝血系统活性的毒物则可以造成体内凝血及抗凝系统的紊乱，一旦形成肠血管内微血栓，则可能引起麻痹性肠梗阻和肠坏死。如果在医疗过程中予以洗胃和催吐，剧烈的呕吐可能撕裂上消化道黏膜，引起出血。全身性中毒症状明显时，胃肠道缺血可能引起急性胃黏膜病变。

7. **神经系统** 催眠镇静药物和抗惊厥药物可以引起患者神志改变，剂量大时可以造成昏迷；有些药物可以造成患者谵妄，如阿托品、地高辛和一些抗帕金森病药物；当患者因全身氧输送下降引起脑乏氧时，可以出现抽搐和乏氧性脑病；一些如阿片类药物等成瘾性药物的长期摄入，也可能造成精神异常。总之，药物通过干扰氧代谢或者直接作用于中枢神经系统，均可以造成暂时的甚至永久性损害。

（三）毒物的毒理学特点

毒物通过不同途径进入患者体内后，迅速分布到体内的肝脏、肺和脑等靶器官。分布的部位、速度、容积和毒物的毒效则取决于不同毒物的毒理学参数。

1. **半衰期** 半衰期是指毒物经过生物体的清除，其浓度下降到靶浓度一半时所需要的时间。半衰期越长，清除越慢，毒物在体内的持续时间就越长，对机体造成的影响也就越大。

2. **表观分布容积** 表观分布容积（V_d）是指当药物或者毒物在体内达动态平衡后，体内总量与血药浓度之比值。它代表了药物或者毒物在体内达到稳态以后的容积。表观分布容积大的毒物，相当于在体内有一个“储藏库”一样，尽管血液中的毒物被清除，但可以很容易从这个储藏库内补充，一方面使得毒物不容易彻底清除，另一方面使治疗的效果容易出现“反弹”。当然在摄入相同剂量的情况下，表观分布容积大的物质拥有较小的血药浓度，使得全身的中毒症状不至于很快显现出来，从而使治疗窗更宽，患者更容易被救治，这是 V_d 较高物质的优势之一。

3. **脂溶性/水溶性** 水溶性强的物质，入血后血液中浓度往往比较高，但组织浓度往往不高，这是因为水溶性物质不容易从皮肤黏膜吸收，也不容易穿透各种脂质生物膜，到达脑和脂肪等组织内。结合表观分布容积来看，水溶性毒物的表观分布容积往往较小，而脂溶性物质由于更容易穿透黏膜，进入到组织内，其表观分布容积往往较大。

4. **分子量** 分子量是决定毒物分布和代谢的最重要指标之一，毒物的分子量越小，往往穿透力越强，越容易吸收并随血液循环分布于全身各脏器，同时也越容易从体内清除，而大分子量的毒物尽管组织穿透力弱一些，但一旦形成较高浓度，则不容易从体内清除，从而造成蓄积。

5. **蛋白结合率** 是指毒物入血后同血浆蛋白结合的能力。由于发挥毒性的是血浆内游离的毒物，因此毒物同蛋白结合后，使得血液中浓度暂时性降低，毒性减弱，但这种降低只是暂时的，当血中游离的部分被代谢或者清除，同蛋白结合的部分会重新游离，使其毒性持续时间延长。同蛋白结合的毒物可以更容易弥散入组织，且不容易被生物降解。

总之，毒物的分子量、脂溶性/水溶性、蛋白结合率和表观分布容积决定了毒物在体内的分布与代谢，这些参数同半衰期一起，决定了毒物的清除效率。

二、急性中毒时应用 RRT 的适应证

随着重症医学理念的深入，RRT 的适应证不断扩宽，已经从肾脏疾病扩展到肾外疾病，因此被认为是一类“血液净化治疗”模式。用于治疗急性中毒时，RRT 可以从血液中直接且快速地清除毒物，终止其对靶器官的损害，从而迅速缓解中毒的症状，提高救治成功率。RRT 治疗中毒时，最佳的应用时相为毒物的吸收期，也就是一旦确诊，应尽早进行。当毒物在体内达到稳态平衡时，再进行 RRT，效能会降低。目前世界范围内报道的中毒病例中仅 0.1% 左右接受了 RRT。

应用 RRT 来救治急性中毒始于 1913 年的动物实验，其成功治疗了水杨酸中毒的动物。然而在此后的 100 多年间，关于是否应用 RRT 来治疗中毒一直存在争议。由于 RRT 本身具有很多的并发症，因此必须严格把握其应用的适应证，切不可过度地应用。目前认为，仅在中毒威胁生命，或者使患者长期昏迷，需入住

ICU，或者有可能导致永久性的损伤时，才适合用 RRT 来救治。当毒物本身清除率很高，或者毒性不是很强，没有威胁生命时，则不需要 RRT。如果药物本身有特效的解毒剂或者拮抗剂时，一般也不需要进行 RRT。比如阿片类药物中毒，可以用拮抗剂纳洛酮进行治疗；苯二氮䓬类药物过量摄入，在没有引起严重的呼吸抑制时，可以用氟马西尼来拮抗，华法林中毒可以用维生素 K 来拮抗。有些药物本身的内源性清除率很高，大于 4L/（kg·min），也不需要 RRT。

不是所有的毒物都适合应用 RRT 进行清除。只有当毒物拥有较小的分子量、较小的蛋白结合率、较小的表观分布容积和水溶性较好时，才较容易被 RRT 清除。分子量大者，不容易透过滤过膜或者透析膜；脂溶性大者，容易拥有比较大的表观分布容积，影响毒物清除的效率；由于毒物-蛋白结合体的总分子量超过 65kDa，使得蛋白结合率高的药物难以通过透析和滤过来清除。不适合行 RRT 的典型药物为地高辛，它的分子量为 781Da，但拥有高达 6L/kg 的表观分布容积，且与心肌靶点的结合力非常强，极不容易通过 RRT 清除。目前成功适用于 RRT 的中毒物质有茶碱、有机磷、百草枯、甲醇、乙二醇、锂剂、铊、水杨酸、对乙酰氨基酚、二甲双胍、各种抗心律失常药和抗抑郁药等。

三、中毒时 RRT 技术的选择原则

毒物的理化性质决定了是否适合应用 RRT 进行治疗，也就是说在选择 RRT 的治疗模式时，需要考虑毒物的分子量、表观分布容积、水溶性/脂溶性、蛋白和组织结合率以及内源性清除率。中毒时选择 RRT 的流程见图 19-0-1。RRT 清除毒物的机制主要有弥散、对流、吸附及离心等，目前多数 RRT 模式拥有两种以上的清除机制。

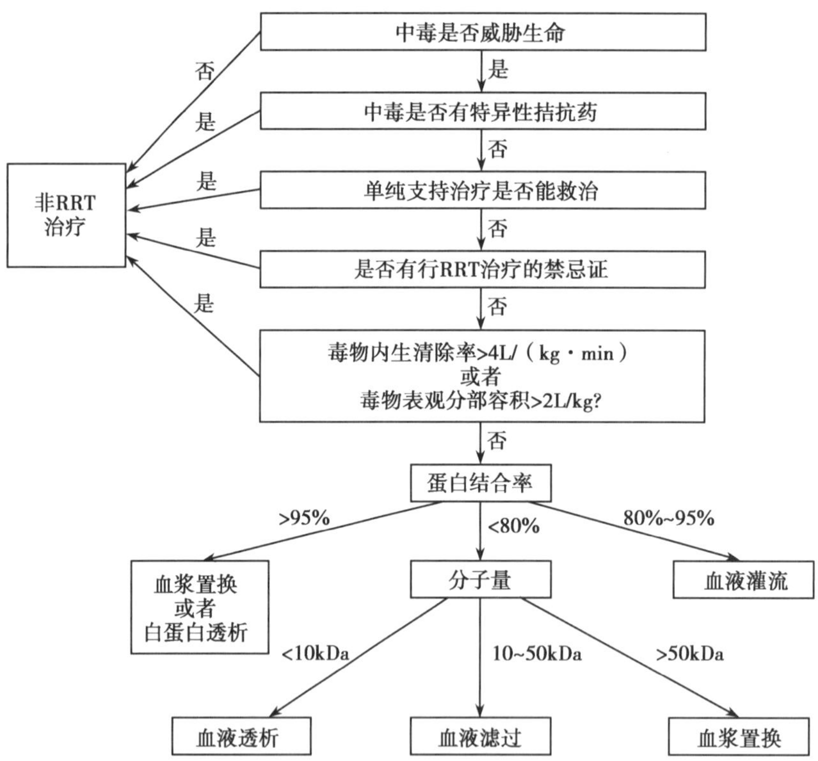

图 19-0-1 中毒时选择 RRT 的流程图

（一）血液透析

比较适合清除水溶性强、分子量小及蛋白结合率低的毒物，如巴比妥类、醇类和离子型药物等，是目前国际上报道的应用例数最多的 RRT 模式。由于血流速快，清除小分子物质效能很强，且价格最为低廉，应用也最为广泛。血液透析的主要清除毒物机制是通过半透膜的弥散，同时半透膜也能够吸附一些大分子量的物质，因此也具有部分吸附的效能。由于不需要对液体平衡进行调整，因此中毒的血液透析治疗可以持续更长时间，长达 10 小时或者更多。血液透析的最大缺点在于对中分子物质的清除较差，但近年来随着新型透析膜的研发，其已经可以清除高达 10kDa 的物质。

（二）血液滤过

与血液透析相比，血液滤过的血流速较低，血流动力学更加稳定，因此更适合低血容量的危重患者，且血液滤过的毒物清除机制主要是对流，由于滤膜截留的分子量高达 30～50kDa，因此较血液透析可以更好地清除中分子毒物。但其费用昂贵，且目前大部分

毒物的分子量很少有超过 2kDa 的，因此并没有较血液透析显示出更好的清除效应，由于血流速低，对小分子物质的清除效应往往还不如血液透析。

（三）血液灌流

同以弥散和对流为主要清除机制的血液透析和血液滤过相比，血液灌流具有清除较大分子物质的优势，适合用于清除分子量较大、蛋白结合率高及脂溶性较好的毒物。血液灌流可以清除蛋白结合率更高的物质，这是因为灌流器中的活性炭或者树脂微粒能同白蛋白竞争已经结合的物质。但血液灌流也有其缺点，如需要较强力的抗凝和较高的血流速，可能破坏血液成分，清除物质无选择性，可能同时清除了有益的物质等。血液灌流的灌流器较为昂贵，且清除效率低，治疗 2 小时可达饱和，如果想增加清除率则需要更换灌流器。其清除中、小分子的效能较血液透析和血液滤过明显降低。

（四）血浆置换

由于行血浆置换时分浆率很少超过 50ml/min，因此仅用来清除高蛋白结合率（超过 95%）或者极高分子量（ >50kDa）的毒物，如三环类抗抑郁药，而很少用来清除中、小分子等毒物。由于血浆需要异体采集，较为昂贵且有感染血液制品传播疾病的风险，因此临床较少用于治疗中毒。

（五）连续血浆分离吸附

是一种组合式的血液净化手段，首先利用血浆分离器将血浆从全血中分离出来，然后再使其流过吸附柱。同血液灌流相比，这种治疗方法一方面有效地避免了红细胞和血小板同灌流器内的高致敏原性物质直接接触，减轻了血液灌流的血液成分被破坏，另一方面由于血浆流经灌流器时的流速较低，可以使吸附更加充分。

（六）白蛋白透析

将血液中白蛋白分离后连接大孔径的透析柱，透析液换成 4% 的白蛋白，可以较为稳定地、长时间地用于清除高蛋白结合率及高表观分布容积的毒物。

不同类型 RRT 用于治疗中毒时的疗效比较见表 19-0-1。

表 19-0-1　不同类型 RRT 用于治疗中毒时的疗效比较

项目	血液透析	血液滤过	血液灌流	血浆置换	连续血浆分离吸附	白蛋白透析
主要清除机制	弥散	对流	吸附	对流	对流/吸附	对流/弥散
分子量/kDa	<10	30～50	5～10	1 300	5～10	60～100
蛋白结合率/%	<80	<80	<95	无要求	<90	无要求
表观分布容积/$(L\cdot kg^{-1})$	<1～2	<1～2	<1～2	不详	不详	不详

四、不同毒物中毒 RRT 推荐

根据毒物的不同类型，可以分为工业性毒物、农业性毒物、日常生活性毒物、植物性毒物和动物性毒物。每种毒物的分子量、蛋白结合率、表观分布容积、清除系数及脂溶性/水溶性均有所不同，导致治疗起来的方法有所区别。以下就常见的毒物进行分析。

（一）百草枯中毒

1. 毒物 PK/PD 特点　百草枯分子量为 257Da，蛋白结合率很低，表观分布容积为 1.2～1.6L/kg，常见的摄入途径为经消化道摄入，少见经皮肤黏膜吸收。百草枯摄入后，主要蓄积于肺脏，体内较少降解，常以原型经粪便和尿液排出。

2. 中毒症状　百草枯中毒近些年在中国急诊科较为常见，无论是误服还是主观地摄入，剂量均较大，早期摄入后可以有恶心、呕吐、口咽部和食管的灼伤，继而出现肝、肾功能障碍。后期百草枯在肺部蓄积，引起肺纤维化、胸腔积液及气胸等改变，肺纤维化导致的严重乏氧是导致死亡的重要原因。

3. RRT 方式与剂量选择　由于可以同树脂或活性炭的微孔特异性结合，百草枯中毒的 RRT 首选血液灌流，清除效能是透析的 5～7 倍，血液透析只有在血百草枯浓度很大时才有效。血液灌流通常在中毒后 6 个小时内进行，连续使用 3 个灌流器，每个 2 小时，以最大限度地降低体内药物浓度，改善预后。有些医疗机构在摄入后的第二天及第三天还会继续进行血液灌流治疗，但此时百草枯已经进入体内，在各个组织内达到平衡，因此其治疗效果有限，除血液灌流外，其他方式的 RRT 暂无经验可循。百草枯中毒虽然可以造成肾损伤，但多数为非少尿型，往往不需要采用对流和超滤的手段来调节内环境和容量。

（二）有机磷中毒

1. 毒物 PK/PD 特点　有机磷酸酯或硫化磷酸酯类化合物属于农业性毒物，代表物为敌百虫。敌百虫的分子量为 257Da，易溶于水和大多数有机溶剂，不溶于脂肪烃，大部分以原型从尿液排出。

2. 中毒症状　主要通过抑制体内胆碱酯酶活性，

表现出毒蕈碱样、烟碱样和中枢神经系统中毒症状。毒蕈碱样症状主要为平滑肌痉挛和腺体分泌增加，瞳孔缩小、大汗、流泪和气道分泌物增加；烟碱样症状主要为肌肉颤动及全身肌肉强直性痉挛，血压升高，心律失常；中枢神经系统症状主要为头晕、头痛、无力及烦躁，严重者可出现神志不清、昏迷和惊厥。

3. RRT 方式与剂量选择 有机磷农药多数可以通过解磷定及阿托品来治疗，因此仅当中毒剂量十分大时才考虑行 RRT。有机磷农药多数为脂溶性强、蛋白结合率高的药物，表观分布容积较大，因此单纯透析效果不佳，血液灌流的清除效应优于透析。血液灌流可以迅速降低血毒物浓度，一次灌流可以降低 30%～50%，但由于表观分布容积大，灌流结束 24 小时内会慢慢恢复血浓度，因此需要反复地灌流。当中毒症状较重时，还可以行血浆置换，用以迅速降低血中有机磷农药的浓度，一般经一次血浆置换，30ml/kg 左右即可达到目的。

4. 预后 大部分经过积极救治后，预后均较好，死亡病例多因大量摄入，引起呼吸循环衰竭。

（三）甲醇、乙二醇中毒

1. 毒物 PK/PD 特点 甲醇和乙二醇均是常见的工业性毒物，甲醇分子量 32Da，乙二醇分子量 62Da，二者均为高度水溶性，表观分布容积相似，约 0.55L/kg。

2. 中毒症状 甲醇和乙二醇中毒主要由二者在体内的代谢产物所致，引起急性肾损伤、AG 增高型代谢性酸中毒、中枢神经系统症状和致盲。

3. RRT 方式与剂量选择 甲醇和乙二醇中毒的主要治疗方法是应用乙醇脱氢酶抑制剂阻止二者代谢，症状较轻时通常不需要 RRT，而当中毒较重，出现严重代谢性酸中毒（$pH<7.25$）、严重的肾损伤和水电解质紊乱，以及持续恶化的血流动力学状况时，需要 RRT 辅助清除毒物及代谢产物，模式首选血液透析。研究表明，血液透析的清除效能要显著高于血液滤过、血浆置换和腹膜透析，将血中甲醇浓度从 100mmol/L 降至安全浓度，血液透析仅需要 9 小时，血液滤过需要 23 小时，血浆置换需要 35 小时，腹膜透析需要 69 小时，而无 RRT 的患者需要 211 小时才能将血甲醇代谢至安全浓度。由于常合并 AG 增高的代谢性酸中毒，RRT 时需要注意补充额外的碳酸氢盐。

（四）鱼胆中毒

1. 毒物 PK/PD 特点 鱼胆汁属于动物性毒物，主要成分为胆酸、牛磺胆酸、鹅去氧胆酸、牛磺去氧胆酸、水溶性鲤醇硫酸钠、氢氰酸和组织胺等。鱼胆由于成分复杂，很难研制出有效的解毒剂，临床治疗多以支持为主。该病几乎为中国特有，国外鲜有报道。

2. 中毒症状 主要表现为肝肾功能异常为主的多器官功能障碍，可伴有急性肾小管坏死、肝细胞坏死和心脏及脑等器官的水肿。患者常出现胃肠道不适、头疼、少尿、水肿、腰痛、乏力和黄疸，严重者可出现肠麻痹和消化道出血。

3. RRT 方式与剂量选择 鱼胆中毒首选血液透析治疗，以发现后 2 小时内实施为佳，可以清除鱼胆中的部分毒性物质和炎症介质，减少对组织器官的损害。如果不能行血液透析或者血压不稳定，也可以用血液滤过、血液灌流和血浆置换来替代治疗。

4. 预后 取决于开始治疗的时机，行 RRT 越早，预后越好。总体病死率约 2.6%。

（五）毒蕈中毒

1. 毒物 PK/PD 特点 世界上已知具有明显毒性的毒蘑菇多达 400 多种，我国约有 200 多种，由于种类繁多，毒素大体上分为 5 种毒素：①引起细胞损伤的毒素，如各种环肽；②影响肾脏系统的毒素；③影响中枢神经系统并引起神经系统症状的毒素（鹅膏蕈氨酸、裸盖菇素、西洛菌素等）；④影响自主神经系统的毒素，如毒蕈碱等；⑤影响胃肠系统的毒素。

2. 中毒症状 主要以胃肠道不适（恶心、呕吐、腹痛）为主，多为非特异性，容易与其他疾病相混淆，但如追问进食史则很容易鉴别。其他症状包括肝衰竭、横纹肌溶解、幻觉和尿潴留等症状，严重的可出现致死性肝坏死。

3. RRT 方式与剂量选择 毒蕈的毒素多为中到大分子物质，蛋白结合率高，理论上血液灌流清除效果可能更好，由于毒蕈的毒素繁杂，与活性炭或者树脂的亲和力不详。有报道称对于鹅膏菌中毒，血液灌流具有很好的效果。对于转氨酶升高及凝血功能障碍严重的患者，行血液滤过治疗有助于清除中分子毒素，减轻毒性反应。国内亦有报道行血液灌流用于治疗毒蕈中毒的，目前尚无证据支持哪一种 RRT 手段对于清除毒素效果更好。

4. 预后 毒蕈中毒取决于进食的蘑菇种类和量，一般来说，大部分患者经过积极的治疗，预后均较好，文献表明预后与是否行 RRT 无关，RRT 仅有助于缩短病程。少数患者死于暴发性肝衰竭。

（六）锂中毒

1. 毒物 PK/PD 特点 锂剂是应用较为广泛的抗躁狂和抗抑郁药物，为一种日常生活性毒物，以碳酸锂为代表。碳酸锂分子量 74Da，水溶性好，蛋白结合率低，表观分布容积 0.8～1.2L/kg，内源性清除率 15～20ml/min。由于治疗窗较窄，剂量把握不当或者与其他药物相互作用，很容易出现中毒。急性中毒时，多见于一次性大量摄入碳酸锂（40mg/kg 以上）。

2. 中毒症状 大部分锂中毒都是慢性中毒，鲜有急性摄入引起的中毒。中毒症状主要为神经肌肉的兴奋性增高、恶心和腹泻。当血清锂浓度超过 43.5mmol/L 时为严重中毒，可有惊厥及昏迷等表现。

3. RRT 方式与剂量选择 锂剂的特性表明它属于可被透析清除的物质，然而是否需要 RRT 取决于血清浓度和症状。当血清锂浓度超过 3.5mmol/L 或者超过 2.5mmol/L 伴有肾功能损害时，则需要 RRT。RRT 首选血液透析，以持续高流量透析 6～8 小时，使血锂浓度下降到 1mmol/L 为宜。当存在低血压时，可以选择用持续血液滤过替代血液透析，以减少对血流动力学的影响。

4. 预后 锂剂对中枢神经系统的毒性取决于中毒的时间，时间越久损害越重。急性中毒时，锂剂还没有对中枢神经系统等器官造成不可逆损伤，所以如果早期干预，预后好于慢性中毒。

（七）抗惊厥药物中毒

1. 毒物 PK/PD 特点 日常生活性毒物，以苯妥英和卡马西平为代表。苯妥英分子量 252Da，蛋白结合率 88%～92%，表观分布容积 0.6～0.8L/kg；卡马西平分子量 263Da，表观分布容积 0.8～1.8L/kg，蛋白结合率 75%～78%。苯妥英口服吸收缓慢，过量服用后 96 小时方达到峰浓度；脂溶性强，容易透过血脑屏障，通过肝脏 CYP 酶代谢，半衰期为 7～42 小时，长期服用的患者，其半衰期可以延长至 103 小时或者更长，所以一旦出现以长期昏迷为主要症状的严重中毒，必须行 RRT 协助清除。不建议以血浆浓度和摄入总量作为是否行 RRT 的指征。

2. 中毒症状 口服苯妥英过量时，主要症状为眼球震颤、头晕、恶心呕吐和共济失调等小脑和前庭功能损害，严重者可导致昏迷和呼吸抑制。经静脉大量摄入时，可以引起心血管系统障碍，包括低血压、心动过缓和心律失常。

3. RRT 方式与剂量选择 苯妥英和卡马西平的血浆蛋白结合率都较高，其中苯妥英的蛋白结合率高达 90%，理论上这两种毒物的 RRT 清除效率有限，但很多报道显示应用高通量的血液透析和血液滤过进行治疗，效果很好。这可能是由于该种毒物同血浆蛋白的结合和解离速度都很快，当游离部分被 RRT 清除后，同蛋白结合的部分能够迅速解离。RRT 模式首选血液透析，如果不能行透析治疗，可以用血液灌流来进行替代。尽管理论上血浆置换可以更好地清除高蛋白结合率的药物，但循证上尚无证据支持血浆置换优于血液透析。

4. 预后 经过及时治疗后，大部分患者转危为安，病死率<3.5%。

（八）水杨酸中毒

1. 毒物 PK/PD 特点 以阿司匹林为代表，分子量 38～180Da，表观分布容积仅 0.17L/kg。水杨酸类物质的蛋白结合率达 90%，但具有饱和效应，当同血浆蛋白结合的药物浓度达到饱和值后，继续摄入会显著增加血浆游离毒物浓度，使得毒性显著增加，这时需要考虑施行 RRT。

2. 中毒症状 主要为 AG 增高的代谢性酸中毒，同时由于水杨酸可以直接刺激呼吸中枢，常合并原发性呼吸性碱中毒。当出现中枢神经系统症状时，常提示重度严重。

3. RRT 方式与剂量选择 由于饱和效应的存在，水杨酸可以被血液透析所清除。当血清水杨酸浓度超过 80mg/dl，或者超过 50mg/dl 同时合并中枢神经系统症状，或者出现肺水肿时，需要开始 RRT。由于合并 AG 增高代谢性酸中毒时可以有低血压，血液滤过可以作为血压不稳定时血液透析的替代治疗，但效率不如血液透析。

常见毒物的血液净化模式选择见表 19-0-2。

表 19-0-2 常见毒物的血液净化模式选择

项目	血液透析	血液滤过	血液灌流	血浆置换
常见毒物	锂剂	锂剂*	卡马西平	毒蕈
	乙二醇	茶碱*	茶碱	
	甲醇	丙戊酸*	百草枯	
	水杨酸	二甲双胍*	苯妥英	
	丙戊酸	氨基糖苷类	苯巴比妥	
	二甲双胍			
	茶碱			
	苯妥英			

注：*血流动力学不稳定时选择。

（臧　彬）

思考题

1. 选择是否行 RRT 治疗急性中毒时，要考虑毒物的哪些理化参数？
2. 选择行 RRT 治疗急性中毒时，常用的模式有哪些？
3. 选择行 RRT 治疗急性中毒时，适应证如何选择？

参考文献

[1] DEVILLE K, CHARLTON N, ASKENAZI D. Use of extracorporeal therapies to treat life-threatening intoxications [J]. Pediatr Nephrol, 2024, 39(1): 105-113.

[2] 姚咏明. 急危重症病理生理学[M]. 北京：科学出版社，2013.

[3] 菅向东. 百草枯中毒诊断与治疗"泰山共识"(2014)[J]. 中国工业医学杂志，2014, 27(2): 117-119.

[4] GHANNOUM M, ROBERTS D M, HOFFMAN R S, et al. A stepwise approach for the management of poisoning with extracorporeal treatments [J]. Semin Dialysis, 2014, 27(4): 362-370.

[5] ANSEEUW K, MOWRY J B, BURDMANN E A, et al. Extracorporeal treatment in phenytoin poisoning: Systematic review and recommendations from the EXTRIP (Extracorporeal Treatments in Poisoning) Workgroup [J]. Am J Kidney Dis, 2016, 67(2): 187-197.

[6] LA MANNA G, DONATI G. Coupled plasma filtration adsorption: A multipurpose extracorporeal detoxification therapy [J]. Blood Purif, 2018, 46: 228-238.

[7] YUAN F, HOU W, WANG D, et al. Clinical analysis of 156 cases of multiple organ failure caused by fish bile [J]. Toxicology Reports, 2015, 2: 1194-1199.

[8] BAIRD-GUNNING J, LEA-HENRY T, HOEGBERG L C G, et al. Lithium poisoning [J]. J Intensive Care Med, 2017, 32(4): 249-263.

[9] LAVONAS E J, BUCHANAN J. Hemodialysis for lithium poisoning[J]. Cochrane Database Syst Rev, 2015, 2015(9): CD007951.

[10] HOFFMAN R S. Evidence-based recommendations for haemodialysis in lithium-poisoned patients: Getting from where we are to where we want to be [J]. Br J Clin Pharmacol, 2020, 86(3): 528-530.

[11] KING N, TRAN M H. Long-acting anticoagulant rodenticide (superwarfarin) poisoning: A review of its historical development, epidemiology, and clinical management [J]. Transfus Med Rev, 2015, 29(4): 250-258.

[12] SCHMUTZ M, CARRON P N, YERSIN B, et al. Mushroom poisoning: A retrospective study concerning 11-years of admissions in a Swiss Emergency Department [J]. Intern Emerg Med, 2018, 13(1): 59-67.

第二十章

自身免疫病与RRT

学习目标

掌握：

1. 自身免疫病常用的RRT技术。
2. 常见的自身免疫病进行RRT的适应证和方法。

熟悉：

自身免疫病的病理生理机制以及RRT能够针对性治疗的原理。

了解：

吉兰-巴雷综合征行RRT的相关问题。

自身免疫病(autoimmune disease,AID)是指机体免疫系统对自身成分发生免疫应答而导致自身组织损伤和器官功能障碍的疾病。AID的发病机制是产生自身抗体和循环免疫复合物,从而引起各种器官组织的炎症。在大多数情况下,这些疾病,如果没有治疗预后会很差。自20世纪70年代中期各种新型膜材料问世以来,血浆分离技术在过去的几十年内得到了重视。这种方法的优点是可以从血浆中分离出来特定的成分,并且有更高的血流速度从而更加有效。治疗性血液成分单采(therapeutic apheresis,TA)联合免疫抑制剂治疗,在过去40年中使AID的生存率稳步提高。

血液净化治疗是利用离心分离及膜分离或吸附分离技术,在短时间内大量、迅速地清除循环中的自身抗体、免疫复合物、补体和炎症介质等致病物质,从而快速有效地控制病情,为自身免疫病的治疗提供了一种崭新和有效的手段。尤其对于危重型免疫性疾病,RRT显示出独特的临床疗效,是常用的糖皮质激素和免疫抑制剂所不能达到的,因此在临床治疗中得到广泛的应用。

一、AID常用的RRT基本技术

(一) 血浆置换

单重血浆置换是一种非选择性技术,对于血浆中的大、中、小分子溶质均有清除作用。

1. 单重血浆置换 2016年美国血浆置换学会(American Society for Apheresis,ASFA)对血浆置换指南作出以下推荐。

(1) 血浆置换作为首选或一线辅助治疗方案:吉兰-巴雷综合征、慢性炎性脱髓鞘性多发性神经病、ANCA相关性急进性肾小球肾炎(依赖透析时)、抗肾小球基底膜病(依赖透析时)、重症肌无力(中重度,胸腺瘤切除术前)、补体介导的血栓性微血管病和血栓性血小板减少性紫癜。

(2) 血浆置换作为普通的辅助治疗:ANCA相关性急进性肾小球肾炎(存在弥漫性肺泡出血时)、灾难性抗磷脂综合征、冷球蛋白血症(重度,有症状)、特发性扩张型心肌病、肌无力综合征、多发性硬化(存在急性中枢神经系统炎性脱髓鞘时)及系统性红斑狼疮(重度)。

需紧急进行血浆置换治疗的疾病:抗肾小球基底膜病出现肺出血、血栓性血小板减少性紫癜、吉兰-巴雷综合征出现呼吸功能障碍和重症肌无力时出现呼吸衰竭药物治疗无效。

(3) 2019年ASFA血浆置换临床应用指南中推荐治疗剂量。

1) 吉兰-巴雷综合征:单次置换量1～1.5TPV(全血浆容量);置换频率隔日1次;置换液用白蛋白。在10～14日内,进行5～6次治疗,置换200～250ml/kg的血浆。

2) 重症肌无力:单次置换量1～1.5TPV;置换频率每日或隔日1次;置换液用白蛋白。目标为两周内达到225ml/kg置换量。

3) ANCA相关性急进性肾小球肾炎:单次置换量1～1.5TPV;置换频率每日或隔日1次;置换液用白蛋

白，存在弥漫性肺泡出血时用血浆。暴发性或肺出血的病例，起始每日1次，然后每2～3日1次，共计6～9次治疗。

4）血栓性血小板减少性紫癜：单次置换量1～1.5TPV；置换频率每日1次；置换液为血浆和白蛋白。每日治疗直到血小板计数超过150×10^9/L、LDH值连续2～3天接近正常且精神状态转为正常。血液系统指标恢复中位数是7～8日。如患者需紧急输血，可在血浆置换治疗的过程中输入。

2. 双重滤过血浆置换 目前在血液净化精准治疗的要求下，PE已经发展出选择性清除血浆中的大分子蛋白的DFPP。

DFPP是一种集成血液净化技术，它将血浆分离技术和血浆成分分离技术叠加在一起。可以选择性地清除血浆中的致病性大分子物质，而回收白蛋白等血浆蛋白，从而大大减少所需补充的外源性血浆用量，并减少血液传染病传播的机会。

DFPP在临床上主要用于免疫球蛋白、脂蛋白等大分子物质的清除。一些自身免疫病重症患者因为体内存在大分子的致病物质而发病，需要采用DFPP治疗来清除致病因子。这些疾病主要包括：重症肌无力、吉兰-巴雷综合征、多发性硬化、重症系统性红斑狼疮、血栓性血小板减少性紫癜等。

临床上主要根据想要清除的致病物质的分子量来选择血浆成分分离器的型号。比如吉兰-巴雷综合征、多发性硬化、慢性炎性脱髓鞘性多发性神经病、重症肌无力、血栓性血小板减少性紫癜、天疱疮/类天疱疮及系统性红斑狼疮、类风湿关节炎等可以选择EC-20W或EC-30W，它可以清除IgG抗体或免疫复合物。

（二）免疫吸附

免疫吸附（immunoadsorption，IA）技术包括血液吸附和血浆吸附。免疫吸附技术利用抗原抗体免疫反应除去血浆中的致病因子或利用吸附材料除去血浆中与免疫有关的致病因子，达到治疗疾病的目的。

1. 血液吸附 血液吸附可以吸附抗原抗体复合物，因此可以有效降低其血浆水平，缓解自身免疫病急性期。目前临床上研究较多的是系统性红斑狼疮，采用特异性吸附器进行免疫吸附治疗，可以通过血液净化吸附血中病理性抗DNA抗体及其免疫复合物，达到血液净化和治疗目的。

2. 血浆吸附 血液吸附虽然简单易行，但吸附材料可能激活血小板产生凝血或出血等并发症；此外有些吸附材料由于生物相容性较差，不能与血细胞接触，如果采用血浆吸附技术则可以避免上述并发症的发生。对于自身免疫病，常用的吸附器类型及作用见表20-0-1。

表20-0-1 AID常用吸附器类型及作用

吸附器类型	适应证	清除的致病物质
A蛋白吸附、多克隆抗人IgG抗体吸附	自身免疫性肾病、重症肌无力、吉兰-巴雷综合征、系统性红斑狼疮、类风湿关节炎、皮肌炎和多发性硬化等	免疫球蛋白，主要是IgG
DNA吸附	系统性红斑狼疮	抗DNA抗体
乙酰胆碱受体吸附	重症肌无力	抗乙酰胆碱受体抗体
色氨酸吸附	重症肌无力	抗乙酰胆碱受体抗体
粒细胞吸附	类风湿关节炎	抑制过度活化白细胞

二、适应证

（一）类风湿关节炎

类风湿关节炎（rheumatoid arthritis，RA）是一种自身免疫病，典型特征是关节受到影响，并伴有关节外表现，如血管炎以及脾脏和淋巴结受累。最近的证据支持激活的T细胞在其发病机制中起主要作用。类风湿关节炎的病因和发病机制目前仍不清楚。80%RA患者体内可检测到类风湿因子，同时出现抗核抗体、循环免疫复合物、冷球蛋白和高丙种球蛋白。免疫复合物结合补体系统从而激活单核细胞和多核细胞，释放炎症因子，导致组织损伤。

众所周知，RA的治疗是非常困难的，甚至是有争议的。大多数药物的疗效有限。由于细胞和体液机制都参与类风湿关节炎的发病机制，近年来，除了免疫抑制疗法外，治疗性血浆置换（TPE）、冷却过滤法、淋巴细胞分离和白细胞分离在特别严重的病例中已得到实施。冷却过滤法、DFPP、IA和白细胞分离等的临床结果非常令人鼓舞，这些方法可作为RA的常规治疗，特别是对那些免疫抑制或抗TNF治疗控制不佳的患者。

1. RA行RRT的指征

（1）明确诊断为RA，存在多关节肿痛，炎症指标（红细胞沉降率、C反应蛋白）升高，呈现发热等全身症状以及多关节重度滑膜炎的急剧进展型。

（2）重症及难治性RA。

（3）早期诊断的活动期RA，通过免疫吸附治疗，有效清除体内炎性因子、致病性免疫复合物及自身抗体等成分，在疾病早期快速控制病情，之后再给予药物治疗，可以使患者长时间内处于病情稳定期。

2. RA 常用 RRT 技术

（1）免疫吸附：免疫吸附治疗主要使用的是葡萄球菌 A 蛋白（staphylococcal protein A，SPA）吸附柱，当分离的血浆经过结合 SPA 的吸附柱后，免疫球蛋白和循环免疫复合物被部分吸附。同时 SPA 免疫吸附还具有免疫调节作用，因此疗效持续时间更长。通常疗程为 12 周。

（2）血浆置换及 DFPP。

（3）选择性白细胞分离方法：选择性白细胞分离方法是一种通过体外离心法吸附患者血液中的白细胞，从而达到治疗免疫疾病的治疗方法。通过吸附等方法选择性去除体内的致病粒细胞、淋巴细胞和/或单核细胞，从而减轻这些致炎细胞本身对机体的免疫损伤，同时也减少了这些细胞释放的致病性蛋白酶、氧自由基及细胞因子等。该疗法可能引起血细胞减少，所以对于白细胞＜3×10^9/L、血红蛋白＜100g/L、血小板＜100×10^9/L 的患者要慎重使用。

（二）系统性红斑狼疮

系统性红斑狼疮（systemic lupus erythematosus，SLE）是一种自身免疫病，以高丙种球蛋白血症、多种自身抗体和免疫调节改变为特征。在自身抗体中，抗双链 DNA 对该病具有高度特异性，被认为在其发病机制中起重要作用。致病性自身抗体及免疫复合物对靶组织和器官的攻击是导致 SLE 诸多临床特征的主要机制，如能快速有效地清除患者体内致病成分，及时中断体内“免疫风暴”，患者病情能得到迅速缓解，有助于患者度过重症阶段。RRT 就具备这一优势，起效快，同时联合传统药物也可增强药物疗效，减少药物副作用。

1. SLE 行 RRT 指征　虽然激素和免疫抑制剂的应用显著改善了 SLE 的预后，然而，仍有部分患者对标准治疗反应不佳，称为“难治性 SLE”，表现为患者的肾功能进行性恶化、持续性肾病综合征以及经过 12 个月标准治疗未能达到部分缓解或经 24 个月治疗未能达到完全缓解。目前指南推荐对难治性 SLE 仍主张激素和免疫抑制剂治疗，同时可考虑血浆置换、免疫吸附或静脉滴注丙种球蛋白等非传统疗法。

2. SLE 常用的 RRT 技术

（1）单重滤过血浆置换：TPE 特别适用于以下严重情况，包括免疫抑制剂治疗后病情仍进展迅速；肾脏受累，例如增殖性肾小球肾炎和肾病综合征；急性全身性血管炎；血小板减少与白细胞减少；肺、心及脑受累；胰腺炎。

（2）免疫吸附：IA 主要通过免疫吸附柱的特异性吸附作用，清除患者血液中的致病因子达到治疗疾病的目的。1979 年 Terman 等人首次用 IA 治疗重症 SLE，目前已广泛用于多种免疫性疾病的治疗。

目前用于治疗 SLE 的免疫吸附柱的种类主要包括：葡萄球菌 A 蛋白（SPA）、吸附 dsDNA 抗体、苯丙氨酸吸附（PH-350）和色氨酸吸附（TR-350）。

（三）血栓性血小板减少性紫癜

血栓性血小板减少性紫癜（thrombotic thrombocytopenic purpura，TTP）是一种少见的弥漫性微血管血栓-出血综合征，临床以血小板减少性紫癜、微血管病性溶血性贫血、神经精神症状、肾功能损害和发热经典五联征为特征。TTP 是临床急重症，未经治疗的 TTP 患者的病死率高达 90%，以血浆置换为主的现代治疗方法使病死率降至 10%～20%。

TTP 是一种血栓性微血管病，由于患者体内血管性血友病因子裂解蛋白酶（a disintegrin and metalloprotease with a thrombospondin type 1motif member 13，ADAMTS13）活性降低或缺乏，血管内皮释放的血管性血友病因子（von Willebrand factor，vWF）不能被清除，引起自发性血小板黏附与聚集，微血管内血小板血栓形成，引起消耗性血小板减少；流经微血管的红细胞在高剪切力条件下发生机械性溶血性贫血；广泛微血栓形成使受累组织器官（肾脏、中枢神经系统、心脏等）发生损伤和功能障碍。TTP 分为遗传性和获得性两种类型。获得性是主要的临床类型，其机制是由于体内存在抗 ADAMTS13 的自身抗体，导致 ADAMTS13 活性降低或缺乏。

1. 首次诊断 TTP 的治疗　血浆置换是 TTP 的一线治疗，其机制在于清除患者血浆中抑制 ADAMTS13 活性的自身抗体，以及残余的大型 vWF 多聚体；同时补充了外源性 ADAMTS13；防止微血管血栓形成，逆转受累器官损伤。治疗时机：推荐对于疑诊 TTP 患者存在无其他原因可以解释的血小板减少和微血管病性溶血性贫血时，即可开始血浆置换治疗。

2. 难治性/复发性 TTP 的治疗

（1）难治性 TTP：患者接受 PE 联合或者不联合糖皮质激素治疗后未能获得完全缓解（症状消失、血小板恢复正常）或治疗过程中出现新的精神神经症状，或获得完全缓解患者在 PE 治疗中或治疗结束后 30 天内再出现临床症状和/或实验室检测异常，其发生率约为 10%～15%。

（2）复发性 TTP：疾病完全缓解，PE 治疗结束超过 30 天后患者再次出现血小板减少和微血管病性溶血性贫血，发生率约为 20%～36%。

（3）PE 治疗：对于出现难治性或复发性 TTP 的患者，应重新评估诊断，排除其他因素后，对于治疗已结束的患者，建议重新开始 PE 治疗；对于 PE 仍在进行的患者不建议增加PE频率或者血浆置换量，虽然这种做法可能对部分患者有效，但随着利妥昔单抗的应用使其变得没有必要。

（四）吉兰-巴雷综合征

吉兰-巴雷综合征是一种自身免疫介导的周围神经病，主要损害多数脊神经根和周围神经，也常累及脑神经。主要病理改变是周围神经组织中血管周围淋巴细胞、巨噬细胞浸润及神经纤维脱髓鞘，严重病例可继发轴突变性。

吉兰-巴雷综合征包括多种亚型，急性炎性脱髓鞘性多发性神经病（acute inflammatory demyelinating polyneuropathy，AIDP）是其中常见的一种，它是一种急性多发性神经根炎，主要影响四肢的远端和近端的肌肉，以及躯干肌肉，重症可出现上行性麻痹，甚至呼吸麻痹。大多数AIDP患者有炎症，主要是脱髓鞘性多发性神经病。其病理生理机制还没有完全清楚，但在很多情况下，空肠弯曲菌前期感染会导致机体产生针对细菌某些表位的抗体，这种抗体同时破坏某些周围神经髓鞘。这种现象已被描述为分子拟态（molecular mimicry）。近年来，触发原因被描述为：抗周围神经抗体，特别是抗髓鞘抗体；循环免疫复合物；脑脊液和血清补体激活；其他炎症介质和细胞因子。因此清除机体产生抗神经节苷脂抗体等成为治疗吉兰-巴雷综合征的重要措施。

吉兰-巴雷综合征行RRT的相关问题：吉兰-巴雷综合征诊断明确后应尽快行RRT，TPE在疾病发作10天内开始最为有效。在治疗性血液成分单采的指南中，美国血浆分离技术委员会以临床实践和证据为基础的方法，推荐AIDP和慢性炎性脱髓鞘性多发性神经病（chronic inflammatory demyelinating polyneuropathy，CIDP）被纳入Ⅰ类适应证（1A）。吉兰-巴雷综合征行RRT的方式主要包括血浆置换、双重滤过血浆置换和免疫吸附。

最近的大型国际随机研究中证实TPE、IVIG或者TPE和IVIG两者联合治疗AIDP三种方式均有效。虽然两组之间差异没有统计学意义，但TPE被认为比IVIG好，并且联合治疗比单独的任一种治疗好，并且推荐这种联合治疗作为第一治疗。近年来，研究者在IgG［0.4g/（kg·d），5d］治疗后应用TPE或IA联合治疗，结果表明这种联合治疗可能优于单独血浆置换。几个对比TPE和单纯支持性护理的对照试验表明，TPE治疗可以加速运动恢复，减少呼吸机的时间，并加速达到其他临床目标。

1. 血浆置换 PE是吉兰-巴雷综合征的一线治疗方法之一，多数大型随机对照研究显示TPE可以快速改善吉兰-巴雷综合征患者的肌肉力量，减少机械通气时间及加速运动功能的恢复。TPE和免疫球蛋白静脉注射为吉兰-巴雷综合征的一线治疗方法，但联合治疗并不增加疗效，推荐单一使用，两者的具体选择需根据患者的具体情况决定。

2. 双重滤过血浆置换 目前DFPP广泛用于吉兰-巴雷综合征的治疗，根据吉兰-巴雷综合征相关的特异性抗体的分子量大小，目前常选用膜孔径0.01μm和0.02μm的EC-20W及EC-30W血浆分离器。可根据临床症状改善情况或血浆IgG清除率60%～70%为目标调整血浆处理量及实施间隔。

3. 免疫吸附 免疫吸附可以通过特定的基质清除相关抗体发挥作用，目前常用的针对吉兰-巴雷综合征的吸附柱包括Immusorba TR-350及DNA230等。

（五）重症肌无力

重症肌无力（myasthenia gravis，MG）是由针对骨骼肌乙酰胆碱受体的自身抗体引起的疾病。抗乙酰胆碱受体抗体（AChR-ab）是一类针对突触后受体分子不同部位的异源多克隆抗体。由于受体的阻断，从运动神经到横纹肌的正常神经传递被中断。这种疾病主要影响眼睛、食管和呼吸肌以及四肢的肌肉。

保守治疗包括胸腺切除术和给予胆碱酯酶阻断药物。在病情严重进展的情况下，免疫抑制剂也被用来抑制自身抗体合成。TPE的实施已经获得了良好的结果，尤其是在病情严重及其他治疗无效的情况下。TPE自身抗体的快速消除可以使临床症状在数小时至数天内改善。

TA的基本原理是去除循环自身抗体。急性发作时，TA是一线治疗。TPE主要用于肌无力危象和胸腺切除术的围手术期，或作为其他疗法的辅助，以恢复最佳的临床状态。TPE治疗迅速，临床效果可见于24小时以内。如果不启动免疫抑制疗法来控制抗体水平，那么这种益处可能在2～4周内消失。

RRT治疗MG的原理：主要是通过清除抗乙酰胆碱受体抗体（IgG1、IgG3）及肌肉特异性酪氨酸激酶受体（muscle-specific receptor tyrosine kinase，MuSK）抗体（IgG4）发挥作用。MG的RRT方式主要包括血浆置换、双重滤过血浆置换和免疫吸附。

1. 血浆置换 血浆置换是MG的一线治疗方案。血浆置换治疗与免疫球蛋白静脉注射主要用于以下情况：MG危及生命情况的短期治疗，如呼吸肌无力或吞咽困难；有严重延髓麻痹症状患者的术前准备；当需要快速改善症状时；当其他治疗方法疗效欠佳时；有必要预防或尽可能减少激素可能带来的病情加重时及在激素使用前。

2. 免疫吸附 免疫吸附与血浆置换相比，优点在于更少地消耗血浆蛋白及凝血因子，可以快速完成更高的治疗剂量，达到2～2.5倍血浆容量/d，同时并发症与副作用相对更少。目前最常用的是以色氨酸为配体的 Immusorba TR-350，其除了因为疏水结合抗体对 AChR 抗体具有高亲和性外，还对炎性细胞因子 TNF-α 具有强吸附性，同时影响 Th1/Th2 平衡。

3. 双重滤过血浆置换治疗 DFPP 治疗 MG 效果显著，除清除循环中的大分子致病性免疫复合物外，可能还与降低可溶性细胞间黏附分子-1 及提高调节性 T 细胞的表达等有关。

（六）急进性肾小球肾炎

急进性肾小球肾炎（rapidly progressive glomerulonephritis，RPGN）是一种急性发作性弥漫性肾小球肾炎，是一种组织学诊断，包括多种病因，如抗基底膜抗体肾炎、抗中性粒细胞胞质抗体肾炎、IgA 肾炎。组织学特征通常是毛细血管壁坏死和半月体形成以及 IgG 和 C3 在肾小球基底膜沉积。多数病例同时伴有急性肾损伤，超过 90% 的 RPGN 患者在循环中具有抗体。

1. 抗肾小球基底膜病（抗 GBM 病） 血浆置换能迅速降低血浆抗 GBM 抗体滴度，使血清肌酐水平下降，降低肾衰竭的发生率。还能使 90% 患者的肺出血症状得到控制。治疗策略：早期启动血浆置换是避免 ESRD 的关键。初始处方：3～4L/d，14 天。如果抗体滴度持续增加，则可能需要继续血浆置换。同时使用类固醇、环磷酰胺或硫唑嘌呤可减少抗 GBM 抗体的产生，并减少炎症反应。

2. ANCA 相关性小血管炎 对于肾功能快速恶化、需要透析的重症患者，在免疫抑制剂治疗的基础上接受血浆置换治疗者，肾功能改善明显好于单用免疫抑制剂者。但在肾功能受损轻的患者中，免疫抑制剂加血浆置换术比单用免疫抑制剂并没有获得更大益处。

（七）溶血尿毒症综合征

溶血尿毒症综合征（hemolytic uremic syndrome，HUS）是一种可导致急性肾损伤并经常导致其他严重后遗症，甚至死亡的疾病。该病以微血管病变、溶血性贫血、血小板减少症和 AKI 为特征。HUS 的病因和发病机制尚不完全清楚，治疗是复杂的。TPE 和 DFPP 可以在它发病过程的早期阶段通过快速去除免疫复合物和毒素进行干预，清除纤维蛋白原、纤维蛋白原降解产物和其他高分子复合物，改善凝血。

（丁仁彧）

思考题

1. RRT能够用于自身免疫病治疗的机制有哪些？
2. AID 常用的 RRT 技术有哪些？

参考文献

[1] 刘大为，杨荣利，陈秀凯. 重症血液净化[M]. 北京：人民卫生出版社，2017.

[2] 付平. 连续性肾脏替代治疗[M]. 北京：人民卫生出版社，2016.

[3] 孙仁华，黄东胜. 重症血液净化学[M]. 杭州：浙江大学出版社，2015.

[4] 陈晓辉. 血液净化在 ICU 的应用[M]. 北京：科学技术文献出版社，2012.

[5] CONNELLY-SMITH L，ALQUIST C R，AQUI N A，et al. Guidelines on the use of therapeutic apheresis in clinical practice-evidence-based approach from the Writing Committee of the American Society for Apheresis：The ninth special issue [J]. J Clin Apher，2023，38(2)：277-278.

[6] BAMBAUER R，LATZA R，BURGARD D，et al. Therapeutic apheresis in immunologic renal and neurological diseases [J]. Ther Apher Dial，2017，21(1)：6-21.

[7] BAMBAUER R，LATZA R，BURGARD D，et al. Therapeutic apheresis in hematologic，autoimmune and dermatologic diseases with immunologic origin [J]. Ther Apher Dial，2016，20(5)：433-452.

第二十一章

RRT 在儿科的应用

学习目标

掌握:

1. RRT 在儿科应用的适应证。
2. RRT 在儿科置管和管路的选择。

熟悉:

RRT 在儿科应用的并发症及预防。

了解:

RRT 在儿科应用的流行病学。

近年来,随着 RRT 技术日趋成熟,其临床应用范围已远远超过了肾脏替代的治疗领域,扩展到各种临床常见危重病的急救,并在国内外成人 ICU 中普遍得到使用,临床疗效评价日益肯定。国内儿童重症监护病房(pediatric intensive care unit,PICU)引入 RRT 技术的时间较成人晚,但已有临床经验提示应用 RRT 治疗儿童危重病对改善预后有益。

一、RRT 在儿科应用的流行病学

近五年来,RRT 技术在全国儿童重症领域得到了快速的推广。2018 年,杨雪等针对 55 家儿童专科医院及有儿科资质的综合医院(中华医学会儿科学分会急救学组和中国医师协会儿童重症医师分会成员单位)进行横断面调查发现,51 家单位已开展 RRT 技术,共有 107 台 RRT 机器,平均 2.10 台/家,36 家单位 RRT 机器由 PICU 独立管理(70%)。2012—2016 年,开展 RRT 技术的病例数呈逐年增加趋势。由于经济发展情况的差异,RRT 机器东部地区较西部地区保有量高。各地区 RRT 的主要适应证不同,应用比例前五位的依次为:脓毒症(24.3%)、MODS(20.3%)、药物中毒(12.7%)、肾衰竭(6.6%)和 ARDS(6.1%)。脓毒症为应用 RRT 最多的病种,而在 2012 年的调查中,肾衰竭是主要适应证,其次为脓毒症、药物中毒和 MODS。随着 RRT 的发展,其临床应用范围越来越广泛,不再局限于肾替代治疗,而是越来越多地应用于儿童危重症的救治。

二、RRT 在儿科的适应证

(一) RRT 在肾脏疾病中的应用

现今国际肾脏病和急救医学界普遍采用急性肾损伤(acute kidney injury,AKI)取代急性肾衰竭的概念,AKI 是一种常见的危重病,可以因肾脏原发疾病进展导致,也可因全身疾病危重而并发。两个大型儿科研究数据显示,儿科先天性心脏病(矫形手术)、急性肾小管坏死、脓毒症和肾毒性药物的使用等是常见的引起儿童 AKI 的原因。近期的一项研究显示,在美国住院儿童中,AKI 相关的危险因素为休克、脓毒症、肝脏疾病、呼吸衰竭、心脏手术等,并认为在现今的 ICU 内,AKI 的发生更倾向与肾外疾病有关而非肾脏原发疾病。

RRT 在 AKI 中的适应证、最佳时机和使用时间缺少统一标准。目前对儿童 AKI 的评价系统有 AKIN、RIFLE 和 KDIGO,有研究对这三者进行比较发现,不同的评价系统下儿童 AKI 的发病率为 37%~51%,评价系统间符合率低至 77%,推荐在儿童中采用 KDIGO 标准相对比较准确,其同时适用于儿童和成人,可避免对儿童肾功能的高估或低估。2017 年 AWARE 研究采用 KDIGO 标准,开展了迄今为止全球对儿童 AKI 进行的最大和最全面的流行病学调查,研究发现儿童 AKI 的发病率为 26.9%(1 261/4 683),其中严重肾功能损害为 11.6%(543/4 683),而严重肾功能不全增加 28 天死亡率。2005 年 Bock KR 提出了儿童急性肾功能不全的 RRT 指征:非阻塞性少尿(<200ml/12h)

或无尿;严重酸中毒(pH<7.10);氮质血症(血尿素氮>30mmol/L);高钾血症(K^+>6.5mmol/L);尿毒症脑病、心包炎、神经病及肌病等终末尿毒症器官受累;无法控制的高热(T>39.5℃),进展性无法控制的钠失衡;利尿无效的明显脏器水肿;药物过量;凝血功能紊乱需要快速大剂量血液制品治疗者。其后,2012 年 KDIGO、2013 年英国国家卫生与保健研究所(National Institute for Health and Care Excellence,NICE)和 2015 年法国重症监护协会(French Intensive Care Society,SRLF)对儿童 AKI 中应用 RRT 的推荐意见大同小异,推荐存在威胁生命的情况下不应延迟 RRT,如高钾血症、代谢性酸中毒、液体过负荷、利尿剂无效的肺水肿和尿毒症累及器官功能障碍(脑病,心内膜炎)。尤其 SRLF 中定义"早期"RRT 为 KDIGO 2 期或 AKI 起病 24 小时内不可逆;"晚期"RRT 为 AKI 起病 48 小时以上,KDIGO 3 期或因 AKI 危及生命。"早期"还是"晚期"开始 RRT 治疗 SRLF 并没有达成一致推荐。

(二) RRT 在非肾脏疾病中的应用

1. 脓毒症 自 1989 年 Barzilay 开始采用 RRT 治疗脓毒症,其有效性已经在动物实验中和临床上得到证实。无论是成人还是儿童,恰当的 RRT 临床应用时机仍然是一个有争议的话题。《拯救脓毒症运动:国际脓毒症和感染性休克管理指南 2016》中对 RRT 治疗脓毒症成人患者并没有推荐意见,但是推荐连续性肾脏替代治疗或间歇性肾脏替代治疗用于脓毒症伴有急性肾功能损伤的成人患者,同时推荐血流动力学不稳定的脓毒症成人患者可应用 RRT 管理液体平衡。

尽管近年国内外均在婴幼儿脓毒症领域开展了 RRT 治疗,但美国危重医学会(American College of Critical Care Medicine,ACCM)在 2017 年发布的《儿童、新生儿脓毒性休克血流动力学支持临床实践指南》中,认为 RRT 可改善儿童脓毒症预后的证据不明确。而国内 2012 年发表了《连续血液净化治疗儿童严重脓毒症的专家共识》,该共识中指出 RRT 治疗儿童严重脓毒症的指征及时机为:脓毒症性 AKI;严重脓毒症合并 ARDS、肝衰竭及严重脑水肿;严重脓毒症液体复苏过程中,如果出现液体超负荷,临床表现为肝脏进一步增大、肺部湿啰音增多或新出现湿啰音,或液体超负荷超过 10% [液体超负荷(%)=(液体入量-液体出量)/(入住 PICU 时体重)×100%];严重水、电解质紊乱及酸碱失衡;临床考虑患者病情,或者实验室数值(不仅仅是血尿素氮、肌酐)可由 RRT 改善者。

同时期发表的该共识解读指出:虽有大量的临床与实验研究数据支持 RRT 在脓毒症,包括儿童脓毒症中的应用,但尚不足以肯定其在无急性肾损伤的脓毒症中的疗效,目前国际上普遍认同的是 RRT 对合并急性肾损伤的脓毒症(septic AKI)的治疗作用,几乎一致的观念是脓毒性 AKI 时,在 RIFLE 的损伤阶段或 AKIN 的 2 期开始 RRT。

2. 液体过负荷 关于儿童 RRT 研究的文献多着重于将液体过负荷(fluid overload,FO)作为 RRT 启动的一个指征。其基本原理是因为过量液体对肺功能的不良影响,以及需要为危重症儿童提供足够营养的同时要避免更多的液体积聚。RRT 能缓慢、连续且渐进地进行超滤,精确控制血容量,清除更多的液体量,更符合生理状况,保持液体平衡和内环境稳定,对血流动力学影响较小,故 RRT 在婴幼儿和血流动力学不稳定患者中也可安全进行。儿童 RRT 的多项观察研究表明,从入 ICU 到 RRT 开始的液体过负荷程度与患儿病死率之间存在一致的相关性。最有力研究来自 ppCRRT 的资料,将液体过负荷进行分层,比较病死率(≤10%;>10%~20%;>20%),FO>10%~20% 组(29.1%~57.2%,43.1%)与≤10% 组(22.1%~36.7%,29.4%)相比病死率增加,但差异并没有统计学意义,而 FO>20% 组(55.8%~75.4%,65.6%)的病死率较前两组明显增加,有统计学意义。

3. 代谢性疾病 儿童的先天性代谢性疾病,如甲基丙二酸血症、丙酸血症和异戊酸血症等均可引起急性代谢性脑病及高氨血症、重症酸中毒及高乳酸血症,甚至肝衰竭等。RRT 可迅速彻底地清除毒性代谢产物,缓解急性代谢紊乱,可将其作为遗传性代谢缺陷病急性并发症的治疗方法之一。

4. 其他 与成人相同的适应证,如各种食物、药物等毒物中毒(首选 HP 和 PE)、ARDS、SAP、挤压综合征、肿瘤溶解综合征、心肺体外循环术后及严重自身免疫病(首选 PE)等。

三、RRT 在儿科应用的特点

(一) 置管的选择

1. 导管型号 国内专家共识建议导管型号:根据患儿年龄及体重选用 6.0~11.5F 双腔管,导管型号与体重的关系≈(6+0.1×体重),即 3~5kg 可选用 6F;6~10kg 可选用 7F;11~20kg 可选用 8F;超过 20kg 可选用 11.5F 或更大的双腔管。国际指南推荐儿童导管的型号:3~6kg 可选用 6.5~7F;6~10kg 可选用 8F;10~20kg 可选用 8~10F;20~30kg 可选用 10F;>30kg 可选用 11~13F。

2. 置管位置 首先,可选择股静脉、锁骨下静脉或颈内静脉插管,推荐超声引导下穿刺。Goldstein S 等报道,三者相比,股静脉置管率是颈内静脉的 4.3 倍,颈内静脉多于锁骨下静脉(69% vs. 16% vs. 8%);其次,股静脉置管更容易操作,而床旁超声使得颈内静脉置管更容易和安全,锁骨下静脉穿刺可用于学龄儿童或者成人,年幼儿童或者婴儿应用少;最后,在导管功能维持上，股静脉置管受患者体位影响更大，患者多需要镇静，血栓形成的概率也高。

2015 年 SRLF 指南推荐：避免使用锁骨下静脉，因其容易导致锁骨下静脉和腋静脉的狭窄；体重小于 20kg 的儿童右颈内静脉置管优于股静脉置管。从预防感染的角度，股静脉置管的感染率高于颈内静脉，但菌血症的发生在两种置管中并无差异。BMI 高于 $28kg/m^2$ 时，股静脉置管的感染率明显增高；通过交叉对照分析，一般情况下股静脉和颈内静脉置管的微生物定植率无明显差异。

（二）管路和滤器型号的选择

首先应使用儿童型管路。滤器型号的选择以膜面积不超过患儿体表面积为宜：体重 3kg 以下的患儿可选择膜面积 $0.1m^2$ 的滤器；体重 4～20kg 可选择滤器膜面积 $0.3m^2$；体重＞20kg 可选择滤器膜面积 $0.6m^2$。有几种滤器材料可供选择，合成膜已替代醋酸纤维膜，合成膜的生物相容性好。

（三）预充和回血

儿童的循环血容量较成人少，体外循环回路（管路+滤器）中的容量不应超过患者血容量的 10%，预充液的选择应根据患儿体重、病情和体外循环回路的容量决定：体重＜3kg 或体外循环回路容量大于患者血容量的 10%（8ml/kg）用全血预充；体重在 3～15kg，可选择白蛋白及新鲜冰冻血浆等胶体液或全血；体重在 15kg 以上，可选用生理盐水、白蛋白或新鲜冰冻血浆预充。结束治疗时，若开始用全血预充，则不回血，直接结束治疗；若非全血预充，则回血后结束治疗。

（四）并发症的防治

RRT 在操作过程中存在一定的并发症，尤其是在儿科，无论是置管、转流、内环境稳定、凝血功能及继发感染等均需要特别的关注，且与成人开展有所不同。

1. 低血压 由于儿童体循环量较成人小，管路及滤器的容量（预充容量）超过循环血量 10% 时，流空效应（void effect）和血液稀释等可导致低血压。常常出现在 RRT 转流的开始阶段或和脱水速度过快有关。防范措施：当体外总容量超过患儿循环血液量的 10%（8ml/kg）时，使用血液预充并可加用或适当增加血管活性药物的剂量，RRT 开始转流时采取低血流速率也是预防低血压的方法之一。

2. 低体温 回输血液未加温可导致低体温。可采用置换液加温，患儿保暖（小婴儿可放于辐射台或暖箱内）等措施均可有效保持体温。

3. 凝血功能障碍 儿科一项大型临床调查研究表明，全身肝素化和局部枸橼酸钠抗凝在抗凝和延长管路寿命上同样有效，但肝素化时出血并发症更常见。无论临床采用常规肝素化、局部枸橼酸钠抗凝还是无肝素化等抗凝方法，为了避免发生管路凝血或机体出血，应注意：尽量避免反复停止泵转动；高凝者可加快转流速度和采用后稀释的方法；避免在转流前或转流时应用血液制品尤其血小板和纤维蛋白原等；保持 ACT 或 APTT 的监测。

4. 丢失综合征 RRT 为非选择性地清除溶质，体外血液热量丢失，水溶性维生素、氨基酸及微量元素丢失等都容易发生。RRT 过程中应密切监测血清电解质、血糖、血磷、血钙及酸碱平衡等情况。此外，高剂量 RRT 时可能伴有超常规的药物清除率，降低部分药物的血药浓度，对重症感染或脓毒症患者十分不利，临床操作中应该注意到这点，可根据置换液剂量及药代动力学，调整抗生素剂量。

（李　磊）

思考题

1. RRT 在儿科的适应证有哪些？
2. RRT 在儿科应用的管路和型号怎么选择？

参考文献

[1] 杨雪，钱素云，祝益民，等. 连续血液净化技术在中国儿童重症医学领域的普及情况调查[J]. 中华儿科杂志，2018，56(2)：128-133.

[2] 杨雪，钱素云，祝益民，等. 连续血液净化技术在中国儿童重症医学科应用状况的横断面调查[J]. 中国循证儿科杂志，2017，12(5)：347-351.

[3] SUTHERLAND S M，JI J，SHEIKHI F H，et al. AKI in hospitalized children：Epidemiology and clinical associations in a national cohort [J]. Clin J Am Soc Nephrol，2013，8(10)：1661-1669.

[4] SUTHERLAND S M，ALOBAIDI R，GORGA S M，et al.ADQI 26 Workgroup. Epidemiology of acute kidney injury in children：A report from the 26th Acute Disease Quality Initiative (ADQI) consensus conference [J]. Pediatr Nephrol，2024，3：919-928.

[5] SUTHERLAND S M，BYRNES J J，KOTHARI M，et al. AKI in hospitalized children：Comparing the pRIFLE，AKIN，and KDIGO definitions [J]. Clin J Am Soc Nephrol，2015，10(4)：554-561.

[6] KADDOURAH A，BASU R K，BAGSHAW S M，et al. Epidemiology of acute kidney injury in critically ill children and young adults [J]. N Engl J Med，2017，376：11-20.

[7] HOYER S，HEIDE-JORGENSEN U，JENSEN S K，et al. Fifteen-year temporal changes in rates of acute kidney injury among children in Denmark [J]. Pediatr Nephrol，2024(39)：1917-1925.

[8] Kidney Disease：Improving Global Outcomes (KDIGO) Acute Kidney Injury Work Group. KDIGO clinical practice

guideline for acute kidney injury [J]. Kidney Int Suppl, 2012, 2(1): 1-138.
[9] VINSONNEAU C, ALLAIN-LAUNAY E, BLAYAU C, et al. Renal replacement therapy in adult and pediatric intensive care [J]. Ann Intensive Care, 2015, 5(1): 1-19.
[10] VINSONNEAU C, ALLAIN-LAUNAY E, BLAYAU C, et al. Renal replacement therapy in adult and pediatric intensive care: Recommendations by an expert panel from the French Intensive Care Society (SRLF) with the French Society of Anesthesia Intensive Care (SFAR) French Group for Pediatric Intensive Care Emergencies (GFRUP) the French Dialysis Society (SFD) [J]. Ann Intensive Care, 2015, 5(1): 58.
[11] RHODES A, EVANS L E, ALHAZZANI W, et al. Surviving sepsis campaign: International guidelines for management of sepsis and septic shock: 2016 [J]. Intensive Care Med, 2017, 43(3): 304-377.
[12] DAVIS A L, CARCILLO J A, ANEJA R K, et al. American college of critical care medicine clinical practice parameters for hemodynamic support of pediatric and neonatal septic shock [J]. Crit Care Med, 2017, 45(6): 1061-1093.
[13] 中国医师协会重症医学医师分会儿科专家委员会,中华医学会儿科学分会急救学组,中华医学会急诊医学分会儿科学组. 连续血液净化治疗儿童严重脓毒症的专家共识[J]. 中华儿科杂志, 2012, 50(9): 678-681.
[14] 许煊,封志纯. 连续血液净化治疗儿童严重脓毒症的专家共识解读[J]. 中华儿科杂志, 2012, 50(9): 684-688.
[15] SELEWSKI D T, GOLDSTEIN S L. The role of fluid overload in the prediction of outcome in acute kidney injury [J]. Pediatric Nephrology, 2018, 33(1): 13-24.
[16] GORGA S M, SELEWSKI D T, GOLDSTEIN S L, et al. An update on the role of fluid overload in the prediction of outcome in acute kidney injury [J]. Pediatr Nephrol, 2024, 39(7): 2033-2048.
[17] 陆国平,蔡小狄. 连续血液净化在危重症患儿中的应用[J]. 实用儿科临床杂志, 2012, 27(18): 1387-1389.
[18] 吴玉斌,杨永昌. 血浆置换在儿童免疫性疾病中的应用[J]. 实用儿科临床杂志, 2012, 27(17): 1304-1308.

第三篇

重症超声

第二十二章

重症超声历史与发展

学习目标

掌握：

1. 重症超声的定义。
2. 重症超声的特点。

熟悉：

1. 重症超声的历史。
2. 重症超声规范化发展和成为重症亚专业。

了解：

1. 超声的发展历史。
2. POC 超声的发展历史。

重症超声（critical ultrasonography）是在重症医学理论指导下，运用超声技术针对重症患者，以问题为导向的多目标整合的动态评估过程，是确定重症治疗，尤其是血流动力学治疗方向及指导精细调整的重要手段。重症超声独特地将可视的结构评估与功能监测评估整合为一体，定性与定量相结合，无创与动态评估相呼应，已渗透到重症医学的各个角落。因此，重症超声是整合重症医学的有力武器，近年来已逐步作为重症患者监测和评估的常规工具而被广泛应用。

一、超声的起源

超声的历史源于意大利物理学家 Lazzaro Spallanzani 的一个实验，他设计了一个实验意图解释蝙蝠夜间飞行的原理，即证实蝙蝠飞行依赖于声音而非视力。1938 年，两个哈佛学生 Donald Griffin 和 Robert Galambos 创造了“echolocation”即回声定位这个词，阐述蝙蝠可通过高频回声对环境进行定位。1826 年，瑞士物理学家 Jean-Daniel Colladon 和他的助手 Jacques Charles-Francois Sturm 发现声波在水中的传播速度快于在空气中，并计算出了声波在水中的传播速度。1842 年澳大利亚物理学家 Christian Doppler 首次提出多普勒效应；1845 年，Dutch Mathematician C.H.D. Buys Ballot 将多普勒效应应用于移动物体的声波研究。这些研究逐步奠定了超声的理论基础。

第一次世界大战中潜水艇技术的进展被认为是声波定位仪、声波导航或声波发展的催化剂。法国物理学家 Paul Langevin 利用声波原理发明了水听器对潜水艇进行探测，这是声波首次在真实世界的应用。随后的第二次世界大战更加推动了声波定位这一领域的进步。

二、从超声到临床超声，再到床旁超声

1942 年奥地利精神和神经病学家 Karl Theodore Dussik 是第一个将超声应用于医学诊断的人，并首次发表了人颅骨的超声影像。随后的 20 世纪 40—50 年代，许多先驱推动了医学超声领域的发展。John Julian Wild 阐述了超声的各种临床应用，包括正常组织和癌变组织的外观区别。Douglass Howry 和 Joseph Holmes 致力于超声波设备技术的研究。Ian Donald 在产科和妇科超声方面作出巨大贡献。20 世纪 50 年代初，Inge Edler 和 Carl Hellmuth Hertz 研究心脏超声，并建立了超声心动图。日本医生 Shigeo Satomura 首次使用多普勒超声研究心脏瓣膜运动。

20 世纪 70—80 年代，随着更复杂的传感器及图像质量的改进，超声技术继续快速发展，在放射学、心脏病学和妇产科学应用超声之后，急诊也开始应用超声，这标志着床旁（point of care，POC）超声应用于各个学科专业时代的开始。床旁便携式超声仪可快速评估威胁生命的情况。20 世纪 70 年代早期，外科和急诊科医生开始使用超声评估创伤患者。20 世纪 90

年代末期，腹部快速超声检查（focused assessment with sonography for trauma，FAST）被纳入高级创伤生命支持（advanced trauma life support，ATLS），它是 POC 超声应用的先驱，并推动其应用于临床常规检查中。

自 20 世纪 90 年代以来，POC 超声已成为各学科临床实践的一部分。1989 年法国 ICU 医师 Daniel Lichtenstein 鉴定和归纳了肺部病理变化的 10 大肺脏超声征象，标志着肺部超声领域的崛起。截至 21 世纪，超声技术已经飞速发展，超声仪尺寸的缩小和价格的降低使得 POC 超声的临床应用呈指数增长。随后，许多专业协会包括美国医学超声学会（American Institute of Ultrasound in Medicine，AIUM）、美国急诊医师学会（American College of Emergency Physicians，ACEP）、美国超声心动图学会（American Society of Echocardiography，ASE）等制定了 POC 超声使用指南。

三、从床旁超声到重症超声，与重症医学发展同步

超声在 ICU 内的发展属心脏超声最具有代表性。早期在 ICU，心脏超声大多由心脏专科医生来做，主要帮助诊断心血管疾病。20 世纪 70 年代，随着血流导向气囊导管（balloon tipped flow-directed catheter；斯旺-甘兹导管，Swan-Ganz catheter）进入临床，人类对重症患者的循环功能改变有了更深入认识，而心脏超声因为二维技术联合多普勒模式测量每搏量和心输出量与血流导向气囊导管热稀释法测量非常一致，且无创，故开始被广泛应用。20 世纪 80 年代中期，一些 ICU 医生开始拓展应用心脏超声对血流动力学进行全面而详尽的评估，尤其是经食管超声心动图（transesophageal echocardiography，TEE）准确度的增加，使医生逐渐对 ICU 心脏超声的应用价值有了进一步认识。到 20 世纪 90 年代，随着 ICU 时刻存在心功能评估的需求和容量反应性理念的提出，而超声参数能够准确评估 ICU 机械通气的感染性休克患者的心功能和液体反应性，这些进一步丰富了血流动力学内涵和评估手段。

近年来，随着血流动力学从监测到治疗的应用进展，以及中国医学科学院北京协和医院刘大为教授重症血流动力学治疗概念的提出，再次推动了超声在重症患者中的应用，与血流动力学治疗息息相关。另外，由于肺部超声的发展、“全身超声”时代的开始，超声造影技术涵盖微血管及微循环水平，超声已经可以覆盖重症医学的方方面面。20 世纪 80 年代，刘大为教授从国外带回超声设备应用于 ICU，之后于 2007 年前后提出血流动力学应用的概念，分别推动心脏超声与肺部超声在重症医学的广泛使用。特别是从 2011 年起，随着国际合作的推动，进一步促进了相关工作的大力发展。

超声具有动态、实时和可重复的特点，不仅可以用于病情评估，还可以进行动态监测，与其他监测手段共同获得重症患者相关的重要监测和评估数据，为诊断与治疗调整提供及时和准确的指导。因此，重症医学的发展赋予了超声新的内涵和功能，逐渐称之为重症超声。重症超声作为 POC 超声在重症医学领域的发展，具有 POC 即时、可重复的内涵，但又整合了重症医学理念，具备明显的专业特点，其概念高于 POC 超声。重症超声不是重症医生与超声操作本身的简单相加，而是在重症的思路指引下，二者结合产生了巨大化学效应，一方面使得重症医生获得更接近病情本质的指标，另一方面也使超声与临床治疗更紧密结合。因此，重症超声有其鲜明的特点，主要是问题导向、实时实地、多系统整合和多目标流程化实施。

四、重症超声已成为重症医学亚专业

基于重症医学专业的发展，重症超声在全球范围内已经成为 ICU 医生必不可少的专项技能。在重症超声成为重症的核心技术的起始，它就与众不同，重症超声不仅仅是传统的技术，也已经成为新的评估手段，从重症的发展中走来，又回到重症中去，既极大提升了超声作为技术的应用空间，又发展了重症本身的深邃内涵。

重症超声的发展也是重症超声培训规范化的过程，2013 年由中国医学科学院北京协和医院、北京华信医院、四川大学华西医院、中南大学湘雅医院、上海交通大学医学院附属瑞金医院、中国医科大学附属第一医院、河北医科大学第四医院和首都医科大学附属北京同仁医院等牵头成立的中国重症超声研究组（Chinese Critical Ultrasound Study Group，CCUSG）立足全球化视角，制订了基于重症血流动力学治疗的、具有我国特色的重症超声培训规范和体系，推进了重症超声的专业化规范管理，促进了重症超声的持续发展。

重症超声的发展虽然如火如荼，但依然面临诸多问题与挑战。现阶段，迫切需要规范重症超声的操作以获取正确的数据，进而实现对疾病发生发展、相互作用及预后等的评估作用。重症医学的发展对重症超声提出了更高的要求，而重症超声作为重症医学的一部分，其不断规范与完善才能更好地推动重症医学的整体发展。重症医学已发展到了亚专业化的阶段，出现了重症血流动力学治疗、重症呼吸与呼吸治疗、重症体外生命支持与血液净化、重症镇痛镇静和重症感染及院感防控等亚专业，尽管均处于发展阶段，但重症超声作为多系统和多器官评估的工具，作为重症医学的一个关键环节，专业化和规范化发展是其必由之路。

（王小亭）

思考题

1. 超声与重症超声有什么区别？
2. 重症超声在血流动力学治疗中的作用有哪些？

参考文献

[1] 王小亭，刘大为，于凯江，等. 中国重症超声专家共识[J]. 临床荟萃，2017，32(5)：369-383.
[2] 王小亭，刘大为. 重症超声是整合重症医学的有力武器[J]. 中华内科杂志，2013，52(8)：631-633.
[3] NEWMAN P G，ROZYCKI G S.The history of ultrasound [J]. Surg Clin North Am，1998，78(2)：179-195.
[4] KAPROTH-JOSLIN K A，NICOLA R，DOGRA V S. The History of US：From bats and boats to the bedside and beyond：RSNA centennial article [J]. Radiographics，2015，35(3)：960-970.
[5] PLUMMER D. Principles of emergency ultrasound and echocardiography [J]. Ann Emerg Med，1989，18(12)：1291-1297.
[6] FELICIANO P D，HAN D，ROZYCKI G S，et al. Ultrasound training during ATLS：An early start for surgical interns[J]. J Trauma，1996，41(2)：208-213.
[7] LICHTENSTEIN D. L'echographie generale en reanimation [M]. Germany：Springer-Verlag，1992.
[8] 王小亭，张宏民，刘大为. 重症超声：规范与发展[J]. 中华内科杂志，2018，(5)：315-316.

第二十三章

超 声 基 础

学习目标

掌握：

1. 超声检查探头的选择。
2. 人体组织回声强度的分类。
3. 超声检查模式的选择。

熟悉：

1. 超声成像的基本原理。
2. 超声图像优化的方法。

了解：

1. 超声探头的结构。
2. 重症超声的不良反应及预防。

人耳可以听到周围世界中各种各样的声音，这些声音的声波频率范围通常在20～20 000Hz，超过这一频率范围的声音是人耳感受不到的，其中频率高于20 000Hz的声波即称为超声波(ultrasound)。超声波作为声波的一种，其本质也是机械振动波，具有诸如通过介质传播，存在反射、折射、衍射、散射和衰减效应，传播速度与介质相关等物理性质。重症医师作为重症超声检查的执行者与图像解读者，获取的超声图像质量对于临床判断至关重要。因此对于重症医师来说，超声图像的理解(器官三维构象向二维图像转变)、使用方法的选择、图像优化的应用等，都与超声基本理论的学习密切相关。

一、超声成像的基本原理及超声设备结构

(一) 回声成像的基本原理

在声波的传播过程中，当声波遇到两种不同介质形成的界面时，一部分声能将由界面反射回原介质形成回声(echo)，余下的声能会穿透界面进入第2介质继续向前传播。这一部分透射声波在到达下一界面会继续发生透射和反射。回声信号的强度与界面的物理性质有关，而延迟时间则由声速和界面位置所决定。通过分析不同返回时间的回声信号，可以获知不同深度、不同性质的界面信息，这是超声成像最基本的原理。

声波在界面上的反射与入射角和界面反射系数有关，而反射系数则与界面两侧介质的声阻抗差呈正相关。声阻抗(acoustic impedance)是介质的一种物理特性，同一种介质的声阻抗通常不会发生改变，等于介质中声速与其密度的乘积。一般来说，气体密度低，声速慢，声阻抗小，而骨骼密度较大，声速快，声阻抗大。界面两侧介质声阻抗的差异越大，反射信号越强，透射信号越弱。当界面两侧介质声阻抗相等时，声信号完全透过，不会产生反射。

人体组织和体液回声强度可分为：高水平回声(强回声)、中等水平回声、低水平回声(弱回声)和无回声四级，分别简称为高回声、等回声、低回声和无回声四级。如有需要，在高回声或低回声之前还可适当冠以形容词，如很高(很强)回声和很低回声。很高(很强)回声见于含气肺(胸膜-肺界面)、胆结石及骨骼表面(软组织-骨界面)，其后方常伴有声影；高回声见于皮肤、肝脾包膜、膈肌、血管瘤及其边界等；典型的等回声见于肝脾等实质器官；典型的低回声见于皮下脂肪；很低回声见于青少年的肾锥体、骨关节表面的透明软骨和肋软骨等；典型的无回声见于胆汁、尿液和胸腹水。

人体体液超声回声的规律一般为：均质性液体如胆汁和尿液等为无回声；非均质性液体，如尿液中混

有血液和沉淀，或囊肿合并出血或感染时，液体内回声增加；体液中含蛋白成分越多，声衰减越高。液体物质由于反射少，吸收亦少，声能可以很好地透射与传导，故其后壁处反射有增强现象。

（二）超声设备的工作原理及结构

超声设备的核心部件是超声探头，由声透镜、匹配层、压电晶体、电极、背衬材料及开关电路板等组成。而探头的主要构件是压电晶体。压电晶体具有特殊的性能，在它的一定方向上施加压力或拉力时，晶体的两侧表面上出现异名电荷。反之，在压电晶体两边加载交变电场，晶体厚度发生改变，出现强烈的压缩或扩张。这种压力与电荷互相转换的物理现象称为压电效应。前者由压力（机械能）而产生电荷（电能）为正压电效应，后者由电荷（电能）而产生压力（机械能）为逆压电效应。

因此，超声设备的工作原理可以这样理解：探头的压电晶体在电场作用下产生超声波，这种超声波发出后作用于人体，超声波遇到不同组织或器官发生反射、散射、折射和吸收等，发射的超声波频率是固定的，但反射回来的超声波却不相同；不同深度和不同性质的界面回声信息转化成不同的图像信号。

超声波遇到空气出现非常严重的衰减。为了使超声波能够很好地进入人体就要消除这一障碍，必须使用耦合剂。耦合剂是一种水溶性高分子胶体，pH 中性，对人体无毒、无害、无刺激性、不易干燥和无油腻性，可以消除超声探头和人体之间空气的屏障作用，有利于超声波进入人体，同时检查时还起到润滑作用。所以耦合剂是临床超声检查不可缺少的，而且耦合剂的质量优劣在一定程度上将影响超声图像的质量。

和其他机械波一样，声波的频率（f）、波长（λ）和声速（c）满足式（23-0-1）。

$$\lambda=c/f \qquad \text{式(23-0-1)}$$

某一介质内的声速是介质的固有属性，是恒定不变的，因此声波在该介质的波长与频率成反比。声波的频率越高，其波长就越短；反之，频率越低，波长就越长。

超声图像的质量取决于显现力与分辨力，其中后者又分为横向分辨力和纵向分辨力。理论上最大显现力是波长的 1/2。频率愈高，波长愈短，其显现力亦愈高。超声波频率越高，脉冲宽度（即持续时间）及声束也越窄，可分别改善纵向、横向分辨力。因此，频率愈高，其显现力与分辨力愈佳，超声图像愈清晰。

声波的衰减（attenuation）是指声波在介质传播过程中出现能量降低、振幅减小的现象，分为距离衰减和吸收衰减两种。声波在前向传播过程中因发生反射、折射及散射等现象使声能随着距离的增加而逐渐减弱，称为距离衰减。声波在介质中传播时，使分子产生振动，振动的分子将声能传播给其他分子，这种衰减称之为吸收衰减。超声波在介质中的吸收程度主要依赖于介质的特性和声波的频率。一般来说，介质含水量越高，超声波吸收越少；超声波频率越高，吸收越多。因此，超声波的声衰减与传播距离、频率呈正相关，频率越高，衰减也越明显，声波的穿透力也相对更差。表 23-0-1 总结了高频超声与低频超声的特点比较。

表 23-0-1　高频超声与低频超声的比较

频率	成像深度	衰减	成像质量	轴向分辨率	横向分辨率
低频（2～5MHz）	深	低	较差	较低	较低
高频（5～10MHz）	浅	高	较好	较高	较高

（三）超声检查模式

超声机发出超声信号的方式、对接收信号的处理和显示并不相同，其检查模式可分为 A 型、B 型和 M 型。

A 型超声（A 超）：即振幅调制型，又叫一维超声，超声探头仅在一个方向上发出和接收超声信号，并将回声的强与弱以脉冲波形的幅度显示。主要用于测量器官的径线或鉴别病变组织物理特性。

B 型超声（B 超）：即亮度调制型，超声探头在一个切面的各个方向上依次发出和接收超声信号，并将每个方向上的回声信号的强弱映射为亮度显示在屏幕上，最终得到由亮度显示回声强度的切面二维图像。通过连续扫描，可以获得实时图像的变化。

M 型超声（M 超）：即运动模式，属于辉度调制型，在 B 超基础上超声探头仅在一个方向上发出和接收超声信号，回声信号强弱也是用亮度表示，测量结果按时间连续排列起来。最终得到一幅以空间位置深浅为 y 轴，以时间为 x 轴的二维图像。这一图像可以反映不同位置随时间变化的运动情况。M 超检查取样频率高，取样的信息量大，故时相分辨力极高，能区分心脏结构活动时相的微小差异。主要用于心脏房室、瓣膜及大血管运动的检查。

因此简单来说，B 超是将一个切面上不同方向的 A 超检测结果综合处理，并用亮度形式显示不同回声强度的方法；而 M 超则是在 B 超基础上，将同一方向的不同位置结果，按时间顺序排列起来的方法。

（四）超声多普勒技术

利用多普勒效应，超声机具有频谱多普勒、彩色多普勒成像和组织多普勒技术。

将多普勒频移大小在零线上下显示为波幅高低的曲线，即为频谱多普勒，是血流动力学定量分析中的首选手段，其中包括连续波多普勒（continuous wave Doppler，CWD）和脉冲波多普勒（pulsed wave Doppler，PWD）两种类型。在脉冲波多普勒方式下，超声探头间断发出一系列脉冲超声波信号，通过对回声时间和频率的测量，对超声束的不同深度进行定位扫查。这种检查能力称为距离选通或距离分辨力。这一区域称为取样容积，是一个三维的体积。脉冲波多普勒技术的距离选通功能，能够与B超显像结合，精确测量特定位置的血流情况。然而脉冲波多普勒技术的主要缺点是所测流速的大小受到脉冲重复频率的限制。所谓脉冲重复频率（pulse repetition frequency，PRF）是指每秒超声脉冲群发射的次数，亦称为取样频率，不同于探头的频率，PRF只有数千赫兹。PRF的1/2称为奈奎斯特频率极限，如果多普勒频移超过这一极限，脉冲波多普勒检出的频率变化就会出现大小和方向的伪差，称为频率倒错。PRF与取样深度成反比。因此，脉冲波多普勒技术所能准确检测的血流速度有上限限制（一般流速＜2m/s）。

连续波多普勒技术采用双晶片探头，脉冲波的发射无时间延迟，理论上PRF为无穷大，具有测量高速血流的能力（血流速度≥2m/s），对于心血管疾病的定量诊断是一个非常突出的优点。该技术主要缺点是无距离选通能力，不能用于定位诊断。可将脉冲与连续波多普勒技术结合，不仅可测量高速血流，而且可确定异常血流的来源，达到定位和定量诊断的目的。

彩色多普勒血流成像技术是在脉冲波多普勒技术基础上发展起来的血流成像技术，以显示解剖结构的二维声像图为背景，对感兴趣的血流区域进行实时取样，把平均血流速度以彩色编码方式显示，反映血流的方向、速度、动态变化、有无反流与分流等多种信息。该技术计算的血流速度是取样容积每一瞬间红细胞的平均速度。人为定义血流方向以红、蓝两色进行显示，红色代表血液朝向探头，而蓝色代表血流背离探头。平均速度采用彩色辉度（即色饱和度和明度）表示，速度高、彩色亮度强。当血流处于湍流状态时，依据取样容积内各红细胞运动的方向、速度差异计算出一个指标（方差）来表示紊乱程度，并合成五彩镶嵌的杂乱彩色。彩色多普勒血流成像技术不可避免地存在脉冲波多普勒技术本身固有的局限性，主要包括：①血流速度显示受到血流方向和多普勒声束方向角度的影响，如果血流方向和声束垂直时，血管内血流可能显示不出来；②血流速度显示受奈奎斯特频率极限的限制，当血流速度超过该极限时，会出现"彩色翻转"，即红色血流变为蓝色血流，或蓝色血流转为红色血流，此时并不表示实际的血流方向发生了变化；③彩色多普勒血流成像需要处理大量数据，成像速率受到彩色取样框大小的影响。

如果将人体心脏作为超声成像靶器官，产生的多普勒信号有两种成分：流动的红细胞和运动的心肌。血流为高频移低振幅，而运动的心肌为低频移高振幅。组织多普勒成像（Doppler tissue imaging，DTI）即是采用特殊滤波装置删掉高速心内血流而专门显示并分析相对低速室壁运动的一种技术，将心肌运动的信息以频谱曲线或二维彩色图像的形式实时显示出来。这项技术可用于观察心肌各节段、各时相的正常或异常的室壁运动。在此技术上可衍生出新的组织运动分析技术，如应变、应变率及组织同步追踪分析等。

二、超声探头的选择

（一）超声探头的类型

超声探头根据晶片的个数，分为单晶片和多晶片，前者用于A超、M超及机械的扇扫B超仪中，但目前已很少应用，后者即用于线阵、凸阵和相控阵等电子扫描换能器中。

线阵探头：将多个晶体片组成若干个阵元沿一直线排列。高频的线阵探头主要适用于浅表小器官和血管的检查。

凸阵探头：晶片是沿圆弧排列并按一定组合和顺序工作。凸阵扫描介于线阵和相控阵扫描之间，应用范围较广，如腹部、深部组织等。

相控阵探头：利用雷达天线的相控阵扫描原理，通过适当调整，控制各单元激励信号的时相，以实现声束偏转的换能器阵为主体的超声探头。其扫描声束呈扇形，接触面小，远区视野广阔，故适用于心脏的超声检查。

探头设计成不同的形状主要是为了适应不同部位的检查需要，但实际应用需要结合临床具体情况。对于肺部超声检查来说，上述探头都能检查，但是凸阵探头和线阵探头更为合适。

（二）超声探头的频率

目前大多数的超声机具有预设功能，可以在预设条件下配合一定的测量条件，预设探头就可以满足检查需要，这样减少了临床上检查调节机器的时间。

探头的选择需要根据临床需要、检查部位、患者自身条件及检查者经验而定，并不是固定不变的。检查中如果需要更换探头时，需要按freeze键冻结图像才能更换探头。否则探头处于加电状态，这种情况下很容易导致超声机或探头损坏，这一点需要每个临床医生引起注意，尤其是初学者。

三、超声图像优化

重症患者有着自身的特点，如体位受限、正压机械通气等，导致临床超声图像质量差，而图像质量对于临床判断则至关重要。超声图像质量与超声机本身、耦合剂、患者检查条件等有关，但通过不同方式的调节可使图像进一步优化，达到检查者理想的视觉要求，提高图像判断的准确性。优化图像是通过综合调节而实现，而不是通过一种方法即能获得的，具体实施方法需要在临床实践中不断摸索。

（一）二维图像优化

1. 输出功率 输出功率可以简单地认为是超声波发出的强度。输出功率越强，形成的超声图像整体亮度就越高，可改善图像内部结构的清晰程度及细节。目前有预设功能的超声机可实现预设条件的自动调节，同时使用者也可以通过功率和输出按键手动调节。但是输出功率过强会导致潜在的安全风险，尤其是敏感组织（如胚胎），所以更安全的方法是增益的调节。

2. 深度 虽然不同的部位选择不同的探头，不同的探头预设了不同的深度，但是实际检查中预设的深度很难满足临床需求，需要适时调节。调节深度的基本原则是将想要观察的组织置于屏幕中央。

3. 增益的调节 增益的调节分为总增益调节和深度增益补偿调节。

总增益调节：即根据实际需要调节超声机对接收信号的放大倍数，决定了接收的信号用什么灰阶来显示，使得图像总体显示更清晰，是针对图像整体的调节。

深度增益补偿调节：通过增益的调节，补偿回波因探测深度增加造成的衰减，实现超声图像局部的调整。

4. 频率的选择 一般情况下，探头的频率基本是固定的，但目前超声机同一个探头的频率在一定的范围可以作相应的调整，这样根据临床的需要选择合适的频率，优化图像显示。

5. 聚焦调节 在声束聚焦的位置，图像分辨力最佳，因此可以通过焦点调节优化超声图像。但焦点数目增多会导致帧频降低，使得图像连续性降低。

6. 扇形宽度 超声图像表现形式多呈扇形，相同的扫描线的条件下，扇形的角度越小、图像越清晰，帧频也越高。

7. 谐波成像 传统的超声成像过程中，换能器只利用和接收与发射频率相同的反射波进行超声成像，反射波的强度也随换能器输出的强度成比例地增加或减少，呈一种线性关系。但实际上，超声在介质中的传播为非线性传播，在组织中传播除了与发射频率一样的波（基波）以外，还含有整倍于基波频率的波，称为谐波。二次谐波应用的主要原理是通过滤波技术把基波去除，使二次谐波成像（harmonic imaging，HI），这样近场仅有很少的二次谐波，近场的伪像大大消除，图像质量提高。在临床上，20%～30%的患者由于肥胖、肺气肿、肋间隙狭窄及胃肠道气体干扰等原因造成成像困难，采用二次谐波成像的原理仅接收和处理机体组织的谐波信号，通过改善组织对比分辨力提高图像清晰度。

8. 放大功能 当一幅图像展示在屏幕上，图像某个局部显示较小，通过放大功能可以实现图像的局部放大，利于临床观察需要。

（二）多普勒图像优化

多普勒图像可以通过以下方式进行优化，以保障血流信号或频谱显示清晰、完整和准确。

1. 频率选择 二维超声和频谱多普勒超声所要求的最佳发射频率之间存在差别。为获得满意的二维超声图像，应尽可能选择高频率探头，而为获得满意的多普勒频谱，则应尽可能选择低频率探头。

2. 脉冲重复频率 用于调整脉冲波多普勒的探测深度与最大可测流速之间的关系。PRF与取样深度成反比，因此其调整原则为：在考虑到检查深度的同时，应尽可能地应用较高的PRF。彩色多普勒成像时调节PRF的原则是：PRF调至适当大小，以检测血流充盈良好、不出现混叠现象为宜。

3. 多普勒增益 增益调整的原则：在频谱图像显示清楚的前提下尽可能减少噪声信号。

4. 零线位移 用于增大脉冲波多普勒流速的测量范围。当正向频移信号超过奈奎斯特频率极限时，可将零线向下移位以增大正向流速测量范围；反之，当负向频移信号超过奈奎斯特频率极限时，可将零线向上移位以增大负向流速测量范围。

5. 角度校正 频谱多普勒取样线方向应当与血流或组织运动方向尽量平行，两者间夹角应当小于20°，以避免夹角过大导致测速明显低于真实值。

6. 彩色多普勒增益 彩色多普勒增益调节用于改变彩色多普勒信号输出的幅度，尽可能通过调节使观察的血流显示更清晰。

7. 彩色图速度标尺设定 速度标尺的设定需与被检测的血流速度相匹配。检测高速血流时，如速度标尺设定偏低，可表现为“彩色翻转”，影响血流方向的正确判断；反之，检测低速血流时，如速度标尺偏高，则低速血流可能不显示或显示不完全。

8. 焦点位置 通过调节将焦点置于需要观察的血流位置，使血流显示更清晰。

9. 取样框的偏转（steer） 调节取样框的方向，以减小多普勒声束和血流之间的夹角，可使血流信号更好显示。临床上取样角理论上要小于 60°，如果超过 60° 测量会产生明显的误差。

10. 取样框内的像素（sample box pixel） 提高超声血流色彩的灵敏性和准确性，同时也降低了图像的帧频。

11. 取样框位置和大小 取样框位置和大小会对彩色多普勒的帧频产生影响，增大取样框或增加其深度均会降低彩色显示的帧频。将取样框调节至刚好覆盖待观察区域以获得最佳帧频。

12. 取样容积的调节 取样容积（SV length）是获得多普勒效应的窗口，其大小直接影响到血流的速度和血流量。小的取样容积用于动脉狭窄处血流速度的准确测量；大的取样容积用于观察血流的方向及血流量的测量。建议瓣口血流速度频谱观测时，脉冲波多普勒取样框大小应设置为 1mm 或最小尺寸取样框。

四、重症超声的不良反应及预防

床旁重症超声在急危重症患者中的应用日益增加，但检查过程中存在一些潜在风险和问题。

（一）超声波的生物效应与安全性

超声波携带能量进入人体组织后可产生三大效应，即热效应、空化效应及机械效应，不恰当的使用可造成人体组织细胞的损伤，尤其是对于胎儿及眼部检查。现今国际上公认的原则为：ALARA（as low as reasonably acceptable），即在满足临床使用目的下，使用的超声波声能及声强越小越好，并尽可能减少检查时间。

（二）院内感染的传播

在重症超声检查过程中，通过潜在被污染的超声探头传播细菌已引起了人们的关注，特别在急诊环境下。超声探头一般容易受到金黄色葡萄球菌污染。在重症超声检查过程中导致的院内感染的扩散已成为不能回避的问题。

目前关于重症超声检查过程中，超声探头的消毒流程目前尚未达成统一的标准。重症超声检查多为体表接触，探头的清洁和消毒是必需的，但针对携带耐药菌的重症患者，如何进行超声探头消毒仍是挑战。应用超声引导穿刺时，现在已有一次性无菌探头保护套膜和无菌性检查凝胶，达到无菌操作的要求。此外，还应注意到超声机器其他部位的细菌定植的可能：键盘、操作面板（键盘）及操作者手持部位等。

对于重症超声检查过程中食管超声检查和视神经检查应特别注意消毒和感染防护。食管超声属于人体体腔内检查，进入食管接触食管黏膜，不同于常规体表超声探头的消毒，其消毒要求等同于胃镜和纤维支气管镜的消毒，并且检查前注意评估患者有无乙型病毒性肝炎和人免疫缺陷病毒的感染，做好相应防护。而对于视神经检查应加强眼睛的保护，预防结膜和角膜操作相关的获得性感染。

（三）操作者的职业损害

目前在常规超声检查中对操作者的职业性肌骨损伤已广泛被人们认识。从事超声检查工作的操作者多存在颈椎病、肩周炎、腰肌劳损、腰椎间盘突出和脊柱侧弯等疾病。而重症超声检查由于环境和条件等多因素的限制，其对操作者体位和姿势的要求更为苛刻。重症超声检查者应从以下方面加强职业防护，减少职业损害。

1. 超声的检查环境 重症患者超声检查多在床旁进行，检查环境相对受限，根据不同检查需要结合当时情况，超声仪可被容易地移动到不同位置。检查者使用的支垫、耦合剂瓶架、备用超声探头和床上用品要放在就近位置并易于取用。同时应配备洗手及超声探头清洗设施。

2. 超声仪 根据检查需要选择不同型号和配置的超声机器。

3. 检查的手法 检查时要时刻考虑到姿势。要避免弯曲、扭曲、过伸、提重、持续加压、手臂过度外展和不舒适的姿势。

4. 职业防护 操作者如果遭受疼痛或不适，应该寻求专业医师指导。如果已有慢性损伤基础，发生急性损伤时，其严重程度可能较重。适当的运动可以减少受损的概率，并可降低损伤严重程度，如参加伸展、强体与健身运动课程。应遵守控制感染规定，预防交叉感染；适当增加休息次数以减少疲劳与损伤，避免连续进行困难性检查而不休息。

（朱炜华　何　伟）

思考题

1. 超声成像的基本原理是什么？有哪些影响因素？
2. 常见的超声探头有哪些类型？其主要区别及临床用途是什么？
3. 如何优化超声图像？

参考文献

［1］王小亭，刘大为，于凯江，等. 中国重症超声专家共识［J］. 临床荟萃，2017，32（5）：369-383.
［2］邓又斌，谢明星，张青萍. 中华影像医学——超声诊断学卷［M］. 2 版. 北京：人民卫生出版社，2011.
［3］张缙熙，姜玉新. 彩色多普勒技术（CDFI）辅导教材［M］. 北京：科学技术文献出版社，2005.
［4］SONI N J，ARNTFIED R，KORY P. Point of care ultrasound

[M]. Philadelphia: Elsevier, 2015.

[5] 王小亭,刘大为,于凯江,等. 中国重症超声专家共识[J]. 中华内科杂志,2016,55(11):900-912.

[6] 尹万红,王小亭,刘大为,等. 重症超声临床应用技术规范[J]. 中华内科杂志,2018,57(6):397-417.

[7] 中华医学会超声医学分会超声心动图学组. 中国成年人超声心动图检查测量指南[J]. 中华超声影像学杂志,2016,25(8):645-666.

[8] SHOKOOHI H, ARMSTRONG P, TANSEK R. Emergency department ultrasound probe infection control: Challenges and solutions [J]. Open Access Emerg Med, 2015, 7 : 1-9.

[9] WESTERWAY S C, BASSEAL J M, BROCKWAY A, et al. Potential infection control risks associated with ultrasound equipment-a bacterial perspective [J]. Ultrasound Med Biol, 2017, 43(2): 421-426.

[10] 童一砂. 澳大利亚超声技师协会与澳大利亚超声医学会关于降低超声技师/超声医师(职业性)损伤的联合指南[J]. 中华医学超声杂志(电子版),2011,8(3):656-661.

第二十四章

心脏超声基础

学习目标

掌握：

1. 获取经胸心脏超声平面的四个基本动作。
2. 获取经胸心脏超声 5 个常规切面的获取方法及标准。

熟悉：

心脏的解剖位置、体表投影及结构特点。

了解：

心脏超声的非常规切面。

第一节　心脏的解剖结构

对心脏解剖结构特点的熟悉和掌握是学习心脏超声的基础。获取心脏超声切面的过程中，需要想象患者心脏的形态、体表投影及正常结构，有助于快速和准确地找到相应的清晰切面及辨认组织结构。

一、心脏的系统解剖

（一）心脏位置

心脏位于胸腔内，膈肌的上方，两肺之间，胸骨后正中位置，约 2/3 在中线左侧。心脏如一倒置的、前后略扁的圆锥体，心尖钝圆朝向左前下方，与胸前壁邻近；心底位于上纵隔，较宽，朝向右后上方，有大血管由此出入，与食管等后纵隔的器官相邻。心脏的两侧及左后方有肺覆盖，接受机械通气的重症患者常因肺过度通气影响经胸心脏超声平面的获取。

（二）外形及体表投影

心脏外形可分前面、后面、侧面，左缘、右缘和下缘（即：一尖，一底，三面和三缘）。

1. 心尖　朝向左前下方，心尖由左心室构成，一般位于左侧第 5 肋间隙，在锁骨中线内侧 1～2cm 处。

2. 心底　朝右后上方，与出入心的大血管干相连，是比较固定的部分。大部分由左心房、小部分由右心房构成，四条肺静脉连于左心房，上、下腔静脉分别开口于右心房的上、下部。

3. 三面　心脏前面：右上大部分是右心房，左心耳构成其一小部分，左下 2/3 为右心室前壁，1/3 为左心室。后面：贴于膈肌，主要由左心室构成。侧面（左面）：主要由左心室构成，左心房构成上部的一小部分。

4. 三缘　心右缘：垂直向下，由右心房构成，向上延续即为上腔静脉，体表投影位于右侧胸骨旁线第 3 肋间至第 6 肋间稍向右突的连线。心左缘：钝圆，主要由左心室及小部分左心耳构成，体表投影位于左侧胸骨旁线第 2 肋间至左侧锁骨中线第 5 肋间附近（即心尖投影）的连线。心下缘：接近水平位，由右心室和心尖构成，体表投影位于右侧胸骨旁线第 6 肋间至心尖投影的连线。

二、心脏的结构

心脏是一中空的肌性器官，由四个心腔构成：后上部为左心房和右心房，由房间隔分隔；前下部为左心室和右心室，由室间隔分隔。二、三尖瓣分别位于左、右房室交界处，瓣膜垂向室腔，通过腱索与心室壁上的乳头肌相连。左心室偏于左后下方，连接主动脉，右心室位于左前方，连接肺动脉。肺动脉瓣位于左主动脉瓣的右前方，二者形成 120° 夹角。左心房后壁有左右各两个肺静脉开口，右心房上下有上、下腔静脉开口。心房壁薄，心室壁较厚，但左心室比右心室的心壁更厚。

（张丽娜　李　莉）

第二节 获取心脏超声平面的基本动作

一、超声轴向与切面

心脏解剖有三个轴向,与人体解剖常用的矢状面、横断面及冠状面相对应。由于心脏的轴向与人体的轴向存在夹角,通常采用长轴平面、短轴平面与四腔平面来描述心脏。心尖与心底的连线为心脏的长轴,所以,心脏的长轴切面定义为与右肩和左腰连线平行而垂直于前胸壁的下切切面,与人体的矢状面约成 45° 夹角;短轴切面为与左肩和右腰连线平行而垂直于前胸壁下切的平面,与长轴切面垂直,与人体矢状面也成约 45° 夹角;四腔平面分为心尖四腔和剑突下四腔,该平面同时垂直于长轴、短轴切面,与人体解剖冠状面成一个较小的角度。

由于肋骨和肺的遮挡,经胸心脏超声只能通过一些声窗获取心脏超声切面。有三个标准的声窗用于经胸心脏超声检查:胸骨旁、心尖与剑突下(图 24-2-1)。每一个声窗内可获得多个成像切面。心脏超声切面的命名多以声窗与平面相结合,如胸骨旁长轴切面,心尖四腔心切面等。大部分患者能经胸获得基本切面,特殊的临床情况需要借助其他声窗,如胸骨上窝评估主动脉。少数患者不能获得满意的基本切面,需要获取其他非常规切面或借助经食管超声来完成。

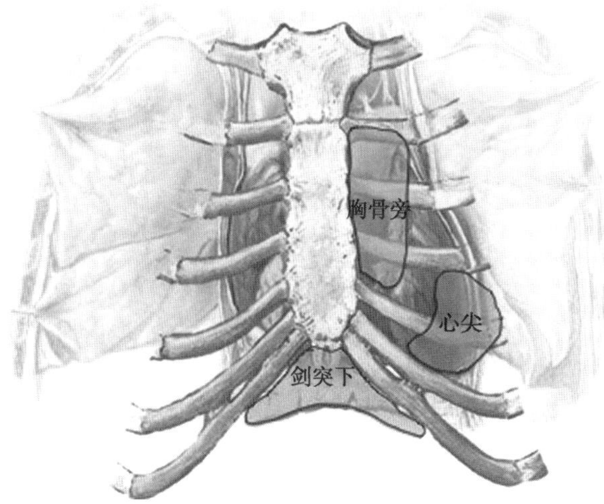

图 24-2-1 声窗(见文末彩图)

二、检查方法

(一) 标记点

经胸心脏超声探头使用频率在 3~5Hz 的相控阵探头,探头 端有凸起或凹槽为标记点,国内通常将其对应于超声屏幕的左侧(图 24-2-2)。可以在探头表面涂上耦合剂后,用手指轻点一端,看屏幕显示以确定标记点位置。

(二) 超声探头的使用方法

1. 执笔式 用拇指与示指、中指间轻微控制超声探头(图 24-2-3A),指腹接触超声探头,掌心中空;以掌根尺侧或小指接触患者胸廓作为支点,以保持图像稳定。主要通过指关节运动完成主要基本动作。常用于胸骨旁和心尖切面的获取。

2. 握持式 如握手,拇指与余并拢的四指控制探头(图 24-2-3B),指腹接触探头,掌心中空,悬于探头之上。常用于剑下切面的获取。

(三) 重症心脏超声平面获取的基本动作

1. 滑 整个超声探头平面紧贴皮肤,沿着一定方向滑动。如从胸骨旁声窗到心尖声窗,需采用“滑”的动作。

2. 摇 整个超声探头平面紧贴皮肤,以超声探头与胸壁的接触点为支点,将超声探头左右摇摆(朝向或背离标记点),切面的中心点位置发生改变。如:需要观察的结构位于屏幕的一侧时,用“摇”的动作可将其摇至屏幕的正中央。

3. 倾 整个超声探头平面紧贴皮肤,以超声探头与胸壁的接触点为支点,将超声探头前后倾斜(垂直于探头标记点的轴线),可以观察同一声窗的不同切面。如:在胸骨旁短轴切面,需用“倾”的手法分别获取大动脉水平、二尖瓣水平、乳头肌水平和心尖水平

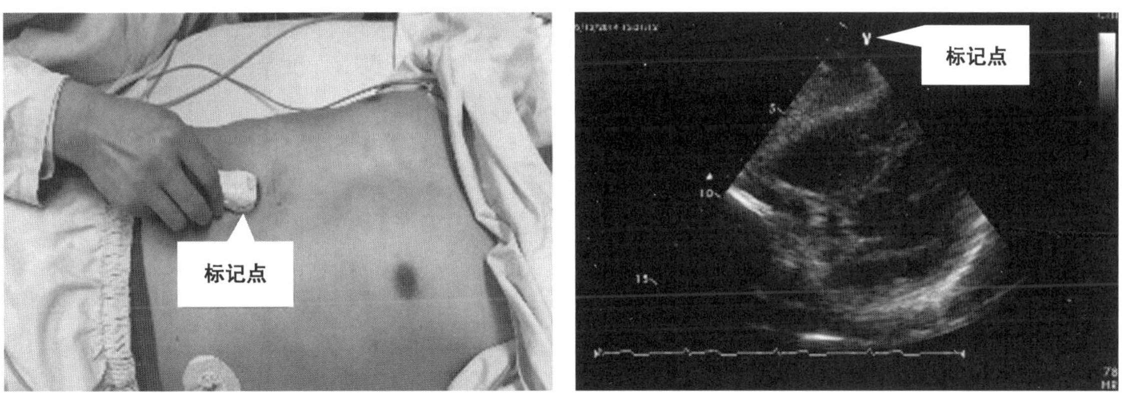

图 24-2-2 探头标记点对应于屏幕左侧

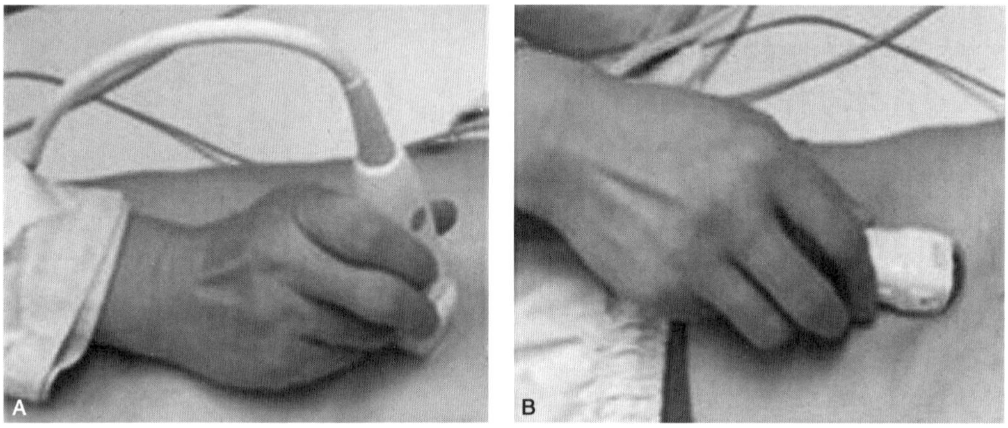

图 24-2-3　超声探头的使用方法
A. 执笔式；B. 握持式。

的短轴切面。

4. 转　整个超声探头平面紧贴皮肤，以超声探头与胸壁的接触点为支点，超声探头以自身长轴线为轴顺时针或逆时针方向旋转一定角度。如：从胸骨旁长轴切面获取胸骨旁短轴切面、从剑突下四腔心切面获取剑突下下腔静脉长轴切面时需用"转"的手法。

（四）重症心脏超声平面的优化

患者平卧位或左侧卧位，左臂尽量抬起，增大肋间隙的宽度，尽量在平静呼吸时获取图像。切面获取技巧：适度用力，使超声探头完全接触皮肤。建议在操作超声探头时每次只做一个动作，且每次动作的幅度宜小。找到所需标准切面后，在超声机器上调节超声声束深度，使所需观察的结构占据屏幕扇形区域的 2/3 左右。深度过浅时，图像过大，周围结构消失；深度过深时，图像过小，难以分辨毗邻结构。然后，调整增益使得图像更清晰。增益过高时，图像回声增强；增益过低时，图像回声变暗，均易造成误诊。

（张丽娜　李　莉）

第三节　心脏超声的常规平面

本节重点介绍重症超声领域最常用的 5 个经胸心脏超声平面。重症心脏超声通过获取不同二维平面来反映立体心脏的整体情况，因此切面角度的偏差均可能造成二维平面信息的偏差。故需要通过一些标志性的结构来统一切面标准，使结果更具有参照性，这些统一的切面即为标准化切面，在标准化切面下进行测量的结果才具有可重复性。

一、胸骨旁长轴切面

（一）标准平面的获取方法

探头置于胸骨左缘第 2 肋间，探头平面与右肩到左季肋部连线平行，标记点指向右肩，声束指向患者背侧，自头侧往脚侧滑动探头，找到长轴切面后，通过转、摇、倾三个动作小幅度调整探头，以获取最佳标准图像。调节深度至可显示降主动脉的最浅深度（图 24-3-1）。

（二）平面标准和临床意义

1. 平面结构及标准　能清楚显示右心室流出道、左心室、主动脉瓣、主动脉根部、二尖瓣、左心房及降主动脉短轴；室间隔与左心室后壁起始部平行；未见心尖部横向运动。

2. 临床意义　观察与测量左、右心室及左心房大小和大体形态改变；测量室间隔与左心室后壁的厚度及运动情况；观察有无心包积液，测量心包积液的深度及半定量积液量；观察主动脉瓣、二尖瓣状况及运动，有无增厚、钙化、僵硬及狭窄或关闭不全征象；有无左心室流出道异常变化，如有无梗阻等。

二、胸骨旁短轴切面（左心室乳头肌水平）

（一）标准平面的获取方法

在获取胸骨旁长轴切面后，摇动探头将二尖瓣置于屏幕中央，顺时针旋转探头约 90° 至标记点朝向左肩，可以获得胸骨旁二尖瓣水平短轴切面，将超声探头尾部向心底部倾斜，可获得胸骨旁左心室乳头肌水平短轴切面。调节深度至可显示完整的左心室短轴图像的最浅深度。

（二）平面标准和临床意义

1. 平面结构及标准　正常的右心室呈 C 形，壁薄；正常的左心室呈正圆形，壁厚；前、后乳头肌分别位于 3 和 8 点钟位置，与室壁不分离（图 24-3-2）。

2. 临床意义　用于左心室收缩功能定性评估及分级；是观察左心室室壁节段运动障碍的最佳平面；观察右心室大小及室间隔运动，是评估有无室间隔矛盾运动的最佳平面。

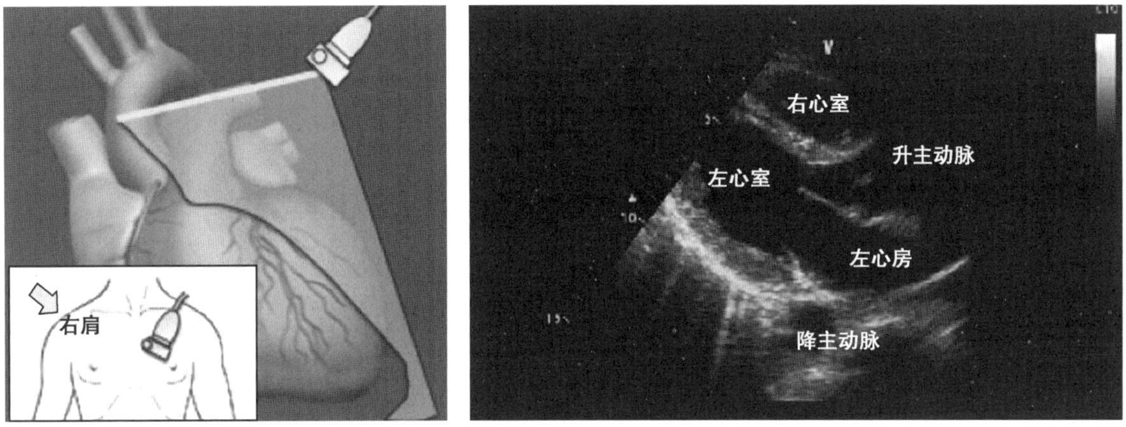

图 24-3-1　胸骨旁长轴标准平面的获取方法(见文末彩图)

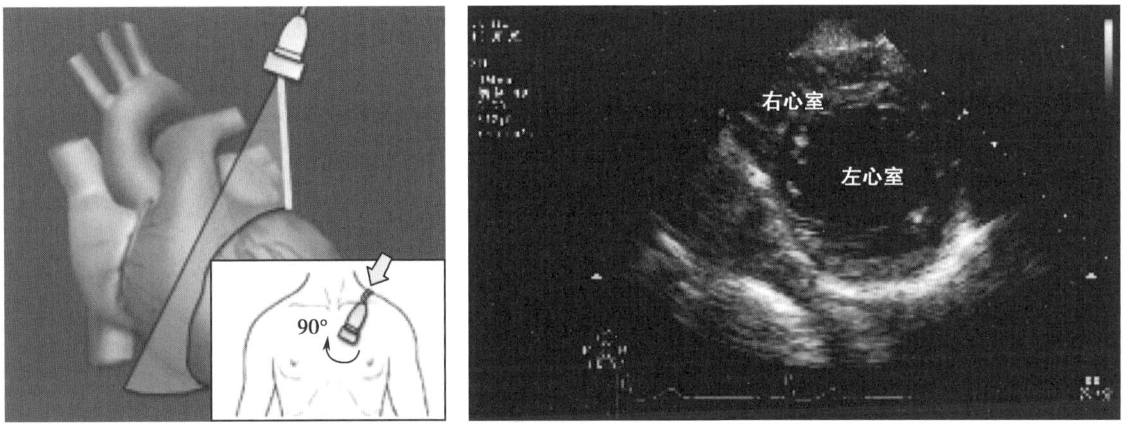

图 24-3-2　胸骨旁短轴标准平面的获取方法(见文末彩图)

三、心尖四腔心切面

(一) 标准平面的获取方法

在获取胸骨旁长轴切面后,将探头沿左心室长轴向心尖滑动,当心尖显示在探头正下方中线即扇形图像顶点处时,将探头顺时针旋转约 90°～120°,使探头标记点朝向患者左肩,再将探头尾部向下倾斜,找到心尖四腔心切面。可通过轻微摇动探头使室间隔直立位于屏幕中央。调节深度至可完整显示四个心腔的最浅深度(图 24-3-3)。

(二) 平面标准和临床意义

1. 平面结构及标准　室间隔居中,完全竖直;完整显示双房和双室;全心动周期二、三尖瓣显示清晰,与室间隔呈十字交叉;左心室室壁内膜显示清晰;心尖部无轴向运动。正常情况下,左心室呈子弹形,右心室呈三角形,心室长轴占整个图像长度的 2/3,心房长轴占整个图像长度的 2/3。

2. 临床意义　观察各腔室大小、比例,是评估右心室大小的标准平面;观察室壁节段运动障碍,定性评估左心室收缩功能及分级;观察二、三尖瓣的瓣膜形态结构及瓣口血流情况。

该平面是经胸心脏超声测量最常用的平面,也是能定量评估心室收缩、舒张功能,获取信息最多的一个平面。

四、剑突下四腔心切面

(一) 标准平面的获取方法

握持式拿超声探头,置于腹部正中,标记点指向患者左侧,向下倾斜探头使超声束朝向左肩及心脏方向,自腹部向剑突下滑动,找到剑突下四腔心,可通过轻微倾斜和摇探头以获取最佳标准图像。调节深度至可完整显示四个腔室的最浅深度(图 24-3-4)。

(二) 平面标准和临床意义

1. 平面结构及标准　完全显示四个心腔,图像的最前方是右心室,屏幕的左侧是左心室,左右心房在屏幕的右侧显示;同时显示二、三尖瓣,心尖无轴向收缩运动。

2. 临床意义　是检查及定位心包积液最常用的切面;观察四个腔室及二、三尖瓣的结构与运动;是评估右心室室壁厚度、房间隔缺损的最佳平面。

五、剑突下下腔静脉长轴切面

(一) 标准平面的获取方法

在获取剑突下四腔心切面后,摇动探头使右心房

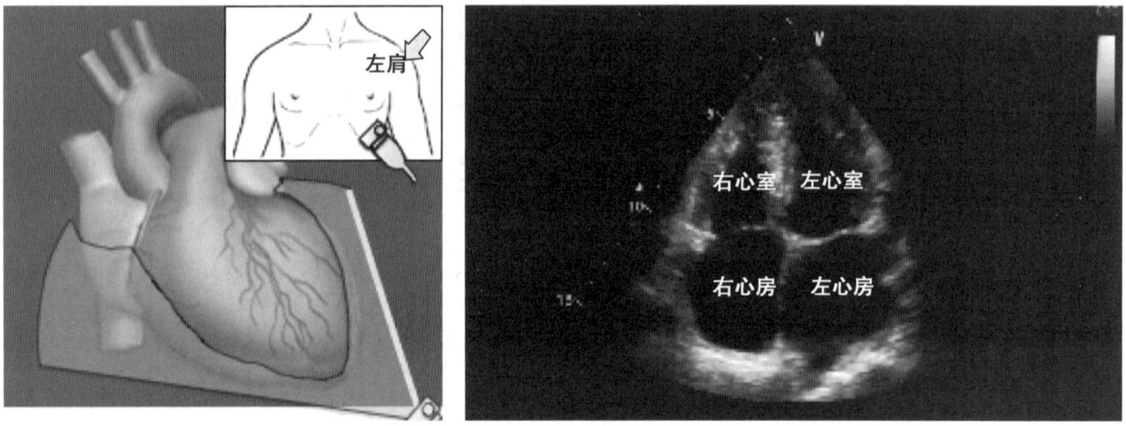

图 24-3-3　心尖四腔心标准平面的获取方法(见文末彩图)

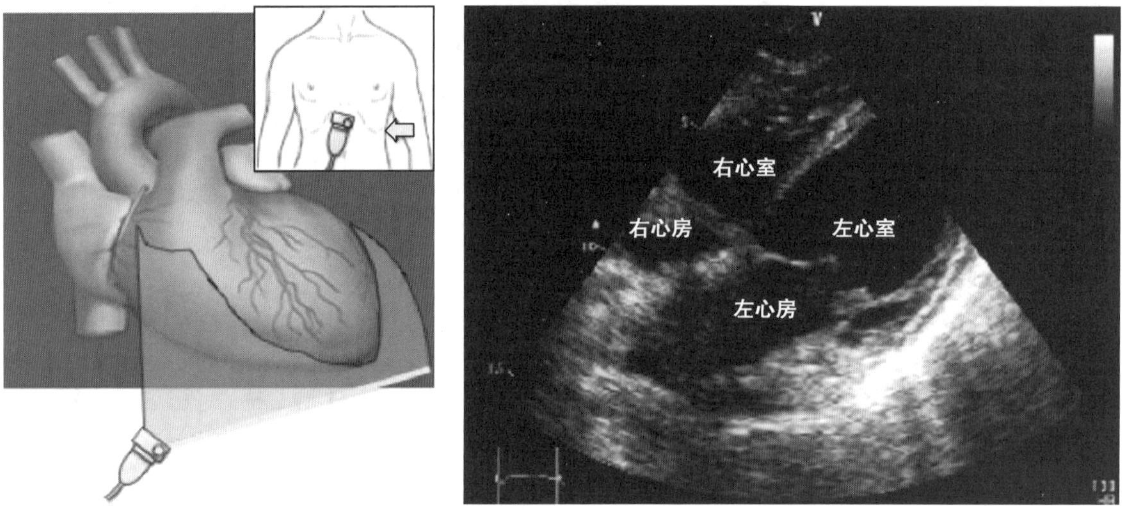

图 24-3-4　剑突下四腔心标准平面的获取方法(见文末彩图)

位于屏幕正中央,逆时针旋转探头约 90°,使标记点朝向头侧,可见下腔静脉长轴平面。调节深度至可显示完整剑突下下腔静脉的最浅深度(图 24-3-5)。

(二) 平面标准和临床意义

1. 平面结构及标准　清晰显示下腔静脉汇入右心房,肝静脉汇入下腔静脉;显示下腔静脉全长,静脉

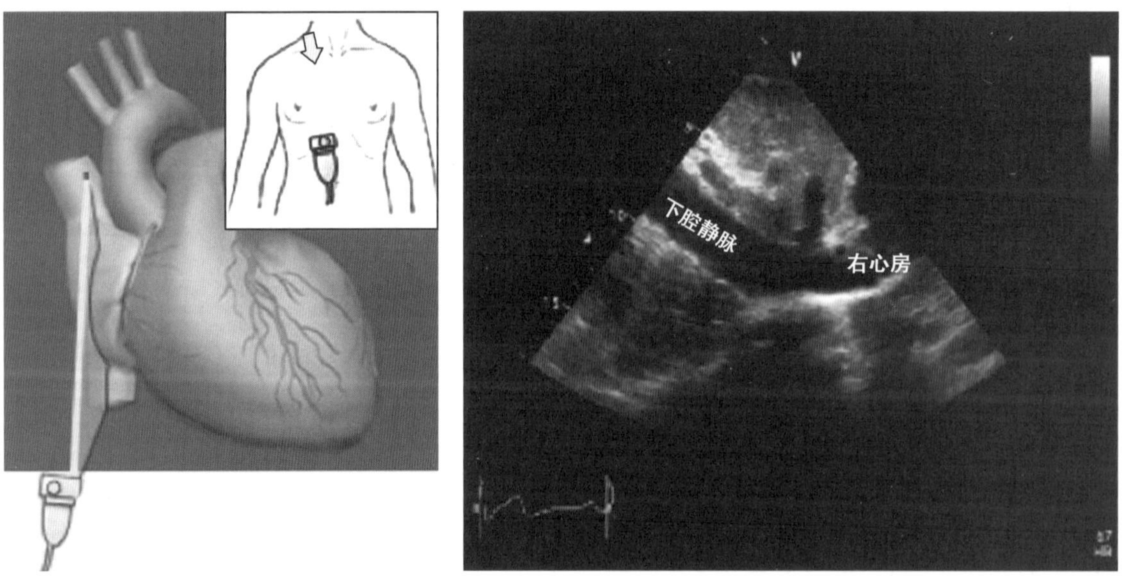

图 24-3-5　剑突下下腔静脉长轴标准平面的获取方法(见文末彩图)

前、后壁回声清晰、锐利。

2. 临床意义　通过测量下腔静脉宽度及呼吸变异度评估患者容量状态。

（张丽娜　李　莉）

第四节　心脏超声的非常规平面

切面法可以获取心脏的所有切面像，严格地说切面的数量是无限的。但操作时由于胸骨、肋骨和肺的遮挡，真正可用于经胸检查的部位并不多。本章第三节中的5个平面是重症心脏超声最基本和重要的平面，由此可以衍生出更多需要的平面。当那些主要病理生理信息不在标准切面内，或标准切面不能全面反映心脏病理改变时，非常规标准切面的检查极为重要。但应注意的是，非常规切面是建立在常规切面的基础上的。下面简要介绍胸骨旁、心尖及剑突下声窗一些常用的非常规切面。

一、胸骨旁非常规切面

在胸骨旁长轴切面轻微旋转、倾斜探头可获取右心室流入道长轴切面，此切面显示三尖瓣前瓣尖及后瓣尖，在多普勒超声观察三尖瓣反流时很有用。在胸骨旁短轴切面将探头尾部自心底朝心尖方向逐渐倾斜探头，可依次获得胸骨旁大动脉短轴平面、二尖瓣平面、乳头肌平面及心尖平面，分别可用于观察右心室流入、流出道及肺动脉血流情况；二尖瓣瓣膜改变和测量瓣口面积；左心室室壁节段运动障碍受累的范围。将探头轻微向上滑动并倾斜，还可以获取肺动脉长轴切面，此切面清晰显示肺动脉，有利丁测量肺动脉主干及观察肺动脉血流情况。

二、心尖非常规切面

在心尖四腔心切面，将探头尾部向下倾斜，获得心尖五腔心切面，用于观察主动脉血流及瓣膜情况，测量左心室流出道的速度-时间积分。在心尖四腔心切面，将超声探头顺时针旋转，当标记点朝向头侧时，获得心尖二腔心切面，可显示左心室、二尖瓣及左心房，可作为评估二尖瓣的补充切面；可作为四腔心的补充切面测量左室射血分数（辛普森面积法）；可评估室壁节段运动障碍。将超声探头继续顺时针旋转，当标记点朝向右肩时，获得心尖三腔心切面，可显示右心室、左心室、主动脉瓣、主动脉根部、二尖瓣及左心房，可作为胸骨旁长轴切面的补充判断切面。

三、剑突下非常规切面

剑突下切面不受胸骨、肋骨及肺的影响，心肺复苏时不影响心脏按压，或当机械通气、慢性肺气肿等原因致无法获取胸骨旁、心尖切面或图像质量较差时，通常可在此声窗获得心脏的长、短轴，双腔静脉，肺动脉-右心室切面。但剑突下切面只能主观观察心室形态大小、室壁运动及血流，因诸多指标的测量缺乏参考值，故一般不作测量。

（张丽娜　李　莉）

思考题

1. 获取经胸心脏超声的4个基本动作的名称和手法有哪些？
2. 经胸心脏超声5个常规切面的获取方法及切面结构组成有哪些？

参考文献

[1] 刘大为，王小亭. 重症超声[M]. 北京：人民卫生出版社，2017.

[2] 尹万红，王小亭，刘大为，等. 重症超声临床应用技术规范[J]. 中华内科杂志，2018，57(6)：397-417.

第二十五章

肺部超声基础

学习目标

掌握：

1. 肺部超声的基本征象。
2. 肺部超声的检查步骤。
3. 气道超声的基本征象。

熟悉：

1. 肺部超声呼吸困难病因鉴别。
2. 气道超声的应用。

了解：

1. 肺部超声表现的病理生理。
2. 气道超声检查的步骤。

第一节　肺部超声表现的病理生理基础

很多年以来，由于肺富含空气以及骨性胸腔的阻挡，肺脏被认为是超声检查的禁区。但近年来随着超声设备技术的进步以及对于肺部超声影像的研究进展，肺部超声检查已经成为无损、便携、快速的疾病诊断辅助检查方法。由于肺部超声动态、实时及可重复的特点，使其不仅仅可以用于疾病诊断，还可以进行动态监测，为治疗调整提供及时、准确的指导。作为监测工具，肺部超声目前已经被常规应用于多个临床领域。由于便携及可重复监测的特点，超声常被用于追踪监测某种特定临床情况的变化。随着超声对临床疾病如胸腔积液、气胸、肺实变和间质改变的诊断确定性的增加，目前超声技术已经开始被用于部分呼吸困难患者肺部状态的初始评价，有些专家还将肺部超声用于指导液体治疗和循环调整。

正常肺表面积很大，是人体内最大的含气空腔器官。由于空气对声波的衰减作用，超声波束不能穿透含气的解剖结构。因此，一般认为超声设备难以对胸膜下含气的肺实质进行检查。然而，由于肺脏气-血交换的功能需求，肺内气管和血管伴随支气管树走行逐级分布，并在终末端-脏胸膜下的肺表面形成了终末肺泡和间质（血液）均匀交叉排列的独特解剖结构。此时，肺组织内大量的空气和血液混合得极其充分。肺泡内空气与间质组织相互交叉，形成微小但广泛的气-液界面。

通常B型超声的纵向分辨率为1mm，侧向分辨率为2mm，而正常肺泡小叶间隔厚度约300μm，超声无法分辨，故仅有胸膜与肺内气体间的界面形成声反射，表现为随呼吸滑动的、水平的胸膜线。在胸膜线以下常可以观察到一系列等间距、与胸膜线平行的水平线状回声，随着与胸膜间距离的增加，其回声强度逐渐减弱。这些明亮但不成形的回声线被认为是胸膜到探头之间反复的声反射伪影，即A线。垂直的"彗尾征"伪影也发源于胸膜肺界面，目前认为主要是由于胸膜下小叶间隔液体充盈。胸膜下肺组织内空气和水不同比例的混合导致声波相互作用是产生不同伪影的基础。因此，肺部超声伪影均起源于胸膜线，而且肺部超声检测很大程度上是基于对伪影的分析。

有文献报道超过97%的急性肺部病变紧邻肺表面，提示超声用于肺部检查存在广泛的应用基础。此外，由于空气和水具有相反的重力分布特点（空气上升，水下降），这也有助于指导临床上对于相关疾病的判断。如：胸腔积液、肺泡实变的气/液比值为零或接近零，提示此类病变大量含水，也容易出现在胸腔或肺组织的低垂部位。而间质综合征的气/液比约为 0.95，在全肺都可出现。正常肺、哮喘和 COPD 的气/液比约为 0.98，气胸则为 1，故常先进行前胸部或肺尖部检查。另外，肺超声影像多需实时动态评价，静态影像回顾分析难以满足临床诊断需求。

（晁彦公　曾琴兵）

第二节　肺部超声的设备和技术要求

ICU 应用的超声设备应该具备轻便、紧凑、易于搬动和耐用的特点，便于反复进行床边检查。为方便显示、记录、传输影像信息及动态观察，此类设备还应具备高性能的显示屏和存储设备。胸部超声检查探头的类型和最佳频率随被检查者的年龄、病变的位置以及检查的进路变化而变化。5～15MHz 的高分辨率线阵探头适用于胸壁、胸膜或肺组织表层检查；扇形曲阵探头则较为适合经肋间途径进行较深结构的检查，适用的最佳频率也随患者年龄和目标病变部位深度而变化。探头的尖端应该比较小，这样比较容易与肋间皮肤紧密接触，同时扇形的检查范围有助于减少盲区。新生儿和婴儿的最佳选择为 5～10MHz 的高分辨率线阵探头，儿童则可能需要 2～4MHz 或 4～7MHz 的扇形或线阵探头。经胸骨、胸骨旁和肋骨间隙途径分别适合于前纵隔、胸膜腔和肺部的检查；胸骨上和锁骨上途径则有助于上纵隔和肺尖部的检查。胸部超声检查可以在仰卧位、侧卧位和坐位进行，可以使探头沿身体长轴或平行于胸廓进行检查，同时可以上下倾斜，以获得更多的诊断信息。彩色多普勒超声检查（color-Doppler ultrosonography，CDS）可以用于脓肿、占位性损伤、血管异常和肺隔离症的评价，通过显示损伤区域的血管情况和血流形态辅助诊断。M 型超声则可以用于评价和记录膈肌运动。

除了上述设备技术要求之外，胸部疾病和相关疾病的鉴别诊断知识是超声应用的基础。目前超声仍然被认为是胸部 X 线检查的补充，然而在很多情况下联合应用超声和胸部 X 线检查将可以快速明确诊断并且更加及时、准确地评价治疗反应，更好地指导治疗。

ICU 应用的超声设备还应具备另一个特点：探头和设备都应该可以耐受反复消毒，以减少患者间交叉感染的风险。对于那些用于常规患者检查、接触完整皮肤的超声设备，仅需氯化物消毒剂或 70%～90% 的酒精消毒即可。而危重患者不同，他们的皮肤和消化道被认为是院内获得性感染的储存库。如果不能有效消毒，探头就可能成为患者间 ICU 耐药菌株传递的媒介，进而造成耐药菌感染的播散。因此，在常规应用超声检查之前应该建立一套快速的消毒程序并且严格执行。目前市场上已经出现了少数小型化并且具备防水键盘的超声设备。

（晁彦公　曾琴兵）

第三节　肺部超声检查的基本要求

目前临床使用的超声设备分辨率均适合于肺和胸膜的检查。常用的为实时 B 型和时间-运动的 M 型两种超声模式。B 型由线阵换能器扫描一个解剖平面并显示二维图像，M 型记录扫描线下各个点随时间运动的轨迹扫描图像。

经胸壁肺超声检查的体位可在仰卧位、半卧位、侧卧位、俯卧位及坐位时进行。仰卧位可以完成前胸和侧肺区域的检查，侧卧位或坐位时则可以更好地检查背侧胸肺情况，而上叶背段位于肩胛骨之后，是超声检查的盲区。

探头频率的选择决定于病变位置的深度和患者情况。高频线阵探头（7.5～10MHz）适合检查表浅的胸膜及胸膜下病变，低频凸阵探头（2～5MHz）能提供很好的穿透力，适合较深部的病变和体型肥胖者。探头应始终垂直于胸膜，因为肺脏解剖的原因，胸膜和胸壁不一定是平行的，临床上垂直于胸壁的时候不一定就能垂直于胸膜。需要仔细观察屏幕中胸膜线的影像，正常状态下，胸膜线应呈现细细的一条高回声线，可以轻轻摆动探头，找到胸膜线最细的位置，就是与胸膜垂直的位置。

肺部超声检查时需关闭图像后处理功能。超声探头中心需垂直于骨性胸廓，沿纵向和横向扫查。纵向时超声探头先置于矢状位，并调整角度使其垂直于肋间隙，超声探头标记点指向头侧，由头向脚垂直肋间滑动，可观察到大部分胸膜和肺，一部分肺脏会受肋骨遮挡，显示相邻的上下肋骨和胸膜线共同构成了一个特征性的超声表现“蝙蝠征”。横向则是将超声探头沿肋间隙水平放置，超声探头标记点指向胸骨，沿肋间滑动，可观察到整个肋间隙胸膜的情况，但也仅限于该肋间隙胸膜和肺。

（晁彦公　曾琴兵）

第四节　肺部超声检查步骤

为了更好地保证检查的系统性、全面性以及便于结合临床，人们可以利用体表标志将胸壁检查区域进行分区。由于超声检查的目的不同，分区和检查方法也有所差异。就像听诊一样，如果要进行详尽的检查，超声检查也需要完全覆盖双肺。肺组织在胸壁的投影面积约占体表面积的 17%，进行完全的双肺评估需要建立一个系统的检查流程。

肺部超声不像胸部X线片或CT一样是一个静态图像，肺超声检查是动态图像的采集而且可以在危重患者床边进行重症监护。相比于门诊或者普通病房的患者，对ICU的患者进行肺超声检查通常更难，因为患者常常是仰卧，不能配合变动体位。

通常在非紧急情况下，将探头沿纵轴方向垂直置于皮肤表面进行。沿着一系列的纵轴线慢慢移动探头，如锁骨中线、腋前线、腋后线及肩胛下线等，从肺底到肺尖，逐个肋间扫描。这样就可以完成完整的肺部全面检查，可以形成一个三维肺部影像信息。也可以在一个特定的区域进行切片式的扫查，有助于了解局部的细节情况。胸部分为前胸壁区、侧胸壁区和后胸壁区。胸骨和腋前线间为前胸壁区，腋前线与腋后线之间为侧胸壁区，腋后线与脊柱旁线间为后胸壁区。通常情况下，先检查前胸部，其次是侧胸部、后胸壁区。

首先，检查者应该用低频线阵或凸阵探头以肝脾作透声窗定位膈肌并观察肺底部。进行纵向扫描平面检查，至关重要的是，首先要确定膈肌。膈膜是一个曲线、高回声结构。一旦确定膈肌和肺的位置，常见于肺部重力依赖区或背侧的肺实变或胸腔积液就很容易与肝脏或脾脏及腹腔积液相鉴别。膈肌常表现为吸气期收缩的1～2mm厚的线状回声，通过低位肋骨间隙、肝脏或脾脏通常都可以较好地显示。

Rouby等人较为关注感染疗效评价和超声指导下ARDS机械通气调整，他们利用腋前线和腋后线作为解剖性体表标志，将单侧胸壁分成六个区域：前上/前下、侧上/侧下、后上/后下，并使用小型凸阵探头进行检查。Lichtenstein更强调系统性，检查流程也更具可操作性，因此，在这里我们重点介绍他的检查方案（图25-4-1）。

Lichtenstein依据腋前线和腋后线将胸壁分成前区、侧区和后区三部分，推荐应用5MHz的微凸阵探头完成检查。第一阶段主要完成前胸部的检查，患者主要取仰卧位或半卧位。第二阶段完成侧肺区范围检查，之后将探头尽可能向后背延伸，并指向天空，同时将身体微微转向对侧即可完成第三阶段检查。探头可能被压进患者的床垫和朝向身体的中心。为了彻底检查仰卧位患者的肺后部，患者可采用侧卧位。机械通气或外伤性危重患者往往是仰卧位，若用微型凸阵探头检查其背部，可在患者作最小搬动时得到最多的超声信息。轻症患者侧身或坐位以系统地检查后胸壁，系统超声检查可获得类似胸部CT检查的效果。最后，在坐位或侧卧位条件下完成背侧区域检查。为了便于观察对比，患者的体位、探头的位置和指向都应该被仔细记录。

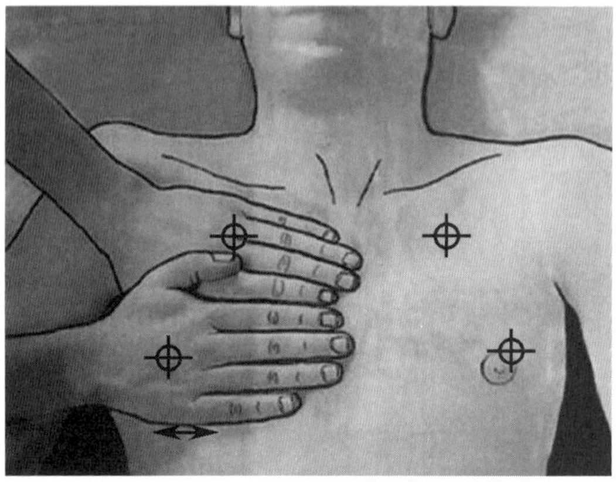

图25-4-1　超声检查部位示意图

（晁彦公　曾琴兵）

第五节　肺部超声基本征象

最近几年来，随着肺部超声的进步与推广，超声检查成为肺部和胸腔疾病诊疗的重要手段。与肺脏超声有关的术语主要有四个：胸膜线、肺滑动征，还有源自胸膜线的两种伪像（与胸膜线平行的A线、与胸膜线垂直的B线）。胸膜线、肺滑动征、A线和B线奠定了肺脏超声的基础。

临床肺部超声基本征象纷繁复杂，其中较为常见并且具有明确临床意义的征象，可以归纳为如下十二个基本征象，分别为：胸膜线、肺滑动征、A线、B线、肝样变、碎片征、支气管充气征、肺搏动、液性暗区、沙滩征、平流层征和肺点。按照临床意义不同，将其划分为正常肺部超声征象与异常肺部超声征象。正常肺部超声征象包括肺滑动征、A线、沙滩征和肺搏动。异常肺部超声征象，包括B线、肝样变、碎片征、支气管充气征、液性暗区、沙滩征、平流层征和肺点，出现不同的病理生理状态对临床疾病的诊断具有提示意义。肺部超声基本征象将在本章第六、七节中分别进行叙述。

（晁彦公　曾琴兵）

第六节　肺部超声正常表现

一、蝙蝠征

蝙蝠征（bat sign）是肺部超声术最重要的征象之一。应用超声探头垂直胸膜扫描，首先可以看到由肌肉和筋膜组成的多层软组织回声。当沿肋骨长轴扫描时，可以显示其前方皮质的连续强线状回声。将探头扫描方向横断肋骨，进行纵行的肋间扫描时，肋骨表现为平滑的曲线状回声且在其后方伴有明显的声影。而在肋骨下方约0.5cm深处即可以发现高回声的、随呼吸往复运动的胸膜线。胸膜线上 0.5～1cm 处分别为皮下组织和肋间肌肉。如果应用 7.5～10MHz 的线阵探头扫描，可以清楚分辨随呼吸相对移动的壁胸膜和脏胸膜。得到的图像描绘了上下相邻肋骨、肋骨声影和胸膜线共同构成了一个特征性的超声表现——蝙蝠征（图 25-6-1）。蝙蝠征只有在纵行扫描时才可以看到，是定位肺表面的基本标志。

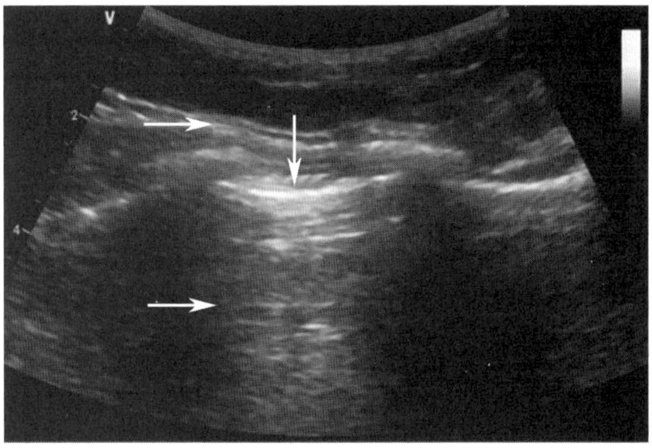

图 25-6-1　蝙蝠征

二、A 线征

B 型超声下，胸膜-肺界面存在明显的声阻抗导致在胸膜线以下形成一系列与胸膜线等间距、平行的高回声水平人工伪影，这些明亮的线即 A 线。其深度是皮肤和胸膜线间距离的数倍。正常胸膜下充满气体的肺组织或气胸时胸膜腔内空气阻止了超声波穿透，胸壁软组织和充气肺表面的强反射形成 A 线。A 线被认为是胸膜到探头之间的声反射伪影，随着与胸膜间距离的增加，这些线状伪影的强度逐渐减弱。在临床工作中，发现 A 线并伴随肺滑动征即可确定相应区域的肺组织正常。但是如果 A 线并不伴有肺滑动征，就要考虑是否存在气胸、呼吸暂停和气管插管进入侧支气管等情况的发生。

三、肺滑动征

壁胸膜和脏胸膜的相对运动形成了肺滑动征，是一种在胸膜线处可见的、与呼吸同步的闪烁移动声影，又称胸膜滑动征。这种运动与呼吸过程中肺组织沿头尾向的运动相一致。此征表明肺随呼吸运动相对于胸壁在滑动。肺滑动的幅度在肺野下部区域达到最大，这时肺正朝着腹部下降。肺滑动征在肺过度膨胀和肺气肿等症候中变得不明显，而在气胸、完全肺不张、胸膜纤维化及呼吸暂停等症候中则完全消失不见。在实时超声模式下发现肺滑动征是一个很强的排除气胸的证据。

Lichtenstein 等认为 2.5MHz 的心脏超声探头分辨率较低，可能难以准确识别肺滑动征。而近来出现的超声设备多配备了动态噪声滤器和余辉滤器，然而这些设计用来改善影像显示的滤器可能会使肺滑动征难以被发现。因此，在临床使用中应注意关闭相关功能。

四、海岸征

正常肺在 M 型超声模式下形成海岸征，可以使肺滑动征表现更加具体化。在 M 型超声模式下，正常超声表现为在胸膜线以上的静止胸壁组织没有任何运动，形成平行线；而在胸膜线下方则是均匀的颗粒样表现，与沙滩相类似，故称之为“沙滩征”。上面是平行线相当于大海，下面是沙滩相当于海岸，形成海岸征，为肺正常动态征象。这种动态伪影的出现可以排除临床上气胸的存在。

五、窗帘征

窗帘征描述了含气组织动态阻挡其后方结构的超声现象。含气的肺组织随着呼吸运动上下移动位置，遮挡了腹部的脏器。在正常受试者中通过肋膈角可以看到窗帘征，呼气期可以很容易看到上腹部器官如肝脏、脾脏，但在吸气期由于正常肺充气后向下方移动，阻挡在探头前方，导致临时看不到后方器官。肺基底部肺滑动征表现最为突出，“窗帘征”就是其最突出的例子。

图 25-6-1 为 B 型超声模式下的蝙蝠征，肋间的纵向扫描可见典型的蝙蝠征。在肋骨（垂直箭头）下方约 0.5cm 深处，近端水平线为胸膜线（上面的水平箭头），远端的水平线为 A 线（下面的水平箭头）。

图 25-6-2 为 M 型超声模式下的海岸征，胸膜线（箭头处）上下两侧的超声表现差异非常明显。胸膜线上为固定不动的胸壁形成多层的水平线，与平静的波浪相类似，而胸膜线下由滑动的肺组织形成了与沙滩相似的沙滩征。

六、肺脉

M 型超声下胸膜线随心脏的搏动称为肺脉（图 25-6-3）。心脏跳动引起的胸膜线振动可被 M 型超声记录到，并与心电监护同步。在正常人，肺的呼吸产生滑动。肺滑动会掩盖心脏活动。当屏气或其他情况削弱或者停止肺滑动时，心脏的活动立刻变得可见。这种心脏的跳动引起胸膜线的振动在 M 型超声中观察更明显。

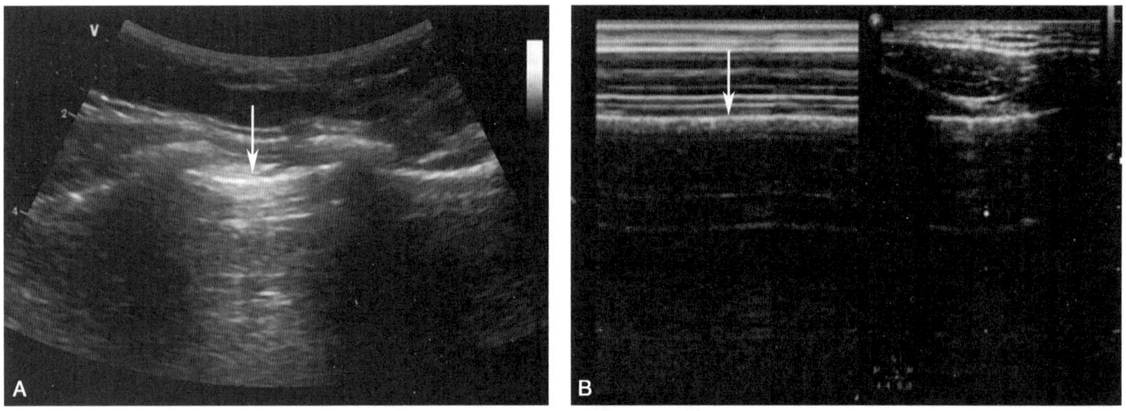

图 25-6-2 海岸征（箭头）

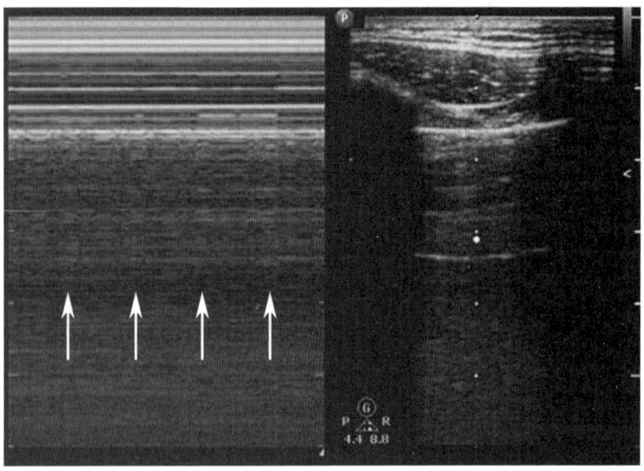

图 25-6-3 肺脉

在 M 型超声模式下，随着心脏的搏动，肺会产生与心脏活动节律同步的肺振动，传导至肺表面，产生相应的超声图像（箭头）。

（晁彦公 曾琴兵）

第七节 肺部超声异常表现

一、B 线征

B 线征，亦称之为彗尾征，是一类边界清晰，与肺滑动同步移动的垂直伪影。B 线的特征包括：起源于胸膜线，垂直于胸膜线发出的高回声、界限清晰和类似激光样的波束，可以消除 A 线（与 A 线不同时出现），延伸至屏幕远端且无衰减，与肺滑动同步移动。当胸膜无运动时，B 线也处于静止状态。B 线的数量取决于肺脏的气血比例，也就是肺通气损失程度，B 线之间的平均距离可由线阵和凸阵探头测量，这一距离蕴含重要的临床信息。无 B 线表现、孤立的 B 线或 B 线局限在膈肌上最后一个肋间被认为是正常表现，后者可以在 27% 的健康受试者的第 11～12 肋间隙（膈肌上方）检测到局限性 B 线。

在一个视野观察到数根 B 线称为火箭征或 B 线征（图 25-7-1）。B 线间距在 7mm 左右提示肺小叶间隔增厚（也称 B7 线），而 B 线间距在 3mm 左右时可能与 CT 显示的肺组织毛玻璃样改变相关（也称 B3 线）。

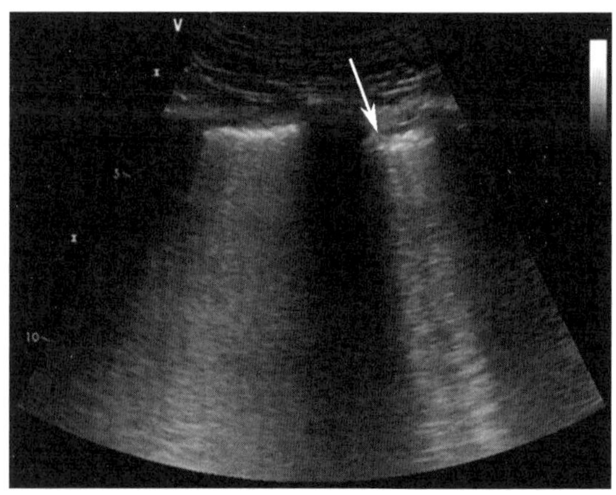

图 25-7-1 B 线征（箭头所指为 B 线）

大量的布满整个肺视野的 B 线，往往表示肺血管外肺水的增多。前胸及侧胸壁发现弥漫的 B 线征被定义为弥漫性间质综合征。肺局部炎症、间质瘢痕及乳腺癌放疗后也可以在局部胸壁扫查到 B 线。侧胸壁扫查到 B 线而前胸壁未见 B 线的情况在临床上可能是存在肺炎。后胸壁扫查到 B 线提示重力依赖性肺水的积累。

B 线应与另外两种伪影进行区分：E 线和 Z 线（图 25-7-2）。E 线在皮下气肿的情况出现，较 B 线长，且不发源于胸膜线，无滑动征表现。而 Z 线与 B 线一样起源于胸膜线，但与 B 线存在明显差异：回声强度低于胸膜线，界限不清晰，迅速衰减并消失（通常 2～4cm），与肺滑动征无关且与 A 线并存（图 25-7-2B 横箭头所示）。临床上 80% 的患者可以检测到 Z 线，然而 Z 线可能仅是一些寄生性伪影，不具有临床意义。

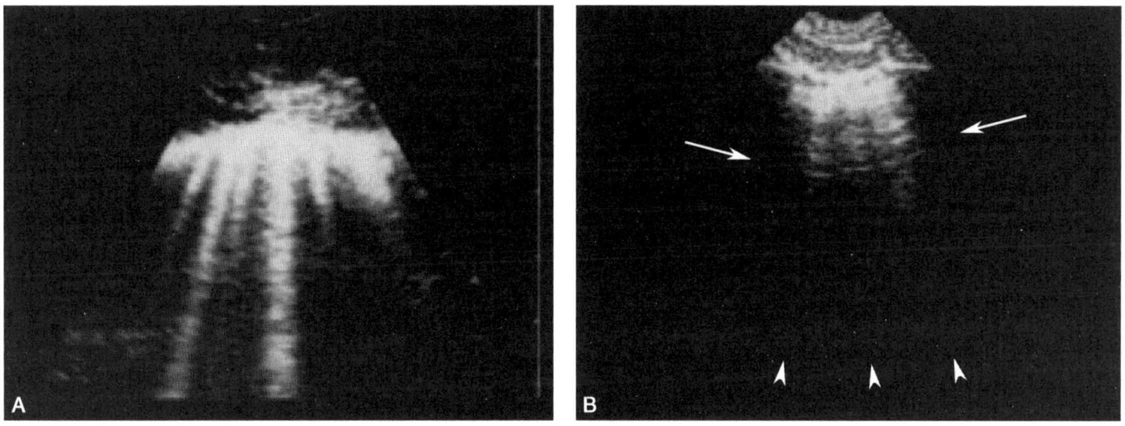

图 25-7-2　E 线和 Z 线

A. E线；B.纵向箭头所指为Z线，可以看到3条Z线。

人们还可能见到另外一种超声表现：在胸膜线以下不存在任何水平或垂直回声现象。此时轻微移动探头常可以发现 A 线。此形式的超声表现被认为具有与 A 线相同的意义。

B 线征是一种垂直于胸膜线，伴随一系列特征性表现的人工伪影。关于 B 线征产生的机制，目前还存在争议。Gino Soldati 等认为由于肺泡内空气与周围的液体或组织之间存在非常高的声阻抗差异，因此超声波可以到达肺泡表面，但不能进入肺泡。由于肺泡空气气泡的半径较小，声波在离开气泡表面后向所有方向反射。当存在一层相互紧密连接的气泡时，超声波被气泡层阻隔，且在它们表面相互反射，最终形成与探头之间的镜面反射效应。与空气相反，肺间质具备良好的声波传导特性。

在病理状态下，出现间质水肿或部分肺泡水肿时，肺泡间气泡间距增大。在特定的肺泡数量和间距条件下，这些气泡可以相互捕获大量的超声能量，同时伴随在气泡之间的能量渗漏以及返回探头产生的 B 线伪影。当间质间隙容量性扩张或胸膜下的充气组织因空气丢失而收缩时，肺部超声显示为超声肺彗尾征。而 Lichtenstein 等通过 CT 检查证实 B 线和小叶间隔的增厚相对应，认为 B 线源于胸膜下小叶间隔增厚。胸膜下的小叶间隔正常厚度约 0.10～0.15mm，大部分小于超声分辨率（约 1mm），故正常情况下多为肺泡内气体强回声所包绕而不能显示。当小叶间隔增厚时，与周围肺泡内气体的声阻抗差异增大，从而形成 B 线。

紧急情况下识别弥漫性间质综合征就等同于诊断急性肺水肿。发现 B 线即可排除气胸。当面对一个呼吸困难的患者，超声发现弥漫性 B 线可以快速鉴别是由于心源性肺水肿还是 COPD 急性加重。超声发现肺水肿的灵敏度和特异度分别是 100% 和 92%。其他应用还包括鉴别 ARDS 或心源性肺水肿，通过超声形态学分析指导 ARDS 机械通气。有临床专家研究发现肺部超声的B线与肺毛细血管楔压有非常好的相关性。

二、肺实变和肺不张的征象

正常肺富含大量空气，超声波束难以穿透并显示肺组织的内部结构。一旦肺内的空气被液体替代或出现肺实变、肺不张，且这些损伤区域达到胸壁或膈肌，就可以被超声检测。当肺实变或不张时，肺组织内几乎不含空气，超声波束可以穿透肺组织，并且可以显示肺组织的内部结构。以 CT 作为金标准，超声诊断肺实变的灵敏度为 90%，特异度为 98%。

肺实变（图 25-7-3）的主要超声表现包括：影像局限于胸腔内，膈肌以上，胸膜线或胸腔积液以远，超声影像表现与肝脏或脾脏相近似。肺实变的浅表边界通常为胸膜线或胸腔积液的深部边界。由于与有通气的肺组织相连，实变的深部边界表现为不规则的强回声线，与胸膜线的征象有明显区别。只有在全肺叶被累及时，深部边界才会呈规则的回声线表现。

压迫或气道阻塞都可以导致肺不张，其超声表现主要包括：肺实质类组织样表现，边界常较清晰且无明显含气征象，称类组织样征。

三、空气支气管征

在不均匀的组织样实变超声图像区域（类似肝脏

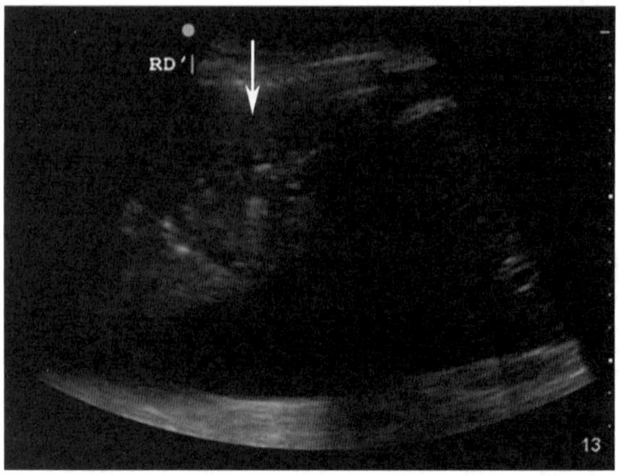

图 25-7-3　肺实变

探头纵行扫面显示肺泡实变(箭头)和少量胸腔积液。

回声)内常可以发现多个内点状或支气管样的线状高回声征象,表明在实变或不张肺组织支气管或肺泡内存在残留空气。与标准胸部 X 线片可见的空气支气管征相类似,此类超声表现称为超声空气支气管征。这些空气支气管征可以是静止的,称之为静态空气支气管征;在组织动态或运动时支气管内呈现充气影,具有吸气相离心运动,称动态支气管征(图 25-7-4)。静态支气管征以肺不张区域内静止的支气管内充气影为特征。动态的支气管内充气影像是区别肺炎和肺不张重要的诊断性肺伪影。在实变时,肺容积被液体或组织所填充,支气管则保持正常形态,多见动态空气支气管征。而在肺不张时,整体肺容积下降,并致使相应区域内分支支气管被聚拢到一个狭小的空间内平行排列,多见静态支气管征。

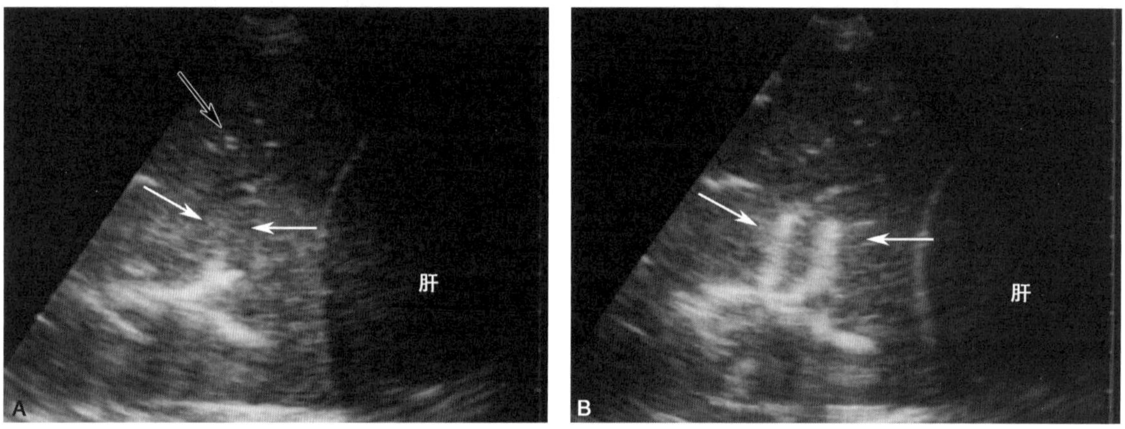

图 25-7-4　动态支气管征

A. 呼气期的空气支气管征,白色箭头指示实变的肺组织,黑色箭头提示点状空气支气管影;B. 显示吸气期空气支气管征离心性增大(箭头)。

多种疾病如肺炎、肺水肿、肺不张及肿瘤等都可以发现胸部 X 线片阴影,实际临床工作中常需要进一步检查来进行鉴别诊断。超声可以显示更多结构性或功能性信息,如:液性或实体性病变、肺组织解剖结构是否改变以及伴或不伴灌注改变等。根据这些信息来更好地鉴别放射影像所难以确定的疾病信息,进而避免进行更多的放射检查。

肺炎常表现为肺实质的类组织样改变且常伴随空气充盈的中央支气管声影(空气支气管征)。在一项包含 68 例患者的观察性研究中,超声证实肺泡实变伴有动态空气支气管征的患者中诊断肺炎的特异度为 94%,阳性预计值为 97%。另两项研究也证实动态空气支气管征可以鉴别肺炎或肺不张。

四、胸腔积液的征象

超声用于胸腔积液检查始于 1967 年,是一种非常灵敏的检测方法,其诊断精确性与 CT 检查相似,明显优于胸部 X 线检查。典型的超声胸腔积液表现为壁胸膜和脏胸膜间的无回声或低回声区域,其形状可能随着呼吸动作发生改变。仰卧位条件下,在胸壁后外侧,探头指向前上方较容易发现胸腔积液;而在直立位或坐位患者,通过膈肌上的胸壁外侧或后侧扫描都很容易发现胸腔积液。

胸腔积液的超声表现依赖于它自身的特性、产生原因和速度。依据积液的回声特点,可以分为四类:无回声积液、非均质但非分隔回声积液、非均质分隔积液和均一性回声积液,与积液的性质有关。漏出液通常无回声、非分隔并且可以自由流动;相反,非均一的、分隔的或回声性积液通常是渗出液。渗出性积液常可见丝条样回声和分隔,这些结构常随呼吸和心脏跳动而浮动。“暴风雪样”弥漫性回声通常提示包含大量蛋白成分或组织碎片的脓胸。在炎性渗出病例中,胸膜粘连可以导致肺与胸壁的相对运动消失。

在大量胸腔积液时,常可见到类似舌状的膨胀不全的肺叶漂浮其中。对于少量胸腔积液，除了在膈肌上方发现液性暗区之外，还有两个征象可以使胸腔积液诊断更为准确。一个是静态征象，表现为少量积液被规则边界包围，形成比较锐利的四边形低回声形状，其边界由胸膜线、上、下肋骨的声影和脏胸膜-肺界面所形成的肺线所组成，即四边形征（图 25-7-5）。应当注意，如果在深部边界可以见到清晰的空气伪影，则证明该区域没有肺实变。另一个是动态征象，指呼吸过程中脏胸膜与壁胸膜间距在吸气期下降，呼气期增加的循环变化现象，即窦状隙征（sinusoid sign）（图 25-7-6）。其实质是肺组织在吸气过程中朝向胸壁的离心运动，由于肺在"核心-表面轴"上往复运动，在 M 型超声上表现为正弦曲线图形。以胸穿引流为金标准，以上两种征象诊断胸腔积液的特异度为 97%。而如果应用彩色超声检查，液体流动征是最灵敏、最特异的小量胸腔积液的存在证据。其灵敏度和特异度分别是 89.2% 和 100%。

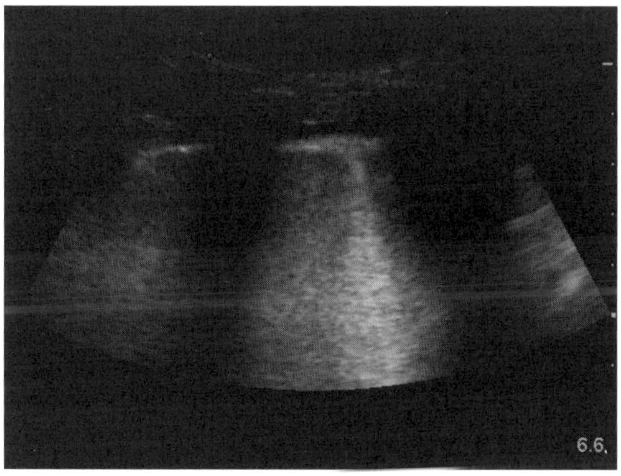

图 25-7-5　四边形征

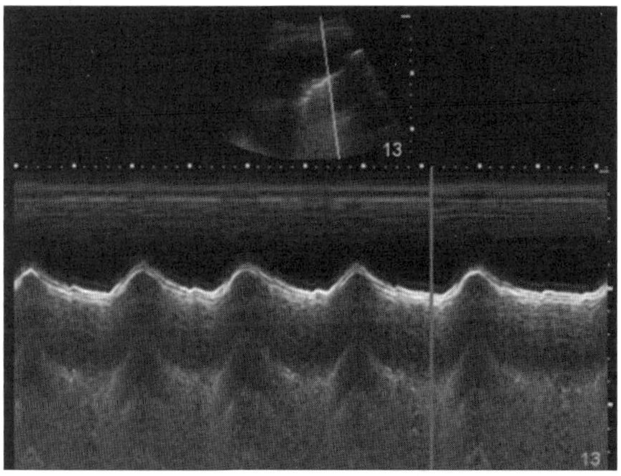

图 25-7-6　窦状隙征（M 型超声模式）

显示明显的正弦曲线表现，提示胸腔积液流动性好。

超声可以提供有价值的信息来帮助医生决定采用正确的治疗干预。超声检查很容易鉴别分隔或非分隔积液，有时甚至比 CT 更灵敏。这些特点与临床信息结合可能会影响相应的疾病治疗，如：对于小量的反应性胸腔积液的追踪观察；对非分隔胸腔积液实施简单引流，而对分隔性胸腔积液或脓胸则选择置管引流。

超声可以比胸部 X 线检查更准确、安全地指导胸腔穿刺。由于担心出血及其他医源性损伤，医生们通常不会轻易对机械通气或存在出血倾向患者实施诊断性或治疗性胸穿。事实上，如果经过严格训练，在超声引导下可以常规开展上述工作。首先，必须进行胸腔穿刺前的胸部超声检查，确保预定穿刺肋间的吸气期胸膜腔间距大于 15mm。其次，确认在穿刺路径上没有心、肺、肝和脾等生命器官的阻挡。窦状隙征提示胸腔积液流动性好，也就意味着黏滞度低，即可以选择细针穿刺引流以减少穿刺损伤的风险。由于可以在直视下进行操作，可以提高手术成功率，同时降低并发症率。

五、肺滑动征消失

肺滑动征代表呼吸过程中肺与胸壁的相对运动，是一种在胸膜线处可见的、与呼吸同步的闪烁移动声影。在某些疾病情况下，B 型超声上可以先看到胸膜线没有滑动。比如气胸，由于空气会阻止声波对后方肺运动的检测，因此，只要两层胸膜之间存在空气，就可以导致肺滑动征消失。肺滑动征消失，在 M 型超声的图像上表现为"平流层征"（图 25-7-7），也叫"条码征"，这种征象表现为 M 型超声的图像从近场到远场都为平行线。平流层征对气胸诊断的灵敏度和特异度分别为 100% 和 78%。但肺滑动征消失诊断气胸的特异度较差。有文献报告，在危重病人群，尤其在 ARDS 人群中肺滑动征消失诊断气胸的特异度会下降到 60%～78%。肺不张、单肺通气、ARDS、肺炎、胸膜粘连、肺纤维化、心搏骤停和高频通气都可能造成肺

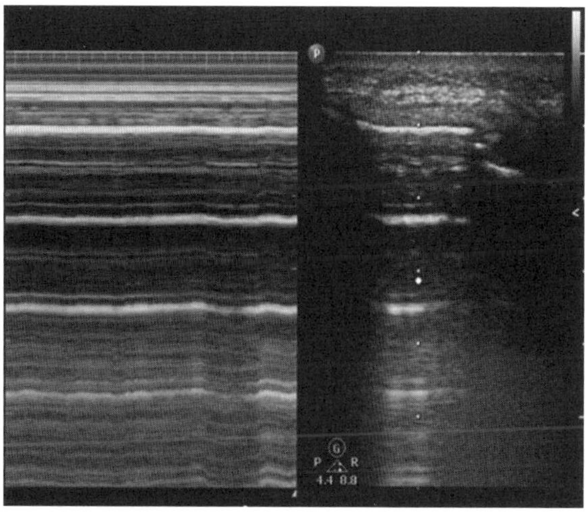

图 25-7-7　平流层征

M 型超声显示肺部没有滑动，呈平行线状。

滑动征消失。因此,肺滑动征消失并不意味着气胸诊断,但是气胸的时候,肺滑动征一定会消失。

六、肺点

肺点是诊断局灶性气胸的特殊超声征象,B型和M型超声都能检测到肺点。呼气阶段呈平流层征(B型超声下A线伴肺滑动征的消失、M型超声下呈平行线状)而吸气阶段呈正常模式(B型超声下肺滑动征或病态的彗尾征、M型超声下的沙粒模式),二者的临界点称为肺点。为确定局灶性气胸的诊断,超声检查应扩展到外侧胸壁来定位肺点。在正常肺组织与发生气胸的病理性肺组织之间的过渡区会产生肺点征象。肺点征在M型超声中表现得非常明显,表现为随呼吸运动海岸征和条码征交替出现(图25-7-8)。肺点征意味着呼气时病理性肺改变转换为吸气时的正常图像。

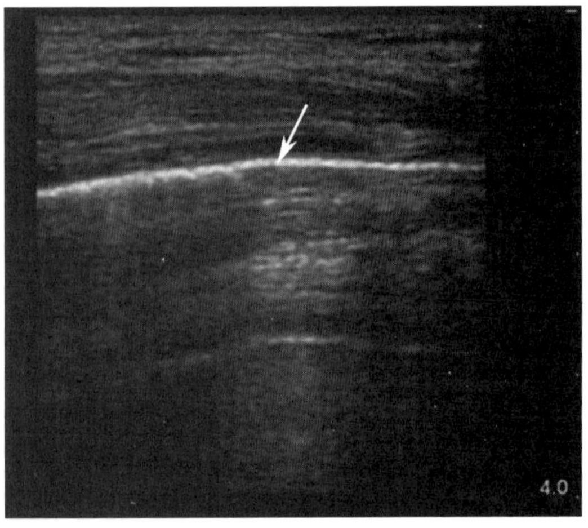

图25-7-8 肺点

肺点是一种周期性的全或无征象。其生理基础在于检查区域下方塌陷的肺组织在吸气期容积轻度增加,并可延伸至胸壁,形成肺组织与胸壁的周期性接触。在吸气期表现为肺滑动征或B线征,而呼气期则表现为肺滑动征消失加A线征。实际工作中首先应在前胸壁发现肺滑动征消失加A线征,之后将探头向侧后方移动,常可发现此肺点征象。有人对47例胸部X线片漏诊的气胸患者进行检查,肺点征的特异度为100%。对于完全性肺压缩的患者,其总体灵敏度为66%,而对于胸部X线片漏诊的气胸,灵敏度则升高至79%。肺点的位置可以提示胸腔的气体量。肺点在前侧壁提示存在易被胸部X线片漏诊的小量气胸,其中只有8%的病例需要引流。侧胸壁肺点提示存在明显的气胸,需要引流的病例约占90%。后胸壁的肺点或找不到肺点提示大量气胸或张力性气胸,需要紧急处理。肺点征检测的阳性率与操作者的经验和技能相关。

(晁彦公　曾琴兵)

第八节　肺部超声呼吸困难病因鉴别

急诊床旁肺部超声(bedside lung ultrasound in emergency,BLUE)检查草案在国际上首先提出了超声可以用于急性呼吸困难的病因学诊断,并在气胸、心源性肺水肿、COPD和哮喘、肺栓塞和肺炎等疾病鉴别方面显示了极好的结果。更多的文献则证实了可以肺部超声表现为监测手段来监测治疗效果。肺部超声可以很容易被普通影像科医生及临床医生如心脏科、重症医学和急诊科医生实施。与传统方法相比,肺部超声在鉴别急性呼吸衰竭的病因学方面已经显示了更好的诊断精确性。与放射技术相比,超声技术没有放射线损害,可以快速完成检查并且不受患者屏气或躁动的影响。另外,超声技术还可以鉴别肺组织实变或胸腔积液,提供可以实时监测的组织结构运动状态的动态信息。

2012年的世界重症超声联盟(the World Interactive Network Focused On Critical Ultrasound,WINFOCUS)国际共识为肺部超声用于呼吸疾病的诊断和监测提供了重要的理论依据。目前,肺部超声已经从肺部疾病诊断工具发展成可视化的床旁呼吸监测工具。

床旁肺部超声检查草案中,A表现意味着双侧有肺滑动征的A线;A′表现意味着存在肺滑动征消失的A线;B表现意味着双侧胸部前壁存在有肺滑动征的B线;B′表现意味着双侧胸部存在着肺滑动征消失的B线;A/B表现意味着一侧为B线,另一侧为A线;C表现意味着存在前壁肺泡实变;还有一点需要注意的是在后背部是否存在肺泡和/或胸膜实变综合征(posterolateral alveolar and/or pleural syndrome,PLAPS)。临床和超声影像结合诊断疾病是这样的思路:B表现考虑为肺水肿引起的呼吸困难;B′表现考虑为肺炎引起的呼吸困难;A/B表现考虑为肺炎引起的呼吸困难;C表现考虑为肺炎引起的呼吸困难;A表现但是有后背部肺泡实变综合征的是肺炎引起的呼吸困难;A表现联合静脉血栓的考虑为肺栓塞引起的呼吸困难;A表现无后背部肺泡实变综合征者的考虑为COPD或哮喘引起的呼吸困难;A′联合肺点可以明确是气胸引起的呼吸困难。

Lichtenstein DA在研究按照草案流程进行的超声对于呼吸困难病因分析的文章中提及,260例明确诊断的呼吸困难患者,主要原因是肺炎(31%)、肺水肿(24%)、失代偿期COPD(18%)、重度哮喘(12%)、肺栓塞(8%)、气胸(3%)。只用紧急情况下床旁肺部超声检查草案来诊断病因,正确率为90.5%。草案中提到急性血流动力性肺水肿的患者都会产生双侧肺前壁弥漫性 B 线，同时伴有肺滑动征。肺动脉栓塞的患者两肺前胸壁几乎都是 A 表现的肺部征象。肺栓塞患者前胸壁区很少会出现 B 线，也就是不会出现 B、A/B 或 B′ 表现。但是会有一半的患者具有后背部肺泡实变综合征。肺栓塞的患者中 81% 的患者存在明显的深静脉血栓。慢性阻塞性肺疾病急性发作，严重的哮喘患者通常都有一个 A 表现的肺部超声模式。气胸患者都会存在前胸壁肺滑动征消失的 A′ 表现。9 例患者中 8 例患者存在肺点。83 例肺炎患者中 74 例会存在 C、A/B、B′ 或 PLAPS 这四个特征之一的征象。35 例有 A 表现加上后背部肺泡实变综合征，12 例是 A/B 表现，18 例是 C 表现，9 例是 B′ 表现。这四种征象加起来诊断肺炎的灵敏度为 89%，特异度为 94%。

临床实际应用方面，在传统呼吸困难患者的临床诊断治疗中，我们通常是考虑三个步骤。第一步：医生接诊患者后尽可能地了解患者病史并进行体检。第二步：进行一些简单的必要检查，如心电图、静脉血生化以及 D- 二聚体、胸部 X 线检查等。第三步：获得以上这些检查结果后，医生决定是否进行更复杂的检查，比如是否去做 CT 扫描、超声心动图等。现在，床旁肺部超声检查草案应添加在第一、二步骤中间，使传统方法的诊断正确率增加到 90.5%。而且很多情况下，床旁肺部超声检查就会使得第三步变得不那么必要了。在第一步后进行床旁肺部超声检查草案的流程检查，可以在几秒内就排除气胸或者心源性肺水肿。如果确定是 B 表现、A/B 表现、C 表现，或者 B′ 表现，这个诊断流程就结束了。一旦床旁肺部超声检查草案操作结束，医生就可以获得一些信息，如果这些信息和第一、二步骤结果一致，就可以立即开始相应的治疗，或者继续进行第三步获取更详细的资料。

床旁肺部超声检查草案在临床上的应用，改变了我们一些在临床上固有的做法，比如对肺脏进行超声检查。下肢静脉检查可以让我们快速有效地诊断肺栓塞。对于一些高度可疑的患者我们还需要联合心脏检查和静脉检查，一起对患者进行肺部超声检查最后得出正确的诊断和治疗方法。

（晁彦公　曾琴兵）

第九节　重症气道超声基础

气道无小事，重症患者的气道管理是重症患者管理的重中之重。实现气道的可视化管理，可以显著提高重症患者气道管理水平。超声可以对口腔、咽、喉和气道实时成像，在气道管理中我们可以使用这项技术。与其他影像技术和内镜相比，超声影像在危重患者气道管理中具有很多优势，因为它安全、无损害、快速成像、可重复、便携易用，并且便宜可以广泛使用。我们必须动态地使用超声来了解器官的解剖和功能。

在学习掌握正常上呼吸道超声影像结构以后，通过与肺部超声及膈肌运动状态评价相结合，我们可以快速完成以下工作：插管前气道评估、辅助插管型号选择、插管位置确认、拔管预后判断和超声引导下经皮气管切开术等。超声还可以用于指导喉罩气道管理及上气道麻醉局部神经阻滞。

一、气道超声成像基础

当超声波束到达骨表面，呈强回声。而软骨结构，如甲状软骨、环状软骨和气管环，出现均匀的低回声，但伴随着年龄的增长软骨趋于钙化。肌肉和结缔组织膜为低回声，内部有很多不均质的条纹状，而腺体结构如颌下腺、甲状腺是均质的中度回声，从而可以区别两种结构。空气是一种非常弱的导体超声所以当超声波束到达组织 - 空气边界，强反射（强烈的白色线）出现在屏幕上，白色线以远的区域均为伪影，特别是混响伪像。所以有些结构如气管后壁因为存在腔内空气而不能显影。

二、气道超声评估的设备和技术要求

重症患者应用的气道超声设备同样应该具备轻便、紧凑、易于搬动和耐用的特点，便于反复进行床边检查。为方便显示、记录、传输影像信息及动态观察，此类设备还应具备高性能的显示屏和存储设备。此外，ICU 应用的超声设备还应具备另一个特点：探头和设备都应该可以耐受反复消毒，以减少患者间交叉感染的风险。

因为气道前壁距离皮肤的距离为 2～3cm，所以线阵高频探头是最适合的气道结构成像的探头。弯曲的低频探头因为其广泛的视野成为最适合获得颌下腺和声门上区域矢状面成像的探头。探头与皮肤或黏膜必须保持充分接触，不能有任何空气。

三、气道超声检查的基本要求

重症气道超声检查的目的是实现重症患者气道的可视化管理，提高重症患者的气道管理水平。获取清晰的图像至关重要。气道超声检查要求头部后仰以充分暴露气道，体位可在仰卧位、半卧位及坐位时进行，常规的高频线阵探头（7.5～10MHz）适用于大多数气道结构的检查。如果希望获得颌下腺和声门上区域矢状面图像，可以选择低频凸阵探头（2～5MHz）以提供很好的穿透力。因为男性有突出的甲状软骨，所以在做气道矢状面扫描时会存在困难，为了获得清晰的图像，需要适当下移探头以避开甲状软骨。气道超声检查要求沿气道走行方向进行，充分显示气道及比邻结构。

四、气道超声检查步骤

气道超声检查沿着气道走行方向进行，首先将超声探头放在下颏处横切面扫描，可以看到舌体、舌前间隙、两个下颌舌骨肌，然后将探头再往下，可以看到舌骨及两个扁桃体的影像，探头继续下移，可以看到甲状软骨，再往下移动一点，可以隐约看到环状软骨，那么甲状软骨和环状软骨之间的膜就是环甲膜。接着往下可以看到气管环。在气管的左下方向，可以看到食管。把探头旋转做一个纵切面，可以看到甲状软骨、环甲膜和后面的环状软骨，第一气管软骨环。如果使用凸阵探头，看到的是扇形图形，可以看到环状软骨环、气管环，可以很清楚地观察到影像。

五、气道超声基本征象

(一) 声带

将探头与身体纵轴垂直，放在颈部，从头部到甲状腺软骨上切迹逐步横切面扫描，在没有甲状腺软骨钙化的个体，声带可以通过甲状腺软骨呈现。而甲状腺软骨钙化的个体，仍可以通过左右摇摆探头 30° 来观察声带和杓状软骨。声带呈现出两个三角形低回声结构（声带肌），内侧是高回声的声带韧带。当发声时可见两侧声带向中间运动并出现震颤。对于声带的判断要结合外观和在发声过程中的运动状态来观察（图 25-9-1）。

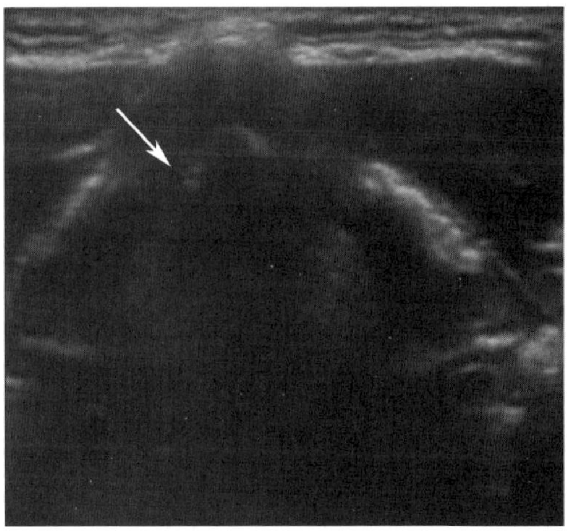

图 25-9-1　声带（箭头）

(二) 环甲膜和环状软骨

环甲膜位于甲状软骨的尾侧缘和环状软骨的头侧边。将探头平行身体纵轴，从身体正中线扫描，显示甲状软骨、环甲膜和环状软骨的矢状面。甲状软骨及环状软骨为低回声，连接二者的环甲膜呈高回声。横切面上，环状软骨呈拱形（图 25-9-2）。

(三) 气管

气管位于颈部中线上，所以在横断扫描时可以很

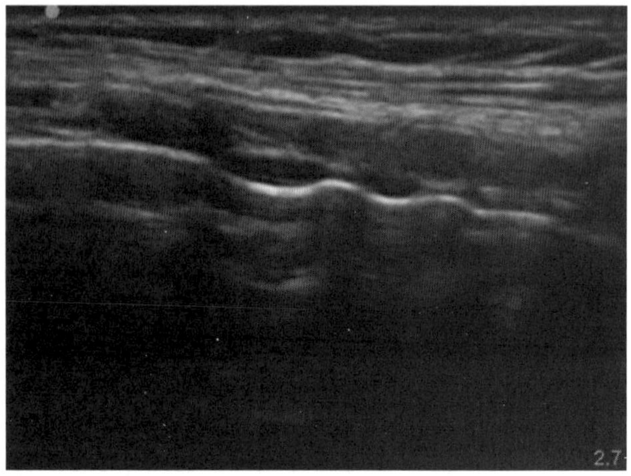

图 25-9-2　气道纵轴超声图

好定位。环状软骨是气管的上部，气管软骨较厚，在矢状面扫描时，气管软骨呈现为低回声的圆形结构。通常，当颈部轻度拉伸的时候可以看到前六个气管环。气管上组织为皮肤、皮下脂肪、骨骼肌。在第二或第三气管环水平，存在甲状腺峡部。还可以看到存在高流速的颈动脉。低回声气管环，在矢状面上呈现“串珠”样。而在横向视图呈现类似于一个倒 U 形，因为存在空气 - 黏膜界面，所以出现一个显著的高回声，后方为伪影（图 25-9-3）。

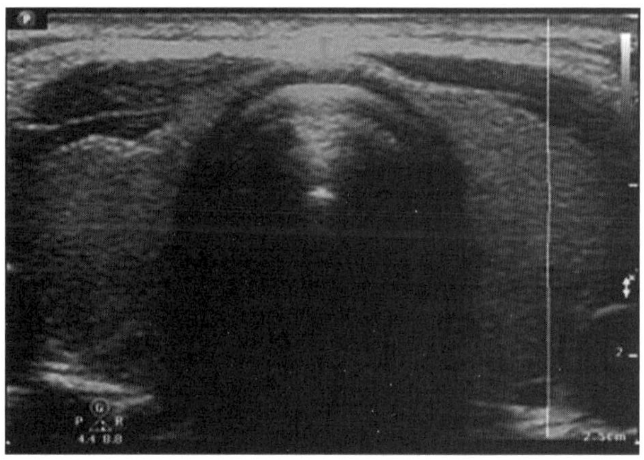

图 25-9-3　气道横轴超声图

(四) 食管

在颈静脉切迹水平，气管左侧可以见到颈段的食管，这是它最常见的地方。食管壁上的同心层结构在二维超声上形成一个非常有特色的“公牛眼”征象（图 25-9-4）。食管可以被压缩，吞咽食物时可以被扩大，这些特征可用于准确定位食管。

六、插管前气道评估

肥胖、粗短的脖子、颈部肿块、既往手术史，和/或颈部的放射治疗，以及胸部病变导致气管偏移的患者

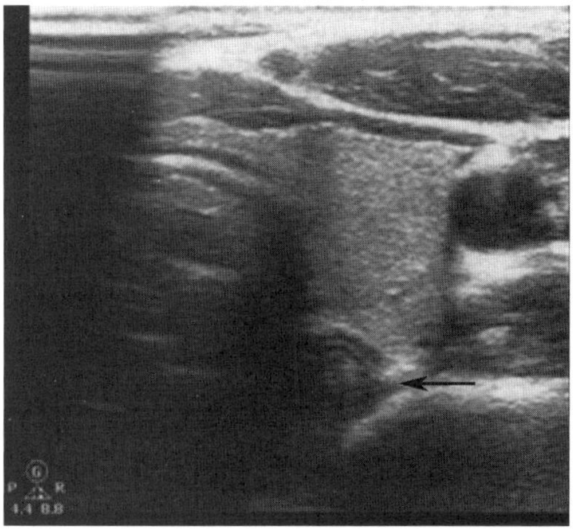

图 25-9-4　食管声像图(箭头)

在进行气管插管时都具有挑战性。所以在气管插管前需要精确评估患者口咽部解剖形态、声门的位置和运动与气道情况。有文献报道舌根的宽度与呼吸障碍的严重程度、患者夜间窒息感都密切相关,阻塞性睡眠呼吸暂停的患者,其咽侧壁的厚度较正常人显著增厚。

七、插管型号选择

超声可以帮助我们预测气管内或者支气管内直径,从而选择适当直径的管型。有文献报道对于小儿及成年人,超声在声门下、气道上测量气管直径是一个可靠工具,和金标准核磁共振检查有很好的一致性。CT 检查提示主气管外直径与左主支气管内径比值为 0.68,而超声可以在胸锁关节测量气管直径,从而判断患者左主支气管插管的管径。这样测量获得的管径直径可以与依据胸部 X 线片选择左侧双腔管大小引导相媲美。对于气管切开的患者,可以测量气管切开宽度、从皮肤到气管的距离,可以在气管切开前就预测气管切开管的大小和形状。

八、插管位置确认

气管插管时导管进入气管或食管可以通过超声检查来确认;在插管前进行探头颈部扫描,插管中实时监测导管位置(直接确认),插管后结合膈肌运动幅度水平和胸膜滑动征来间接判断插管位置(间接确认)。直接确认具有优势,如果气管插管异位进入食管,插管操作时就可以确认,并在通气前拔出放在食管内的气管插管,从而减少了因胃内压力增加导致呕吐和误吸的风险。无论是超声的直接还是间接确认都会比金标准呼吸末二氧化碳监测更方便简洁,超声可以应用于各种情况,比如心输出量非常低的情况下呼吸末二氧化碳监测会有假阴性,而超声可以明确告诉我们导管的位置。超声也胜过了我们常用方法如听诊,在嘈杂的环境下进行听诊是非常不方便的,如在直升机中,但是这种情况下,超声就可以进行监测。

用 35MHz 的弧形探头放置在环甲膜水平,以 45°的角度面对头部横断扫描颈部,动态观察可以检测出错误的食管插管。气管导管进入气管时可以观察到甲状软骨简短的振动。如果气管导管进入了食管,那么在气管左侧的食管区域原来低回声的地方可以见到一个清晰的明亮(高回声)声影。这样的动态征象非常清晰明了。动态地观察插管经过非常重要,一个学习研究显示,在大体模型上,用一个 7.5MHz 的弯曲探头纵向放置在环甲膜,动态地观察插入气管插管过程,只有 5 分钟训练经历的人就可以正确识别食管内插管(灵敏度 97%)。还有研究表明,用线阵探头横向放置在颈前上方的颈静脉切迹,超声实时动态监测 150 例气管插管的过程显示,对操作设置熟练的医生可以非常好地检测出错误的食管插管,而且一致性非常好。

一旦出现插管过深导致的单肺通气,我们可以观察到过深的单侧肺脏无胸膜滑动征但是存在肺脉征象,也就是说此侧肺脏无通气,而且不存在气胸。如果监测膈肌运动,我们还可以发现无通气侧膈肌固定或运动显著减弱而对侧出现膈肌运动幅度显著增加,这是单肺通气的重要超声征象。间接确认插管位置需要联合肺部超声的一些技术,常规扫描在第三、第四肋间腋中线的位置。最好在预充氧、面罩通气、插管时、正压通气的整个过程都一直进行超声监测。通过观察肺滑动征象和两侧膈肌的运动幅度来检测气管和支气管插管。如果一侧肺部存在胸膜滑动征而另一侧胸膜滑动征消失,存在肺脉,在胸膜滑动征消失的一侧膈肌运动幅度也减弱或者停止,表明气管导管的末端是在支气管内。

在临床上进行气管插管检测的时候,检测流程如下:在气管上方的胸骨切迹进行横向扫描;插入前一定要注意食管的位置和外观;插管进行时,密切观察食管情况,如果发现导管进入了食管,一定要在通气前撤出导管尝试再插管,不要进行通气,否则会引起呕吐误吸;如果导管没有看到进入食管,或者是看到导管通过了气道,移动探头到腋中线观察双侧肺滑动征情况;如果双侧都有均匀一致的肺滑动征就可以确认导管在气管内;如果有单侧肺滑动征而另一侧是无滑动征的肺脉,可能是进入了主支气管,可以逐步地退出气管导管直到双侧对称均匀的肺滑动征出现;如果两侧肺滑动征都消失,但有肺脉,可能导管误入食管;如果没有肺滑动征也没有肺脉,需要考虑气胸的可能性。

九、经皮扩张气管切开

超声在气道管理中可用于环甲膜穿刺和经皮气管切开。环甲膜穿刺跟经皮气管造口有区别,主要是环甲膜穿刺的部位在环甲膜，经皮气管造口实际上是在气管环的位置，两者的深度和部位不一样。

有文献报道，只依靠体表标志和触摸确定环甲膜的成功率为30%。临床上我们需要快速可靠的环甲膜定位方法。超声可以用于引导经皮气管切开和环甲膜切开的手术操作。超声检查可以定位甲状软骨、环状软骨、环甲膜及气管软骨环。此外，超声还可以发现穿刺部位的异常组织结构如血管或组织占位。超声实时引导气管穿刺过程可以有效避免严重的并发症，如动脉破裂大出血、甲状腺损伤等。通过准确定位手术切开位置可以避免并发症，还可以提高手术操作的效率。环甲膜位于甲状软骨的尾侧缘和环状软骨的头侧边之间。矢状面扫描时，低回声甲状软骨及环状软骨间为高回声的环甲膜。从头到胸锁关节的横切面扫描中，环甲肌位于它的外侧，甲状软骨位于它的头侧。精确定位环甲膜后，可以在超声引导下穿刺环甲膜，针干进入的穿刺过程都在超声直视下进行，安全可靠，避免并发症的发生。

经皮气管切开在重症患者和困难气道紧急通气时普遍使用，但是对于肥胖、气管偏离、解剖结构变异和颈部外伤骨折等情况的患者，实施较为困难。经皮气道超声可以显示颈部组织结构，发现解剖变异，评价是否适合做经皮气管切开，并实时动态地引导穿刺及导丝置入的全过程，提高了安全性。一般需要在超声下确定切开位置。患者取仰卧位，操作者站在患者的右侧。用线阵高频探头横向放置在颈部上方的颈静脉切迹上，从中线位置观察气管。将探头移到患者的右侧使探头的右边界为气管的中线。然后将探头的右端保持在气管中线，探头的左端旋转为气管中线纵向扫描的矢状面，可以看到环状软骨的尾部。探头逐渐向头侧移位，可以看到环状软骨逐渐变大，且较气管环更靠前。将一支针从探头底下经过，作为标记，下压针干时会出现声影，来确定将来的穿刺位置，观察穿刺和切开路径上有无明显血管和重要脏器。明确位置后可以移开探头，留在皮肤上的针干可以标志即将进行的经皮气管切开的穿刺位置。

十、拔管预后判断

机械通气患者需要尽快脱机，因为机械通气的持续时间增加会增加一系列全身和肺部并发症的发生风险。脱机是一个关键时期。拔管后的呼吸窘迫是脱机失败的一部分原因，会增加患者的死亡率。拔管后的呼吸窘迫被定义为拔管后48小时内再插管或需要救援的无创通气。机械通气患者脱机过程中常常会出现拔管失败，因此，准确预测拔管预后非常重要。所以在重症医学中确定是否拔管，预测拔管后呼吸窘迫是ICU中一个关键的挑战。

有试验证实，利用床旁肺部超声及心脏超声可以准确预测拔管后的呼吸窘迫。通过超声检测在脱机前和/或脱机自主呼吸试验中肺泡通气和心功能情况，是否出现实变区域增加，膈肌运动情况，还可以观察患者心脏收缩舒张功能情况，从而可以预测拔管后的呼吸窘迫。

呼吸机治疗的成人患者中，将探头置于喉上进行喉部的横断面扫描，空气柱的宽度在患者拔管后哮喘组明显小于成功拔管组。

拔管预后直接与呼吸肌的耐受性相关，膈肌功能在其中有着举足轻重的作用。膈肌、肝脏和脾脏随呼吸运动的移动距离、收缩速度与呼吸肌强度相关，这些移动可以通过超声直接检测。目前监测膈肌功能的检查方法为X线透视法和膈神经传导法，这些方法使用不方便或不能准确反映膈肌功能状态。有研究提出超声监测膈肌功能状态可能更有优势，更能及早发现膈肌功能障碍，用来指导临床脱机。用3.5～5.0MHz的超声探头，在患者仰卧位进行膈肌超声检查，通过测量腋前线与膈肌交点随呼吸运动的位移来评估膈肌的运动幅度。每位患者测量6次，取平均值，测量时呼吸机潮气量设置为6～12ml/kg。如果膈肌移动度＜10mm或没有移动，就诊断为膈肌功能障碍。研究发现，在机械通气患者中，膈肌功能障碍组较非障碍组的总机械通气时间、脱机时间和第一次、第二次脱机失败率均高。

研究发现，经肺部超声评估证实，60分钟自主呼吸试验伴随着很明显的肺实变，也就是肺萎陷的存在；在成功通过自主呼吸试验的患者中，脱机失败的患者肺实变的面积大于那些成功脱机患者肺实变的面积；患者成功通过自主呼吸试验，肺部超声评分≤12分，高度预测拔管后成功；患者成功通过自主呼吸试验，肺部超声评分≥17分，高度预测拔管后的呼吸窘迫。这样的研究结果表明，经胸肺部超声可以在自主呼吸试验中评估肺通气的变化，是一个新的、简单易行的无创测量方式，可能有助于降低拔管后呼吸窘迫的发生率。

肺部超声预测脱机失败的研究表明超声在ICU中的使用越来越广泛，用途也越来越多。除了超声常规检查项目外，现在正逐渐开展新的检查领域，如超声可考虑作为指导脱机的一种方法。

十一、清醒气管插管的局部麻醉

我们可以应用超声技术来识别并进行喉上神经的阻滞。在清醒气管插管时作麻醉准备。喉上神经位于舌骨、甲状软骨、会厌前间隙、甲状舌骨肌和甲状舌骨膜间的区域。在舌骨和喉上动脉的最大夹角处识别喉上神经，并进行局部注射神经阻滞。在对患者喉上神经区域进行超声检查中，文献报道大约81%的病例都可以看到以上提及的解剖组织。

（晁彦公　曾琴兵）

第十节　床旁肺部超声检查流程与实际应用

床旁肺部超声检查流程常用改良的急诊床旁肺部超声（mBLUE）方案或双肺十二分区方案、八分区方案，俯卧位时可使用俯卧位肺部超声检查（PLUE）方案。十二分区方案、八分区方案和PLUE方案由几个检查区域组成。每个区域检查结果如下。

N模式超声表现为A线或者2条及2条以下独立的B线，反映肺充气良好。

B1模式超声表现为多条B线，B线之间间隔大于7mm。

B2模式超声表现为多条B线，B线之间间隔小于3mm。

C模式超声表现为组织样征或者明显的碎片征，有动态支气管充气征，可伴或不伴少量胸腔积液；反映肺实变。

AT（atelectasis）模式超声表现为组织样征，常有肺容积减小并伴多量胸腔积液，反映肺不张。每个区域的最差征象为该区域的最终判定征象。若超声检查无胸膜滑动，用符号“×”标记。

mBLUE方案的定位方法是以患者双手大小为标准，检查者双手示指并排置于患者胸壁，于患者头侧的检查者手的尺侧缘贴于患者锁骨下缘，中指指尖在胸骨正中线处，确定定位检查点，在每个检查点进行肺部超声检查。

十二分区方案和八分区方案：以患者的胸骨旁线、腋前线、腋后线和脊柱旁线将胸廓分为前、侧和后胸壁共6个区（图25-10-1），每个区再分为上下2个区，共12个区。与mBLUE方案不同，该方案不是在某个检查点进行超声检查，而是在每个区域内滑动超声探头进行扫查。具体方法：在各区从其中线开始，探头的中轴线与骨性胸廓完全垂直（纵轴切面），探头的检查面完全接触皮肤，先向外侧滑行至分界线，返回至中线，再向内侧滑行至分界线，再返回中线。检查过程中要对图像进行优化。十二个区域检查完成后，对发现的实变、不张和胸腔积液或者存在其他不能确定的征象时，需要对其再次进行仔细扫查；此时可将探头采用横轴切面置于该区域，前后倾斜探头进行扇形扫描，观察内容包括实变或不张的范围、胸腔积液的量等。八分区方案不包括后胸壁的4个区，常用于超声肺间质综合征的诊断与评估。

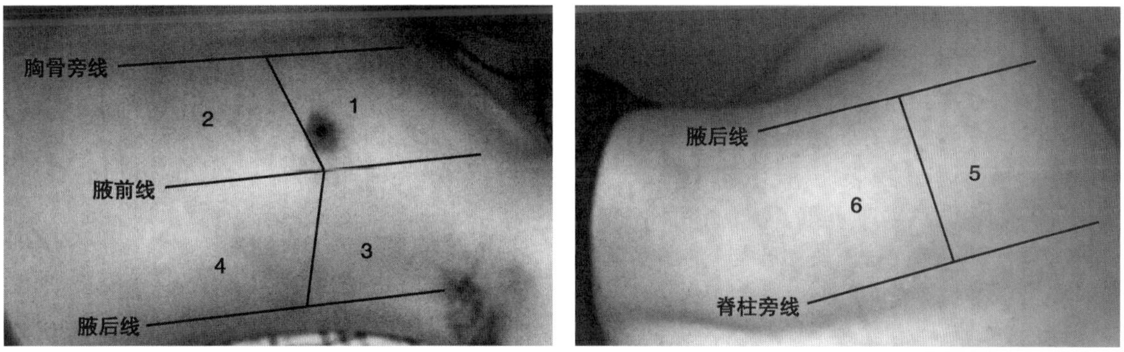

图25-10-1　十二分区（见文末彩图）

PLUE方案：适用于患者俯卧位时的肺部超声评估，其分区方法是以脊柱旁线、肩胛线和腋后线将背部分为3个部分，每个部分等分为上、中、下3个区，每侧除去被肩胛骨遮挡的区域，共16个检查区。各区域的检查方法同十二分区方案。

以床旁肺部超声检查流程在呼吸困难中的鉴别诊断为例。临床上，呼吸困难的患者都需要进行病史询问、体格检查、床旁肺部超声检查（草案）、紧急的心脏超声检查和一些基础的血液检查。目的是让急性呼吸困难的患者得到尽可能合理且可以立即缓解病痛的治疗。这样可以减少因为第一诊断错误造成的死亡率，还能避免一些具有一定危险性或者损害性的特殊检查，比如危重患者外出做CT检查等；存在呼吸困难的患者需要抽取动脉血进行血气分析，明确患者的氧分压和二氧化碳分压水平，循环衰竭的患者也需要监测这些指标。

当然，有时候需要在草案后进行心脏超声的检查，作为BULE草案的补充。肺部超声扫描直接检查呼吸功能减弱的患者，如果不存在B表现，就可以知道左心功能是否正常或是否存在急性的问题。虽然床旁肺部超声检查草案不涉及心脏的检查，但是也可以回答心脏的临床问题，检查到双肺弥漫B线可以高度精确诊断心源性肺水肿。如果没有发现B线，就可以排除肺水肿了。注意要将床旁肺部超声检查草案和步骤一的内容（尽可能地了解患者病史并进行体检）结合，比如患者的病史、体温等，还要和步骤二的内容（进行一些简单的必要检查）如白细胞、CRP 等结合考虑。再加入紧急的心脏超声检查，可以再次增加诊断的正确率。例如，有 B 表现的年轻发热患者，没有心脏病史，左心室收缩良好，这样的患者更多的是考虑肺炎而不是心衰，因而可以应用抗生素而获益，而不是应用利尿剂治疗。

因此我们建议先分析患者的肺部超声，然后做心脏的快速检查。这个优先级可以节省更多时间，因为肺部超声耗时较少，不需要太多的训练，操作者依赖性小，检查简单易操作。同时，临床医生如果觉得需要可以随时开始心脏超声的检查，这样可以获得更多的信息，更好地理解病情并且快速治疗患者，比如需要紧急修复心脏瓣膜的患者。但这些都不是床旁肺部超声检查草案的必需内容。事实上，通常是做完床旁肺部超声检查草案的检查后，治疗会有一些调整。所以在开始治疗的时候可以进行心脏超声的检查。临床上超声检查的顺序通常是肺部超声—静脉超声扫查—给患者进行相应的治疗—心脏超声的检查。

床旁肺部超声检查草案可以在三分钟内完成检查，当然，新手医生会需要更多的时间。三分钟检查时间是平均时间。这里还有一些小技巧，让草案在不干扰传统的诊治过程中迅速完成。比如要用智能便携机器，开关机迅速或者不关机，通用探头，同样的设置，不需要多普勒模式，替代的凝胶设备等，都是节约时间的小窍门。肺脏是表浅的脏器，所以不用像心脏一样去花时间寻找切面和声窗。判断 A 线还是 B 线也是全或无的，立即就可以判断。而且并不是每次的床旁肺部超声检查草案都需要进行静脉和后背部的检查，比如出现了 B 表现、B′ 表现、A/B 表现、C 表现就不需要进一步检查了，可以在不到一分钟的时间完成检查。这些病患占 46%。我们使用相同的快速方法来进行深静脉血栓的扫查，使用相同的探头、相同的设置、横断面扫描等，使得在两个检查区域交替的时间减少<5 秒。当我们把探头按压在扫描区，就可以开始检查静脉系统了。同时也考虑到没有必要将时间浪费在挤压传统的凝胶瓶上，可以把凝胶挤在一个地方，检查的时候蘸一下。

另外还应该想到那些被床旁肺部超声检查草案错过的患者。我们应该考虑现实的局限性，比如没有静脉血栓的肺栓塞，比如有 B 表现的肺炎与心源性肺水肿的区别。这些局限存在的时候，需要我们重复进行床旁肺部超声检查草案的检查，并且要结合临床特征和基本的检验结果，要尽量地减少错误诊断的发生。比如 B 表现中心源性肺水肿和肺炎的区别，除了临床特征如发热等，还有基本的检验结果，如白细胞计数等，如果做了心脏超声，这种情况的区分还是很明显的。

（晁彦公　曾琴兵）

思考题

1. 正常的肺部超声征象有哪些？
2. 对于呼吸困难的患者，超声检查看到哪些肺部征象可以排除气胸？
3. 常用的床旁肺部超声检查流程有哪些？

参考文献

[1] VOLPICELLI G, ELBARBARY M, BLAIVAS M, et al. International evidence-based recommendations for point-of-care lung ultrasound [J]. Intensive Care Med, 2012, 38(4): 577-591.

[2] LICHTENSTEIN D A. Whole-body ultrasound in the ICU. A visual approach to the critically ill [J]. Bull Acad Natl Med, 2007, 191(3): 495-516.

[3] LICHTENSTEIN D A, MEZIERE G, BIDERMAN P, et al. The comet-tail artifact. An ultrasound sign of alveolar-interstitial syndrome [J]. Am J Respir Crit Care Med, 1997, 156: 1640-1646.

[4] VOLPICELLI G, CARAMELLO V, CARDINALE L, et al. Detection of sonographic B-lines in patients with normal lung or radiographic alveolar consolidation [J]. Med Sci Monit, 2008, 14: CR122-128.

[5] VOLPICELLI G, ELBARBARY M, BLAIVAS M, et al. International Consensus Conference on Lung Ultrasound (ICC-LUS). International evidence-based recommendations for point-of-care lung ultrasound [J]. Intensive Care Med, 2012, 38(4): 577-591.

[6] LICHTENSTEIN D, MEZIERE G, BIDERMAN P, et al. The "lung point": An ultrasound sign specific to pneumothorax [J]. Intensive Care Med, 2000, 26: 1434-1440.

[7] LICHTENSTEIN D A, LASCOLS N, PRIN S, et al. The "lung pulse": An early ultrasound sign of complete atelectasis [J]. Intensive Care Med, 2003, 29: 2187-2192.

[8] LICHTENSTEIN D A, MEZIERE G A. Relevance of lung ultrasound in the diagnosis of acute respiratory failure: The BLUE protocol [J]. Chest, 2008, 134: 117-125.

[9] LICHTENSTEIN D A, MEZIERE G, BIDERMAN P, et al. The comet-tail artifact. An ultrasound sign of alveolar-interstitial syndrome [J]. Am J Respir Crit Care Med, 1997, 156(6): 1640-1646.

[10] KRISTENSEN M S. Ultrasonography in the management of the airway [J]. Acta Anaesthesiol Scand, 2011, 55(10): 1155-1173.

[11] BEALE T J, RUBIN J S. Laryngeal ultrasonography [M]. San Diego: Plural Publishing, 2008.

[12] SINGH M, CHIN K J, CHAN V W, et al. Use of sonography for airway assessment: An observational study [J]. J Ultrasound Med, 2010, 29(1): 79-85.

第二十六章

心包基础评估

学习目标

掌握：

心脏压塞的超声征象。

熟悉：

心包积液的半定量评估。

了解：

心包缩窄的超声表现。

重症患者的心包疾病并不少见，而且因其独特的血流动力学特点，处理速度及方法要求较高，理应受到重视。

第一节　心包的解剖基础

心包是包裹心脏和出入心脏大血管根部的囊性结构。心包外层由纤维膜形成，心包内层分脏层和壁层，壁层心包覆盖在脏层上，两层间的潜在腔隙即心包腔，正常情况下内含少量液体起润滑作用。各种原因导致心包内液体增加时即形成心包积液。左心房后壁、左右肺静脉、下腔静脉与心包后壁之间的间隙称为心包斜窦，仰卧位时，是心包腔的最低部位，此间隙积脓时不易引流。

由于心包弹性及空间有限，当心包腔内液体快速积聚时，腔内压力迅速上升，限制心脏的舒张甚至影响心脏收缩，从而引起血流动力学紊乱。

（张宏民）

第二节　心包积液的超声评估

在二维经胸超声上，心包积液显示为心脏周围的无回声区。胸骨旁长、短轴通常可以很好地显示。然而，对于呼吸机辅助呼吸的重症患者，有时剑突下切面是唯一可见的切面。积液的超声表现对于积液的性状有一定提示作用。心包腔内纤维和脓性渗出液可导致积液分隔，某些特殊的超声回声如混合渗出或心包积血有纤维条索和血凝块容易被超声辨识。胸骨旁长轴时，部分患者的心包脂肪垫易被误认为积液。高回声、颗粒状和心脏外缘同步运动提示是脂肪垫而非心包积液。另外胸骨旁长轴切面，左心室后壁的心包积液需要与左侧胸腔积液鉴别，鉴别方法是定位降主动脉，动脉后方的积液多为胸腔积液。测量时相为舒张末期，测量胸骨旁长轴左心室后壁两层心包之间的无回声区。通过心脏超声可对心包积液进行半定量评价。一般认为，小于 10mm 为少量，10～20mm 为中量，大于 20mm 为大量。心包积液的定量评价对于诊断和随访有帮助。但是，心包积液的量和临床症状并非线性相关。

（张宏民）

第三节　心脏压塞的超声表现

心脏超声是明确心包积液简便易行的可靠方法，无创，重复性好，可动态观察，若怀疑心脏压塞应立即行心脏超声检查。应用心脏超声明确心脏压塞需要了解的信息包括：心包积液的性质及量；心脏压塞的征象；其他可用于评估心脏压塞的征象。

一、心脏压塞的常见征象

通常情况下，右心为低压力系统，心脏压塞影响血流动力学时常见征象为右心房和右心室的塌陷。由于心包积液限制心脏运动，同时各腔室间运动不协调，所以心脏压塞时可见心脏摆动。心包腔压力升高导致静脉回流障碍，因此心脏压塞时还可见下腔静脉扩张固定。

(一) 收缩末期右心房塌陷

右心房壁薄，在四个腔室中压力最低，心脏压塞时首先受到压迫。收缩末期右心房内压力降到最低，心脏压塞时随心包腔内压力上升，右心房跨壁充盈压下降甚至为负，可以看到右心房被压迫。右心房塌陷(图 26-3-1)常在收缩末期可观察到。

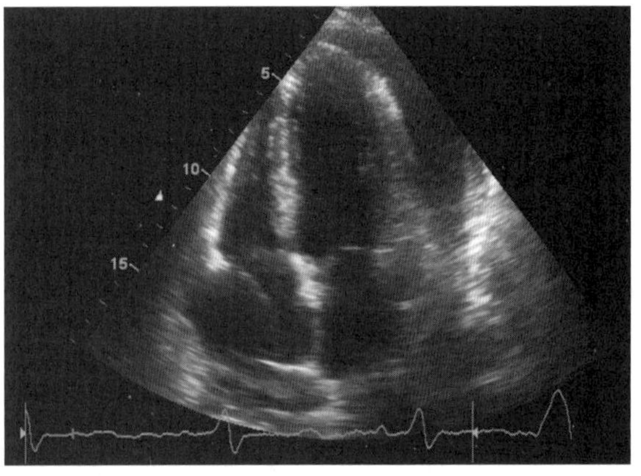

图 26-3-1　右心房塌陷

(二) 舒张早期右心室塌陷

当心包腔内压力超过右心室腔内压力时，即出现右心室塌陷。舒张早期右心室腔内压力最低，所以右心室塌陷(图 26-3-2)常在舒张早期观察到。右心室游离壁塌陷的出现提示中等量心包积液，会使每搏量降低。需要注意的是，这些心脏压塞的心脏超声征象在慢性肺动脉高压患者中可能并不典型。左心室因为室壁厚，左心室塌陷并不常见，严重肺动脉高压或局限性心包积液，通常在心脏术后游离左心室后壁的位置。

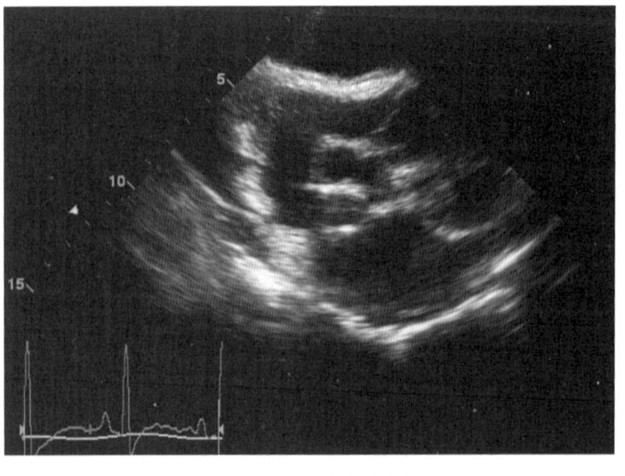

图 26-3-2　右心室塌陷

(三) 心脏摆动

大量心包积液导致心脏压塞时，由于各腔室运动的不协调及心包积液的作用，整个心脏在搏动期间可表现为“舞动征”，若出现“钟摆样”运动，则心脏运动更加受限。

(四) 下腔静脉扩张固定

心脏压塞一个重要的征象是下腔静脉和肝静脉的扩张。心脏压塞时心包积液对右心形成压迫以致静脉回流障碍，从而使得下腔静脉扩张、固定，吸气塌陷率下降。

二、其他征象

完全自主呼吸情况下，吸气时，右心室充盈增加，室间隔凸向左心室，三尖瓣、肺动脉瓣血流峰速度增加，二尖瓣、主动脉瓣血流峰速度下降，而呼气时刚好相反。在没有心脏压塞时，这种现象对心输出量的影响不超过 5%。发生心脏压塞时该效应被放大。

心脏压塞是各种原因所致心包腔内压力急剧上升引起心脏充盈受限、心输出量减少从而引起组织器官灌注不足的急性循环障碍，是临床诊断。诊断心脏压塞时需注意患者病史、症状体征及相应的辅助检查是否能够证实心脏压塞的存在。

(张宏民)

第四节　缩窄性心包炎的超声表现

缩窄性心包炎是指心包炎症、粘连甚至钙化导致心脏舒张充盈受限的一种疾病，临床表现包括呼吸困难、肢端水肿、腹水、胸腔积液等。常伴有颈静脉压、肘静脉压明显升高。心脏超声检查是诊断缩窄性心包炎的重要方法。其超声表现包括心包增厚、心腔缩小、室间隔抖动、下腔静脉增宽等。

(张宏民)

思考题

1. 不同病因导致心包积液的超声鉴别是什么？
2. 为什么说心脏压塞需要结合临床进行诊断？

参考文献

[1] OH J K, SEWARD J B, TAJIK A J. The echo manual [M]. 3rd ed. Philadelphia: Lippincott WIlliams & Wilkins, 2006.

[2] ARMSTRONG W F, SCHILT B F, HELPER D J, et al. Diastolic collapse of the right ventricle with cardiac tamponade: An echocardiographic study [J]. Circulation, 1982, 65(7): 1491-1496.

[3] PETER M C, COLREAVY F. Echocardiographic approach to cardiac tamponade in critically ill patients [J]. J Crit Care, 2017, 39: 271-277.

[4] 刘大为. 实用重症医学[M]. 北京：人民卫生出版社，2010.

第二十七章

右心功能评估

学习目标

掌握：

1. 右心室的解剖位置与功能。
2. 右心室定性评估的主要内容。

熟悉：

1. 右心室扩大的超声评估。
2. 室间隔矛盾运动的原理及评估方式。

了解：

1. 右心室扩张的定量评估。
2. 右心室压力与瓣环运动的定量评估。

右心功能不全在重症患者中并不少见，临床上可见于急性肺源性心脏病、严重感染导致右心功能不全、急性右心室梗死等。另外，右心功能的评估对于评价容量反应性也十分关键。心脏超声是床旁评估右心功能的重要手段。

第一节　正常右心室解剖与功能

右心室位于左心室的前面，在胸骨后面，其结构较不规则，从前面看类似于三角形，横断面类似于半月形，导致其容积、功能的评价比左心室困难。

右心室从解剖和功能上分为两个部分：流入道和流出道部分。右心室的射血能力有20%～40%来自左心室收缩时的辅助。因为肺动脉压明显低于主动脉压，右心室室壁厚度较左心室薄，收缩力量弱，右心室质量大约只有左心室的1/4。正常情况下，室间隔无论在收缩期和舒张期都是凸向右心室的。需要注意的是，由于心室相互作用，右心室功能直接受到左心室影响。右心室的等容收缩期很短，射血时间长，因此跟左心室相比，右心室容易受到后负荷的影响，同时与左心室不同的是，右心室可以发生急性扩张。右心室对冠脉血流也很依赖，与左心室不同，右心室是收缩期、舒张期都有灌注，因此维持足够的血压对右心室灌注很关键，尤其是在右心室的前后负荷增加时。

正常情况下，肺循环系统的阻力很小，且由于胸腔内负压的辅助作用，使得对右心室的功能要求较低即可满足循环需要。病理情况下，如正压通气的应用、急性呼吸窘迫综合征、肺栓塞等均可导致右心室后负荷增加，如果右心室功能明显下降，即可导致左心室前负荷不足，引起循环衰竭。因此右心室功能的评价至关重要。而且，右心功能的评价对于前负荷及容量反应性评估也至关重要。毫无疑问，肺动脉导管可以作为评价手段，但心脏超声是目前床旁快捷无创性评估右心功能的最好手段。

（丁　欣）

第二节　右心功能的定性评估

重症超声对于右心功能的定性评估主要是关注右心室的大小及室间隔的运动，目的在于迅速明确患者是否存在肺源性心脏病、肺动脉高压，从而为临床判断患者的休克类型、明确患者心脏的基础情况提供有益的信息。

右心室增大是肺动脉压升高的重要表现，主要可以在胸骨旁长轴和心尖四腔心切面观察到。正常情况下，右心室的心尖部分在心尖四腔心切面无法观察到，如果右心室心尖部分能够看到，甚至高于左心室心尖，提示患者存在右心室扩大。从定性而言，可以简单地通过评估患者右心室舒张末面积相对于左心室舒张末面积的比值来进行判断。通常来说，如果右心室舒张末面积与左心室舒张末面积的比值超过 0.6，就提示已经存在右心室扩张，如果比值超过 1，提示右心室已经存在明显扩张。

由于在心脏的四个腔室中，右心室是唯一可以急性明显扩张的腔室。因此，当右心室扩张时，鉴别是急性的还是慢性的非常重要。右心室的急性扩张常见于急性肺源性心脏病、肺动脉栓塞，通常是患者出现梗阻性休克、急性呼吸衰竭的病因。而右心室扩张的慢性病变常见于各种原因导致的慢性肺动脉高压，一般情况下患者都已经逐渐耐受，并且伴有一些征象提示，通常不会导致病情剧烈变化。右心室室壁厚度增加是右心室压力逐渐增加的后果，如果出现右心室增厚提示患者已经存在着慢性肺动脉压升高。另外，如果患者同时合并右心房增大，也间接提示患者肺动脉压升高不是急性出现的。

室间隔矛盾运动也是定性评估右心室功能不全的重要表现。室间隔矛盾运动是心室相互作用的表现，右心室收缩期过负荷导致右心室收缩期延长，因此在左心室舒张期开始时，右心室仍处于收缩期，造成右心室内压力高于左心室，在左心室舒张早期就出现室间隔向左运动。由于舒张期过负荷常与收缩期过负荷同时存在，因此在舒张期室间隔将处于受压左移的状态，直到左心室开始收缩时，左心室压力迅速超过右心室，室间隔又迅速移回右侧，这种在超声影像学表现上称为室间隔矛盾运动。当室间隔矛盾运动的病因是急性肺栓塞或 ARDS 时，可以较早出现；当病因是左心功能不全时，可以出现在病程的后期。右心室重度扩大或轻度扩大伴有室间隔矛盾运动均有病理意义。

（丁　欣）

第三节　右心功能的定量评估

一、右心室扩张的定量评估

右心室扩张也可以通过定量的方法进行评估。定量的方法包括在心尖四腔心平面测量右心室横径和面积。测量的前提是经过调整确认所测量平面须达到右心室横径最大。具体调整方法是使心尖四腔心平面的十字交叉及心尖均能清楚显示。其中右心室基底部横径>42mm、右心室中部横径>35mm 提示右心室扩大。更好地评价右心室扩张的方法是在心尖四腔心平面测量左右心室的舒张期横径比值。如果右心室与左心室横径比值超过 0.6 即为右心室轻中度扩大，而二者比值超过 1.0 则为右心室重度扩大。另一个较常用的半定量方法是在心尖四腔心平面测量右心室与左心室的舒张末面积比值，正常值为 0.36～0.6。当比值 0.7～0.9 为右心室中等扩张，大于等于 1 时为严重扩张。

二、右心室室壁厚度的评估

右心室室壁厚度增加除了通过肉眼观察以外，也可以进行定量测量。最佳测量平面是剑突下四腔平面，利用二维或 M 型超声测量右心室游离壁的厚度，正常应小于 5mm，注意测量时应在舒张末期，要把肌小梁和心包脂肪与心室壁区别开。室壁厚度增加提示右心室压力负荷增加。选择剑突下平面的原因是可以使声束垂直于室壁，且能除外右心室肌小梁等的影响。测量时需注意与心包外脂肪鉴别。

三、右心室舒张末压力的评估

对于自主呼吸的患者，下腔静脉内径小于 2.1cm，呼吸塌陷大于 50%，估测右心房压力 0～5mmHg；下腔静脉内径大于 2.1cm，呼吸塌陷小于 50%，估测右心房压力 10～20mmHg；在上述两种情况之间时，则估测右心房压力 10～20mmHg。

对于重症患者，尤其是呼吸机辅助通气的患者，利用这种方法判断右心室舒张末压力比较困难，但是如患者已经通过中心静脉导管进行压力监测，将压力与腔静脉的内径及变异情况相结合进行判断是前负荷评估的非常重要的方法。

四、三尖瓣瓣环运动

在心尖四腔心平面利用 M 型超声可测量三尖瓣瓣环收缩期位移（tricuspid annular plane systolic excursion，TAPSE），具体方法是把 M 型测量线放在三尖瓣侧面瓣环，观察三尖瓣瓣环从舒张末期到收缩末期的移动幅度。TAPSE 是评估右心室长轴运动功能的指标，正常值应在 15mm 以上。COPD 的患者，TAPSE 降低是死亡风险的独立危险因素。而且由于该指标对图像质量要求较低，并且操作简单，可重复性好，在重症患者应用中具有一定优势。

总之，临床医生需要结合患者的临床表现、实验室检查，并根据患者的血流动力学状态，判断是否需要进行无创甚至有创的右心功能精确评估。但是需要谨记的是不能与治疗相结合的监测是没有意义的。另外，右心功能监测应该与患者的组织灌注相结合，血流动力学调整的同时要注意兼顾心脏保护。

（丁　欣）

思考题

1. 右心功能的定性评估主要包括哪几个方面？
2. 如何判断患者是否存在右心室扩张？如果是，如何判断是急性的还是慢性的？
3. 简述室间隔矛盾运动是怎么出现的。

参考文献

[1] RUDSKI L G, LAI W W, AFILALO J, et al. Guidelines for the echocardiographic assessment of the right heart in adults: A report form the American Society of Echocardiography [J]. J Am Soc Echocardiogr, 2010, 23(7): 685-713.

[2] JARDIN F, VIEILLARD-BARON A. Monitoring of right-sided heart function [J]. Curr Opin Crit Care, 2005, 11(3): 271-279.

第二十八章

左心舒张功能评估

学习目标

掌握：

1. 左心舒张功能快速定性评估的方法及流程。
2. 左心舒张功能评估的半定量筛查。

熟悉：

1. 左心室舒张期的四个时相。
2. 左心舒张功能评估的机制。

了解：

1. 左心舒张功能流行病学。
2. 左心舒张功能评估的重要性。

第一节　左心舒张功能流行病学

左心舒张功能是指在心室收缩后，左心室恢复到原来（即前一个舒张末期）容量和压力的能力，包括左心室心肌松弛性与顺应性两部分。左心室舒张功能障碍通常是左心室松弛受损，伴或不伴弹性恢复力（舒张早期抽吸力）和左心室僵硬度增加导致心脏充盈压升高的结果。1984 年 Dougherty 等第一次将心力衰竭归因于舒张功能失调，随后 Soufer 等肯定了这一发现，他们使用多普勒超声心动图和放射性核素检查评价心力衰竭患者的心功能，其中 40% 收缩功能未受损，报道了舒张功能异常的高发率。流行病学研究发现，社区人群左心舒张功能不全的发生率高于收缩功能不全，并且随着年龄的增加而升高，女性的发病率高于男性。

大量研究表明，舒张功能异常可以独立地引起心力衰竭，心力衰竭症状也主要取决于舒张功能异常的程度。对该类患者的治疗中应用增强心肌收缩力的药物有害无益，因此，正确识别和评价重症患者左心室舒张功能异常具有重要的临床意义。近年来，随着重症超声技术的不断发展，重症超声评估左心室舒张功能发挥着其他检查诊断手段不可比拟的优势。受损的左心室舒张功能通常先于收缩功能障碍，在其早期阶段即可出现。依据左室射血分数（left ventricular ejection fraction，LVEF），心力衰竭可分为 LVEF 降低的心力衰竭（heart failure with reduced left ventricular ejection fraction，HF-REF）和 LVEF 保留的心力衰竭（heart failure with preserved left ventricular ejection fraction，HF-PEF）。

一般来说，HF-REF 指传统概念上的收缩性心力衰竭，而 HF-PEF 指舒张性心力衰竭。LVEF 保留或正常的情况下收缩功能仍可能是异常的，部分心力衰竭患者收缩功能异常和舒张功能异常可以共存。HF-PEF 的病理生理机制尚不明确，目前认为是由于左心室舒张期主动松弛能力受损和心肌顺应性降低，即僵硬度增加（心肌细胞肥大伴间质纤维化），导致左心室在舒张期充盈受损，心输出量减少，左心室舒张末压增高而发生的心力衰竭。其可与收缩功能障碍同时出现，也可单独存在。HF-PEF 约占心力衰竭总数的 50%（40%～71%），其预后与 HF-REF 相仿或稍好。无症状左心室舒张功能异常与心力衰竭发生率及病死率相关，来自美国的一项流行病学调查发现社区人群中无症状轻度左心室舒张功能异常占 21%，中重度左心室舒张功能不全占 7%。此外，衰老与心脏和血管系统的一些变化有关，尤其是左心室舒张的减慢可能是导致老年人舒张功能障碍的原因之一。

因此，老年人的左心舒张功能可能与年龄较轻（40～60 岁）存在轻度舒张功能障碍患者的舒张功能相似。51～65 岁健康久坐的老年人舒张功能障碍的机制部分原因是左心室僵硬增加，因此，有研究指出在评价舒张功能变量时应着重考虑年龄因素。Grewal 等对大样本健康人群舒张功能与年龄、性别和体重指数进行相关性分析时发现，舒张功能是预测活动耐量的强有力的指标。Little 等研究结果显示，舒张功能正常的患者预后良好，而舒张功能异常和进行性舒张功能不全的患者，死亡风险更大。Kuznetsova 等研究发现，左心室舒张功能不全随着时间的推移有加重趋势，年龄增长和胰岛素水平增高以及血流动力学参数如心率、血压的增高均增加了左心室舒张功能不全的群体覆盖率。左心室肥厚、高血压、冠心病、糖尿病和肥胖是左心室舒张功能受损的独立危险因素，通过改善各种危险因素，可有效预防舒张性心力衰竭。

（刘丽霞　霍　焱）

第二节　舒张功能评估机制

左心室舒张功能本质上是由心肌细胞舒缓能力及顺应性决定的。心肌细胞舒缓靠肌质网内的钙泵把细胞质内钙泵回肌质网，心肌细胞内钙浓度下降，心肌中肌丝蛋白与肌球蛋白断开接触，心肌舒缓，是逆细胞内外钙浓度梯度进行的一个主动耗能过程。心肌能量供应障碍时，舒缓性很易受累，而且这种情况往往出现于收缩功能障碍之前。左心室松弛性常用等容舒张的时间常数（T）表示，正常人为 30～40ms，T 越小，舒张越快、越完全。整个舒张所需时间大约为 T 的 3 倍，即 90～120ms。心肌顺应性主要取决于心肌间质成分，即把心肌连接在一起的胶原弹力纤维等结构。左心室顺应性是指左心室内单位压力变化时的左心室容积变化值，可用左心室压力-容积曲线图来表示。

左心室舒张期指主动脉瓣关闭至二尖瓣关闭的时间间期，可分为四个时相。

等容舒张期：主动脉瓣关闭至二尖瓣开放间期，左心室心肌主动松弛使左心房和左心室之间最初产生压力梯度，但左心室容量不变，与心肌弹性回缩和心肌的惯性相关。

快速充盈期：二尖瓣开放，血液注入左心室，左心室心肌继续松弛，压力和容积的变化反映心肌黏滞弹力和弹性回缩及左心室被动顺应性之间的相互影响。同时左心房排空和左心室充盈，房室间的压力梯度渐趋接近。

缓慢充盈期：舒张后期房室压几乎相等，仅肺静脉血流回至左心房，左心室被动缓慢充盈，依赖于左心室心肌的顺应性。

心房收缩期：心房收缩导致舒张末期压力改变，左心室进一步充盈。

正常心脏收缩结束后因左心室弛缓而使室内压迅速降低至小于左心房压，二尖瓣迅速开放，血流由左心房加速流入左心室，随着左心室的舒张，室内压持续降低，于舒张早期达到最低点，而后随着左心室的充盈，室内压开始上升，等于甚至瞬间超过左心房压，二尖瓣瓣口血流速度开始下降，减速程度有赖于左心室的顺应性，这就形成了 E 峰。舒张中期房室压达到平衡，但由于惯性作用，依然有血流自心房流入室内，最后左心房收缩，再次推动血液流入左心室，形成 A 峰。正常情况下，E 峰最大流速平均 73cm/s，A 峰最大流速平均 40cm/s，E/A 为 1～1.5。需要注意的是，心率过快和一度房室传导阻滞可以导致 E 峰和 A 峰融合，影响测量。而且，如果 A 峰在 E 峰还未降到零点时就已经开始，测得 A 峰可能会相对较高，通常情况下，如果 A 峰开始时 E 峰速度＞20cm/s，A 峰和 E/A 都会受到影响。对于心率＞100 次/min 的患者，E 峰和 A 峰经常会融合到一起；而对于存在心房颤动的患者，也无法通过 E/A 进行舒张功能的评价。前负荷增加，二尖瓣开放时房室压力阶差增大，E 峰血流速度因此加快，而 E 峰减速时间（deceleration time，DT）（从二尖瓣 E 峰峰值至零刻度水平）则缩短，这是因为前负荷增加，左心室舒张容积增大，导致容积很小的变化即产生很大的压力升高，使左心室顺应性减低，DT 缩短。反之前负荷降低，E 峰减低，DT 延长。

弥散张量成像（diffusion tensor imaging，DTI）用于检测二尖瓣瓣环舒张期运动速度以评价左心室整体舒张功能，由于其实时、定量，且操作简便，所以一出现便被广泛接受。二尖瓣瓣环运动速度较二尖瓣血流速度更少受心脏前负荷的影响，能更直观反映左心室舒张功能。正常情况下，收缩末期时心肌纤维长度短于其平衡状态的长度，此种状态的心肌储存着将在弛缓期释放的弹性能量，使左心室发生弹性回位，可形成三个峰：收缩期的 s 峰、舒张早期运动峰 e′ 峰和舒张晚期的 a′ 峰。舒张期二尖瓣瓣环运动较二尖瓣瓣口血流更少受到前负荷影响。舒张期二尖瓣瓣环运动相对不受前负荷影响。

M 型彩色多普勒测定舒张早期左心室内血流传播速度（flow propagation velocity，FPV）是另一种常用的评价左心室弛缓功能的指标。有报道左心室内舒张早期血流传播峰值速度与时间常数 T 和峰值 dp/dt 密切相关，且能鉴别二尖瓣瓣口血流频谱的假性正常，提示在评价左心室舒张功能异常中，血流在室内舒张早期传播速度较二尖瓣瓣口血流类型更可靠。左心室舒张功能受损伴左心房压升高时，二尖瓣开放初，房室之间瞬间压差较大，使二尖瓣瓣口早期血流 E 峰增高，掩盖了松弛异常，表现为E/A＞1的正常充盈类型。但因顺应性的严重减低，左心室内少量充盈后，左心室内压立刻升高，加之弛缓功能已受损，于是心室充盈的动力停止在二尖瓣瓣口附近，充盈血流的传播速度迅速降低，从而使E峰表现为明显增高的假性正常充盈类型，FPV却明显减慢。

瓦尔萨尔瓦（Valsalva）动作通过增大胸腔压力减少静脉回流，使左心室前负荷降低等一系列血流动力学变化，影响左心室充盈。Valsalva动作后回心血流减少使左心室前负荷降低，E峰减低，DT延长。而回心血流的减少亦使左心房收缩时流入左心室的血流减少，故A峰减低。前负荷的减少对E峰的影响相对于A峰更为显著，故E/A降低。这说明E/A作为评价左心室舒张功能的指标受到了前负荷状态的影响，这也正是实际应用中左心室舒张功能已严重受损而E/A依然正常的原因。

左心室充盈压可用肺毛细血管楔压（pulmonary capillary wedge pressure，PCWP）（间接估测左心室舒张压）、平均左心房压（left atrial pressure，LAP）、平均左心室舒张压，或左心室舒张末压（left ventricular end diastolic pressure，LVEDP）表示。利用脉冲波多普勒测得的左心室舒张早期E峰与组织多普勒测得二尖瓣侧壁瓣环舒张期e′的比值，与左心室充盈压有较好的相关性。E/e′＜8时，可排除左心室舒张功能异常；E/e′＞15时，考虑存在舒张功能不全；8≤E/e′≤15，为灰色区域，需要合并其他超声指标诊断。在侧壁心肌梗死时，不宜测量二尖瓣瓣环侧壁组织多普勒；在瓣膜置换、严重的二尖瓣钙化、原发的二尖瓣狭窄和二尖瓣反流时，同样不宜运用二尖瓣半环速度评价左心室充盈压。近年来研究发现，发生在舒张末期的多普勒信号与LVEDP相关性最好，包括二尖瓣瓣尖水平的A峰流速、二尖瓣瓣环水平的A波持续时间、A峰减速时间（DT）、肺静脉Ar峰值流速、Ar-A持续时间和组织多普勒衍生出的二尖瓣瓣环a′流速。而二尖瓣E峰流速、E/A、E波减速时间（DT）、E/e′、肺静脉S/D和连续波多普勒测得的三尖瓣最大反流流速等指标与发生在舒张早期的压力相关性最强（平均PCWP和左心室舒张期平均压力）。

最近一些研究测量二尖瓣E波和二尖瓣瓣环e′波开始的时间差（TE-e′），作为评价左心室充盈压又一替代指标。TE-e′适用于心功能正常的二尖瓣疾病、E/e′=8～15的患者。Rivas Gotz等运用等容舒张期时间（isovolumic relaxation time，IVRT）与TE-e′的比值预测左心室充盈压，当IVRT/TE-e′＜2时，可诊断左心室充盈压高。

等容舒张期是指主动脉关闭至二尖瓣开放的时间间隔，正常值在70～90ms，大于90ms提示主动松弛功能异常，小于70ms提示限制性充盈障碍。

（刘丽霞　霍　焱）

第三节　快速定性评估及流程

在应用重症超声前，应首先关注患者的临床数据，包括心率、血压、基础心功能及相关血流动力学参数等。其次，应该特别注意多普勒信号的图像质量和每一个参数的局限性。如果某个多普勒参数显示欠佳，则不能用来评估左心室舒张功能。最后，单个测量指标在某年龄组的正常范围内，不一定能够完全提示舒张功能正常。考虑到每个参数均受多个血流动力学因素影响，一些指标在舒张功能不全时可能尚在正常范围内，即任何一个指标都不能孤立应用。

因此，在对某个患者进行左心室舒张功能的评估时，需要依赖两个或更多指标的一致性。舒张功能的超声心动图指标应当在较多的信息背景下进行解读，包括患者的临床状况和其他二维及多普勒参数。重症医师有责任深刻理解每一参数潜在的生理机制和局限性，应全面了解各个二维和多普勒参数的技术要求、获取方法和分析内容。

一、E峰流速、A峰流速

心尖四腔心切面彩色多普勒血流下PW取样，PW取样容积1～3mm轴向尺寸（二尖瓣瓣尖水平），低壁滤（100～200MHz）和低增益，最优频谱波形不应有毛刺或尖峰，舒张早期（ECG T波之后）获取流速峰值，在E峰测量基础上，应在舒张晚期（ECG P波之后）获取流速峰值（图28-3-1）。

二、二尖瓣E/A

同二尖瓣E峰和A峰流速获取方法，用二尖瓣E峰流速除以A峰流速（图28-3-2）。

三、E峰减速时间DT

心尖四腔心切面：取样线位于二尖瓣瓣尖水平，从二尖瓣E峰峰值至零刻度（左心室充盈）水平。

四、PE-TDI e′峰

心尖四腔心切面：PW取样容积5～10mm（轴向尺寸），侧壁和室间隔基底段计算平均值。低壁滤，低增益。最优波形应该是锐利的，且无毛刺、尖峰或伪影。舒张早期波形前获取最大速度（图28-3-3、图28-3-4）。PE-TDI a′峰指的是左心室心房收缩期的组织速度峰值，表示通过组织多普勒TDI测量的心室壁或二尖瓣环（侧壁或室间隔）在心房收缩期的最大向心运动速度，测量方法与PE-TDI e′相似（图28-3-3）。

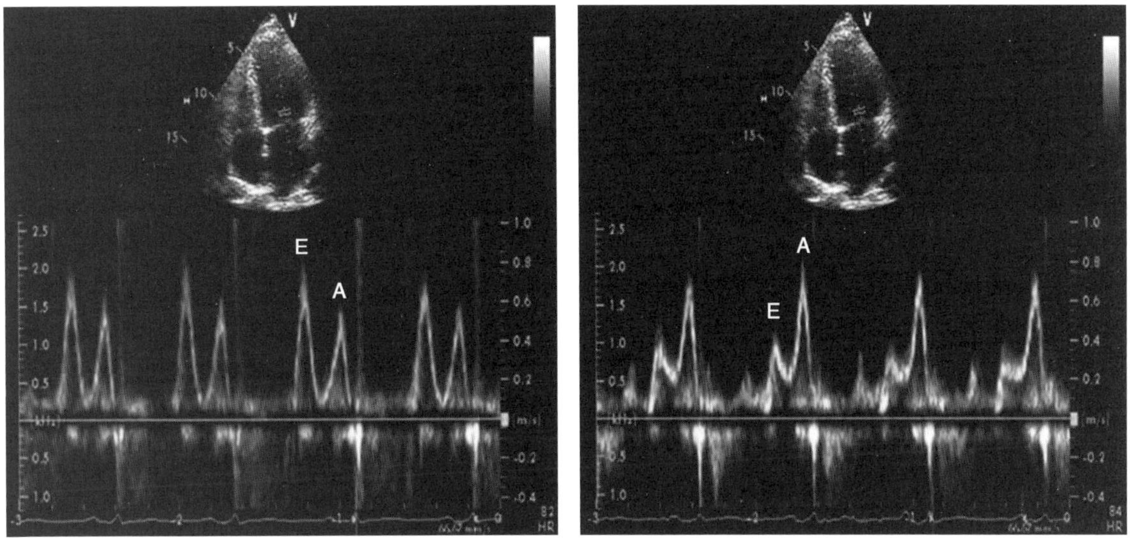

图 28-3-1　E 峰、A 峰

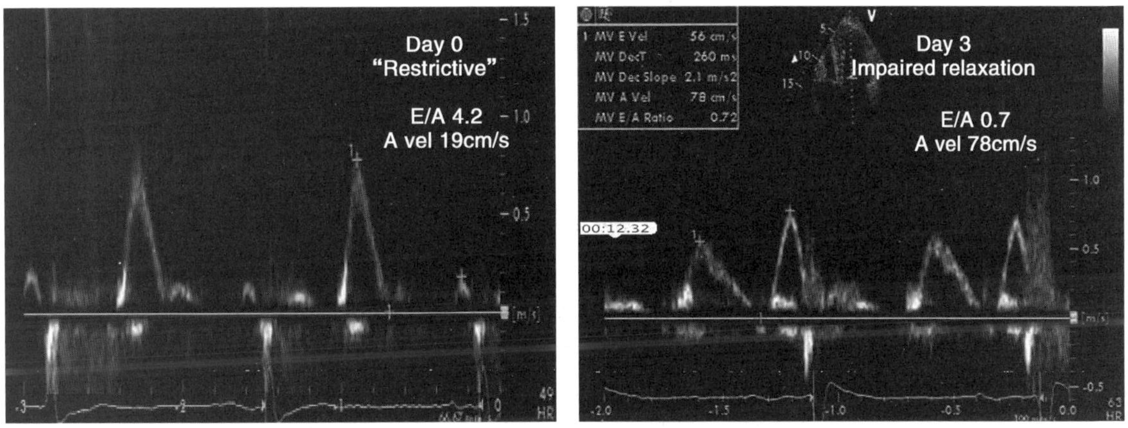

图 28-3-2　二尖瓣 E/A

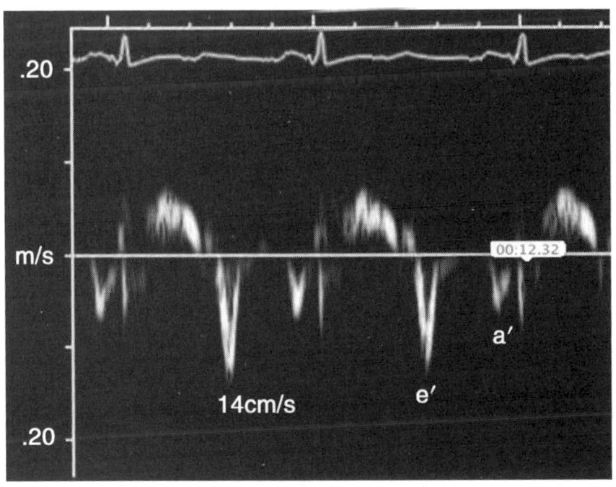

图 28-3-3　PE-TDI e′ 峰

五、二尖瓣 E/e′

同上述 E 峰和 e′ 方法。二尖瓣 E 峰流速除以二尖瓣瓣环 e′ 速度见图 28-3-5。

六、左心房最大容积指数（ml/m²）

心尖四腔和二腔心切面：冻结二尖瓣开放前 1～2 帧；采用专用视图（保持长径和横径最大）测量左心房容积；采用椭圆形公式或面积-长度公式；在心尖四腔心或二腔心切面测量时不应包含左心耳或肺静脉。

七、三尖瓣反流最大流速

胸骨旁长轴和心尖四腔心切面：彩色多普勒血流模式下采用 CW 获取最大流速；调整增益以显示完整频谱（不包含尖峰和毛刺）；收缩期在波形前获取最大速度（图 28-3-6）。

八、等容舒张时间

心尖长轴切面或五腔心切面，采用连续波多普勒将取样容积放置于左心室流出道，同时显示主动脉射血末期和二尖瓣开放时血流；测量主动脉瓣关闭至二尖瓣开放的时间；测量 IVRT 时，扫描速度应为 100mm/s（图 28-3-7）。

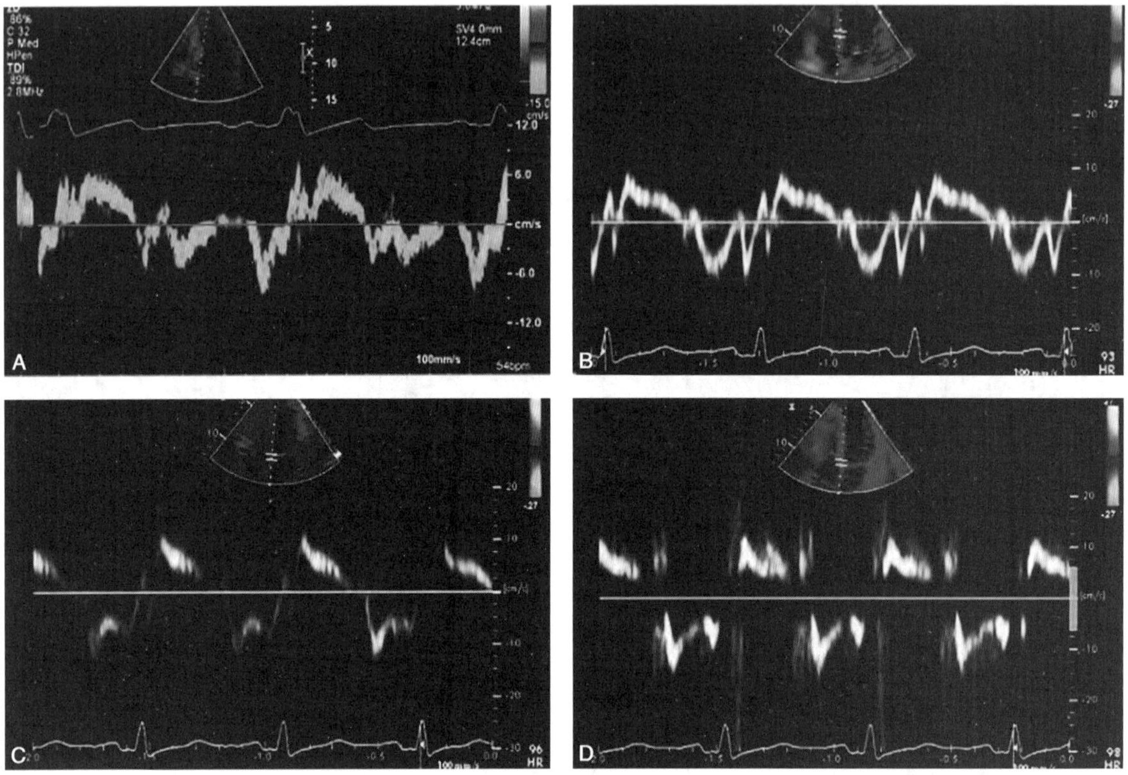

图 28-3-4　组织多普勒记录侧壁处二尖瓣瓣环运动速度（见文末彩图）

A. 多普勒取样容积位于左心室腔；B. 多普勒取样容积位于侧壁基底段；C. 多普勒取样容积位于左心室腔心室外；D. 多普勒取样容积位于二尖瓣瓣环上方左心房。

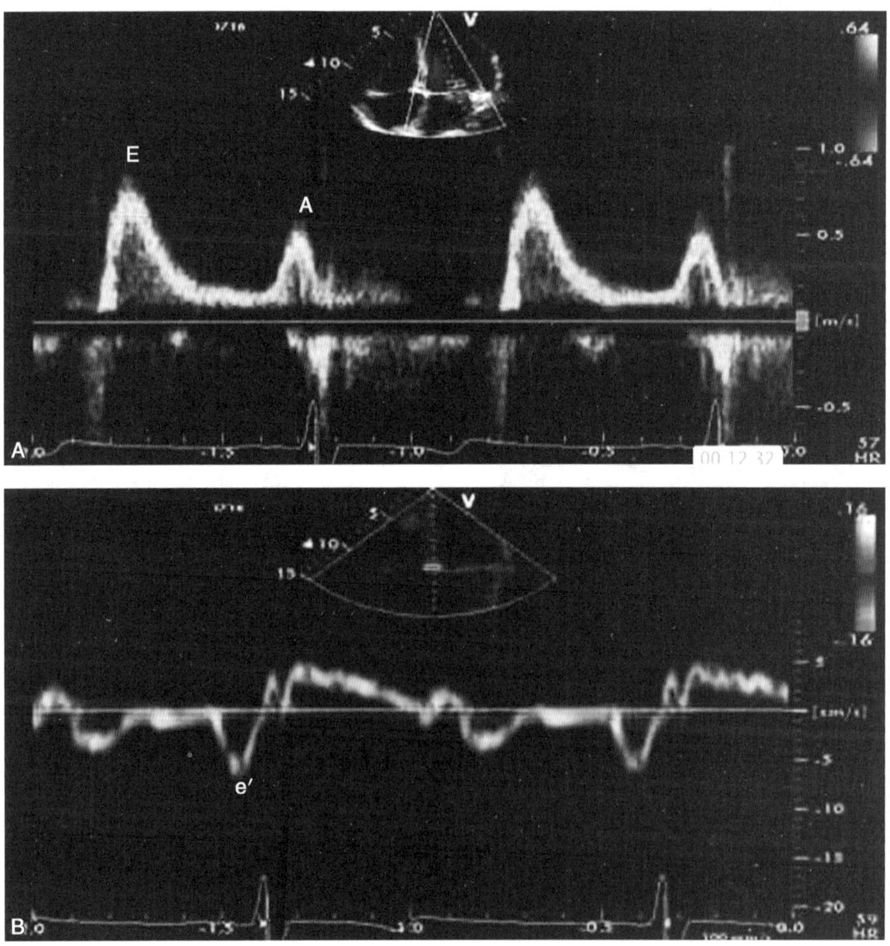

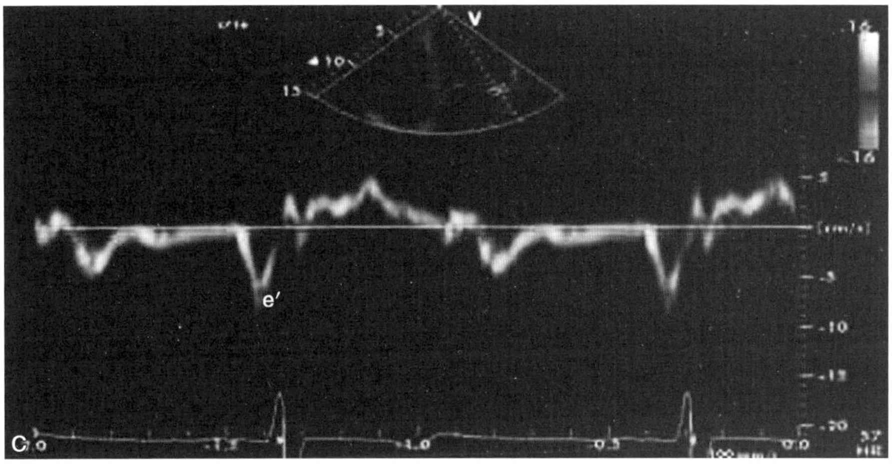

图 28-3-5　二尖瓣 E 峰流速除以二尖瓣瓣环 e′ 速度（见文末彩图）

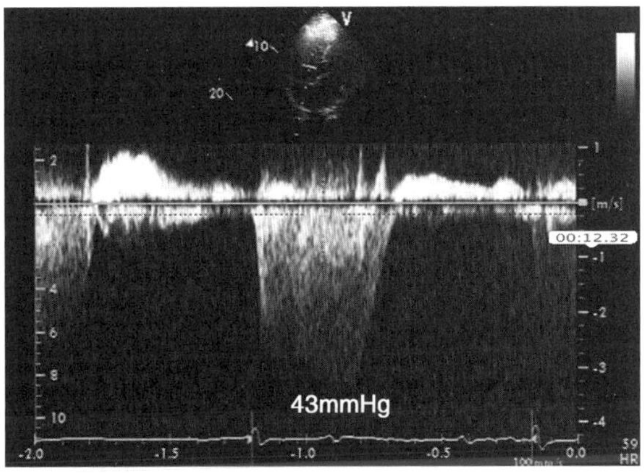

图 28-3-6　三尖瓣反流最大流速

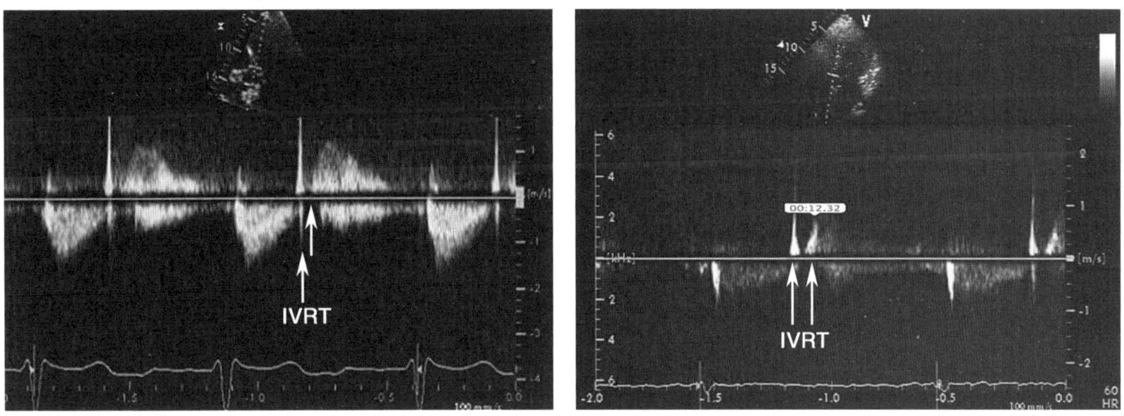

图 28-3-7　等容舒张时间

（刘丽霞　霍　焱）

第四节　左心舒张功能的半定量筛查

多普勒参数的值在正常人群和舒张功能不全患者之间有部分重叠，导致舒张功能异常和正常的鉴别变得复杂。2016 年美国超声心动图学会联合欧洲心血管影像协会颁布了新的超声心动图评估左心室舒张功能指南，指南建议应用综合手段简化评估左心室充盈压和舒张功能不全分级。

对于左室射血分数正常的患者而言，四项指标可用来评估左心室舒张功能是否正常。四个指标及其临界值分别是：二尖瓣瓣环的 e′ 速度（室间隔 e′＜7cm/s，侧壁 e′＜10cm/s），平均 E/e′＞14，左心房容积指数＞

34ml/m²，TR 峰值流速＞2.8m/s。上述评估舒张功能的四个指标中，两个以上均未达到临界值，提示左心室舒张功能正常；而两个以上均超过临界值，提示左心室舒张功能异常；如果恰好两个未达到临界值，则结论不可确定。除了这些参数的临界值之外，一些其他异常发现也与心肌疾病高度相关。为了简便，推荐使用平均 E/e′。虽然 E/e′ 可在室间隔或侧壁瓣环处获得，而由于侧壁的 e′ 值高于室间隔、两个 E/e′ 值不同，建议采用平均 E/e′＞14；如果室间隔 e′ 和侧壁 e′ 仅有其一可获取或有效时，这种情况下，室间隔 E/e′＞15 或侧壁 E/e′＞13 为异常。由于左心房扩大可能仅表现为左右径或上下径超过临界值，此时左心房容积增大而左心房前后径仍然在正常范围内，因此使用左心房容积指数而不是 M 型超声测得的左心房前后径。例如一位 60 岁患者室间隔 e′ 速度为 6cm/s，室间隔 E/e′ 为 10，左心房最大容积指数为 30ml/m²，但无 TR 多普勒信号，则认为舒张功能正常(图 28-4-1)。

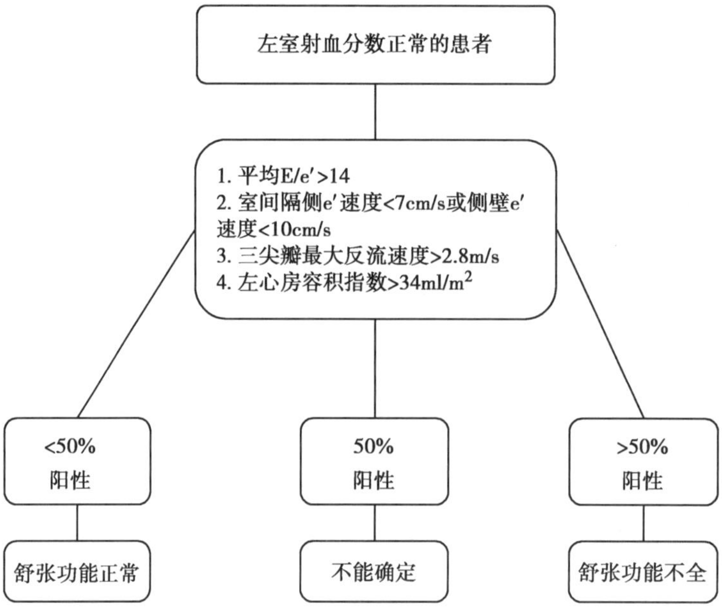

图 28-4-1　左室射血分数正常的舒张功能评估流程

对于左室射血分数减低也有舒张功能受损这类患者的舒张功能评估与左室射血分数正常(≥50%)的患者侧重点不同，在 EF 减低的患者中评估舒张功能的主要目的是估测左心室充盈压。考虑到 LAP 和 LVEDP 不同，且 LAP 和平均 PCWP 相关性更好并可反映肺淤血症状，因此下面的流程主要用来评估左心房平均压。因无论是左室射血分数正常还是异常者，舒张功能异常均是潜在心肌疾病的结果，故在这两类群体中均可应用此流程。

如果二尖瓣流入道血流模式显示 E/A≤0.8 且 E 峰≤50cm/s，则提示左心房平均压正常或减低，相应的舒张功能不全分级为Ⅰ级。如果二尖瓣流入道血流模式显示 E/A≥2，则提示左心房平均压增高，舒张功能不全定位Ⅲ级。这类患者的 DT 通常缩短(＜160ms，但如果 E 峰＞120cm/s，DT 可能超过 160ms，这是因为较高的 E 峰需要更长的时间进行减速)。对于当二尖瓣血流显示 E/A≤0.8 而 E 峰流速＞50cm/s，或 E/A 在 0.8～2 时，需要结合如下参数进行准确的舒张功能评估：LAP 增高的临界值分别是平均的 E/e′＞14、左心房最大容积指数＞34ml/m² 及 TR 峰值流速＞2.8m/s。对于上述三项指标中任何一项均不可获取的患者，肺静脉收缩期峰值流速与舒张期峰值流速的比值(S/D)或收缩期持续时间与舒张期持续时间的比值＜1 提示左心室充盈压增高。如果上述三项指标均可获取，而只有一项指标达到临界值，则提示 LAP 正常，左心室舒张功能不全Ⅰ级。如果三项指标中的两项达到临界值，则提示 LAP 增高，左心室舒张功能不全Ⅱ级。如果上述三项指标只有一项可获取，或有两项指标可获取但该两项指标有分歧时，不能进行 LAP 评估或舒张功能分级(图 28-4-2)。

左心室充盈压的评估对于 HF-REF 患者很重要，因为它可以成功指导药物治疗。

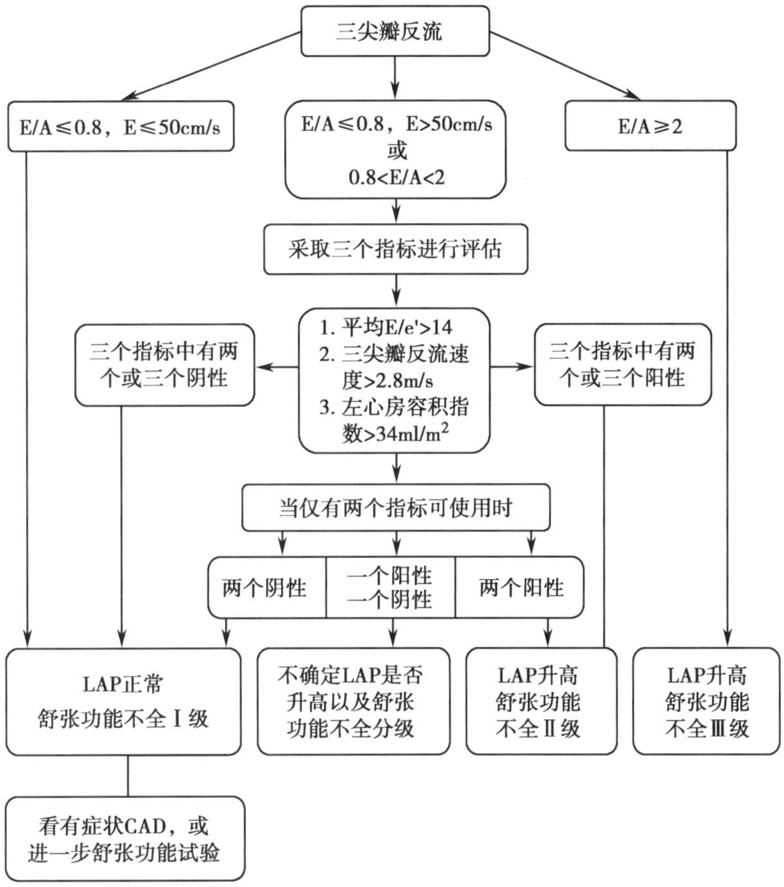

图 28-4-2　左室射血分数减低的舒张功能评估流程

（刘丽霞　霍　焱）

思考题

1. 快速定性评估舒张功能障碍时，哪些情况能辅助快速诊断左心室心脏舒张功能不全？
2. 左心室舒张功能半定量评估时，诸多指标可辅助判断心脏舒张功能，如何解析其临床意义？

参考文献

[1] 刘大为，王小亭. 重症超声[M]. 北京：人民卫生出版社，2017.

[2] 尹万红，王小亭，刘大为，等. 重症超声临床应用技术规范[J]. 中华内科杂志，2018，57(6)：397-417.

[3] 王小亭，刘大为，于凯江，等. 中国重症超声专家共识[J]. 中华内科杂志，2016，55(11)：900-912.

[4] OMMEN S R，NISHIMURA R A，APPLETON C P，et al. Clinical utility of Doppler echocardiography and tissue Doppler imaging in the estimation of left ventricular filling pressures：A comparative simultaneous Doppler-catheterization study [J]. Circulation，2000，102(15)：1788-1794.

[5] NAGUEH S F，APPLETON C P，GILLEBERT T C，et al.Recommendations for the evaluation of left ventricular diastolic function by echocardiography [J]. Eur J Echocardiogr，2009，10(2)：165-193.

[6] NAGUEH S F，SMISETH O A，APPLETON C P，et al.Recommendations for the evaluation of left ventricular diastolic function by echocardiography：An update from the american society of echocardiography and the european association of cardiovascular imaging [J].J Am Soc Echocardiogr，2016，29(4)：277-314.

第二十九章

左心收缩功能评估

学习目标

掌握:

左心收缩功能的定性评估及重症评估流程。

熟悉:

重症患者左心收缩功能异常的常见病因。

了解:

左心收缩功能的定量评估。

左心收缩功能主要是指左心室心肌的收缩力。在容量达到最佳状态后,左心收缩功能是心输出量的主要决定因素。重症患者的左心室收缩功能受到基础疾病、病因、容量状态、药物和治疗措施等多因素的直接或间接的影响,可以表现为增强、正常或减弱。除了测量误差,同一患者在不同的疾病阶段、不同的容量状态等情况时,左心室收缩功能变化较大。因此,评估左心收缩功能不仅是判定重症患者病情和治疗导向中不可或缺的内容,也是血流动力学管理最为重要的环节。

常用的评估重症患者左心收缩功能的方法分为有创(如 Swan-Ganz 导管、PiCCO 等)和无创(如生物电阻抗技术、心脏超声、CT 或 MRI 造影等)两种。心脏超声使临床医生能够直视心脏结构及室壁运动,且无创安全、可床旁迅速获取、可反复检查,因此成为重症临床医师评估左心收缩功能的一线手段,能够较准确地评估左心收缩功能异常的类型及程度。重症心脏超声对于左心收缩功能的评估方法包括定性评估和定量评估。定性评估方法指通过不同的心脏超声切面定性判断左心室的整体和局部运动情况,这种方法快速有效,本章将重点阐述。研究表明,临床医师接受短期的超声培训,就能较准确地诊断左心室收缩功能障碍的程度。如果需要更精细化的血流动力学管理,则需要进行定量评估,这对临床医师的超声操作技能和数据解读水平提出了更高的要求,本章仅简要介绍一些常用的测量方法。

第一节　左心收缩功能的定性评估

左心收缩功能的定性评估主要包括整体收缩功能障碍的程度及表现形式。以此为线索,结合临床资料分析导致收缩功能障碍的原因,进行精准的心脏功能支持及对因治疗。在进行左心收缩功能的定性评估之前,首先应明确心脏是否存在基础结构改变,例如心腔大小、心肌厚薄、瓣膜异常等,这有助于判定心脏收缩功能的异常是由急性还是慢性因素所致。左心室明显扩大或室壁明显增厚提示存在慢性心脏疾病。对左心室收缩功能进行定性评估时,以肉眼目测为主,重点观察每次心动周期时左心室室壁的增厚和向心性运动的程度,可将左心室收缩功能快速分为正常、增强、减弱。与舒张期比较,收缩期左心室室壁增厚>50%,内膜向心性运动>30% 内径时,认为左心室收缩功能正常,对应的左室射血分数(ejection fraction,EF)为 50%~70%;若左心室室壁增厚<30%,内膜向心性运动<20% 内径,认为左心室收缩功能重度减弱,对应的左心室 EF 为<30%;左心室室壁增厚和向心性运动的程度介于两者之间时,认为左心室收缩功能轻度减弱,对应的左心室 EF 为 30%~50%;若左心室室壁收缩期明显增厚,内膜向心性运动>50% 内径,甚至可以看到"乳头肌亲吻征"时,认为左心室收缩功能增强,对应的左心室 EF>70%。通过这种目测的方法对左心室收缩的强弱进行分类,有助于临床快速识别需要处理的血流动力学危象。

对左心室收缩功能进行定性评估时还需要注意心肌收缩的节段异常或不对称性。当存在左心室收缩功能减弱时,必须明确是弥漫性还是节段性室壁运动障碍,若为节段性室壁运动障碍应判断是否与冠状动脉缺血相关。

（一）急性弥漫性左心室收缩功能减弱

急性弥漫性左心室收缩功能减弱是重症患者左心室收缩功能抑制最常见的一种类型，超声表现通常为左、右心室同时受累，可伴有左、右心室扩张；早期可能仅见左心室各室壁运动弥漫性减弱。常见诱因包括严重感染、酸中毒、心搏骤停、急性心血管事件、药物副作用等。易导致心肌抑制的常见药物包括β受体阻滞剂、钙通道阻滞剂、钠通道阻滞剂等抗心律失常药物，以及一些镇痛镇静药物等。由严重感染或代谢紊乱、药物等因素所致的心脏功能抑制，其恢复常依赖于全身因素的改善。

（二）急性节段性左心室收缩功能减弱

美国心脏协会将左心室整体沿长轴纵向分成基底部、中部和心尖三个部分，进一步按照冠脉的支配区域将每个部分依次分为6、6和4个节段（图29-1-1），加上心尖帽部总共17个节段。根据收缩功能减弱的左心室心肌节段的分布特点，分为冠脉相关性节段收缩功能减弱和非冠脉相关性节段收缩功能减弱。

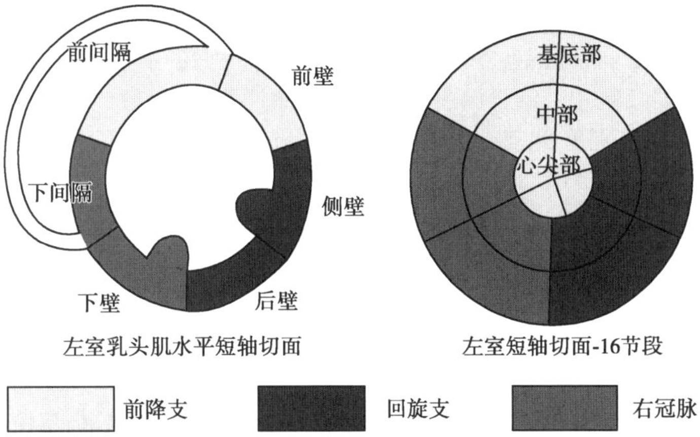

图29-1-1　左心室节段划分及冠脉供血分布（见文末彩图）

1. 冠脉相关性节段收缩功能减弱　超声表现为与冠状动脉供血区域一致的、不对称的节段运动功能减弱或出现反常运动，未受累节段的心肌可出现代偿性收缩增强。不同冠状动脉的优势供血支配区域见图29-1-1。一般来说，左前降支供应左心室前壁和前室间隔，左回旋支供应左心室侧、后壁，右冠状动脉供应后室间隔和左心室下壁。冠状动脉缺血性心脏疾病常有典型的胸痛、呼吸困难等临床表现，伴随心电图和心肌酶学的动态演变。疑诊急性冠脉综合征时，应尽快开通罪犯血管以改善心功能及长期预后。

2. 非冠脉相关性节段收缩功能减弱　超声表现为不能用单支冠状动脉供血解释的、对称性的环形的节段收缩功能减弱，最常见于应激性心肌病，可表现为心尖型、心室中段受累型、基底型及局灶型四种类型。典型超声表现为心尖扩张呈气球形，收缩功能减弱，而基底部出现代偿性收缩增强，也称为“心尖球形综合征”。少部分患者表现为左心室基底部心肌收缩功能严重减弱，而心尖部代偿性收缩增强，称为基底型应激性心肌病或反应激性心肌病。左右心室同时受累的患者占1/4，右心室单独受累的应激性心肌病也有报道。应激性心肌病的发病原因可能与儿茶酚胺大量分泌导致的微血管痉挛和心肌顿抑有关，老年女性多见，常存在应激因素，亦可伴有胸痛及呼吸困难等主诉，病变多为急性可逆性。研究发现，部分患者在应激因素去除后心肌收缩能力并不一定能够完全恢复。需要强调的是，单凭心脏超声不能确诊应激性心肌病，尤其是局灶型，临床上往往需要结合心电图、心肌酶学的动态改变与冠状动脉缺血性心脏病相鉴别，冠状动脉造影是鉴别诊断的金标准。

（李　莉）

第二节　左心收缩功能的定量评估

左心室心肌包括内外层的螺旋形肌束和中层的环形肌束，整个左心室的收缩期运动可分解为纵向运动、径向运动、圆周运动和旋转运动。定性评估并不能满足所有重症患者的血流动力学治疗要求，但定量评估对重症医师的超声操作技能要求较高，且操作者间误差较大，所以并不推荐仅具有初级重症超声能力的医生进行定量评估。理想的收缩功能评估指标应该对收缩功能变化敏感，不受负荷情况影响。但实际上，各种定量的测量指标均有其优势和局限性。临床常用的定量评估指标包括EF、每搏量及心输出量等。在临床实践中，要结合各种技术方法，从而对左心室收缩功能作出全面和正确的评价。下面简要介绍部分常用的左心室收缩功能定量评估指标。

(一) 左心室圆周收缩能力

1. 左心室面积变化分数 在胸骨旁乳头肌水平短轴切面，描记出收缩末期和舒张末期心内膜线，仪器自动显示左心室舒张末期和收缩末期面积，并计算出两者差值与舒张末期面积之比，左心室面积变化分数(fractional area change，FAC)主要反映左心室圆周收缩功能。

2. 左心室缩短分数 在胸骨旁左心室长轴和/或短轴切面(乳头肌水平)，将取样线通过左心室内径最长径线，垂直于室间隔和左心室后壁放置，分别测量左心室舒张末期内径和左心室收缩末期内径，可计算得出左心室缩短分数(fraction shortening，FS)。正常参考范围为25%～45%，主要反映左心室径向收缩功能。临床医生所熟知的EF大多是在此基础上，假设左心室为类似椭圆体，根据改良公式计算得出的，此方法不适于室壁运动节段障碍或者左心室形态异常的患者。

(二) 左心室长轴收缩能力

二尖瓣瓣环平面收缩期位移(mitral annular plane systolic excursion，MAPSE)能较好地反映左心室长轴收缩功能(纵向运动)。在心尖四腔心切面，将M型超声的取样线通过心尖和二尖瓣侧面瓣环，测量瓣环在收缩期向心尖方向的移动距离，即MAPSE。MAPSE＞10mm代表左心室长轴收缩功能正常。

(三) 左心室综合收缩能力

正确评价左心室综合收缩能力在于准确计算左心室容量。由于左心室是不规则的几何体，因此需要经验公式来进行评估。

1. 心尖双平面辛普森法测量EF EF是收缩期左心室射血量占左心室舒张末期容积的百分数，是最常用的反映左心室收缩功能的指标，较心输出量和每搏量更为敏感。许多临床研究错误地将收缩功能等同于EF，实际上EF受前、后负荷的影响，不应与收缩功能混淆。心尖双平面辛普森法是目前心脏超声测量EF的金标准。该方法的原理是取心尖正交切面(四腔和二腔)，沿左心室长轴将其分为20等分圆柱体，各圆柱体容积之和即为左心室容积。测量方法为在心尖四腔心切面和心尖二腔心切面，分别于心室舒张末期和收缩末期手动描记心内膜，仪器自动显示左心室舒张末期和收缩末期容积，进而计算出射血分数。该方法适用于左心室形态不规则及节段性室壁运动异常患者，对于未能显示心尖、心内膜不满意的患者有较大的局限性。

2. 测量每搏量和心输出量 每搏量和心输出量是心脏的前、后负荷及心肌收缩力综合作用的结果；可以通过心脏超声测量收缩期通过左心室流出道的血流量来估计，即用血流速度时间积分(velocity-time integral，VTI)表示。假设左心室流出道为一短圆柱体，每搏量＝左心室流出道面积×收缩期血流速度时间积分。测量时通常取心尖五腔心切面或心尖三腔心切面，通过脉冲波多普勒获得左心室流出道血流频谱并描记VTI，脉冲波多普勒的取样线尽量平行于血流方向，或尽量保持和血流方向的角度小于20°。需要注意的是，这种每搏量测量方法不适用于存在明显主动脉瓣反流的患者，而心输出量的高低也并不能完全代表心功能的好坏。

(四) 心肌内在收缩性能

左心室压力最大上升速率(dp/dt)是等容收缩期左心室压力的最大上升速率，反映左心室心肌的内在收缩性能。测量二尖瓣反流频谱上(连续波多普勒)血流速度在1m/s和3m/s之间的时间间隔Δt，dp/dt=32mmHg/Δt。正常值＞1 200mmHg/s，临界值1 000～1 200mmHg/s。不同于EF和每搏量受患者前、后负荷的影响，dp/dt是在等容收缩期测得的参数，不受后负荷及节段室壁运动影响，轻微受到前负荷的影响，缺点是只能应用于存在二尖瓣反流，且反流速度＞3m/s的患者。

(五) 新技术和新方法

1. 应变和应变率 应变和应变率成像是在组织多普勒成像基础上发展而来的技术，应变是指心肌在一定时间内变形的程度，应变率指单位时间内心肌变形的程度，描述的是变形速率。因其不易受心脏整体运动及邻近节段心肌牵拉的影响，可以更直接客观地观察室壁运动和定量评价局部心脏功能。适用于存在室壁节段运动障碍的患者，以及应用射血分数无法准确评估心脏收缩功能的患者。超声对心室应变的测量包括组织多普勒测量和二维斑点追踪测量，对超声机的硬件和软件要求较高。

2. 三维超声心动图 三维超声能够直接显示左心室的立体形态，不需要对心室腔做几何学假设，也不受病变时心腔不规则的几何形态的影响，因此测量左心室容积的变化较二维超声测量法更加准确。但三维超声需要特定的容积探头，烦琐耗时，需要心内膜显示清晰，对超声设备和操作者技能的要求较高。利用超声造影二次谐波成像的方法清晰勾勒心内膜，再从二维到三维，可提高容积测量的准确性。

(李　莉)

第三节　左心收缩功能的重症评估流程

评估重症患者的左心室收缩功能有助于指导临床治疗和判断预后。在疾病状态下，由于心脏前、后负荷都出现不同程度的改变，左心室收缩功能并不能代表患者心脏本身的基础状态，且随病程发展而改变，需要连续动态地监测，以指导血流动力学治疗。例如，感染性休克早期的患者，左心室收缩功能障碍常被描述为"高动力"状态，同时伴有异常增高的心输出量。此时，低血容量导致前负荷降低，血管扩张导致后负荷降低，应用射血分数来评估心脏功能是正常甚至是增高的，但当对此类患者进行容量复苏并加用血管活性药物之后会发现，其实左心的收缩功能可能是正常或者减低的。采用非容量依赖性指数对感染性休克时的心脏功能进行研究显示，即使心输出量和射血分数正常或者升高，心脏仍然存在收缩功能的损害。在血流动力学治疗过程中，强调以满足组织灌注为导向，需要密切监测及精确的滴定容量、心功能状态，而不追求维持到正常水平。

重症超声评估左心室收缩功能流程见图 29-3-1，主要以定性为基础，临床考量时关注收缩功能异常的病因，掌握高级心脏超声技术后，必要时辅以定量测量。首先，通过肉眼目测原则评估整体收缩功能障碍的类型。如果整体左心室收缩表现为异常增强，应进一步结合患者的临床情况进行分析，需要考虑心脏前、后负荷，疼痛刺激，或药物等因素对心脏造成的影响。如果整体左心室收缩表现为减弱，需要区分轻度或重度收缩功能减弱、弥漫性还是节段性运动减弱。当发现患者存在节段性运动障碍时需区分是否与冠状动脉缺血相关，因为急性冠脉综合征与应激性心肌病的处理方式及预后有很大差异。在重症患者中，除了冠状动脉缺血，休克、低氧、高热、心动过速、烦躁、过量血管活性药物使用等因素也易诱发冠状动脉痉挛引起心肌缺血坏死。而各种重症、创伤及神经或精神异常导致应激性心肌病在 ICU 中也并不少见。还要注意左心室收缩功能异常时可能合并其他表现，如左心室流出道梗阻、可逆性中至重度二尖瓣反流、右心功能不全、血栓形成等并发症，早期明确左心室收缩功能异常的程度与表现形式对重症患者有重要意义。

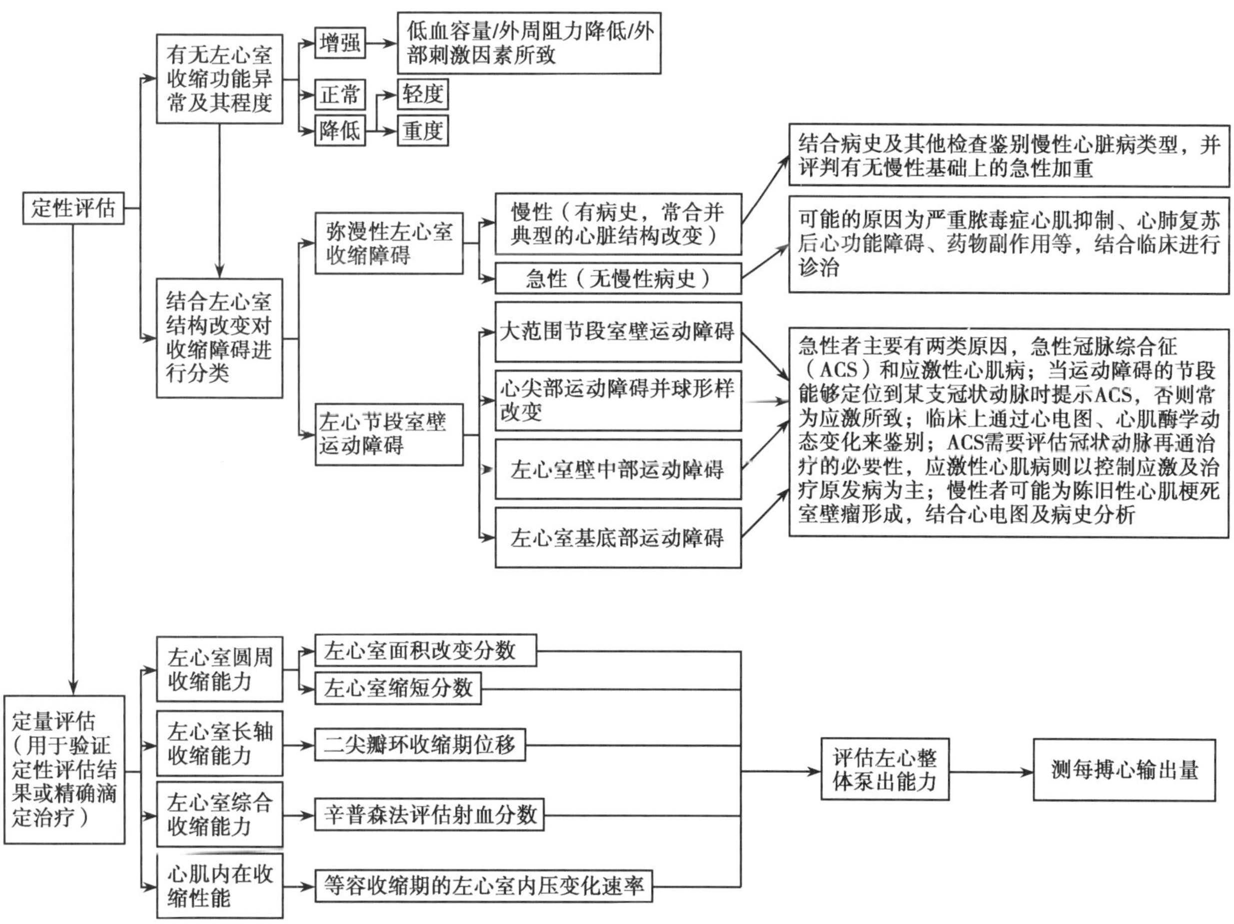

图 29-3-1 重症超声评估左心室收缩功能流程

（李 莉）

思考题

1. 左心收缩功能的定性评估如何分类？
2. 重症患者左心室弥漫性收缩功能减弱的常见病因有哪些？
3. 重症患者左心室节段性收缩功能减弱的鉴别要点和常见病因有哪些？
4. 常用的左心收缩功能定量测定方法有哪些，分别代表什么意义？

参考文献

[1] 刘大为，王小亭. 重症超声[M]. 北京：人民卫生出版社，2017.

[2] 尹万红，王小亭，刘大为，等. 重症超声临床应用技术规范[J]. 中华内科杂志，2018，57(6)：397-417.

[3] 王小亭，刘大为，于凯江，等. 中国重症超声专家共识[J]. 中华内科杂志，2016，55(11)：900-912.

[4] TEMPLIN C，GHADRI J R，DIEKMANN J，et al. Clinical features and outcomes of takotsubo (stress) cardiomyopathy [J]. N Engl J Med，2015，373(10)：929-938.

第三十章

瓣膜评估基础

学习目标

掌握：

1. 二尖瓣、主动脉瓣的正常超声表现。
2. 二尖瓣狭窄及反流、主动脉瓣狭窄及反流的超声表现、程度判断。

熟悉：

1. 三尖瓣、肺动脉瓣的正常超声表现。
2. 三尖瓣反流的超声表现及血流动力学影响。

了解：

三尖瓣狭窄、肺动脉瓣狭窄、肺动脉瓣反流的超声表现。

第一节 重症评估瓣膜的重要性与基本原则

人体心脏共四组瓣膜：二尖瓣、三尖瓣、主动脉瓣及肺动脉瓣，由上往下俯视，主动脉瓣位于最中间，肺动脉瓣位于主动脉瓣前方偏左，二尖瓣与三尖瓣分别位于主动脉瓣的左下方和右下方，需要注意的是四组瓣膜并不是在一个水平面。二尖瓣与三尖瓣分别位于左心室、右心室流入道入口，而主动脉瓣与肺动脉瓣则是左心室与右心室流出道的开口。

作为心腔内的门户，各瓣膜分别在舒张期与收缩期开放或关闭，保障正常的心脏射血。先天或后天的瓣膜及支撑结构异常，可引起瓣膜开放受限（狭窄）或关闭不全（反流），或并存。心室局部或整体重构可导致瓣膜关闭不全，引起反流，而瓣膜本身结构并无病变，称为功能性或继发性反流。急性的瓣膜反流可引起血流动力学紊乱，而慢性的瓣膜反流或瓣膜狭窄及其继发性改变可导致血流动力学治疗复杂，部分瓣膜病变需要介入或手术干预，单纯内科药物治疗无法改善其预后。AHA/ACC、欧洲心脏病学会（European Society of Cardiology，ESC）均将超声心动图作为评估心脏瓣膜疾病的首选方法。

重症超声对瓣膜的评估，包括二维（2 dimension，2D）与M型超声对瓣膜形态、运动的评估，以及多普勒技术评估瓣膜血流动力学，并作出程度评价，同时需要对继发的病理改变进行评估，指导临床治疗。

（许强宏　王敏佳）

第二节 二尖瓣超声基础评估

一、二尖瓣解剖与生理

二尖瓣与三尖瓣都属于房室瓣，有共同的结构特点，由三部分组成：瓣叶、腱索及乳头肌，房室瓣附着部分则称为瓣环。二尖瓣分为前后叶，严格意义上是处于前上和后下两个位置。2个瓣叶周长相差很大，前叶底部占据瓣环1/3，后叶附着于其余的2/3瓣环，但是前叶瓣叶自瓣环基底部至游离缘长度约1.5～2.5cm，长度大于后叶，而后叶长约1cm。收缩期，二尖瓣关闭，前后叶有7～10mm重叠区。

二尖瓣的腱索由乳头肌或直接由心室壁发出，插入瓣叶。二尖瓣乳头肌通常粗大成对，分别位于左心室游离壁前侧和后内侧，需注意，没有一个乳头肌发自室间隔，乳头肌发出的腱索牵拉二尖瓣瓣叶，对抗左心室收缩期产生的压力，防止瓣叶翻至左心房。前侧组的乳头肌有来自回旋支和对角支的双重血供，而后内侧组的乳头肌则由右冠状动脉供血，因此容易缺血损伤，引起严重瓣膜功能障碍。

二、二尖瓣的正常超声表现

经胸超声心动图（transthoracic echocardiography，

TTE）和经食管超声心动图（TEE）的二维模式可用于评估二尖瓣的形态。TTE 胸骨旁长轴与短轴切面可观察二尖瓣前叶与后叶，心尖四腔心切面显示室间隔侧为二尖瓣前叶，而侧壁侧为后叶，心尖二腔心切面则显示后叶。TEE 食管中段切面与经胃切面均可评估二尖瓣。二维超声可观察到二尖瓣瓣叶菲薄，瓣叶厚度不超过 1mm，回声均匀，舒张期瓣叶开放，瓣尖分开，TTE 胸骨旁长轴切面可见前叶几乎靠近室间隔，后叶几乎触及左心室后壁，收缩期则瓣叶关闭，瓣叶间有部分重叠区，略低于瓣环平面。短轴切面二尖瓣水平可见菲薄的二尖瓣前后叶，舒张期瓣叶打开几乎占据整个左心室短轴切面，收缩期则关闭。在心尖四腔心切面可显示二尖瓣瓣环的最大内径。M 型超声则可显示二尖瓣的运动曲线，TTE 胸骨旁长轴切面取样线置于二尖瓣水平可见二尖瓣在收缩期闭合成一细线，与左心室后壁的运动平行，舒张早期瓣叶大幅打开，前叶的最大运点为 E 峰，舒张中期瓣叶相向运动，心房收缩时则再分开，产生舒张晚期的 A 峰。生理情况下，二尖瓣瓣口的血流舒张期从左心房流向左心室，心尖四腔心切面可见舒张期红色血流由左心房进入左心室。二尖瓣的瓣叶、腱索或乳头肌任一结构或运动异常均可导致二尖瓣功能障碍，即狭窄或反流，或同时存在。

三、二尖瓣反流

（一）定义与分类

从功能上说，二尖瓣装置包括左心房壁、二尖瓣瓣环、前后叶、腱索、乳头肌及乳头肌附着处的左心室心肌，任一部件出现功能不全或解剖异常均可导致收缩期血流由左心室返回左心房，即二尖瓣反流（mitral regurgitation，MR）。

根据瓣膜或结构是否有器质性病变可以分为两种类型：器质性和功能性。功能性 MR 又称继发性 MR，由于左心室局部或整体重构所致，多见于缺血性心脏病、扩张型心肌病或左心房明显扩大，左心室重构、扩大导致二尖瓣瓣环扩张、乳头肌异位，引起二尖瓣相对性关闭不全，而二尖瓣本身形态是正常的，该类型 MR 的严重程度与左心室重构程度密切相关。有下壁心肌梗死病史患者，由于邻近乳头肌的后壁、下壁心肌受累，容易引起功能性 MR。器质性 MR 即原发性 MR，则是由于二尖瓣本身病变所致，如退行性病变、风湿性心脏病、心内膜炎等，风湿性 MR 多合并存在瓣叶增厚、腱索纤维化，尤其是后叶僵硬。急性心肌缺血导致乳头肌断裂引起的 MR 也属于器质性 MR。鉴别器质性 MR 与功能性 MR 影响治疗方案的选择。

根据瓣叶运动，MR 又可分为三型（Carpentier 分型）。Ⅰ型：瓣叶运动正常，但重叠缺失，可发现退行性改变或缺血性瓣环扩张，或者存在心内膜炎引起的瓣叶穿孔。Ⅱ型：瓣叶运动过度，可由于腱索冗长或断裂、乳头肌断裂或退行性病变所致。Ⅲ型：瓣叶运动受限，常见于风湿性心脏瓣膜损害、退行性变所致瓣叶钙化（Ⅲa 型）以及缺血性心脏病（Ⅲb 型）。

（二）病理生理意义

急性器质性 MR 常见病因有腱索断裂、急性心肌梗死致乳头肌缺血坏死或断裂、创伤、感染性心内膜炎损伤瓣膜结构、人工瓣膜损害等。急性 MR 时收缩期左心室血大量反流至左心房，同时左心房接收来自肺静脉的回血，左心房压增高，舒张期左心房内大量血流充盈左心室，左心室急性容量过负荷，左心室舒张末压迅速升高，导致左心房压进行性升高，引起急性肺水肿、肺动脉高压甚至右心衰竭。由于左心室急性扩张程度有限，总的前向搏出量不能代偿反流量，导致心输出量下降，引起心源性休克。慢性 MR 失代偿时，左心室收缩功能不可逆减退，左心室搏出量下降，左心房压显著升高，引起肺淤血、肺动脉高压、右心衰竭。急性器质性 MR 可引起显著血流动力学变化，而慢性 MR 的存在可导致危重症患者的血流动力学管理复杂化。

（三）常规超声评估

MR 的常规超声评估包括二维超声和多普勒超声，经胸超声心动图是首选，如经胸声窗条件很差或经胸超声不能明确诊断时推荐经食管超声心动图，三维超声心动图仅用于复杂瓣膜病变。

TTE 和 TEE 的二维模式均可精确评估二尖瓣的形态和运动，可发现瓣膜尤其是瓣尖增厚、僵硬、冗长，瓣叶运动过度或受限，收缩期二尖瓣凸向左心房甚至脱垂至左心房内或为连枷样二尖瓣，收缩期二尖瓣关闭有裂隙、错位等，同时二维超声可进行二尖瓣瓣环直径的测量，TTE 胸骨旁长轴切面测量舒张期瓣环/前叶＞1.3，或瓣环直径＞35mm，可诊断二尖瓣瓣环扩张。由于二尖瓣瓣环呈马鞍状，TTE 心尖四腔心切面诊断二尖瓣脱垂可出现假阳性，建议在胸骨旁长轴切面或心尖长轴切面判断有无二尖瓣脱垂。二尖瓣脱垂、乳头肌断裂或重叠区大块缺失可引起严重 MR。

多普勒超声可观察血流方向，评估反流束长度、反流束面积，并通过相关公式计算反流量，判断 MR 的严重程度。彩色多普勒血流成像（CDFI）可见五彩血流束收缩期由左心室进入左心房，但是彩色血流图像显示反流束的大小与反流严重程度的相关性变异率很大，会高估或低估反流量，因此彩色血流图像可用于确诊 MR，但不用于判断 MR 的严重程度。但是如果观察到大束偏心性、涡流状、占左心房面积 40% 以上甚至触及左心房后壁的反流束，可诊断重度 MR。

射流紧缩口（vena contracta，VC）宽度是指射流从反流口离开时其近端最狭窄处的宽度,测量取 2～3 个心动周期的平均值,并在两个正交平面上进行,在采集图像时,应注意反流束将瓣口会聚区、VC 及反流束面积应显示在同一帧图像中。VC<3mm 提示轻度 MR,VC>7mm 则为重度 MR,中间值(3～7mm)时需结合其他评估办法。需要注意的是,VC 的测定是假设反流口是圆形的,而继发性 MR 的反流口不是圆形,所以会出现同一时间四腔心切面 VC 明显小于二腔心切面,如果 2 个切面的 VC 平均值>8mm,可定义为重度 MR。另外,如果有多个反流束存在,并不能叠加各个 VC。

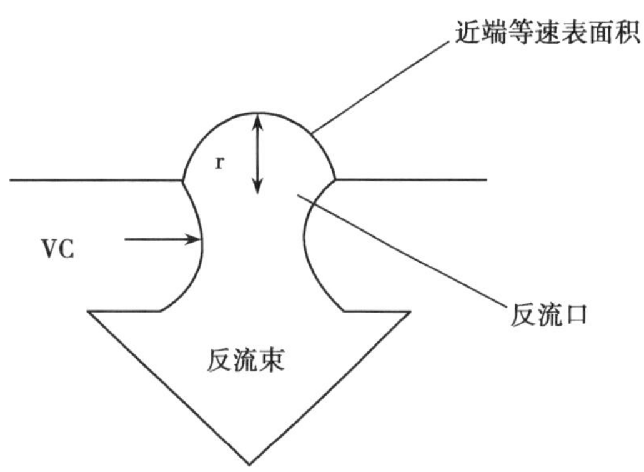

图 30-2-1　PISA 法

近端等速表面积(proximal isovelocity surface area,PISA)指血流经过一狭窄瓣口时,上游的血液加速会导致血流通过反流口时流速显著加快,当流速超过机器设置和深度决定的值后会发生信号失真,可见到围绕反流口的半圆形血流加速区;利用这一现象对反流量进行定量评价的方法称 PISA 法(图 30-2-1),是评估 MR 程度的最可靠超声指标。心尖四腔心切面是最经典的切面。根据连续方程流经 PISA 的血流必等于流经狭窄或反流口的血流,这一血流量还可用于计算瞬时反流口面积(effective regurgitant orifice area,EROA),结合连续波多普勒测得的通过反流口的最大流速(V_{reg}),EROA=Flow/V_{reg}。不管是中心性还是偏心性反流,PISA 法都可以应用,EROA>40mm^2 或反流量>60ml 提示重度器质性反流,对于功能性 MR 患者,EROA>20mm^2 或反流量>30ml,高度提示患者存在心血管事件风险。

不推荐应用脉冲波多普勒技术直接测量二尖瓣瓣口反流量,但是在心尖四腔心切面分别进行二尖瓣瓣口 VTI(VTI_{mit})与主动脉 VTI(VTI_{Ao})测定,如果两者比值(VTI_{mit}/VTI_{Ao})>1.4 强烈提示重度 MR,<1 则考虑轻度 MR。肺静脉频谱 S 波倒转则对于诊断严重 MR 有特异性。CW 测定 MR 最大流速在 4～6m/s,反映左心室与左心房之间的压差,该流速本身不能反映 MR 的严重程度,但频谱的形状和密度可反映反流的程度,高密度的频谱信号提示重度 MR 可能,而勾边模糊、信号淡的频谱提示轻度反流,CW 属于定性判断。各参数对 MR 严重程度分级见表 30-2-1。

表 30-2-1　二尖瓣反流程度评估

参数	轻度	中度	重度
定性			
二尖瓣形态	正常/异常	正常/异常	连枷/脱垂/乳头肌断裂
彩色反流束	小、中央型	轻度与重度之间	大的中央型或偏心性、涡流、直达左心房后壁
血流汇聚区[a]	无或小	轻度与重度之间	大
CW 信号	淡/抛物线	致密/抛物线	致密/三角形
半定量			
VC/mm	<3	3～<7	≥7(双平面>8[b])
肺静脉频谱	收缩期凸起	收缩期圆钝	收缩期逆流[c]
二尖瓣流入频谱	A 峰明显[d]	变异	E 峰明显(>1.5m/s)[e]
VTI_{mit}/VTI_{Ao}	<1	1～1.4	>1.4
定量			
EROA/mm^2	<20	20～29,30～39[f]	≥40
反流量/ml	<30	30～44,45～59[f]	≥60

注:[a]Nyquist 极限 5 060cm/s;[b]心尖四腔与心尖二腔平均值;[c]排除其他原因如心房颤动、左心房压升高引起;[d]多见于 50 岁以后;[e]排除其他原因引起的左心房压增高、MS;[f]中度 MR 分成 2 个亚组,轻-中度 EROA 20～29mm^2 或反流量 30～44ml,中-重度 EROA 30～39mm^2 或反流量 45～59ml。

四、二尖瓣狭窄

（一）病因

二尖瓣瓣口舒张期面积的正常范围是 4～6cm²，慢性或反复发作的病变可引起二尖瓣交界处融合，前后叶增厚、钙化，以及腱索增厚、挛缩和融合，可导致二尖瓣舒张期开放受限，瓣口面积减小，即二尖瓣狭窄（mitral stenosis，MS）。常见病因是风湿性、退行性病变，先天性瓣膜狭窄比较少见。风湿性瓣膜病发病率逐渐下降，随着社会老龄化及粥样硬化性疾病发病率上升，退行性改变引起的 MS 逐渐增多。

（二）病理生理意义

MS 为慢性病程，主要病理生理改变是舒张期左心房血流进入左心室受限，左心房压力升高，左心房扩大，失代偿时出现左心房衰竭、肺水肿甚至肺动脉高压、右心衰竭，而左心室往往正常大小甚至失用性萎缩。

（三）超声常规评估

MS 的常规超声评估包括 2D、M 型及多普勒超声，多普勒超声包括脉冲波多普勒（PW）、连续波多普勒（CW）及 CDFI。

2D 表现为二尖瓣瓣叶增厚，腱索增厚、缩短甚至融合，瓣叶开放受限。风湿性病变时，二尖瓣形成特征性的舒张期圆顶样改变，前叶呈“曲棍球杆样”改变，通常交界融合，合并存在左心房扩大，重度狭窄时左心房并发血栓。退行性改变所致二尖瓣狭窄时，通常以瓣叶根部增厚和钙化为主，交界区融合很少发生。胸骨旁短轴二尖瓣切面可直接描记瓣口面积（图 30-2-2）来评估狭窄严重程度，舒张中期是最佳时相，确保在瓣尖水平进行描记。

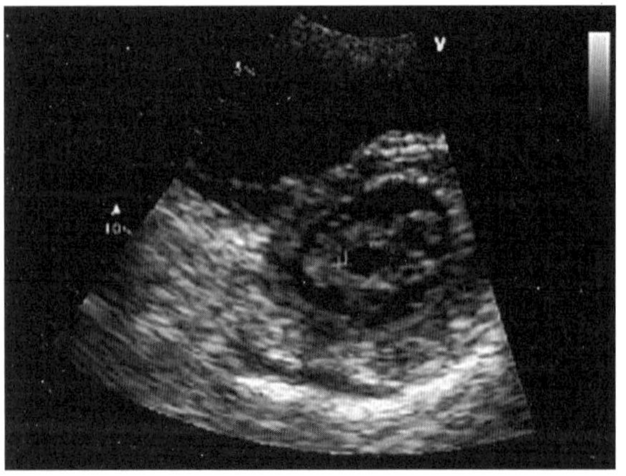

图 30-2-2　瓣口面积

M 型超声可见二尖瓣运动曲线 EF 斜率减低甚至消失，前后叶呈同向运动，前叶运动曲线呈“城垛样”。

多普勒超声可进行二尖瓣舒张期峰流速、压力减半时间、流速时间积分、PISA 等检查。根据简化伯努利方程，心尖四腔心切面在二尖瓣瓣口应用 CW 测定流速，描记边缘可测量瓣口平均压差。测量舒张早期最大流速降至其一半的时间为压力减半时间（$T_{1/2}$），时间延长与狭窄严重程度成正比，与瓣口面积成反比，瓣口面积 =220/$T_{1/2}$。取样容积置于二尖瓣瓣口，与血流速平行，彩色多普勒有助于判断血流速方向。需注意，$T_{1/2}$ 受多种因素影响，如左心室顺应性下降、严重主动脉瓣反流、正性肌力药物或容量复苏，可缩短 $T_{1/2}$，二尖瓣瓣口面积被高估。连续方程法测量二尖瓣瓣口面积是基于质量守恒原理，在没有反流和心内分流的情况下，通过二尖瓣的流量应该等于心输出量，因此可测定左心室流出道直径（d）、流速时间积分获得 SV 值，同时测定二尖瓣瓣口流速时间积分，根据公式 $SV=VTI_{LVOT}\times Area_{LVOT}=VTI_{MV}\times Area_{MV}$，$Area_{MV}=SV/VTI_{MV}$。另外还有 PISA 法、二尖瓣阻力法评估 MS。目前超声指南推荐，联合应用瓣口平均压差、压力减半时间及瓣口面积评估 MS 严重程度（一级推荐），如上述参数存在不一致时，除非声窗条件很差，一般用 2D 测定的瓣口面积作参照。负荷超声心动图是二级推荐。

大部分 MS 的评估可通过经胸超声完成，仅当经胸声窗不佳时或需要评估左心房血栓时推荐 TEE。二尖瓣瓣口面积＞1.5cm² 时可不伴有临床症状，狭窄程度增加，瓣口面积＜1.5cm² 时，可导致心输出量下降，患者活动耐量明显下降。

MS 为慢性病程，多有风湿性心脏病病史，或高龄、粥样硬化疾病病史，可引起左心房扩大、肺水肿及肺动脉压升高，重度狭窄时可引起左心房血栓。二维超声可评估左心房面积或容量，应用 TEE 左心房自发显影技术可更好地预测血栓栓塞风险，相对于经胸超声，TEE 发现心房血栓更敏感，特别是血栓位于左心耳时。是否合并 MR 可影响干预手段，合并轻度及以上的 MR 是二尖瓣球囊扩张治疗的相对禁忌证；中度及以上 MR 合并中度及以上 MS 伴临床症状的需要干预治疗。

五、二尖瓣病变的继发性病理改变评估

二尖瓣病变的继发性病理改变评估主要包括左心房、左心室大小及容量、左心室收缩功能、肺静脉频谱、肺动脉压（pulmonary artery pressure，PAP）、三尖瓣反流等。腱索断裂、乳头肌断裂、创伤损伤瓣膜结构、人工瓣膜损伤等急性重度器质性 MR 可引起显著血流动力学波动，出现急性肺水肿，甚至心源性休克，具有紧急手术指征。由于后内侧乳头肌单支血管供血，急性心肌缺血尤其是后壁或下壁心肌梗死时可导致其部分或全部断裂，引起急性严重 MR，临床需警惕。急

性 MR 时左心室大小往往正常，左心房压及左心室舒张末压迅速升高，慢性 MR 时左心房、左心室出现重构、扩张，代偿期左心房压可以正常，失代偿时出现左心房压进行性升高、肺水肿。慢性 MR 或 MS 均可引起左心房压升高，甚至肺水肿、肺动脉高压、右心衰竭，增加重症患者复苏的复杂性。部分功能性 MR 需要动态评估，内科药物治疗后再评估其程度见表 30-2-2。

表 30-2-2　急性与慢性 MR 对比

参数	慢性	急性
病因(举例)	风湿性、钙化、黏液瘤	乳头肌断裂、腱索断裂
左心室大小	扩大	正常
左心室收缩功能	初期增强，后期减弱	增强
左心房大小	增大	正常
CW	整个收缩期高速	收缩晚期速度下降

（许强宏　王敏佳）

第三节　主动脉瓣超声基础评估

一、主动脉瓣解剖

主动脉口是左心室流出道的上界，口周围的纤维环附有主动脉瓣，为三月瓣，瓣叶后方为主动脉窦，左右主动脉窦分别有左右冠状动脉开口，主动脉瓣根据邻近冠状动脉分别命名为左冠瓣、右冠瓣及无冠瓣。主动脉瓣与肺动脉瓣并没有腱索装置来确保关闭，其开闭由两侧的压力差决定，舒张期升主动脉侧压力高于左心室内压，主动脉瓣维持闭合状态。从三维角度看，主动脉瓣呈三叶王冠形，王冠的底部为一虚拟的环，即窦管交界(sinotubular junction)。从上往下看，右冠瓣在最前方，邻近右心室流出道，左冠瓣在左侧，无冠瓣则对着房间隔。正常青年个体中主动脉瓣非常菲薄，只有瓣叶闭合线重叠部分在超声上可观察到。

二、主动脉瓣正常超声表现

TTE 二维超声的胸骨旁长轴、胸骨旁短轴主动脉瓣水平、心尖五腔及剑突下切面可观察到主动脉瓣，评估主要在胸骨旁长轴切面与胸骨旁短轴主动脉瓣水平进行。胸骨旁长轴切面可观察到主动脉根部、主动脉窦、窦管交界及升主动脉近端，可见主动脉瓣的右冠瓣及无冠瓣，右冠瓣在图像上方，无冠瓣位于下方，左冠瓣在图像平面的外侧。主动脉瓣菲薄(＜2mm)，收缩期瓣叶开放到最大程度，接近和主动脉壁平行，舒张期关闭呈一纤细高回声闭合线。胸骨旁短轴主动脉瓣水平可显示三个瓣叶，靠前的是右冠瓣，邻近右心室流出道，图像底部左侧是无冠瓣，对着房间隔，图像底部右侧左冠瓣，邻近肺动脉。收缩期主动脉瓣完全开放呈近圆形，舒张期则关闭呈 Y 形，收缩期可观察瓣叶的数目，二叶瓣可在舒张期也表现为 Y 形。

M 型超声评估主动脉瓣在胸骨旁长轴切面，取样线置于主动脉瓣瓣尖水平，可观察到瓣叶舒张期关闭呈一高回声细线，收缩期完全打开，呈箱子状，收缩中期瓣叶间分开＞2cm，可看到与主动脉壁接近平行，主动脉瓣环直径一般 2.5cm，或面积＜1.6cm/m^2。低血容量状态或收缩功能低下时可见瓣叶间开放距离＜2cm 而未见瓣叶有病变。

多普勒评估在心尖五腔心切面，左心室流出道可见蓝色血流背离探头，使血流束与超声束平行，应用脉冲波或连续波多普勒技术测定跨瓣血流，正常流出道峰流速 0.8～1m/s，一般＜2m/s。需注意，取样容积放在主动脉侧测得的流速会比左心室流出道的流速略高 0.2～0.4m/s。主动脉瓣病变评估包括主动脉瓣狭窄(aortic stenosis，AS)和主动脉瓣反流(aortic regurgitation，AR)。

三、主动脉瓣狭窄

(一) 病因

引起成人 AS 的主要病因有风湿性瓣膜病、先天性二叶瓣及瓣膜钙化。全球范围来讲，风湿性瓣膜病是导致 AS 的常见病因。欧美国家 50% 左右需要瓣膜置换的 AS 是先天性二叶瓣，70 岁以下的重度 AS 病例 2/3 属于先天性二叶瓣，70 岁以上则钙化性 AS 明显增多。

(二) 病理生理意义

成年人主动脉瓣口面积(aortic valve orifice area，AVA)3～4cm^2，瓣口面积减少 1/2 时，收缩期无明显跨瓣压差，左心室-主动脉压差仍在正常范围内(＜5mmHg)，当瓣口面积减少至正常的 1/4 时，即 AVA＜1cm^2，左心室收缩压明显升高，跨瓣压差可＞50mmHg。左心室射血阻力增加，引起左心室舒张末压增高，代偿性肥厚，伴轻度扩张而代偿以维持正常的心输出量(cardiac output, CO)，舒张功能减退。失代偿时引起左心房压进行性升高、肺淤血，晚期出现CO下降。重度AS时由于左心室收缩压升高、左心室射血时间延长，左心室舒张末压升高导致舒张期左心室-主动脉压差下降，冠脉灌注压下降，从而导致冠脉供血不足，另外主动脉根部流量下降也造成冠脉供血不足，引起心肌缺血。AS多为慢性病程，加上左心房、左心室代偿，早期可无症状，晕厥多发生于运动中或运动后。

(三) 常规超声评估

目前AHA或ESC都将超声心动图检查作为评估AS的推荐，少数病例超声心动图无法诊断或与临床表现不符时才考虑行心导管检查。TTE 2D评估内容包括瓣叶数目、厚度、有无钙化及活动度，主要在胸骨旁长轴及短轴(主动脉瓣水平)切面进行评估，图像质量不理想时可借助TEE。二叶瓣表现为一个大的前叶和一个小点的后叶，80%的病例前叶来自左冠瓣和右冠瓣融合，约20%来自右冠瓣和无冠瓣融合，左冠瓣和无冠瓣融合罕见。胸骨旁长轴切面可观察到主动脉瓣闭合线不对称，收缩期向主动脉膨出，或舒张期脱垂，这些表现并不特异。诊断二叶瓣最可靠的是在胸骨旁短轴(主动脉瓣水平)切面，收缩期开放时仅看到两个连合区可诊断为二叶瓣，而舒张期可出现类似三叶瓣的表现，导致假阴性结果。一般儿童或青少年期可看到二叶瓣引起的狭窄，此时没有严重的钙化，比较好鉴别，成年期严重的钙化导致瓣叶数目鉴别困难。当每个瓣叶的中央区、结合融合缺失时，主动脉瓣严重钙化，导致收缩期开放呈星状孔，不再是近圆形。二维超声可以半定量判断钙化严重程度：轻度为非常小片区域高回声伴少量声影，中或重度为大块增厚、高回声区伴明显无回声声影。风湿性AS表现为交界融合，导致收缩期开放呈三角形。

评估AS之前需要与瓣上狭窄、瓣下狭窄相鉴别，可以应用彩色多普勒或脉冲波多普勒判断流速加速部位，以及流出道解剖来鉴别。瓣上狭窄罕见，主要见于先天性心脏病，如威廉姆斯综合征。瓣下狭窄可以是固定的，由于瓣下存在薄膜或肌束带导致的流出道梗阻，血流动力学影响类似主动脉瓣狭窄。动态瓣下狭窄，如肥厚型心肌病，在收缩中晚期出现显著梗阻，形成了一晚高峰速度曲线，与收缩期二尖瓣前叶运动至增厚的室间隔有关，且梗阻随容量状态改变而改变，左心室心腔容量减小或收缩增强时梗阻加重，即所谓的"动态流出道梗阻"。

对于如何评估AS，指南推荐的超声血流动力学参数有：主动脉瓣射流速度、平均跨瓣压差以及连续方程测量的瓣口面积，适用于所有AS患者。

1. 射流速度 AS时通过主动脉的前向血流属于高速血流，所以采用CW评估，多个声窗检查以获得最高血流速，其他低值均去除。建议在心尖、胸骨上窝及右侧胸骨旁进行，调整探头位置与角度以达到超声束与血流方向平行。如超声束与血流速成角会导致低估血流速，但如夹角<15°时，低估约5%。"角度校准"不建议应用。彩色多普勒显像可避免二尖瓣反流的干扰，但对于判断AS射流方向并没有帮助。CW记录到一个基线下方的外缘高回声、清晰光整的最大速度曲线，测量外围边缘较强的信号以获取最大速度，边缘描记后可获得VTI，注意的是，曲线顶点的细微、模糊信号不应包括在内。一般来说，如果是窦性心律则记录3个及以上的心动周期后取平均值，如果心律不规则，则需测定5个及以上的心搏。CW流速曲线的形状有助于鉴别梗阻的位置和严重度以及动态或固定梗阻。动态瓣下梗阻表现为收缩晚期出现流速峰值伴收缩早期凹向上的流速曲线。对于固定的梗阻，流速曲线的时间过程相似，但是梗阻越严重，流速峰值时间越晚，曲线越圆钝。轻度梗阻的流速曲线峰值出现在收缩早期，曲线呈三角形，严重梗阻时曲线圆钝，峰值出现在收缩中期，反映整个收缩期跨瓣压差均很高。

2. 平均跨瓣压差 即收缩期左心室与主动脉之间的压力差，也是判断狭窄严重程度的一个标准参数。描记流速曲线边缘获得平均流速，根据简化伯努利方程，得到平均跨瓣压差，而根据曲线上测定的峰流速 V_{max} 计算所得的是最大跨瓣压差 $\Delta P_{max}=4V^2_{max}$，$\Delta P$ 与 ΔP_{max} 整体相关性良好，但仍旧与曲线形状、狭窄程度有关，目前指南推荐应用 ΔP 来评估跨瓣压差。但简化的伯努利方程默认近端流速($V_{proximal}$)<1m/s可忽略不计，但如果近端流速>1.5m/s或主动脉流速<3m/s时，应采用 V_{max} 来计算压差，即 $\Delta P=4(V^2_{max}-V^2_{proximal})$。

3. 瓣口面积 与MS类似，根据连续方程计算AVA。默认通过狭窄瓣口的血流等于通过左心室流出道的血流，即 $SV_{AV}=SV_{LVOT}$，$SV_{AV}=AVA\times VTI_{AVA}$，瓣口VTI可应用CW测得(见射流速度)，由此 $AVA=SV_{LVOT}/VTI_{AVA}$。AVA的计算需要测算LVOT的VTI、直径，主动脉瓣口VTI，任一参数测量偏差均可导致AVA误差，VTI的测量需要注意超声束与血流速的角度及取样容积的位置，而流出道直径的测量对SV的影响也很大，如TTE图像不理想，可通过TEE进行测量。另外，测定 SV_{LVOT} 需排除存在动态或固定瓣下梗阻的情况。正常AVA参考值3～4cm²。儿童、青少年及矮个成年人，可以测量AVA指数，即AVA/BSA(BSA：体表面积)。

还有一些其他的方法可以为AS诊断提供补充信息，如简化连续方程、速率比率(V_{LVOT}/V_{AV})及主动脉瓣口面积直接测量法等，指南对这些方法进行了二级推荐，而其他实验性的方法如主动脉瓣阻力、左心室做功丢失率等，不推荐作为临床实践应用。

AS评估过程中尚需注意一些合并症的影响。AS合并左心室收缩功能障碍时，有可能低估AS的严重程度，表现为"低血流、低压差性AS"，定义标准为：有效瓣口面积<1.0cm^2，LVEF<40%且平均跨瓣压差<30～40mmHg。可测量速率比，即V_{LVOT}/V_{AV}，速率比<0.25提示重度AS。引起左心收缩功能障碍的病因很重要，如果是重度AS引起左心室收缩功能障碍，主动脉瓣置换术可改善左心室后负荷，LVEF可能恢复正常，如果是其他病因如心肌梗死或原发性心肌病所致左心室收缩功能障碍，那么主动脉瓣置换术无法明显改善左心室收缩功能。多巴酚丁胺负荷试验可辅助判断"低血流、低平均压差AS"的严重度及预后。肥厚型心肌病、原发性高血压、合并AR或MR也会影响AS程度的判断，合并MR时需注意勿将MR的流速曲线当成AS的流速曲线。心脏高动力状态会引起跨瓣压差升高，导致高估AS的严重程度，流速曲线峰值出现时间早有助于鉴别。

判断AS严重程度：最大射流速度、平均跨瓣压差及AVA是三个最特异的参数，属于一级推荐。对于大部分患者，这三个参数结合临床资料、AR和左心室功能评估，已经可以指导临床治疗。部分特定患者，如青少年、矮个成年人、合并左心室功能障碍等，需要增加其他参数[瓣口面积指数(AVA/BSA)、速率比率]。ACC/AHA、ESC指南对判断AS严重程度的各个参数作出了推荐，见表30-3-1。临床实践中，可能会出现射流速度或平均跨瓣压差与瓣口面积不符的情况，首先需要排除技术上的误差，然后评估左心收缩功能或合并AR的影响。

表30-3-1 主动脉瓣狭窄程度评估

项目	主动脉硬化	轻度	中度	重度
射流速度/(m·s^{-1})	≤2.5	2.6～2.9	3.0～4.0	>4.0
平均跨瓣压差/mmHg	–	<20(<30[a])	20～40[b](30～50[a])	>40[b](>50[a])
AVA/cm^2	–	>1.5	1.0～1.5	<1.0
AVA指数/(cm^2·m^{-2})		>0.85	0.60～0.85	<0.6
速率比		>0.50	0.25～0.50	<0.25

注：[a]ESC指南；[b]AHA/ACC指南。

四、主动脉瓣反流

(一) 病因

主动脉瓣或主动脉根部病变都可引起主动脉瓣反流(aortic regurgitation，AR)。急性AR多由于感染性心内膜炎和主动脉夹层或人工瓣膜破裂、创伤所致。慢性AR则多由钙化、风湿性疾病或先天性心脏病如二叶瓣、主动脉病变如马方综合征、先天性主动脉根部扩张、梅毒、胶原血管病等所致。Carpentier分型也适用于AR，Ⅰ型：瓣叶运动正常，但重叠缺失，可发现退行性改变或缺血性瓣环扩张，或者存在心内膜炎引起的瓣叶穿孔；Ⅱ型：瓣叶运动过度；Ⅲ型：瓣叶运动受限。

(二) 病理生理意义

AR有急性和慢性之分。急性AR见于感染性心内膜炎导致的瓣膜穿孔、脱垂，主动脉夹层导致的瓣环扩张，或夹层血肿撕裂瓣环、瓣叶，创伤导致主动脉根部、瓣叶或瓣叶支持结构改变，人工瓣膜破裂。重度急性AR时，左心室急性扩张能力受限，引起左心室舒张末压迅速升高，左心房压急剧升高，进而出现肺淤血、肺水肿。而慢性AR时，左心室长期容量过负荷，逐渐扩张、肥厚，早期左心室舒张末压可保持正常，晚期失代偿可导致收缩功能下降而出现左心衰竭表现，甚至右心衰竭。另外由于舒张期大量反流，导致舒张压下降，冠脉灌注压下降，可引起冠脉供血不足。

(三) 常规超声评估

与AS相同，TTE胸骨旁长轴、短轴及心尖五腔心切面是评估AR的切面，如切面合适但2D评估不完整时可应用3D评估瓣膜形态改变，当TTE图像不理想而无法判断AR的病因与机制时可借助TEE。2D或M型超声对主动脉瓣的评估内容包括瓣尖病理改变(冗长、活动度/柔软度、厚度、完整性等)、连合处变异(融合、外展性、附着位置及对齐)、根部形态(室间隔肥厚、瓣环大小、窦部及窦管交界直径、升主动脉直径)。由于反流束对二尖瓣的冲击，2D可发现二尖瓣前叶反向凸起呈"穹窿样"、室间隔基底部高回声表现，M型超声上二尖瓣前叶、二尖瓣腱索或室间隔高频扑动，E点与室间隔距离(E-point of septal separation，EPSS)增加，二尖瓣开放受阻、提前关闭，主动脉瓣舒张期提前开放，这些异常提示可能与AR相关，检查时需仔细寻找。

反流的定量评估需要多普勒技术。彩色多普勒显像可在多个切面见到舒张期反流束由主动脉反流至左心室，彩色反流束的面积、长度与AR严重程度相关性不大，不推荐作为判断AR程度的定量评估方法。临床实践中，彩色多普勒显像仅作为检测及发现AR的方法，胸骨旁长轴和短轴切面可帮助确定反流束的来源，反流束填充左心室流出道的百分比较大时初步判断属于中重度AR，但偏心性AR时反流束大小判断较为困难。彩色M型超声可判断反流信号的时间过程。

与MR一样，VC宽度也可作为判断AR严重程度的有效参数，在胸骨旁长轴切面获取，VC＜3mm多提示轻度AR，VC＞6mm意味着重度AR，VC 3～6mm时需要其他方法进行定量评估。同样，存在多束反流束时，不应将各自的VC相加。PISA法同样可以用于评估AR，可在心尖三腔心切面、心尖五腔心切面或胸骨旁长轴切面或右上胸骨旁切面进行，测量PISA半径，根据标准公式计算反流量和EROA。PISA法可同时用于中央型和偏心型AR评估。心尖五腔心切面或三腔心切面应用PW在左心室流出道可直接计算反流量(R)，同时计算左心室流出道SV，R/SV＞50%提示重度AR。AR可导致舒张期主动脉血流逆流，因此在胸骨上窝切面取样容积置于降主动脉即左锁骨动脉发出部位，滤波器调至最低限，PW检测到主动脉逆流，随着反流加重，舒张期逆流的时间延长，流速增加，如逆流贯穿整个舒张期且流速峰值＞20cm/s提示重度AR。CW测定AR反流束的最佳切面是心尖五腔心切面，如果是偏心反流束，则右侧胸骨旁切面更合适。信号比较淡的一般提示轻度反流，完全重叠、高回声的提示中重度AR。CW信号评估AR程度属于定性判断，压力减半时间则可作为半定量评估，如舒张期压力下降陡峭($T_{1/2}$＜200ms)提示重度AR，平台($T_{1/2}$＞500ms)则提示轻度AR。

AR的整体评估应整合上述参数，只要条件允许，VC宽度和PISA法均推荐进行。其他参数可辅助确认AR的严重程度，尤其是临床存在矛盾时。具体见表30-3-2。

表30-3-2 主动脉瓣反流程度评估

参数	轻度	中度	重度
定性			
主动脉瓣形态	正常/异常	正常/异常	异常/连枷/大块对合缺失
AR反流束宽度	小、中央型	轻度与重度之间	大的中央型、多变的偏心型
AR的CW信号	不完整、淡	轻度与重度之间	致密高回声
舒张期降主动脉逆流	短暂、舒张早期逆流	轻度与重度之间	整个舒张期逆流(舒张末流速＞20cm/s)
舒张期腹主动脉逆流	无	无	存在
半定量			
VC宽度/mm	＜3	3～＜6	≥6
压力减半时间/ms	＞500	200～500	＜200
定量			
EROA/mm^2	＜10	10～19；20～29[a]	≥30
反流量/ml	＜30	30～44；45～59[a]	≥60

注：[a]中度AR分成两组，EROA 10～19mm^2或反流量30～44ml属于轻中度AR，EROA 20～29mm^2或反流量45～59ml属于中重度AR。

五、主动脉瓣病变的继发性病理改变评估

主动脉瓣病变的继发性病理改变特别是左心室形态、功能特别重要。AS属于慢性病程，造成左心室长期压力过负荷，左心室出现向心性肥厚，但无心腔扩大，收缩功能直至疾病终末期才出现。如左心室收缩功能障碍，LVEF＜40%，平均跨瓣压差＜30～40mmHg，但是AVA＜1cm^2，属于低血流、低压差AS。如果是重度AS引起的左心室功能障碍，则手术解除梗阻后左心室功能可恢复正常，如果是其他病因如心肌梗死或原发性心肌病所致左心室收缩功能障碍，那么主动脉瓣置换术无法明显改善左心室收缩功能。AR有急性AR和慢性AR。急性AR多由感染性心内膜炎和主动脉夹层引起，左心室无法急性扩张，左心室舒张末压急剧升高，而慢性AR时左心室进行性扩张，左心室舒张末压可正常。因此左心室大小正常可排除慢性重度AR，但是需注意左心室扩张没有特异性，其他疾病也可引起左心室扩大。急性AR可能需要紧急手术治疗，而慢性重度AR则需根据是否存在症状、左心室收缩功能、左心室大小来决定是否手术介入，见表30-3-3。

表 30-3-3　慢性 AR 与急性 AR 对比

参数	慢性	急性
病因(举例)	风湿性、钙化、二叶瓣	感染性心内膜炎、主动脉夹层
左心室大小	增大	正常
左心室舒张末压	正常	升高
CW	平坦	陡峭

(许强宏　王敏佳)

第四节　三尖瓣超声基础评估

一、三尖瓣解剖结构

三尖瓣属于房室瓣,位置略低于二尖瓣,由三部分组成:瓣叶、腱索及乳头肌,基底附着于三尖瓣瓣环,三个瓣叶近似三角形,按位置命名为前叶、后叶、隔侧叶,相邻瓣膜间有连合,三尖瓣粘连多发生于连合处,造成狭窄。三尖瓣的游离缘与心室面有腱索连于乳头肌,防止收缩期三尖瓣翻向右心房。乳头肌分为三群,分别为前乳头肌、后乳头肌、隔侧乳头肌,前乳头肌位于右心室中下部,发出腱索连于前叶与后叶,后乳头肌位于下壁,发出腱索多连于后叶,隔侧乳头肌则位于室间隔右侧面,发出腱索连于前叶及隔侧叶。

二、三尖瓣的正常超声表现

TTE 检查时可在胸骨旁右心室流入道切面、胸骨旁短轴主动脉瓣水平及心尖四腔心切面、剑突下切面观察到三尖瓣,需注意没有一个切面可以同时显示三个瓣叶。右心室流入道切面和短轴主动脉瓣水平切面可以看到三尖瓣的前叶和隔侧叶,心尖四腔心切面靠近室间隔的是隔侧叶,靠近游离壁的是前叶或后叶,取决于图像平面的角度。TEE 的食管中段的四腔心切面、右心室流入-流出道切面、主动脉瓣短轴切面、经胃右心室流入道切面及深胃底长轴切面均可观察三尖瓣。三尖瓣瓣叶回声均匀,厚度不超过 4mm,TTE 心尖四腔或 TEE 食管中段四腔心切面可测量三尖瓣瓣环,一般在 2～3.8cm。彩色多普勒超声可在三尖瓣瓣口见少量五彩血流在收缩期由左心室进入左心房,一般无病理意义。正常三尖瓣瓣口流速不超过 0.7m/s。

三、三尖瓣狭窄

单一的三尖瓣狭窄(tricuspid stenosis,TS)非常少见,风湿性心脏病时多合并有 MS,其他病因如类癌综合征(常伴有显著三尖瓣反流)、瓣膜或起搏器心内膜炎、起搏器诱导的粘连、狼疮性瓣膜炎、良性或恶性肿瘤引起的机械性梗阻。TS 属于慢性过程,舒张期右心房流入右心室的血流受阻,造成右心室充盈障碍,右心输出量减少,并逐渐引起右心房扩大、右心系统淤血。

TS 的超声表现与 MS 类似,可见瓣膜增厚、钙化,运动受限,舒张期凸起,右心房扩大。类癌综合征时三尖瓣运动严重受限,呈“冰冻样”。如有心房肿瘤、转移瘤或瓣膜赘生物时超声也可观察到相应占位。切面多选取胸骨旁短轴右心室流入道切面或心尖四腔心切面,由于呼吸明显影响三尖瓣流入速度,因此整个呼吸周期内多次测量取平均值,或呼气末测量,心房颤动患者至少测量 5 个心动周期后取平均值。如有可能,控制心率在 100 次/min 以下,最佳是 70～80 次/min。正常情况下,三尖瓣瓣口流入速度很少超过 0.7m/s,＞1m/s 提示有狭窄,CW 评估平均压差＞5mmHg 时重度狭窄,更高的压差多提示同时合并三尖瓣反流。另外,压力减半时间＞190ms 时提示重度 TS。

四、三尖瓣反流

(一) 病因及分类

三尖瓣反流(tricuspid regurgitation,TR)非常多见,由于查体听诊不易发现,多由于其他指征行超声心动图检查时诊断。继发性或功能性 TR 明显多于原发性或器质性 TR。由于左心功能障碍、肺动脉高压、先天性心脏病及扩张型心肌病等导致右心室扩张、三尖瓣瓣环扩张、乳头肌移位,引起继发性 TR,三尖瓣本身无器质性疾病。而 TR 本身又可导致右心室扩张及功能障碍、右心房扩张,进一步恶化 TR。原发性 TR 病因许多,如感染性心内膜炎、风湿性心脏病、类癌综合征(增厚、缩短、活动度差)、黏液瘤(脱垂或连枷)、创伤、医源性损伤(手术、活检、右心导管)等。Carpentier 分型也适用于 TR,Ⅰ型:瓣叶运动正常,可见瓣叶穿孔,更多的是瓣环扩张;Ⅱ型:瓣叶运动过度,可见单个或多个瓣叶脱垂;Ⅲ型:瓣叶运动受限。成人三尖瓣瓣环直径正常值在(28±5) mm,如＞21mm/m^2 (35mm)时提示明显扩张。

(二) 常规超声评估

TR 的严重程度判断需要多普勒技术。彩色多普勒显像可发现小的反流束,需要注意的是中央型的反流束往往显得比偏心型反流束更宽，而实际上可能是同样严重的 TR。建议在多个切面进行彩色显像评估 TR，包括心尖四腔、胸骨旁长轴、胸骨旁短轴及剑突下切面。与评估 MR 相同，多种因素可影响彩色血流显像，因此不推荐应用彩色血流显像评估 TR 严重程度，但如果发现大的偏心、涡流、达到右心房后壁的反流束，则提示重度 TR，小的、中央型反流束多提示轻度 TR。如果不是小的中央型反流束，则需要进一步评估反流程度。心尖四腔心切面 VC>7mm 提示重度 TR，但<6mm 时可以是轻度也可以是中度，由于三尖瓣瓣口比二尖瓣瓣口复杂，继发性 TR 时瓣口并不是圆形的。由于三尖瓣反流口不是圆形，临床实践中不太应用 PISA 法评估 TR 程度。

PW 直接计算反流束最大流速仅反映跨三尖瓣最大压差，不能反映 TR 严重程度。但是 TR 程度会影响右心室舒张早期充盈（E 峰），没有 TS 的情况下，三尖瓣瓣口 E 峰>1m/s 提示重度 TR。剑突下切面肝静脉频谱有助于评估 TR，肝静脉血流呈蓝色血流（背离探头）进入右心房。正常情况下，肝静脉频谱表现为收缩期前向血流、收缩末期一过性逆流、舒张期前向血流、心房收缩引起的反向 a 波。随着 TR 加重，肝静脉频谱的收缩期流速下降，重度 TR 时收缩期血流逆转，特异度高，但是灵敏度仅 80%。右心房异常、右心室顺应性减退、心房颤动及各种病因导致的右心房压升高时可导致肝静脉频谱收缩期流速波形圆钝，因此缺乏特异性。CW 信号的密度与反流严重程度相关。CW 测定跨三尖瓣最大流速后根据伯努利方程可获得右心室与右心房压差，加上右心房压则算得右心室压或肺动脉收缩压（图 30-4-1）。TR 的程度各分级参数整合见表 30-4-1。

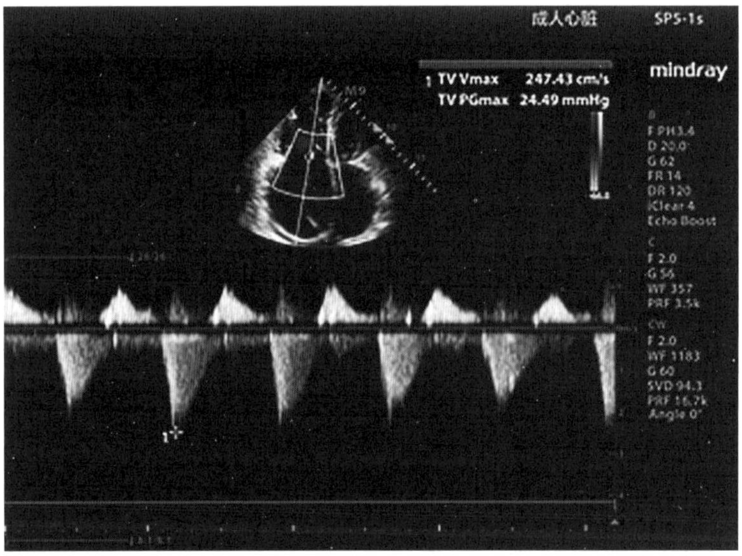

图 30-4-1　右心室压或肺动脉收缩压（见文末彩图）

表 30-4-1　三尖瓣反流程度评估

参数	轻度	中度	重度
定性			
三尖瓣形态	正常/异常	正常/异常	异常/连枷/大块对合缺失
彩色反流束	小、中央型	中间	大的中央型或偏心型、碰撞室壁
CW 信号	淡/抛物线	致密/抛物线	致密/三角形伴早期峰值
半定量			
VC 宽度/mm	未定义	<7	>7
PISA 半径/mm	≤5	6～9	>9
肝静脉血流	收缩期凸起	收缩期圆钝	收缩期逆流
三尖瓣流入	正常	正常	E 峰>1m/s
定量			
EROA/mm^2	未定义	未定义	≥40
反流量/ml	未定义	未定义	≥45

（三）血流动力学意义

与 MR 一样，TR 可分为器质性 TR 与功能性 TR。研究发现，本身瓣膜结构病变引起的器质性 TR 占 11%，而功能性 TR 则占 80%，生理性反流占 9%。TR 时收缩期右心室血液反流至右心房，右心房压升高，舒张期右心室同时接收腔静脉回流的血液和反流入右心房的血液，右心室过度充盈而扩张，导致右心衰竭，下腔静脉、肝静脉扩张，体循环淤血。右心室室壁增厚、右心房扩张提示慢性 TR。右心室舒张压升高导致室间隔矛盾运动，胸骨长轴切面 M 型超声显示舒张期室间隔后向运动，收缩期前向运动，短轴上显示室间隔"平坦"或呈"D"字征。在胸骨旁短轴乳头肌水平切面，测量收缩期末期右心室侧壁最长径线（a）和右心室游离壁至室间隔的距离（b），即获得右心偏心指数（a/b），右心偏心指数＞2 提示重度 TR。功能性 TR 多见，危重症患者出现重度 TR 时，通过心室相互作用可引起血流动力学紊乱，需要仔细寻找病因。

（许强宏　王敏佳）

第五节　肺动脉瓣超声基础评估

肺动脉口是右心室流出道的上界，周缘三个半月形的纤维环是肺动脉环，其上附有三个半月形的肺动脉瓣，按位置命名为前叶、左叶、后叶，肺动脉瓣与肺动脉壁之间形成袋状间隙，称为肺动脉窦。

TTE 检查时可在胸骨旁右心室流出道切面、胸骨旁短轴主动脉瓣水平观察到肺动脉瓣。TEE 的食管中段右心室流出道切面、食管上段主动脉弓短轴切面可观察肺动脉瓣，但是由于肺动脉瓣位于远场，TEE 评估肺动脉瓣没有其他瓣膜那么有用。瓣叶厚度不超过 2mm。

肺动脉瓣狭窄（pulmonic stenosis，PS）多见于先天性心脏病如法洛四联症，或先天性二叶瓣、单叶瓣及发育不良。获得性非常少见，风湿性心脏病时即使累及肺动脉瓣也很少出现肺动脉瓣狭窄，类癌综合征也可累及肺动脉瓣，导致其瓣叶增厚、运动受限。二维超声判断肺动脉瓣上还是瓣下狭窄很困难，胸骨旁短轴切面彩色多普勒和常规多普勒有助于确定狭窄后湍流位置及梗阻位置。肺动脉瓣狭窄的继发性病理改变是引起右心室肥厚，久之，导致右心室及右心房扩大。肺动脉瓣反流多见于先天性解剖异常如二叶瓣或四叶瓣、发育不良、法洛四联症修复术后或肺动脉瓣脱垂，其他病因包括感染性心内膜炎、类癌综合征及风湿性心脏病。

超声心动图除了发现肺动脉瓣狭窄外，还需排查是否存在瓣下狭窄如室间隔缺失可导致右心室流出道梗阻，或严重右心室肥厚，或既往瓣下手术或介入等医源性因素，或梗阻性肥厚型心肌病，或糖原贮积症，或外源性受压等。瓣上狭窄多发生于肺动脉干分支处，略远端分支，罕见的是瓣上隔膜形成导致狭窄。

肺动脉瓣形态的评估对于判断最狭窄部位很重要，可见非薄瓣膜呈圆顶状，伴狭窄后方扩张，发育不良时瓣膜运动幅度小，狭窄后方扩张少见，肺动脉瓣膜钙化相对罕见。同时，肺动脉瓣环直径也应进行测量。肺动脉瓣狭窄的严重程度评估主要依靠跨瓣峰压差，因为肺动脉瓣口面积无法测量，而且连续方程或 PISA 法理论上可行，但无法应用于实践操作中。跨瓣峰压的测算与 MS、AS 相同，利用简化伯努利方程。TTE 胸骨旁短轴切面 CW 获得最大速度，需注意多普勒取样容积尽量与血流平行，儿童和部分成人的最大流速获取切面是剑突下切面，心尖五腔心切面顺时针旋转获取右心室流出道切面也可测量最大流速。选择多个切面测得的最大流速，V＞1m/s 提示存在狭窄，V＞4m/s 提示重度狭窄（峰压差＞64mmHg），3～4m/s 为中度狭窄（峰压差 36～64mmHg），V＜3m/s 为轻度狭窄（峰压差＜36mmHg）。PW 有助于判断最大流速部位，可以全面评估狭窄情况。肌性漏斗部狭窄经常表现为收缩晚期流速峰值，频谱信号呈"匕首样"，为动态梗阻的特征，而固定梗阻表现为收缩早期峰流速。如 TTE 切面不理想，TEE 的食管中段 0° 右心室流出道切面、经胃右心室流入-流出道切面也可记录多普勒速度。

肺动脉瓣反流（pulmonic regurgitation，PR）的病因包括先天性瓣叶异常如二叶瓣或四叶瓣、发育不良、法洛四联症修复术后或肺动脉瓣脱垂，其他病因还有感染性心内膜炎、类癌综合征及风湿性心脏病。类癌综合征引起肺动脉瓣缩短、增厚，黏液瘤累及肺动脉瓣罕见。由于缺乏理想声窗，肺动脉瓣的解剖或结构改变评估比其他瓣膜要困难。肺动脉瓣反流的诊断主要依靠在右心室流出道检测到舒张期朝向右心室的反流束。彩色显像上反流束的宽度、时间可作为肺动脉瓣反流严重程度的半定量指标，宽大、贯穿舒张期的反流束提示严重肺动脉反流。肺动脉瓣下（右心室流出道与肺动脉瓣环交界）即时测量最大反流束宽度与右心室流出道直径的比值＞50%～65% 多提示重度肺动脉瓣反流。CW 频谱信号的密度和形状可作为反流的定性判断。VC、PISA 法目前未证实可有效用于评估肺动脉瓣反流，PW 估算反流量误差很多。

PS 与 PR 都会引起右心室肥厚、扩张，右心房扩张，但是这些表现不是特异性的。胸骨旁长轴或剑突下四腔心切面可评估右心室室壁厚度，＞5mm 提示右心室室壁增厚。心尖四腔心切面或剑突下切面可评估右心房大小。

（许强宏　王敏佳）

思考题

1. 急性与慢性瓣膜病变引起的病理生理改变有何区别?
2. 急性与慢性瓣膜病变可导致哪些血流动力学变化?

参考文献

[1] LANCELLOTTI P, TRIBOUILLOY C, HAGENDORFF A, et al. Recommendations for the echocardiographic assessment of native valvular regurgitation: An executive summary from the European Association of Cardiovascular Imaging [J]. Eur Heart J Cardiovasc Imag, 2013, 14(7): 611-644.

[2] NISHIMURA R A, OTTO C M, BONOW R O, et al. 2017AHA/ACC focused update of the 2014AHA/ACC guideline for the management of patients with valvular heart disease: A report of the american college of cardiology/american heart association task force on clinical practice guidelines [J]. Circulation, 2017, 135(25): e1159-e1195.

[3] KIM H K, KIM Y J, PARK J S, et al. Determinants of the severity of functional tricuspid regurgitation [J]. Am J Cardiol, 2006, 98: 236-242.

[4] BAUMGARTNER H, FALK V, BAX J J, et al. 2017ESC/EACTS guidelines for the management of valvular heart disease [J]. Eur Heart J, 2017, 38(36): 2739-2791.

[5] BAUMGARTNER H, HUNG J, BERMEJO J, et al. Echocardiographic assessment of valve stenosis: EAE/ASE recommendations for clinical practice [J]. J Am Soc Echocardiogr, 2009, 22(1): 1-23.

[6] 刘大为, 王小亭. 重症超声[M]. 北京: 人民卫生出版社, 2017.

第三十一章

心脏超声的基本测量

学习目标

掌握：

1. 心脏腔室大小、室壁厚度及功能的基本测量。
2. 心包积液的测量方法。

熟悉：

1. 心血管结构测量。
2. 心脏瓣膜功能的基本测量。

了解：

血流动力学的测量及诊治步骤。

心脏是心腔和血管共同组成的结构，超声心动图测量的主要目的是评价相关结构的大小、形态以及功能是否正常。心腔大小、室壁厚度和血管内径的测量主要依赖于二维、M 型超声心动图，而血流动力学及瓣膜功能主要通过多普勒超声心动图来评价。

在具体的临床实践中，定性的好处是用眼睛看，形象具体，可以快速指导我们对疾病的诊断及治疗，使我们过分强调定性判断，而具体的数据定量测量往往被忽视，所以导致有些病程记录定性、半定量的描述过多，缺之详细的诊断依据。在对疾病的标准描述或治疗前后对比方面，定量作为准则，高于定性。心脏超声的测量，主要用数据来说话。因此，中国重症超声研究组（Critical Care Ultrasound Study Group，CCUSG）认为，关于心脏超声的测量记录，应该包括以下几个方面：①心室收缩末期和舒张末期的内径和容积，室壁厚度和/或左心室质量，收缩和舒张功能的评价；②心房大小（面积或内径）；③主动脉根部的内径；④瓣膜狭窄程度（跨瓣梯度、瓣口面积、瓣下梯度的测量）和瓣膜关闭不全程度的测量。

本章从以下几个方面具体介绍：心室大小及功能测量；心血管结构的测量；血流动力学的测量；心包积液的测量。值得注意的是，所有测量方法均应测量一个以上的心动周期，以减少心搏之间的变异性。

第一节　心室大小及功能测量

一、左心室大小的测量

描述左心室（left ventricle，LV）大小的最常用的参数是内径和容量，具体测量应在心室舒张末期和收缩末期。为便于在不同体型的个体中进行比较，超声报告的腔室测值应以体表面积（body surface arca，BSA）进行标准化。

LV 内径及其室壁的测量应在胸骨旁左心室长轴或二尖瓣瓣尖水平左心室短轴切面进行。在胸骨旁左心室长轴切面测量时，应仔细选择与长轴垂直的部位，在二尖瓣瓣尖或紧贴瓣尖下进行测量。测量内容是室间隔厚度、左心室后壁厚度、左心室内径。腔室内径可以直接二维测量或在二维引导下的 M 型曲线上测量。测量时相选择收缩末期和舒张末期。LV 舒张末期的判定方法是选择心电图 QRS 波的起点，超声心动图二尖瓣关闭后那一帧图或心动周期中心室内径最大的那一帧图。而 LV 收缩末期的判定方法是超声心动图二尖瓣开放之前的那一帧图或心动周期中心室内径最小的那一帧图（图 31-1-1）。值得注意的是，无论是舒张末期还是收缩末期，二尖瓣的前后叶都是关闭的。

LV 容积应采用二维超声心动图（two-dimensional echocardiography，2DE）或三维超声心动图（three-dim-

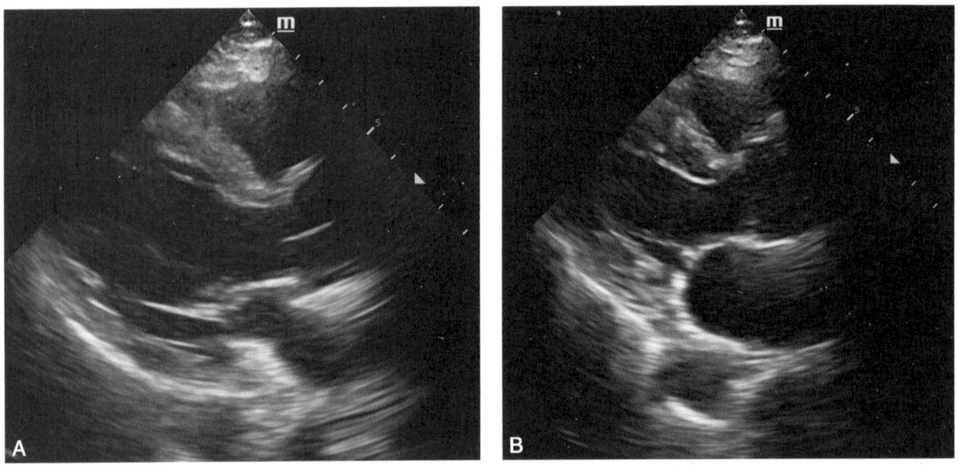

图 31-1-1 左心室舒张末期(A)和收缩末期(B)

ensional echocardiography,3DE)的方法测量。以径线测值计算出的容量可能不准确,因为它假设 LV 为一固定的几何学形态,比如假设为长椭球,但这并不适用于心脏的多种病理学改变,因此我们不再推荐 Teichholz 法和 Quinones 法。容量测量通常采用双平面法(改良辛普森法):分别于收缩末期和舒张末期,在心尖四腔心及二腔心切面手动描记心内膜以计算容量。勾画致密心肌和 LV 腔之间的界面,然后在二尖瓣瓣环两个相对切点用一直线将整个轮廓关闭。LV 长度的定义是上述直线的中点与距此最远的 LV 轮廓心尖点之间的距离。在二维图像上选取最大的 LV 面积,尽量避免 LV 的短切和 LV 容量的低估。检查时,将图像的深度减小,专注于 LV 腔,这样可降低 LV 短切的机会,也能使描画心内膜的误差减到最小。如果心尖部的心内膜显示不满意,影响轮廓的勾画,可采用面积-长度法替代。假设 LV 为一弹头形,先在胸骨旁左心室短轴切面用面积法计算出 LV 中部的横截面积,然后在心尖四腔心切面测量瓣环中部至心尖部的长度。

LV 大小常规采用二维超声评价,LV 容量的计算使用圆盘叠加法。LV 大小和容积应报告 BSA 标化的数值,不同性别的参考数值见表 31-1-1。

表 31-1-1 不同性别 LV 内径和容积的二维超声心动图参考数值

项目	男性		女性	
	平均值 ± 标准差	范围	平均值 ± 标准差	范围
LV 内径				
舒张期内径/mm	50.2±4.1	42.0～58.4	45.0±3.6	37.8～52.2
收缩期内径/mm	32.4±3.7	25.0～39.8	28.2±3.3	21.6～34.8
LV 容积(双平面)				
LV 舒张末期容积/ml	106±22	62～150	76±15	46～106
LV 收缩末期容积/ml	41±10	21～61	28±7	14～42
经 BSA 标准化的 LV 容积				
LV 舒张末期容积/$(ml \cdot m^{-2})$	54±10	37～74	45±8	29～61
LV 收缩末期容积/$(ml \cdot m^{-2})$	21±5	11～31	16±4	8～24

二、左心室质量的测量

LV 质量是心血管疾病的危险因素,也是心血管事件的预测指标。所有 LV 心肌质量测量法均是基于将 LV 心外膜所勾画的容积中减去 LV 腔容量得到 LV 心肌或壳体容积,然后乘以心肌密度求得 LV 的质量值。可采用二维或二维引导下 M 型超声进行测量。ASE 推荐计算公式为式(31-1-1)。

$$\text{LV 质量} = 0.8 \times 1.04 \times [(IVS+LVID+PWT)^3 - LVID^3] + 0.6g \qquad \text{式(31-1-1)}$$

此处 IVS 为室间隔,LVID 为 LV 内径,PWT 为下侧壁的室壁厚度。

LV 的径线测量应该在胸骨旁进行,尽可能与 LV

长轴垂直，并在二尖瓣瓣尖水平测量。M 型应在胸骨旁长轴或胸骨旁短轴切面测量。所有测量均应在舒张末期进行，如图 31-1-2 所示。

左心室形态正常时，M 型和 2DE 计算 LV 质量的公式都可以使用。线性测量 LV 质量的正常范围女性为 43～95g/m^2，男性为 49～115g/m^2。2D 测量的正常参考值，女性为 44～88g/m^2，男性为 50～102g/m^2。3D 是唯一无需 LV 形态和室壁增厚分布几何学假设的直接测量心肌容积的超声方法，是一种非常有前景的技术，可用于心室形态异常的患者，也可用于非对称或局部心室肥厚的患者。由于 3D 显像技术在空间和时间分辨率方面的不断改善，目前正常人 3DE 的 LV 质量相关资料尚不完整，所以不能给出正常参考值的建议。

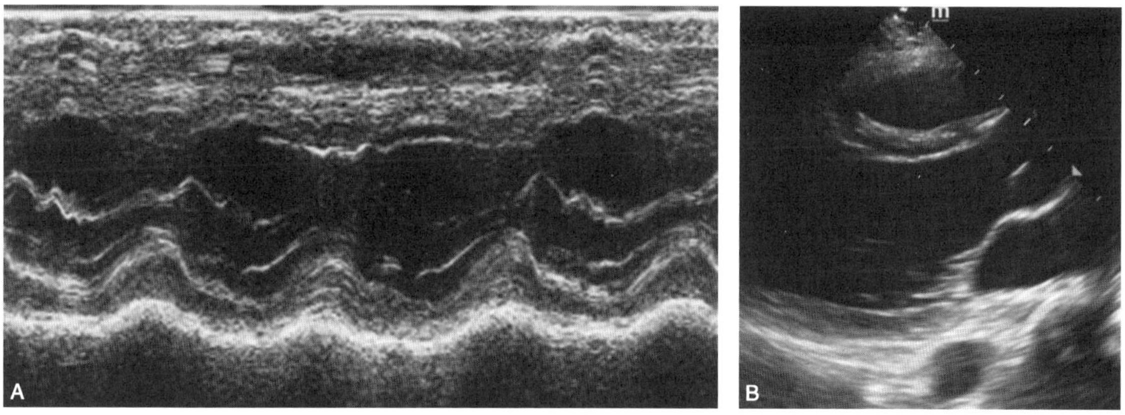

图 31-1-2　LV 的径线测量方法

A. 线性法；B. 立方法。

三、左心室整体收缩功能的测量

LV 整体功能通常是通过一维、2D 或 3D 测量的舒张末期和收缩末期的差值，除以收缩末期的测值来估价的。舒张末期的确定选用二尖瓣关闭后第一帧图，或心动周期中所测心腔径线或容量最大的停帧。收缩末期的确定选用主动脉瓣关闭后的第一帧图，或心腔径线或容量最小的停帧。如患者心律规则，M 型超声、PW 或 CW 所测量的瓣膜开放和关闭时间可作为确定心室时间间隔的精确方法。

短轴缩短率（fraction shortening，FS）可直接在二维图像上或由二维引导 M 型图像获得，但最好测量径线，当遇冠心病或传导异常造成节段性室壁运动异常时，可根据径线测值得出 LV 整体功能存在的问题。无并发症的高血压、肥胖、瓣膜病的患者，如无临床确诊的心肌梗死，此类节段性差异罕见，因此 FS 在临床上可提供有用的信息。在 LV 基底部正常，但心室中部和心尖部扩大的患者，LV 容积较之 LV 基底测得的径线，是更好地反映 LV 大小的指标。2DE 或 3DE 计算的射血分数（EF）应列为常规 LV 收缩功能的测量指标。EF 由舒张末期容积（end-diastolic volume，EDV）和收缩末期容积（end-systolic volume，ESV）的测值计算而来，见式（31-1-2）。

$$EF=(EDV-ESV)/EDV \qquad 式(31\text{-}1\text{-}2)$$

双平面法（改良辛普森法）是目前我们一致同意推荐的计算 LVEF 的方法。EF 与年龄、性别、体表面积无明显关联。用双平面的圆盘叠加法测得的 EF 正常值为 63%±5%。因此，年龄≥20 岁的个体 EF 正常值在 53%～73%。LV 的 EF 正常范围男性为 52%～72%，女性为 54%～74%；当男性 EF＜52%、女性 EF＜54% 提示 LV 收缩功能异常。如患者图像质量较好，3DE 测量的 EF 也很准确，且重复性很好，也可采用。文献报道，不同种族三维超声心动图的正常值也不同。二维超声斑点追踪获得的整体纵向应变（global longitudinal strain，GLS）似乎重复性很好，在临床上也是可行的，在多种心脏疾病时可提供较 LVEF 更多的预后价值，但正常值取决于心肌的测量部位、使用的仪器、分析软件等因素，故在发表的文献中差异很大。如 GLS 在 ±20% 范围内，应视为正常，应变的绝对值越低，越可能是异常。

四、左心室局部收缩功能的测量

为评估 LV 的局部功能，心室被分成若干节段，节段的划分应能反映冠脉血流供应的区域，不同节段的心肌质量相似。人们常采用 17 节段模式，从室间隔与右心室游离壁的前结合部开始，连续逆钟向划分，其心底部和心室中部的节段应分别称为前间隔、下间隔、下壁、侧下壁、侧壁、前侧壁、前壁。在 17 节段模式，心尖部分为 5 个节段，包括间隔、下壁、侧壁、前壁及心尖帽。心尖帽定义为超出心腔末端的心肌部分。使用 17 节段模式评估室壁运动或局部应变，不应包括第 17

节段(心尖帽)。其他模式划分心尖节段的方法有所不同,16 节段模式将心尖分为 4 个同等的节段(间隔、下壁、侧壁和前壁)。也有人将心尖部分为 6 个节段,与心底部和心室中部水平的节段划分类似,这样就产生了 18 个节段。无论使用哪一节段划分模式,均可通过心尖声窗评估所有节段的中心区域。虽然冠状动脉对于心肌节段的血流供应存在某些变异,但各节段可分别划归于三条主要的冠状动脉。

我们建议在多个切面上对每一节段逐一进行分析。对每一节段的室壁运动进行半定量的记分,平均所有节段的记分后,计算出 LV 室壁运动记分指数。关于室壁运动,应该在多个切面评估每一心肌节段,并使用 4 级记分法:正常或运动增强;运动减弱(室壁增厚减少);运动消失(室壁增厚消失或可忽略的室壁增厚,如瘢痕);反向运动(收缩期心肌变薄或伸长,如室壁瘤)。室壁瘤是一个形态学实体,表现为心肌局部的扩张或变薄(重构),伴有收缩期的运动消失或反向运动,因此室壁瘤不单独记分。局部室壁运动异常也可以发生在无冠状动脉疾病的各种情况下,例如心肌炎、结节病、应激性心肌病等,室间隔运动异常还可见于术后、左束支传导阻滞、右心室(right ventricle,RV)心外膜起搏、RV 压力负荷或容量负荷过重时。即使无原发性心肌功能不全,某些传导延迟也可引起局部室壁运动障碍,这些异常是由于心肌激动顺序的异常,从而导致不均匀的负荷状态和心肌重构。如存在导致激动顺序异常的特征性运动方式,超声报告可适当加以描述,例如室间隔反弹(“鸟嘴”“闪动”)或收缩期心尖向外摆动(“心尖摇摆”)。

五、左心室舒张功能的测量

左心室舒张功能是指在心室收缩后,左心室恢复到原来(即前一个舒张末期)容量和压力的能力。左心室在舒张期发生解旋运动:首先,心室肌在舒张期主动松弛,是耗能的过程,因而非常容易受损,这一过程始于射血后期,止于快速充盈期末;随后,从快速充盈期末到下一心动周期始,心室肌被动弛张,与心室的顺应性(心肌僵硬度的倒数)有关。

将舒张过程简化为舒缓(或松弛)、充盈和心房收缩。舒张功能的异常,一般认为早于收缩功能异常。从心脏舒张生理角度,左心室充盈有两个主要决定因素:左心室主动松弛和有效开放腔的顺应性。左心室舒张期分为 4 个阶段:等容舒张期、快速充盈期、缓慢充盈期和左心房射血期。其中快速充盈期和缓慢充盈期受左心室主动松弛影响,左心房射血期受左心室顺应性影响。左心室弹性回缩性(抽吸性)、左心室心肌舒张速率、左心室腔顺应性和左心房压力等都会影响心室舒张功能。

左心室舒张功能障碍通常是左心室松弛受损,伴或不伴弹性恢复力(舒张早期抽吸力)和左心室僵硬度增加导致心脏充盈压升高的结果。因此,对怀疑有舒张功能障碍的患者进行超声心动图检查时,应注意寻找左心室松弛受损、弹性恢复力降低以及舒张期左心室僵硬度增加的证据。在无左心室容积扩大的情况下,左心室舒张压增高是舒张功能不全的强有力证据,因此左心室充盈压的评估显得更加重要。PAWP>12mmHg,LVEDP>16mmHg 提示左心室充盈压增高。

超声心动图评估左心室舒张功能是对伴有呼吸困难或心力衰竭患者的常规检查中不可或缺的一部分。2009 年 ASE 提出的舒张功能评估指南建议应用综合手段评估左心室充盈压和舒张功能不全分级,包括多个二维切面和多普勒参数。然而,应用该指南的多种参数评估舒张功能过于烦琐,2018 年 CCUSG 发布的《重症超声临床应用技术规范》对于 LV 舒张功能的评价简化为流程图(图 31-1-3)。

我们推荐用于识别舒张功能不全的四个指标及其临界值分别是:二尖瓣瓣环的 e′ 速度(室间隔 e′<7cm/s,侧壁 e′<10cm/s),平均 E/e′>14,左心房最大容积指数>34ml/m^2,三尖瓣最大反流流速(TR)>2.5m/s。虽然 E/e′ 可在室间隔或侧壁瓣环处获得,而由于侧壁的 e′ 高于室间隔、两个 E/e′ 不同,通常采用平均的 E/e′>14。有时候在临床上,室间隔 e′ 和侧壁 e′ 仅有其一可获取或有效。在这种情况下,室间隔 E/e′>15 或侧壁 E/e′>13 认为异常。如果有与年龄匹配的临界值,在评估老年人舒张功能时应当考虑进去。

由于左心房扩大可能仅表现为左右径或上下径超过临界值,此时左心房容积增大而左心房前后径仍然在正常范围内,故我们推荐使用左心房容积指数而不是 M 型测得的左心房前后径。上述评估舒张功能的四个指标中,两者以上均未达到临界值,提示左心室舒张功能正常;而两者以上均超过临界值,提示左心室舒张功能异常;如果恰好两者未达到临界值,则结论不可确定。

二尖瓣瓣口舒张期血流频谱可测得 E 峰和 A 峰,E 峰流速反映了在舒张早期左心房和左心室压力阶差,受左心室松弛速度和左心房压变化的影响,A 峰流速反映了舒张晚期左心房和左心室压力阶差,受左心室顺应性和左心房收缩功能的影响。二尖瓣 E/A 比值和 E 波减速时间(DT)用于确定充盈类型:当 E/A<1,LV 松弛功能受损;当 1≤E/A≤2,提示正常或假性正常;当 E/A>2,提示限制性充盈。根据流程图,在 EF 正常的结构性心脏病患者,E/A≤0.8 且 E 峰流速≤50cm/s,提示左心房压(left atrial pressure,LAP)正常,相应的左心室舒张功能不全分级为Ⅰ级。对于 E/A≤0.8 而 E 峰>50cm/s,或 E/A 在 0.8~2.0 之间的患者,需要结

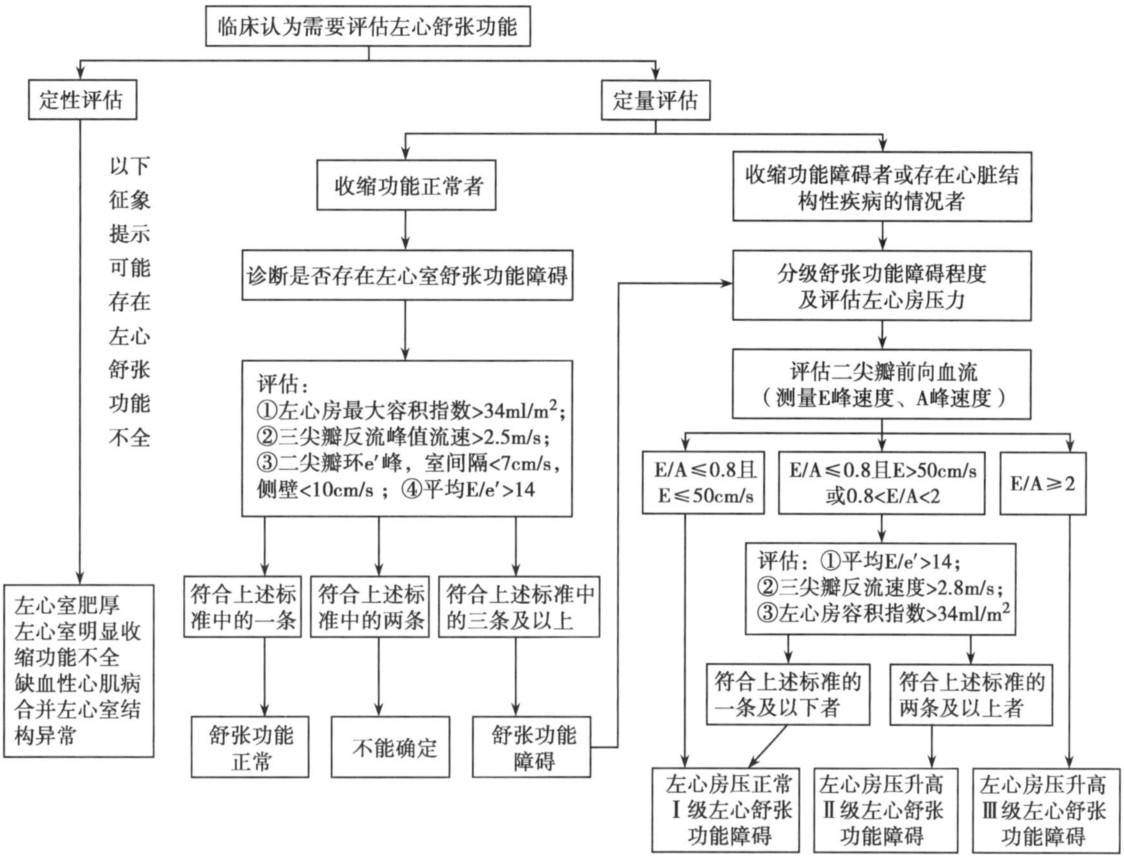

图 31-1-3 LV 舒张功能的评价

合其他参数进行舒张功能评估。当三个参数中的两个或两个以上均达到临界值时，提示 LAP 增高、左心室舒张功能不全Ⅱ级。相反，如果三个参数中的两个或两个以上均未达到临界值，则提示 LAP 正常、左心室舒张功能不全Ⅰ级。如果三个参数中只有两项参数可获取而这两个参数提供的信息相矛盾，或者只有一个参数可用作分析时，则不能进行 LAP 评估或左心室舒张功能不全分级。如果 E/A≥2，则提示舒张功能不全Ⅲ级。二尖瓣 E 峰的 DT 受左心室松弛、随着二尖瓣开放左心室舒张压的变化和左心室僵硬度的影响。正常个体的等容舒张时间 IVRT≤70ms，左心室松弛功能受损而左心室充盈压正常时 IVRT 延长；当 LAP 升高时，IVRT 会缩短，且在心脏病患者中，与左心室充盈压呈负相关。PW/TDI 模式获取二尖瓣瓣环舒张早期运动速度 e′，其影响因素包括左心室松弛、回缩力和充盈压。e′ 可以校正左心室松弛受损对二尖瓣 E 峰流速的影响，并且 E/e′ 可用来估测左心室充盈压。左心房容积反映的是升高的左心室充盈压随着时间变化产生的累积效应，左心房容积增加是死亡、心力衰竭、心房颤动（atrial fibrillation，AF）和缺血性卒中的独立预测因子。收缩期肺动脉（pulmonary artery，PA）和无创获取的 LAP 之间具有显著相关性，在不伴有肺动脉疾病的情况下，收缩期 PA 升高提示 LAP 增高。

六、右心室大小的测量

右心室的几何构型复杂，呈 U 形包绕于左心室，右心室大小的评估分为 3 个部分：流入道、体部、流出道。由于右心室定量评估困难，目前临床上多采用四腔心下右心室的面积或内径与左心室对比来作出定性评价。当右心室二维面积小于左心室二维面积的 2/3，右心室大小正常；当右心室二维面积大于左心室的 2/3，但仍小于左心室，右心室轻度增大；当右心室二维面积等于左心室二维面积，右心室中度增大；当右心室二维面积大于左心室二维面积，右心室重度增大。

在多数情况下，以右心室为主的心尖四腔心切面较左心室为主的标准四腔心切面更能显示右心室的整个游离壁。因此我们推荐，右心室为主的切面可以作为评价右心室的专用切面。RV 的内径与厚度测量见图 31-1-4。测量右心室舒张末期内径，右心室基底段舒张末期横径≤42mm；右心室中段舒张末期横径≤35mm；右心室舒张末期长径≤86mm。通常在右心室为主的切面下，若基底段内径>41mm，中间段内径>35mm，提示右心室增大。

右心室室壁厚度的测量位置常用胸骨旁长轴与剑突下四腔心切面。ASE 推荐采用剑突下四腔心切面测量右心室室壁厚度，因其重复性和与右心室收缩压的相关性较好。测量时相为舒张末期。若合并有心包增厚时，难以确定；超过 5mm 即为右心室增厚，在没有其他病理改变的情况下提示右心室压力负荷过重（图 31-1-5）。

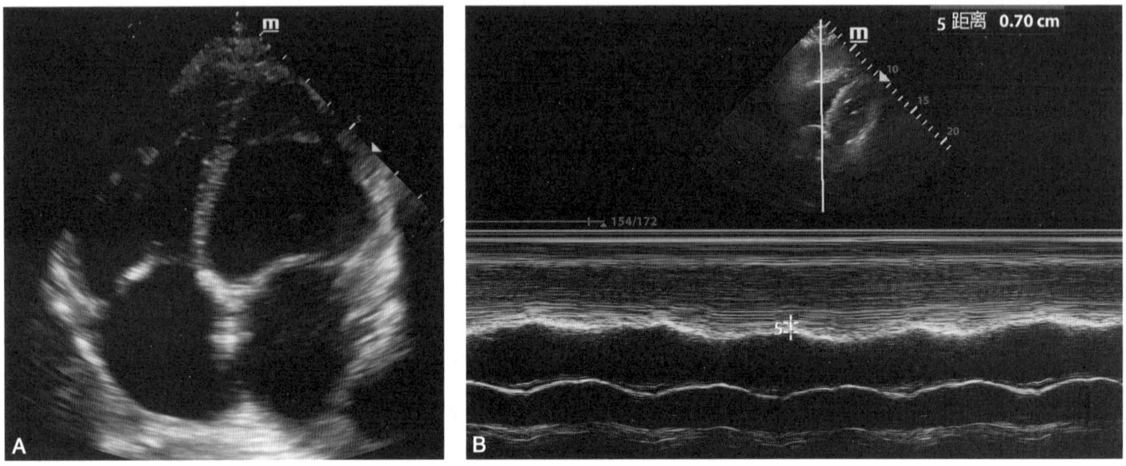

图 31-1-4　右心室内径（A）与厚度（B）测量

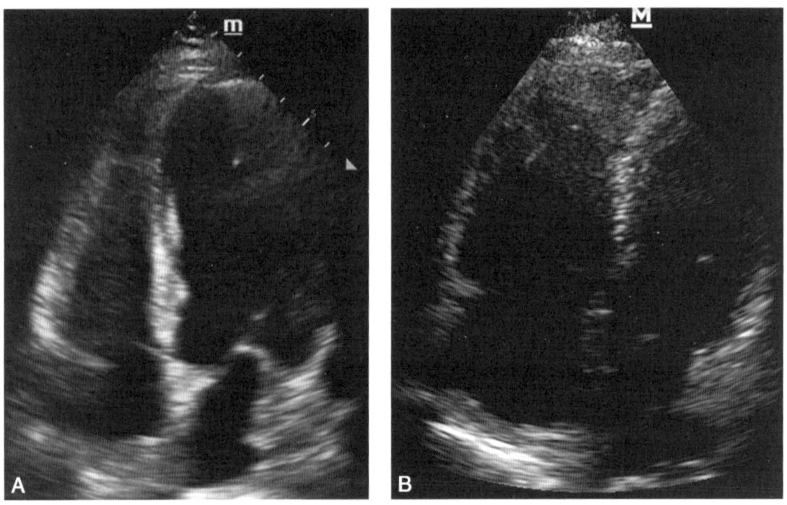

图 31-1-5　右心室室壁正常（A）及增厚（B）超声图

A. 房室大小正常，右心室室壁无增厚；B. 右心增大、右心室室壁增厚。

分别在舒张末期的胸骨旁长轴、短轴、肺动脉长轴切面测量右心室流出道（right ventricular outflow tract，RVOT）近段和远端内径，并发现测量舒张末期 RVOT 远端内径时，肺动脉直径小于等于 27mm。三维超声显像能克服二维超声显像观察右心室在方位和参照点上的限制，测定右心室容积。尤其是对图像质量差或右心室明显扩大的患者，尽管在技术上面临挑战，三维超声显像仍可合理、准确地测定右心室舒张末期容积和收缩末期容积，并计算右心室射血分数。在测定右心室容积期间，根据右心室的最大和最小容积，分别手动确定舒张末及收缩末期非常重要，而非根据左心室的容积变化。目前已出版的数据提示，右心室舒张末期容积的上限男性为 87ml/m^2，女性为 74ml/m^2；右心室收缩末期容积的上限男性为 44ml/m^2，女性为 36ml/m^2。

七、右心室收缩功能的测量

评价右心室收缩功能的指标包括右心室心肌功能指数（right index of myocardial performance，RIMP）、三尖瓣瓣环收缩期位移（tricuspid annular plane systolic excursion，TAPSE）、二维面积变化分数（2D FAC）、三维射血分数（3DE EF）、侧壁三尖瓣瓣环收缩速率（S′）和组织多普勒成像（DTI）或二维斑点追踪超声显像（2D STE）测定的纵向应变及应变率。

RIMP 是一项反映右心室整体功能的指标。这个指标是用脉冲波多普勒或组织多普勒频谱，测定同一心动周期右心室侧壁三尖瓣瓣环的等容收缩时间、等容舒张时间和射血时间。在用脉冲波多普勒计算 RIMP 时，需要确保 RR 间期在不连续的心动周期中相似。而用组织多普勒计算 RIMP 不受此限制（图 31-1-6）。当

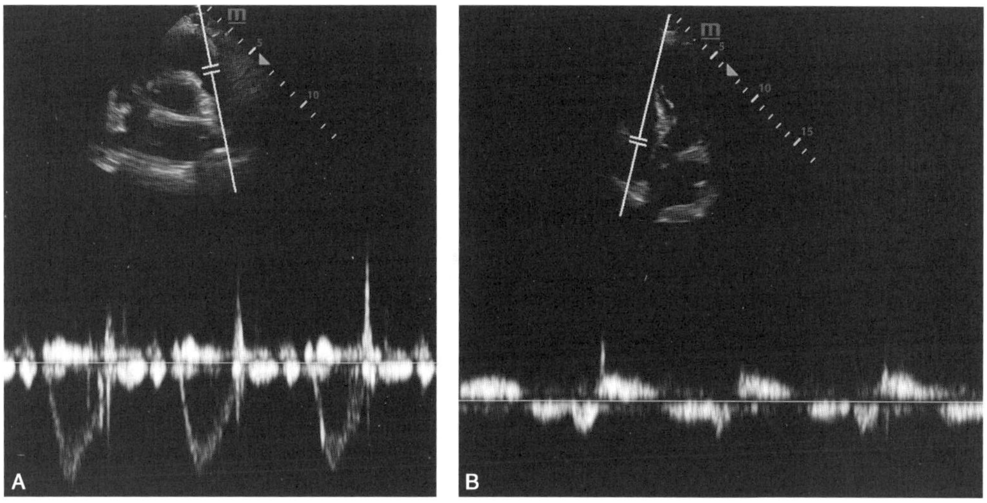

图 31-1-6　短轴（A）和长轴（B）下测量 RIMP（见文末彩图）

右心房压力升高时，IVRT 会缩短，造成 RIMP 假性减小。脉冲波多普勒测定 RIMP（Tei 指数）计算公式为式（31-1-3）。

$$RIMP=(TCO-ET)/ET \qquad 式(31\text{-}1\text{-}3)$$

注：TCO，三尖瓣关闭 - 开放时间；ET，射血时间。

RIMP 正常平均值为 0.26±0.085，当 RIMP＞0.43（或 DTI 测定 RIMP＞0.54）时提示 RV 功能不全。

TAPSE 是在心尖四腔心切面，M 型超声的游标平行于右心室侧壁三尖瓣瓣环最佳运动方向时测量，代表了右心室长轴方向的功能。调整 M 型超声的游标，使之通过心尖与右心室纵向运动方向一致（图 31-1-7）。TAPSE 正常平均值为 24±3.5，尽管年龄和 BSA 也许对 TAPSE 有细微影响，但 TAPSE＜17mm 高度提示右心室收缩功能不全。

FAC 提供了一项反映右心室（RV）整体收缩功能的指标，其确保测量了整个右心室、心尖部和游离壁，以右心室为主的心尖四腔心切面测定 RV 的 FAC 公式为式（31-1-4），

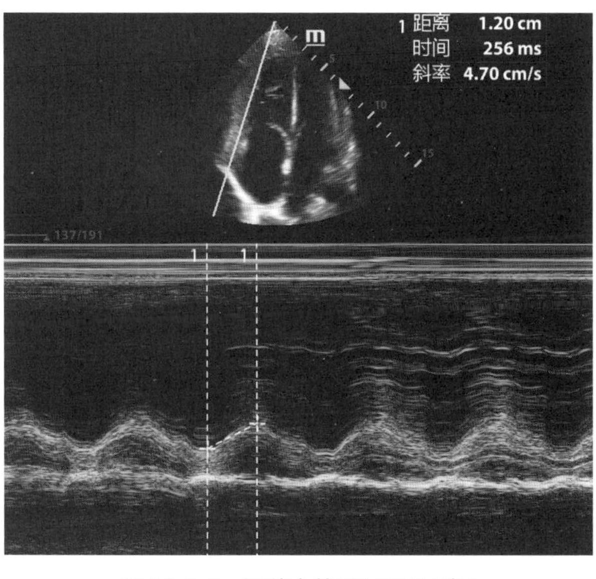

图 31-1-7　四腔心的 TAPSE 测量

$$RV\ FAC(\%)=100\times(EDA-ESA)/EDA \qquad 式(31\text{-}1\text{-}4)$$

注：EDA，舒张末期面积；ESA，收缩末期面积。

FAC 正常平均值为 49%±7%，无论在收缩期和舒张期都包含在扇形的图像中（图 31-1-8），FAC＜35% 提示右心室收缩功能降低。

一般而言，RVEF＜45% 常表示右心室收缩功能异常，右心室测量正常值见表 31-1-2。

八、右心室舒张功能测量

右心室舒张功能是构成总体心泵功能的一部分，因此，右心舒张功能不全必定影响整个循环系统的功能。累及心肺的疾病如右心室心肌梗死、肺循环高压、高血压病、冠心病等可引起右心室舒张功能异常，导致右心室舒张期压力升高，体循环静脉压升高，表现为收缩功能不全的临床症状。而当右心室扩张时，容量和压力升高，通过心包的限制作用使得左心室顺应性下降，表现为左心室舒张功能不全的临床症状。右心室舒张功能的测量类似于左心室，常用的评价方法包括三尖瓣瓣口血流频谱、三尖瓣瓣环侧壁的组织多普勒频谱、肝静脉的脉冲波多普勒频谱、下腔静脉内径及塌陷等，测量指标为 E/A、E 峰减速时间、E/e′ 和右心房的大小。

三尖瓣瓣口舒张期血流频谱包括三尖瓣瓣口舒张早期峰值速度 E、三尖瓣瓣口心房收缩期峰值速度 A、E/A、EDT 等。参考值：E 峰，（57±8）cm/s；A 峰，（39±6）cm/s；E/A，＞1；EDT，（225±28）ms。三尖瓣瓣环侧壁组织多普勒频谱用于评价右心室心肌组织的运动，

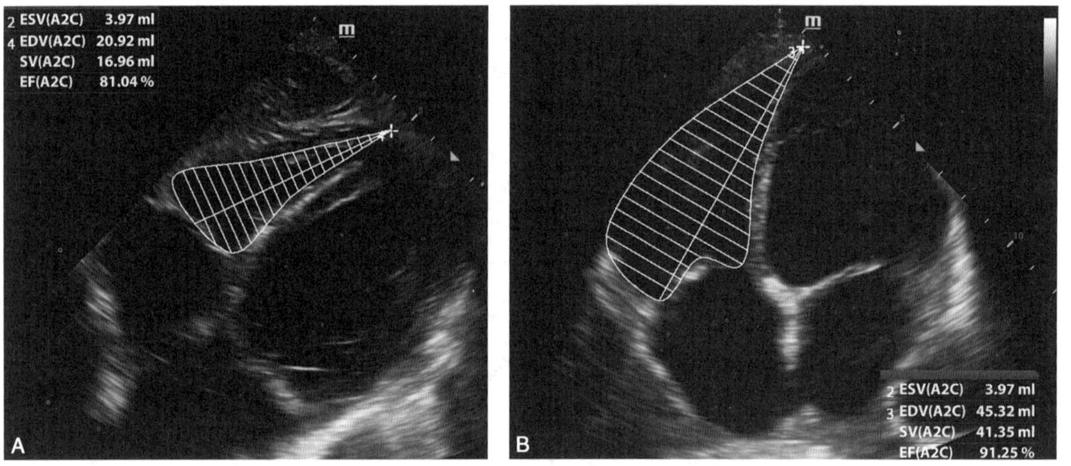

图 31-1-8　心剑下四腔心（A）和心尖四腔心（B）的 FAC 测量

表 31-1-2　右心室测量正常值

测量参数	平均值 ± 标准差	正常范围
RV 基底段内径/mm	33±4	25～41
RV 中间段内径/mm	27±4	19～35
RV 长轴内径/mm	71±6	59～83
胸骨旁长轴切面 RVOT 近端内径/mm	25±2.5	20～30
RVOT 近端内径/mm	28±3.5	21～35
RVOT 远端内径/mm	22±2.5	17～27
右心室室壁厚度/mm	3±1	1～5
RVOT 舒张末期/cm^2		
男性	17±3.5	10～24
女性	14±3	8～20
BSA 矫正的 RV 舒张末期面积/($cm^2 \cdot m^{-2}$)		
男性	8.8±1.9	5～12.6
女性	8.0±1.75	4.5～11.5
RV 收缩末期面积/cm^2		
男性	9±3	3～15
女性	7±2	3～11
BSA 矫正的 RV 收缩末期面积/($cm^2 \cdot m^{-2}$)		
男性	4.7±1.35	2.0±7.4
女性	4.0±1.2	1.6±6.4
BSA 矫正的 RV 舒张末期容积/($ml \cdot m^{-2}$)		
男性	61±13	35～87
女性	53±10.5	32～74
BSA 矫正的 RV 收缩末期容积/($ml \cdot m^{-2}$)		
男性	27±8.5	10～44
女性	22±7	8～36

减少了容量负荷对心室舒张功能的影响。组织多普勒法测定右心室心肌舒张早期速度 e′ 联合三尖瓣瓣口血流频谱，能可靠反映右心室血流动力学指标的改变。右心室等容舒张时间（isovolumic relaxation time，IRT）是从肺动脉瓣关闭到三尖瓣开放的时间，易受心率、肺动脉压和右心房压影响，随肺动脉收缩压的增加而增大，参考值为 40～90ms。右心房大小和容积同左心房一样应纳入判断右心室舒张功能的参考指标。右心室舒张功能的分级如下：E/A＜0.8，提示右心室松弛功能受损；0.8≤E/A≤2.1 伴 E/e′＞6，或肝静脉明显的舒张期血流，提示右心室舒张功能中度受损（假性正常化）；E/A＞2.1 伴 E 峰减速时间＜120ms，提示右心室限制性充盈障碍。

九、左心房和右心房的测量

在没有二尖瓣病变的人群中左心房（LA）扩张的最常见原因是 LA 内压力和 LA 壁张力的增加，以及 LA 的心肌病变导致 LA 功能的减退。LA 的扩张与心血管不良事件的发生率有直接关系，LA 扩张的程度，既反映了 LV 舒张功能不全的程度和病程，也反映了 LA 压力升高的幅度。

在测量 LA 的大小和容积时，须注意避免切面被短缩而导致 LA 实际容积被低估。LV 和 LA 的纵轴经常位于不同的平面，因此在心尖位探测 LA 时，应尽量取能显示 LA 的最佳切面。在测量 LA 的切面上，基底部分应得以最大的显示，可确保切面贯穿了 LA 的最大短轴。LA 的长径须与真正的 LA 长轴平行而得以最大的显示。LA 的径线测量（图 31-1-9）选择收缩末期左心房最大时，LA 的前后径可以在与主动脉长轴垂直的胸骨旁长轴切面测量，也可在主动脉窦水平测量前缘与前缘之间的距离。LA 前后位径线的增大可被胸骨和脊柱间的胸腔所限制，使得前后位径线可能无法代表 LA 大小，应与容量测定结合使用。LA 正常值≤34mm。

在临床实践中测量 LA 大小时，容量的测定优于径线的测量，因为它们能够准确评价 LA 的非对称性重构。测量方法：取心尖四腔心切面，在收缩末期，即二尖瓣关闭前的那帧图勾画 LA 内缘，测量时应排除二尖瓣瓣环和肺静脉入口部分。2D 测量容量是在心尖四腔或二腔心切面勾画血液与组织的界面，在二尖瓣水平将两个瓣环相对部分画一直线将轮廓封闭，心内的勾画应摒除心耳和肺静脉。LA 长轴的定义是，心尖二腔和四腔心切面中最短者（如测量准确，两者的长度差别不应大于 5mm）。可采用面积-长度的近似值计算容量 $=(8/3\pi)[(A1\times A2)/L]$，此处 A1 和 A2 是各自的 LA 面积。LA 容量的另一种选用的方法是圆盘叠加法，即在心室收缩末期（左心房径线最大时），用心尖四腔和心尖二腔测量 LA 容量。假设左心房为椭圆形，计算互交短轴和长轴（D1 和 D2）的截面积，然后加入一串高度 h，计算容量 $=\pi/4(h)\Sigma(D1)(D2)$。由于碟盘叠加模型法在理论上采用较少的几何假设，比长度-面积模型法更为准确，2DE 测量 LA 最大容积指数的正常值上限为 $34ml/m^2$。

RA 的径线测量选择在舒张末期的心尖四腔心切面，RA 长径是从三尖瓣瓣环连线的中点到右心房顶部的垂直线，横径从房间隔的中部到右心房前侧壁的中部。测量 RA 的短轴须在与 RA 长轴垂直的平面上，自 RA 的游离壁量到房间隔。在评估 RA 的大小时，RA 容积比 RA 的任何一条内径都更为准确，但与 LA 情况不同的是，RA 容积的性别差别较大。RA 容积的测量用单平面碟盘叠加模型法或长度-面积模型法均可。2DE 测量 RA 最大容积指数的正常值范围：男性为 $(25\pm7)ml/m^2$，女性为 $(21\pm6)ml/m^2$。

（李奕冉）

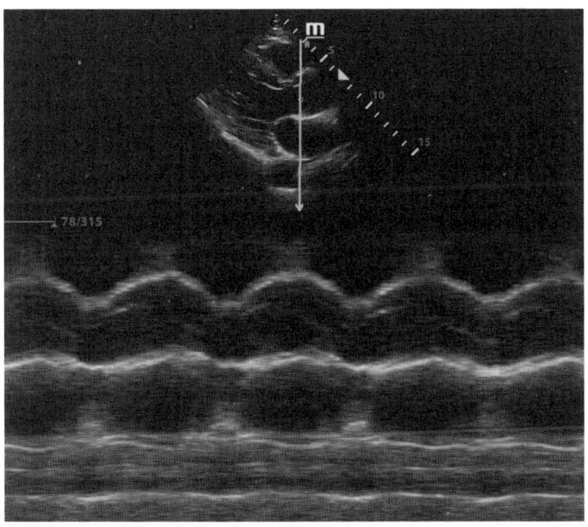

图 31-1-9　LA 的径线测量

第二节　心血管结构的测量

一、主动脉

主动脉根部是指左心室流出道主动脉瓣膜基底附着点延伸到远端的窦管交界处。它具有复杂的几何形状，包括：主动脉瓣环、瓣叶间三角区、半月形主动脉瓣叶及其附着点、主动脉窦、窦管交界处。主动脉的测量应包括：①主动脉瓣环；②主动脉窦最大直径；③窦管交界处（主动脉窦与升主动脉管体的交界处）；④升主动脉近段最大直径，要标明此测量。对于主动脉根及主动脉的测量各学科没有统一的方法。超声心动图以往运用前缘到前缘的距离（L-L），而多层螺旋 CT 与心血管磁共振成像（cardiac magnetic resonance，

CMR)使用内缘到内缘(I-I)或外缘到外缘的距离。由于L-L测量值要比I-I测量值大2～4mm,如改用I-I测量法,有可能使某些原本属于指南介入干预阈值的患者,因测值变小而得不到治疗,导致威胁生命的主动脉夹层分离或破裂等并发症。

我们推荐主动脉瓣环测量应在收缩中期采用I-I的方法,而主动脉所有其他各段的测量(包括主动脉窦最大径、窦管交界处,和升主动脉近端)都应在舒张末期进行,须特别注意测量切面要与主动脉长轴垂直,还是沿用L-L的方法。

在主动脉径值的测量中,2DE优于M型测量法。这是因为心脏在胸腔内的相对位置于收缩与舒张的过程中有所变化,固定的M型取样线可能无法取得主动脉窦的最大直径,而可使测值系统性地低于2DE的测值(约2mm)。TEE对胸主动脉的显像优于TTE,这是因为主动脉段能在TEE探头的近场显示。主动脉根及升主动脉的最佳显像是在食管中段主动脉瓣长轴切面(即三腔心切面,约120°～140°)。升主动脉的短轴切面,则在食管中段45°。降主动脉的成像与测量,需从膈肌水平至主动脉弓处,运用短轴切面(0°)和长轴切面(90°)。3DE可采用双平面显像同时显示短轴和长轴切面。

主动脉根部的扩张与主动脉瓣反流的发生和发展及主动脉夹层分离有关。高血压对主动脉窦本身内径的影响不大,但与主动脉远端的扩张有关。主动脉根部在主动脉窦区的内径与BSA及年龄显著相关。因此,可根据三个年龄段(＜20岁,20～40岁,＞40岁),利用BSA和已发表的公式来计算主动脉根部直径的正常值。主动脉根部各个截面的正常值范围(按BSA和性别)见表31-2-1。将主动脉根部的测量值除以正常估算值,可得主动脉根指数或主动脉根比率。

表31-2-1 主动脉根部各个截面的正常值范围

主动脉根部截面	绝对值/cm		指数值/(cm·m^{-2})	
	男性	女性	男性	女性
环部	2.6±0.3	2.3±0.2	1.3±0.1	1.3±0.1
主动脉窦部	3.4±0.3	3.0±0.3	1.7±0.2	1.8±0.2
窦管交接部	2.9±0.3	2.6±0.3	1.5±0.2	1.5±0.2
升主动脉近端	3.0±0.4	2.7±0.4	1.5±0.2	1.6±0.3

二、下腔静脉

下腔静脉(inferior vena cava,IVC)应列为TTE常规检查的一部分。检查时,患者应取仰卧位,探测剑突下IVC长轴切面与短轴切面(图31-2-1)。IVC直径的测量应取其距IVC与RA交界处的1～2cm处的径值。为测量正确,测量线应垂直于IVC的长轴。在正常生理情况下,吸气时,由于胸腔内负压的增高,体静脉向RV的回流增多,IVC的直径会相应减小。IVC的直径及其在吸气时减小的百分比(塌陷度),与RA的压力相关。

在测量IVC塌陷度时,往往需要患者做一个短暂

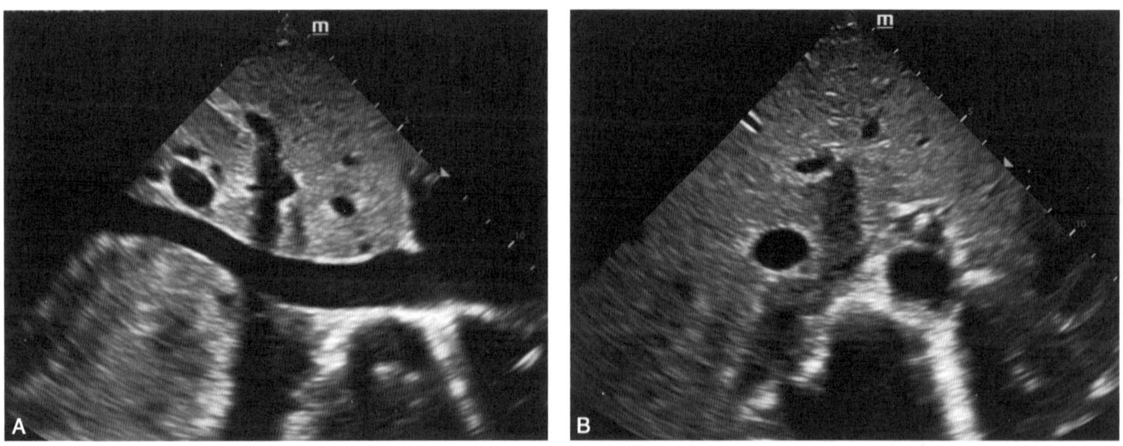

图31-2-1 剑突下下腔静脉的测量

A.剑突下下腔静脉长轴切面,该切面测量下腔静脉前后径;B.剑突下下腔静脉短轴切面,该切面测量下倾静脉前后径、左右径。由于下腔静脉内径与呼吸关系密切,必要时可在二维超声切面引导下了解下腔静脉呼吸相改变。

的吸气，因为塌陷度在平静呼吸时不够敏感。为了使超声心动报告肺动脉收缩压更加统一和简单化，指南建议使用RA的具体压力测值(如3mmHg)，而不推荐用RA的压力数值区间(如0～5mmHg)。如IVC的直径＜2.1cm，塌陷度＞50%，RA的压力范围为0～5mmHg，在报告时可用3mmHg来计算肺动脉收缩压。如IVC的直径＞2.1cm，塌陷度＜50%，则RA的压力增高(10～20mmHg)，在报告时可用15mmHg来计算肺动脉收缩压。若IVC的直径和塌陷度不属上述范围，则RA的压力介于二者之间(5～10mmHg)，在报告时可用8mmHg来计算肺动脉收缩压，或者结合RA压力的其他参数予以上下调整，可更好地估测RA的压力。

必须注意，在健康的青年运动员中，在RA压力正常的情况下，IVC的直径可以高于正常范围。此外，使用呼吸机的患者，IVC通常会扩大且无呼吸期塌陷，因此在这种情况下，不主张常规使用IVC的直径和塌陷度来估测RA的压力。但是，也有报道在手术中使用呼吸机的麻醉患者中应用TEE，在IVC与RA交界处测量的IVC直径，可成功地估测中心静脉压。总之，指南鼓励应用IVC直径和塌陷度的动态变化估测RA压力。肺动脉的收缩压应以此所得的RA压力结合三尖瓣反流速度计算而得，而不应使用所有患者RA压力均一固定的假设。

三、二尖瓣的测量

正常成人二尖瓣瓣口的面积为4～6cm^2，正常情况下不管心输出量如何，左心房和左心室之间的血流都不产生任何障碍。当二尖瓣瓣口狭窄程度达到2cm^{2}时，则会出现血流动力学变化，左心房压力和心输出量受到影响，此时血流从左心房进入左心室时遇到阻力，血流通过瓣口时发生紊乱，临床上出现轻度症状。二尖瓣的测量是直接测量瓣口面积(cm^2)，具体操作：瓣口间距(二尖瓣开放幅度)取胸骨旁左心室长轴切面，在舒张期测量二尖瓣前后叶瓣尖之间距离(二尖瓣狭窄＜20mm)。二尖瓣瓣口面积取胸骨旁左心室二尖瓣短轴，当前后瓣缘开口与胸骨旁左心室长轴切面测量的开口相同时，用轨迹球直接描绘二尖瓣瓣口内缘，超声仪器可以自动算出瓣口面积。二尖瓣测量见图31-2-2，二尖瓣狭窄程度分级见表31-2-2。

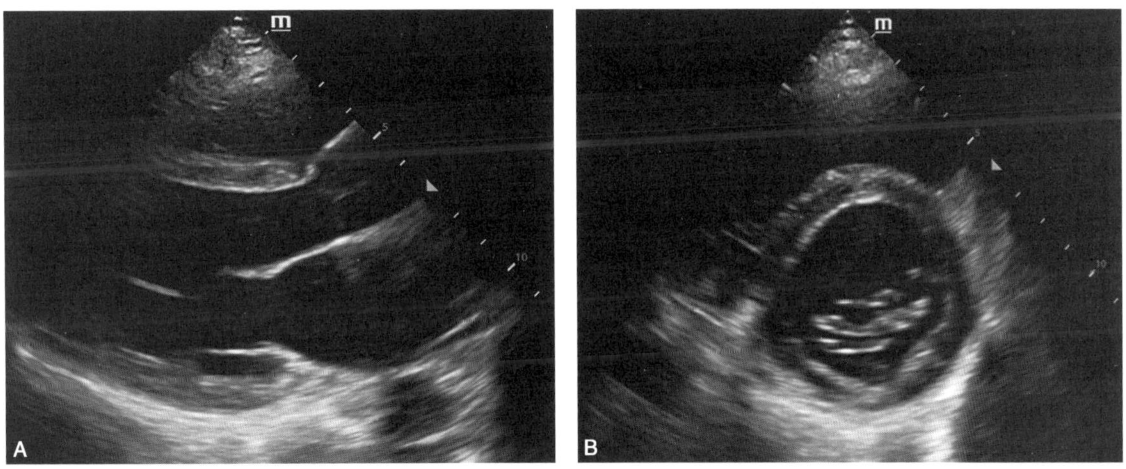

图31-2-2　长轴(A)和短轴(B)二尖瓣测量

表31-2-2　二尖瓣狭窄综合定量表

狭窄程度	瓣口面积/cm^2	平均压差/mmHg
正常时	4～6	＜5
轻度	1.5～2.0	5～10
中度	1.0～1.5	10～20
重度	≤1	＞20

四、主动脉测量

正常成人主动脉瓣口面积为3～4cm^2，当出现主动脉瓣狭窄时，正常的每搏量是通过增加左心室与主动脉间的收缩压差来实现的。左心室的收缩压可高达300mmHg而使主动脉收缩压和每搏量保持在相对正常。这种较高的压差导致心肌压力做功增加及代偿性向心性肥厚。左心室舒张末压增高不是左心室收缩功能不全或衰竭的表现，而是左心室舒张功能下降或顺应性降低的表现。当狭窄严重到瓣口面积0.7～0.9cm^{2}时，可出现心脏的扩大和心室肥厚，导致左心室舒张末容积和压力升高。此时会出现射血分数下降，表明左心室收缩功能受损。

使用直接描记瓣口面积测量主动脉瓣大小，具体操作：①瓣口间距(主动脉瓣开放幅度)取胸骨旁左心室长轴，M型取样线垂直通过主动脉根部的主动脉瓣水平，测量右冠瓣与无冠瓣之间收缩期开放幅度

(＜15mm 为狭窄);②取胸骨旁大动脉短轴测量主动脉瓣口面积,用轨迹球移动光标沿收缩期主动脉瓣口内缘直接勾画出瓣口面积,超声仪器可自动算出瓣口面积。

五、三尖瓣的测量

三尖瓣狭窄多与二尖瓣、主动脉瓣狭窄同时出现,极少以单纯狭窄出现,发病率低。由于三尖瓣解剖结构不同于二尖瓣,右心压力不同于左心,所以超声诊断定量法很少,多为定性诊断。在心尖四腔心切面,超声检查联合瓣膜病时,三尖瓣频谱多普勒瓣口压差＞5mmHg,三尖瓣瓣口舒张期直径＜30mm,峰值流速＞1m/s,结合临床提示合并三尖瓣狭窄。

六、肺动脉瓣的测量

正常的肺动脉瓣为三叶瓣,肺动脉瓣狭窄几乎均源于先天性畸形,先天性肺动脉瓣狭窄可见于三叶瓣、两叶瓣、一叶瓣或瓣叶发育不良者。后天获得性肺动脉瓣狭窄罕见。肺动脉狭窄程度的定量评估主要依赖于跨肺动脉压阶差。由于通常状态下难以获得所需要的肺动脉瓣口横切面,二维超声不能直接测定肺动脉瓣口面积。

(李奕冉)

第三节 血流动力学的测量

在重症患者的治疗过程中,血流动力学不稳定是很常见的问题,从器官功能到细胞代谢的每一个环节,从最初抢救复苏→疾病的僵持调整→恢复期的每一个阶段,均需要血流动力学评估及调整,因此血流动力学的测量在重症患者治疗中起着关键作用。对于寻找血流动力学不稳定的原因,超声心动图能够发挥强大作用。如低血压患者,经快速输液后血压无法上升,此时需对 CO 这个指标进行评估,然后根据实际情况选择无创但非连续的心脏超声或有创可连续测量的 PiCCO 等方法。

各类研究表明,超声心动图的应用使至少 1/4 重症患者的治疗有所改变。血流动力学的测量主要包括前负荷、后负荷和心肌收缩力的评估,而这些指标都能通过超声心动图获得。在 ICU 中,经食管超声心动图(TEE)经常被认为比经胸超声心动图(TTE)更有优势,因为后者常由于下列原因得到的图像质量欠佳,比如需高支持条件的机械通气患者体位受限、手术切口敷料及引流管使视野被阻断、肺气肿使图像难以显示等,但 TEE 由于耗时更长、对专业知识要求更高、食管穿孔的并发症等原因,在临床应用受到一定局限。

CCUSG 发布的《重症超声临床应用技术规范》中的血流动力学诊治六步法,包括心脏整体评估、容量及容量反应性评估、右心及左心功能评估,以及外周阻力评估及组织灌注的可视化评估(表 31-3-1)。外周阻力评估方法主要包括间接判断法和排除法。间接判断法主要通过左心室舒张末期面积和收缩末期面积相对变化来确定,如果均减小,低血容量可能性大;如果舒张末期面积大,收缩末期面积小,可能存在动脉张力下降(注意排除心脏高动力情况)。当临床出现低血压时,排除低血容量、梗阻、心功能不全等情况后,即可考虑为动脉张力降低。而 FREE 流程主要用于血流动力学监测和治疗,是在六步法的基础上加入了肺动脉长轴切面、心尖五腔心切面,用于肺动脉收缩压、左心室流出道梗阻的评估(图 31-3-1)。本节主要通过前负荷、后负荷和心肌收缩力的测量对血流动力学进行评估。

一、前负荷的测量

评估患者的容量状态在血流动力学支持最早期的临床行为中极为重要,患者无论是处于容量不足状

表 31-3-1 血流动力学诊治六步法流程

步骤	项目	内容
1	心脏整体评估	以心脏整体评估流程分析超声检查结果,发现需要紧急干预的心脏急性情况;识别已存在的明显的心脏慢性疾病
2	容量及容量反应性评估	以下腔静脉为基础的容量状态和容量反应性评估流程分析超声检查结果,快速确定容量状态并评估容量反应性
3	右心评估	快速判断右心形态大小;室间隔有无受压和/或矛盾运动;右心收缩运动有无异常;上述异常是急性还是慢性
4	左心评估	以定性评估为基础评估左心室收缩和舒张功能
5	外周阻力评估	间接判断法或排除法
6	组织灌注评估与肺水评估	利用肾脏血流评分来反映组织灌注状态 利用肺部超声的肺水半定量评估来判断液体治疗的风险

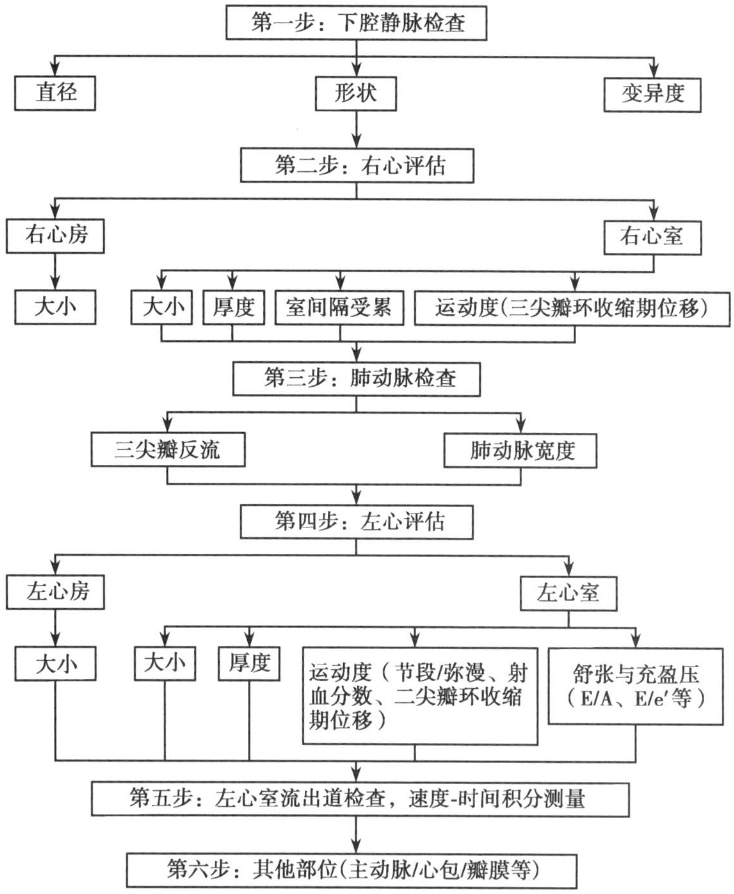

图 31-3-1　FREE 流程

态还是容量过负荷状态均有严重的后果，所以在有指征给患者输液时，进行液体反应性的评估尤为重要。心脏超声能够评估患者容量状态和容量反应性，目前对容量治疗有反应的定义为给予容量治疗后，心指数（cardiac index，CI）或每搏输出量指数（stroke volume index，SVI）较前增加（≥15%），还有一些对容量状态和容量反应性评估的静态和动态指标，静态指标指单一测量心脏内径、面积及容积大小和流量的快慢，动态指标包括流量和内径大小对呼吸负荷的变化、被动抬腿试验（passive leg raising test，PLR）、容量负荷试验等动态手段的变化。静态指标在评估液体反应性时，受多种因素的影响，当单纯根据一个静态指标评估液体反应性时，可靠性很差，但对于评估容量明显缺乏或过负荷时，灵敏度差但特异度高，较为可靠。

当患者存在严重的容量不足时，预测液体反应性阳性可能性大，测量的超声指标包括：功能增强但容量很小的左心室，LVEDG＜5.5cm²/m²；自主呼吸时下腔静脉内径小且吸气塌陷非常明显；机械通气患者呼气末下腔静脉内径非常小（＜9mm）且易随呼吸变化。

当容量过负荷时，预测液体反应性阴性可能性大，测量的超声指标包括：在无心脏压塞时上下腔静脉扩张或固定；严重右心室功能不全及过负荷（右心室大于左心室）；左心室充盈压增高（高 E/e′）。

当患者既不是容量不足也不是容量过负荷，液体反应性判断困难，需根据通气方式的不同选择测量指标。完全机械通气的无心律失常的患者常选用心肺相互作用相关的动态指标预测容量反应性，如主动脉流速和左心室每搏输出量呼吸变化率、上腔静脉塌陷率、下腔静脉扩张率等。研究表明，感染性休克患者下腔静脉扩张率为 18% 和上腔静脉呼吸塌陷率预测值为 36% 时，预测液体反应性的灵敏度和特异度均在 90% 以上，但需关注影响腔静脉的因素除了容量还有右心功能和静脉顺应性。自主呼吸、有或无心律失常的患者可选择应用 PLR 相关超声指标，观察 PLR 前后左心室射血流速和流速积分变化，预测容量反应性。

关于前负荷的测量，还需评估可能影响前负荷的其他因素，如瓣膜病变，当二尖瓣、三尖瓣、主动脉瓣关闭不全时可使容量负荷增加，而二尖瓣、三尖瓣狭窄可使容量负荷降低；房间隔、室间隔缺损、动脉导管未闭等内外分流性疾病，可使容量负荷增加。

二、后负荷的测量

后负荷指心室收缩射血时所受到的阻力，左右心后负荷的血流动力学指标主要测量主动脉压和肺动脉压，如肺动脉内压力增高或肺动脉瓣狭窄时，右心室收缩向肺动脉射血过程中，射血阻力增大，右心室后负荷增加。

高血压患者心脏的后负荷增加，从而使心肌结构和功能发生改变，主要是左心室心肌向心性肥厚或离心性肥大，向心性肥厚多呈对称性，超声可见室间隔、左心室后壁厚度≥12mm，室间隔/左心室后壁<1.3。左心室舒张功能异常可早于室壁肥厚，值得注意的是，当舒张期二尖瓣瓣口血流频谱正常时，应结合组织多普勒等判断是否存在假性正常化现象。后负荷还应评估左心室流出道有无梗阻。

三、心肌收缩力的测量

由于超声心动图是以二维图像来展示三维结构，所以需得到相互垂直的两个切面的图像进行测量，新出现的或进一步恶化的室壁运动异常提示急性心肌缺血，而大面积心肌梗死或脓毒症常导致心室整体功能异常，全心室收缩功能评估十分重要。超声心动图用来评估整个左心室收缩功能的指标和方法有 EF、FS、面积变化分数(FAC)、左心室评估的辛普森法、二尖瓣瓣环运动、二尖瓣反流束(用来计算 dP/dt)、标准17节段模型(用来评估局部室壁运动异常)。

心输出量的测量[式(31-3-1)～式(31-3-3)]：

左心室流出道面积 = 左心室流出道半径 ^{2}×3.14　　式(31-3-1)

每搏输出量 = 左心室流出道面积 × 左心室主动脉瓣收缩期射血速度－时间积分　　式(31-3-2)

心输出量 = 心率 × 每搏输出量　　式(31-3-3)

通过计算得出的左、右心输出量的可重复性和准确性更高。缩短分数是在左心室乳头肌短轴进行M型超声测量的一维测量方法，M型超声的定格分析用来计算缩短分数，测定心室内尺寸是从前缘到感兴趣部位的前缘，缩短分数 =(左心室舒张期内径－左心室收缩期内径)/左心室舒张期内径 ×100%(正常值在25%～45%)，测量时要注意，如果局部心室壁有异常运动存在，容易产生误差，一维平面的斜切可能导致长度测量的误差。

FAC 是测量左心室收缩功能的二维参数，先决条件是心内膜边界足够清晰。FAC=(左心室舒张末面积－左心室收缩末面积)/左心室舒张末面积 ×100%(正常值>50%～75%)。等容收缩压力增加速率(dP/dt)是反映收缩力变化的敏感指标，同时对后负荷改变和异常室壁运动不敏感，前负荷的变化对其影响也较小，测量方法：CW 测定二尖瓣反流的速度，通过测量1m/s 增加到 3m/s 所需时间，根据简化的伯努利方程(压力 =4×V^2)，等容收缩压力增加速率可以表示为 dP/dt=32/Δt，即运用简化的伯努利方程，速度为 3m/s 时，压力为4×3^2=36mmHg，速度为 1m/s 时，压力为 4×1^2=4mmHg，压力差 32mmHg，用压力差除以速度从 1m/s 增加到3m/s 所需的时间 Δt，即可得 dP/dt(正常值 1 000mmHg<dP/dt<1 200mmHg)。

值得注意的是，患者必须存在二尖瓣反流且对于左心室中等收缩状态无法评估。组织多普勒成像可以量化测量左心室整体和局部功能，组织多普勒显示的二尖瓣瓣环下行速度可评估左心室的收缩功能，心肌组织速率一般在二尖瓣瓣环的室间隔、侧壁、下壁、前壁、后壁和前间隔部位测量，从上述部位得到的二尖瓣瓣环下平行平均峰速度可以衍生出一个方程：左室射血分数 =8.2× 二尖瓣瓣环平均峰速 +3%，优势在于可以评估心内膜边界显示欠佳病例的整体左心室功能，局限性在于不能鉴别真正的心肌运动与心肌被动牵拉运动或者心室的整体位移运动。

综上所述，重症超声可以通过评估下腔静脉内径的绝对值和变异率来了解前负荷的状态，可以通过直接测量患者心脏的收缩和舒张功能来评估心肌收缩力和心输出量，可以通过明确是否存在肺动脉高压、心脏压塞等征象来排除梗阻性因素，还可以通过间接的方法评估血管张力。尽管重症超声可用于血流动力学评估的各个方面，但其不能替代其他的血流动力学评估手段。初始治疗阶段，血压、中心静脉压、尿量、血气分析等常规检测依然不可或缺；而滴定治疗阶段，血流导向气囊导管或 PiCCO 监测等连续的定量手段依然起着重要作用。重症超声评估需要与这些血流动力学评估手段相结合，才能更好地指导血流动力学治疗。

(李奕冉)

第四节　心包积液的测量

心包通常存在少量储备液体。渗出或漏出液总量超过 50ml 被认为异常，发生于某些累及心包的疾病和系统性疾病中，如甲状腺功能减退、终末期肾病和肿瘤。心包积液可表现为漏出性、渗出性、血性或化脓性。心包积液量的定义由人为划分：少量(50～100ml)、中量(100～500ml)、大量(>500ml)。心包积液的多少与其对心脏的血流动力学影响相关性差，但有时可提示病因和病程。有心包炎症状和任何出现心动过速、呼吸困难或血流动力学不稳定伴中心静脉压升高的患者都需要疑及心包积液。通常对中到大量心包积液行心包穿刺或开窗引流是不必要的，除非有症状、怀疑化脓性心包炎或继发心脏压塞。不过对于不影响血流动力学的心包积液有时需要心包穿刺引流来确立病因。超声心动图由于其快速及时和近乎100%的准确性，是明确心包积液的首选检查，它也是评估心包积液对生理和血流动力学影响的最好的检查手段。

M型超声心动图可见贯穿于整个心动周期的在心外膜和壁层心包之间存在连续的无回声区。若只在收缩期可见，提示正常量或无临床意义的心包积液(微量心包积液)，但无回声出现在收缩期和舒张期时，表示积液量大于50ml(少量心包积液)。左侧胸腔积液很像心包积液。二维胸骨旁长轴切面可显示降主动脉和心脏之间的液体，提示积液来自心包而不是胸膜。临床上，二维心脏超声及多普勒提供了最简便的诊断和评估心包积液方法。

二维超声心动图可以通过舒张末期壁层及脏层心包间的无回声区域的大小来半定量描述心包积液的量。微量(只见于收缩期)，少量(＜10mm)，中量(10～20mm)，大量(20～25mm)和极大量(＞25mm)。对于均匀分布的心包积液，二维探头放在多个位置去检查，可增加积液估计量的预测价值。少量和极大量的积液最可能在心包腔和心包窦内不均匀分布。渗出性心包积液可见索条状、粘连或不均匀分布等特征，反映了其炎症和复杂的特点。

超声下心包积液表现为围绕心脏的无回声暗带，在胸骨旁长轴和剑突下四腔心切面最易探查(图31-4-1)。但如果积液是由炎症或出血引起(如心包积血)，有可能表现为心包内等回声影。心包表现为高回声薄层带，位于无回声的心包积液后方。有时胸腔积液也可通过超声心动图探查，它可能会令超声初学者感到困惑。心包积液位于降主动脉前方，并没有超出房室沟，鉴此心包积液可以区别于胸腔积液。有时心包和心外膜脂肪也会被误认为是心包积液。心外膜脂肪通常表现为胸骨旁长轴切面心脏前方心包腔内的等回声结构。心包积液的大小应根据其舒张期最大厚度测量(少量＜1cm且不呈环状，中等量＜1cm但呈环状，大量1～2cm且呈环状，巨大量＞2cm伴或不伴心脏压塞的表现)量化。

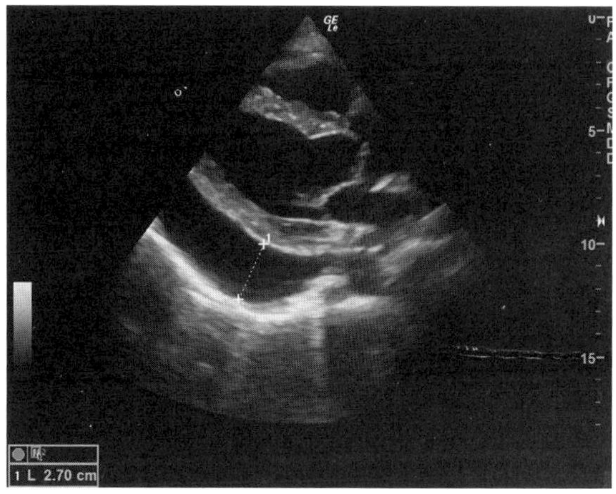

图31-4-1　经胸骨旁长轴的心包积液

不同量的心包积液的超声心动图表现：①少量心包积液。液体首先出现于左心室后壁心包腔，收缩期及舒张期均可见液性暗区，内径＜10mm，心内结构无明显异常。②中量心包积液。除左心室后壁心包腔液性暗区增宽外，右心室前壁心包腔也出现液性暗区，内径＜10mm，心尖部可见液性暗区，心内结构无明显异常。③大量心包积液。左心室后壁和右心室前壁心包腔内均见液性暗区，内径＞10mm，甚至液体延伸到左心房后壁心包腔，右心室前壁搏动增强，室间隔与左心室后壁呈同向运动，可因腱索相对过长而出现二尖瓣脱垂和三尖瓣脱垂，这些都提示左心室充盈受限(图31-4-2)。

值得注意的是，心外脂肪垫回声大多数出现在心尖部和心室壁的前外侧，将探头置于远离心包脂肪垫部位，可发现心包脂肪垫回声在心包壁层的表面，而非心包腔内。心外脂肪垫无完整规则的边缘，而心包积液时心包壁层边缘完整，分界清晰，心外脂肪垫为实质性低回声，加大增益，低回声变为强回声，而心包积液无此表现。

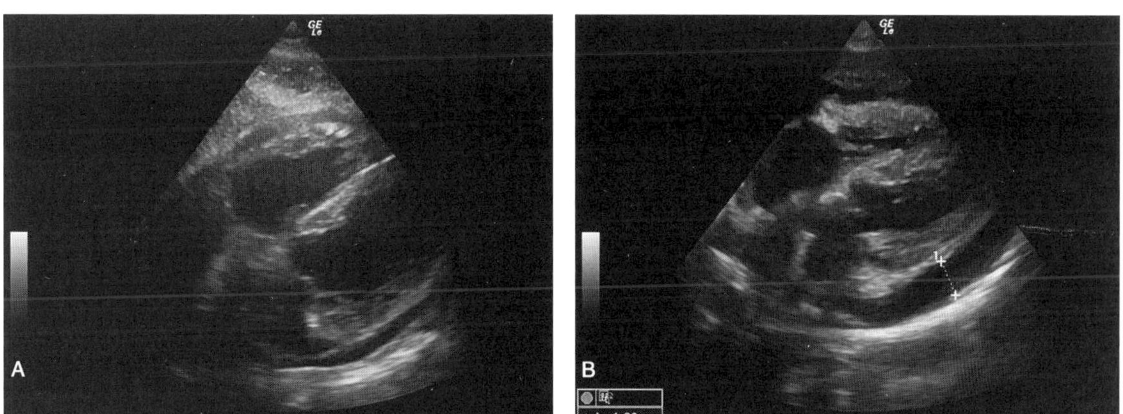

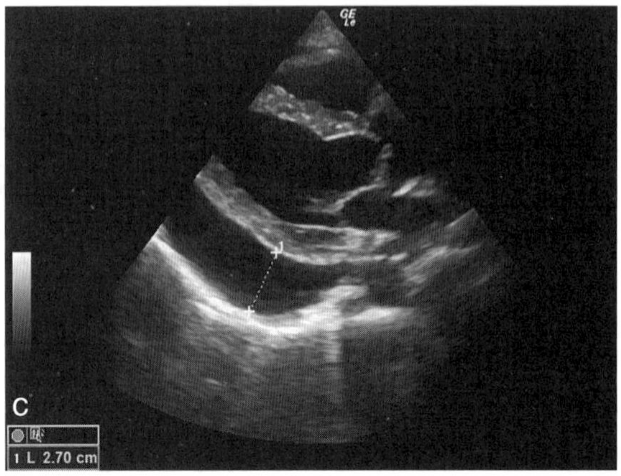

图 31-4-2　不同量的心包积液的超声心动图表现

A. 少量；B. 中量；C. 大量。

（杜航向）

思考题

1. 心脏各腔室大小及室壁厚度如何测量？
2. 左心收缩及舒张功能如何测量？
3. 心包积液严重程度如何划分？
4. 如何测量心包积液？不同量的心包积液超声下有何特点？

参考文献

[1] LANG R M, BADANO L P, TSANG W, et al. EAE/ASE recommendations for image acquisition and display using three-dimensional echocardiography [J]. J Am Soc Echocardiogr, 2012, 13(1): 1-46.

[2] KOCABAY G, MURARU D, PELUSO D, et al. Normal left ventricular mechanics by two-dimensional speckle tracking echocardiography [J]. Rev Esp Cardiol, 2014, 67(8): 651-658.

[3] TAKIGIKU K, TAKEUCHI M, IZUMI C, et al. Normal range of left ventricular 2-dimensional strain: Japanese Ultrasound Speckle Tracking of the Left Ventricle (JUSTICE) study [J]. Circ J, 2012, 76(11): 2623-2632.

[4] LUMENS J, LEENDERS G E, CRAMER M J, et al. Mechanistic evaluation of echocardiographic dyssynchrony indices: Patient data combined with multiscale computer simulations [J]. Circ Cardiovasc Imag, 2012, 5(4): 491-499.

[5] STANKOVIC I, AARONES M, SMITH H J, et al. Dynamic relationship of left-ventricular dyssynchrony and contractile reserve in patients undergoing cardiac resynchronization therapy [J]. Eur Heart J, 2014, 35(1): 48-55.

[6] ARBAB-ZADEH A, DIJK E, PRASAD A, et al. Effect of aging and physical activity on left ventricular compliance [J]. Circulation, 2004, 110(13): 1799-1805.

[7] LANG R M, BADANO L P, MOR-AVI V, et al. Recommendations for cardiac chamber quantification by echocardiography in adults: An update from the American Society of Echocardiography and the European Association of Cardiovascular Imaging [J]. J Am Soc Echocardiogr, 2015, 28(7): 1-39.

[8] LANG R M, BADANO L P, TSANG W, et al. EAE/ASE recommendations for image acquisition and display using three-dimensional echocardiography [J]. J Am Soc Echocardiogr, 2012, 25(1): 3-46.

[9] RUDSKI L G, LAI W W, AFILALO J, et al. Guidelines for the echocardiographic assessment of the right heart in adults: A report from the American Society of Echocardiography endorsed by the European Association of Echocardiography, a registered branch of the European Society of Cardiology, and the Canadian Society of Echocardiography [J]. J Am Soc Echocardiogr, 2010, 23(7): 685-713.

[10] ERSBOLL M, ANDERSON M J, VALEUR N, et al. The prognostic value of left atrial peak reservoir strain in acute myocardial infarction is dependent on left ventricular longitudinal function and left atrial size [J]. Circ Cardiovasc Imag, 2013, 6(1): 26-33.

[11] LONBORG J T, ENGSTROM T, MOLLER J E, et al. Left atrial volume and function in patients following ST elevation myocardial infarction an the association with clinical outcome: A cardiovascular magnetic resonance study [J]. Eur Heart J Cardiovasc Imag, 2013, 14(2): 118-126.

[12] FALETRA F, PEZZANO J R, FUSCO R, et al. Measurement of mitral valve area in mitral stenosis: Four echocardiographic methods compared with direct measurement of anatomic orifices [J]. J Am Coll Cardiol, 1996, 28(5): 1190-1197.

第三十二章

容量状态与容量反应性评估

学习目标

掌握：

1. 重症超声相关容量及容量反应性评估指标及评估方法。
2. 容量状态与容量反应性的评估流程。

熟悉：

1. 容量状态与容量反应性的区别与临床意义。
2. 重症超声相关评估指标的临床应用条件及局限性。

了解：

1. 容量反应性的常用评估方法。
2. KISS 征的临床意义。

第一节　容量状态与容量反应性概述

容量管理是重症患者治疗的重要内容之一，而容量状态与容量反应性评估作为重症患者容量管理的核心，是循环评估的重要步骤之一。在评估之前，需要首先理解与区分容量状态与容量反应性这两个不同概念。

容量状态是患者血管内液体含量的多少是否能够满足机体脏器微循环灌注的基本需求，容量状态是否欠缺主要通过临床指标如心率、血压、小时尿量和乳酸等是否存在异常再加上是否有容量欠缺的提示指标（如低的 CVP、窄的下腔静脉、毛细血管再充盈时间延长等）来判断；而容量反应性是指增加前负荷是否能增加心脏的每搏输出量，也就是心输出量对扩容的反应。

从定义上可以看出，容量状态是否足够，离不开临床征象的判断，而不单纯靠监测数字来决定，只有当临床上有组织灌注不足的征象，才考虑患者存在容量不足，需要液体复苏。而患者容量不足并不代表一定能从液体复苏中获益，只有患者有容量反应性，液体复苏、增加患者前负荷等措施才能够增加患者的心脏输出，患者才能获益；如果患者容量不足，却没有容量反应性，说明患者现在还不能从液体复苏中获益，此时需要先恢复患者的容量反应性，再进行容量复苏，将患者从容量不足的状态中纠正过来。

例如脓毒症休克的患者由于炎症反应、血管通透性增加，血管内液体渗漏到第三间隙，出现血管内容量不足，而此时患者可能由于脓毒症心肌病心脏收缩功能减退，导致补液后心脏没有足够的收缩能力将补进去的液体转化为心输出量泵出，而是成为肺水从肺毛细血管渗漏出去，此时患者虽然容量不足，但是没有容量反应性，不能从液体复苏中获益。这种情况下需要适当强心、增加心脏泵血的能力，恢复患者的容量反应性，再进行液体复苏，纠正患者容量不足的状态。

（李　易）

第二节　容量状态的重症超声评估

一、下腔静脉直径及短轴形态

（一）指标测量

采用握持式握住心脏探头，标记点朝向患者左侧，从患者上腹部滑向剑突下，适当向剑突下前下方加压，倾斜探头获取剑下四腔心切面，通过“摇”将右心房放在屏幕正中，逆时针旋转探头 90°，使标记点朝向患者头侧，获取剑突下下腔静脉长轴图像。图中可见下腔静脉汇入右心房，肝静脉汇入下腔静脉，下腔静脉两个血管壁光滑锐利。在距离下腔静脉汇入右心房口 2cm 的位置测量下腔静脉直径，测量线垂直于下腔静脉长轴。将探头顺时针旋转 90° 可见下腔静脉短轴与腹主动脉短轴，腔静脉短轴周围附近可见 3 个肝静脉短轴，观察下腔静脉短轴呈水滴状/正圆形，可以间接反映腔静脉的张力状态。

（二）指标解读

1. 下腔静脉直径　如果患者没有慢性右心功能问题，则机械通气患者下腔静脉直径<1.5cm、自主呼吸患者下腔静脉直径<0.9cm 考虑容量不足，下腔静脉直径>2cm 考虑容量过负荷，需要同时结合下腔静脉短轴形态及心腔大小辅助判断；如果患者存在慢性右心功能障碍，则需要动态监测下腔静脉直径变化趋势，例如患者入院时下腔静脉直径 2.5cm，此时患者循环状态良好，而当患者出现临床循环灌注不足征象时下腔静脉直径 2.0cm，此时结合下腔静脉短轴形态综合判断考虑容量不足可能性大。

2. 下腔静脉短轴形态　如果患者下腔静脉短轴呈水滴状，代表下腔静脉呈非张力状态，结合下腔静脉直径，患者容量不足可能性大；如果患者下腔静脉短轴呈正圆形，代表下腔静脉呈张力状态可能性大，结合下腔静脉直径，患者容量过负荷可能性大。

二、KISS 征

（一）指标定义及获取方法

KISS 征指患者左心室收缩时，两个乳头肌贴近、类似亲吻的表现。可在标准的左心室短轴切面观察。采用执笔式握住心脏超声探头，标记点朝向患者右肩，探头从胸骨旁左缘滑下，找到胸骨旁左心室长轴图像，顺时针旋转探头 90°，使标记点朝向患者左肩，倾斜探头获取胸骨旁左心室短轴乳头肌平面，可见正中为正圆形、左心室以及内壁两个半圆形贴壁的乳头肌。

（二）指标解读

如果患者舒张末期心腔不大，收缩末期两个乳头肌贴近，结合下腔静脉直径及短轴形态、考虑患者容量不足可能性大；如果患者舒张末期心腔大，收缩末期见两个乳头肌贴近的 KISS 征表现，则要考虑可能是后负荷降低或心脏收缩功能增强。

三、其他指标

以上为两个最常用的重症超声相关的容量状态的评估指标，其他相关指标还有待开发。而非重症超声相关的容量状态的评估还可以通过失血、失液、发热等病史叙述，粉红色泡沫痰、肝静脉怒张等临床表现，以及各种有创监测指标包括 CVP、右心房压（RAP）、GEDV、ITBVI、PCWP 等，在此不再赘述。

综上，采用重症超声对重症患者进行容量状态评估最常用的指标为下腔静脉直径、短轴形态及 KISS 征。如果患者没有慢性右心功能问题，则通过下腔静脉直径大小、短轴形态所表现出的张力状态，并结合心腔大小、KISS 征进行判断；如果患者存在慢性右心功能问题，更多通过动态监测患者下腔静脉直径变化，再结合短轴形态和心腔大小进行综合判断。当然，容量状态的监测可以将无创可视化的重症超声指标与有创数字化的压力监测指标结合起来综合判断。

（李　易）

第三节　容量反应性的评估方法

容量反应性的评估主要有如下几种方法：第一种方法是基于心肺相互作用机制的各项指标和方法，包括流量相关的变异指标、压力变异指标、形变指标及呼气末屏气试验等；第二种方法是前负荷重分布手法，即被动抬腿试验监测心输出量变化；第三种方法是直接的液体负荷试验，包括传统的液体负荷试验与迷你容量负荷试验。

第一种方法由于基于心肺相互作用机制来计算变异度估计容量反应性，因此各项指标均需满足心肺相互作用机制的条件，比如患者需要完全机械通气不能有自主吸气动作、潮气量 8～10ml/kg 等，流速相关变异指标还需要满足患者为窦性心律的条件，临床应用过程中条件受限制较多，容易误用和误判；第三种方式是直接通过短时间补液看心输出量的变化，最直接，同时也是容量反应性的金标准，但是对于脆弱的重症患者，这种尝试可能是压死骆驼的最后一根稻草；第二种方法相对比较折中，但临床应用过程中也需要注意患者的镇静镇痛状态以及交感神经兴奋对结果的影响。

一、基于心肺相互作用机制的评估方法

（一）基于心肺相互作用原理的指标

1. 压力相关指标　脉压变异和收缩压变异等。

2. 流速、流量相关指标　每搏量变异、左心室流出道/主动脉瓣流速变异和颈动脉流速变异等。

3. 形变指标　下腔静脉直径变异（下腔静脉膨胀/塌陷指数）、上腔静脉直径变异（上腔静脉膨胀/塌陷指数）和颈内静脉变异等。

4. 呼气末屏气试验

（二）心肺相互作用原理简述

心肺紧密相连、互相影响，呼吸时胸膜腔内压（脏胸膜与壁胸膜之间的腔隙压力）和跨肺压（机械通气吸气时肺泡内压克服胸膜腔内压产生跨肺压推动胸

廓扩张，跨肺压等于肺泡内压减去胸膜腔内压）的动态变化，对左右心室前后负荷产生不同影响，产生类似自身补液的效果，影响左心输出量等。因此通过心肺相互作用原理，可以估计患者的容量反应性。

机械通气吸气时，呼吸机主动将气体送入肺内，此时肺泡内压为正压，肺扩张推动胸廓被动扩张，膈肌下移，胸膜腔内压为正压，肺泡内压大于胸膜腔内压，因此跨肺压等于肺泡内压减去胸膜腔内压为正值。由于胸膜腔内压为正压，因此右心房和左心室表面为正压，右心房内压力增加，回流减少，同时左心室收缩要克服的阻力减少，右心室前负荷和左心室后负荷减小。由于跨肺压增加，肺内血管受压，右心室后负荷增加，左心室前负荷增加。由于吸气时左心室后负荷减小，前负荷增加，右心室前负荷减小，后负荷增加，因此在吸气末表现为左心室输出增加，右心室输出减小；而由于右心室前负荷减小（整个心脏的前负荷减小），右心室输出减少，经过肺血管床的传递时间，在呼气末机械通气时心肺相互作用的整体效应表现为左心室输出减少。

而自主呼吸时正好相反，吸气时胸廓主动扩张，膈肌下移，胸膜腔内压为负压，向外牵拉肺一起膨胀，气体被动进入肺内，此时跨肺压为正值。由于右心房和左心室表面为负压，右心房内压力减小，回流增多，左心室收缩要克服的阻力增加，所以右心室前负荷和左心室后负荷增加。跨肺压增加导致肺泡表面血管受压，右心室后负荷和左心室前负荷增加。由于自主呼吸情况下胸膜腔内压变化大于跨肺压，因此以胸膜腔内压变化为主，吸气时左心室前后负荷虽然均增加，但以胸膜腔内压变化产生的左心室后负荷增加为主，因此在吸气末表现为左心室输出减少；而由于右心室前负荷整体增加，经过肺血管床的传递时间，呼气末表现为左心室输出增加。

（三）流量指标及具体评估方法

超声测量主动脉峰流速变异、颈总动脉峰流速变异、肱动脉峰流速变异、股动脉峰流速变异和左心室流出道 VTI 变异均是基于心肺相互作用原理。当机械通气时，吸气末左心室输出增加，呼气末左心室输出减少，相当于基于心肺相互作用给心室产生自补液的效果，即容量反应性。机械通气时由吸气末最大值减去呼气末最小值（自主呼吸时为呼气末最大值减去吸气末最小值），除以二者的平均值，再乘以 100%，即为峰流速 V 及 VTI 的变异大小，见式（32-3-1）。

$$\Delta V/VTI=(V/VTI_{max}-V/VTI_{min})/[(V/VTI_{max}+V/VTI_{min})/2]\times 100\% \quad 式(32\text{-}3\text{-}1)$$

主动脉峰流速变异的 cut-off 值为 12%，颈总动脉峰流速变异 cut-off 值为 11%～13%，肱动脉峰流速变异 cut-off 值为 10%～13%。

（四）形变指标及具体评估方法

1. 下腔静脉变异指数 机械通气吸气时，胸膜腔内压为正压，右心房表面为正压，回流减少，静脉回流被阻在右心房外，下腔静脉直径变宽，因此机械通气时下腔变异又叫作下腔静脉膨胀指数。而自主呼吸吸气时，胸膜腔内压为负压，回流增加，下腔内液体进入右心房，下腔静脉直径变窄，因此自主呼吸时下腔变异又叫作下腔静脉塌陷指数。该变异也是类似基于机械通气的自补液效果，可反映患者的容量反应性状态。

患者机械通气时，可依据式（32-3-2）或式（32-3-3）进行计算。

$$\Delta D=(D_{max}-D_{min})/[(D_{max}+D_{min})/2]\times 100\% \quad (\text{cut-off 为 }16\%\sim 18\%) \quad 式(32\text{-}3\text{-}2)$$

$$\Delta D=(D_{max}-D_{min})/D_{min}\times 100\% \quad (\text{cut-off 为 }12\%) \quad 式(32\text{-}3\text{-}3)$$

患者自主呼吸时计算公式为式（32-3-4）。

$$\Delta D=(D_{max}-D_{min})/D_{max}\times 100\% \quad (\text{cut-off 为 }55\%\text{ 用于粗略估计}) \quad 式(32\text{-}3\text{-}4)$$

2. 上腔静脉变异指数 由于上腔静脉在胸腔内，因此机械通气吸气时，胸膜腔内压为正压，上腔静脉受到直接正压的压迫，直径变窄，因此在机械通气时上腔变异又叫作上腔静脉塌陷指数。

机械通气时公式为式（32-3-5）或式（32-3-6）。

$$\Delta D=(D_{max}-D_{min})/[(D_{max}+D_{min})/2]\times 100\% \quad 式(32\text{-}3\text{-}5)$$

$$\Delta D=(D_{max}-D_{min})/D_{min}\times 100\% \quad (\text{cut-off 为 }36\%) \quad 式(32\text{-}3\text{-}6)$$

二、基于前负荷分布手法的评估方法

（一）原理

抬高下肢可以快速增加 200～300ml 回心血量，从而起到类似自身补液的效果，常常作为休克早期的抢救措施之一。通过抬高下肢，快速增加静脉回流及心脏前负荷，再观察这个过程中心输出量的变化，来预测患者的容量反应性。如果患者抬高下肢后心输出量增加，说明增加心脏前负荷能够改善心输出量，患者能从液体复苏中获益，患者具有容量反应性。

（二）方法

保持患者上半身抬高 45°，记录心率、血压，超声测量心输出量，调节床从上半身抬高 45° 变为下半身抬高 45°，1～2 分钟后再次记录患者心率、血压，超声测量心输出量，计算公式为式（32-3-7）。

$$\Delta SV=(SV_{后}-SV_{前})/SV_{前}\times 100\%$$

式(32-3-7)

(李　易)

第四节　容量状态与容量反应性的评估流程

一、液体负荷试验评估容量反应性

液体负荷试验后评估心输出量变化情况是评估容量反应性的金标准,能够直接反映补液的效果,相当于边监测边治疗。经典的液体负荷试验是30分钟给予500ml晶体液,观察心率、血压及心输出量的变化,但这种方式对于重症患者来说损伤也较大,一旦患者没有容量反应性,这些液体可能成为压死骆驼的最后一根稻草。因此又有了迷你容量负荷试验,采用1分钟进100ml液体,观察患者的心率、血压及心输出量的变化来判断容量反应性,对患者的损伤更小。

二、评估流程

第一步:判断是否满足心肺相互作用的评估条件。包括:①机械通气潮气量8~10ml/kg,且完全机控呼吸无自主吸气(机械通气时);②平静呼吸状态(自主呼吸时);③流量流速指标需满足窦性心律,形变指标无此要求。

第二步:根据心肺相互作用原理计算机械通气下峰流速变异、VTI变异、下腔静脉膨胀指数和上腔静脉塌陷指数。

第三步:根据不同的计算公式选择不同的cut-off,评估患者的容量反应性。

重症超声相关评估指标的临床应用需要一定的条件。基于心肺相互作用原理的各项指标都必须满足心肺相互作用的应用条件,包括需要控制呼吸,不能有任何自主吸气的动作,同时要满足潮气量8~10ml/kg。因为机械通气和自主呼吸胸膜腔内压的变化是不同的,如果同时存在正压通气和自主吸气,胸膜腔内压的变化无法判断,此时心肺相互作用原理不成立。流速相关的指标需要满足窦性心律。

(李　易)

思考题

1. 患者自主呼吸,生命体征平稳,下腔静脉直径0.8cm,随呼吸变异大,是否需要液体复苏?
2. 患者下腔静脉直径2.1cm,是否考虑为容量过负荷状态?
3. 主动脉峰流速变异和左心室流出道VTI变异反映容量反应性的原理是什么?应用条件有哪些?
4. 下腔静脉变异指数在应用条件上相较于流量流速指标有何优缺点?

参考文献

[1] 王小亭,刘大为,于凯江,等. 中国重症超声专家共识[J]. 中华内科杂志,2016,55(11):900-912.

[2] 尹万红. 重症超声临床应用技术规范[J]. 中华内科杂志,2018,57(6):397-417.

[3] MAGDER S. Fluid status and fluid responsiveness [J]. Curr Opin Crit Care,2010,16(4):289.

[4] PINSKY M R,TEBOUL J L. Assessment of indices of preload and volume responsiveness [J]. Curr Opin Care,2005,11(3):235-239.

[5] JOZWIAK M,MONNET X,TEBOUL J L. Prediction of fluid responsiveness in ventilated patients [J]. Ann Transl Med,2018,6(18):352-352.

[6] MONNET X,MARIK P E,TEBOUL J L. Prediction of fluid responsiveness:An update [J]. Ann Intensive Care,2016,6(1):111.

[7] JALIL B A,RODRIGO C. Predicting fluid responsiveness:A review of literature and a guide for the clinician [J]. Am J Emerg Med,2018,36(11):2093-2102.

[8] MICHARD F,TEBOUL J L. Using heart-lung interactions to assess fluid responsiveness during mechanical ventilation [J]. Crit Care,2000,4(5):282-289.

[9] MACHARE-DELGADO E,DECARO M,MARIK P E. Inferior vena cava variation compared to pulse contour analysis as predictors of fluid responsiveness:A prospective cohort study [J]. J Intensive Care Med,2011,26(2):116-124.

[10] FEISSEL M,MICHARD F,FALLER J P,et al. The respiratory variation in inferior vena cava diameter as a guide to fluid therapy [J]. Intensive Care Med,2004,30(9):1834-1837.

[11] BARBIER C,LOUBIÈRES Y,SCHMIT C,et al. Respiratory changes in inferior vena cava diameter are helpful in predicting fluid responsiveness in ventilated septic patients [J]. Intensive Care Med,2004,30(9):1740-1746.

[12] SLAMA M,MASSON H,TEBOUL J L,et al. Respiratory variations of aortic VTI:A new index of hypovolemia and fluid responsiveness [J]. Am J Physiol Heart Circ Physiol,2002,283(4):H1729-H1733.

[13] 尹万红,陈瑶,金晓东,等. 床旁超声监测颈总动脉峰流速变异用于评估外科ICU患者容量状态的研究[J]. 四川大学学报(医学版),2013,44(4):624-628.

第三十三章

动脉系统评估基础

学习目标

掌握：

1. 动脉灰阶成像和多普勒特点。
2. 动脉血管阻力指数。

熟悉：

1. 动脉的解剖学特点。
2. 主动脉评估流程。

了解：

1. 动脉系统生理基础。
2. 外周动脉超声特点。

第一节　动脉系统生理与超声基础

一、动脉系统生理基础及解剖学特点

动脉系统是连接心室与毛细血管之间的管道，负责向器官和组织输送血液以维持机体的各项生理活动。主动脉与心室相连，管径大、管壁厚、弹性大，不断分支出外周动脉，管径逐渐变小、管壁变薄，最后形成毛细血管前小动脉与毛细血管相接。动脉的管径大小、管壁厚薄和弹性强度相差很大，但解剖上均有三层结构：内膜、中膜和外膜（图 33-1-1）。

内膜：位于动脉最内层，十分菲薄，主要由血管内皮细胞和基底膜构成，是与血液直接接触的表面，内皮细胞表达多种抗凝及纤溶活性物质，防止血液凝固，具有良好的血液兼容性。随着年龄增长，平滑肌细胞及间质胶原增生，内膜会逐渐增厚。

中膜：位于内膜和内弹力板下，通常具有发达的呈同心圆分布的平滑肌细胞层及弹力组织，以利于心动周期中存储动能和向前推送血液。动脉的强度主要取决于中膜，较小的肌性动脉中膜层相对薄弱。外弹力板包裹中膜，与外膜分开。

外膜：也较为菲薄，但在维持动脉稳态及病理学上具有重要作用。滋养血管和神经末梢主要分布于外膜，此层中主要是成纤维细胞和肥大细胞。

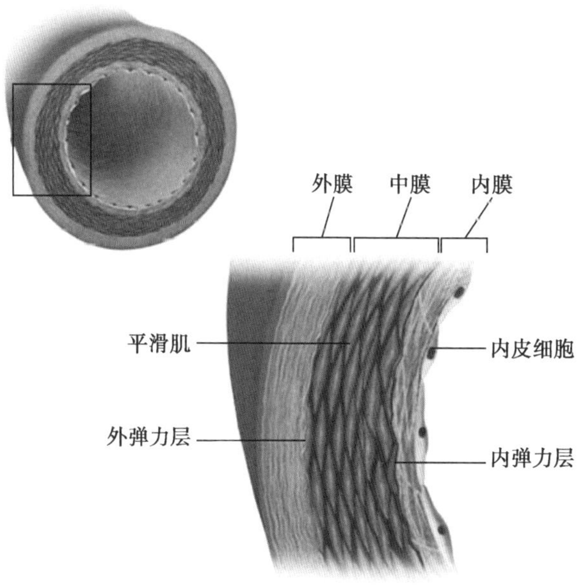

图 33-1-1　动脉壁解剖示意图（见文末彩图）

大动脉包括与左心室相连的主动脉和与右心室相连的肺动脉。主动脉主要包括升主动脉、主动脉弓、降主动脉、腹主动脉（肾上段和肾下段）。升主动脉起自主动脉瓣水平，长约 5cm；根部的三个主动脉窦向外膨出，是升主动脉最宽的部位，约 3.5cm；左右冠状动脉从主动脉窦发出。升主动脉上部与主动脉弓相连，

主动脉弓发出右侧无名动脉、左颈总动脉、左锁骨下动脉后向下与降主动脉交汇,交汇处为主动脉峡,是主动脉较易受损的部位。降主动脉在第12胸椎水平穿越横膈演变为腹主动脉,腹主动脉向下沿途发出腹腔干、肠系膜上动脉、肠系膜下动脉、肾动脉,然后在第4腰椎水平分为左右髂总动脉。肺动脉起自肺动脉瓣水平,在主动脉起始部的前方,向左上后方斜升,达主动脉弓下方约第4胸椎椎体下缘水平处分为左、右肺动脉。

除了传送富含氧及营养物质血液的功能外,主动脉对全身血管阻力和心率也有影响。升主动脉和主动脉弓上存在压力感受器,通过迷走神经将输入信号传送至脑干血管运动中枢。如主动脉内压力升高,则反射性引起心率减慢和血管阻力降低,反之,则引起心率加快和血管阻力升高。肺动脉是输送静脉血至肺的功能血管,营养肺的血管来自胸主动脉的分支(支气管动脉)。

除了以上大动脉之外,重症医生还关注的动脉包括颈动脉、四肢动脉以及与重要脏器血流灌注密切相关的动脉如颅内动脉、肝动脉、肠系膜动脉、肾动脉等(脏器灌注相关评估可见对应章节)。

二、动脉系统超声基础

超声是检查动脉系统疾病(如动脉瘤、主动脉夹层、动脉粥样硬化、动脉狭窄畸形等)的重要工具,重症医生还需要对重要脏器的灌注动脉进行检查,以评估器官血流灌注及功能情况,因此动脉超声具有重要意义。对于动脉系统的超声评估主要基于灰阶显像、彩色多普勒和频谱多普勒三个方面的影像资料。对动脉系统进行超声检查时探头的选择因目标动脉不同而异。一般而言,检查升主动脉、主动脉弓、降主动脉时选择相控阵探头,腹主动脉及其分支检查时选择低频凸阵探头,而检查颈部及四肢动脉时选择高频线阵探头。

(一) 灰阶显像表现

灰阶显像是动脉超声检查的基础,动脉的解剖结构可通过不同的回声信号得以清晰显示。动脉特征性的三层膜结构具有不同的回声,外膜和内膜表现为高回声,中膜回声较低(图33-1-2),这是与静脉最重要的区别之一。另外,在灰阶超声图像上可以看到动脉不易受压变形、血管壁较厚,并具有一定的搏动性。

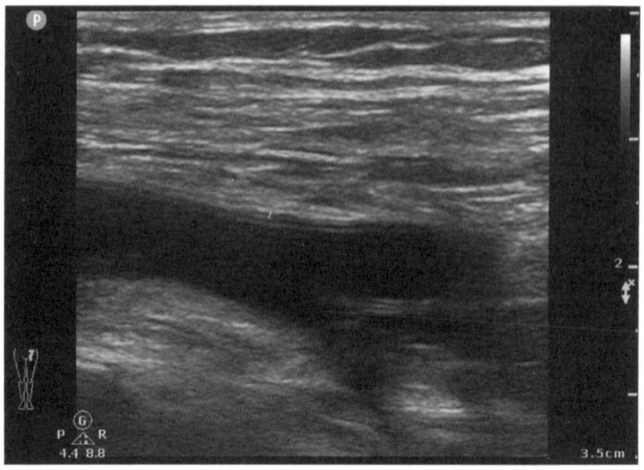

图33-1-2 动脉壁结构超声灰阶显像

(二) 彩色多普勒表现

彩色多普勒可以显示血流频移信号。红色表示血流方向朝向探头,蓝色表示血流方向背离探头,五彩、高亮血流代表湍流或涡流,颜色辉度与速度成正比,但无法定量血流速度。一般来说,动脉的彩色多普勒血流信号亮度较高、具有搏动性,区别于颜色较为暗淡、呈持续性或与呼吸周期相关的静脉血流信号。应根据血流方向而非血流颜色来鉴别动静脉。

(三) 频谱多普勒表现

频谱多普勒能够对血流速度进行定量分析,包括连续波(continuous wave,CW)多普勒和脉冲波(pulse wave,PW)多普勒,两者各有特点。CW可以获得取样线上最高速度,但是不能确定具体某一位置的流速信息;PW可以获得具体某一位置的流速信息,但是无法测定高速血流,尤其是当流速>3m/s时。

正常情况下,动脉频谱呈脉动性,由收缩期和舒张期频谱构成,频谱形态因动脉弹性和阻力不同而有差异(图33-1-3)。

动脉阻力指数(resistance index,RI)和搏动指数(pulsation index,PI)是在超声频谱多普勒上利用流速计算得到的血流动力学参数(图33-1-4),计算方法为式(33-1-1)和式(33-1-2)。

$$RI=(PSV-EDV)/PSV \qquad 式(33-1-1)$$

$$PI=(PSV-EDV)/V_m \qquad 式(33-1-2)$$

其中,PSV为收缩期最高流速,EDV为舒张末期最低流速,V_m为平均流速。RI/PI反映血管阻力,是检测处血流行进时所遇到的前方阻力,RI/PI越大,阻力越大。当血管阻力增加时,收缩期和舒张期的血流均受抑制,而相对无力的舒张末期血流受抑制更明显,随着阻力进一步增加,舒张期流速可消失,只剩下收缩期单峰血流,此时RI就是1(图33-1-5)。若阻力再继续增加,PSV也将进一步下降,呈钉子波。

行频谱多普勒检查时注意以下几点:①频谱多普勒测值受角度影响较大,血流与超声声束夹角θ越小越好,θ=0°时结果最可靠,θ=90°时探测不到频移信号,应在θ<60°时取值以保证结果可信;②需要考虑脉冲重复频率、壁滤波、伪像的影响因素;③取样容积应置于血流束的中心部位或异常血流区。

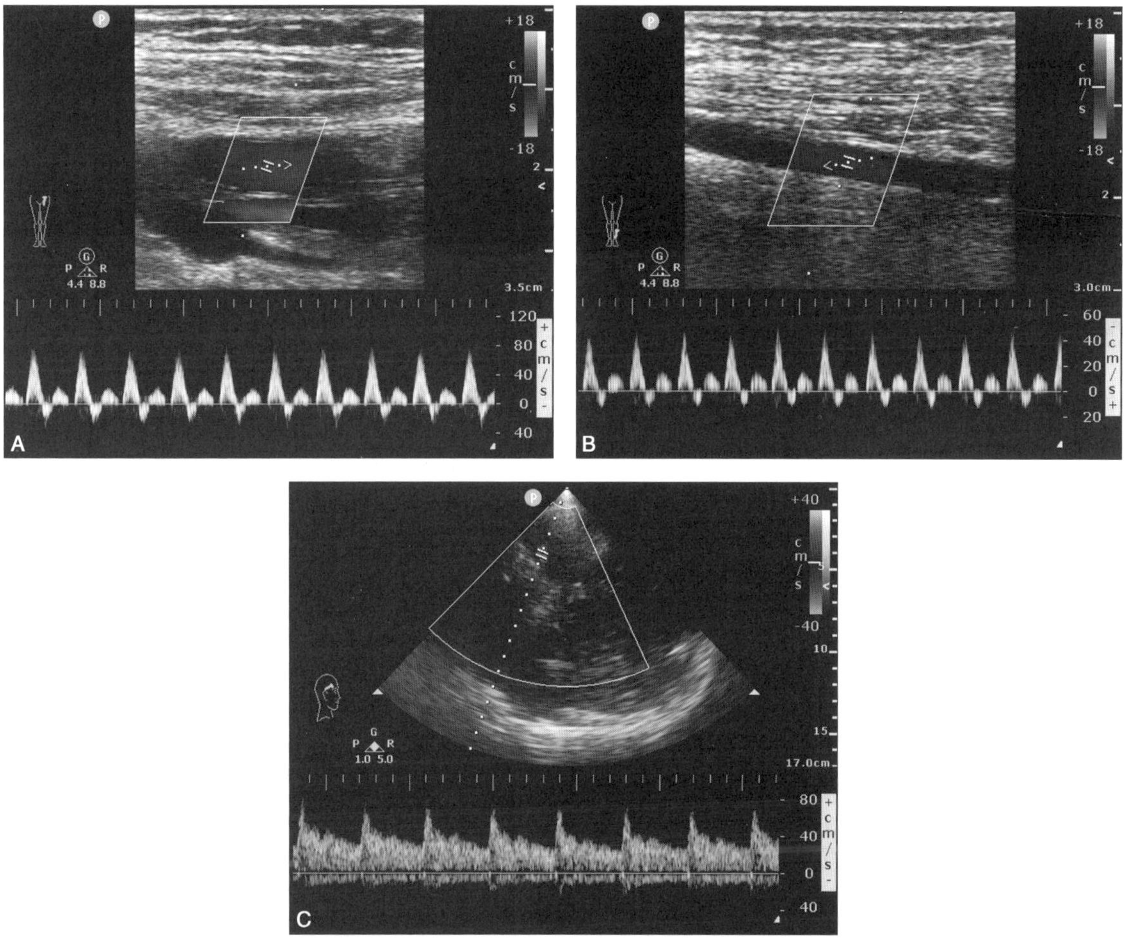

图 33-1-3　不同部位动脉血流频谱（见文末彩图）

A. 股动脉血流频谱；B. 胫前动脉血流频谱；C. 大脑中动脉血流频谱。

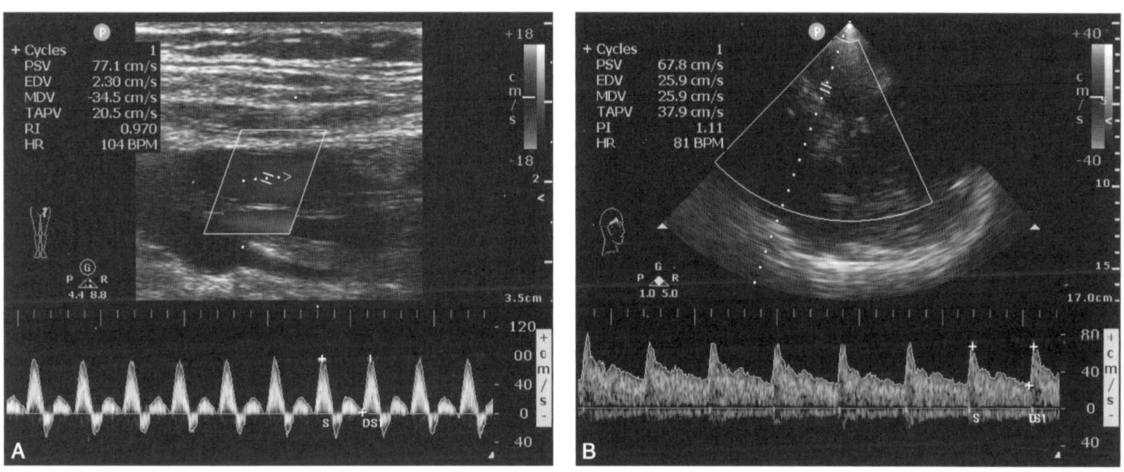

图 33-1-4　RI 和 PI 的获得（见文末彩图）

A. 股动脉 RI；B. 大脑中动脉 PI。

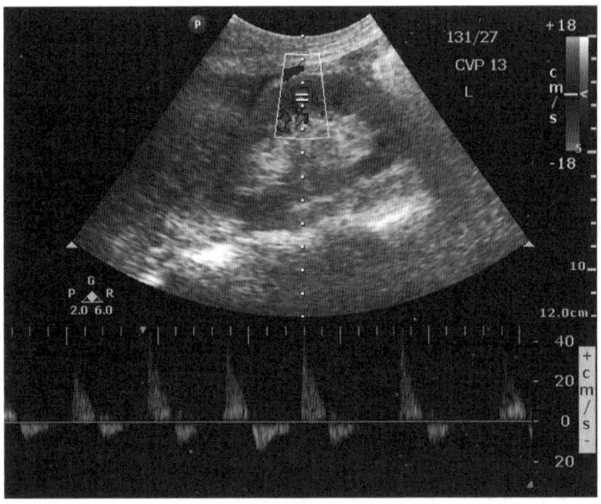

图 33-1-5 动脉阻力增大时频谱变化（见文末彩图）

肾叶间动脉阻力增大，舒张末期血流消失。

（朱 英）

第二节 主动脉评估

一、主动脉（除腹主动脉）

（一）主动脉解剖

主动脉自左心室起始，可分为升主动脉、主动脉弓和降主动脉。其中降主动脉又以膈的主动脉裂孔为界，分为主动脉胸部（胸主动脉）和主动脉腹部（腹主动脉）。中国人主动脉起始部外径平均在 2.8～3.0cm。

（二）主动脉超声

1. 超声设备要求 彩色多普勒超声仪，微凸阵或相控阵探头，探头频率 2～5MHz。由于超声设备普及程度不同，本节不讨论经食管超声心动图（TEE）检查。

2. 被检查者准备 平卧位或侧卧位，无需其他特殊准备。

3. 检查流程 ①主动脉根部：通常在胸骨旁长轴切面或者心尖无腔心切面扫查；②升主动脉：通常在胸骨上窝区主动脉弓长轴切面扫查；③胸主动脉：通常在胸骨上窝区主动脉弓长轴切面扫查；④灰阶扫查纵切面，观察管壁、管腔，测量管径；⑤彩色多普勒：识别管腔内血流、方向及其特征等；⑥脉冲波多普勒：必要时分析频谱及测量部分血流参数。

（三）主动脉夹层

主动脉夹层指主动脉腔内的血液从动脉内膜撕裂处进入动脉中膜，使中膜分离，沿主动脉长轴方向扩展，形成主动脉壁的真假两腔。超声诊断标准如下。

1. 主动脉内径增宽 应用二维超声显示主动脉管腔被分成两部分，为真腔和假腔，假腔内径一般大于真腔（图 33-2-1）。

2. 确定撕裂的内膜 在无回声管腔内的高回声；撕裂的内膜可见相对于血管的规律运动。

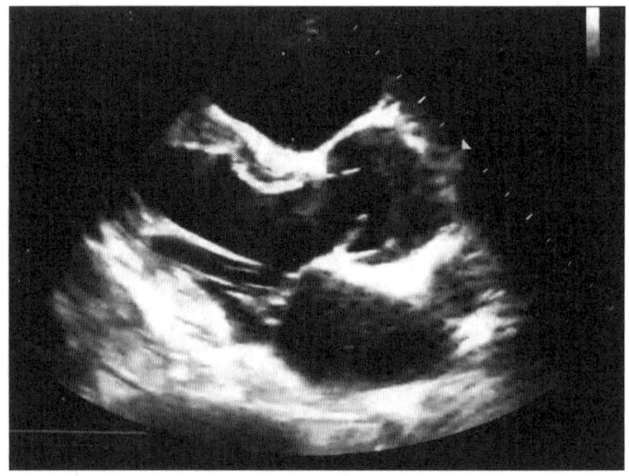

图 33-2-1 主动脉夹层，升主动脉内径增宽

3. 心包积血 主动脉夹层患者常会发生心包积血，通过至少两个心脏超声常规切面（胸骨旁长短轴、心尖四腔心、剑突下四腔心等）以确认心包积血的存在（图 33-2-2）。

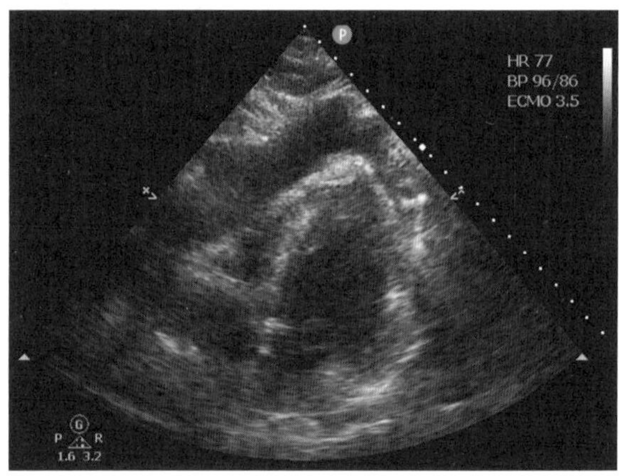

图 33-2-2 心尖四腔心显示心包内积血

4. 多普勒超声 显示真腔和假腔内可能为不同类型的血流，包括血流方向、流速。真腔内血流快，方向与正常动脉类似，假腔内血流慢且不规则。

（四）主动脉瘤

指主动脉瘤样扩张，超过正常血管直径的 50%，称之为主动脉瘤。主动脉瘤分为两种。①真性主动脉瘤：血管扩张涉及血管壁的 3 层结构；②假性主动脉瘤：动脉局部破裂，由血块或邻近组织封住而形成。

超声诊断标准：超声可描述动脉瘤的横径和长度及附壁血栓。

1. 真性主动脉瘤超声诊断标准 主动脉最宽处外径较相邻正常段外径增大 1.5 倍。

2. 假性主动脉瘤超声表现 在血管外形成的搏动性血肿，但血肿无动脉壁回声；彩色多普勒可见假腔内有随心动周期而变化的血流信号；当瘤体内完全形成血栓后，可无血流信号。

二、腹主动脉

（一）腹主动脉解剖

腹主动脉是降主动脉位于腹腔内的一段，又称主动脉腹部。自膈的主动脉裂孔处续胸主动脉，沿脊椎的左前方下降至第4腰椎椎体下缘高度分为左、右髂总动脉和骶中动脉。腹主动脉分三段。①腹主动脉近段：胸骨下缘至肠系膜上动脉起始处水平；②腹主动脉中段：肠系膜上动脉起始处至肾动脉水平；③腹主动脉远段：肾动脉水平至腹主动脉分叉处。正常腹主动脉从近段至远段逐渐变细，至分叉处最细。腹主动脉的长度平均为13.8cm，腹主动脉平均外径1.5～2.5cm，中点处的平均外径为1.5cm，末端平均外径为1.7～1.9cm。

（二）腹主动脉超声

1. **超声设备要求** 彩色多普勒超声仪，凸阵探头，探头频率2～5MHz。

2. **被检查者准备** 平卧位，宜清晨空腹检查，但无须严格限制。

3. **检查流程** ①先扫查腹主动脉横切面，随后扫查纵切面，观察管壁、管腔，测量管径；②彩色多普勒：识别管腔内血流、方向及其特征等；③脉冲波多普勒：必要时分析频谱及测量部分血流参数。

（三）腹主动脉夹层

腹主动脉夹层（或延伸至腹主动脉的夹层）指腹主动脉腔内的血液从动脉内膜撕裂处进入动脉中膜，使中膜分离，沿腹主动脉长轴方向扩展，形成腹主动脉壁的真假两腔。超声诊断标准如下。

1. **二维超声** 显示腹主动脉管腔被分成两部分，为真腔和假腔，假腔内径一般大于真腔。确定撕裂的内膜：在无回声管腔内的高回声；撕裂的内膜可见相对于血管的规律运动（图33-2-3A）。

2. **多普勒超声** 显示真腔和假腔内可能为不同类型的血流，包括血流方向、流速。真腔内血流快，方向与正常动脉类似，假腔内血流慢且不规则（图33-2-3B）。

（四）腹主动脉瘤

腹主动脉瘤指腹主动脉呈瘤样扩张，通常直径增大50%定义为动脉瘤。分为真性动脉瘤和假性动脉瘤。

1. **真性动脉瘤超声诊断标准** ①腹主动脉最宽处外径较相邻正常段外径增大1.5倍。②最大径(外径)＞3.0cm。符合以上两标准之一可诊断。③腹主动脉局部囊样扩张：描述动脉扩大，但尚未达到动脉瘤的诊断标准。

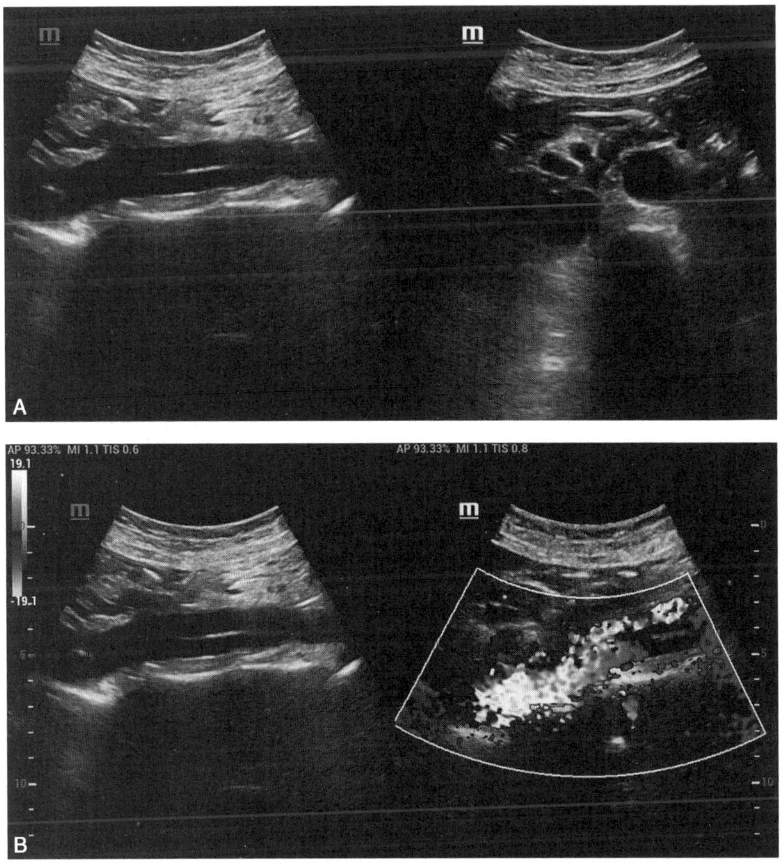

图33-2-3 腹主动脉夹层的二维超声和多普勒超声（见文末彩图）

A. 二维超声；B. 多普勒超声。

2. 假性动脉瘤超声表现　在血管外形成的搏动性血肿，但血肿无动脉壁回声；彩色多普勒可见假腔内有随心动周期而变化的血流信号；当瘤体内完全形成血栓后，可无血流信号。

（姚玉龙）

第三节　外周动脉评估

一、上肢动脉解剖

自锁骨下动脉至指梢的上肢动脉（图 33-3-1），超声主要观察锁骨下动脉、腋动脉、肱动脉、桡动脉、尺动脉等。

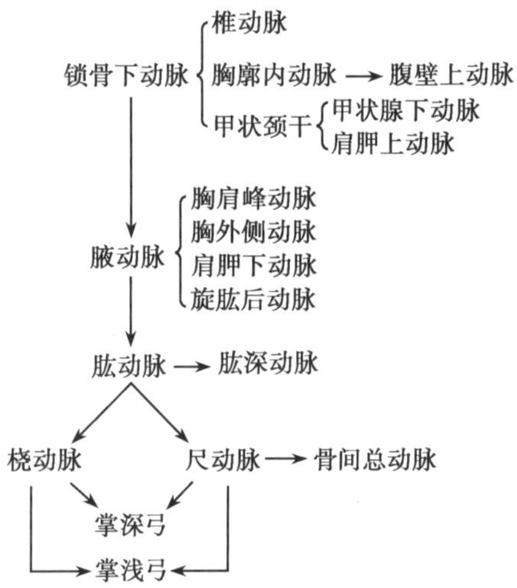

图 33-3-1　上肢动脉解剖

二、下肢动脉解剖

自腹主动脉分叉以下的下肢动脉（图 33-3-2），超声主要观察髂外动脉、股动脉、腘动脉、胫前动脉、胫后动脉、足背动脉等。

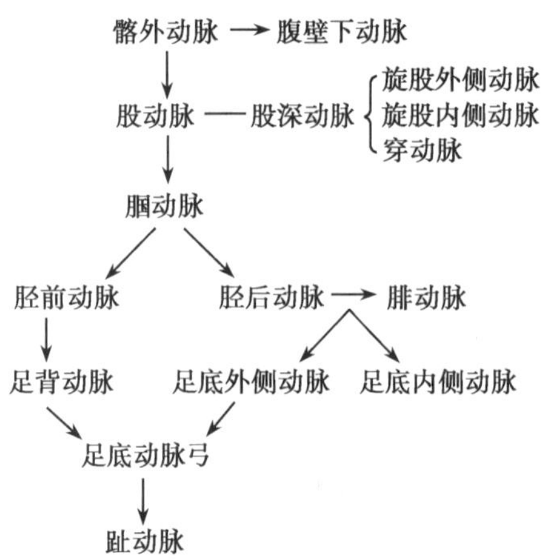

图 33-3-2　下肢动脉解剖

三、四肢动脉超声

（一）超声设备要求

1. 上肢动脉　彩色多普勒超声仪，通常采用 5～10MHz 线阵探头。检查无名动脉及左侧锁骨下动脉起始段时，可采用相控阵探头（心脏探头）或 2～5MHz 凸阵探头。

2. 下肢动脉　彩色多普勒超声仪，通常采用 4～7MHz 线阵探头。髂动脉彩色多普勒超声检查常用 2～5MHz 凸阵探头。胫前动脉的远段和足背动脉则较为浅表，可采用 5～12MHz 线阵探头。

（二）被检查者准备

无需特殊准备。

1. 上肢动脉检查　一般采用平卧位，被检肢体外展、外旋，掌心向上。

2. 下肢动脉检查　如非紧急状态，为减少肠气对髂动脉检查的干扰，患者需禁食、禁水、禁烟、禁嚼口香糖 8 小时以上。

（三）四肢动脉检查流程

1. 上肢动脉　从锁骨上窝开始检查锁骨下动脉，然后依次检查腋动脉、肱动脉、桡动脉和尺动脉。

2. 下肢动脉　从腹主动脉远端向髂外动脉顺行扫查，然后依次股总动脉、股深动脉近段、股浅动脉、腘动脉、胫腓动脉干、胫后动脉、腓动脉、胫前动脉及足背动脉。

3. 二维超声　采用横切面及纵切面检查，评价有无内中膜增厚及斑块形成。

4. 彩色多普勒超声　将彩色多普勒血流速度标尺调至合适水平，使正常动脉段不出现混叠，扫查动脉全程，观察有无提示血流增速的混叠现象。

5. 脉冲波多普勒超声　多普勒角度应≤60°，如有可疑狭窄，应在狭窄处、狭窄前及狭窄后段采集多普勒频谱，并测量血流速度。

四、正常四肢外周动脉超声征象

（一）二维超声表现

管径由近至远逐渐变小；管壁为三层结构：内膜、中膜、外膜，呈两明一暗三条平行回声带；探头加压不易变形；有规律地搏动，收缩期内径大于舒张期内径。

（二）彩色多普勒表现

色彩呈单一色；彩色血流充盈良好，边缘整齐。

（三）脉冲波多普勒表现

三相高搏动性波形。第一相：心脏收缩期迅速流向肢体远端的血流波；第二相：主动脉瓣关闭及外周血管弹性回缩血液反流的波形；第三相：舒张期大动脉弹性回缩血液再次流向肢体远端的血流波形。

五、四肢外周动脉狭窄

动脉狭窄和闭塞的超声诊断标准(Cossman 等),见表 33-3-1。

表 33-3-1 动脉狭窄和闭塞的超声诊断标准

动脉狭窄程度	病变处收缩期流速峰值/(cm·s⁻¹)	收缩期流速峰值比*
正常	<150	<1.5∶1
30%~49%	150~200	(1.5∶1)~(2∶1)
50%~75%	200~400	(2∶1)~(4∶1)
>75%	>400	>4∶1
闭塞	无血流信号	无血流信号

注:* 病变处与相邻近侧正常动脉段相比;直径狭窄率≥50% 的动脉狭窄即后段伴有血流紊乱,即湍流。

六、四肢动脉栓塞

(一) 彩色多普勒血流表现

1. 闭塞前段　彩色血流呈暗红色,彩色血流突然中断,阻断处出现小股蓝色血流。

2. 闭塞段　血流信号消失。

3. 闭塞后段　彩色血流减弱或消失。

(二) 脉冲波多普勒表现

1. 闭塞前段　流速明显减慢;频谱形态失常,频带增宽,频窗消失;舒张期反向血流消失,出现正向血流。

2. 闭塞后段　单向、低速或无血流频谱。

七、动脉瘤

动脉瘤分为真性及假性两种。真性动脉瘤因动脉壁中层退行性变,肌组织和弹力组织变薄,血流不断冲击,管壁薄弱部分不断扩大而形成动脉瘤。假性动脉瘤因外伤引起,动脉壁受伤破裂,形成局限性血肿,并与动脉腔相通,血肿由纤维组织包绕。

(一) 真性动脉瘤

1. 二维超声　血管局限性扩张或膨大;管腔内膜粗糙,可见硬化斑块,管壁连续性尚好;瘤体内可见片状或团块状血栓回声附着于管壁。

2. 彩色多普勒超声　局部膨大部可见红蓝相间的血流。

3. 脉冲波多普勒超声　杂乱无章的低速血流。

(二) 假性动脉瘤(图 33-3-3)

1. 二维超声　动脉旁出现无回声肿块,无明确囊壁;明显的搏动性;病灶与动脉之间有一狭窄的通道;部分病例瘤体内可见血栓。

2. 彩色多普勒超声　瘤体与动脉间的通道内可见五彩血流;瘤体内形成旋流或涡流。

3. 脉冲波多普勒超声　瘤体内为动脉血流频谱。

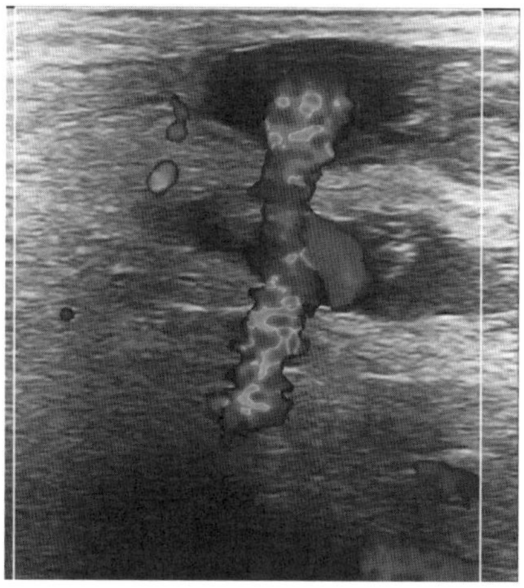

图 33-3-3　假性动脉瘤(见文末彩图)

(姚玉龙)

思考题

1. 动脉灰阶成像特点及彩色多普勒和频谱多普勒表现有哪些?
2. 主动脉夹层的超声特征有哪些?

参考文献

[1] 刘大为,王小亭. 重症超声[M]. 北京:人民卫生出版社,2017.
[2] 陈灏珠. 心脏病学[M]. 7 版. 北京:人民卫生出版社,2009.
[3] 中国医师协会超声医师分会. 血管和浅表器官超声检查指南[M]. 北京:人民卫生出版社,2011.

第三十四章

静脉超声评估基础

学习目标

掌握：

1. 动脉和静脉的超声区别。
2. 静脉血栓的 2D 和多普勒特点。

熟悉：

静脉血栓形成的病理生理特点。

了解：

静脉血流的基础。

第一节 静脉系统概述

一、静脉的解剖

（一）静脉的特点

静脉是运输血液回心脏的血管，数量比动脉多，相对于动脉管径粗、管壁弹性弱、管壁薄。同时静脉还有自身特点。

1. **静脉瓣结构** 为成对、半月形结构，游离缘朝向心脏方向以防止静脉血液逆流，由于受重力的影响四肢静脉的静脉瓣比较多，而躯干大静脉的静脉瓣少或没有。

2. **体循环静脉分浅静脉和深静脉** 浅静脉位于浅筋膜内，位置表浅不一与动脉伴行，但是最终汇入深静脉，临床上主要用于静脉输液、输血、取血、放置静脉导管等护理操作。深静脉位于深筋膜深面与动脉伴行。

3. **静脉吻合比较丰富** 可以形成静脉网和静脉丛的结构。同时浅静脉和深静脉之间有丰富的交通支。

4. **结构特殊的静脉** 如硬脑膜窦和板障静脉。

（二）静脉的分布及其属支

1. **肺循环的静脉** 包括左肺上、下静脉和右肺上、下静脉，注入左心房。

2. **体循环的静脉** 包括上腔静脉系、下腔静脉系与心静脉系。

（1）上腔静脉系：由上腔静脉及其属支构成，包括头颈部的静脉、上肢的静脉、头臂静脉及上腔静脉，收集头、颈、上肢、胸壁、部分腹壁及部分胸腔器官静脉血。

1）头颈部的静脉

颈内静脉：分为颅内属支、颅外属支。其中颅外属支包括颞浅静脉、上颌静脉、面静脉和下颌后静脉等。

锁骨下静脉：与颈内静脉汇合成头臂静脉。主要属支有腋静脉和颈外静脉等。其中颈外静脉由下颌后静脉后支、耳后静脉和枕静脉汇合而成，主要收纳头皮、面部及部分深层组织的静脉血。颈外静脉位置表浅，临床儿科可在此做静脉穿刺，某些心血管疾病、呼吸道疾病或人处于易激状态时，可见其突起于体表，临床称为颈静脉怒张。

2）上肢的静脉：包括深静脉与浅静脉。浅静脉主要有头静脉、贵要静脉和肘正中静脉。

头静脉：收纳来自手和前臂桡侧的浅静脉血。

贵要静脉：收纳来自手和前臂的浅静脉血。

肘正中静脉：连接头静脉和贵要静脉，是临床输血、采血和药物注射的常用部位。

3）头臂静脉：由颈内静脉和锁骨下静脉在胸锁关节后方汇合而成，汇合处形成的夹角，称静脉角，是淋巴导管注入静脉的部位。

（2）下腔静脉系：主干为下腔静脉，由左右髂总静脉汇合而成，收纳腹、盆部及下肢的静脉血液。髂总静脉由髂外静脉与髂内静脉汇合而成。其中髂外静脉收纳下肢的静脉血液。

1）下腔静脉的属支：分为壁支和脏支 2 组。

壁支：主要有膈下静脉和腰静脉等。

脏支：睾丸静脉、肾静脉、肾上腺静脉及肝静脉。

2）髂外静脉：于腹股沟韧带中部延续为股静脉。股静脉的属支分为深静脉与浅静脉。浅静脉主要有小隐静脉和大隐静脉。

小隐静脉：主要收纳足外侧面和小腿后面的浅静脉。

大隐静脉：沿途收纳小腿和大腿内侧诸浅静脉，注入隐静脉裂孔。

3）肝门静脉系：由肝门静脉及其属支组成。主要收纳除肝以外所有不成对的腹腔器官的静脉血。通常由肠系膜上静脉和脾静脉在胰颈后方汇合而成。其特点：①起自肠壁等处的毛细血管，终于毛细血管（肝血窦）；②无静脉瓣。

肝门静脉的主要属支：肠系膜上静脉、肠系膜下静脉、脾静脉、胃左静脉、胃右静脉、胆囊静脉及附脐静脉。

肝门静脉与上、下腔静脉间的吻合：分别是食管静脉丛、直肠静脉丛及脐周静脉网。

二、静脉的生理

静脉在循环系统中起着容量血管的作用，静脉血容量占全身血容量的 60%～70%，静脉的血流阻力很小，占整个循环阻力的 15%。体循环的静脉血通过上腔静脉和下腔静脉最后汇入右心房。静脉回流过程中受许多因素影响，静脉回流的决定因素是外周静脉压和中心静脉压之差的影响。其他因素如下。

（一）体循环平均充盈压

静脉血容量增加或者是容量血管收缩时，体循环平均充盈压增加，回心血量增加，反之静脉血容量减少或是容量血管扩张时，体循环平均充盈压减少，回心血量减少。

（二）心肌收缩力

心脏收缩时血液由心脏射入动脉，舒张时则可以从静脉抽吸血液进入心房。心脏收缩力量强，射血时心室排空较完全，在舒张期心室内压就较低，对心房和大静脉内血液的抽吸力量也就较大。右心衰竭时，射血力量显著减弱，舒张期右心室内压较高，血液淤积在右心房和大静脉内，回心血量减少。

（三）体位改变

人体由平卧位转变为立位时，由于重力作用，导致下肢静脉血管容量增大，故回心血量减少。

（四）骨骼肌的挤压作用

肌肉运动对静脉产生挤压作用，静脉血液回流增快，导致回心血量增加。同时因静脉内有瓣膜存在使得静脉血流只能向心脏方向流动而不能倒流。这样，骨骼肌和静脉瓣膜一起，对静脉回流起着“泵”的作用，作为“静脉泵”或“肌肉泵”。

（五）呼吸运动

自主呼吸，吸气时胸腔负压增加，胸腔大静脉的跨壁压较大，使得静脉呈扩张状态，胸腔大静脉的压力降低，导致回心血量增加；呼气时胸腔负压减少，回心血量相对于吸气减少。机械通气时吸气使胸腔内压增加，导致胸腔大静脉的跨壁压减少，回心血量减少；相反，呼气时胸腔压力正压减少使得回心血量增加。所以自主呼吸和机械通气时吸气和呼气对回心血量的影响是不一样的。

三、静脉血栓

血液在血管内流动时存在着凝血系统和抗凝系统（纤溶蛋白溶解系统），生理情况下血液的凝血因子不断地被激活产生凝血酶，形成微量的纤维蛋白原，黏附在血管内皮上，同时又被不断激活的纤维蛋白溶解系统所溶解。激活的凝血因子也不断地被单核吞噬系统吞噬。上述系统是一个动态平衡的过程，一方面保证了血液的潜在可凝固性，另一方面又能保证血液的流动性，一旦这个动态平衡被破坏就触发了凝血过程，导致血栓形成。

血栓形成的条件：①血管内皮损伤；②血流状态的改变；③血液凝固性增强。血管内皮损伤是血栓形成最重要和最常见的条件，血流缓慢和血流凝固性增强也是非常重要的因素。而这些条件容易在重症患者中出现，重症患者由于自身疾病特点，如严重创伤、手术、疾病本身影响凝血情况，同时各种穿刺治疗也在一定程度上造成血管内皮损伤，所以重症患者容易出现静脉血栓。

一旦血栓形成可出现如下情况：①阻塞血管。静脉血栓形成后如果没有有效的侧支循环建立，可引起局部的淤血、肿胀、坏死、出血。如果能够形成侧支循环可以不引起明显症状。②栓塞。静脉血栓形成后，血栓和血管壁结合不牢固时可以出现血栓脱落，栓子随血流方向运动引起栓塞。③心脏瓣膜变形。心脏瓣膜上的血栓因为感染导致血栓机化使瓣膜变形、粘连，造成瓣膜开闭功能异常。④广泛性出血。DIC 时微循环内广泛纤维性血栓形成可导致广泛性出血。

（张　青）

第二节　超声检查静脉基础

一、血流的物理学基础

由于血液是流动的，决定任何两点的血液流动的基本因素是两点之间存在能量差，而压力差反映能量的差异。动脉和静脉系统的能量和压力是不一样的，动脉系统是高压力和高能量系统；静脉系统是低压力和低能量系统。两个系统通过小动脉、微动脉、毛细血管、微静脉相连接。血液流动的能量来源于心脏搏动，血液从高能量高压力的动脉系统流向静脉系统最后再返回心脏。血液流动时血流各层面、各个质点会产生摩擦，使得能量在血液流动过程中逐渐降低。能力损耗的形式包括：摩擦力、阻力、层流和湍流。反映血流、压力、阻力的基本关系需要了解泊肃叶方程，见式（34-2-1）。

$$Q=\pi r^4/8\eta\times[(P_1-P_2)/L] \quad 式（34\text{-}2\text{-}1）$$

Q 为流量，P_1 和 P_2 是管道近端和远端的压力，r 和 L 是管道的半径和长度，是液体的黏度。从公式中可以看出流量和管道半径的 4 次方成正比，所以半径的微小变化就会使得流量产生很大的变化，如果半径减少一半时流量将减少 94%，比如半径 2mm 变成 1mm，则内径 4 次方会产生很大变化，流量变化减少 (16–1)/16=94%。

泊肃叶方程可以变化为式（34-2-2）。

$$8L\eta/\pi r^4=(P_1-P_2)/Q \quad 式（34\text{-}2\text{-}2）$$

阻力 $R=8L\eta/\pi r^4$，取决于管道中的黏滞度和管径，即为式（34-2-3）。

$$R=(P_1-P_2)/Q \quad 式（34\text{-}2\text{-}3）$$

虽然在复杂的系统中不能测量这些参数，但是压力和流量是可以测量的，这样阻力也就可以得出了。血流又可以细分成层流和非层流状态，层流状态是大多数血流运动的方式，也就是说血流运动是同心分层的，靠近最外层的血流因和血管内壁之间黏附力原因速度为 0，血管中心血流速度最快（图 34-2-1）。

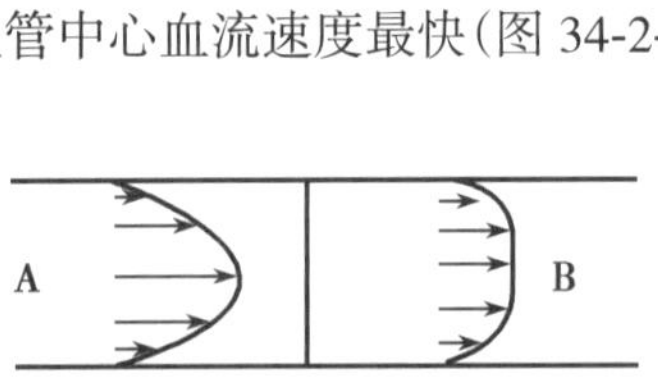

图 34-2-1　血流示意图

A. 血管中心位置速度最快，靠近血管壁速度最慢；B. 中央血流相对匀速，呈扁平抛面，常见于动脉分支近端或湍流。

除了层流外在正常和病理情况下产生非层流情况，这是由于：①血流速度在心脏收缩期加速而舒张期减速，导致血流在心脏循环过程中不断变化；②血流束改变，在一个心动周期中血管的管径也会发生改变，管径改变也影响血流速度；③血管弯曲、分叉和发出不同角度的分支，血流方向会发生改变，分叉后血流速度中央抛物线形变成扁平图形，如图 34-2-1B。

另外血流也产生湍流，湍流和雷诺数（Reynolds number，Re）有关的公式如式（34-2-4）。

$$Re=vq2r/\eta \quad 式（34\text{-}2\text{-}4）$$

式中 v 是速度、q 是液体的密度、r 是管路的半径、η 是液体的黏度，其中 q 和 η 相对固定。决定湍流的主要因素是速度和管路的半径。在实际的血流过程中由于身体运动、搏动血流、血管管径变化及血管内壁的内皮粗糙等因素使得实际的血流容易发生湍流。

静脉血流不同于动脉血流有其自身的特点：血液从微动脉进入毛细血管后压力明显降低；血液从远心端流向近心端，静脉的管径逐渐增粗；随着管径增粗，静脉血流的阻力也逐渐减小，血液容易进入右心房。有以下因素可以影响静脉系统。

（一）心动周期中静脉血流和压力变化

中心静脉压波形有三个明显的正向波（a 波、c 波、v 波），见图 34-2-2。

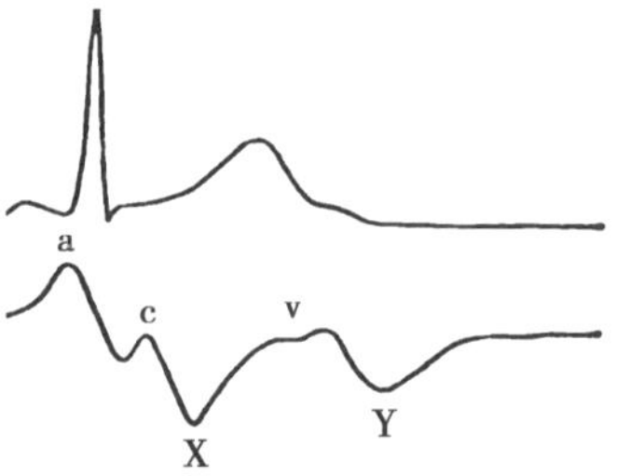

图 34-2-2　中心静脉压波形

a 波：是中心静脉压测量图形中最高的波，代表心房收缩波，在心电图上 P 波后、PR 间期内出现；c 波：代表三尖瓣关闭，在 QRS 波末、RST 连接处出现；v 波：代表三尖瓣关闭时心房充盈，在 T 波后出现；X 降：代表心房压力下降，由于三尖瓣开放血液进入右心室所致；Y 降：代表心室收缩末，三尖瓣打开血液再次从心房进入心室。

静脉压力波形的变化和血流变化有关，在一个心动周期中有两个时相影响静脉血流。心室收缩期，心房的容积增加，心房压力减低，使得静脉血更容易流入心房；房室瓣开放，血液从心房冲入心室时，血流增加，而当心房收缩时，心房压力增加，静脉血流下降，由于腔静脉没有静脉瓣，心房收缩时，原来的静脉血流会出现折返现象，这时观察腔静脉出现类似“搏动”假象。

（二）呼吸

自主呼吸和机械通气是不一样的，前面章节已经阐述。

（三）静脉血流和外周阻力

外周静脉尤其是外周肢体静脉的血流和流速受局部血流量的影响很大，这和静脉的阻力及血管的舒张状态有关，外周静脉血管舒张，静脉血流增加，外周静脉收缩时静脉血流减少。

(四) 体位

人体直立时静脉血由于重力的影响，下肢静脉压力增加，导致静脉扩张，回心血量减少。如果突然产生这种变化会使回心血量明显减少导致临床所说的体位性低血压或者出现晕厥。正常情况人直立行走时由于静脉存在静脉瓣，使得血流不能倒流，同时走路时肌肉收缩挤压静脉使得静脉血流增加。

(五) 压迫

当静脉突然受压(人为压迫或是肌肉收缩)，使得回心血量增加，在静脉瓣完好的情况下受压部位远端的静脉回流停止。当静脉阻塞和静脉瓣破坏时都会影响静脉对突然的压力变化的反应。

(六) 静脉阻塞

静脉阻塞可分为急性和慢性阻塞。严重的慢性静脉阻塞会出现水肿，同时受累区域的皮肤营养受损导致皮肤病变或是溃疡发生。急性静脉阻塞通常伴血栓形成，栓子脱落可引起肺栓塞。外周静脉血流的多普勒信号应与动脉血流音频信号相鉴别，静脉血流没有与心脏同步的搏动性。但是静脉血流会受呼吸的影响，如果检查部位与心脏之间的静脉存在静脉梗阻，静脉流速随呼吸变化会消失或减弱。通过挤压试验挤压远端的肢体肌肉群可以增加回心血量，如果检查发现血流没有增加提示检查部位和挤压部位之间静脉阻塞。

(七) 静脉瓣关闭不全

静脉瓣的作用是使得静脉血朝向心脏流动，当静脉瓣出现功能问题时，这种单向运动会受影响。正常情况下，吸气后或 Valsalva 动作时，外周静脉回心血流会暂时减少或停止，而当静脉瓣功能不全时静脉血可以反向灌注外周静脉，导致外周静脉压增高。压迫近心端肢体时，可听多普勒血流音频信号来判断有无静脉反流。应用各种容积描记仪记录压力变化和压力变化的静脉容积，这种方法能够检测静脉再充盈速度。静脉瓣膜关闭不全时，由于静脉血流反向灌注，外周静脉容积和压力恢复就很快。应用止血带压迫表浅静脉，可以对关闭不全静脉进行定位。定位不同节段深静脉反流，也可以判断与浅静脉或深静脉相对应的反流浅静脉。

二、静脉的超声检查基础

(一) 2D 图像特点

静脉的横切面在普通 2D 图像上表现为无回声的液性暗区或是弱回声，静脉壁薄、不规则形、非搏动感、容易受呼吸影响、受外力易发生可压缩性(图 34-2-3)。浅静脉没有动脉伴行，检查时要将探头保持零压力检查，否则很容易漏掉，深静脉多有动脉伴行，临床上常用的深静脉置管位置均和相应动脉伴行，根据动脉和静脉的自身特点容易辨别。在远心端容易观察到静脉

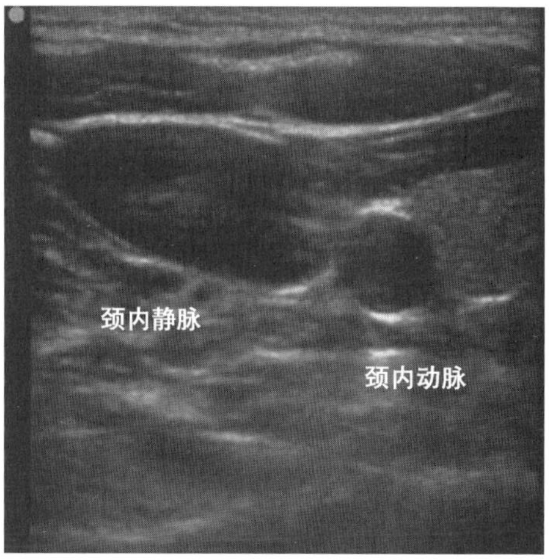

图 34-2-3 静脉 2D 图像

瓣情况，在下肢小腿胫静脉和腓静脉比较多见。静脉瓣处管径增粗形成静脉窦结构，静脉瓣多表现为两叶结构，静脉瓣的主要功能是防止静脉反流，静脉瓣功能不全时会出现静脉血反流现象。

(二) 多普勒图像

多普勒技术最基本的原理是超声波遇到运动的物体产生了多普勒频移，运动反射体的回声信号频率高于或是低于探头发射频率，取决于发射体是朝向还是背离探头运动(图 34-2-4)。

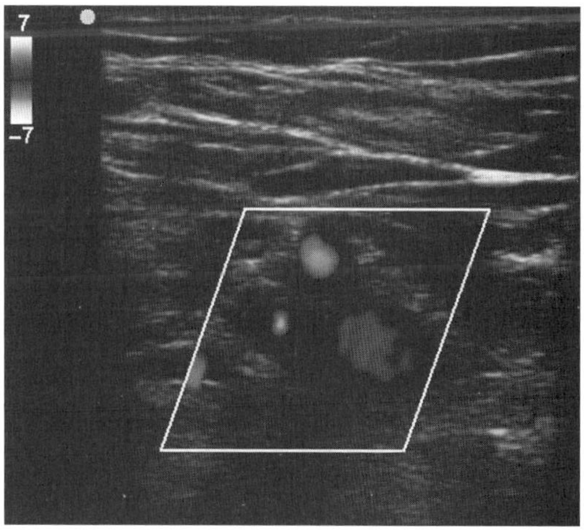

图 34-2-4 静脉多普勒图像(见文末彩图)

如果运动的物体朝向探头则运动物体的回声频率高于发射频率；如果运动的物体背离探头运动回声的频率低于发出的频率。所谓的多普勒频移(f_D)就是发射频率(f_0)和接收频率(f_R)的差值。计算公式为式(34-2-5)。

$$f_D = f_R - f_0 = f_0\ V\cos\theta / C \qquad 式(34\text{-}2\text{-}5)$$

C 是声速、V 是血流速度、θ 是血流方向和声束夹角。这个公式临床上需要注意的是血流和超声束的夹角，超声束和血流方向夹角 θ 小于 60° 时测量的血流

速度是准确的，但是临床上很难使超声束和血流方向完全一致，如果这个夹角不超过60°时，可以探测到多普勒信号，而且计算血流速度在60°内误差不会很大，这一点是需要临床注意的（图34-2-5）。

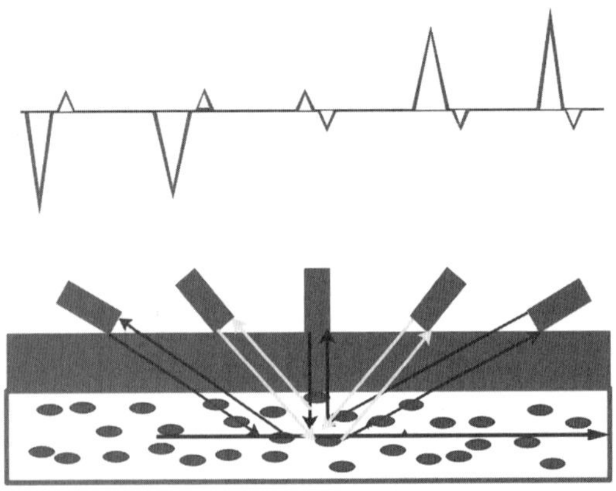

图34-2-5 探头和血管间不同角度的多普勒波形不同（见文末彩图）

用于诊断成像的多普勒仪器类型：彩色多普勒通常情况下是彩色血流成像和2D成像的联合应用，超声探头发出超声波然后再接收超声波，对于静止的目标发出和接收的频移（超声频率发出和接收之差）是不变的，但是对于运动的物体频移是不同的，对于血流频移取决于血流速度和多普勒的角度，而这种频移的不同可以彩色显示出来，如果发出的超声频率高于接收的频率说明血流朝向探头以红色表示，在此基础上相同方向加速频移增加颜色也发生变化（从深红、亮红、粉色到白色）。反之说明血流方向背离探头以蓝色表示，在此基础之上相同方向加速频移减少颜色也发生变化（从蓝色、绿色、黄色到白色）。

对于静脉血流多普勒有5个特征。

1. **自发性血流** 休息状态大中静脉的血流呈自发性向心脏方向流动。如果超声检查静脉时检查部位有血栓或是检查部位近心端有梗阻时就缺乏此现象。小静脉血流非自发性血流则多普勒检查不到，如胫静脉、足部、手部静脉。

2. **期相性血流** 静脉血流随着呼吸变化而变化，这种现象简称期相性（图34-2-6）。脉冲波多普勒和多普勒音频信号是观察这种变化的良好模式。如果这种变化不明显表现为连续性血流，提示近心端或是远心端有梗阻。当静脉血栓完全阻塞静脉时，血流期相消失；如果静脉血栓没有完全阻塞静脉，血流期相有可能存在。

3. **Valsalva反应** 超声检查时做深吸气后屏住呼吸可导致中、大静脉血流迅速停止。出现这种情况说明从检查部位到胸腔静脉的血管是通畅的。多普勒超声频谱或多普勒音频信号可以评价这种反应。

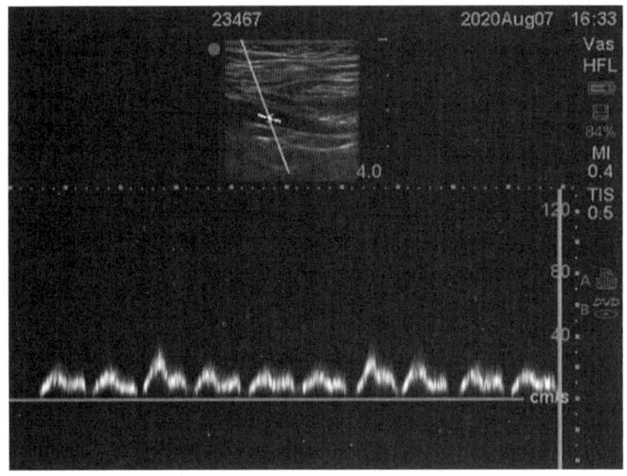

图34-2-6 期相性血流

4. **挤压远端肢体血流增速** 通过挤压检查部位远端肢体使得检查部位的静脉血流速度增加，在多普勒频谱上表现为频移突然增大（图34-2-7）。出现这种情况说明检查的静脉到挤压部位的静脉血流是通畅的。如果挤压后血流速度没有增加提示检查部位远心端存在静脉梗阻。如果血流延迟或是增加不明显提示远端静脉不完全梗阻或是有侧支循环建立。

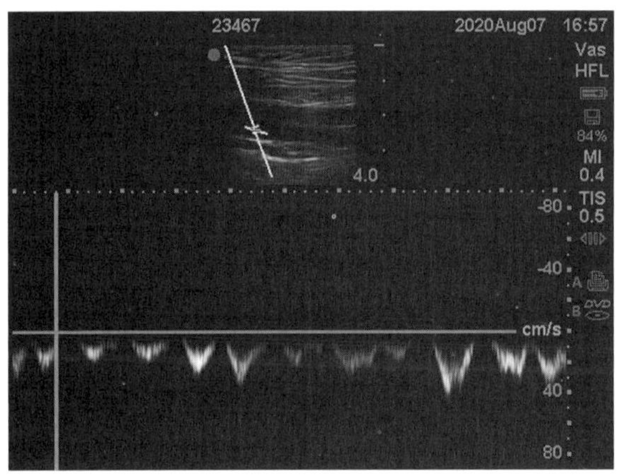

图34-2-7 挤压远端肢体血流增速

5. **单向血流** 正常静脉系统血流方向是朝向心脏方向流动的血流，保证单向血流需要静脉瓣功能完好，如果静脉瓣出现功能障碍会出现反方向血流，提示静脉瓣功能受损。

三、超声静脉检查顺序

上肢静脉检查的顺序：锁骨下静脉—腋静脉和肱静脉—贵要静脉—头静脉—前臂静脉。下肢静脉检查的顺序：髂静脉—股静脉—大隐静脉—腘静脉—小腿静脉。

总体上四肢静脉血栓的检查是从近心端沿静脉的走行向远心端逐步检查，每次移动在2～3cm左右，确保不遗漏，临床上经常为了检查方便，按照静脉可能走行的方向挤好耦合剂，这样移动探头或是加压省时省力，提高检查的速度和效率。

特殊部位的检查依照临床的需要和解剖进行超声检查。

四、静脉血栓超声检查

（一）血栓的形成过程

静脉血栓容易出现的位置是静脉瓣根部，这个部位容易产生血流淤滞，重症患者比较容易出现血栓的部位是中心静脉置管的部位。这些部位和重症治疗及监测密切相关，需要反复对不同部位及同一部位进行中心静脉置管，而中心静脉置管就会导致血管内皮的损伤，损伤后就容易形成静脉血栓。血栓形成后导致血栓形成部位的血栓静脉炎，引起局部疼痛及压痛。血栓形成后人体产生纤溶酶原可使血栓溶解，如果血栓没有溶解就转变成纤维组织，成纤维细胞浸润血栓使栓塞变成纤维组织永久存在。未溶解的血栓较小可形成纤维瘢痕，表现为小斑块或表现为静脉壁增厚；未溶解的血栓瘢痕比较严重可使得静脉管腔变小或是形成实性纤维条索。

（二）血栓的超声表现

血栓形成后就血栓而言，开始表现为低回声，随着时间的延长血栓开始回声逐渐增强，这是血栓超声最基本的表现。血栓还有如下表现。

1. 急性血栓　指形成时间在 14 天之内的血栓，可以形成血栓静脉炎，同时此期间的血栓容易脱落引起肺栓塞。具体的超声表现如下。

（1）低回声：静脉血栓表现为低回声甚至无回声（图 34-2-8），较小的血栓不容易被超声发现，随着时间的延长血栓的回声逐渐增强，逐渐容易被超声识别。

（2）静脉增粗：如果静脉血栓造成血管完全堵塞会导致静脉远心端扩张增粗，静脉内径明显大于相邻动脉，如果静脉血栓小，而且没有完全堵塞，静脉腔不出现此现象。静脉增粗是非常有意义的征象，对于新近形成的血栓有一定意义。陈旧性血栓静脉管径和相邻动脉相似或小于相邻动脉。

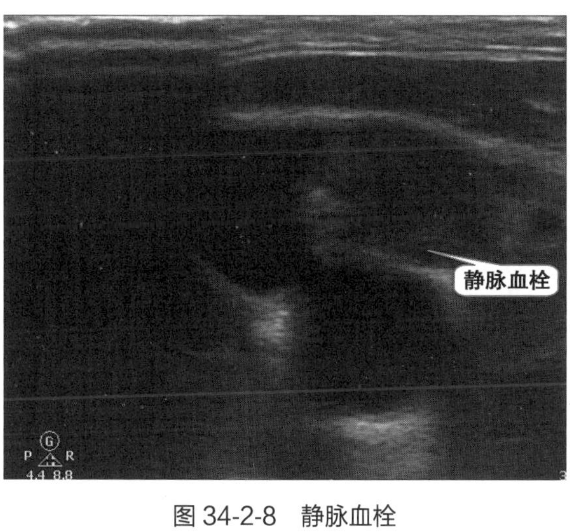

图 34-2-8　静脉血栓

（3）可压缩性消失：由于血栓占据静脉血管腔，用力压迫静脉时静脉不能压瘪，这一征象可以诊断是否存在静脉血栓。如果静脉能够完全压瘪可以除外血栓。

（4）自由漂浮血栓：急性血栓可能在近心端没有完全附着在静脉壁上，这样的血栓可以在静脉血管内漂浮（图 34-2-9）。出现这种征象说明是新鲜血栓，血栓有脱落的风险，检查时要减少不必要操作，避免进一步压迫。需要临床进一步处理。

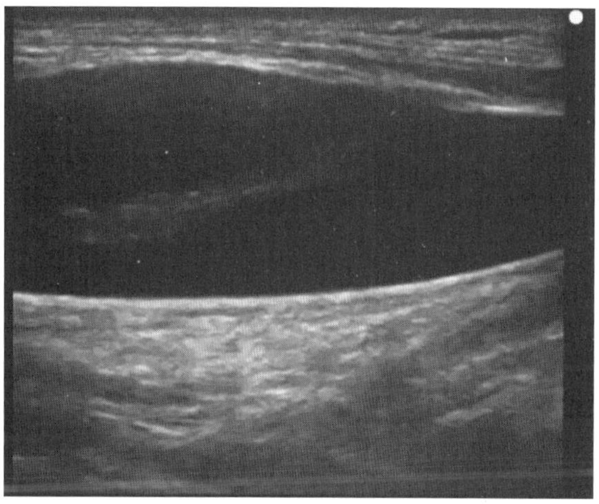

图 34-2-9　自由漂浮血栓

（5）多普勒异常：检查时一定注意探头和静脉的角度，如果血栓没有完全堵塞静脉，超声多普勒检查时会出现静脉腔充盈缺损，如果血栓完全阻塞静脉则静脉血流信号消失。挤压远端肢体血流信号不出现加速情况，Valsalva 反应减弱或消失（图 34-2-10）。

（6）侧支循环的形成：静脉阻塞后侧支循环血管迅速扩张，超声能够观察到这些扩张的血管。

2. 亚急性血栓　一般指 2 周～6 个月的血栓。超

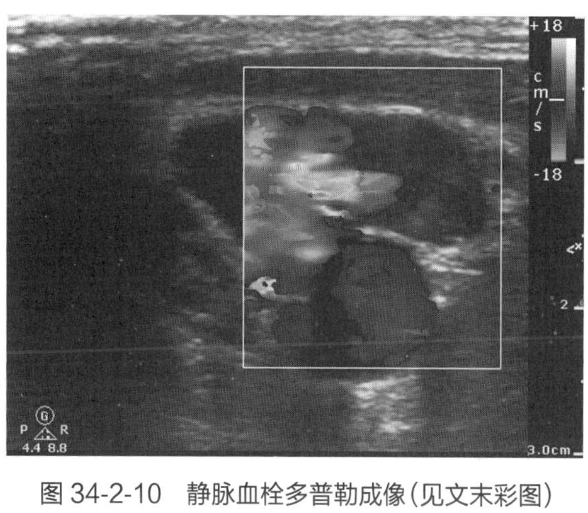

图 34-2-10　静脉血栓多普勒成像（见文末彩图）

声征象如下。

(1) 回声增强：血栓形成后随着时间的延长，血栓的回声也有所增强，血栓表现为无回声或回声很低考虑为新近血栓。强回声提示未溶解的血栓瘢痕形成，而两者之间的血栓很难判断时期。

(2) 血栓回缩和静脉管径的缩小：血栓形成后随着时间延长，血栓出现回缩和溶解使血栓变小，如果动态进行血栓检查可以观察到此现象，长轴观察到血栓长度变小，横切面可以观察到血栓部位静脉管径变小。

(3) 血栓黏附：血栓形成后急性血栓漂浮状态逐渐消失，血栓黏附在血管壁上。

(4) 血流恢复：当血栓回缩及溶解后血流逐渐恢复，血栓造成梗阻的静脉血流开通或逐渐增加。

(5) 侧支循环形成：亚急性期侧支循环继续扩张，超声可以观察到此现象。

3. 慢性期血栓 一般指血栓形成6个月以后的超声表现，主要表现为血管壁增厚、血栓位置出现强回声、出现纤维条索、静脉瓣异常。

(1) 凝块和血栓：血凝块可以指任何血液凝固体，而血栓特指血管和心脏内的血凝块。

(2) 急性和慢性静脉血栓：14天之内形成的血栓称为急性血栓；亚急性血栓是14天～6个月形成的血栓；大于6个月称为慢性血栓。对于重症患者急性血栓有临床意义，因为这样的血栓不稳定容易脱落造成肺栓塞，所谓的慢性血栓实际是纤维瘢痕或者称为慢性静脉瘢痕。

（张 青）

第三节 深静脉血栓筛查流程

(一) 选择超声探头

探头需具有彩色多普勒和脉冲波多普勒功能，多选用高频线阵探头。但对于锁骨下静脉近段、髂静脉、肥胖及肿胀下肢的深静脉也可选用合适的凸阵探头。

(二) 图像获取及优化

1. 获取图像 探头垂直于检测部位，这样超声束垂直于血管壁，可以获得最亮的回声，并且能够使血管壁结构清晰显示。

2. 深度 调节深度使得目标区域位于图像的中间。

3. 增益 调节增益至管腔显示清楚或为黑色且无噪声及斑点。

(三) 筛查深静脉血栓

二维超声显示血管，彩色多普勒超声显示管腔血流。

1. 获取血管短轴切面 采用二维超声获取待检查静脉的短轴切面，明确动静脉彼此之间的关系和周围组织的关系，再将需要检查的血管放置在图像正中，调节深度及增益，观察管腔内是否有血栓填充（图34-3-1）；采用彩色多普勒观察该部位是否有充盈缺损或者血流消失，调整彩色取样框，在能够框住目标区域的情况下，尽可能缩小彩色框大小，尽可能置于表浅位置（图34-3-2）。

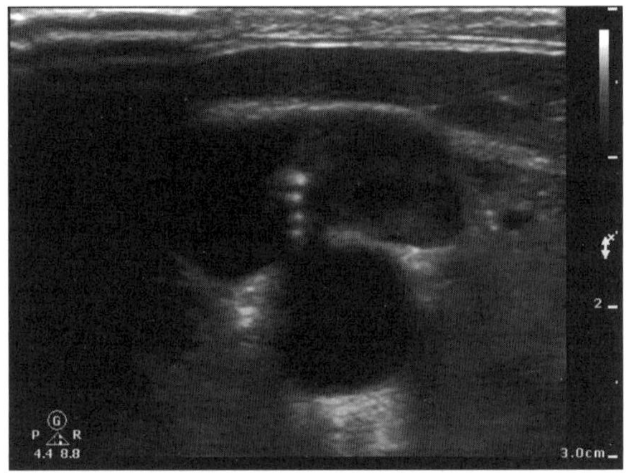

图 34-3-1 二维超声下静脉的短轴

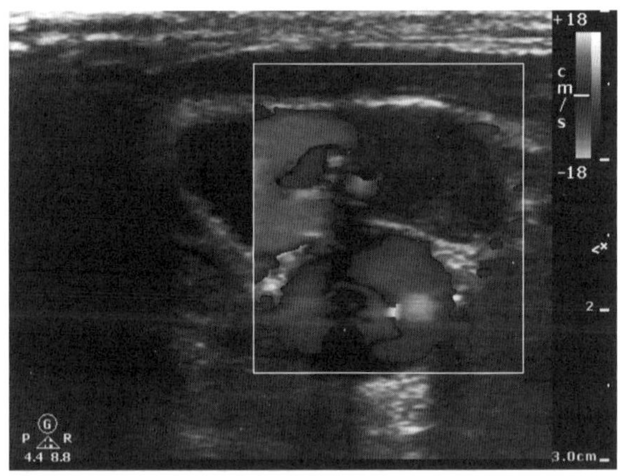

图 34-3-2 静脉彩色多普勒（见文末彩图）

2. 获取血管长轴切面 ①采用二维超声在静脉短轴切面基础上，旋转90°获取静脉长轴。同样调整深度及增益至合适，观察管腔内是否有血栓填充。②采用彩色多普勒观察该部位是否存在充盈缺损或血流消失。

若二维超声发现血管内有血栓充填，同时彩色多普勒超声见到该部位血管管腔的充盈缺损或血流消失，则可确认该部位存在血栓。若未发现静脉血栓的确切征象则可进行下一步静脉加压试验。

(四) 静脉加压试验

通过静脉加压试验可以进一步证实静脉血栓。

1. 方法 选取短轴切面，将探头垂直于静脉并施加一定压力，一般轻压的方法会使正常的静脉压闭，静脉管壁会紧贴在一起；如果静脉不能被压闭，则提示静脉血栓形成。

2. 注意事项 ①加压前需仔细检查管腔内是否存在血栓，如果确认是血栓其实没有必要进一步做此试验，做此试验有血栓脱落的可能。如果高度可疑或普通 2D 看不清时可以通过此试验进一步证实血栓存在。②加压检查时应在静脉的横切面进行，这样可以看到静脉腔的全貌，获得静脉是否能够压瘪的信息。如果通过静脉纵切面进行压迫，压迫的静脉不能看到静脉的全貌，静脉血栓没有完全充满血管腔时，未堵塞的部位进行压迫也可以出现静脉壁压瘪的假象造成漏诊。③加压需缓慢轻压，力度取决于血管的位置和深度，但总要低于周围动脉压闭的力度。压力过大，新鲜的栓子会被压闭，也可能导致栓子脱落。④加压方法主要用于外周动静脉和表浅的中心静脉检查，局部组织水肿、敷料及严重低血容量等情况也会限制此方法的应用。

（张　青）

思考题

1. 深静脉血栓的筛查流程是什么？
2. 静脉加压试验的注意事项有哪些？

参考文献

[1] 李玉林. 病理学[M].8 版. 北京：人民卫生出版社，2013.

[2] 柏树令. 系统解剖学[M].7 版. 北京：人民卫生出版社，2008.

[3] ZWIEBEL W J. Introduction to vascular ultrasonography[J]. J Vasc Surg，2005，42(1)：184.

第三十五章

重症超声典型图像解读

学习目标

掌握：

1. 胸膜线、胸膜滑动征、海岸征、蝙蝠征、A 线、B 线、平流层征、肺点、肺搏动征。
2. 心肌收缩力增强、左心舒张功能障碍、左心收缩功能障碍。

熟悉：

1. 碎片征、组织样征。
2. 应激性心肌病。

了解：

1. 水母征、正弦曲线征。
2. 肺栓塞。

第一节　肺部超声典型图像

一、胸膜线

在肋骨骨皮质深面 0.5～1.0cm 处可见一条随着呼吸运动而来回滑动的高回声线，即为胸膜线（图 35-1-1）。几乎所有的肺部超声征象均起源于胸膜线，且绝大多数从胸膜线产生的超声征象都是动态的。几乎所有危及生命的急性胸部疾病都将影响肺脏表面的胸膜结构，通过胸膜结构及由此产生的超声影像，能够反映检测部位的肺野病变情况。因此，胸膜线的准确定位至关重要。我们建议初学者采用肺部超声垂直扫描法更容易定位胸膜线。

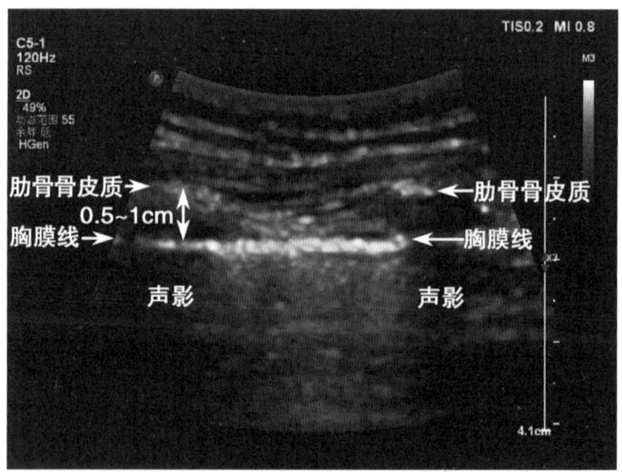

图 35-1-1　胸膜滑动征：骨皮质线下方 0.5～1cm 处的高回声水平线即为胸膜线，正常情况下胸膜线随着呼吸运动而滑动，即胸膜滑动征阳性

二、胸膜滑动征

脏胸膜和壁胸膜在呼吸周期中做相对运动，在二维超声下即表现为胸膜滑动，即胸膜滑动征，又称为肺滑动征（图 35-1-1）；M 型超声可记录为特征性的图像，即海岸征，又称为沙滩征。

三、海岸征

正常肺部超声在 M 型超声下则表现为海岸征（图 35-1-2），亦称为沙滩征，即脏胸膜和壁胸膜在呼吸周期中存在相对运动，导致胸膜线以下深部结构呈颗粒状改变，形似“沙滩”；而胸膜线以上的肌肉等结构因不存在相对运动，超声图像表现为多条平行线形似“大海”，故而得名。海岸征是胸膜滑动征在 M 型超声下的表现，二者均属于排除气胸的重要超声征象。

四、蝙蝠征

正常肺部超声二维图像形似蝙蝠，故称之为蝙蝠征（图 35-1-3）。通过肋骨后方形成的声影可确定肋骨线。通过垂直扫描方法获得相连的上下肋骨及其后方的声影、胸膜线，上述三个结构构成了一个向我们迎

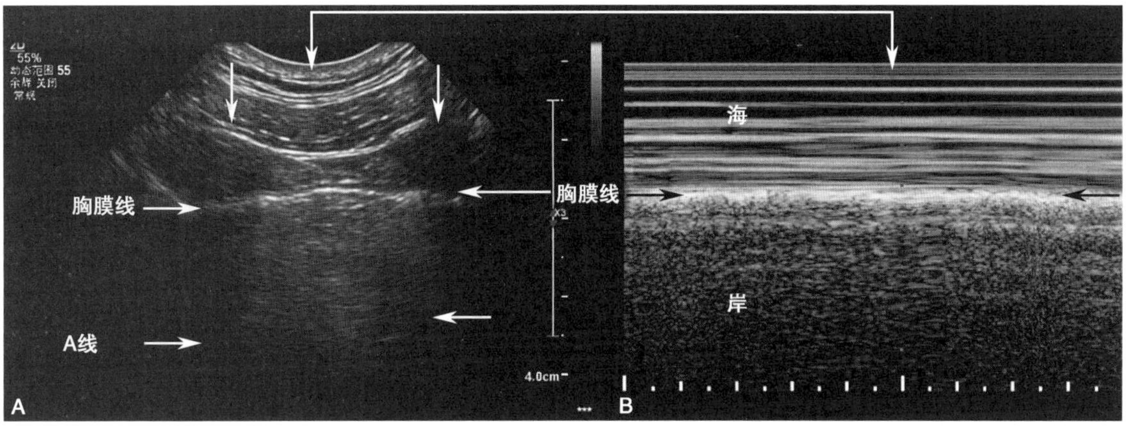

图 35-1-2　将取样线垂直于 A 图的胸膜线，通过 M 型超声显像即可得到 B 图 M 型超声下的海岸征

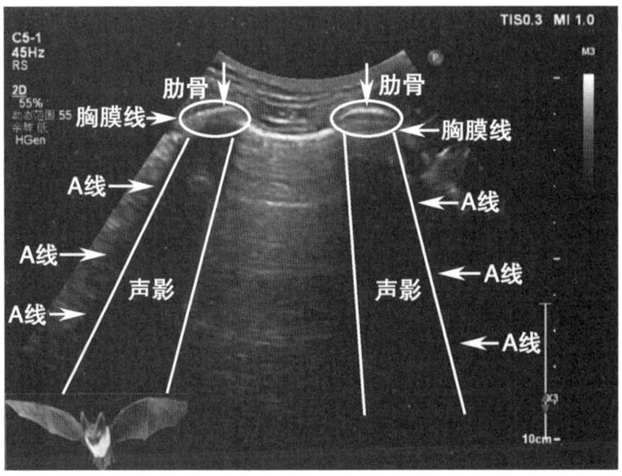

图 35-1-3　蝙蝠征

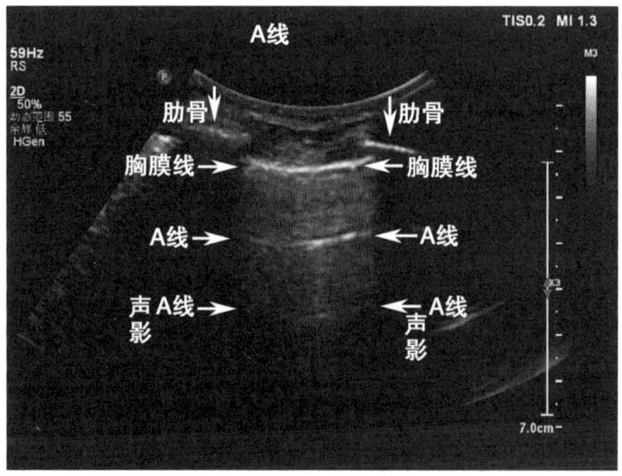

图 35-1-4　A 线

面飞来的“蝙蝠”，即蝙蝠征。它是肺部超声一个极其重要的定位标志，通过蝙蝠征可以快速准确找到胸膜线。我们建议初学者实施肺部超声检查时尽可能将蝙蝠征垂直显示在屏幕正中央。

五、A 线

A 线即为混响伪像，亦称水平伪像，表现为胸膜线下等距离（大致等于皮肤至胸膜线的距离）平行排列的多条高回声线，强度依次减弱（图 35-1-4）。研究显示，双肺前胸壁探查到 A 线提示肺动脉楔压（PAWP）≤18mmHg（1mmHg=0.133kPa），特异度为 93%，灵敏度为 50%，阳性预测值为 97%，阴性预测值为 24%。超声探查到呼吸周期内均为 A 线，提示检测部位胸膜线下邻近结构以气体为主（气液比例≥98%），若同时存在胸膜滑动征，则标记为 A+（正常模式），提示通气良好、相对渗出少，无气胸、肺实变及肺不张等；若 A 线伴有胸膜滑动征消失，则注意排除气胸可能，需要寻找肺点进一步鉴别诊断。

六、B 线

B 线是起自胸膜线、随胸膜滑动而移动、垂直于胸膜线发出的高回声影，它呈“彗星尾”样改变，激光束状并直达屏幕边缘且不衰减（图 35-1-5）。B 线亦可以看作是数十根小 A 线平行排列组成，这些小 A 线又称为 J 线。根据相连 B 线在胸膜线上的距离分为 B3 线和 B7 线，前者间距≤3mm，后者间距约 7mm。超声探测到 B3 线常提示肺泡性肺水肿，对应胸部 X 线片或胸部 CT 显示的毛玻璃样改变；而超声探测到 B7 线往往提示小叶间隔增厚。

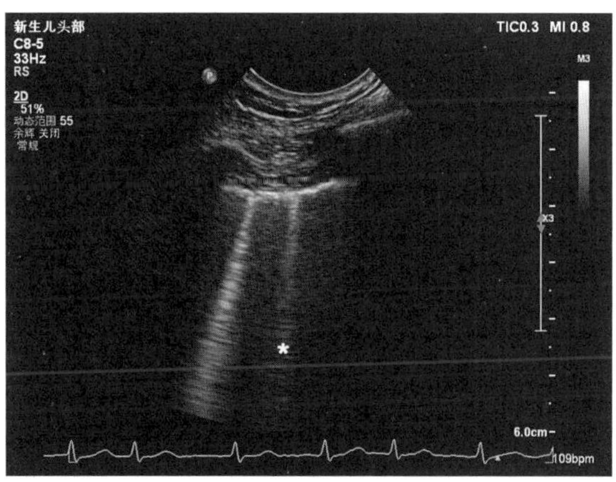

图 35-1-5　B 线（星号标示即为 B 线）

正常肺部超声通常检测不到B线，有时在背部靠近膈肌侧可发现散在B线，但垂直扫描的切面上每个肋间隙一般不超过2条；一个肋间隙内B线数量≥3条即视为异常情况，标记为B+(B模式)。2012年圣地亚哥国际肺部影像学会(Society of Thoracic Radiology)和欧洲呼吸学会(European Respiratory Society)共同发布的"肺泡-间质综合征诊断标准"将双肺分为左右两个肺野，每个肺野划分为4个分区；左右肺野均有2个或2个以上分区表现为B+，即为间质综合征(interstitial syndrome)，提示肺泡或间质性肺水肿。

七、水母征

大量胸腔积液内探及漂动的被压缩的肺叶，即为水母征(图35-1-6)，又称为浮游生物征，往往提示肺不张。水母征为胸腔液性暗区内可见组织样征，并随着呼吸周期而漂动。压缩的肺组织内可见被压缩变形的点状或线状支气管树，为各级支气管内尚未完全吸收的气体在超声下的高回声表现。

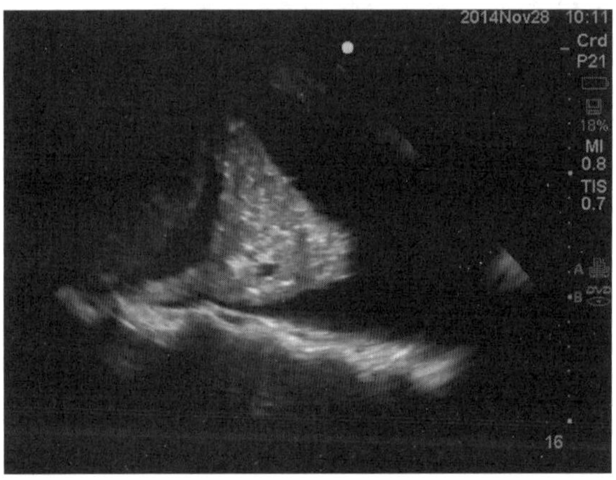

图35-1-6　水母征

八、碎片征

肺实变部分的边界与正常充气肺组织交界处的短线样、碎片样的强回声光斑，围成三角形或多边形低回声或无回声影(图35-1-7)。碎片征往往提示小的肺实变，常见于肺炎、肺栓塞或肺挫裂伤等。

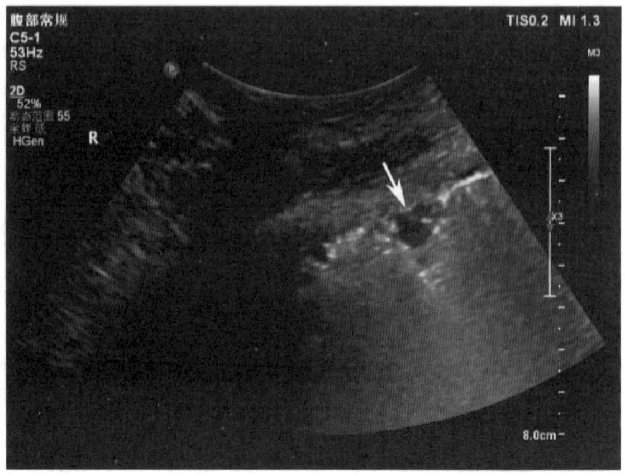

图35-1-7　碎片征

白色箭头所指即为碎片征，表现为胸膜线的连续性中断，可见短线样、碎片样高回声点围成三角形或多边形低回声或无回声影。

九、组织样征

胸部出现软组织样的回声，类似肝或脾组织样的局限性低/中等回声区，即为肺组织实变后的影像(图35-1-8)，肺实变影内常见动态或静态支气管充气征、支气管液像及血管影。

十、条码征

又称为平流层征，即胸膜滑动征消失在M型超声的表现(图35-1-9)。当胸膜滑动征消失时，意味着胸膜线及胸膜线以下部位无任何位移，M型超声下可见数条平行的亮线取代颗粒状的沙滩征象。条码征往往提示气胸，但不是确诊气胸的征象。

十一、肺点

肺点即气胸线上某个点，由于吸气时肺向外带膨胀，呼气时向内带回缩，故超声探头在肺点上则表现为呼气阶段气胸模式(B型超声下A线伴肺滑动征的消失、M型超声下的平流层征)，吸气阶段则为排除气胸模式(B型超声下肺滑动征或B线、M型超声下的沙滩征)，出现气胸和排除气胸征象的临界点称为肺点(图35-1-10)。肺点是诊断局灶性气胸的特殊超声征象，B型和M型都能检测到。肺点诊断气胸的灵敏度为60%～80%，特异度接近100%。在完全性气胸或少量气胸时检测不到肺点，而胸膜粘连、肺气肿及顺应性过大时则容易出现假阳性情况。

十二、肺搏动征

二维超声下肺滑动征消失伴随M型超声下胸膜线随心脏搏动称为肺搏动征，又称为肺脉(图35-1-11)，提示完全性肺不张。

十三、方形征和正弦曲线征

二者均为胸腔积液超声征象，前者在B型超声下表现为方形液性暗区(图35-1-12A)；呼吸时随肺膨胀和收缩而运动的脏胸膜与位置相对固定的壁胸膜间的位移，在M型超声下表现为正弦曲线形态，即正弦曲线征(图35-1-12B)。

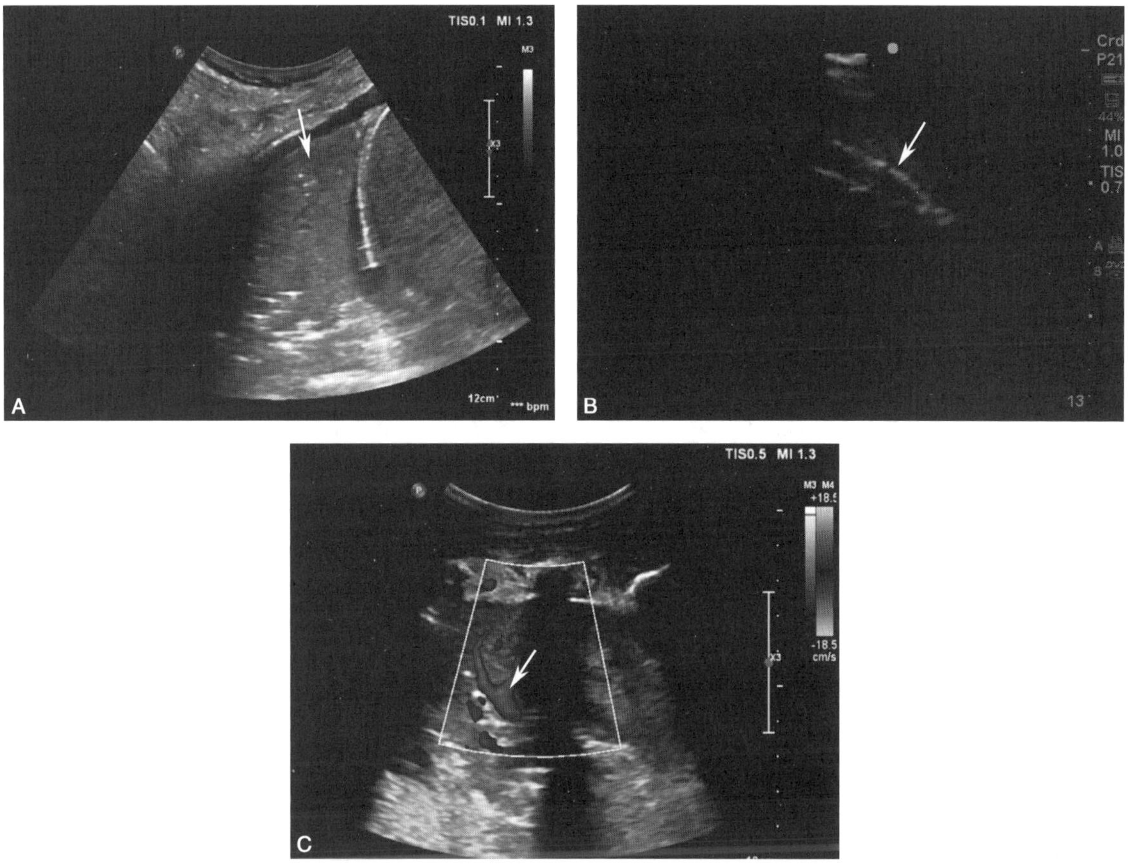

图 35-1-8　肺组织实变后的影像(见文末彩图)

A. 白色箭头所指为大片肺组织实变征；B. 白色箭头所指为在大片肺组织实变征的背景下叶支气管或更小分支的支气管充气影；C. 血管征，白色箭头所指为在大片肺组织实变征的背景下通过彩色多普勒显像可见肺内血管。

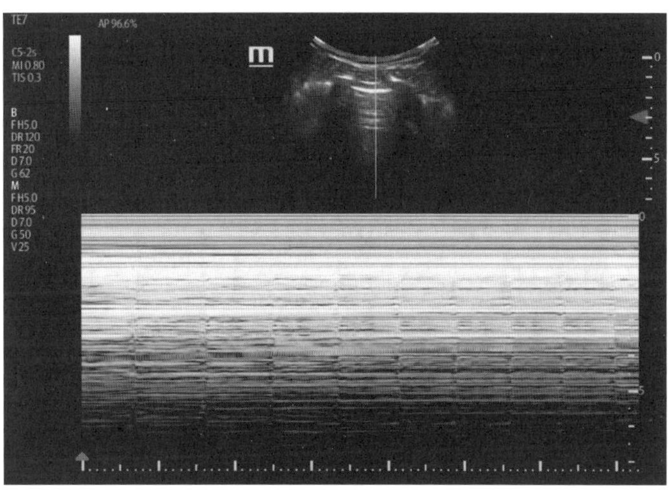

图 35-1-9　M 超下条码征(平流层征)

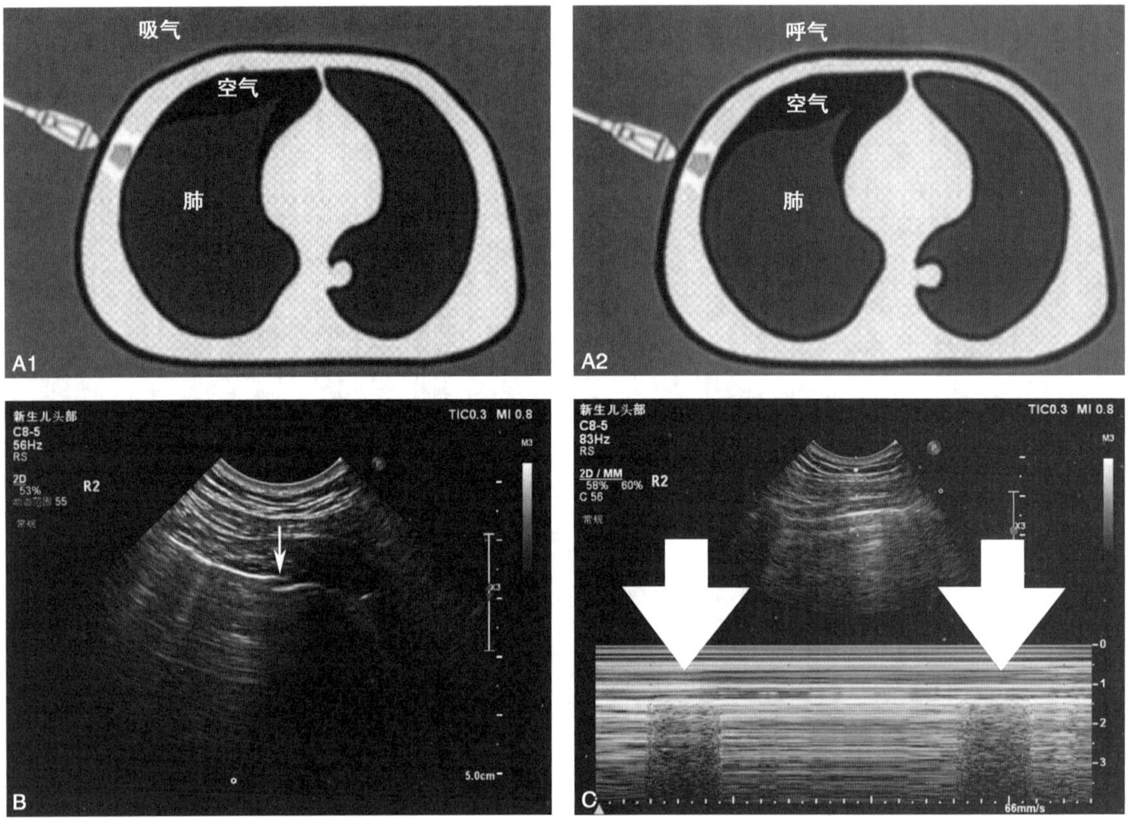

图 35-1-10　肺点

A_1、A_2. 肺点；B. 白色箭头所指即为肺点，箭头左侧为气胸线外带，右侧为气胸线内带；C.M 型超声下所展示的海岸征与条码征随着呼吸运动交替出现，箭头所指即为海岸征中的“岸”，海岸征与条码征交接处即为 M 型超声下的肺点。

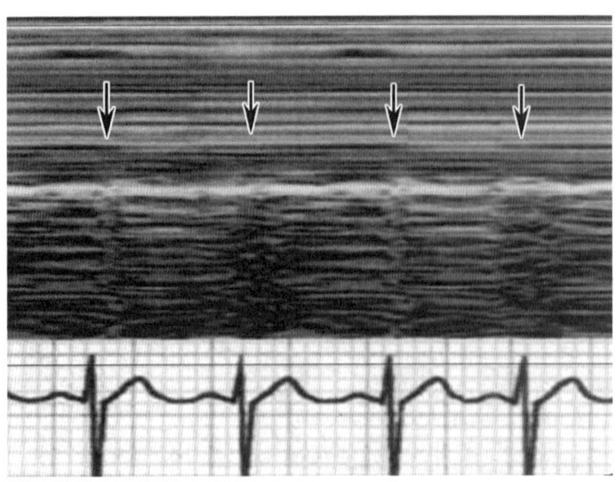

图 35-1-11　M 型超声下胸膜线随心脏搏动而节律性搏动

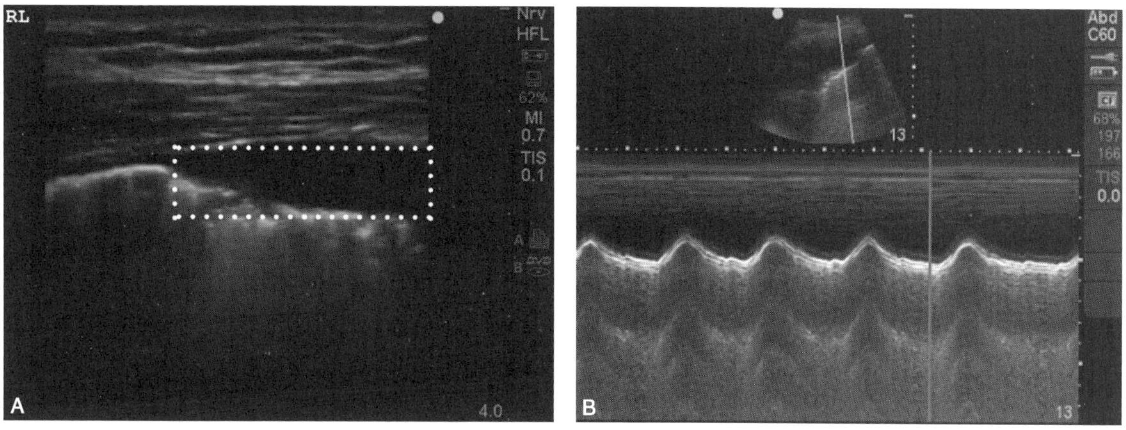

图 35-1-12　方形征和正弦曲线征

A. 方形征，胸膜下少量液性暗区，形状类方形；B. 胸膜随着呼吸运动规律性朝着或背着超声探头运动，M 型超声下脏层表现为正弦曲线形态，即正弦曲线征。

（刘海涛　黄道政）

第二节　心脏超声典型图像

一、大量心包积液

超声心动图可见心包腔内上下、内外均有较宽的无回声区，宽度超过 2cm，心脏舒张受限，心腔内径缩小，心室收缩时心尖抬举，由于心包腔内有大量液体，心脏游离在液体中，会出现前后或者左右的摇摆（图 35-2-1）。M 型超声心动图可显示左心室后壁心包腔内的无回声宽度，大于 2cm，右心室前壁心包腔内无回声区的宽度大于 1.5cm，右心室前壁心包腔内无回声区的宽度大于 1.5cm，右心室前壁收缩期出现切凹征，左心室后壁与室间隔同向运动，收缩早期二尖瓣曲线 CD 段下移。

二、右心室局部的心包积液

超声心动图胸骨旁长轴可见心包腔内右心室上方有较宽的无回声区，右心室流出道明显受压变窄，心脏舒张功能受限（图 35-2-2）。

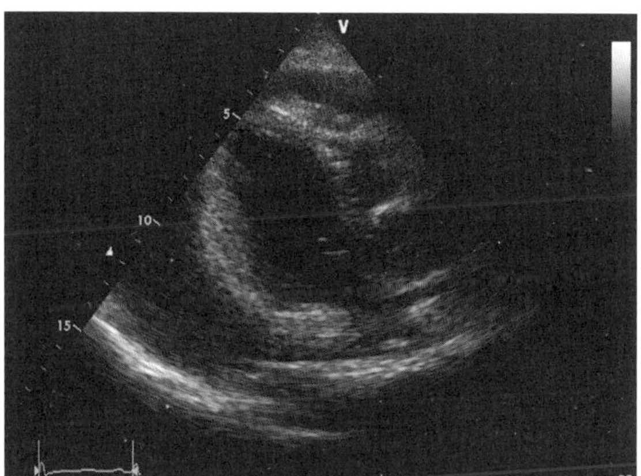

图 35-2-1　心包腔内有较宽的无回声区包绕心脏，心脏游离于液体中前后摆动，心室受压，心腔缩小，心室舒张受限

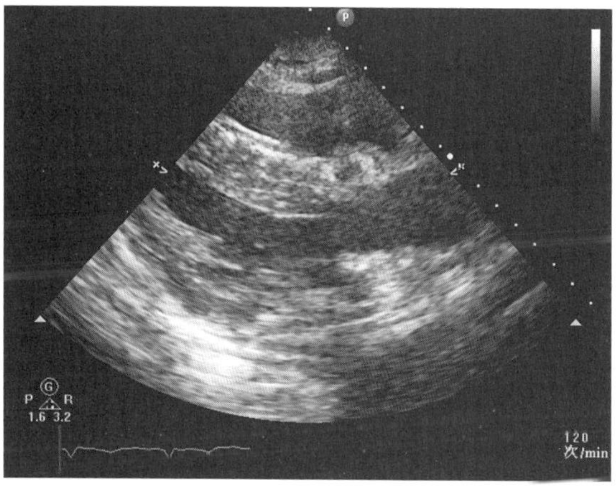

图 35-2-2　右心室局部的心包积液

三、右心增大

胸骨旁左心室长轴和短轴切面均可显示右心室增大，室间隔活动异常，表现为与左心室后壁同向运动，与右心室有协同作用；在胸骨旁大动脉短轴切面可显示右心房、右心室增大，右心室流出道增宽，肺动脉增宽；在心尖部四腔心切面可显示增大的右心房和右心室（图 35-2-3）。

四、左心房扩大与左心室增厚

左心房扩大、左心室增厚常见于主动脉关闭不全、二尖瓣脱垂、高血压病、肥厚型心肌病及淀粉样心肌病等患者。根据肥厚的部位与程度不同，会产生不同的临床症状。图 35-2-4 可见左心室后壁明显增厚，室间隔增厚呈梭形，左心房充盈扩张。大部分心室肥厚的患者超声会表现出明显的 SAM 征。SAM 征阳性

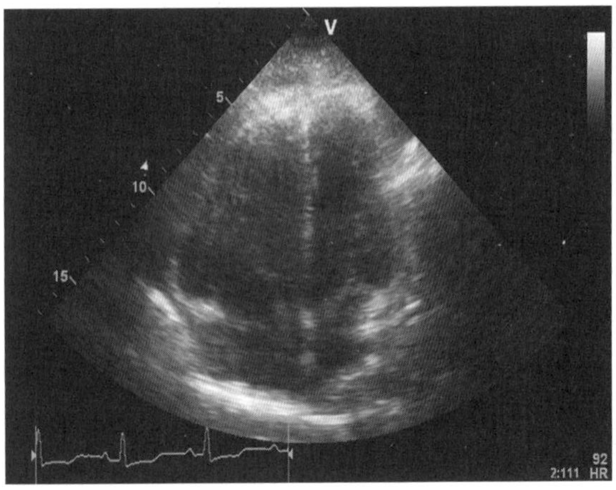

图 35-2-3　右心增大

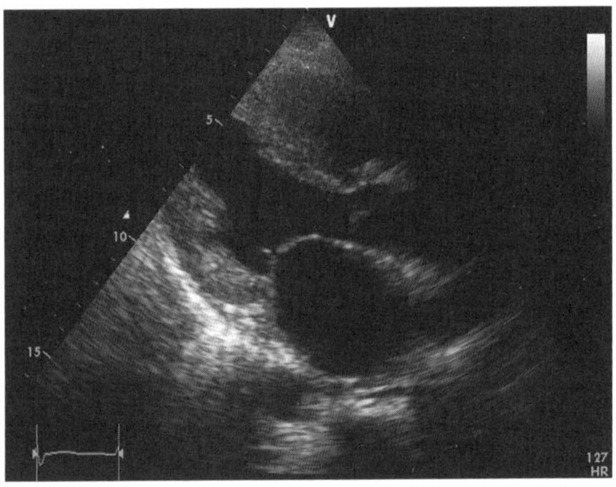

图 35-2-4　左心房扩大，左心室增厚

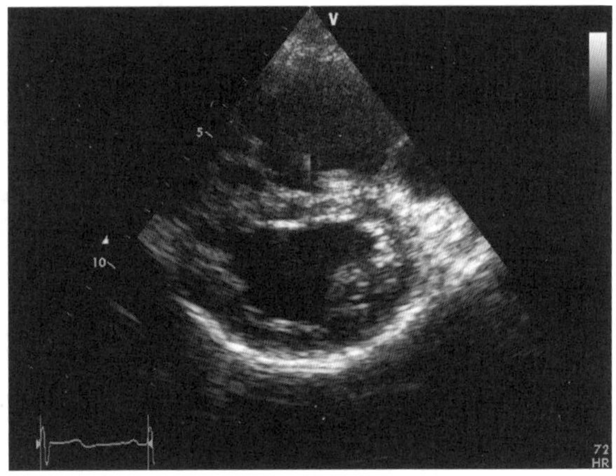

图 35-2-5　D 字征

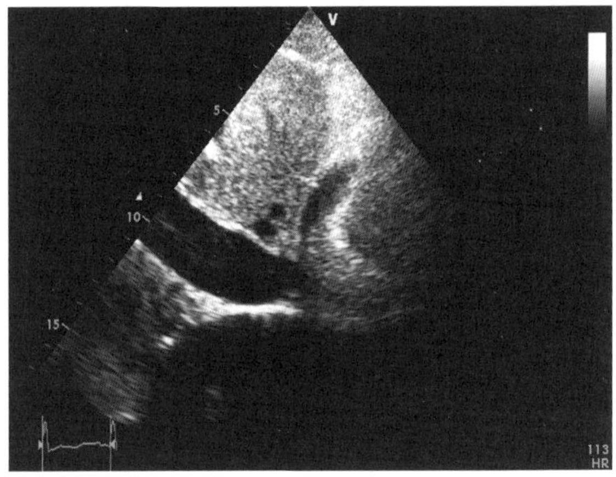

图 35-2-6　下腔静脉扩张固定

是指二尖瓣前叶收缩期前运动，在 M 型超声诊断中可见收缩期 CD 段不是一个缓慢上升的平台，而是一个向室间隔方向突起的异形波形。

五、D 字征

当出现各种原因导致的右心室功能障碍时，心脏超声可见右心室扩张，室间隔变平，此时左心室短轴切面可见原本附于充盈的左心室上的右心室充盈扩张，左心室受压，呈 D 字形（图 35-2-5），这就是我们常说的 D 字征，是容量过负荷、肺动脉高压等疾病的常见征象。

六、下腔静脉扩张固定

经胸超声测量的下腔静脉（inferior vena cava，IVC）直径通常可以作为前负荷的静态指标，虽然其绝对数值并不能预测容量的多少，但 IVC 直径随呼吸的变异度却可以预测有无容量反应性。如图 35-2-6 所示，在自主呼吸情况下，下腔静脉扩张固定，直径大于 2cm，不随呼吸呈现周期性变化，说明患者整体处于容量过负荷和右心回流受阻的情况。

（刘海涛　黄道政）

思考题

1. 获取肺部超声的基本手法是什么？
2. 如何准确定位胸膜线？
3. 诊断或排除气胸的简易流程是什么？

参考文献

[1] 刘大为，王小亭. 重症超声[M]. 北京：人民卫生出版社，2017.
[2] 尹万红. 重症超声临床应用技术规范[J]. 中华内科杂志，2018，57(6)：397-417.

第三十六章

心肺超声与循环管理

学习目标

掌握：

1. 重症超声窄化休克的思路。
2. 重症超声六步法的流程顺序。
3. 评估容量状态及容量反应性。
4. 假性 PEA 临床常见的 4 种情况。

熟悉：

1. 超声评估急、慢性右心功能障碍征象。
2. 超声评估左心收缩功能的分级方法。
3. FELL 流程的 10 个步骤。

了解：

1. 左心舒张功能的评估方法。
2. 超声评估动脉张力和脏器灌注。

第一节　心肺复苏的超声应用

2015 年 10 月 17 日，AHA 于 *Circulation* 杂志在线发布了《2015 心肺复苏及心血管急救指南更新》，更新指南中明确推荐：在心搏骤停时，施救者可采取特定的策略将超声引入高级心血管生命支持流程中，用来帮助评判心肺复苏的实施、策略和时限。

重症超声检查有助于临床医生快速判断是否发生心搏骤停以及骤停的原因，改变治疗，判断预后。理论上，超声是诊断心搏骤停的"金标准"。具体而言，首先，床旁超声可直观地观察到心脏的运动是否存在或消失，以此来判断患者是否心搏骤停，从而减少通过大动脉搏动判断心搏骤停的误判率。其次，超声能帮助施救者判断心搏骤停的类型，尤其是区分心室颤动和心脏停搏。虽然较少发生，但有时细小的心室颤动可能因波幅过小被施救者误判为心搏停止而耽误电除颤这一至关重要的救治措施。

在心肺复苏（cardio-pulmonary resuscitation，CPR）过程中进行超声检查，最重要的原则是尽量避免干扰心肺复苏过程。这就需要超声检查人员预先设定好超声机器与探头、明确检查者的位置、规范操作的流程等，且整个检查过程不能影响正在进行的心肺复苏。基于此，Breitkreutz 等制定的 FEEL 流程极大程度地满足了以上这些原则而被广泛采纳推广（图 36-1-1）。FEEL 流程建议，超声检查者是一个单独的成员，不直接参与心肺复苏，应站在患者右髋旁，在复苏团队每 2 分钟检查动脉搏动的 10 秒内迅速完成超声检查，独立采集并分析超声影像，并及时将超声结果向抢救指挥者汇报（图 36-1-2）。

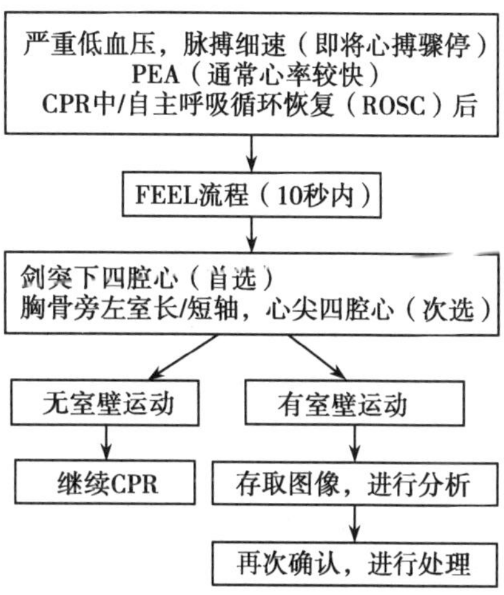

图 36-1-1　FEEL 流程示意图

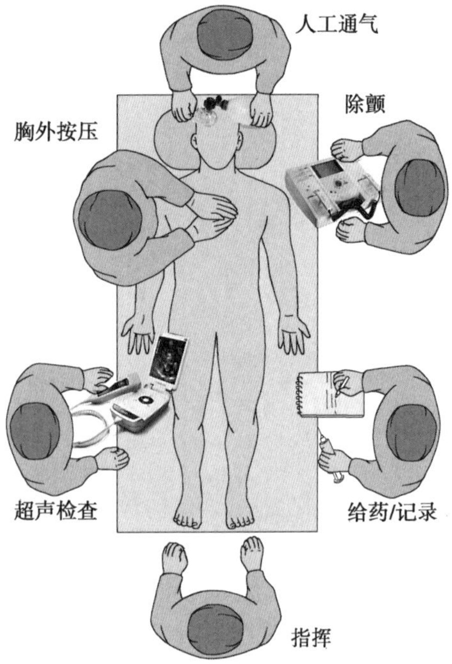

图 36-1-2　FEEL 流程团队配合示意图

具体而言，在心搏骤停时实施心脏超声检查，一般首选剑突下心脏切面，此时甚至可以不中断胸外按压而能判断出心包积液。剑突下切面如不能得到适当的图像，可选心尖四腔心切面或胸骨旁长轴切面。在心肺复苏时进行重症超声检查，要求超声机器有记忆存储动态图像的功能，存储心肺复苏 2 分钟后检查颈动脉搏动的 10 秒间隙的心脏活动视频，之后回放分析是否存在可逆性病因，并以二进制的形式（是或否）进行超声评估汇报，协助心肺复苏指挥者进行临床决策（图 36-1-3）。

FEEL 流程的具体操作十个步骤见表 36-1-1。

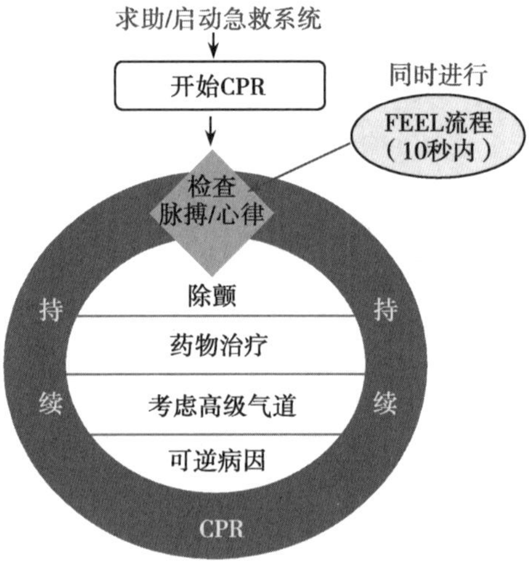

图 36-1-3　FEEL 流程与 CPR 整合示意图（见文末彩图）

表 36-1-1　FEEL 流程十个具体操作步骤

执行阶段	操作步骤指令
准备阶段	1. 实施规范化的 CPR
高质量 CPR	2. 告知 CPR 小组：正在准备心脏超声
准备超声检查	3. 准备便携式超声检查机器
	4. 检查前准备：合适的位置、暴露患者检查部位，准备检查
	5. CPR 小组 10 秒倒计时，即将开始超声检查
	6. 指令“在这轮 30 次胸外按压周期结束后，暂停按压，判断动脉搏动，同时进行心脏超声检查”
执行阶段	7. 在最后一轮按压时，把超声探头轻放在剑突下区域，提前存储录像
获取心脏超声图像	8. 尽快地找到剑突下切面，此次如未能找到心脏，下次可尝试胸骨旁或心尖切面
恢复 CPR	9. 在计时数到 10 秒时，指令“继续 CPR”
解读检查结果	10. 和 CPR 小组交流超声的发现并解释

注：在高级生命支持（advanced cardiac life support，ACLS）的流程中建议允许中断 CPR 最长时间为 10 秒，在实施超声检查时应给予清晰的指令。在充分的准备完成后，超声检查在第 8 个步骤才开始。

（蔡书翰　段　军）

第二节　FEEL 流程与真假无脉电活动

重症超声能识别真假无脉电活动（pulseless electrical activity，PEA），这可能是将超声整合到心肺复苏流程中的最大益处。

PEA 指监护仪显示存在心电活动，但心肌无机械收缩，无法触及动脉搏动，即所谓的电机械分离（electrical mechanical dissociation）。PEA 通常见于室性逸搏、室性自主心律等，监护仪上显示为非常缓慢的心电信号（通常＜30 次/min），此时的救治原则是持续高质量胸外按压和每隔 3～5 分钟静脉推注肾上腺素。

而假性 PEA 指无法触及大动脉搏动，但确实存在心肌收缩的情况。此时监护仪通常显示为快速的心电信号（通常＞150 次/min），临床常见于严重低血容量、大面积心肌梗死、肺栓塞、心脏压塞等。可能是心脏前负荷过低（严重低血容量）、左心收缩功能障碍（大面积心肌梗死）、右心后负荷过高（肺栓塞）、心脏充盈受限（心脏压塞）等导致左心输出量严重减低，进而导致血压严重降低，低于手指所能感知的阈值（假性无脉）。实际上，假性 PEA 时心脏仍有收缩甚至是增强的收缩，只不过人体手指无法感知脉搏，此时如用超声即能明确证实心脏收缩的存在。

因此，对于假性 PEA 的处理，最关键之处在于鉴别心搏骤停的原因（hypovolemia、hypoxia、hydrogen ion、hyper/hypokalemia、hypo/hyperthermia，tablets-drug overdose/accidents、tamponade cardiac、tension pneumothorax、thrombosis coronary、thrombosis pulmonaryembolism，即 5H5T），再采取针对性救治措施（表 36-2-1）。当我们面对一个假性 PEA 的重症患者时，重症超声可快速鉴别诊断出多种心搏骤停的原因，从而指导针对性处理。这些能通过重症超声快速准确鉴别的病因包括：低血容量、心脏压塞、泵功能衰竭（冠心病等）、肺栓塞等，联合肺部超声还可进一步判断是否为张力性气胸。

表 36-2-1　假性 PEA 临床处理方案

超声诊断	临床诊断	临床处理（首选）	临床处理（次选）
严重左心功能障碍	心肌梗死、心肌病	强心药物、经皮冠脉介入术（PCI）	主动脉内球囊反搏（IABP）、体外膜氧合（ECMO）
严重右心功能障碍	肺栓塞、ARDS、呼吸机设置不当	溶栓、减轻右心负荷、调节呼吸机参数	强心药物
极度低血容量	低容量性休克	快速容量复苏	去甲肾上腺素等血管活性药物
心包积液	心脏压塞	心包穿刺术	去甲肾上腺素等血管活性药物

临床医生独立掌握和操作重症超声 FEEL 流程其实并不困难。Price 等的研究发现，经过 1 天的专项培训，无任何超声经验的初学者即可独立进行 FEEL 流程的操作：86% 的学员都能在 10 秒内获取超声影像，这些学员获取的剑突下四腔心切面 100% 合格，最难的心尖二腔心合格率也高达 76%。超声 FEEL 流程临床使用频率可能较低，但对于那些特定原因所致的心搏骤停，尤其是当患者出现假性 PEA 时，只有床旁即时超声检查才能明确患者心搏骤停的原因，指导临床医生采取针对性的关键措施，最终挽救患者生命。

（蔡书翰　段　军）

第三节　急性循环衰竭的超声评估

循环衰竭（circulatory failure，CF）是指由于感染、失血、肺栓塞、心肌梗死等原因引起的循环功能障碍，导致氧输送不能满足机体需求，从而发生细胞缺氧的病理生理情况。休克是 CF 的临床表现，常常危及患者生命。根据病理生理机制，休克分为低血容量性休克、分布性休克、梗阻性休克和心源性休克，不同类型休克治疗原则不一。ICU 常收治各种循环衰竭患者，由于患者病情危重，需要尽快分辨休克类型和了解患者血流动力学状态，及早干预休克进展，以挽救患者生命。根据患者体格检查和已有的实验室检查结果等进行患者休克类型的判断，往往不够准确。临床常用的高级血流动力学监测方法如血流导向气囊导管或 PiCCO 监测，亦存在诸多问题，如心脏压力指标无法替代容量指标、短时间内难以获取数据及置管风险等。而重症医师进行目标导向的重症超声检查具有快速、准确、安全及可重复等特点，特别适用于急性 CF 患者的血流动力学评估和监测。

重症超声运用于 CF 的诊断和处理包括快速甄别休克类型及精准指导血流动力学治疗两个方面。首先，重症超声能快速甄别休克类型，确立 CF 患者的临床诊断。在确定 CF 患者休克类型后，再进一步行血流动力学精准评估。CCUSG 于 2016 年在前期临床研究观察和重症超声临床实践经验基础上，提出了重症超声导向的六步精准评估流程，包括心脏整体评估、容量状态及容量反应性评估、右心评估、左心评估、外周阻力评估和灌注评估，其核心内涵是按照血液流体动力学的规律进行全方位的血流动力学评估，精准指导临床治疗。

一、心脏整体评估

心脏整体评估以定性评估为主，必要时再进行简单测量。通过目测法快速评估患者休克类型。窄化休克的诊断，包括两个层次。

第一，发现急性心脏事件，如心脏压塞、严重限制性心包疾病、新发节段室壁运动异常（可能提示急性冠脉综合征）、腱索断裂、室壁穿孔、急性心内膜炎、心腔或大血管腔内占位或血栓等情况，需紧急处理或请心脏专科协助紧急救治。

第二，诊断有无合并慢性心脏疾病，为后续血流动力学治疗提供重要信息。心腔大小及心室壁厚度的变化是重要的评判依据：右心室是可以明显急性增大的心室，右心室以外的其他腔室明显增大常提示存在慢性心脏疾病，心室壁的肥厚也常提示慢性压力过负荷。如当患者存在左心室或左心房扩张，提示存在扩张型心肌病、缺血性心肌病、瓣膜性疾病或先天性心脏病；当存在左心室肥厚时则可能存在肥厚型心肌病、严重主动脉瓣狭窄或高血压性心肌病；当患者存在右心房扩大或右心室扩大同时合并右心室室壁增厚提示存在慢性肺源性心脏疾病。

快速判断患者是否存在慢性基础疾病以及半定量评估整体心脏功能的同时，还可以窄化容量反应性评估人群。从窄化容量反应性评估角度，就绝大多数心肺功能正常甚至增强的患者，液体耐受性都好，不具有容量反应性的可能性不大；而整体心功能极差的患者，具有容量反应性的可能性则很小。通过 eyeballing 的原则，可以将心功能划分为三个等级：EF＜30%，EF 30%～60%，EF＞60%；即当 EF＜30%，患者的容量反应性极可能不大，而当 EF＞60%，患者几乎均应该存在容量反应性，从而窄化出需要精细评估容量反应性的人群。

二、容量状态与容量反应性评估

容量状态与容量反应性评估是血流动力学评估中的重要部分。在经过心脏的大体评估后，我们可以窄化出需要精细容量评估的那些存在轻-中度心功能不全的患者（EF 30%～60%）。尽管左心室舒张末期面积以及左心室舒张末面积随容量的变化是超声判断容量状态及对输液反应的指标，但是上下腔静脉用于评估容量状态更为准确且直观。由于上腔静脉通常需要经食管超声获得，而下腔静脉常由剑突下平面获得，在 CF 的初始评估中，下腔静脉的评估更为常见。在剑突下下腔静脉长轴切面，以下情况可以初步定性判断患者的容量状态和容量反应性：下腔静脉明显纤细（直径＜1cm）提示容量不足，有容量反应性；下腔静脉明显充盈固定（直径＞2cm）提示容量过负荷，无容量反应性；下腔静脉直径 1～2cm，不能评判容量状态，此时应利用心肺相互关系、被动抬腿试验或扩容试验等直接评估容量反应性。另有研究表明，对于无自主呼吸的患者，下腔静脉直径在 10～15mm，呼吸扩张率＞18%；对于自主呼吸患者，下腔静脉直径宽度＜10mm，呼吸塌陷率＞50%，以上均提示患者具有容量反应性，如果此时结合心脏功能评估见到小而高动力的左心室或右心室（除外基础疾病情况下）则可诊断为低血容量性休克。而当下腔静脉绝对直径＞20mm，随呼吸固定不动时，则提示存在容量反应性可能性大，需要进入第三和第四步右心和左心评估。值得注意的是，下腔静脉的扩张固定不仅仅见于容量过负荷，当患者存在右心压力升高的因素，如肺栓塞、心脏压塞、肺动脉高压等时也会出现。因此，下腔静脉增宽也可以作为间接反映患者右心功能不全的一项指标。

三、右心评估

右心是血液循环中非常重要的动力器官之一，是静脉回流的终点，肺循环的起点，同时与左心功能相匹配。由于右心具有良好的代偿能力，右心功能不全在重症患者中相当常见却往往被临床医生忽略。肺部疾病、内环境紊乱、药物乃至不恰当的机械通气或液体治疗等多种原因均易损害右心功能，严重时可威胁患者生命。重症超声可以帮助临床医生快速评估右心功能，明确诊断。

右心功能的评估包括右心的大小、室间隔的运动、右心室的运动、三尖瓣瓣环收缩期位移（TAPSE）、三尖瓣及肺动脉的多普勒频谱、肝静脉脉冲波多普勒频谱、下腔静脉内径及塌陷、右心应变、右心室-肺动脉偶联等。通常情况下，右心室舒张末期面积（right ventricular end-diastolic area，RVEDA）与 LVEDA 的比值≤0.6，当 RVEDA/LVEDA＞0.6 时，已经出现了右心室的扩张，而当比值＞1 时，即可认为右心室存在重度扩张。右心室的压力过负荷时会造成室间隔偏移，影响左心室的正常形态，使其在胸骨旁短轴切面由正常的圆形变成类似“D”字的形态。有学者将 RVEDA/LVEDA 与室间隔矛盾运动作为急性肺源性心脏病（acute cor pulmonale，ACP）的超声诊断指标。由于右心室是唯一可以急性扩张的心腔，因此鉴别急慢性右心功能不全尤为重要。右心房扩大等慢性右心功能不全的征象可以作为鉴别依据。另外，右心室的厚度也是鉴别的重要手段之一，当右心室游离壁的厚度＞0.5cm 时，提示患者存在慢性右心功能不全。此外，TAPSE 是反映右心收缩功能的重要参数，可作为重症患者评估的常规指标。

在病因诊断上，当患者存在小而高动力的右心室时，需警惕心脏压塞。此时如果患者有心包积液和特征性的超声征象（右心房收缩期塌陷、右心室舒张期塌陷），并且存在血流动力学的临床表现，则可以诊断典型的心脏压塞；而如果此时患者无心包积液，则需结合患者肺部超声排除气胸、严重肺过度充气等情况。当患者存在扩大而低动力的右心室时，提示存在右心功能不全。右心功能不全在临床中通常分为 3 种情况：①患者同时合并左心功能不全，结合患者临床病史、心电图、肌钙蛋白、脑钠肽等检测可考虑脓毒症、心肌炎、心肌梗死、扩张型心肌病等慢性基础疾病导致的双心室功能衰竭；②患者合并左心室下壁运动功能障碍，结合心肌酶学、肌钙蛋白等动态变化可诊断右心室心肌梗死；③患者合并右心室受压、室间隔移位等急性肺动脉高压表现，提示患者存在急性肺源性心脏病，临床需结合病史、下肢血管超声、胸部X线片、肺部超声及肺动脉造影等明确肺动脉栓塞或急性呼吸窘迫综合征的右心功能不全。

右心功能评估对容量反应性的评估也具有重要意义。当患者存在右心室急性扩张、肺动脉压明显增加、室间隔移位等急性肺源性心脏病表现时，具有容量反应性的可能性不大，并且对患者的紧急处理也一定不是扩容治疗；当患者存在右心室节段性运动障碍和/或收缩功能下降时，是否能通过扩容带来心输出量的增加，可以通过观察三尖瓣或肺动脉瓣血流频谱，测量吸气和呼气时流速的改变或者扩容后流速改变而判断。或者可以通过扩容后直接测量左心室流出量血流速度积分（VTI）的改变（＞15%）准确评估是否具有容量反应性。对于右心功能没有问题的患者继续进入左心评估流程。

四、左心评估

左心功能评估包括收缩功能和舒张功能评估两个方面。当患者存在左心收缩功能不全时，结合临床病史、心电图、心肌酶学、肌钙蛋白等可以鉴别诊断出脓毒性心肌病、心肌梗死、心肌炎、扩张型心肌病等不同病因诊断。根据超声图像表现，左心室收缩功能不全可分为弥漫性收缩功能不全和节段性运动功能障碍，节段性运动功能障碍的患者可根据病史、心电图和心肌酶学动态变化鉴别是否与冠脉受累相关，以尽早明确或排除急性心肌梗死。在明确收缩功能不全类型的同时，可通过目测左心室EF值所处范围初步定性判断收缩功能不全的严重程度。对于EF值为30%～60%、下腔静脉变异度不能明确是否具有容量反应性并且右心功能正常者，可以通过EF值定量测量及长轴MAPSE测量分级心脏功能，了解容量反应性的潜在可能性和液体耐受性程度；并且通过测量二尖瓣和主动脉瓣血流频谱随呼吸或扩容后流速的改变而判断。同样也可以通过扩容后直接测量左心室VTI的改变（＞15%）准确评估是否具有容量反应性。

左心的舒张功能往往容易被忽视，然而在感染性休克的心力衰竭中，超声所发现的左心室舒张功能不全比例可高达50%，远高于收缩功能不全的比例。在任何心脏病的最早期均会出现舒张功能异常，即所有的心脏疾病都会导致某种程度的舒张功能不全，而超声所发现的舒张功能不全已经处于相对较晚的阶段。所有左心室收缩功能障碍的患者均存在不同程度的左心舒张功能不全，对于目测EF值处于正常范围的患者，左心室室壁增厚和左心房扩大是左心室舒张功能障碍的典型表现，心房颤动的存在可使左心室舒张功能进一步恶化。若基础存在左心室舒张功能障碍的患者因急性病变或慢性病变逐渐加重到明显的收缩功能不全（EF值明显下降）而出现循环衰竭时，此种情况治疗尤其困难。舒张功能的超声诊断指标包括间隔和侧壁的e′、左心房大小、左心房功能及左心室收缩功能。左心室心肌肥厚是舒张功能不全的重要原因，左心房增大是舒张功能障碍的可靠指标，左心房收缩及传导功能对左心室充盈有着重要的影响。当左心室出现收缩功能障碍时，其舒张功能通常也受累。临床上，舒张期压力的评估通常被用于患者的监测和治疗。舒张期充盈压包括左心室舒张末压及平均左心房压（LAP），其中LAP代表了左心房舒张期的平均压力，由于临床上它可以用于评价肺动脉嵌顿压而显得尤为重要。研究表明，E/e′的绝对值与肺动脉嵌顿压有一定的相关性；E/e′＜8通常提示左心室充盈压正常，而当E/e′＞14提示左心室充盈压升高。

左心室流出道梗阻在重症患者中是一种被低估的动态征象。左心室流出道梗阻的发生常需要同时具备两个因素：解剖上的易发因素以及可促进梗阻发生的一些生理学状态，即诱发因素。有时无解剖结构的易感因素也会因为诱发因素过强而发生流出道梗阻，称为动态流出道梗阻。低血容量、心动过速等因素会导致左心室强烈收缩乃至明显缩小，从而诱发动态流出道梗阻，此时再使用多巴酚丁胺等强心药物时，可导致左心室收缩力进一步增加和心率增快，从而加重左心室流出道梗阻。此时，应用重症超声及时明确左心室流出道梗阻，从而调整治疗方向，可以准确地指导治疗。

五、动脉张力评估

由于重症超声可以帮助明确低血容量性休克、梗阻性休克及心源性休克，对于血管张力下降为特征的分布性休克，则可以通过排除法进行窄化诊断。当右心室不存在扩张的表现或没有看到心包积液时，大面积肺栓塞或者心脏压塞等梗阻性休克的因素可暂不考虑；当心室收缩正常甚至增强时，基本可以除外心源性休克；若结合下腔静脉宽度和心室舒张末期内径排除严重低血容量状态，但此时患者心脏代偿性收缩增强并存在低血压，则出现血管张力下降的可能性很大。此时需注意及时使用缩血管药物，而不是一味地进行液体复苏。此时如果再结合动态动脉弹性指标或每搏输出量变异或左心室-动脉偶联等相关参数进行评估，将更明确反映血管张力状态，指导缩血管药物治疗。

六、灌注评估

休克时受累的不仅有循环功能，还有肺、肾、脑等其他器官。不恰当的血流动力学治疗决策可能加重各脏器的损伤。器官与器官之间存在着相互影响，这就要求需要动态监测、兼顾整体与局部的平衡协调。组织灌注为导向的血流动力学治疗在维持患者整体和局部的平衡中具有重要意义，血流动力学六步法的最后一步涉及对肺、肾、脑等各个器官的功能和灌注的评价。肺部超声根据肺部不同部位A线、B线的数量了解肺水的含量，其准确性与PiCCO监测具有较好的一致性，心脏超声联合肺部超声明确气胸、肺水肿、肺实变或不张可进一步确认或排除循环衰竭类型。肾脏超声可根据肾脏动脉阻力指数(resistance index，RI)、肾脏能量多普勒技术及肾脏造影技术等了解肾脏灌注情况；应用超声测量视神经鞘宽度可以了解颅内压情况、经颅多普勒测定脑血流速度和脑灌注指数亦可以简单了解CF患者颅内压和脑灌注的情况等。

由此可见，重症超声六步法休克评估流程首先可以快速窄化休克诊断，鉴别休克类型，并且明确该部分患者的病因治疗方向；其次，可以详细地通过下腔静脉、右心功能、左心收缩和舒张功能、动脉张力、组织灌注等细节评估休克患者的病因诊断情况，筛选出不同情况下容量反应性评估方法及其他重要血流动力学信息；最后，在评估休克患者血流动力学信息的同时，直接进行了血流动力学治疗决策的制订，并兼顾了各器官灌注的整体和平衡。只有将重症心脏超声的评估与血流动力学治疗理念相结合，才能使其在临床应用中发挥更大的作用。

（蔡书翰　段　军）

思考题

1. 各种类型休克的心脏超声表现分别有何特征?
2. 心脏慢性基础状态异常的超声表现有哪些?
3. 重症超声用于评估容量状态和容量反应性的指标有哪些?
4. 右心功能异常影响下腔静脉超声表现的病理生理机制是什么?

参考文献

[1] FINFER S R，VINCENT J L，VINCENT J L，et al. Circulatory shock [J]. N Engl J Med，2013，369(18)：1726-1734.

[2] CECCONI M，DEBACKER D，ANTONELLI M，et al. Consensus on circulatory shock and hemodynamic monitoring. Task force of the European Society of Intensive Care Medicine [J]. Intensive Care Med，2014，40(12)：1795-815.

[3] 王小亭，刘大为，张宏民，等. 扩展的目标导向超声心动图方案对感染性休克患者的影响[J]. 中华医学杂志，2011，91(27)：1879-1883.

[4] 尹万红. 重症超声临床应用技术规范[J]. 中华内科杂志，2018，57(6)：397-417.

[5] 张丽娜，张宏民，王小亭，等. 精准休克治疗：要重视重症超声导向的六步法休克评估流程[J]. 中华医学杂志，2016，96(29)：2289-2291.

[6] FEISSEL M，MICHARD F，FALLER J P，et al. The respiratory variation in inferior vena cava diameter as a guide to fluid therapy [J]. Intensive Care Med，2004，30(9)：1834-1837.

[7] JARDIN F，DUBOURG O，BOURDARIAS J P . Echocardiographic pattern of acute cor pulmonale [J]. Chest，1997，111(1)：209-217.

[8] RUDSKI L G，LAI W W，AFILALO J，et al. Guidelines for the echocardiographic assessment of the right heart in adults：A report from the American Society of Echocardiography endorsed by the European Association of Echocardiography，a registered branch of the European Society of Cardiology，and the Canadian Society of Echocardiography [J]. J Am Soc Echocardiogr，2010，23(7)：685-713.

[9] 丁欣，张宏民，晁彦公，等. 重症超声：评估血流-心脏的利器[J]. 中国实用内科杂志，2017，37(8)：677-681.

[10] SLAMA M M H，TEBOUL J L. Respiratory variation of aortic VTI：A new index of hypovolemia and fluid responsiveness [J]. Am J Physiol Heart Circ Physiol，2002，283(4)：H1729-H1733.

[11] MICEK S T，MCEVOY C，MCKENZIE M，et al. Fluid balance and cardiac function in septic shock as predictors of hospital mortality [J]. Crit Care (London，England)，2013，17(5)：R246.

[12] MOURAD M，CHOW-CHINE L，FAUCHER M，et al. Early diastolic dysfunction is associated with intensive care unit mortality in cancer patients presenting with septic shock [J]. Brit J Anaesth，2014，112(1)：102-109.

[13] GARCIA M I M，ROMERO M G，CANO A G，et al. Dynamic arterial elastance as a predictor of arterial pressure response to fluid administration：A validation study [J]. Crit Care，2014，18(6)：626.

[14] LICHTENSTEIN D，KARAKITSOS D . Integrating lung ultrasound in the hemodynamic evaluation of acute circulatory failure (the fluid administration limited by lung sonography protocol) [J]. J Crit Care，2012，27(5)：533.

[15] 陈秀凯，黄立锋，王小亭，等. 能量多普勒超声对急性肾损伤的评估价值[J]. 中华医学杂志，2012，92(47)：3354-3357.

[16] SCHNELL D, CAMOUS L, GUYOMARC H, et al. Renal perfusion assessment by renal Doppler during fluid challenge in sepsis [J]. Crit Care Med, 2013, 41(5): 1214-1220.

[17] KARAMI M, SHIRAZINEJAD S, SHAYGANNEJAD V, et al. Transocular Doppler and optic nerve sheath diameter monitoring to detect intracranial hypertension [J]. Adv Biomed Res, 2015, 4: 231.

第三十七章

心肺部超声和呼吸管理

学习目标

掌握：

1. 肺部超声的检查流程和评估策略。
2. ARDS 的诊断与管理。
3. 右心评估与保护。

熟悉：

1. 肺炎的超声诊断流程。
2. 肺动脉高压的超声诊断与管理。
3. 肺水肿的病因及辨别。

了解：

1. 人工气道及胸腔积液的管理与操作。
2. 膈肌功能评估。
3. 撤机的筛查与评估流程。

第一节　呼吸困难的诊断与管理

重症呼吸问题往往表现为一大类需要紧急处理的、伴或不伴呼吸困难的低氧血症，比如急性肺栓塞、ARDS、大面积肺炎或肺不张、张力性气胸、大量胸腔积液、心源性肺水肿和急性气道阻塞性病变。如果从病理生理的角度来看，我们往往会将这些重症呼吸问题转化为评判心脏或肺脏、气道或肺、肺泡或血管及通气或换气的问题。肺部超声的基本征象和 CT 具有很好的一致性，能够在床旁反复进行，并且能够实现在呼吸运动下的动态评估和对心脏的同时评估，从而达到呼吸系统结构的可视化及病理生理的可视化，遵循流程的重症超声评估更有助于发现呼吸困难的病因。

一、肺部超声与呼吸病理生理

（一）肺边界与肺容积

超声下的正常肺脏主要展现了肺的边界（胸膜、肋骨、膈肌、膈下的实质脏器和心脏）以及其内含气肺组织所产生的伪影（A 线）。胸膜在超声下表现为一条高回声线，是构成肺脏边界的主要结构；肋骨虽是对肺部的遮挡，但也是肺的定位标志；肝脾与膈肌既是肺的边界，也是肺组织在超声下的参照物；而膈肌的位置与动度既反映了肺容积，也反映了呼吸动度及相应的肺顺应性和呼吸功。

（二）肺的呼吸运动

当肺随着呼吸运动产生肺容积变化时，局部的脏胸膜和壁胸膜会发生相对运动，因而形成滑动征；胸膜线及滑动征的存在说明探头检测位点的脏胸膜与壁胸膜相连并存在相对运动。因此，当肺部病变无法产生气流运动及相应的肺容积变化时（肺实变或肺不张），或胸膜不相连时（气胸或胸腔积液），即使超声下见到胸膜线，也无法看到滑动征，同时可以在超声下发现与疾病相对应的肺实变、气胸、胸腔积液等超声征象。

（三）肺的含气与含水比例

肺组织的含气减少和/或含水增加可以导致肺泡通气异常及肺换气功能减退，临床出现伴或不伴二氧化碳升高的低氧血症（比如肺水肿、ARDS、肺实变及肺不张），肺部超声和 CT 对血管外肺水的定性及定量测量相关性极好。当肺部超声 A 线消失，肺内出现垂直于胸膜线发出的激光样伪像 B 线，甚至出现“火箭征”时，往往代表肺的气化程度在降低，肺泡及小叶间隔的含水程度在增加，即形成了超声下的肺泡-间隔综合征。当B线进一步增加，或由B3线变为B7线，甚至融合，形成“白肺”或肺脏呈现组织样改变时，代表血管外肺水在进一步增加，甚至肺泡完全填充，肺泡通气减弱或消失。当肺脏呈现组织样改变时，根据病变的范围是否为跨肺叶性，病变可表现为边界规则的“肝样变”或边界不规则的“碎片征”，而根据是否存在肺搏动征、动态支气管征及支气管液像，还可进一步判定病变的肺组织是否存在通气或支气管是否通畅，有助于区分肺实变与肺不张。

还要注意肺内含气和含水的比例会随着呼吸运动出现动态变化，如吸气相时肺容积增加，肺含气比例增加，肺部超声可以从B模式转化为A模式，或从B7模式转化为B3模式。肺部含气或含水失衡的极端表现即气胸和胸腔积液，前者的胸腔内均为气体，超声下虽能看到胸膜线和A线，但由于脏、壁胸膜不相连，因而无法见到滑动征，而找到肺点则有助于气胸的确定诊断；后者在超声下的表现为低回声或无回声区，往往还可见到其内漂浮的肺组织，形成“四边形征、水母征”，随着漂浮肺部的呼吸运动，在M型超声下还可见到正弦波征。

（四）肺部病变的范围与均一性

弥漫性病变与局灶性病变向来是对肺部疾病进行诊断的依据之一，包括床旁胸部X线检查和CT在内，根据影像学表现去推断病变的范围来源于病理学的基础，而且病变的范围与肺通气换气功能的改变程度也是密切相关的。肺是体积最大的器官，全面的检查才可以提供完整的信息，但当面对呼吸急重症时，选取有代表性的检查点进行排查则可以帮助我们快速排除严重的病理生理异常（比如右上肺或左下肺的运动、容积及气化是否存在问题）。因此，肺部超声既可以对肋间隙所展现的“肺窗”进行快速的定点筛查，也可以逐个肋间进行360°的细致检查。

肺部超声检查和其他体格检查及影像学检查一样，左右对照进行检查可以更好地判断肺部病变的对称性或均一性。胸廓结构存在天然的腹侧与背侧差异，肺脏受重力影响存在重力依赖区与非重力依赖区的通气与血流差异，膈肌在自主呼吸与非自主呼吸时存在运动的差异，对于重症患者来说，长期的仰卧位及应用镇静剂使上述差异更为明显，而肺部超声特别适合在床旁实时动态地对这些差异进行评估，并有助于判断呼吸治疗在重症患者中所起到的作用。

（五）气道病变的直接及间接评估

气道的病变可以直接带来肺通气的改变。对于天然气道来说，小气道以上的气道出现问题往往会影响肺的吸气过程及肺膨胀，因而会导致肺容积减小或肺运动减弱，超声可以见到肺含气减少，膈肌点上移，肺滑动征减弱或消失；主气道、声门、声带的运动及人工气道都可以在超声下直接见到；广泛的小气道病变更多见于慢性气道病变如COPD或哮喘，主要影响肺的呼气过程及肺的弹性回缩，因而会导致肺容积增大及运动减弱，比如COPD患者往往伴有残气量增加，当进行超声检查时，所有的检查位点都会见到以肺充气为主的A线，甚至在重力依赖区也很难看到重症患者常见的肺含气减少（比如B线、组织样改变），一旦COPD患者出现肺内局部的组织样改变，一定要警惕患者合并肺炎或心功能不全或容量过负荷。

对于重症患者来说，还要注意人工气道的问题，建立人工气道的重要并发症之一是气管插管进入一侧支气管，由于单肺通气，另一侧则可出现肺滑动征消失伴有肺搏动征出现；而紧急建立人工气道时，颈部浅表超声的水平横切面则可一目了然看出人工气道的位置是位于气道还是食管。动态的支气管气像及支气管液像也有助于判断肺叶支气管的通畅情况、气流进出情况或痰液引流情况。

（六）注重心肺交互作用

呼吸困难中有很大一部分患者合并心功能的问题，重症超声可以在床旁进行很好的关于心脏、心包、瓣膜结构和功能的评估，同时还可以帮助进行容量的评估，有助于和肺部超声结合进行心源性呼吸困难的鉴别诊断。

二、肺部超声分区与流程

肺部超声无疑可以帮助判断呼吸系统存在的病理生理异常，但将异常的病理生理转换为对呼吸系统疾病的准确诊断还需要恰当的临床诊断思路。在应用重症超声评估肺部气液比、肺容积、肺运动、肺血流及心肺关系后，我们需要遵循以下的临床诊断思路。

（一）判断病变的病理生理是通气问题还是换气问题

通气问题会表现为肺的动度与容积减弱；通气血流比例失调会表现为肺局部的通气减少如出现肺实变或肺不张，血流的减少会存在于休克或心输出量异常的患者中；弥散问题会表现为肺泡间隔的含水增加，比如出现多根或弥漫的B线。

（二）判断病变的分布是否均一及受累范围

心源性肺水肿往往表现为双侧对称分布的B线，而ARDS导致的B线分布则与肺内原发病变的部位及范围有关，同时肺炎导致的ARDS还可伴有肺局部的超声改变以及相应胸膜线的不光滑及渗出。值得一提的是，对于重症患者来说，所有的肺部超声检查结果都要考虑到体位也就是重力的影响，同时还要考虑到机械通气设置条件的影响。

（三）判断病变累及的肺外器官

肺炎可以伴有胸膜的病变及胸腔积液，心功能不全伴有心脏超声的特征性表现，COPD 合并肺源性心脏病时往往伴有右心系统的慢性改变，而严重或大块的肺栓塞则可以伴有右心及肺动脉的异常，甚至可以发现右心系统内的血栓。

（四）肺部超声的结果与呼吸运动相结合

因为肺的病变可以反映呼吸力学的改变，最终将落实到全肺或肺局部的呼吸运动异常。

（五）肺部超声的动态变化与重症患者的呼吸治疗相结合

对于呼吸力学存在问题的患者进行机械通气治疗，治疗前后超声结果的变化能够间接判断诊断的位点及病变程度是否正确。

（六）"正常的肺部超声"也可能是一种异常

比如 COPD 患者在重力依赖区的肺部超声仍然是 A 线表现，再比如未发生肺梗死的肺栓塞患者在肺内无法发现异常的肺部超声表现，这种肺功能与肺部超声的显著差异提示肺部仍然存在异常，而异常的位点可能在于通气血流比例或肺血管情况。

当具备了上述的诊断思路后，我们需要的就是在对肺部分区的前提下进行全面精准的肺部超声检查，并用流程将重症诊断思路与肺部超声整合起来。肺部超声的检查分区可以根据需要选取代表不同肺野的简单 8 或 12 分区，也可以选取细化的 28 分区，甚至可以逐个肋间隙进行连续性检查。判断呼吸困难病因的 BLUE 流程可以很好地对上述疾病进行诊断或窄化诊断，而 BLUE-plus 和 mBLUE 流程则在 BLUE 流程的基础上进一步结合了重症患者的体位特点及肺容积变化特点，从而优化了流程，使肺部超声检查更为全面细致，更适合 ICU 内的重症患者。

呼吸系统的临床检查方法包括一般物理检查（如视触叩听）、胸部 X 线或 CT 检查、血气分析、肺功能检查、纤维支气管镜检查、病原学检查、生化检查及组织或细胞学检查等多个方面。这些检查方式要么在重症患者中使用受限（如触觉语颤、语音共振），要么得出的结论不够具象，不能窄化诊断（如肺下界上移无法判断是不张、积液还是其他原因，呼吸音减弱无法判断是肺动度减弱、含气量减少还是存在积液导致的声音传导异常）。

肺部超声的出现是对传统医学的一种补充、整合及具象化。当肺部超声以可视化的方式帮助我们去判断肺的容积、含气程度、运动甚至血流及肺与心脏的相互作用时，肺部的病理改变及病理生理改变就在瞬间变得一目了然。将肺部超声对呼吸病理生理的体现与传统的临床观察、先进的呼吸力学监测结合起来，就能更直观、更确切、更精准地做到以可视的肺结构做基础，以可视的气流运动导致的肺实质变化为原则，对气道、肺实质及肺血管的全面评估，达到对重症呼吸问题的最佳诊断的窄化。当肺部超声与心脏超声及血管超声结合时，则更能够实现诊断的全面化、精细化及个体化。但是掌握肺部超声的各种征象并不困难，肺部超声和传统医学也并不矛盾，真正能够在重症患者的救治中将肺部超声化为有力的武器还需要对呼吸病理生理、呼吸力学及呼吸治疗进行深入的理解。

（朱　然）

第二节　呼吸治疗策略的选择与管理

ARDS 是一种危及生命的严重呼吸衰竭，其特点是炎症性肺水肿伴低氧血症。ARDS 的严重程度可以根据低氧血症的严重程度进行分级，越严重的 ARDS 伴有越高的病死率。虽然关于 ARDS 的研究持续了几十年，对 ARDS 的认识和定义仍然在不断改进，但是针对 ARDS 进行的呼吸治疗措施却并没有大的突破，以肺保护性通气为代表的治疗措施仍然是 ARDS 治疗的第一原则。理解 ARDS 的病理生理过程，理解 ARDS 的原发性损伤和继发性损伤，后者包括容量损伤、右心损伤及呼吸机相关性肺损伤等，对于改善 ARDS 管理的质量非常必要，从而改善 ARDS 患者的预后。

一、ARDS 的超声评估

针对 ARDS 的超声评估包括对肺部病变部位、病变范围、病变模式、病变均一性的评估以及对病变并发症的评估，如血流动力学的评估及右心功能评估。通过重症急会诊超声流程（critical consultation ultrasonic examination，CCUE），或者更为细化的肺部超声分区，进行肺部超声的细致检查，能够发现肺内不均一分布的非匀齐 B 线，可以伴局部胸膜线的异常和胸膜下的实变及肺滑动征的减弱或消失。同时，肺部超声或心脏超声能够帮助鉴别可能存在的急性或慢性肺部病变，以及评估心脏功能和容量状态。

即使在采用肺保护性通气策略的 ARDS 人群中，急性肺源性心脏病的发病率也可以达到 25% 左右。因为肺部病变的严重程度和范围直接影响肺血管阻力，导致右心后负荷改变，出现急性肺源性心脏病。因此，只要肺部出现了结构或者功能的改变，尤其当病变伴有明显不均一性改变、肺容积改变、肺顺应性改变及肺血流动力学改变时，应用超声对右心系统的评估就变得极为必要。超声针对右心系统的评估主要针对并确认肺动脉高压的存在，如果存在三尖瓣反流并且反流速度高于 2.8m/s，则判断肺动脉收缩压增高；如果这种增高是急性的，同时伴有右心的大小、运动或者室间隔出现变化，则考虑出现急性肺源性心脏病的表现，同时对下腔静脉和肺动脉进行评估，包括对右心的各种参数进行细致评估可能都变得重要。

ARDS往往伴有血流动力学的变化，此时对血流动力学监测方式的选择就需要思考。传统针对前负荷的评估，如中心静脉导管和Swan-Ganz导管会受到胸腔内正压以及过高呼吸机条件的影响而变得不准确，此时通过这些导管监测间接得到的跨壁压仍然可以提示部分关于容量的信息，而通过Swan-Ganz导管得到的跨肺血管压力降能够指导对右心后负荷的滴定。热稀释法测量可以得到比较特异的血管外肺水及肺血管通透性指数。通过心肺交互作用测得的脉搏变异度等相关指标会因为受到右心后负荷增高的影响而需要在ARDS患者中谨慎应用。正由于ARDS患者上述病变的特异性，超声成为ARDS病变时必不可少的评估手段之一，并且可以从多角度对ARDS进行评估，还能进一步辅助进行治疗决策。

二、ARDS的肺保护性通气策略评估和实施

如果通过超声发现ARDS肺部病变的明显不均一分布，并且这种不均一分布是按照重力依赖区的梯度进行分布的，则提示可通过手法复张或者体位复张促使肺力学改变，达到均一分布，同时改善通气和换气功能。当实施手法复张前，可以通过观察肺组织内是否存在超声支气管气像或液像来判断支气管的通畅程度，通过观察超声下肺组织是否存在随呼吸而出现的气化程度改变而预测肺复张反应性，并可以对血流动力学的储备能力进行预先评估，避免肺复张过程中出现的血流动力学紊乱。

传统的肺保护性通气包括对潮气量的设置不能超过6ml/kg理想体重（ideal body weight，IBW），并且维持平台压不高于28cmH$_2$O，可考虑进行肺复张和PEEP的滴定。通过对呼吸机的设置和监测，肺保护性通气的基本原则可以实现，但是这种肺保护性通气是否能够给每一个ARDS患者带来真正良好的治疗效果并且保证治疗的安全性就需要密切监测。过高的潮气量可能导致健康的肺泡出现过度膨胀，虽然超声对于过度膨胀的肺泡不易鉴别，但局部肺滑动征降低，以及过度膨胀的肺泡导致肺血管阻力增加，都能够通过超声间接发现。如果为了维持平台压的目标而设置过低的潮气量，则肺容积的过度减小也会加重肺血管阻力，并且因为无法维持有效的通气指标，导致二氧化碳升高，进一步升高肺血管阻力，会使已经出现肺源性心脏病表现的患者血流动力学进一步恶化。

在肺复张的过程中，肺部超声可以帮助评判目标复张区域的肺组织是否通过改变呼吸机条件而出现复张，并用于滴定PEEP的水平或俯卧位的时程。无效的复张或者过高的PEEP会升高肺血管阻力，影响右心的后负荷，需要在复张前后进行超声监测。复张过程中一旦合并张力性气胸或急性肺源性心脏病会使病情急剧恶化，应该发挥超声的检查特色，对这些并发症进行监测。

需要强调的是，肺保护性通气策略的概念已经有所扩展，包括使用综合的管理手段降低一切ARDS的继发性损伤，如通过恰当的镇痛镇静管理减少过度自主呼吸带来的肺泡损伤，通过精细的容量管理减少肺泡的渗出，甚至对代谢、感染控制的管理，以及选择恰当的体外膜氧合时机及模式，都是对ARDS实施保护性治疗措施的一部分。而考虑肺保护性的通气策略时更需要认识到，仅对肺泡的保护并不能对应肺循环的保护，针对右心负荷增加的及时和恰当的评估，使肺保护性通气策略真正地延伸为肺泡保护和肺循环保护的共同策略才是真正能够使ARDS患者获益的管理策略。

（朱　然）

第三节　肺炎的诊断与管理

肺炎是呼吸系统常见的疾病之一，重症社区获得性肺炎（severe community-acquired pneumonia，SCAP）因病情发展迅速，易合并多器官功能衰竭，病死率高，需要及时收入ICU进行强化治疗。医院获得性肺炎（hospital-acquired pneumonia，HAP）及呼吸机相关性肺炎（ventilator-associated pneumonia，VAP）是影响重症患者预后的重要危险因素。如何尽早发现和诊断肺炎，并在肺炎治疗过程中对疗效进行实时监测，是改善肺炎患者预后的重要手段。目前对于肺炎的诊断标准，需要临床表现、实验室检查及肺部影像学结果相结合，其中影像学检查结果对于肺炎的种类和严重程度的评估尤为重要。相较于传统的胸部X线检查，肺部超声具有更好的灵敏度和特异度。新的肺部超声检查流程将临床操作变得更加规范和系统化，使得肺部超声检查结果更加精准和全面，可以与CT检查结果相媲美，且更具有无创、床旁易获得和可重复等优点。

一、肺部感染的超声征象

肺部超声的基本征象在前面的章节已详细描述，有胸膜滑动的A征象是正常肺组织的超声表现，非正常肺部超声征象均对应不同的病理生理改变。肺炎时肺部的主要病理生理改变是肺泡的含气量减少、分泌物增加导致的肺泡填充、可伴肺间质的水肿及胸膜渗出。

（1）B线：可见于肺炎形成早期或间质性肺炎，轻-中度的气水比例下降。严重程度与B线分布的密度相关，B线越多，肺组织气水比例下降越明显，当多根B线融合时，形成“白肺”，可见于肺泡大量分泌物

填充期。

(2) 碎片征：可见于肺实变形成的早期或支气管肺炎，提示实变范围较小，但所在区域已出现了严重的气水比例下降。碎片分布区域不规则，可初步划分出累及部位，便于观察病情进展，周边可连接正常肺部征象或 B 线。

(3) 组织样征：可见于肺部大面积实变如大叶性肺炎，分布区域广泛，常累及整个叶、段，直达胸膜，提示严重的气水比例下降。深部的征象边界欠清晰，常见大量碎片和 B 线。常伴胸膜渗出或胸腔积液。

(4) 支气管征：在实变的肺组织中可见线状高回声征象，有的可见支气管样树状高回声，称之为超声支气管征，提示支气管内有气体存留。这些支气管征可以是静止的，为静态支气管征；也可以是动态变化的，在吸气时可见离心运动，提示支气管是开放通畅的；有些支气管征在吸气和呼气时可见管腔内有液体流动反复，称之为支气管液像，提示支气管内有分泌物存留。肺不张时多见静态支气管征，而动态支气管征多见于肺炎。

(5) 胸膜改变：当应用肺部超声诊断肺炎时，只有病变范围达到胸膜时才会被超声发现，所以胸膜在肺部超声所诊断的肺炎中经常见到增厚、渗出等不规则改变，结合胸膜增厚的严重程度、渗出量及渗出液性状，可以对肺炎的致病菌有初步的判定。

肺部的超声征象是肺部病理改变的影像学表现，不同的超声征象反映了不同病理生理改变的严重程度和进程，应仔细观察每种超声征象的范围及强度、连接区域的超声征象类型及变化趋势，以判定肺炎的病因及进展情况。

(一) 不同类型肺炎的超声表现

肺炎是指在不同的致病菌的作用下，通过不同的途径，经过一定的时间，对不同部位的肺组织造成的病理生理改变。临床上主要通过致病菌种类、获得途径及累及部位对肺炎进行分类。

肺部超声进行肺炎的诊断通常从形态学分类开始，将肺炎分为以实变和局灶性渗出为基础的肺炎和以双肺弥漫性渗出为基础的肺炎两个大的类别。之后再结合肺部超声的分布征象种类和特点进行详细分析和评判。

1. 以实变和局灶性渗出为基础的肺炎　大叶性肺炎实变肺叶回声均匀，以组织样变为主，边缘为胸膜所局限，体积无明显改变，其内常见支气管征。小叶性肺炎与支气管肺炎实变范围较小，碎片征多见，融合后可见组织样变，边界不清晰，病变部位多位于双肺下叶，沿支气管分布。肺炎球菌性肺炎是最常见的社区获得性肺炎，常表现为大叶性肺炎或小叶性肺炎，胸腔积液少见。军团菌肺炎也常见于社区获得性肺炎，病情进展快，临床表现重，肺部超声常见双肺多肺叶（以下叶为主）实变，外带受累更明显，实变回声不均匀，炎症吸收慢。金黄色葡萄球菌肺炎更常见于 HAP，实变部位沿肺段分布，回声细腻，混有低回声，支气管征少见，胸腔积液常见且增长迅速，易出现气胸。克雷伯菌是常见的院内获得性致病菌，该病原菌感染的肺炎病灶常见于上叶，超声征象多为边缘清晰的大面积组织样变，其内可见低回声灶，可伴胸膜渗出。

2. 以双肺弥漫性渗出为基础的肺炎　间质性肺炎多见于支原体感染或病毒感染，早期肺部超声提示双肺不均一对称的 B 线，肺炎晚期可见局灶的碎片征和融合的组织样征，胸膜可见不规则增厚和运动减弱。肺孢子菌肺炎的肺部超声也可见双肺弥漫 B 线改变，疾病早期 B 线较为纤细均一，疾病晚期 B 线增粗、融合、不均一性增加，伴碎片征，表现多样化。

(二) 肺部超声用于诊断肺炎的操作流程

应用肺部超声对肺炎患者进行检查时，通常选择低频探头（2.5～5MHz），可以较为清晰和全面地显示肺脏深部的组织结构，利于发现 B 线、实变及胸腔积液。微凸探头因其面积较小，适合应用于皮下脂肪少、普通微凸探头无法贴合的患者。如需仔细观察胸膜改变，可应用高频线阵探头。在超声机设置方面，关闭谐波成像和多点聚焦功能，将焦点设置在胸膜线水平，深度设置为胸膜线以下 6～7cm 或依据病变累及范围调整，保存图像时应包含整个呼吸周期。

BLUE 方案是目前应用最为广泛的肺部超声检查操作方案，通过应用被检查者的手（蓝手），来确定上蓝点、下蓝点、膈肌点及 PLAPS 点，分别代表从上到下、从前到后的不同肺部区域。上下蓝点可以迅速诊断肺间质综合征，PLAPS 点可以迅速诊断胸腔积液及肺部实变，膈肌点可以迅速确定肺野大小、膈肌运动情况，也可辅助诊断胸腔积液和肺实变。

为了更好地对肺部病变进行超声征象的描述，出现了多种检查方案，较为常见的有肺部八分区法，即通过体表标志将单侧肺部分成四个区域。如需要更精确的检查或者半定量分析，可将肺部进行 28 分区划分，将每个区域内的超声征象对应的分值记录下来，便于评估肺炎严重程度及监测疾病进展情况。

确定分区后，我们可以应用肺炎的肺部超声诊断流程进行初步筛选，主要是通过找到不规则的间质改变或肺部实变征象来发现肺炎，如只存在正常肺部征象、气胸、急性间质综合征或胸膜渗出，暂除外肺炎的诊断。基于重症超声的肺炎诊断流程见图 37-3-1。

(三) 优化诊断与监测

肺炎作为一项临床诊断，影像学检查仅作为诊断的部分依据，结合患者的临床体征、病原学及血清学检测可以显著提高诊断准确率，更有效地指导治

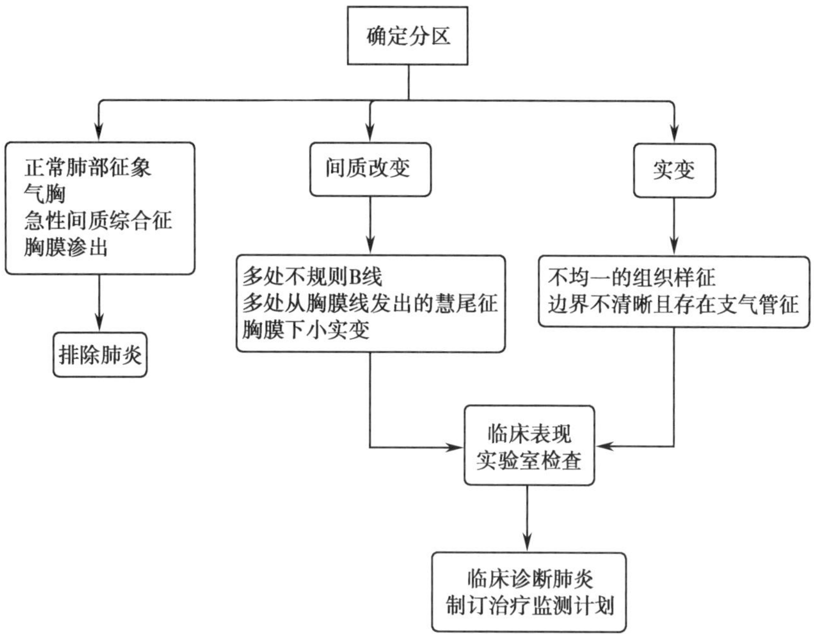

图 37-3-1　基于重症超声的肺炎诊断流程

疗。在 2018 年社区获得性肺炎的管理推荐上，实变、局灶性间质改变，胸膜下病变及胸膜线异常等肺部超声征象用于诊断 CAP 具有非常好的特异性，甚至优于胸部 X 线检查，特别是对于不便进行 CT 检查的孕妇、儿童及卧床的患者，肺部超声是便捷而准确的检查手段。既往对于肺炎的诊断评分，例如 VAP，多应用的是临床肺部感染评分（clinical pulmonary infection score，CPIS），通过综合患者体温、白细胞、氧合、气道分泌物性状及病原学培养结果、放射线检查结果对肺炎进行诊断及严重程度评估，而胸部超声降钙素肺部感染评分（chest echography and procalcitonin pulmonary infection score，CEPPIS）（表 37-3-1）将原 CPIS 中的白细胞替换为降钙素原，放射线检查结果替换为肺部超声，其灵敏度（80.5%）和特异度（85.2%）明显优于 CPIS（39.8%，83.3%）。

随着超声增强技术的进步，肺部增强超声已开始应用于临床研究，使得肺炎的诊断准确性和敏感性进一步提升。而计算机辅助分析则可以进一步更精准地通过数据计算疾病的发生、发展及恢复过程，实现从定性到定量判定的飞跃。

表 37-3-1　CEPPIS

项目	0 分	1 分	2 分
体温/℃	36～<38.4	38.5～<38.9	<36 或≥39
气道分泌物	非脓性		脓性
分泌物培养	阴性		阳性
降钙素原/($ng \cdot ml^{-1}$)	<0.5	0.5～<1	≥1
肺部超声	阴性		阳性
PaO_2/FiO_2	>240mmHg 或 ARDS		≤240mmHg 或无 ARDS 证据

（陈铭铭　朱　然）

第四节　急性呼吸窘迫综合征的诊断与管理

急性呼吸窘迫综合征（acute respiratory distress syndrome，ARDS）是指心源性以外的，由各种肺内原因/肺外原因引起的，以急性、进行性和顽固性低氧血症为显著特征的临床综合征。ARDS 的主要病理改变为肺泡塌陷、肺容积明显减少、肺顺应性下降和通气血流比例显著失调，从而表现为严重的低氧血症。

目前对于 ARDS 的诊断多应用的是 2012 年的“柏林定义”标准，该标准包括起病时间、胸部影像、肺水肿及缺氧程度共四部分内容。其中胸部影像学检查结果是必不可少的部分，可应用于ARDS诊断的胸部影像学检查手段包括传统的胸部X线和肺部CT以及不常应用的PET-CT、电阻抗成像(EIT)等，但因大部分传统影像学检查手段存在便携性差、转运风险高、定量困难、放射性损伤及费用高等缺点，限制了在危重患者中的应用。近年来，肺部超声越来越广泛地应用于ARDS患者的临床诊治过程中，应用超声可对肺部病变进行实时、多方位的评估，充分了解肺实变、肺水肿的严重程度、分布范围及治疗反应，及时发现气胸、胸腔积液和肺不张等并发症，进行相应的处理。

一、肺部超声导向的ARDS诊断

ARDS的肺部改变具有不均一性，从肺尖到肺底，从非重力依赖区到重力依赖区，存在着弥漫的、对称的和局灶的不同分布，也存在着渗出、实变、不张甚至是积液和气胸的不同病变。根据ARDS肺部失气化初始分布的不同分为：局灶的肺组织失气化(病变多位于肺重力依赖区)和弥漫的肺组织失气化(所有肺组织均匀分布)。

应用肺部超声检查可见，弥漫的肺组织失气化超声表现多为双肺多发B3线，同时发现肺实变可以存在于肺的前、后及侧面所有区域；而局灶的肺组织失气化，前上区域和侧肺区域(非重力依赖区)具有正常的肺滑动征和水平A线，低位背部和侧部区域(非重力依赖区)存在实变和多条垂直B线。应用传统的胸部X线检查无法辨别这种不均一的改变，所以在ARDS的诊断中，都是应用肺部CT作为影像学金标准。肺部超声与肺部CT有相似的影像学原理，其对于ARDS病变的诊断准确性和特异性均优于床旁胸部X线检查，并且肺部超声可以同肺部CT一样，对病变进行定量分析。

经过多年的研究和与其他影像学结果的比较，我们发现在肺部超声检查结果中，以下超声征象可以提示ARDS的诊断：前壁的胸膜下实变、肺滑动征减弱或消失、存在正常的肺实质(病变未侵及部位)、非均齐的B线分布、胸膜线异常征象(不规则的胸膜线节段增厚)。

应用BLUE-PLUS肺部超声方案可以迅速定位并定性肺部结构改变，例如：上下蓝点多用于肺水肿和气胸的筛查，PLAPS点和后蓝点多用于实变和胸腔积液的筛查，而膈肌点有助于辨别肺下界的位置及膈肌运动情况。若时间和患者状态允许，可经胸骨旁线、锁骨中线、腋前线、腋中线及腋后线将每个肋间隙进行仔细的肺部超声检查，进行定量评分，其对病灶的检出率和准确性可以和肺部CT相媲美。特别是在胸部X线片出现“白肺”、肺部超声提示弥漫性B线征象，诊断为肺泡间质综合征时，肺部超声结合心脏超声可以准确排除心源性肺水肿，早期诊断ARDS。肺部超声也可以通过胸膜改变程度、滑动幅度和B线的形态来鉴别ARDS和慢性间质性肺疾病(表37-4-1)。但无论如何，需要谨记肺部影像学结果只是ARDS诊断中不可或缺的重要部分，但最终要结合患者的发病特点、临床表现、体格检查和实验室结果进行临床诊断。

表37-4-1 肺部超声间质性肺疾病的病因鉴别

项目	急性心源性肺水肿	慢性心力衰竭	ARDS	肺间质纤维化
起病时间	急性	慢性	急性	慢性
B线数量	++++	+/++/+++	++++	+/++/+++
B线分布	双侧、多发、弥漫(白肺)	双侧、多发、弥漫 多分布于重力依赖区(黑白肺)	不均一性分布 存在正常肺实质	通常在肺基底部背侧
其他肺部超声征象	胸膜渗出	胸膜渗出	胸膜渗出、胸膜改变、不同类型的肺实变	胸膜增厚
心脏超声	异常	异常	近似正常	近似正常

二、重症超声与ARDS治疗

在近些年的国内外指南和推荐中，ARDS的治疗手段主要包括：早期镇静肌松、肺保护性机械通气策略、俯卧位通气、肺复张和适当的高PEEP维持肺泡开放。在治疗过程中选择哪种治疗手段、如何评估治疗效果、调整治疗策略以达到最佳治疗效果且减少器官功能损伤显得至关重要。肺部超声可以从肺的可复张性评估、开放压力的选择、维持开放压力的滴定和复张并发症等几个方面来指导ARDS的治疗。

一方面，肺部超声可以对肺复张的潜能进行评估，包括静态评估，即肺部超声所提示的病变部位为弥漫性分布(可复张性好)还是局灶性分布(可复张性差)；还包括动态评估，也可称其为潮式肺复张，即在患者呼吸过程中，应用肺部超声观察气流能否顺利通过气道进入肺泡，动态支气管充气征对此有所提示。另一方面，肺部超声可以在尝试提高 PEEP 的过程中，观察肺组织再气化的效果，来预测患者是否存在肺复张潜能。

在 ARDS 患者肺复张的过程中，可以应用肺部 CT 对患者的复张效果进行定量评估，肺部超声同样也可以，并且具有连续、动态及床旁易获得等更多优势。首先将患者的肺部区域进行划分，在治疗前将每个部位进行肺部超声评估，根据超声结果记录为 N(正常)，B1(轻到中度的失气化，例如 B7 线)，B2(重度失气化，例如 B3 线或肺泡间质综合征)，或 C(实变)，给予肺复张或俯卧位通气等治疗，之后复查各个部位的肺部超声，记录检查结果，根据每个部位再气化(正分)或失气化(负分)程度进行赋值，最后相加得出总分，即为此次治疗的效果评价(表 37-4-2)。

表 37-4-2　肺部超声再气化与失气化定量评分

再气化定量评分			失气化定量评分		
+1 分	+3 分	+5 分	-5 分	-3 分	-1 分
B1→N	B2→N	C→N	N→C	N→B2	N→B1
B2→N	C→B1			B1→C	B1→B2
C→B2					B2→C

任何检查手段都有其局限性，肺部超声无法辨别正常肺组织和过度通气肺组织的超声影像，在肺复张的过程中，应谨慎并及时观察复张效果，避免过度通气引起肺泡损伤或气胸。一旦在肺复张过程中患者出现不伴胸膜滑动征的 A 线，应警惕气胸，仔细寻找肺点或其他能够除外气胸的证据。实施肺复张的过程中易出现血流动力学波动，增加右心室后负荷，应联合心脏超声检查结果调整肺复张方案及维持肺泡开放的 PEEP 水平。

三、重症超声导向的 ARDS 右心功能保护

急性呼吸窘迫综合征不仅仅是肺泡本身的病变，同时也存在肺毛细血管的损伤，ARDS 患者的高碳酸血症和肺部感染使得肺血管收缩，肺循环阻力增加，而 ARDS 患者应用正压通气，特别是维持较高 PEEP 所致的平台压力增高是导致急性肺源性心脏病最主要的原因，有 20%～25% 的 ARDS 患者会发生肺源性心脏病，其病死率高达 60%。通过限制 PEEP 水平，降低平台压，从而降低跨肺动脉血管压力差，最终达到减轻右心室后负荷的目的，可以减少肺源性心脏病的发生率，改善 ARDS 患者的预后。

基于右心保护的通气策略由此提出：首先是控制平台压力小于 $28cmH_2O$，可以通过降低潮气量或者限制 PEEP 水平来实现，旨在限制肺泡过度膨胀，降低肺部应力；其次是调整最佳肺复张方案及 PEEP 水平，平衡收益(复张效果)和损伤(右心室后负荷)；其次是控制高碳酸血症，维持 $PaCO_2<55\sim60mmHg$，可以通过去除人工鼻来减少死腔或者在不增加内源性 PEEP 的前提下增加呼吸频率来实现，旨在减少肺血管收缩；最后可以通过俯卧位通气来改善呼吸力学和肺循环，既可以减少死腔、改善顺应性，又可以避免乏氧和高碳酸血症引起的肺血管收缩。

重症肺部超声对于 ARDS 的诊断和治疗都起到了至关重要的作用，其即时、无创、可重复性好是肺部 CT 无法实现的，且对肺部病变诊断的准确性和敏感性均优于胸部 X 线检查，结合重症心脏超声后对临床治疗具有更进一步的指导意义，这对于无法搬动且病情复杂的重症患者来说是强有力的辅助手段。对于 ARDS 患者，重症超声将呼吸力学和血流动力学治疗相结合，追踪心肺功能改变实时调整治疗方案，有效提高治疗准确性和靶向性，改善患者生存率。

(陈铭铭　朱　然)

第五节　肺动脉高压的诊断与管理

在健康的机体状态下，肺循环是低压低阻力系统，正常肺动脉压约为 22/12mmHg，平均压力约为 17mmHg。肺动脉阻力小，有利于气体交换，不易产生肺水肿；同时肺血管有高度舒张能力，血流量增加 2～3 倍时肺动脉压无明显增高。肺动脉高压(pulmonary arterial hypertension)是指孤立的肺动脉血压增高，肺静脉压力正常，主要原因是肺小动脉原发病变而导致的肺动脉阻力增加。而重症患者的肺循环阻力增加常由多种原因导致，我们更愿意称之为肺高压(pulmonary hypertension，PH)，是指任何系统或者局部病变而引起的肺循环血压增高的状态，即静息状态应用右心导管评估肺动脉平均压(mean pulmonary artery pressure，PAPm)≥25mmHg，表现为呼吸急促、运动耐力下降，经常进展出现右心功能不全。

一、肺高压的分类

肺高压分为原发性肺高压和继发性肺高压，原发性肺高压病因不明，可能与自身免疫病、病毒感染等有关，也可能与先天性因素有关，常见于儿童及年轻人。继发性肺高压主要包括肺实质性疾病相关的肺高压(pulmonary hypertension with parenchymal lung disease，PH-PLD)、左心疾病相关性肺高压(pulmonary hypertension with left heart disease，PH-LHD)及不明原因或多重机制引起的肺高压，如血液系统疾病或代谢性疾病等。有研究表明，肺部疾病和左心疾病引起肺高

压的患者较其他原因引起肺高压的患者预后更差。

ICU内患者常见的肺高压原因包括：①缺氧性或肺实质性疾病，如ARDS；②左心源性收缩功能不全，如急性心肌梗死；③心胸外科手术对肺循环的影响，如体外循环、心肺移植或肺叶切除；④肺栓塞和慢性肺高压急性增高。肺高压患者经常快速发展为右心功能不全，病死率较高，特别是右心房面积大于26cm^{2}和右心房压力大于14mmHg的患者，因心指数明显下降，全身氧输送不足，导致多器官功能衰竭。

依据不同的血流动力学指标可将肺高压分为三类：毛细血管前肺高压（pre-capillary PH）、单纯毛细血管后肺高压（post-capillary PH）及混合毛细血管前+后肺高压（combine post-capillary and pre-capillary PH，Cpc-PH），后两种也可以统称为毛细血管后肺高压。通过测量患者血流动力学指标，明确导致肺高压的原因，给予相应的治疗与监测（表37-5-1）。

表37-5-1　肺高压的血流动力学分类

肺高压	血流动力学指标	临床病因
毛细血管前肺高压	PAPm≥25mmHg，PAWP≤15mmHg	肺动脉高压 肺部疾病导致的肺高压 慢性肺栓塞所致肺高压 不明原因/多重机制肺高压
毛细血管后肺高压	PAPm≥25mmHg，PAWP＞15mmHg	左心疾病所致肺高压 不明原因/多重机制肺高压
单纯毛细血管后肺高压	DPG＜7mmHg和/或PVR≤3WU	
毛细血管前+后肺高压	DPG≥7mmHg和/或PVR＞3WU	

注：DPG，舒张压力梯度（肺动脉舒张压－平均肺动脉楔压）；PVR，肺血管阻力。

二、肺高压的血流动力学评估

肺高压确诊最常用的监测手段是右心导管或Swan-Ganz导管，通过测量肺动脉压（pulmonary artery pressure，PAP）、右心房压（right atrial pressure，RAP）、右心室压（right ventricle pressure，RVP）、肺动脉楔压（pulmonary artery wedge pressure，PAWP）和肺血管阻力（pulmonary vascular resistance，PVR）来评估患者血流动力学障碍的严重程度及肺循环的血管反应性。应用热稀释法可以测量患者心输出量（cardiac output，CO）和心指数（cardiac index，CI），通过混合静脉血氧饱和度（oxygen saturation in venous blood，SvO_2）计算氧输送和氧消耗。PAWP＞15mmHg可以排除毛细血管前肺高压。其他检查手段也可以辅助诊断肺高压，例如心电图、胸部X线检查、肺功能检查及动脉血气分析等。超声心动图是用于评估肺高压和血流动力学最无创且有效的手段，当用于指导临床治疗时，建议联合右心导管或Swan-Ganz导管进行连续有效的监测。

超声心动图对于肺高压的血流动力学评估主要包括：①通过三尖瓣反流速率（tricuspid regurgitation velocity，TRV）或心内分流间接估测肺动脉收缩压（pulmonary artery systolic pressure，PASP）；②间接通过下腔静脉宽度和变异度对右心房压力的评估；③对右心形态及功能的评估。

（一）肺动脉收缩压测量

在不存在右心室流出道梗阻和肺动脉狭窄时，可应用三尖瓣反流速率间接估测PASP，$PASP=4V^2+RAP$。测量方法：在心尖四腔心或胸骨旁短轴平面，将连续波多普勒取样线置于三尖瓣反流束上，并保证取样线与反流束保持平行，测得三尖瓣反流最大速度。在无右心室流出道梗阻的情况下，肺动脉压与右心收缩压相等，而右心收缩压等于收缩期右心房压加三尖瓣反流的最大跨瓣压差。依据伯努利方程，三尖瓣反流的最大跨瓣压差等于三尖瓣反流最大速率的平方的4倍。如果临床监测CVP，可应用CVP代替RAP进行计算。95%的PASP＞50mmHg的患者存在肺高压，80%的PASP＞35mmHg的患者存在肺高压，国际推荐的超声心动图拟诊肺高压的标准为PASP≥40mmHg。

（二）下腔静脉间接评估右心房压

临床上未监测CVP时，可通过下腔静脉宽度和变异度间接估测RAP（表37-5-2）。

表37-5-2　应用下腔静脉估测右心房压

下腔静脉直径	下腔静脉变异度	估测右心房压/mmHg
＜2.1cm	＞50%	3（0～5）
＞2.1cm	＜50%或用力吸气时＜20%	15（10～20）
	中间状态	8（5～10）

（三）右心形态及功能评估

肺高压时由于右心室后负荷增加，会使右心室明显扩张，心脏超声可在多个平面进行检查。正常情况下，在心尖四腔心平面，右心室横径与左心室横径的比例应为 0.6∶1；若右心室扩张，其比例可达 1∶1，甚至右心室的大小超过左心室，这种异常肉眼即可辨别，急性肺高压时临床医生可在第一时间寻找右心室扩张的原因。除了右心室扩张，肺高压还可以导致右心室压力增加，当舒张末期右心室压力超过左心室压力时，使本应凸向右心室的室间隔凸向左心室，形成室间隔矛盾运动。当收缩期和舒张期右心室压力高于左心室时，心脏超声可见室间隔凸向左心室，形成"D"字征。需要注意的是，临床诊断和治疗过程中需要辨别右心室压力增高是急性还是慢性改变，慢性右心室压力增高时，除了右心室的增大，还常伴右心室室壁增厚和右心房增大。

存在右心功能不全时需对右心的收缩和舒张功能进行评估，常用的右心室收缩功能评估包括右心室面积变化分数和三尖瓣瓣环收缩期位移（TAPSE）；舒张功能评估包括 E/A 和 E/e′。

（四）其他监测与评估

在寻找肺高压原因和进行肺高压分类时，除了应用超声心动图测量上述指标，还建议完善肺动脉内径测量、左心收缩舒张功能评估、大血管形态及瓣膜功能的评估，提供辅助证据。

三、肺高压的处理

临床怀疑肺高压时应尽早进行排查并明确病因，对于无临床症状但存在高危因素的患者，应积极完善超声心动图检查，必要时选择留置右心导管或 Swan-Ganz 导管，早期干预可以明显改善患者预后。

（一）镇痛镇静

疼痛、躁动及谵妄会引起交感神经兴奋，导致肺动脉压急剧升高，对于临床存在肺高压倾向的患者，应及时实施合适的镇痛镇静，以降低肺血管反应性。镇痛药物可选择芬太尼单次负荷剂量 1～10μg/kg，持续输注速率 5～10μg/（kg·h），其镇痛强度较吗啡大且全身血管效应小。由于芬太尼可引起胸壁强直（特别是在大剂量和初次用药时），可联合使用肌肉松弛药（如哌库溴铵、维库溴铵、阿曲库铵等）。对已知存在气道高反应的患者进行吸痰等操作前，应追加芬太尼强化镇痛效果。肺高压患者如需要持续镇静，可选择苯二氮䓬类镇静药物。

（二）改善低氧

急性肺内低氧时（30 秒～20 分钟），为匹配最佳的通气血流比例，机体会出现不同程度的肺血管收缩；如果肺内低氧持续存在不缓解，维持数日甚至数周，则会导致持续的肺血管收缩、病理性肺血管重塑，引起肺动脉高压，甚至是肺水肿。所以低氧是肺动脉压增高的重要因素，及时纠正低氧是控制肺动脉压的重要手段。

（三）纠正酸中毒及 CO_2 潴留

酸中毒和 CO_2 潴留同样会引起肺血管收缩，间接导致肺动脉高压，及时复查血气分析并发现酸中毒和 CO_2 潴留，尽早纠正，避免持续肺动脉收缩。

（四）呼吸机的调整

首先是呼吸机的氧浓度设置，虽然增加吸氧浓度可以纠正乏氧，降低肺血管阻力，但长时间吸入高浓度氧（＞60%）可引发肺损伤，所以应避免长时间吸入高浓度氧。其次是机体处于功能残气量时肺血管阻力最小，所以维持肺适度收缩很重要，合适的 PEEP 有助于维持正常的功能残气量和肺泡氧浓度，减少对肺血管阻力及心输出量的影响。最后就是气道内吸引可通过神经反射引起肺血管阻力急剧升高，而纯氧膨肺可引起肺血管阻力急剧下降，这些均引起体循环灌注的急剧改变。对于 ARDS 患者，跨肺动脉的压力差是明显增高的，22% 的患者出现急性肺源性心脏病，此时一味提高平台压和 PEEP 并不能改善氧合，反而增加心肺损伤。恰当的体位复张可以改善通气血流比例，降低 PEEP 和肺血管阻力，减轻右心对左心的压迫，增加有效循环血量。

（五）药物治疗

目前治疗肺高压的药物主要包括以下几类。①前列环素及其结构类似物：依前列醇、曲前列尼尔和伊洛前列素等；②内皮素受体拮抗剂：波生坦、安立生坦与马西替坦等；③5 型磷酸二酯酶（PDE-5）抑制剂：西地那非和他达那非等；④可溶性鸟苷酸环化酶（sGC）激动剂：利奥西呱等；⑤前列环素受体激动剂：赛乐西帕等。通过不同的作用机制，降低肺血管阻力，从而降低肺动脉压。

（六）肺动脉高压危象

肺动脉高压危象是指在肺动脉高压的基础上，发生肺血管痉挛性收缩，肺循环阻力升高，右心射血受阻，导致突发性肺高压和低心排血量的临床危象状态。临床表现为烦躁不安，呼吸困难及血氧饱和度下降，心率增快及血压下降，其中血压下降是病情严重的明显表现。肺动脉高压危象的处理包括：尽可能解除梗阻，降低肺动脉压；减轻容量过负荷；针对性收缩血管以保持体循环压力高于肺循环压力；必要时给予强心治疗，提高心输出量。

四、肺高压与肺栓塞

急性肺栓塞（pulmonary embolism，PE）是指内源性或外源性栓子堵塞肺动脉引起肺循环障碍的临床和病理生理综合征，是引起急性肺动脉高压的常见原因之一。其中肺血栓栓塞症（pulmonary thromboembolism，PTE）是肺栓塞中最常见的类型，与深静脉血栓（deep vein thrombosis，DVT）的形成密切相关。急性肺栓塞还可以引起血栓性肺动脉高压和急性肺源性心脏病。

应用超声心动图进行床旁检查时，急性肺栓塞的直接诊断证据是在肺动脉内发现血栓，但这种情况较为少见，且仅能观察到在肺动脉主干内的血栓。但在大面积肺栓塞时，常引起肺动脉压增高，甚至是右心室压力增高，直接累及右心系统，间接累及左心系统，因此，对肺动脉压和右心功能的评估是急性肺栓塞循环评估的核心。急性右心室后负荷增加导致右心室扩张和右心压力急剧增高使得室间隔凸向左心室，左心室由于舒张受限，前负荷不足导致心输出量明显下降。

急性肺栓塞的血栓来源最常见部位是下肢深静脉。对于突发低氧胸痛的患者，血管超声发现下肢深静脉存在血栓，对肺栓塞的诊断有重要的辅助意义。

急性肺栓塞多导致肺动脉血流减少，肺部超声常以存在胸膜滑动征的A线为主要表现。若肺部本身就存在感染或间质性疾病，也可观察到B线。如果栓子引起肺梗死，肺组织缺血坏死塌陷，则表现为胸膜下实变。

（陈铭铭　朱　然）

第六节　肺水的管理

急性肺水肿（acute pulmonary edema，APE）是急性呼吸衰竭的常见病因之一。根据肺水肿性质的不同可分为以下两类：心源性肺水肿（cardiogenic pulmonary edema，CPE；也称静水压增高性肺水肿或血流动力学肺水肿）和非心源性肺水肿（也称通透性增高肺水肿或急性呼吸窘迫综合征）。二者临床表现相似，但病因和治疗均存在显著不同。床旁心肺联合重症超声对急性肺水肿的诊断和治疗具有独特的优势，可实现心脏功能、容量与肺水三个关键因素的评估，对急性肺水肿的病因可快速作出方向性诊断，并在后续治疗过程中评价治疗效果。

一、心脏超声评估

重症超声在急性肺水肿时可快速对心脏作出简易判断，评估是否存在心脏因素。重症超声主要通过是或否的形式来回答临床决策过程中面临的关键问题，提供定性或半定量诊断，并不强调复杂的测量技术，有别于常规的心脏超声检查。在心功能评估方面，定性诊断主要包括心脏的大小和功能（如右心室是否扩张、收缩力是正常还是低下），半定量诊断则主要指心脏功能的强弱程度（如左心室高动力、正常动力、低动力和严重低动力）。

床旁经胸超声心动图检查对心肌和瓣膜功能的简易评估，有助于确定肺水肿的病因。有研究纳入了49例不明原因肺水肿或低血压的危重患者，采用二维经胸超声心动图和Swan-Ganz导管评估左心室功能，结果发现86%患者的两项检查结果一致。某些患者床旁经胸超声心动图可能不能提供足够的信息，需要考虑经食管超声心动图检查。心脏瓣膜的评价相对复杂，要求系统的超声技术培训，但非专科医生经过简单培训，可以通过观察瓣膜的形态识别明显的病变，如连枷样改变、明显毁坏或增厚和赘生物，对于鉴别瓣膜功能不全所致的肺水肿起到关键作用。

肺水肿形成过程中也应注意对右心功能的评估。肺水肿的形成遵循斯塔林（Starling）方程，其中一个关键因素是肺循环的毛细血管静水压明显增高。毛细血管静水压主要由右心产生的压力维持，因此右心在肺水肿形成过程中具有重要的作用。一方面，当右心流量明显增加时（如运动相关肺水肿或神经内分泌性肺水肿），各种原因导致外周静脉强烈收缩，回心血量短时间内增加，使右心输出量明显增加，类似这样右心输出量与肺循环不匹配引发的肺水肿，还可见于应激情况下，肺循环面积突然减少而右心输出量增加（如急性肺栓塞和肺叶切除术后）的情况；另一方面，当由于左心室肥厚或左心室基础收缩不佳造成左心室舒张异常时，如回心血量明显增加，右心室扩张，造成室间隔左移，使得左心室充盈压增加，引起肺水肿。另外，在急性前壁心肌梗死、二尖瓣腱索断裂等情况下，右心输出量代偿增强，而左心不足以将右心射出的血完全泵入体循环，出现左心室充盈压力增高，引起肺毛细血管静水压增高，导致肺水肿发生。而当急性缺血性心肌病也累及右心，右心输出量也下降时则较少发生肺水肿。故肺水肿形成的过程中，不能忽视对右心功能的评估。

二、容量的判断

急性肺水肿时，临床上常采用脱水减轻容量负荷治疗，但如果合并循环不稳定及组织灌注不足，在容量治疗的方向选择上就会陷入两难的困境。此时，重症超声对容量状态的评估有助于明确容量治疗的方向，如出现固定扩张的下腔静脉，除外慢性右心功能不全、慢性肺动脉高压等慢性疾病后，常提示存在容量反应性的可能性很小，此时循环不稳定并非容量因素所致，而肺水肿与容量过负荷可能性较大。心脏超声对容量状态的评估一般包括静态指标和动态指标，静态指标即单一地测量心脏内径大小，动态指标则结合心肺相互关系来判断液体反应性。

三、血管外肺水的评估

在急性肺水肿时，重症肺部超声检查可以帮助判断血管外肺水量，进行定性和半定量评估。Gargani等人总结并改进的方法：通过纵向的胸骨旁、锁骨中线、腋前线、腋中线与右侧2～5肋间隙，左侧2～4肋间隙的焦点作为放置超声探头的位置，测量每个点的B线评分，然后相加。B线评分为0～10分，0为看不到B

线，10分为B线完全融合到一起，全屏均为高回声。0～10分是根据B线的条数，如无法判断，则根据高回声区域所占的比例计算。B线评分对于血管外肺水的判断：≤5分，血管外肺水无增多；6～15分，血管外肺水轻度增多；16～30分，血管外肺水中度增多；＞30分，血管外肺水严重增多。这种方法使得超声对血管外肺水的判断趋于精细化，避免了脉搏指示连续心输出量监测（pulse indicator continuous cardiac output，PiCCO）等有创操作，且由于超声的无创、床旁可重复性使得重症肺部超声在判断重症患者血管外肺水方面有更广阔的前景。

四、心肺联合超声鉴别心源性和非心源性肺水肿

急性肺水肿的两大主要原因为心源性和非心源性，二者临床症状及影像学表现差别较小，是鉴别诊断的难题。心肺联合超声检查可快速有效鉴别病因。虽然两种肺水肿在肺部超声上均表现为广泛分布的B线，但B线的分布特点和形态特征有所不同。心源性肺水肿的B线分布比较均匀，双侧弥漫，且无胸膜线的改变，肺实变征象少，胸膜滑动征不受影响；而非心源性肺水肿的B线分布则表现为非重力依赖区较轻，重力依赖区较重，会有正常区域与病变区域混合存在，甚至会出现肺实变（有时可见静态支气管充气征）、肺搏动征等征象，另外由于渗出的液体黏性较高，胸膜滑动征通常也会减弱甚至消失。此外，B线的出现并非就一定存在急性肺水肿，如果患者既往有慢性肺间质病变等，也会出现B线，需要结合病史进行分析。

肺部超声是诊断急性肺水肿灵敏和特异的方法，但单纯通过肺部超声来鉴别心源性和非心源性存在一定局限性，需结合心脏超声的表现和容量状态作出综合判断。心源性肺水肿通常继发于心功能不全与容量过负荷，心脏超声可以表现为心脏收缩功能的显著下降及下腔静脉内径增宽等容量过负荷的表现；而非心源性肺水肿通常继发于重症感染等因素，其心功能往往正常甚至呈高动力状态，如果还发现塌陷的下腔静脉、胸膜下实变，则基本可以除外心源性肺水肿。

五、心肺联合超声指导肺复张

治疗肺水肿时，如果考虑非心源性因素，机械通气进行肺复张维持氧合是重要的支持手段之一，肺复张评价方法除了血气分析和胸部CT，肺部超声同样也可作为较好的监测手段。Bouhemad等把肺部超声表现分为四种情况：正常、界限清晰的B线、融合的B线以及肺实变，每侧肺测量12个部位，计算不同呼吸条件下的评分变化。Sefanidis等采用了新的计算方法：入组患者分别予5、10和15mmHg的PEEP，应用肺部超声沿长轴方向将探头放置于腋后线膈肌水平，垂直于皮肤，标记该点的位置，测量不同PEEP水平下的实变肺的面积，该方法发现对于早期ARDS患者，不同呼气末正压水平与肺部重力依赖区实变肺的面积有很好的相关性。需要指出的是该方法并未与肺部CT进行对比，也并未得出一个准确的临界值，因此需更多的研究进一步探讨及证实。

六、急性肺水肿的重症超声诊断流程

重症超声检查整合心脏、容量与肺脏等相关临床信息，作出综合的判断。在临床实际工作中针对急性肺水肿的诊治流程的逐渐建立，有利于对肺水肿作出快速的判断。近来有学者基于结合心肺联合超声建立简化定量评分，其研究表明心肺联合超声有助于床旁快速鉴别诊断心源性肺水肿、ARDS或其他原因引起的急性低氧血症，具体如下。

B线＜3个检查区域，0分；不再进行心脏评估，低氧血症考虑多种因素可能，如单侧肺炎、COPD、肺栓塞、痰液堵塞。

B线＞3个检查区域，+3分；进行心脏和容量评估：左侧胸腔积液＞20mm，+4分；中-重度左心收缩功能不全，+3分；IVC＜23mm，+2分。总分＜3分，提示ARDS；＞6分，提示CPE+ARDS。

此外，王小亭等研究发现心肺联合超声可作为床旁快速诊断急性肺水肿的有效工具，对急性肺水肿进行病因诊断，缩短诊断和临床决策的时间，提出心肺联合超声流程主要包括以下内容：胸骨旁长轴评价心脏收缩功能及左室射血分数；测量下腔静脉直径评估容量状态；结合BLUE方案评价血管外肺水。

（朱　然）

第七节　胸腔积液的管理

超声用于胸腔积液检查始于1967年，由于大多数液体能无衰减地传播声波，因此超声能直观地看到液体边界和内含液体的软组织，适用于液体的识别和诊断，大多数情况下胸腔积液是无回声的，使得胸膜线和压缩不张的肺组织清晰可见。有研究显示，对于胸腔积液的诊断，经胸超声灵敏度、特异度、诊断准确度均为100%，优于床旁X线检查。美国医院协会发表声明，建议应用超声引导胸腔穿刺术，以降低并发症发生风险，增加胸腔穿刺术的成功率。

一、胸腔积液的分类

胸腔积液的超声表现依赖于其自身的特性、产生原因和速度。依据积液的回声特点，可以分为四类：无回声积液、非均质但非分隔回声积液、非均质分隔积液和均一性回声积液，与积液的性质有关。漏出液通

常无回声、非分隔并且可以自由流动；相反，渗出液通常为非均一的、分隔的或回声性积液。渗出性积液常可见丝条样回声和分隔，这些结构常随呼吸和心脏搏动而浮动。“暴风雪样”弥漫性回声通常提示包含大量蛋白成分或组织碎片的脓胸。在炎性渗出病例中，胸膜粘连可以导致肺与胸壁的相对运动消失。

二、胸腔积液的超声征象

正常情况下，脏胸膜与壁胸膜之间紧密贴合，在肺部超声上难以区分，当出现胸腔积液时，壁胸膜和脏胸膜之间的间隙会被液体填充，形成低回声的征象。仰卧位条件下，在胸壁后外侧，探头指向前上方较容易发现胸腔积液。而在直立位或坐位患者，通过膈肌上胸壁外侧或后侧扫描都很容易发现胸腔积液。大量胸腔积液时，常可见到类似舌状的膨胀不全的肺叶漂浮其中。

对于少量胸腔积液，除了在膈肌上方发现液性暗区之外，还有两个征象可以使胸腔积液诊断更为准确。一个为静态征象，表现为少量积液被规则边界包围，形成比较锐利的四边形低回声形状，边界由胸膜线、上下肋骨的声影和脏胸膜肺界面所形成的界限所组成，即四边形征。如果在深部边界可以见到清晰的空气伪影，则证明该区域没有肺实变。另一个是动态征象，指呼吸过程中脏胸膜与壁胸膜间距在吸气期减少、呼气期增加的循环变化现象，即正弦波征，其实质是肺组织在吸气过程中朝向胸壁的离心运动，由于肺在“核心-表面轴”上往复运动，在M型超声上表现为正弦曲线图形。以胸腔穿刺引流为金标准，以上两种征象诊断胸腔积液的特异度为97%。如果应用彩色超声检查，液体流动征是最灵敏、最特异的小量胸腔积液的存在证据，其灵敏度和特异度分别是89.2%和100%。

三、超声引导胸腔穿刺术

（一）探头的选择

Lichtenstein建议，任何类型的超声机器和探头（即相控阵、凸阵、微凸阵和线阵）都可用于扫查胸部，但微凸探头对经胸超声有一些优势，在没有微凸探头时，建议使用凸阵探头。不同探头有各自的优点和局限性。低频相控阵探头能更好地观察胸腔积液，凸阵探头适合观察胸膜-肺泡特征，也可用于胸腔积液评估和伪影评估，但是由于它体积庞大，用它可能很难探查PLAPS点。因此，相控阵探头被成功用于检测胸腔积液，但有时不能清楚地显示肺部滑动。线阵探头因更高的频率而成为胸膜线和胸膜下空间评估的理想选择，但这种探头评估肺部伪影和胸腔积液并不理想。

（二）患者的体位

流动的液体易聚集在胸腔外侧和后侧的肋膈角处，情况允许时，建议患者处于直立坐位，手臂抬高；对于重症患者，如不能配合直立坐位，可取仰卧或侧卧位，手臂放于头后方，将患侧上臂固定至对侧床栏。在操作过程中，患者和操作者都应采用竖直的体位，以保证过程无菌和操作成功。

（三）穿刺点的选择

推荐安全进行胸腔穿刺术的胸腔积液深度最小为1.5cm，穿刺点距离棘突的间距应超过6cm。合适的穿刺点应保证胸腔积液与脏壁胸膜紧密相邻，足够远离肺，并确定膈肌、肝、脾等器官。在超声的帮助下确定合适的穿刺点，将其标记于皮肤上，值得注意的是患者的位置改变可能会导致液体重新分布，因此标记后立即进行引流。

（四）穿刺和置管

定位穿刺点的同时，要测量壁胸膜和脏胸膜与皮肤的间距，同时避免对皮肤加压，以保证测得准确的进针深度以免损伤膈肌和肺。穿刺针沿上肋缘进针避开肋间动脉，回抽到胸腔积液，如仅进行诊断性穿刺，抽取足量胸腔积液后退出穿刺针，如为大量胸腔积液可进一步置入引流管，置管可使用经皮穿刺技术（Seldinger技术），该技术置管部分同前，之后通过针孔置入导丝，撤回穿刺针，探头在肋间垂直旋转可以看见导丝确定其位置，沿导丝置入扩张器，深度不应超过皮肤至胸膜间距加上1cm，英国胸科协会胸腔疾病指南建议使用钝性分离，通过导丝置入引流管，导丝拆除后，将引流管连接到引流系统。在操作结束时，需再次执行完整的双侧肺部超声扫查，以排除气胸等并发症。

四、胸腔积液的鉴别

复杂性胸腔积液和肺泡实变的鉴别一般情况下比较容易。正弦波征、碎片、支气管充气征尤其是动态支气管充气征是鉴别的主要特征。但在一些罕见情况下，实性部分和液体部分很难区分。在从腹部向上对胸腔进行检查时，通过膈肌后产生的图像可以是胸腔积液，也可以是实变的肺或膈肌下脏器（如肝、脾），而通过腹部进行检查无法看到正弦波征，因此无法明确胸腔积液的诊断。而膈肌本身具有反射性，当其位置较高时，可以使其底部的结构回声增强，原本为低回声的胸腔积液的回声增强，当出现复杂性胸腔积液时更是如此。避免这种误差的最好办法是避免从腹部对胸腔进行检查。

另外，在诊断胸腔积液时，需要明确胸腔积液的几个典型征象。肺部存在液性暗区，但无正弦波征也有可能是肺实变的一个表现，病变肺在表面形成一个包含渗出的囊性结构，可以表现为均匀的低回声。另外，存在食管裂口疝且食管中含有大量液体时，也会形成一个液性征象，在决定进行穿刺前必须予以明确。这种液体通常情况下并不均匀，其中常含有气体，并且没有任何胸膜线。临床上如果难以鉴别时，可以放置胃管引流液体后再行检查。

（朱　然）

第八节　人工气道的管理

一、人工气道超声影像的获得

（一）探头的选择

高频线阵探头能够提供较好的浅表结构影像，适合气道结构成像。低频凸阵探头视野宽，适合获得颌下腺和声门上区域矢状面成像。

（二）认识气道结构

1. 声带　将探头置于颈部取横断面，自头部向甲状软骨上切迹逐层横切面扫描，甲状软骨未钙化的个体，声带通过甲状软骨呈现；甲状软骨钙化的个体，通过摇摆探头观察声带和杓状软骨。声带呈现出三角形低回声结构（声带肌），内侧是高回声的声带韧带。发声时可见两侧声带向中间运动并出现震颤。

2. 环甲膜和环状软骨　将探头置于颈部取正中矢状面，显示甲状软骨、环甲膜、环状软骨的矢状面。甲状软骨及环状软骨为低回声，环甲膜呈高回声。

3. 气管　正中矢状面扫描时，环状软骨是气管的上部，气管软骨较厚，呈现为低回声的圆形结构。当颈部轻度拉伸时，可以看到前6个气管环。气管环在矢状面呈现“串珠”样，横断面则呈现倒“U”形。气管上组织为皮肤、皮下脂肪、骨骼肌。

4. 食管　在颈静脉切迹位置，气管左侧可见颈段食管，食管壁的同心层结构在二维超声中呈现出特色的“公牛眼”征，也可以利用食管可被压缩或扩大的特征进行定位。

二、胃内容物评估

超声不仅能鉴别患者是否空腹，还能在一定程度上定量胃内容物。在评估反流误吸风险的过程中，胃窦部横截面意义很大。研究显示，根据超声下胃内容物的多少，将内容物分为3级：0级（胃窦部空）、1级（只能在患者右侧卧位时见到胃窦部很少量的液体）、2级（无论在仰卧位或者右侧卧位时都可见到液体），2级患者在围手术期有较高的反流误吸的风险。

三、插管前气道评估

各种疾病导致口咽、声门或气道等结构或形态发生改变，都会增加气管插管的风险，所以在气管插管前需要精确评估患者口咽部解剖形态、声门的位置和运动，以及气道情况。阻塞性睡眠呼吸暂停（obstructive sleep apnea，OSA）患者常有上呼吸道管理困难，超声测量舌根的宽度与睡眠相关呼吸障碍的严重程度相关。OSA患者咽侧壁的厚度比正常人增厚。

四、超声引导喉上神经阻滞

喉上神经是迷走神经在结状神经节下缘发出的分支，下行约2cm到达舌骨大角平面处分为内外两支。内支和喉上动静脉伴行穿过舌甲膜，分布于声门上区黏膜，传导该处黏膜的感觉；外支支配环甲肌的运动。阻滞喉上神经可以减少插管相关反应。超声可以用于辅助辨别和阻滞喉上神经，减少插管相关反应。喉上神经位于舌骨、甲状软骨、会厌前间隙、甲状舌骨肌和甲状舌骨膜间的区域，在舌骨和喉上动脉的最大夹角处寻找喉上神经，并进行局部注射神经阻滞。在喉上神经区域超声检查中，约81%的患者都可以看到以上的解剖组织，其余19%的患者，虽然仅能看到喉上神经间隙，但对喉上神经阻滞仍有帮助。

五、预测气管导管直径

超声可以预测气管或支气管内径，从而选择适当直径的人工气道型号。研究表明，在儿童和成年人中，超声测得的声门上气道直径与金标准“磁共振”的测量结果有很好的相关性。CT检查提示左主支气管内径与气管外直径比值为0.68，而超声可以在胸锁关节上方测得气管直径，进而预测左主支气管直径以选择合适的左侧双腔气管导管，这个方法可与依据床头胸部X线检查作为选择左侧双腔管导管的方法相媲美。对于需要气管切开的患者，超声可以测量气管切开宽度、皮肤到气管的距离，进而选择合适的气管切开套管型号。

六、确定气管导管位置

插管的整个过程中，超声可以在插管前进行颈部扫描，插管中实时监测，插管后结合膈肌运动幅度水平和胸膜滑动征间接判断插管位置。超声判断气管插管位置有直接法、间接法及两者结合3种方法。

直接法是在气管插管过程中，将低频凸阵探头放置在环甲膜水平以45°行横断面扫描，如气管导管进入气管，可以观察到甲状软骨出现短暂的运动；如气管导管误入食管，在气管左侧食管区域低回声处可见一个清晰明亮的高回声影。

间接法是通过观察胸膜滑动征和两侧膈肌的运动幅度来间接判断检测导管是否过深导致单肺通气。如果一侧存在胸膜滑动征而另一侧胸膜滑动征消失，且存在肺脉，在胸膜滑动征消失的一侧膈肌运动幅度也减弱或者停止，表明气管导管末端是在支气管内。如果监测膈肌运动，我们还可以发现无通气侧膈肌固定或运动显著减弱，而对侧出现膈肌运动幅度显著增加，这是单肺通气的重要超声征象。

进行气管插管的监测流程如下，在胸骨上窝进行气管横向扫描，插入前要注意食管的位置和外观。插管进行时，密切观察食管情况，如果发现导管进入了食管，要在通气前撤出导管尝试再插管，不要进行通气，否则会引起呕吐、误吸。如没有看到导管进入食管，或者是看到导管通过了气道，移动探头到腋中线观察双侧肺滑动征情况。如果双侧都有均匀一致的肺滑动征，可以确认导管在气管内。如果有单侧肺滑动征而另一侧是无滑动征的肺脉，可能是进入了主支气管，可以逐步退出气管导管直到双侧对称均匀的肺滑动征出现。如果两侧肺滑动征都消失，但有肺脉，可能导管误入食管。如果没有肺滑动征也没有肺脉，需要考虑气胸的可能性。

七、超声引导环甲膜穿刺

环甲膜穿刺在紧急气道处理中起到很重要的作用。超声检查可以快速识别定位环甲膜。环甲膜位于甲状软骨下缘和环状软骨上缘之间。应用高频线阵探头水平取横断面，从头侧逐步向胸骨上窝扫描，环甲肌位于环甲膜的外侧，甲状软骨位于其头侧，观察到气管后，将探头旋转为正中矢状位，低回声甲状软骨及环状软骨间为高回声的环甲膜。精确定位环甲膜后，可在超声引导下穿刺环甲膜，针头进入的穿刺过程都在超声直视下进行，安全可靠，可避免并发症的发生。

八、确定喉罩位置

喉罩是麻醉科重要的气道管理工具，而良好的喉罩通气需要喉罩对位正确。超声用于确定喉罩位置的优势在于可以不中断通气，使患者获得持续的通气。抽出喉罩套囊内全部空气，并充入适量生理盐水，将高频线阵探头放置于甲状软骨水平行横断面扫描，向头端或尾端倾斜，可显示甲状软骨、声门、声韧带等，将甲状软骨置于超声视野正中，可见喉罩套囊截面呈圆形对称分布于声门两侧、甲状软骨深面，套囊内有液体均匀回声，形似哑铃，称为“哑铃征”，探头继续向尾端水平滑动至环状软骨平面，则见“哑铃”间距缩短，有融合趋势，至环状软骨前依然对称分布于两侧。通过超声检查两侧是否对称，判定喉罩位置是否需要调整。

九、超声引导经皮气管切开

超声可以显示颈部组织结构，快速定位甲状软骨、环状软骨、环甲膜及气管软骨环，发现穿刺部位的异常组织结构如血管或组织占位，评价是否适合做经皮气管切开，同时也能帮助选择最佳软骨间位置，并实时动态地引导穿刺及导丝置入的全过程。

超声引导经皮气管切开时，患者取仰卧位，操作者站在患者的右侧，将高频线阵探头横向放置在颈部上方的颈静脉切迹上，从中线位置观察气管。将探头移到患者的右侧使探头的右边界是气管的中线。然后将探头的右端保持在气管中线，探头向左旋转为沿气管中线纵向扫描的矢状面，可以看到环状软骨的尾部。探头逐渐向头侧移位，可以看到环状软骨逐渐变大，且较气管环更靠前。将一支针从探头底下经过，作为标记，下压针干时会出现声影，来确定将来的穿刺位置，观察穿刺和切开路径上有无明显血管和重要脏器。明确位置后可以移开探头，留在皮肤上的针干可以作为经皮气管切开穿刺位置的标志。超声引导的经皮气管切开可避免错误判断气管切开位置，避免局部血管和组织损伤。

十、气管插管拔管预后判断

机械通气患者常常会出现拔管失败，因此准确预测拔管预后非常重要。床旁肺部超声和心脏超声可以准确预测拔管后的呼吸窘迫。在脱机前和/或脱机自主呼吸试验中应用超声评估肺泡通气和心功能情况、是否出现实变区域增加、膈肌运动情况及心脏收缩舒张功能情况，可以预测拔管后的呼吸窘迫。

长时间机械通气患者容易发生拔管后喘鸣，应用超声预测拔管后患者喘鸣，可能比传统的漏气试验更有优越性。将超声探头置于环甲膜水平，得到喉部的横断面，放开套囊后测量气柱宽度，发现拔管后发生喘鸣的患者明显比成功拔管的气柱宽度窄。

拔管预后与呼吸肌肌肉的耐受性也密切相关，膈肌、肝脏、脾脏随呼吸运动的移动距离、收缩速度与呼吸肌肌肉强度相关，这些移动可以通过超声直接监测。在患者仰卧位进行膈肌超声检查，呼吸机潮气量设置为6～12ml/kg，于双侧腋前线的肺底水平测量膈肌位移，测量6次取平均值，如膈肌位移＜10mm或没有移动，诊断为膈肌功能障碍。研究表明，膈肌功能障碍组较非障碍组的总机械通气时间延长、脱机滞后，第一次、第二次脱机失败率均升高。

（朱　然）

第九节　膈肌功能障碍的诊断与管理

膈肌功能障碍在重症患者中有很高的发病率，但却一直是呼吸衰竭和撤机失败中被忽视的因素。脓毒症患者和进行机械通气的患者在上机24小时即可以出现膈肌形态和收缩能力的改变，因此，重视并评估膈肌功能障碍是流程化撤机中必不可少的一环。评估膈肌功能的方式有很多种，比如胸部X线检查、超声、跨膈压与膈肌颤搐等，无论从无创性、简洁性还是可重复性上来说，超声检查都会略胜一筹。

一、超声评估膈肌功能的指征和时机

内科患者影响膈肌功能的主要因素为机械通气的时程、脓毒症及营养状态；而外科患者往往存在创伤或手术对膈肌的损伤，以及脓毒症、机械通气等继发性的影响因素。根据患者的不同特点及不同需求进行膈肌超声的检查会使超声检查的结果更具有特异性，能够更精准地指导临床。重症患者的膈肌超声应该在床边常规进行，每日膈肌超声监测能够发现膈肌厚度随时间的变化，从而早期发现膈肌功能障碍，指导呼吸机的调节以及膈肌功能的调理；在重症患者准备脱机前，评估膈肌的厚度变化或运动形式异常都是有必要的；在自主呼吸试验中，可以通过膈肌超声评估预测撤机成功的可能性；甚至在撤机拔管后进行膈肌超声及肺部超声检查能够发现需要进一步处理的患者。

二、超声评估膈肌的指标

监测膈肌有两个声窗，第一个是膈肌的附着区，位于第 8～10 肋，可以用线阵高频探头在腋中线或腋前线处监测膈肌的厚度和增厚分数。第二个声窗位于下肋区域，应用心脏探头或腹部探头可以在锁骨中线和腋前线之间，监测膈肌在吸气相的位移，同时可以观察膈肌的运动形式。

（一）膈肌厚度、膈肌厚度差和膈肌增厚分数

用超声监测同一患者的膈肌绝对厚度随时间的变化可发现肌肉萎缩的发生和发展。膈肌厚度差（diaphragm thickness difference，DTD）是指膈肌厚度在吸气相（Tdi，ei）和呼气相（Tdi，ee）的差值；膈肌增厚分数（diaphragm thickening fraction，TFdi）需要通过式（37-9-1）进行计算。

$$TFdi=(Tdi,ei-Tdi,ee)/Tdi,ee\times100\% \quad 式(37\text{-}9\text{-}1)$$

DTD 和 TFdi 都可用于评估膈肌的收缩能力。TFdi 在无创通气时是评估呼吸肌肉做功的良好指标，并可预测机械通气的脱机成功率及再插管率。

一些研究发现，TFdi 和反映膈肌功能的跨膈压有很好的相关性。当将浅快呼吸指数（rapid shallow breathing index，RSBI）与 TFdi 结合时比单独应用前者能够更好地预测内科患者的脱机成功率。TFdi 用于预测拔管成功的 cut-off 值为 30%～36%。但需要注意的是，在进行自主呼吸试验（spontaneous breathing trial，SBT）时膈肌可能会出现疲劳，导致 TFdi 在撤机前后出现变化。目前，TFdi 的测量时机应该放在 SBT 之前还是 SBT 之后尚无一致性的证据，将临床各项指标、呼吸力学指标、超声指标结合起来进行综合判断也许是更好的方式。

（二）膈肌运动形式及膈肌位移

当超声发现膈肌在吸气相出现负向位移，提示膈肌存在反常运动，这可能提示膈肌瘫痪后存在辅助呼吸肌的运动增加。还应注意单侧膈肌病变，这在重症患者中并不少见。膈肌位移与吸气量有关，即使在使用部分支持通气的患者中，机械通气也会影响膈肌位移，膈肌位移与 TFdi、跨膈压力时间积分（transdiaphragmatic pressure-time product，PTPdi）的相关性并不好。因此，评估膈肌运动应该在脱离呼吸机的人群中进行，并且 M 型超声比 B 型超声的可重复性更高。用于诊断膈肌功能障碍时，膈肌位移的最佳 cut-off 值是 10～14mm，在进行最大吸气努力时的 cut-off 值是 25mm。

（三）膈肌收缩速度

应用 M 型超声测量膈肌吸气相位移时能够同时得出膈肌收缩位移所对应的时间，从而得出膈肌收缩的平均速度。更快的膈肌收缩速度和更好的膈肌收缩幅度都代表膈肌的收缩效率。对于机械通气的老年人群，膈肌收缩速度和膈肌收缩位移有助于诊断膈肌功能障碍，并可用于预测脱机失败，联合传统脱机参数 RSBI 还可以进一步提高预测脱机的成功率。但可能需要对左右侧膈肌的收缩速度进行分别评估，右侧膈肌的收缩速度对脱机成功的预测效果更佳。

（四）膈肌位移达峰时间

应用 M 型超声测量膈肌吸气相位移时还能够同时得出膈肌吸气幅度达峰时间（time to peak inspiratory amplitude of diaphragm，TPIAdia），更长的 TPIAdia 意味着膈肌运动幅度增加，因此和膈肌位移有一定的相关性。在 Pongdhep Theerawit 的研究中，更长的 TPIAdia 和撤机成功率相关，与 RSBI 的相关性极强。

（五）膈肌浅快呼吸指数

膈肌浅快呼吸指数（diaphragm rapid shallow breathing index，D-RSBI）是将传统 RSBI 中的潮气量替换为膈肌位移（呼吸频率/膈肌位移）。在自主呼吸试验的患者中，D-RSBI 比 RSBI 能够更好地预测撤机成功，两者的曲线下面积分别为 0.89 和 0.72。D-RSBI 的 cut-off 值为 1.3 次呼吸/（min·mm）时预测脱机成功的灵敏度为 94.1%，特异度为 64.7%，阳性预测值为 57.1%，阴性预测值为 95.6%。在准备撤机的 COPD 患者中同样验证了 D-RSBI 对脱机成功的预测要高于传统 RSBI，两者预测脱机失败的曲线下面积分别为 0.97 和 0.67。

（六）整合膈肌超声的重症超声撤机流程

将心脏超声、呼吸系统（气道、肺、胸腔）超声、膈肌超声等多系统超声信息整合的超声评估流程包括：左心功能及左心房压的超声评估、肺失充气程度的超

声评估、胸腔积液的超声评估，以及膈肌厚度、膈肌增厚分数、膈肌位置及膈肌最大位移的超声评估。系统化超声评估可以从最大程度上避免撤机失败，并早期发现需要进一步处理的临床问题。但流程的优化还需要进一步的临床研究进行验证。

膈肌是最主要的吸气肌，对膈肌功能的评估在撤机的整体评估中必不可少。目前，床旁膈肌超声已被证明能够从形态学和功能学的双重角度对膈肌进行评估，除具有无创性、便捷性、经济性、快速学习曲线等优势，还具有很好的准确性及可重复性。膈肌超声能够用于发现和诊断膈肌功能障碍，预测撤机拔管的成功率，评估患者自主呼吸努力的情况等。但也不能忽视膈肌超声的局限性。第一，膈肌的平均厚度为1.5～2mm，测量时需要选用高频线阵探头，并应注意超声机的最小量程，因为后者会放大操作者依赖的测量变异性，从而影响准确性；第二，注意患者局限性对测量的影响，比如左侧膈肌受到腹腔充气器官的影响往往不易测量，肥胖患者的透声条件有限等；第三，目前尚缺乏关于膈肌增厚分数的学习曲线报告，有中心报告，膈肌增厚分数的超声学习时间要高于膈肌位移的时间。当床旁超声常规监测发现膈肌功能障碍时，在进行机械通气的过程中应该更加注意对镇痛镇静、体位、气道以及呼吸机设置的管理，从而减轻膈肌功能障碍对撤机的影响，减少机械通气的时间以及住ICU的时间。

（朱　然）

第十节　脱机的筛查与评估

一、程序化撤机的概念

重症患者的预后与机械通气时间明显相关，撤机是呼吸治疗中的重要过程，占机械通气时间的40%，因此当患者病情缓解、自主呼吸功能逐步恢复时，尽快撤机成为治疗的一个重要目标。程序化撤机是指首先进行撤机筛查试验，然后判定患者能否耐受自主呼吸，最后拔除气管插管的流程。自主呼吸试验（SBT）是目前最常用的程序性撤机的筛查试验。实施程序化撤机的目的是减少机械通气时间，提高脱机成功率，减少24～48小时再插管率。

（一）实施撤机筛查试验

撤机筛查主要包括以下内容：①导致机械通气的病因好转或被祛除。②氧合指标：PaO_2/FiO_2≥150～300mmHg，PEEP≤5～8cmH_2O；FiO_2≤0.40，pH≥7.25；对于COPD患者，pH＞7.30，FiO_2＜0.35，PaO_2＞50mmHg。③血流动力学稳定，无心肌缺血动态变化，临床上无明显低血压[不需要血管活性药物或只需要小剂量药物，如多巴胺或多巴酚丁胺＜5～10μg/（kg·min）]。④有自主呼吸的能力。

（二）针对符合筛查标准的患者进行SBT

首先进行3分钟SBT，其间若患者生命体征超出以下范围时，应及时终止SBT，恢复机械通气：①浅快呼吸指数＜105；②呼吸频率8～35次/min；③心率＜140次/min或变化小于20%，无新发心律失常；④自主呼吸潮气量（tidal volume，VT）＞4ml/kg；⑤动脉血氧饱和度（SaO_2）＞90%。

3分钟SBT通过后可继续行30～120分钟SBT，如患者能够耐受则可预测撤机成功。首次SBT失败，但在7天内完成脱机，总共经历SBT不超过3次称之为困难撤机。SBT失败3次以上，或首次SBT失败后7天仍未能脱机称之为延迟脱机。除非有明确的不可逆的疾病证据（如高位脊髓损伤等），撤机失败3个月者称为长期机械通气。

除撤机筛查试验和自主呼吸试验外，还有指南推荐，对于机械通气24小时的患者早期床上活动可以增加患者撤机成功率；在撤机过程中实施气囊漏气试验有助于辨别撤机后发生上气道梗阻的患者，对于气囊漏气试验失败的患者，拔管前4小时予全身应用糖皮质激素可以改善气道梗阻程度；对于可能存在困难撤机的患者，建议初始SBT给予5～8cmH_2O的吸气压力支持。

二、撤机失败的应对与评估

虽然程序化撤机已广泛应用于临床多年，但多项研究表明脱机失败患者的比例占机械通气总人数的30%，如此高的比例引起了重症医生的关注，新的撤机评估方法也层出不穷。但无论应用何种评估手段，最终的目的都是寻找影响患者撤机的因素，及时干预以创造撤机的良好条件。撤机失败与呼吸、循环、营养、代谢及康复等众多因素相关，能够全覆盖并可反复实施的评估手段显得尤为重要，床旁重症超声作为重症患者监测和评估的常规手段，其对多个器官进行连续动态监测，能够将患者的呼吸、循环和康复等各个环节紧密地结合，为临床指导患者撤机提供了全新的方法和角度。

（一）气道与肺的评估

超声被誉为看得见的听诊器，因肺部超声的成像机制和CT相似，所以广泛应用于重症患者的肺部疾病检查。肺部再度失充气是撤机失败的一个重要原因，有研究表明肺部超声可以用于预测机械通气患者拔管后肺部失气化的程度。将患者肺部进行分区，记录每个分区患者SBT前后肺部超声影像并进行半定量评分，通过计算评分预测患者撤机失气化风险。肺部超声还可以用于发现患者气道阻塞情况，如患者一侧胸膜滑动征或窗帘征消失，提示同侧气道阻塞或未通气；如出现组织样征伴静态支气管充气征，则提示阻塞性肺不张可能性大。及时发现胸膜腔积液，进行胸腔引流，可改变患者呼吸力学参数，改善肺顺应性。

（二）心脏与容量的评估

撤机过程中，由于心脏前后负荷增加、呼吸功及心脏做功增加，常出现撤机相关心功能不全和肺水肿，这种情况在合并基础心肺疾病的患者，特别是COPD和左心功能不全的患者中表现尤为明显。当患者从机械通气状态转为自主呼吸状态时，胸腔内压下降，静脉回流增加，心脏前负荷增加；儿茶酚胺释放会增加左心室后负荷，心室顺应性下降，这些均易导致左心室充盈压升高，从而出现心源性肺水肿。

撤机相关性肺水肿与左心室舒张功能障碍相关，根据多普勒频谱进行舒张功能不全的分级，患者舒张功能障碍越明显，撤机失败的可能性越大。应用脉冲波多普勒测量左心室E/A，组织多普勒测量E/e′，可以间接反映左心室充盈压，预测撤机诱导肺水肿的发生。有研究表明，SBT前左心室侧壁E/e′>7.8预测撤机失败的灵敏度和特异度分别是79%和100%。心脏超声评估E/A和E/e′与Swan-Ganz导管测得的PAWP有良好的相关性。

（三）膈肌的评估

膈肌功能障碍是长时间机械通气患者撤机失败的重要原因之一。越来越多的研究表明，ICU患者低血压、低血氧、感染及镇静均可以造成膈肌功能的损伤，特别是随着重症技术发展，越来越多的危重患者存活并滞留于ICU中，ICU获得性虚弱得到关注。

以往对于膈肌功能的评估主要包括膈肌电磁刺激、测量跨肺压、膈肌肌电图等。与其相比，超声不仅可以直接观察膈肌的形态和运动，还可以对其增厚率和位移进行定量评估。在测量膈肌位移时，由于胃等空腔脏器的干扰，一般容易获得右侧膈肌的标准图像，但对于有胸部手术史的患者，应对两侧膈肌运动情况都进行检查。

平静呼吸下男性的膈肌位移为(1.8±0.3)cm，女性为(1.6±0.3)cm。若膈肌位移小于1cm，提示患者撤机失败的可能性比较大。膈肌位移的测量值受膈肌主动收缩、胸腹腔压力阶差及正压通气等因素干扰，建议停呼吸机5～10分钟后评估膈肌位移。另一项用于评估膈肌功能的超声指标是膈肌增厚率，在膈肌与胸壁对合部分测量膈肌厚度，若呼气末膈肌厚度<0.2cm，膈肌增厚率<30%，提示膈肌萎缩，撤机失败可能性比较大。膈肌功能障碍主要以预防为主，应尽量缩短机械通气时间，早期活动，保证热量及蛋白质供给。

三、超声导向的程序化撤机流程

超声导向的程序化撤机主要从胸部、循环及膈肌三方面进行评估（图37-10-1），撤机前确保气道通畅，撤机过程中及时发现肺再失气严重程度，评估胸腔积

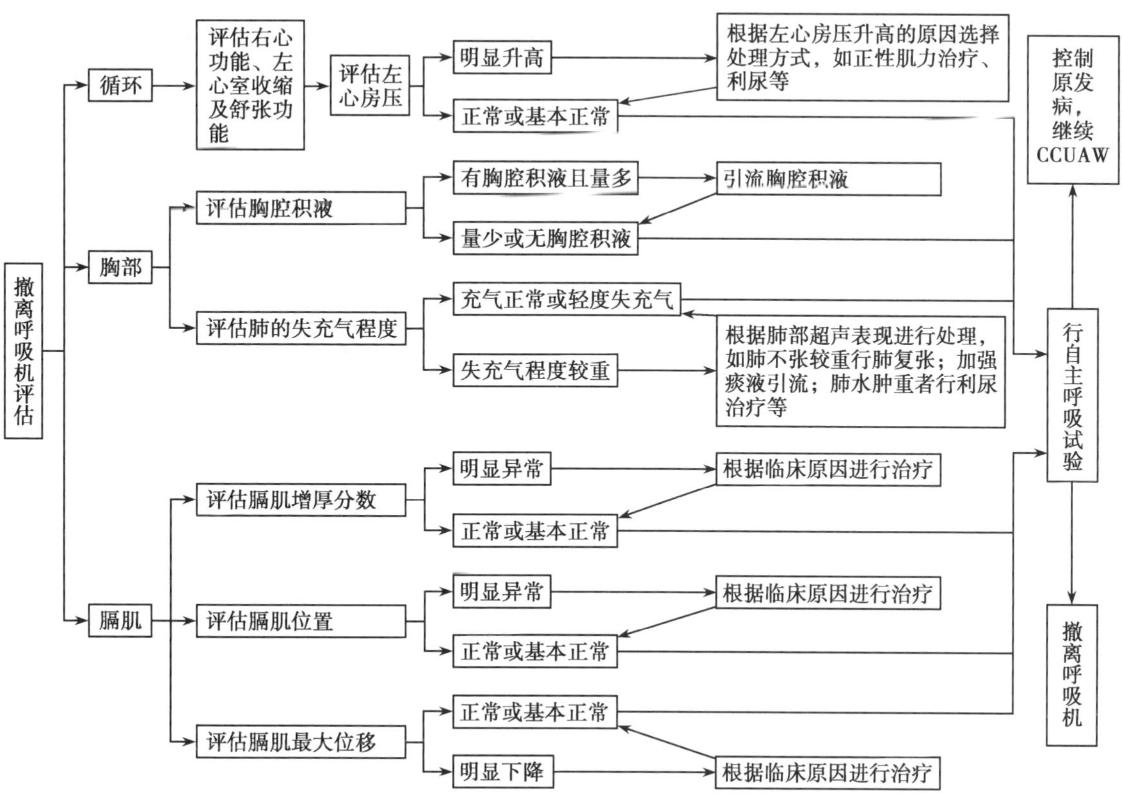

图37-10-1 撤离呼吸机超声评估流程

CCUAW：重症超声辅助撤离呼吸机流程。

液对肺顺应性的影响;评估心脏舒张功能,估测左心房压,监测撤机相关心功能不全及肺水肿;测量膈肌位置、位移及增厚率以判定膈肌功能。目标导向的超声筛查可以指导脱机及判断撤机失败的原因。

(陈铭铭　朱　然)

思考题

1. 对于呼吸困难的患者,应如何选择肺部超声分区和流程?
2. 肺部间质性病变的超声鉴别诊断有哪些?
3. ARDS 患者的右心评估和保护包括什么?
4. 脱机过程中,如何对患者的膈肌功能进行超声评估?

参考文献

[1] LICHTENSTEIN D A. BLUE-protocol and FALLS-protocol: Two applications of lung ultrasound in the critically ill [J]. Chest, 2015, 147(6): 1659-1670.

[2] LICHTENSTEIN D A. Lung ultrasound in the critically ill (LUCI): A translational discipline [J]. Anaesthesiol Intensive Ther, 2017, 49(5): 430-436.

[3] MOJOLI F, BOUHEMAD B, MONGODI S. Lung ultrasound for critically ill patients [J]. Am J Respir Crit Care Med, 2019, 199(6): 701-714.

[4] SINGH S, KAUR H, SINGH S.Basic insights of lung ultrasonography in critical care setting [J].Cureus, 2018, 10(12): e3702.

[5] FAN E, DEL SORBO L, GOLIGHER E C, et al. An official american thoracic society/european society of intensive care medicine society of critical care medicine clinical practice guideline: Mechanical ventilation in adult patients with acute respiratory distress syndrome [J]. Am J Respir Crit Care Med, 2017, 195(9): 1253-1263.

[6] VIEILLARD-BARON A, MATTHAY M, TEBOUL J L, et al. Experts' opinion on management of hemodynamics in ARDS patients: Focus on the effects of mechanical ventilation [J]. Intensive Care Med, 2016, 42(5): 739-749.

[7] DAS S K, CHOUPOO N S, SAIKIA P.Incidence proportion of acute cor pulmonale in patients with acute respiratory distress syndrome subjected to lung protective ventilation: A systematic review and meta-analysis [J]. Indian J Crit Care Med, 2017, 21(6): 364-375.

[8] MITCHELL D A. Acute respiratory distress syndrome and prone positioning [J]. AACN Adv Crit Care, 2018, 29: 415-425.

[9] WANG G, JI X, XU Y, et al. Lung ultrasound: A promising tool to monitor ventilator-associated pneumonia in critically ill patients [J]. Crit Care, 2016, 20(1): 320.

[10] CORREA R A, COSTA A N, LUNDGREN F, et al. 2018 recommendations for the management of community acquired pneumonia [J]. J Bras Pneumol, 2018, 44(5): 405-423.

[11] DEGANELLO A, RAFAILIDIS V, SELLARS M E, et al. Intravenous and intracavitary use of contrast-enhanced ultrasound in the evaluation and management of complicated pediatric pneumonia [J]. J Ultrasound Med, 2017, 36(9): 1943-1954.

[12] 王小亭,刘大为. 重症超声:急性呼吸窘迫综合征诊治中的新手段[J]. 中华内科杂志, 2012, 51(12): 929-931.

[13] SEE K C, ONG V, TAN Y L, et al. Chest radiography versus lung ultrasound for identification of acute respiratory distress syndrome: A retrospective observational study[J]. Crit Care, 2018, 22(1): 203.

[14] HUANG D, MA H, XIAO Z, et al. Diagnostic value of cardiopulmonary ultrasound in elderly patients with acute respiratory distress syndrome [J]. BMC Pulm Med, 2018, 18(1): 136.

[15] ZHOU Y, FAN Q, CAVUS O, et al. Lung ultrasound: Predictor of acute respiratory distress syndrome in intensive care unit patients [J]. Saudi J Anaesth, 2018, 12(3): 457-461.

[16] BELLO G, BLANCO P. Lung ultrasonography for assessing lung aeration in acute respiratory distress syndrome: A narrative review [J]. J Ultrasound Med, 2019, 38(1): 27-37.

[17] DIMOPOULOS K, CONDLIFFE R, TULLOH R M R, et al. Echocardiographic screening for pulmonary hypertension in congenital heart disease: JACC review topic of the week [J]. J Am Coll Cardiol, 2018, 72(22): 2778-2788.

[18] 王小亭,刘大为,于凯江,等. 中国重症超声专家共识[J]. 临床荟萃, 2017, 32(5): 369-383.

[19] 王小亭,刘大为,张宏民,等. 重症右心功能管理专家共识[J]. 中华内科杂志, 2017, 56(12): 962-937.

[20] 刘大为,王小亭. 重症超声[M]. 北京:人民卫生出版社, 2017.

第三十八章

儿科重症超声的应用

学习目标

掌握：

1. 儿科重症操作的超声应用。
2. 儿科重症临床的超声应用。

熟悉：

1. 新生儿呼吸困难常见病因的超声征象。
2. 新生儿呼吸困难的重超诊断流程。

了解：

1. 儿科重症患者的临床特点。
2. 儿科患者超声探头的选择。

第一节　儿科重症患者的临床特点与需求

经历近40年的发展，我国儿科重症医学在诊治技术、监测手段、硬件及专业队伍规模上均获得长足发展与壮大，重症患者病死率不断下降。儿童并不是成年人的简单缩影，有着不同的病理生理及临床特点。

儿童患者年龄跨度大，疾病谱迥异，感染性疾病及先天畸形占比大，急性病远多于慢性病。低龄儿童或因疏于照护或缺乏有效的监测手段而症状表现隐匿，易于出现心肺失代偿、进展急骤，病死率高。鉴于小儿对电离辐射敏感性是成人的10倍，故亟须发展安全便捷的床旁监测技术。无创、可重复性好、几乎可用于全身所有脏器的床旁超声技术尤其适合儿童，其成像清晰，可对呼吸、心血管等重要脏器功能状态作出即时评估，评估疾病严重程度，连续评价器官功能状态，并且可以动态监测治疗后反馈，引导有创穿刺。在儿童危重患者救治过程中，床旁超声技术日益整合到临床实践中，成为儿科重症医师得心应手的评估利器，得到越来越全面的应用。

（赵　醴　任　宏）

第二节　儿科患者超声探头的选择

相较于成人，儿童体液含量相对较多，体格小，超声探头离检查靶器官更接近，这些特性有利于使用高频探头对儿童进行超声检查，对2～6cm深度的组织可获满意的清晰成像。探头需依据受检对象年龄、体格、检查部位等因素而灵活选用，选择不当时如检查气胸时选择了低频探头可造成假阴性结果。

凸阵探头呈外凸弧形，视窗大，穿透力强，但分辨率低，一般用于大龄儿童、体型较大的儿童，以及深部器官（如腹腔、盆腔各器官及间隙）检查、腹部快速超声检查（FAST）、胸腔积液等的检查；相控阵探头截面积小，除常规用于心脏的扫查外，也可以深入仰卧不宜搬动的危重患者背部肋间隙进行肺部扫查；线阵探头频率高，常规用于胸膜线、胸膜滑动征、气胸和浅表血管的扫查。另外根据检查目的不同而针对同一靶器官灵活选择探头进行补充检查也是儿科常用方法，如选用高频探头检查胸膜病变，凸阵等低频探头探查肺深部结构；用高频探头检查腹腔肠壁和肠腔内病变，再用凸阵探头检查肠间隙积液和腹腔深层器官。

（赵　醴　任　宏）

第三节　超声在儿科重症操作中的应用

一、血管通路的建立

对于许多危重症儿童来说，静脉通路的建立是一种救生措施。年龄较小的儿童，尤其是患有基础疾病的儿童，以及容量不足的患者，在静脉通路建立上尤为困难。传统的技术是采用静态超声引导，通过超声确定进针的最佳位置并标记皮肤，然后在没有实时超声引导下执行实际操作。动态超声引导采用实时成像技术，可直接观察针进入血管的情况，对于中心静脉导管的置入，可实时观察导引钢丝的位置及确认导管的置入，以提高置管的成功率、减少并发症的发生。

(一) 中心静脉通路的建立

超声已被证明有助于儿科患者中心静脉通路的建立。在一项外科患者的研究中，超声引导的总成功率为 91.5%，而在标记组为 72.5%。然而，在 1 岁以下和体重 10kg 以下的儿童中，成功率的差异没有统计学意义。

以颈内静脉穿刺为例，选用线阵探头，方法包括横切面法和纵切面法。横切面图像较容易获取，图像稳定，且在穿刺过程中可以监测伴行血管的情况，但穿刺时仅能看见针尖影像，有时不易识别，可导致穿刺过深；纵切面图像能显示穿刺过程中穿刺针的全长，直观性强，但图像容易丢失，误入伴行血管；在颈部，特别对于婴幼儿，还受下颌、锁骨及颈部长度的影响，不易实施。方法各有优缺点，可以根据实际情况进行调整，目的是明确穿刺部位及穿刺针是否进入目标血管的管腔内。当超声评估股静脉时，发现外部的标记不能完全预测内部的解剖结构，12% 的患者股静脉可能完全或部分与股动脉重叠，因此建议将超声应用于股静脉置管。

(二) 外周静脉通路的建立

一项针对儿童的随机对照研究表明，超声引导虽然没有改善外周静脉穿刺/留置的成功率，但提高了穿刺的速度，降低了反复尝试的次数以及穿刺针重新定向的次数；且外周血管通路的快速建立，有利于治疗的及时实施，同时避免了建立中心静脉通路、骨髓通路及其相关的并发症。

(三) 局限性

超声引导的成功与否很大程度上依赖于操作者的经验水平；无论是否应用超声引导，静脉本身存在固有困难，如静脉瓣、塌陷、滑动；血管直径越小或位置越深，插管难度越大。

二、腰椎穿刺

对于发热新生儿、怀疑存在中枢感染的儿童，腰椎穿刺是一项必需的、紧急的例行检查。超声可以通过静态或动态成像识别棘突、棘突间隙和引导穿刺针位置，特别是棘突间隙小的新生儿，如同难以触及解剖标志的肥胖者。

对于新生儿，其脊柱大部分是软骨性的，可以看清椎管，包括圆锥的水平，其椎体骨化的时间在 1 岁左右。静态超声引导是在行腰椎穿刺前确认最佳的穿刺位置，而后穿刺过程无超声协助；而动态超声则协助穿刺针从皮肤进入椎管的整个过程。在床旁超声对棘突间隙的识别发现，屈髋可以加大间隙，而屈颈对间隙无影响；超声也可以指导进针的角度；但目前还没有大规模的随机对照试验研究表明急诊床旁超声对儿童腰椎穿刺相关的成功率、并发症、成本及患者满意度的影响。

(一) 应用指征

应用指征为：患儿棘突的骨性标准难以触摸；患儿的棘突间隙太小而无法确定；经标记法腰椎穿刺失败的患儿。

(二) 局限性

超声通常无法看清解剖结构；在脊椎骨化后，超声视窗仅限于棘突和棘突间隙；应用静态标记超声辅助时，在进针前，患儿特别是婴儿体位的改变会导致标记位置不正确；操作的成功与否依赖于操作者对超声技术及腰椎穿刺技术的掌握程度。

(三) 误区

由于探头放置位置不在中线发生侧偏，可能将横突误认为棘突；误认为脊髓是蛛网膜下腔中的脑脊液；无论是否在超声引导下进行，未遵守适用于腰椎穿刺的常规预防措施和建议。

三、腔隙积液穿刺

(一) 胸腔穿刺

应用肺部超声检查，可快速准确地发现胸腔积液，了解其部位及积液量，并分析是否对呼吸和循环产生不利影响，如是呼吸困难、休克的病因，则需急诊进行床旁穿刺抽液。超声引导穿刺可清晰地辨识肺组织和膈肌，减少医源性并发症，如气胸、膈肌损伤等，提高操作成功率。目前暂时没有针对儿童进行评价的随机对照研究，对于儿童的超声引导胸腔穿刺依然参照成人的结果及方法实施。超声引导胸腔穿刺选择线阵或凸阵超声探头，查扫全肺定位穿刺部位，选择无回声区较深的部位，远离心脏和肺组织，推荐安全进行胸腔穿刺术的胸腔积液最小深度为 1.5cm。

（二）腹腔穿刺

各种原因导致的腹水、感染可引起呼吸困难、腹内压增高等，通过超声检查可明确腹胀是否为大量腹水引起，直观且迅速。超声引导穿刺可避免对肠管、膀胱及腹壁下血管的损伤。选用凸阵探头，从两侧腹到腹直肌进行查扫，确定腹水聚集最多的位置，理想穿刺点位于侧腹部、腹直肌的侧面和侧腹肌的前面。

（三）心包穿刺

心脏压塞是需要快速诊断和处理的心脏急症，血流动力学不稳定是急诊床旁心包穿刺的指征，儿童患者心脏压塞多见于心脏手术后或创伤。超声引导下心包穿刺术的操作成功率为97%，而总的并发症发生率为4.7%。选用相控阵探头可以在剑突下、心尖或胸骨旁声窗引导穿刺。

（赵　醴　任　宏）

第四节　超声在儿科重症临床诊断中的应用

一、呼吸困难

急性呼吸困难是儿科急诊常见的危重状态之一，需要快速识别与及时处理。床旁肺部超声能快速可靠地诊断实变、气胸、胸腔积液、肺充血或正常肺野，灵敏度超过90%，且能指导临床决策，减少床旁X线和CT等放射性检查。

对儿科疑似肺炎者，与放射检查相比，超声对肺炎的诊断具有较高的灵敏度（96%）和特异度（93%）。病毒性肺炎与细菌性肺炎肺部超声的肺实变表现有区别：病毒感染引起小的胸膜下实变，而细菌感染病变面积更大并包含支气管充气征。此外，肺部超声可能在毛细支气管炎严重程度的分层中起作用。一项包括106例毛细支气管炎婴儿的观察性队列研究发现，肺部超声检查结果与临床评估相关，可早期识别需要氧疗的婴儿，特异度（98.7%）和灵敏度（96.6%）高。

二、休克

根据休克发生的病理生理机制，分为4种类型：低血容量性休克、心源性休克、梗阻性休克和分布性休克。儿科急诊医师，面对循环不稳定的患儿，应即刻解决的问题包括：有无可逆的梗阻因素；心功能是否正常；是否需要给予血管活性药物；是否需要予以液体复苏；患儿是否存在容量反应性。

重症超声突显了其以问题为导向的特点，将重症心脏超声与肺部超声相结合进行评估，评估内容包括：左心室的收缩功能；下腔静脉的宽度和自主呼吸状态下吸气时的塌陷率；肺泡间质综合征（B线）是否存在；膀胱有无充盈。心脏高动力表现、下腔静脉细小且吸气塌陷率大于50%、肺部以A线表现为主、膀胱空虚，考虑存在低血容量的因素，应给予积极容量复苏；反之，表现为心脏收缩功能下降、下腔静脉宽大固定、肺部以B线为主，就要考虑存在心功能不全，需要应用血管活性药物。下腔静脉增宽时，还要检查是否存在梗阻的因素，包括气胸、心脏压塞、胸腔积液和肺栓塞等。值得注意的是儿童下腔静脉宽度的正常值随年龄变化，通过与腹主动脉横径的比对进行判断更为合理。

三、创伤

为了抓住创伤患者救治的“黄金时段”，超声是一个快速、有效的措施，特别是针对顿挫伤、贯通伤。20世纪80年代末提出针对创伤的超声快速评估法——FAST方案，并在此基础上进一步拓展，增加了气胸和血胸的评估，称之为eFAST（extended FAST）。评估的内容包括胸腹腔出血、心脏压塞及气胸。超声探查至少包括5个部位：右上腹肝周切面，无回声区提示腹腔出血；左上腹脾肾间隙，无回声区提示腹腔出血；耻骨上、盆腔切面，无回声区提示盆腔积液、出血可能；剑突下切面，查找心包积液征象，分析有无心脏压塞；肺部超声，有无胸腔积液、积血，有无气胸。

在儿科患者中，这一评估方法的应用特异度高达96%～98%，但灵敏度较成人低，特别是对腹水/出血的探查，灵敏度为50%左右；可检测大量的腹腔内血液（约250ml），且对实质性脏器的损伤检查困难，因此腹腔内游离液的缺乏并不能排除儿童严重的腹内损伤，因此需结合体格检查进行综合判断，必要时仍需要CT检查。另外颅脑损伤在儿童创伤中占比达59%，超声探头可以通过婴儿未闭合的前囟直接观察是否有静脉窦血栓形成、轴外间隙增加（提示可能有硬膜下血肿）、脑积水或中线移位。此外，超声可以很容易检测到颅骨骨折。

四、心搏骤停

2005年《国际心肺复苏与心血管急救指南（十一）》（儿科基本生命支持与高级生命支持）指出，可以考虑将重点心脏超声应用于确定心搏骤停的潜在可逆原因，但必须仔细权衡中断胸外按压的利与弊。在心肺复苏实施过程中，因检查脉搏而暂停CPR的同时，予以超声快速探查，时间控制在10秒内，剑突下声窗是较为容易获得的，探查的主要内容包括：是否存在心搏骤停的可逆原因，如心脏压塞、张力性气胸、严重低容量状态及肺栓塞；心室壁运动是否消失，如果消失提示复苏成功的概率非常低，对停止还是继续复苏的决策也有指导意义。需要注意的是每次超声检查的时间不要超过10秒，否则会影响CPR的质量。

（赵　醴　任　宏）

第五节　新生儿肺部超声的临床应用

一、新生儿肺部超声探头的选择与检查方法

新生儿肺部超声（lung ultrasound，LUS）使用高频线阵探头，频率通常为7.5～14MHz，可提供较高的分辨率。扫查时，通常以腋前线、腋后线为界，将每侧肺脏分为前、侧、后3个区域；或在此基础上加双乳头连线，将每侧肺脏分为前上、前下、侧部上、侧部下、后上和后下6个区域；也有将每侧肺脏分为前上、前下和侧部。对每个区域分别进行纵向（探头与肋骨垂直）或横向（探头沿肋间隙行走）扫查，以纵向扫查为主。检查在床旁进行，尽量保持患儿安静，注意保暖。

二、新生儿呼吸窘迫综合征

新生儿呼吸窘迫综合征（respiratory distress syndrome，RDS）又称透明膜病（hyaline membrane disease，HMD），是各种原因引起的肺表面活性物质的原发或继发性缺乏，导致肺泡壁至终末细支气管壁嗜伊红透明膜形成，致出生后不久出现的呼吸窘迫并进行性加重的临床综合征，是引起新生儿呼吸衰竭和早期死亡较为常见的原因之一。传统诊断金标准为临床表现结合胸部X线检查，表现为双肺均一的透亮度减低，呈磨玻璃样或“白肺”样改变。

新生儿RDS的超声征象：肺实变伴支气管充气征，可分布在双侧肺，也可在单侧；胸膜线异常；肺泡间质综合征（alveolar interstitial syndrome，AIS），“白肺”表现伴肺岛（spared areas，指在纵向切面至少有一个肋间区域大小的、周围被AIS区域包绕着的正常肺组织）消失；A线消失；胸腔积液；肺滑动征消失，出现肺搏动。将超声用于新生儿RDS的诊断，灵敏度和特异度均接近100%，有助于加深对新生儿RDS的认识和理解，也有助于指导治疗。

三、新生儿暂时性呼吸增快症

新生儿暂时性呼吸增快症（transient tachypnea of the newborn，TTN）是产后新生儿呼吸窘迫的常见原因，这是胎儿肺液体清除延迟的结果，因此也称为“湿肺”，为自限性疾病，预后良好。床头X线的影像学表现易与RDS、肺炎、肺不张等肺部其他疾病相混淆。

TTN超声征象：双肺点（double lung point），由于病变程度或性质不同，上下肺野间形成鲜明的分界点，称之为双肺点，对湿肺的诊断具有很高特异性；AIS，双侧对称，为常见改变；胸腔积液；胸膜线异常，非特异性；未发现实变和支气管充气征。近期的研究发现，双肺点在TTN中灵敏度为45.6%、特异度为94.8%；对59例婴儿进行的研究表明，在鉴别TTN和RDS方面，LUS也具有很高的灵敏度和特异度。

四、新生儿肺炎

新生儿肺炎是新生儿感染性疾病中最为常见，也是新生儿死亡的主要病因之一，超声具有辐射小、特异性高的优势。

新生儿肺炎超声征象：肺实变动态/静态伴支气管充气征；肺泡间质综合征；胸膜线异常；A线消失；肺滑动征减少或缺如。2015年Pered的荟萃分析提示肺部超声诊断儿童肺炎的灵敏度为96%（95%*CI* 94%～97%），特异度为93%（95%*CI* 90%～96%），仍需结合临床。

五、胎粪吸入综合征

胎粪吸入综合征（meconium aspiration syndrome，MAS）是因胎儿在宫内或娩出时吸入被胎粪污染的羊水而引起的呼吸道机械性阻塞、肺组织化学性炎症及一系列全身症状的临床综合征，是新生儿呼吸窘迫的潜在威胁生命的原因。

MAS超声征象：边缘不规则的肺实变和支气管充气征，分布不均，可在一侧肺表现更明晰，见于所有MAS患儿；其他非特异性表现有A线消失、B线出现、胸膜异常，大片肺不张导致胸膜滑动征消失。但这些肺部超声的表现同样可见于RDS、肺炎和肺不张，因此这些征象并不是MAS的特异性表现。

六、支气管肺发育不良

支气管肺发育不良（broncho-pulmonary dysplasia，BPD）是新生儿的慢性肺部疾病，主要发生在早产儿，须持续吸氧超过28天，影响患儿的预后和生存质量，肺部放射影像学是诊断的辅助手段。

BPD的超声征象：双侧胸膜线增厚，散在胸膜下小实变，肺实质显示非均质图像，其严重程度从“白肺”到B线不等，同时可见肺岛存在。一项对50例临床诊断为BPD的婴儿进行的研究发现，其中1/3存在其他病变（肺不张、肺炎和肺水肿），这是氧气依赖的潜在原因，在这些原因得到解决后，许多婴儿的肺部症状明显改善或完全缓解，这项研究不仅支持在新生儿重症监护室使用肺部超声，而且为可能修订BPD诊断

标准提供了机会。

七、新生儿呼吸困难超声鉴别诊断流程

基于Kurepa等在2018年制定的新生儿床旁超声指南，对出生后即刻出现呼吸窘迫（包括RDS、MAS、TTN、肺炎、气胸和肺不张）和晚发型新生儿呼吸窘迫（如BPD、肺水肿、气胸、胸腔积液、肺炎和肺不张）的诊断流程进行了归纳总结（图38-5-1和图38-5-2），对常见新生儿肺部疾病的诊断以及危及生命呼吸窘迫的治疗均有指导意义。

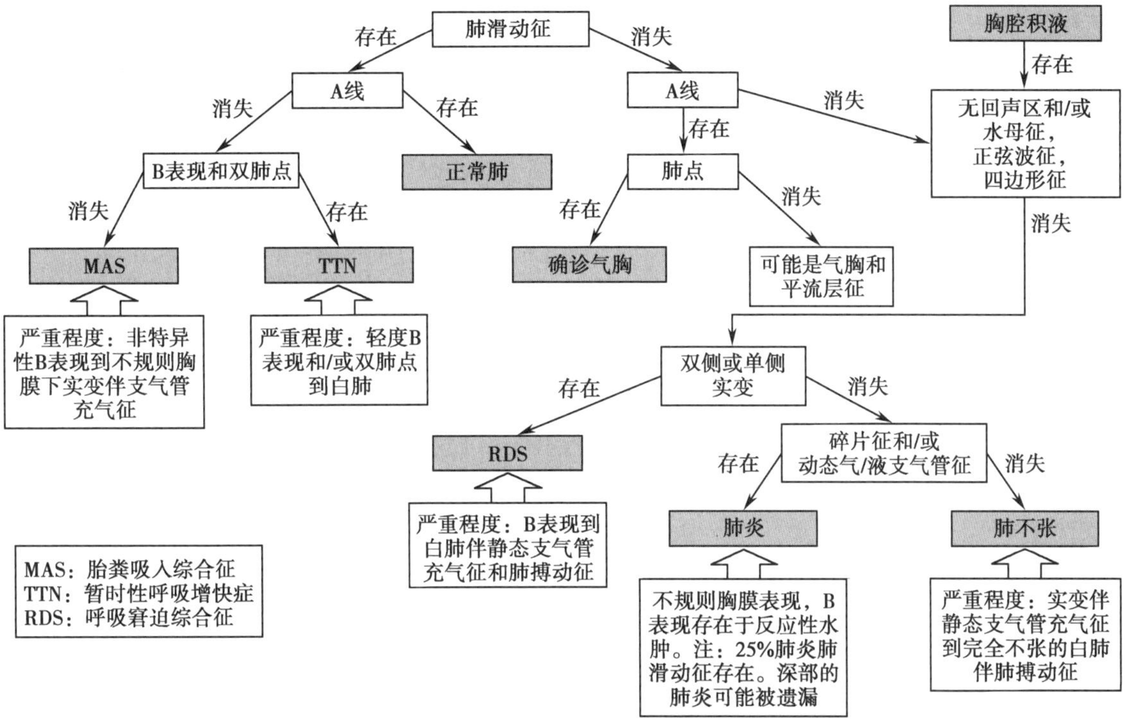

图38-5-1　新生儿出生后即刻出现呼吸窘迫诊断流程图

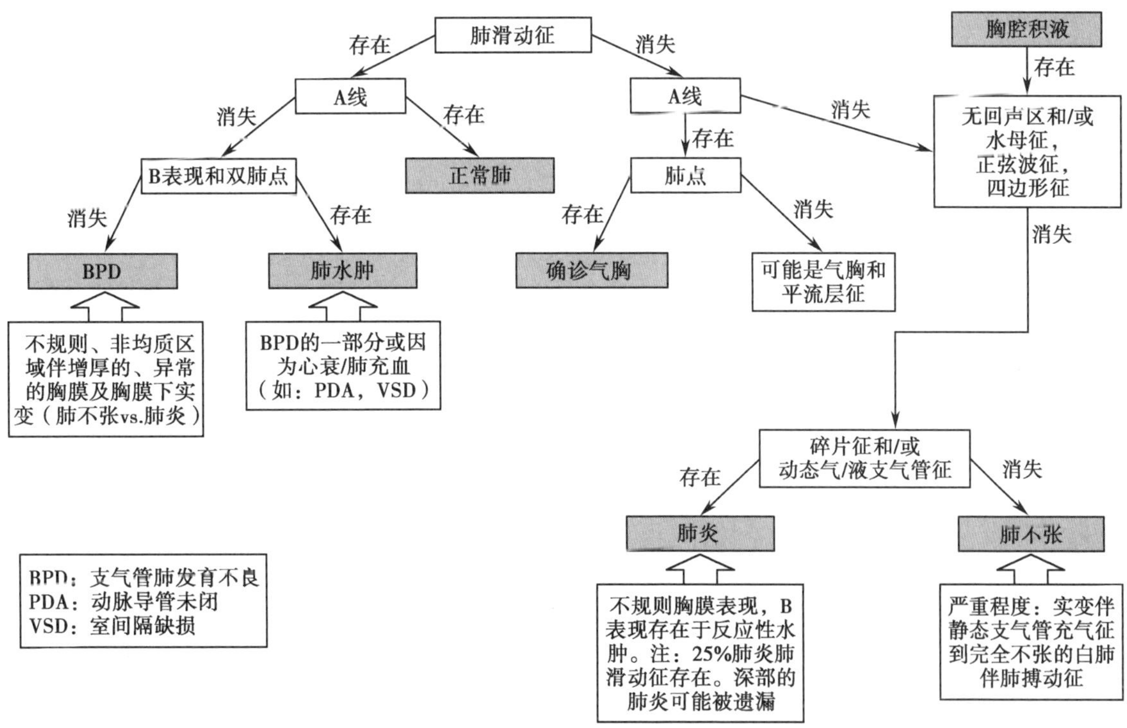

图38-5-2　新生儿晚发型呼吸窘迫诊断流程图

（赵　醴　任　宏）

思考题

1. 超声在儿科各种重症操作中应用的意义与关注点有哪些?
2. 在儿童呼吸困难、休克患者中,重症超声应用的临床价值与成人患者相比有哪些相同与不同之处?
3. 重症超声在新生儿呼吸困难诊治中的方法与流程有哪些?

参考文献

[1] LEUNG J, DUFFY M, FINCKH A. Real-time ultrasonographically-guided internal jugular vein catheterization in the emergency department increases success rates and reduces complications: A randomized, prospective study [J]. Ann Emerg Med, 2006, 48(5): 540-547.

[2] DONIGER S, ISHIMINE P, FOX J C, et al. Randomized controlled trial of ultrasound-guided peripheral intravenous catheter placement versus traditional techniques in difficult-access pediatric patients [J]. Pediatr Emerg Care, 2009, 25(3): 154-159.

[3] ABO A, CHEN L, JOHNSTON P, et al. Positioning for lumbar puncture in children evaluated by bedside ultrasound [J]. Pediatrics, 2010, 125(5): e1149-e1153.

[4] BRUCCOLERI R E, CHEN L. Needle-entry angle for lumbar puncture in children as determined by using ultrasonography [J]. Pediatrics, 2011, 127(4): e921-926.

[5] TSANG T S, ENRIQUEZ-SARANO M, FREEMAN W K, et al. Consecutive 1 127 therapeutic echocardiographically guided pericardiocenteses: Clinical profile, practice patterns, and outcomes spanning 21 years [J]. Mayo Clin Proc, 2002, 77(5): 429-436.

[6] TSUNG J W, KESSLER D O, SHAH V P. Prospective application of clinician-performed lung ultrasonography during the 2009 H1N1 influenza a pandemic: Distinguishing viral from bacterial pneumonia [J]. Crit Ultrasound J, 2012, 4(1): 16.

[7] BASILE V, MAURO A D, SCALINI E, et al. Lung ultrasound: A useful tool in diagnosis and management of bronchiolitis [J]. BMC Pediatrics, 2015, 15(1): 63.

[8] KOSIAK W, SWIETON D, PISKUNOWICZ M. Sonographic inferior vena cava/aorta diameter index, a new approach to the body fluid status assessment in children and young adults in emergency ultrasound: Preliminary study [J]. Am J Emerg Med, 2008, 26(3): 320-325.

[9] SAVATMONGKORNGUL S, WONGWAISAYAWAN S, KAEWLAI R. Focused assessment with sonography for trauma: Current perspectives [J]. Open Access Emerg Med, 2017, 9 : 57-62.

[10] BLYTH L, ATKINSON P, GADD K, et al. Bedside focused echocardiography as predictor of survival in cardiac arrest patients: A systematic review [J]. Acad Emerg Med, 2012, 19(10): 1119-1126.

[11] LIU J, CAO H Y, WANG H W, et al. The role of lung ultrasound in diagnosis of respiratory distress syndrome in newborn infants [J]. Iran J Pediatr, 2015, 25(1): e323.

[12] VERGINE M, COPETTI R, BRUSA G, et al. Lung ultrasound accuracy in respiratory distress syndrome and transient tachypnea of the newborn [J]. Neonatology, 2014, 106(2): 87-93.

[13] PEREDA M A, CHAVEZ M A, HOOPER-MIELE C C, et al. Lung ultrasound for the diagnosis of pneumonia in children: A meta-analysis [J]. Pediatrics, 2015, 135(4): 714-722.

[14] LIU J, CHEN S W, LIU F, et al. BPD, Not BPD, or iatrogenic BPD: Findings of lung ultrasound examinations [J]. Medicine (Baltimore), 2014, 93(23): e133.

[15] KUREPA D, ZAGHLOUL N, WATKINS L, et al. Neonatal lung ultrasound exam guidelines [J]. J Perinatol, 2018, 38(1): 11-22.

[16] CORSINI I, PARRI N, GOZZINI E, et al. Lung ultrasound for the differential diagnosis of respiratory distress in neonates [J]. Neonatology, 2019, 115(1): 77-84.

第三十九章

重症超声应用技术规范纲要

学习目标

掌握：

重症心脏超声检查的主要切面及相关内容。

熟悉：

1. 心肺部超声的征象、模式及病理生理解读。
2. 重症超声血流动力学管理的标准思路。
3. 重症超声导向的急性呼吸循环障碍的精准管理。

了解：

1. 临床问题导向的重症超声的检查方案与应用流程。
2. 重症超声的系统培训与分级使用。

第一节　重症超声技能要点概述

重症超声是将床旁超声技术进行临床化、重症特色化的应用。重症超声既是一种无创监测工具，可以获取反映病情的数据指标；又能作为全面可视化评估手段，监测脏器病理生理状态及结构改变。重症超声的广度和内涵在于临床实践的可视化和规范化的精细管理，但是其操作基础还是床旁超声技术。对于重症医生而言，需要掌握的床旁超声技术应为临床实践需求而服务，故不必力求全面精细，需要达到的要求在于更快、更好地获取更标准的切面。其中标准切面是进行测量、评估及判断患者病理生理改变的基础；而图像的优化是评估结果正确性的保障。为了更快地获取符合要求的图像，需要遵循一定的操作规范和技巧。表 39-1-1 总结了临床常用心脏超声切面、切面标

表 39-1-1　重症心脏超声检查的主要切面及相关内容

基本切面	位置	操作与技巧	图像优化	切面标准	主要评估内容
胸骨旁长轴切面	胸骨左缘第2～5肋间，探头标记点指向右肩	探测平面基本与右肩至左季肋部连线相平行，超声探头声束指向患者后背方向。滑动找到胸骨旁长轴平面，通过转、摇、倾三个动作小幅度调整超声探头以获取最佳标准图像	深度：可显示降主动脉的最浅深度	1. 能同时清楚显示右心室流出道、左心室、主动脉瓣、主动脉根部、二尖瓣、左心房和降主动脉轴 2. 室间隔与后壁起始部平行；未见心尖部横向运动	1. 心脏房室大小与大体形态比例改变 2. 左心室流出道异常变化（如有无梗阻等） 3. 室间隔、左心室后壁运动、室壁厚度的改变 4. 主动脉瓣、二尖瓣瓣膜形态改变与异常血流 5. 有无心包积液
胸骨旁短轴切面	在胸骨左缘第2～5肋间获得胸骨旁左心室长轴，超声探头标记点指向左肩	在获得胸骨旁左心室长轴平面后，将二尖瓣调整至屏幕中央，超声探头顺时针旋转约90°，使超声探头标记点朝向左肩可获得二尖瓣水平短轴切面。将超	深度：可显示完整的左心室短轴图像的最浅深度	1. 正常的右心室腔呈C形，壁薄 2. 正常的左心室腔呈圆形，壁厚 3. 乳头肌平面：乳头肌在3点钟和8	1. 左心室收缩功能定性评估及分级 2. 左心室室壁节段运动障碍 3. 右心形态改变 4. 室间隔运动评估

续表

基本切面	位置	操作与技巧	图像优化	切面标准	主要评估内容
胸骨旁短轴切面		声探头尾部向心底倾斜，超声探头声束向心尖倾斜，可依次获得胸骨旁左心室短轴乳头肌平面和心尖平面		点钟位置，紧贴室壁无间隙	5. 评估室间隔缺损的最佳切面
心尖四腔心切面	心尖处，超声探头声束朝向患者右肩，方向指向心底	在胸骨旁长轴切面沿左心室向心尖滑动；当室间隔刚刚消失时，将超声探头旋转90°～120°；将超声探头向前倾斜，声束指向右肩，找到标准平面	深度：可完整显示四腔心图像的最浅深度	1. 室间隔居中，完全竖直；完整显示双心房、双心室 2. 全心动周期可见二尖瓣、三尖瓣；心尖无轴向收缩运动	1. 各腔室大小、比例 2. 室壁运动 3. 测量射血分数 4. 二尖瓣和三尖瓣瓣膜的形态结构及瓣口血流情况
心尖五腔心切面	心尖处，超声探头声束朝向患者右肩方向指向心底	在心尖四腔心切面超声探头声束从心脏向胸骨倾斜，即可显示心尖五腔心切面	深度：可完整显示五腔心图像的最浅深度	1. 显示四腔心图像内容 2. 显示主动脉瓣，主动脉瓣根部管壁平行，可显示的主动脉根长度超过1cm	1. 测量左心室流出道的速度-时间积分 2. 观察主动脉血流及瓣膜情况 3. 观察左心室流出道、室间隔
心尖二腔心切面	心尖处，超声探头声束朝向患者右肩方向指向心底	在四腔心基础上将超声探头逆时针旋转60°～90°，可出现二腔心切面	深度：可完整显示二腔心图像的最浅深度	显示左心室、左心房	1. 作为评估二尖瓣的补充切面 2. 作为四腔心的补充切面一起测量左室射血分数及评估室壁运动
心尖三腔心切面	心尖处，超声探头声束朝向患者右肩方向指向心底	在心尖二腔心切面的基础上继续逆时针旋转约30°，至清楚显示左心室流出道、主动脉根部	深度：可完整显示三腔心图像的最浅深度	右心室、左心室、主动脉瓣、主动脉根部、二尖瓣、左心房	作为胸骨旁长轴切面的补充判断切面
剑突下四腔心切面	剑突下，超声探头声束朝向与房间隔平行，超声探头标记点指向左侧	1. 滑：超声探头从腹部向剑突下水平滑动；超声探头标记点指向受检者左侧 2. 倾：超声探头从水平方向缓慢向上倾斜，显露心脏	深度：可完整显示剑突下四腔图像的最浅深度	1. 左右心室在屏幕左边显示，左右心房在屏幕右边显示，四个腔完全显示 2. 同时显示二尖瓣、三尖瓣，心尖无收缩运动	1. 心包积液检查 2. 观察四个腔室及二尖瓣、三尖瓣的结构与运动 3. 评估右心室室壁厚度、房间隔缺损的最佳切面
剑突下下腔静脉长轴切面	剑突下超声探头标记点朝向左侧	1. 摇：在剑突下四腔切面，先将右心房摇至屏幕正中 2. 转：逆时针旋转超声探头90°，完整显示剑突下下腔静脉	深度：可完整显示剑突下下腔静脉图像的最浅深度	1. 清晰显示下腔静脉汇入右心房，肝静脉汇入下腔静脉 2. 显示下腔静脉全长，静脉前后壁回声清晰锐利	1. 下腔静脉直径 2. 下腔静脉变异度
剑突下下腔静脉短轴切面	剑突下超声探头标记点朝向患者左侧	在剑突下下腔静脉长轴切面，采用“摇”的动作将距下腔静脉汇入右心房入口2cm处的结构在屏幕中央显示，顺时针旋转超声探头90°，横切下腔静脉	深度：下腔静脉短轴居于屏幕上2/3位置	腹主动脉正圆，下腔静脉短轴切面位于右心房入口2cm处	1. 下腔静脉短轴形态 2. 下腔静脉充盈程度

续表

基本切面	位置	操作与技巧	图像优化	切面标准	主要评估内容
经肝下腔静脉长轴切面	右侧肝区，腋后线至腋中线区域，超声标记点朝向患者头侧	超声探头在右侧肝区，置于腋后线处，平行向腋中线滑动，超声探头标记点朝向头侧，纵切下腔静脉，显示屏下方可见腹主动脉平行	深度：显示下腔静脉及腹主动脉的最浅深度	可见下腔静脉汇入右心房，腹主动脉位于下腔静脉远端，腹主动脉管壁平行	主观评估下腔静脉充盈程度

准及优化与获取技巧，以供培训学员进行标准化培训和学习。

（尹万红）

第二节　心肺部超声的病理生理意义

获取了超声图像后，需要从重症层面整合分析其中的结构改变、功能改变及病理生理信息。重症超声术语繁多，表述混乱，不利于规范化分析和应用。故需查阅文献，梳理重症超声检查结果的术语和表达，结合临床应用经验整理相近的表达，对其进行统一和规范化，便于流程的建立。①肺部超声征象：是指每个肺部超声切面的超声发现，反映了受检部位肺部发生的病理生理改变（表 39-2-1）；②肺部超声模式：是指每个肺部超声检查区域征象的组合，反映该区域的肺部病理生理改变（表 39-2-2）；③肺部超声检查结果：即肺部整体的病理生理改变，是不同检查区域肺部超声模式按一定规则进行的整合分析（表 39-2-3）；④心脏超声征象与指标：是指在不同心脏超声切面下的超声发现或者测量结果，反映了相应的病理生理改变及血流动力学状态（表 39-2-4）；⑤心脏超声检查结果：循环系统整体的病理生理变化，是不同切面的超声发现及测量指标的整合分析（表 39-2-5）。

表 39-2-1　肺部超声征象

肺部超声征象	定义	病理生理意义
胸膜滑动征	由于壁胸膜与脏胸膜在正常情况下紧密贴合，随呼吸往复运动，在肺部超声下形成一条高回声的、随着呼吸运动的胸膜线，这种随着呼吸的往复运动被称为胸膜滑动征，也被称为肺滑动征	肺随呼吸的运动相对于胸壁在滑动 过度膨胀或肺气肿：胸膜滑动征减弱 气胸、完全肺不张、胸膜纤维化及呼吸暂停：胸膜滑动征完全消失 胸膜滑动征的存在可除外检查区域的气胸
A 线	正常情况下，充满气体的肺组织阻止了超声波的进一步穿透，超声波在胸膜-肺组织界面上形成强烈的反射，反射的超声波不断融合，使得胸膜线以下形成了一系列与胸膜线等间距的、平行的高回声伪影，这些明亮的伪影即为 A 线	A 线+胸膜滑动征存在：提示检查区域肺组织正常 A 线+胸膜滑动征消失：提示检查区域肺通气障碍（如气胸、呼吸暂停、气管插管插入对侧等）
沙滩征	M 型超声模式下，正常超声表现为胸膜线以上的静止胸壁组织没有任何运动，形成平行线；而在胸膜线下方由于脏壁两层胸膜运动，表现为均匀的颗粒样，与沙滩相类似，称为沙滩征	沙滩征为肺正常动态征象，可排除检查区域临床上气胸的存在
肺搏动征	M 型超声模式下胸膜线随心脏搏动称为肺搏动征	当屏气或者其他情况导致肺运动减弱或者停止肺滑动时，心脏搏动立刻可见，肺搏动征明显。其存在可排除检查区域气胸
B 线	一类边界清晰、与胸膜滑动同步移动的垂直伪影。其需要满足六大特征：①自胸膜发出；②垂直于胸膜线发出的高回声；③界线清晰，类似激光波束；④消除 A 线；⑤延伸至屏幕远端且无衰减；⑥与胸膜滑动同步移动	B 线数量取决于肺脏气液比例变化，即肺通气损失程度 B 线间距 7mm 左右提示肺小叶间隔增厚（B7 线） B 线间距 3mm 左右可能与 CT 显示的肺组织毛玻璃样改变相关（B3 线） 大量布满整个肺野的 B 线，常表示肺血管外肺水的增多

续表

肺部超声征象	定义	病理生理意义
B线		前胸及侧胸壁发现弥漫的B线定义为弥漫性间质综合征 B线存在可除外检查区域的气胸
肺实变	局限于胸腔内、膈肌以上，胸膜线或胸腔积液以远，超声影像提示与肝脏或脾脏相近似	肺内空气被液体所替代，且损伤区域达到胸壁或膈肌
肺不张	肺实质类组织样表现，边界常较清晰且无明显含气征象	肺部被压迫或气道阻塞所致
动态支气管征	在不均匀的组织样实变超声图像区域(类似肝脏回声)内，常可以发现多个类点状或支气管样的线状高回声征象。在组织动态运动时支气管内呈现充气影，具有吸气相离心运动称为动态支气管征	表示实变或不张肺组织支气管或肺泡内残存空气，多见于肺实变
静态支气管征	在不均匀的组织样实变超声图像区域(类似肝脏回声)内，常可以发现多个类点状或支气管样的线状高回声征象。这些空气支气管征若静止，称为静态支气管征	多见于肺不张
水母征	大量胸腔积液时，肺部超声下常见类似舌状或者水母状的膨胀不全的肺叶漂浮其中	提示患者存在大量胸腔积液及肺不张
四边形征	少量胸腔积液被规则边界包围，形成比较锐利的四边形形状，其边界由胸膜线、上下肋骨的声影和脏胸膜-肺界面所形成的肺线所组成，即四边形征	提示少量胸腔积液
胸膜滑动征消失	胸膜线没有滑动	胸膜滑动征消失是由于两层胸膜间存在空气，如气胸。也可能是由于ARDS、单肺通气、肺不张、胸膜粘连肺纤维化、心搏骤停、高频通气
平流层征	胸膜滑动征消失，在M型超声模式下表现为平流层征，即近场、远场都表现为平行线	同上
肺点	胸膜滑动征消失，呼吸阶段呈平流层征，吸气阶段呈正常模式，二者临界成为肺点	为局灶性气胸特殊征象，可确诊局灶气胸
碎片征	超声下胸膜线出现不连续，似被撕碎	为表现最轻的肺部实变

表39-2-2 肺部超声模式

模式名称	定义	病理生理意义
A模式	检查区域胸膜滑动征正常+A线	检查区域正常通气的肺
A¢模式	检查区域胸膜滑动征消失+A线	气胸、完全肺不张、胸膜纤维化及呼吸暂停、气管插管插入对侧等
超声肺间质综合征	两个及两个以上对称区域B线≥3条	对称肺通气损失
局限的B模式	检查区域非对称B线≥3条	检查区域肺通气损失
B1模式	B1:3根以上少量B线	检查区域肺通气损失较少
B2模式	B2:多根融合B线	检查区域肺通气损失较多
C1模式	胸膜下实变:碎片征	检查区域肺通气损失较B2加重
C2模式	大片实变，动态支气管征较多或伴碎片征;胸腔积液较少(液性暗区小于3cm)	肺内空气被液体所替代，且损伤区域达到胸壁或膈肌，实变较大
C3模式	实变类似肝脏回声(肝样变)，实变外缘胸膜光滑，肺叶容积明显减少，呈水母征，支气管气像不明显常伴多量胸腔积液	代表大量胸腔积液，压迫肺不张

续表

模式名称	定义	病理生理意义
C4 模式	大量肝样变，体积缩小，胸腔积液量少，少量动态支气管征或无动态支气管充气征	代表大片肺不张或肺部实变，且病变时间较长者多见
C 模式+超声肺间质综合征	定义同上组合。C 模式可为 C1～C4 的任何一种	

注：若胸膜滑动征消失，则 A/B/C 变为 A¢/B¢/C¢。

表 39-2-3　肺部病理生理改变

肺部病理生理改变命名	定义
“正常”肺（A 表现）	所有检查区域 A 模式
肺过度充气	所有检查区域 A¢/Ad 模式
间质性肺水肿	超声肺间质综合征
全肺水肿（对称实变+间质性肺水肿）	对称 C 模式（含水多所致）+超声肺间质综合征，胸腔积液较多，重力依赖性明显（全肺对称，重力依赖性，非感染）
局限（非对称性）失充气的肺	局限 B1/B2 模式
肺不张	C3、C4 模式
胸膜下实变	C1 模式
肺叶实变	C2 模式
实变+间质性肺水肿（感染造成）	C 模式（C1～C4 的任何一种）+超声肺间质综合征
双肺大量胸腔积液（水母征）	C3 模式伴水母征

表 39-2-4　心脏超声不同切面的指标及征象

切面名称	主要监测内容
剑突下四腔心切面	心包积液、心脏压塞征象、右心室室壁厚度、心脏收缩功能
剑突下下腔静脉长轴切面	下腔静脉最大直径、下腔静脉呼吸变异度
剑突下下腔静脉短轴切面	复测下腔静脉直径及观测下腔静脉形态
胸骨旁长轴切面	心包积液、心脏收缩功能，是否存在节段运动异常；接吻征
胸骨旁短轴切面	心脏运动模式是否异常；节段运动异常；心脏收缩功能；接吻征[a] 估测外周阻力
心尖四腔心切面	左右心比例；二尖瓣及三尖瓣情况，瓣膜反流情况；是否存在节段运动异常；必要时测量 E/A、Ea/Aa、E/e[b]、EFs[c]

注：[a] 接吻征，心功能定性评估时，左心室舒张末期容积和收缩末期面积明显缩小，收缩末期出现心腔闭塞，M 型超声上表现为“乳头肌亲吻征”。

[b] 应用脉冲波多普勒，取样容积放在二尖瓣瓣尖水平，可获得早期快速充盈形成的二尖瓣血流频谱 E 峰和左心房收缩晚期充盈形成的 A 峰，二者比值 E/A 可反映舒张功能。心尖四腔心切面，取样容积放在侧壁或室间隔二尖瓣瓣环测量组织多普勒，得到舒张早期 Ea 峰和舒张晚期 Aa 峰，其比值 Ea/Aa 同 E/A 组合，以及 E/Ea 可反映患者左心舒张功能。

[c] 心尖四腔心切面测量，其测量值等于（左心室舒张末期容积－左心室收缩末期容积）/左心室舒张末期容积。

表 39-2-5　循环系统病理生理改变

名称	判断标准定义	备注
容量正常无容量反应性	下腔静脉直径正常且没有变异	下腔静脉直径正常：1.2（完全自主呼吸呼气末）/1.5（完全机械通气呼气末）～2cm 下腔静脉无变异：下腔静脉扩张指数＜18%（机械通气者）或＜42%（完全自主呼吸者）
容量正常有容量反应性	下腔静脉直径正常但有变异	有容量反应性下腔静脉扩张指数≥18%（机械通气者）或≥42%（完全自主呼吸者）

续表

名称	判断标准定义	备注
容量不足有容量反应性	下腔静脉纤细	自主呼吸时下腔静脉呼气末直径＜1.2cm，正压机械通气时下腔静脉呼气末直径＜1.5cm
容量过负荷无容量反应性	下腔静脉充盈固定	下腔静脉呼气末直径＞2cm 且无变异
容量无法判断	变异大但存在用力呼吸或者无创呼吸机等情况；若患者存在急慢性右心功能障碍、右心增大、三尖瓣反流、肺动脉高压等情况，下腔静脉无法反映患者容量情况	下腔静脉扩张指数：$(IVC_{max}-IVC_{min})/IVC_{mean}$（机械通气患者阈值 12%，大于 12% 考虑有容量反应性）或者 $(IVC_{max}-IVC_{min})/IVC_{min}$（机械通气患者阈值 18%，大于 18% 考虑有容量反应性）
右心功能正常	右心无增大，无运动异常，估测无收缩功能障碍，无新增三尖瓣反流，无右心压力升高所致室间隔矛盾运动、双期 D 字征	
急性右心功能障碍致双期 D 字征矛盾运动	较病情变化前右心增大、TAPSE 下降、新增三尖瓣反流导致室间隔矛盾运动、收缩舒张期胸骨旁短轴“D”字征	
急性右心功能障碍室间隔无 D 字征	较病情变化前右心增大、TAPSE 下降、新增三尖瓣反流不导致室间隔矛盾运动或者收缩舒张期胸骨旁短轴“D”字征	TAPSE＞15mm 为正常
估测左心房压升高	左心房增大，假性正常化或二尖瓣前向血流单峰	
估测左心房压不高	无上述表现	
左心运动模式及收缩功能正常	左心收缩功能不存在节段运动异常，收缩功能正常	
估测左心节段运动障碍且收缩功能中/重度下降	左心收缩功能存在节段运动异常。经过重症超声培训者，可目测将收缩功能下降程度分为轻度、中度、重度	
左心弥漫收缩功能障碍中/重度下降	左心收缩功能整体下降，无节段运动异常。经过重症超声培训者，可目测将收缩功能下降程度分为中度、重度	
估测左心收缩功能正常	经过重症超声培训者，可目测收缩功能正常	
估测左心收缩功能轻度下降	经过重症超声培训者，可目测收缩功能轻度下降	
外周阻力下降	容量正常或过负荷 左右心收缩功能正常或轻度下降的循环障碍	
外周阻力正常	无上述情况	
心脏压塞征象	收缩期右心房塌陷；收缩期右心室塌陷；下腔静脉充盈固定	

（尹万红）

第三节　临床问题导向的重症超声检查

重症患者加重常表现出急性呼吸循环障碍，容易导致脏器功能严重受损，甚至死亡。因此能够早期识别急性呼吸循环障碍的病理生理改变，及时发现患者病情变化并进行治疗，是救治该类重症患者的关键。而急性呼吸循环障碍患者临床中常表现出呼吸、循环的症状体征变化，例如心率增快、血压下降、乳酸增高或者呼吸窘迫、氧合指数下降、人机对抗等。这些变化多端的症状、体征、辅助检查背后，往往是患者出现了急性呼吸障碍或急性循环障碍。

针对急性呼吸循环障碍的重症超声检查方案及应用流程有很多，都能够帮助我们去鉴别急性呼吸循环障碍的原因，帮助重症医生优化患者管理及病因处理，例如针对急性呼吸困难的床旁肺部超声检查(BLUE)方案及改良床旁肺部超声评估(BLUE-PLUS)方案；针对休克原因评估的肺部超声指导的休克评估(FALLS)方案能够快速窄化休克病因；还有精细化管理休克的"血流动力学六步法"以及针对呼吸循环监测的目标导向超声心动图(FATE)方案、扩展FATE方案(e-FATE)及重症急会诊超声流程(CCUE)等。

当然重症患者救治期间所面临的临床问题不单是急性呼吸循环问题，还有针对其他临床问题的重症超声导向的可视化检查和评估流程，如临床常见的少尿问题、颅内高压问题、消化道出血问题等，均有相应的重症超声导向流程，这些流程同时也是重症超声规范流程化应用的一部分，可进一步学习和深入。

(尹万红)

第四节 重症超声血流动力学管理标准思路

重症患者休克时的血流动力学变化并非单纯原因，往往存在复杂的血流动力学情况。为了更加精细、全面、标准化应用重症超声管理患者的血流动力学，2016年张丽娜等发表了重症超声导向的六步法休克评估流程，该流程特点在于按照血流动力学的方向进行筛查，以便记忆和快速判断，规范了血流动力学的评估和治疗。

六步法休克评估流程主要步骤包括：大体窄化休克的诊断；下腔静脉和下腔静脉变异度评估容量状态和容量反应性；右心功能的评估；左心收缩和舒张功能的评估；动脉张力的评估；组织灌注的评估。

(尹万红)

第五节 重症超声导向的急性呼吸循环障碍精准管理

重症患者的急性呼吸循环障碍的管理，实际上是以重症患者急性呼吸循环障碍为目标导向的整体诊疗管理，因此我们提出了重症超声导向的急性呼吸循环障碍的精准管理范例七步法。利用规范的七步临床思维分析模式，可以帮助临床医生规范重症思维，更加全面、规范、精细地解决临床问题。

七步法通过表39-5-1中的七个步骤进行临床问题分析，将临床的复杂问题分解成具体的目标问题，同时需要临床医生了解患者的既往基础情况、入院及病情变化前的临床情况；随后利用重症超声的心脏及肺部检查流程，发现患者出现临床问题的病理生理改变，寻找病因；最终针对性进行病理生理层面和病因层面的治疗。当然重症患者的治疗瞬息万变，没有滴定治疗与治疗反馈，就不能更好地管理患者，因此七步法需要医生通过临床中的治疗反馈进行不断地修正治疗，精准管理患者，直至患者病情平稳。

表39-5-1 重症超声导向的急性呼吸循环障碍精准管理范例七步法

步骤	内容阐述	备注(目的、原因及举例)
第一步：产生临床问题-把临床病情恶化的表现进行归纳分类，并总结提炼形成清晰的临床问题(呼吸？循环？其他？)	情况一：当患者出现心率增快/降低、血压降低、尿少、酸中毒、血管活性药物需求增加等情况中的一项或几项时，可以归类为"患者是否出现了急性循环障碍？"血流动力学发生了怎样的病理生理改变？病因是什么？ 情况二：当患者出现急性呼吸窘迫、氧合下降、呼吸支持需求增加、人机对抗等情况的一项或几项时，可以归类为"患者是否出现了急性呼吸障碍？" 其他情况	1. 确定方案 2. 确定评估路径 3. 确定诊疗流程
第二步：获取背景信息-快速从三个方面归纳患者的病史	1. 基础心肺功能 2. 入院时有无呼吸循环障碍及其进展情况 3. 本次病情恶化的临床表现及辅助检查指标的变化情况	1. 基础疾病决定了诊疗方案和目的 2. 基础改变决定了指标的解读 3. 目前的临床信息影响超声图像的解读 4. 目前的临床信息整合病理生理方案后的检查能够： (1) 提高检查效率 (2) 减少无效内容 (3) 与超声图像获取的信息互相质控以保证其准确性

续表

步骤	内容阐述	备注(目的、原因及举例)
第三步:重症超声评估-着重于心脏及肺评估(CCUE 为基础)	1. 心脏 心脏快速总体评估-检查有无危及生命的危急情况,并进行分类处理,病情危急时重症医师紧急干预(急性心脏压塞、肺栓塞、气胸、急性心肌梗死等) 下腔静脉-明确容量状态及有无容量反应性 右心-识别有无影响左心功能或者误导临床判断的急性右心功能障碍 左心舒张-左心舒张功能评估需要结合 PAOP,了解有无静水压增高性肺水肿的可能及预估容量治疗的风险 左心收缩-主要采用主观判断对收缩功能进行分级:收缩亢进、正常、异常;收缩异常分为弥漫性或节段性,弥漫性分为轻度减退、中度减退和重度减退 后负荷-根据上述指标推断后负荷情况 2. 肺 (1) 使用十二分区法 (2) 第一次筛查:识别每一个区域。A 模式:A 线及胸膜滑动;B 模式:3 根或更多的孤立的 B 线;C 模式:实变和肺不张;肺动脉栓塞:胸膜下低回声 (3) 第二次筛查:重点筛查兴趣区域。A 模式:胸膜滑动、肺搏动、肺点;B 模式:B 线间隔的空间是否规则,胸膜是否正常;C 模式:形态学筛查,肺边缘是否规则,静态和动态支气管充气征象;肺栓塞:可能有肺回声增强 (4) 根据每一区域的表现特征总结和分析肺部表现的主要形式	
第四步:病理生理改变分析-整合前三步临床信息和超声结果,总结病理生理改变	将重症超声结果转化为患者的病理生理改变,为后续精准支持保护治疗提供导向 包含循环的病理生理改变和呼吸的病理生理改变	
第五步:病因分析-整合第二步和第四步信息诊断病因;如果需要可进一步搜寻信息,进一步进行检查	1. 分析有无指向病因的超声结果 2. 基于线索的进一步超声检查或其他检查安排。补充超声检查:LVOT-VTI、FAST、气道等;其他检查:血液生化检查、CT、PiCCO 等 3. 其他进一步检查	超声可能提示的临床诊断举例: 1. 急性肺源性心脏病提示肺动脉栓塞,毫无原因的人机不协调甚至人机对抗可能见于 ARDS 2. 急性增加的左心 PAOP 可能提示左心收缩功能下降、顺应性下降,容量过负荷或左心瓣膜问题 3. 弥漫性超声肺间质综合征可能提示容量负荷过多型肺水肿、心源性肺水肿、通透性增加型肺水肿、急性肺炎、肺泡蛋白沉积症或慢性肺纤维化 4. 肺的碎片和实变征可能提示肺炎 5. 胸膜腔中异质性的低回声可能提示血胸或胸膜腔感染 6. 生理性腔隙中的点状回声可能提示感染 7. 积液的点状回声可能提示脓肿形成

续表

步骤	内容阐述	备注(目的、原因及举例)
第六步:临床处理	1. 根据第四步的病理生理改变分析进行循环和呼吸的支持治疗 2. 根据第五步的病因诊断进行针对病因的治疗	
第七步:反馈及调整-复查重症超声及其他辅助检查,评估治疗效果,优化治疗以达到最佳结局,明确或者修正诊断	1. 复查超声指标判断有无好转 2. 复查临床指标判断有无好转 3. 随访患者,必要时调整治疗及安排进一步检查;确诊	

注:PAOP,肺小动脉楔压。

(尹万红)

第六节　重症超声常见应用误区

重症超声虽说能够可视化、无创、精细评估患者的呼吸、循环甚至全身的脏器,但是仍存在先天无法判断甚至导致误判的情况。重症超声的评估结果可能受到多个环节的影响。因此为了能够更加准确地应用重症超声,我们总结了如下常见误区与应对。

重症超声并不是所有患者均可评估,当患者存在无法进行经胸超声的情况时,如患者需要检查的区域存在皮肤严重烧伤、严重的肥胖或消瘦等,可能需要经食管超声完成患者评估,或者需要其他的监测手段协助评估;而肺部需要其他影像学手段评估,例如胸部X线片或者CT等。

重症超声重在重症化解读,而不只是使用超声进行精细结构评估。因此当发现异常结构问题,切忌妄下结论,应该多切面相互印证,要结合临床病情,同时请教高级别重症超声专家或者超声科专家进行协助诊断。

只有获取标准的图像,才能做好图像判读和指标测量,因此规范程序化的培训是必不可少的。肺部超声的评估仅能评估胸膜下情况,因此当患者存在临床异常而肺部超声并没有发现异常时,切不可妄下结论,应该应用更多的手段进行评估,例如胸部X线片或者CT等。

重症超声检查结果的解读依赖于解读者对于重症病理生理及重症疾病的理解,因此为了能够更加精准地判读结果、指导临床治疗,必须进行规范化重症病理生理和临床的培训。

单次的重症超声检查仅能反映检查当时的病理生理改变,因此在重症患者的评估中,需要多次、反复、持续的监测,方可管理好患者。

(尹万红)

第七节　重症超声的系统培训与分级使用

重症超声的评估首先需要能够熟练应用超声获取标准的图像,因此如何让重症医生快速全面掌握重症超声,并且利用重症超声解决重症问题,则需要一个完善的重症超声系统培训。只有符合应用资质后,才可应用重症超声管理患者,避免出现谬误。

目前国际上推荐对培训内容与深度进行分级,建立有阶梯性的、分科目的教学体系。通过分阶段培训、临床实践、沟通反馈达到训练目标,最终经过考核认证,确保培训质量的均一性和可靠性。结合国际发展现状,中国重症超声研究组建立了重症超声培训规范,包括如下4个阶段。

一、初步理论和实践训练

网络学习和集中培训课程,包括理论和操作实践训练;专注于图像获取和解读,除了正常与异常影像的辨识之外,还应包括基本的超声物理学、解剖学与生理学的基础知识;教学中将理论讲座、操作示范和案例介绍相结合。

二、专家指导下实践训练

建立规范获取图像的方法和能力:学员应在经验丰富的培训专家直接指导下进行一定数量的、流程化的超声检查,记录相关资料,并对资料进行分组回顾分析。超声检查可以基于健康志愿者,也可以在重症患者中实施;若条件许可,超声模拟器可以帮助学员更好地了解解剖结构、目标位置空间关系及设备操作。

三、专家指导下临床实践

建立超声影像对应的病理生理解读和初步的临

床整合能力：学员可以独立完成基于实际病例的流程化超声检查，填写检查记录，培训老师与学员一起回顾分析影像，重点提高图像获取能力（图像质量）和解读能力。学员在培训期间应进行50次以上的实际练习。

四、基于临床实践的能力培训与评估认证

考试由经CCUSG认证的专家定期实施，考试内容包括基本理论、设备操作、图像获取、图像解读、整合临床指导治疗等。如考核未获得通过，培训阶段可以延长，通过更多的学习和实践达到培训要求，培训的所有阶段均应由教学经验丰富的重症医生进行监管，确保患者资料可信及超声诊断的准确性。

（*尹万红*）

思考题

1. 心脏超声的五个切面分别是哪些？每个切面的评估内容有哪些？
2. 基于重症超声的七步法分析思路包括哪七步？
3. 基于重症超声的血流动力学六步法包括哪六步？

参考文献

[1] 尹万红，张中伟，康焰. 重症超声核心技术与可视化诊疗核心技能[J]. 四川大学学报（医学版），2019，50(6)：787-791.

[2] 尹万红，王小亭，刘大为，等. 重症超声临床应用技术规范[J]. 中华内科杂志，2018，57(6)：397-417.

[3] 刘大为，王小亭. 重症超声[M]. 北京：人民卫生出版社，2017.

[4] 张丽娜，张宏民，王小亭，等. 精准休克治疗：要重视重症超声导向的六步法休克评估流程[J]. 中华医学杂志，2016，96(29)：2289-2291.

[5] YIN W，LI Y，WANG S，et al. The piepear workflow：A critical care ultrasound based 7-step approach as a standard procedure to manage patients with acute cardiorespiratory compromise，with two example cases presented [J]. Biomed Res Int，2018，11：1-14.

[6] FRANKEL H L，KIRKPATRICK A W，ELBARBARY M，et al. Guidelines for the appropriate use of bedside general and cardiac ultrasonography in the evaluation of critically ill patients-part Ⅰ[J]. Crit Care Med，2015，43(11)：2479-2502.

[7] 周然，尹万红，刘冰洋，等. 重症超声病理生理导向急诊检查方案及诊疗流程（POCCUE）在重症患者急性呼吸循环障碍中的价值研究[J]. 四川大学学报（医学版），2019，50(6)：792-797.

[8] LICHTENSTEIN D A，MEZIÈRE G A. Relevance of lung ultrasound in the diagnosis of acute respiratory failure：The BLUE protocol [J]. Chest，2008，134(1)：117-125.

[9] WANG X，LIU D，HE H，et al. Using critical care chest ultrasonic examination in emergency consultation：A pilot study [J]. Ultrasound in Medicine & Biology，2015，41(2)：401-406.

[10] LICHTENSTEIN D，KARAKITSOS D. Integrating lung ultrasound in the hemodynamic evaluation of acute circulatory failure (the fluid administration limited by lung sonography protocol)[J]. J Crit Care，2012，27(5)：533.

[11] 王小亭，刘大为，张宏民，等. 扩展的目标导向超声心动图方案对感染性休克患者的影响[J]. 中华医学杂志，2011，91(27)：1879-1883.

[12] 王小亭，刘大为，张宏民，等. 改良床旁肺部超声评估方案对重症患者肺实变和肺不张的诊断价值[J]. 中华内科杂志，2012，51(12)：948-951.

[13] 尹万红，王小亭，刘大为，等. 中国重症经食管超声临床应用专家共识[J]. 中华内科杂志，2019，58(12)：869-882.

[14] HUANG D，MA H，XIAO Z，et al. Diagnostic value of cardiopulmonary ultrasound in elderly patients with acute respiratory distress syndrome [J]. BMC Pulm Med，2018，18(1)：136.

第四篇

ECMO 技术

第四十章

体外生命支持历史

学习目标

掌握：

体外生命支持技术发展的历史发展阶段。

熟悉：

1. ECMO 的历史沿革。
2. ECMO 全球组织和地区组织发展。

了解：

体外循环发展的历史过程。

体外膜氧合(extracorporeal membrane oxygenation，ECMO)是指在较长时间内应用机械装置临时代替心肺功能进行器官功能支持治疗的总称，是重症医学领域最强有力的器官功能支持手段。John Gibbon 在 20 世纪 50 年代发明的人工心肺机是体外心肺支持技术的开端，而在接下来半个多世纪的岁月中 ECMO 技术的发展经历了无数的故事，也给无数患者带来了重生的希望。

一、体外循环技术初现端倪

体外生命支持里程碑式的历史开端最早可追溯至 19 世纪。1860 年，英国杰出的医生和麻醉师 Benjamin Ward Richardson 进行了动物实验，将氧气和血液经注射器混合后注入右心形成人工循环，他随后断言："人工循环是一个可实现的过程，是现代科学可论证的事实，而现在所需要的仅仅是时间、经验和耐心。"

外科医生 John Gibbon 亦是体外循环技术的先驱。1931 年，当他还是一位年轻专科医生时，因无法挽救一位年轻肺栓塞患者的生命而感到极度痛苦和无助，此次不幸的遭遇促使他致力于研究模拟或替代正常人体心肺功能的装置，以便能够挽救更多危重患者的生命。

Gibbon 医生在 20 世纪 30 年代对体外生命支持进行了更为深入的研究，他研制出一种滚轴泵装置和立式薄膜氧合器进行体外循环，血液流经多层不锈钢网的表面形成血液薄膜，氧气流经血液膜对血红蛋白进行氧合。1953 年 5 月 6 日，Gibbon 医生首次成功应用体外循环为 18 岁患者实施房间隔缺损修复手术。1954 年，Walton Lillehei 进一步推广人工心肺机在心脏外科的应用。

二、体外循环技术在临床应用中的推广

体外循环技术被临床证实可行之后，主要应用于心脏外科大手术过程中的心肺功能支持，手术室之外较长时间的使用仍然存在问题。早期在 ICU 进行体外生命支持的尝试受到当时人工肺装置性能的限制，例如抗凝、出血、鼓泡氧合器并没有对血液和气体进行隔离，血液直接暴露于氧气而导致凝血系统激活与溶血等问题。

在生物医学工程和外科医师的共同协作下，研发出了能够长时间运行并且可以避免严重溶血或血浆渗漏的氧合器。1957 年 Kammermeyer 合成硅胶彻底革新了人工肺，硅胶可承受一定水平的静水压，维持血液流动，又可保持对气体的通透性。Theodor Kolobow、Al Gazzaniga、Phil Drinker 和 Robert Bartlett 医生是长效硅胶膜肺的先导者。Kolobow 医生发现卷筒式硅胶膜肺具有更强的气体交换性能，Kolff 和 Kolobow 医生进一步验证和推广了硅胶膜肺的应用。随着体外生命支持在动物模型中的可行性被成功验证，硅胶膜式"氧合器"推进了 ECMO 一词的诞生。

随着这项技术的不断改进，体外生命支持的应用逐渐扩展到手术室之外。1972 年，Hill 医生首次成功

将长时间体外循环应用于一位因车祸导致创伤后急性呼吸窘迫综合征的患者，该患者在长达75小时的静脉-动脉ECMO（venoarterial ECMO，VA ECMO）支持之后成功拔管并存活。Robert Bartlett医生首次成功将长时间体外循环应用于大血管转位纠治手术后心力衰竭的2岁患儿，并进行了长达36小时的心脏支持。

但1979年发表在《新英格兰医学杂志》获美国国立卫生研究院（NIH）支持的由Zapol主持的首个ECMO应用于成人急性呼吸衰竭的随机对照临床研究却发现，ECMO并不能改善患者的预后，两组患者的存活率均仅为10%，这使得ECMO在成人呼吸衰竭领域的应用受到了质疑。尽管最初应用ECMO患者的生存率较低，但将ECMO应用于成人急性呼吸衰竭患者的努力却一直没有停止。

体外生命支持在新生儿和婴幼儿中的应用也在不断发展。Robert Bartlett医生被誉为现代体外生命支持之父，1975年他使用ECMO成功救治一个因胎粪吸入综合征而濒死的新生儿。该女婴接受了72小时的ECMO支持之后成功拔管并康复。Bartlett和Drinker提出并研发的通过活化凝血时间对抗凝和肝素的剂量进行滴定以监测ECMO的抗凝方式，历经半个多世纪目前仍然在临床中使用。随着经验的积累，接受ECMO支持的新生儿存活率从最初的10%逐渐增加至75%。到20世纪90年代早期，全球开展ECMO治疗的中心数量已从最初的18家增至100多家。

三、ECMO在成人患者应用的历程

自Gibbon医生最初的尝试后，临床医生开始借助ECMO对成人心力衰竭和呼吸衰竭患者进行救治。1972年，首次应用ECMO救治成人呼吸衰竭患者成功之后，Zapol等人主持的首个应用ECMO救治呼吸衰竭患者随机对照临床研究结果显示两组患者的生存率均非常低（仅10%）。虽然多年后对该研究多个细节存在种种诟病，但当时条件下，该研究结果使得体外生命支持（extracorporeal life support，ECLS）在成人呼吸衰竭患者中的应用几近停滞。

Luciano Gattinoni和Bartlett等人依然坚持探索体外生命支持在成人患者中的应用，通过对照显示ECMO能显著改善成人患者的预后。1994年Luciano Gattinoni主持开展了体外二氧化碳清除技术联合机械通气和传统机械通气对患者预后影响的研究，结果虽未观察到ECMO在成人呼吸衰竭患者中的临床有效性，但两组患者总体生存率已经明显高于前一次的随机对照临床研究。2009年，由Giles Peek在英国开展的CESAR研究发现与传统治疗相比，在ECMO中心接受规范静脉-静脉ECMO（venovenous ECMO，VV ECMO）治疗的呼吸衰竭患者的生存率明显提高。CESAR研究结果的发布恰好在2009年世界范围内暴发甲型H_1N_1流感之前，甲型H_1N_1流感大流行也推动了ECMO获得临床认可的进程。2018年EOLIA研究虽然是阴性结果，但对照组28%患者交叉到治疗组最终采用ECMO支持，可能是阴性结果的原因，后续采用贝叶斯分析对EOLIA研究数据进行再次分析，结果倾向于ECMO可降低严重ARDS患者的病死率。在随后的几年中，来自ELSO数据库的报道和独立国家数据库的研究均证实，成人呼吸衰竭患者ECMO使用率和生存率均有了持续提升。

VA ECMO作为抢救手段在严重急性循环衰竭支持中发挥了重要作用，主要适用于心脏术后、急性暴发性心肌炎、急性心肌梗死等原因导致的心源性休克。2000年至今报道的心脏术后心源性休克ECMO支持的荟萃分析提示出院患者的生存率为36.1%。VA ECMO是急性暴发性心肌炎导致心源性休克有效的循环支持手段，出院生存率可达71.9%。2012年SHOCK Ⅱ研究发表后，VA ECMO在急性心源性休克患者的应用也进一步增加，已经成为常规治疗难以维持的急性循环衰竭的重要支持手段。

ECMO技术的明显进步也是体外生命支持应用快速发展的推动性因素，包括氧合器、离心泵的临床应用，导管和血管通路的改进以及肝素涂层管路的应用等。ECMO系统更加简化、便携和高效。血管内置管技术逐渐从外科手术切开过渡至使用Seldinger法经皮置管技术，超声经皮定位引导穿刺，管理流程简化和管理技术改进也降低了并发症的发生率，在改善患者预后等方面起到关键作用。

四、ELSO组织成立与发展

1983年全球仅有3家常规开展ECMO治疗的中心，1986年开展新生儿ECMO支持的中心数量增加至19家。这些中心自发结成联盟，于1989年成立ECMO技术指导委员会并建立相关章程，正式成立国际体外生命支持组织（ELSO）。ELSO成为规划ECMO发展理念、指导全球ECMO中心运作的学术组织。ELSO收集全球与各区域ECMO临床数据进行信息统计和比较，以提高ECMO管理能力，改善患者预后。同时，ELSO还成为开展后续随机临床试验的指导组织。

ELSO的核心工作包括制定和修订相关指南，编撰参考书，进行数据库维护，指导ECMO培训及组织国际和区域性体外生命支持学术会议。1992年Robert Arensman和Devn Cornish编写了ELSO指导手册，经修订后于1996年出版ELSO组织教材*The Red Book*（红皮书）第1版。在全球ECMO领域专家的共同努力下，2022年“红皮书”已迎来它的第6版。

ELSO 各个国际分会的建立使各大洲紧密联系起来。2011 年，欧洲 ELSO 分会作为欧洲体外生命支持组织成立。亚太 ELSO 分会随后在 2013 年成立。同年，拉美 ELSO 分会也经授权成立。随着这些充满活力的组织成立，更多的国际 ECMO 应用病例数被纳入数据库，发表了大量观察性研究结果，培训课程不断扩展，ECMO 中心全球网络得以强化。

五、ECMO 在中国的发展

我国 ECMO 的起步较晚，早期 ECMO 主要在各大心血管中心应用于心脏术后的患者，如中国医学科学院阜外医院的龙村教授在国内较早开展心脏术后患者的 ECMO 支持。台湾大学医学院附属医院的 ECMO 支持治疗起步较早，在体外心肺复苏（extracorporeal cardiopulmonary resuscitation，ECPR）方面积累了大量的经验。2000 年以后，中山市人民医院、上海市胸科医院等在国内较早开展了 ECMO 在成人呼吸与循环衰竭中的临床应用。近十年来，我国 ECMO 的发展突飞猛进，病例数逐年增加，也相应成立了体外生命支持分会或学组。2015 年中国医师协会体外生命支持专业委员会成立，2019 年中华医学会重症医学分会也成立了 ECMO 学组。特别是 2013 年甲型 H_1N_1 流感和 H_7N_9 型禽流感之后，2020 年初开始的新冠病毒感染疫情也促使我国 ECMO 发展受到空前重视。据中国医师协会体外生命支持专业委员会统计，我国 ECMO 病例数 2022 年已近 14 000 例（不包括中国台湾、香港、澳门地区）。但我国 2022 年仅 28% 的医疗中心每年开展 ECMO 治疗例数超过 20 例，近 39% 的医院每年 ECMO 治疗例数少于 5 例，且 ECMO 治疗欠规范，出院患者缺乏远期随访机制。因此我国的 ECMO 发展仍任重道远，建立区域性 ECMO 中心以及 ECMO 技术和管理协作机制，可以让更多患者受益于 ECMO。

总之，正是先驱们的努力为现在的发展奠定基石，体外生命支持技术仍在续写新的发展篇章。随着 ECMO 技术和设备的更新、临床应用的进一步规范，其必将为更多的重症患者带来希望。

（邱海波　刘松桥）

参考文献

[1] LIM M W. The history of extracorporeal oxygenations [J]. Anaesthesia, 2006, 61(10): 984-995.

[2] BARTLETT R H. Extracorporeal life support: Gibbon fulfilled [J]. J Am Coll Surg, 2014, 218(3): 317-327.

[3] PEEK G J, MUGFORD M, TIRUVOIPATI R, et al. Efficacy and economic assessment of conventional ventilatory support versus extracorporeal membrane oxygenation for severe adult respiratory failure (CESAR): A multicentre randomised controlled trial [J]. Lancet, 2009, 374(9698): 1351-1363.

[4] GOLIGHER E C, TOMLINSON G, HAJAGE D, et al. Extracorporeal membrane oxygenation for severe acute respiratory distress syndrome and posterior probability of mortality benefit in a post hoc bayesian analysis of a randomized clinical trial [J]. JAMA, 2018, 320(21): 2251-2259.

[5] BIANCARI F, PERROTTI A, DALEN M, et al. Meta-analysis of the outcome after postcardiotomy venoarterial extracorporeal membrane oxygenation in adult patients [J]. J Cardiothorac Vasc Anesth, 2018, 32(3): 1175-1182.

[6] THIELE H, SCHULER G, NEUMANN F J, et al. Intraaortic balloon counterpulsation in acute myocardial infarction complicated by cardiogenic shock: Design and rationale of the intraaortic balloon pump in cardiogenic shock Ⅱ (IABP-SHOCK Ⅱ) trial [J]. Am Heart J, 2012, 163(6): 938-945.

[7] COMBES A, HAJAGE D, CAPELLIER G, et al. Extracorporeal membrane oxygenation for severe acute respiratory distress syndrome [J]. N Engl J Med, 2018, 378(21): 1965-1975.

[8] BRODIE D, SLUTSKY A S, COMBES A. Extracorporeal life support for adults with respiratory failure and related indications: A review [J]. JAMA, 2019, 322(6): 557-568.

[9] SAUER C M, YUH D D, BONDE P. Extracorporeal membrane oxygenation use has increased by 433% in adults in the united states from 2006 to 2011 [J]. ASAIO J, 2015, 61(1): 31-36.

[10] 李呈龙，侯晓彤，黑飞龙，等. 2018 中国体外生命支持情况调查分析[J]. 中华医学杂志，2019, 99(24): 1911-1915.

第四十一章

ECMO 的生理学基础

学习目标

掌握：

1. 影响血液氧含量的决定因素。
2. 机体氧供与氧耗平衡基本理论。
3. VA ECMO 对血流动力学的影响。
4. VA ECMO 管理基本原则。
5. VV ECMO 如何影响机体氧供。
6. VV ECMO 管理基本原则。

熟悉：

1. ECMO 管路各组成的生理学基础。
2. ECMO 的 CO_2 清除作用。
3. Harlequin 综合征现象的机制与处理原则。

了解：

VA ECMO 与常规心脏手术体外循环技术的异同。

ECMO 技术是针对严重呼吸和/或循环衰竭患者采用机械辅助装置来支持心脏和/或肺功能的技术。如果当前最优化的常规治疗手段疗效仍不佳时，在 ECMO 的呼吸与循环辅助支持作用下，可以停用那些可能带来损伤的治疗措施，如大剂量血管活性药物的应用，高参数设置机械辅助通气等，同时衰竭的脏器有望进一步接受积极治疗，等待脏器功能恢复或通过移植等手段进行替换。ECMO 支持患者的管理与常规治疗体系有所不同，因此需要医务人员全面理解相关呼吸与循环的生理、病理生理及 ECMO 相关的生理学知识。作为本书论述 ECMO 技术的基础理论章节，将简要复习呼吸与循环的正常生理和病理生理，以及应用 ECMO 进行循环和呼吸机械替代治疗的生理原理。

第一节　呼吸与循环生理

人体代谢率的高低与氧的消耗紧密相关，因此可通过测量每分钟氧耗量（oxygen consumption，VO_2）来反映机体代谢率。成人静息状态下的代谢率约为 3ml/(kg·min) 或 120ml/(min·m^2)，而该指标在小儿为 4ml/(kg·min)，婴儿则为 5ml/(kg·min)。人体代谢率受中枢神经系统调节，其增减变化与运动及其他多种因素相关。代谢率增高见于运动、发热、药物应用及激素水平变化等，而代谢率降低见于睡眠状态、肌松和降温等。在剧烈运动状态时，机体代谢率可高达静息状态的 5 倍。当代谢率改变时，随着心输出量变化，机体的代谢底物和氧的供给相应发生等比例变化。正常状态下，血流中可供代谢的氧通常是机体组织摄取氧量的 5 倍。机体通过复杂的神经体液调节机制维持机体的自稳态。

正常生理状态时，氧通过肺进入血液，继而经灌注毛细血管到达组织。不同的脏器氧摄取率不同，但全身整体组织代谢摄取了血液中约 20%～25% 的氧，因此有 75%～80% 的氧存留于静脉血中回到心和肺。代谢中还产生 CO_2，其产生的总量（VCO_2）与氧耗量相等。CO_2 从血液进入肺并经呼出气体排出。不同脏器的氧耗量与 CO_2 产生量不同，但全身脏器的平均氧耗量与 CO_2 产生量可通过肺内氧与 CO_2 交换来测算（图 41-1-1）。上述原理适用于所有年龄段和体型，所以相关指标多采用体重或体表面积（BSA）进行标化。

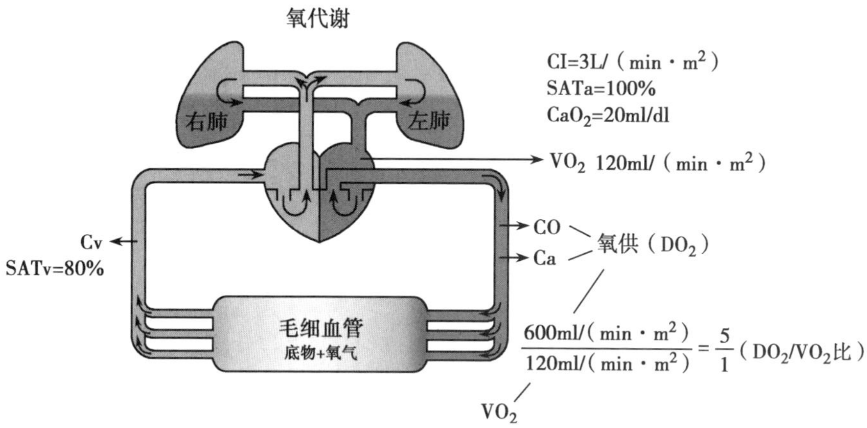

图 41-1-1　机体氧代谢(见文末彩图)

CI:心指数;SATa:动脉血氧饱和度;SATv:静脉血氧饱和度;CaO_2:氧含量;VO_2:氧耗量;CO:心排血量;Ca:动脉血氧含量;DO_2:氧供;Cv:静脉血氧含量。

一、血液中的氧

血液中的氧含量(O_2 content,CaO_2)是指血液中与血红蛋白结合的氧加上物理溶解于血浆中的氧量。氧含量计算公式为式(41-1-1)。

$$CaO_2(ml/dl)=Hb(g/dl)\times SO_2\times 1.36+PO_2(mmHg)\times 0.003 \quad 式(41\text{-}1\text{-}1)$$

由于氧含量指标本身难以直接测量,故临床上多采用血气测定仪同时检测上述变量并按照式(41-1-1)直接计算而来。由式(41-1-1)可以看出,血液中氧含量的高低直接取决于血红蛋白结合氧的多少。而临床实践中较多关注的 PO_2 指标仅反映血液中物理溶解氧的高低,占氧含量权重的 0.003,因此 PO_2 指标并不等同于氧含量大小。图 41-1-2 反映了决定血液氧含量几个变量之间的关系。图中可以看到,如果 SO_2 为 100%,同样 PO_2 为 150mmHg 时,正常血红蛋白含量(15g/dl,1g/dl=10g/L)血液的氧含量约为贫血状态(Hb 7.5g/dl)血液的近 2 倍。

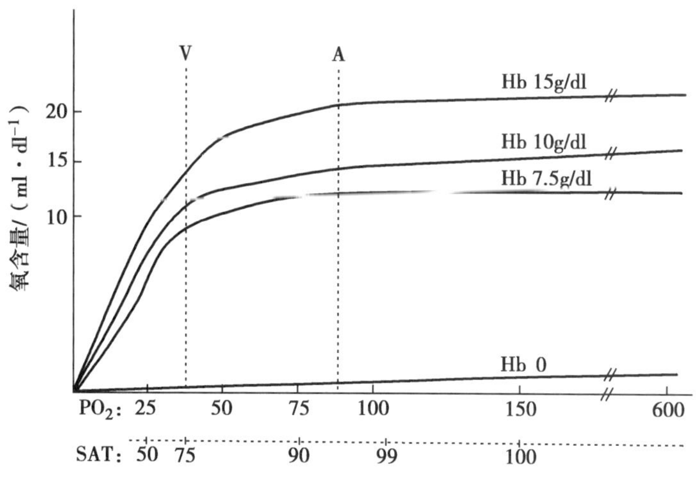

图 41-1-2　血液氧含量决定因素

二、机体氧供与氧耗的平衡

供给组织代谢的氧总量为动脉血氧含量乘以血流量[心输出量(CO)],称为氧供给或通常简称“氧供”(oxygen delivery,DO_2),计算公式为式(41-1-2)。

$$DO_2(ml/min)=CaO_2(ml/dl)\times CO(L/min)\times 10 \quad 式(41\text{-}1\text{-}2)$$

如果按照人体体表面积进行标化,则为式(41-1-3)。

$$DO_2[ml/(min\cdot m^2)]=CaO_2(ml/dl)\times CI[L/(min\cdot m^2)]\times 10 \quad 式(41\text{-}1\text{-}3)$$

根据式(41-1-3),成人正常 DO_2 约为 600ml/(min·m²),即 20ml/dl×3.0[L/(min·m²)]×10 得来。而静息状态下组织氧耗(VO_2)为 120ml/(min·m²),图 41-1-3 显示正常和高代谢率状态机体 DO_2 和 VO_2 的关系。从图 41-1-3 可以看出,机体的氧供可以在很大范围内适应氧耗的变化,维持 DO_2 是 VO_2 的 5 倍。如果低于 5∶1,

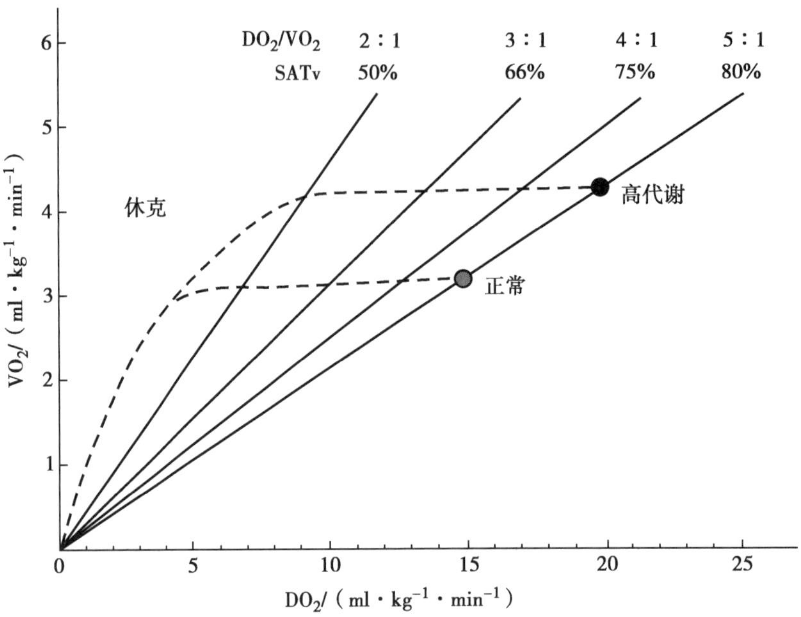

图 41-1-3　机体 DO_2 和 VO_2 的关系

仍能保持有氧代谢状态，但如果 DO_2/VO_2＜2∶1，则发生无氧代谢和休克现象。

DO_2 受到机体自稳机制的调控维持 5 倍于 VO_2，因此成人在静息状态下 DO_2 中 20% 的氧将用于组织代谢，静脉血中则剩余 80% 的氧，反映为机体中心静脉混合血氧饱和度（mixed venous oxygen saturation，SvO_2）为 80%。所以当人体正常呼吸时，PaO_2 为 90mmHg，SaO_2 为 100%，CaO_2 为 20ml/dl；此时混合静脉血氧分压（PvO_2）为 40mmHg，SvO_2 为 80%，混合静脉血氧含量（CvO_2）为 16ml/dl。机体处于运动、儿茶酚胺释放和感染状态时，氧耗量增加。而氧供可顺应氧耗量的变化而相应调节维持 DO_2/VO_2 为 5∶1。很多病理生理状态下，如果患者血红蛋白保持不变，DO_2 主要调控因素是心输出量。如果 DO_2 增加程度低于 VO_2 增加程度或者 DO_2 无法顺应氧耗量增加而相应增加，则组织将从动脉血中摄取更多比例的氧，则静脉血的氧含量将从正常的 16ml/dl 降低，SvO_2 也会低于 80%。即便如此，大部分时候机体可以耐受这种非理想状态，但一旦 DO_2/VO_2 低于 2∶1，意味着动脉血中超过 50% 的氧被组织摄取。在这个临界点，机体提供的氧不足以维持有氧代谢的氧依赖性代谢活动，而转为无氧代谢，导致能量耗竭和乳酸性酸中毒。在 DO_2/VO_2 低于 2∶1 时，VO_2 则依赖于 DO_2 变化而相应改变。机体对于无氧代谢状态最多可耐受数小时，并因机体病理生理状态的不同而耐受时间长短不一，如持续存在，不及时纠正则导致循环和代谢的衰竭。

应该注意，以上表述是针对机体全身平均氧代谢参数，而机体不同脏器的代谢率不同，如心脏、肝脏等脏器代谢率高于机体平均水平，如果机体整体 DO_2/VO_2=2∶1，此时高代谢率的脏器有可能已经处于相对无氧代谢状态。所以基于上述考虑，病理生理学及临床相关医学教材将维持有氧代谢的 DO_2/VO_2 安全阈值划为 3∶1 而不是生理临界值 2∶1。

近年在危重症医学和临床体外循环技术实践中，均提出以保证氧供为治疗与支持目标的目标导向治疗理念，其重要理念组成之一即针对危重症患者要个体化维持 DO_2/VO_2 接近正常 5∶1，或至少高于安全值 3∶1。所以在危重症患者诊治过程中应了解患者当时的氧供与氧耗状态，据此制订治疗计划，并帮助判断是否需要及时建立有效的 ECMO 以提高氧供。

三、ECMO 辅助期间的呼吸与循环生理

根据前述有关组织氧供与氧耗的基础理论，心或肺功能严重衰竭状态需要及时建立 ECMO 的情况包括：DO_2/VO_2＜2∶1 时；或为了保持 DO_2/VO_2＞2∶1 的常规治疗手段同时又有难以避免的损伤作用时，如高气道压、高 FiO_2 或大剂量血管活性药物的应用等。

而有效的 ECMO 支持，以最简单的 VA ECMO 模式为例，ECMO 系统通过将大部分静脉血引流出并通过血泵推动，经膜肺进行气体交换后泵入体循环中，从而得以维持正常 DO_2/VO_2。ECMO 系统与患者自身心肺系统形成并联关系（VA 模式），大部分血液可以不经过自身心肺系统而通过 ECMO 系统代替病变的心和肺满足全身氧供的需要；或与自身心肺系统形成串联关系（VV 模式），在受损的肺之前将静脉血氧合，通过左心系统泵入全身。在 ECMO 支持下，机体恢复安全的 DO_2/VO_2，同时可撤离或减少具有损伤作用的机

械辅助通气设置和药物应用。正是因为ECMO可以创造这种条件，使得临床获得对病变脏器进行诊断和治疗的时间，越来越多的患者得以康复或有机会转为移植等后续治疗。

（李　欣）

第二节　ECMO管路的相关生理学

有关ECMO插管、血泵、膜肺的性能参数与选择要点请参考本书第四十二章。本节仅介绍ECMO管路重要组成的相关生理学基础。

一、ECMO插管

血流经过体外循环管路的流量和流速首先受限于静脉/引流插管。根据流体力学基本原理，血流阻力与插管长度成正比，而与插管内径的4次方成反比，因此插管越短、内径越粗越有利于血液引流。所以当ECMO需要超大流量支持时，如严重脓毒症高代谢状态，外周静脉插管已经不能满足流量要求，则必须采用更粗短的插管直接插入右心房进行引流来保证最大ECMO流量。动脉插管选择也遵循同样的原则，如果外周动脉插管由于口径等限制无法满足大流量支持时，也需要选择经胸腔中心插管来满足流量要求。

二、ECMO血泵

ECMO血泵的作用是将静脉血引流出来通过膜肺再泵回患者体内。ECMO血泵经过多年的发展目前主要有三种类型。成人患者应用最广泛的是离心泵，而针对小儿和婴儿则采用压力反馈控制的滚压泵或蠕动泵。离心泵当前仍在改进以适应更长时间的使用要求。由于ECMO管路血泵后的正压段压力超过300mmHg可能导致管路破裂，所以目前广泛使用的血泵都经过改进以防止过高压力的形成。离心泵运转时在泵前形成负压，是将静脉血引流出体内的主要动力，如果负压过高可导致溶血现象发生。所以为了避免负压过高导致溶血，在保证引流插管位置、口径合理和引流通畅的同时，还应注意调节离心泵使之转速处于合适的范围，避免形成过高负压。一般将离心泵前负压控制目标在-50mmHg以内。

三、膜肺（或氧合器）

当前广泛应用的膜肺通过血泵将静脉血通过气体交换装置（“膜”）实现气体交换，这些气体交换装置由上万根特殊高分子材料组成的中空纤维根据不同设计编织而成。这些管状的中空纤维内腔连续吹入气体（国内体外循环专业教材一般称为“通气”），可根据需要选择纯氧或空气/氧气混合气体，而血流从中空纤维外表面经过。目前广泛使用的膜肺中空纤维采用的高分子材料可保证气体通过弥散作用实现膜肺通气和血液之间气体交换，同时防止液体通过即“膜肺渗漏”的发生。通气与血流之间的O_2和CO_2弥散交换决定于中空纤维内外两侧的气体分压梯度。当给膜肺吹入100%纯氧时，中空纤维内外两侧O_2交换分压梯度O_2为600/40mmHg，而CO_2为0/45mmHg。尽管O_2的压力梯度远高于CO_2，但CO_2的溶解度和弥散度远高于O_2，所以实际上O_2和CO_2的交换总量基本相同，使得ECMO常规设置的通气/血流比为1∶1。

（一）膜肺的氧交换

任何膜肺的最大氧交换能力取决于两大因素：气体交换表面积和血流穿过膜肺时血流层流流体受到破坏的程度。血液如能保持层流状态，可使较低氧分压的血液在膜与血液接触面以较小的气体弥散压力梯度达到交换平衡状态。而当血流穿过不规则的血流通道时，混合着充分氧合红细胞和未氧合红细胞来保持气体压力梯度的层流会被流体力学上称为“二次流”的少量干扰血流破坏，从而影响氧合效率。由于膜肺无论怎样设计都不能保证穿过膜肺的血流流体永远处于理想的层流状态，所以决定膜肺最大氧合能力最关键的一个因素是被“二次流”混合的层流所占比例。因此我们在临床选择不同膜肺时，说明书标示的膜肺气体交换面积大小并不完全等同于膜肺气体交换性能的强弱。而将膜肺所有气体交换性能指标集合，即形成膜肺的一个最重要指标——额定流量。当静脉血以低流量通过膜肺时，有足够的时间达到气体交换平衡，则膜肺出口端血液为100%氧合。随着流量增加，势必出现一个流量临界点，超过这个临界流量，因血流速度过快导致红细胞来不及氧合，使得膜肺出口端氧饱和度低于100%。根据膜肺制造最常采用的国际工业标准，将标准静脉血（Hb 12g/dl，血氧饱和度70%）通过膜肺后血氧饱和度为95%的血流量定义为“额定流量”（图41-2-1）。临床选择ECMO氧合器应根据氧合器额定流量这个最重要的性能指标，结合患者的氧供要求和氧供冗余度的要求来选择合适大小的氧合器。应注意，如果所选膜肺性能指标仅恰好满足患者当前氧供要求，而膜肺性能上无法提供更多的氧，对于患者将是危险的。

只要膜肺血流量低于额定流量，任何膜肺的氧交换量为膜肺出口与入口的氧含量差（DO-I）乘以血流量。正常膜肺出口/入口氧含量差为5ml/dl。图41-2-2描绘了在不同DO-I时氧交换量与血流量的关系。

（二）膜肺的CO_2交换

任何膜肺的CO_2清除量为膜肺入口与出口的CO_2含量差。在ECMO通气量∶血流量（气血比）=1∶1时，CO_2清除量与O_2交换量基本相等。而当气血比高达

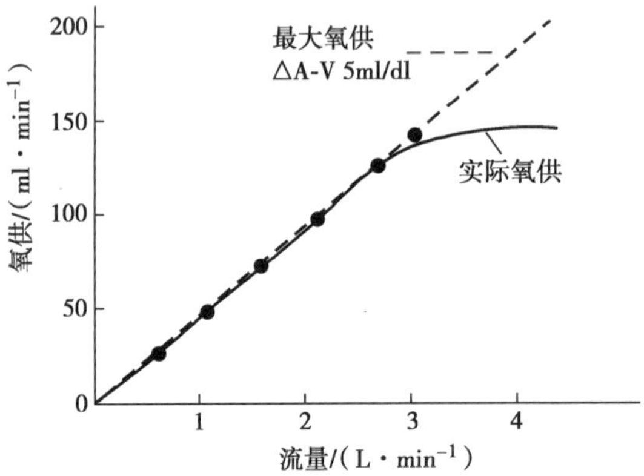

图 41-2-1　膜肺额定流量

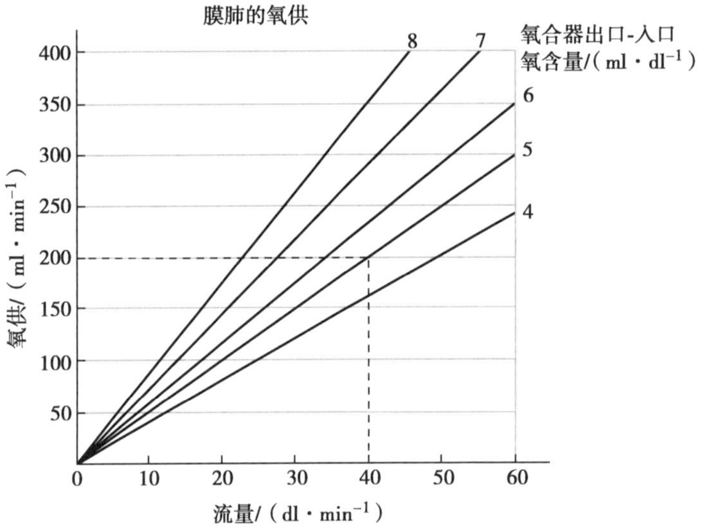

图 41-2-2　膜肺氧供与血流量关系

8∶1 时，可实现更大的膜肺入口与出口含量差，从而有更多的 CO_2 被清除。因此，如果 ECMO 的主要目的是 CO_2 清除，常采用高气血比设置，而此时与改善氧合为目的的血流量相比，相对很小的血流量即可满足 CO_2 清除目的。所以 ECMO 支持下的 $PaCO_2$ 是通过调节 ECMO 通气量来达到目标范围的。

四、ECMO 其他组成

ECMO 插管、血泵和氧合器是 ECMO 的核心组成，目前市售的产自欧美国家的 ECMO 套包管道总长度一般为 6 英尺(约 1.82 米)。这个长度设计综合了临床管理的方便性，特别是为了适应不同的场所和转运需求，以及在 ECMO 管路上整合其他如 RRT 等设备的便利度。同时该长度又可避免管道过长导致血液稀释及受到碾压打折等影响安全的因素。其他如变温水箱、各种监测设备和辅助气源/电源等请参阅本书第四十二章。

以上简单介绍了 ECMO 管路各组成部分的生理基础。临床实践中，ECMO 的气流量和血流量的调节是根据患者需要而来的，应根据患者的所有临床信息来估算患者需要的氧供与 CO_2 清除量，继而调节 ECMO 参数来达到支持的生理目标。通常在 ECMO 起始阶段，应保证 ECMO 血流量等参数可以实现完全的呼吸或循环支持，继而根据患者实际需要降低 ECMO 参数直至达到生理目标值。ECMO 起始阶段这种“ECMO 完全性能测试”有助于在患者长时间支持过程中发生任何变化都可保持 ECMO 支持的有效性。

（李　欣）

第三节　ECMO 不同血管径路和灌注模式的生理学

一、静脉-动脉 ECMO(VA ECMO)

(一) VA ECMO 生理学基础原理

采用 VA ECMO 模式，心和肺的功能可被 ECMO 部分或完全替代(图 41-3-1)。

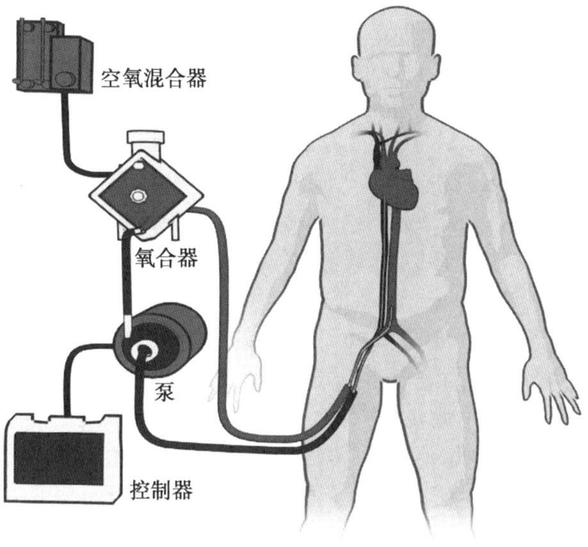

图 41-3-1 VA ECMO(见文末彩图)

当 VA ECMO 流量处于部分支持时,ECMO 灌注血液与患者自身经过肺循环到左心室的射血在主动脉混合。因此患者动脉血的 O_2 和 CO_2 含量反映的是上述两个来源血液的混合表现,患者总的体循环血流量为 ECMO 加上经自身肺和心的血流之和。随着静脉血从患者右心房引出经 ECMO 泵入主动脉,总的血流量保持稳定,但由于左心室射血减少使得动脉波形逐渐减弱。如果 ECMO 血流与全身静脉回流量相同则动脉波形可以变平甚至消失。此时就与心脏外科体外循环过程中,患者上、下腔静脉阻断心脏空跳时的状态一样。而实际临床 VA ECMO 基本流量设置会是静脉回流总量的 50%~80%。如 VA ECMO 血流量为 80% 的静脉回流量,则剩下 20% 通过肺循环进入左心室搏出。如果因左心室功能衰竭行 ECMO 循环支持,则需要充分引流右心房的目的在于避免剩余血液在肺血管和左心腔内淤滞,继而导致血栓形成。应强调的是,只要发生肺血管和心腔内血流淤滞,即使全身抗凝,仍有可能形成血栓。即使在严重心力衰竭状态,占静脉回流总量 80% 的静脉血进入 ECMO,心脏仍能泵出少量的血流。在临床实践中,这种通过心脏搏出的少量血流可以维持一定的动脉波形,而动脉脉压约 10mmHg。所以,大量临床实践经验都建议在 VA ECMO 时最好的心功能评估方法是心脏超声。

如果心脏彻底丧失搏动功能,所有的静脉回流都进入 ECMO 系统,则动脉波形彻底消失"变平"。此时患者即和心脏外科完全体外循环处于相同的状态。人体可耐受这种状态数小时,这个时间窗足以让心脏外科完成绝大部分手术,然后恢复心脏搏动和自身循环。但如果这种现象发生于 VA ECMO,可能导致两个问题。第一,患者左心将逐渐被来自支气管动脉和心肌窦状间隙 Thebesian 静脉系统的血流所充盈,继而导致左心室、左心房和肺循环压力增高。当压力增高达到 20~25mmHg 时,可出现肺水肿和左心室膨胀。一旦进展到这个程度,则必须设法将血液从左心系统引流到 ECMO 管路中。目前有多种临床操作的具体方法,如房间隔造口、左心房引流或肺动脉引流等。第二,由于血流在肺循环和心腔内淤滞,即使采用全身抗凝仍可能形成血栓。一旦出现血栓迹象,除了上述引流方法外,应积极加大全身抗凝强度,如条件许可,尽快将 ECMO 转为心室辅助装置(ventricular assist device,VAD)并恢复肺循环。

(二) VA ECMO 的气体交换

当 VA ECMO 运转时,完全氧合的血液经过 ECMO 管路泵入主动脉,与左心室射血混合。如果此时患者肺功能正常,混合后的血液氧合良好,并具有正常范围的 PCO_2。此时患者根据需要可以脱离呼吸机并维持清醒状态。如果患者肺功能很差或完全丧失,则未进入 ECMO 引流管的静脉血未经肺充分氧合即进入左心系统,并经左心室搏出。如果此时患者采用的是股动脉插管,经 ECMO 充分氧合的血流从股动脉朝向近心端灌注,两股方向相反的血流在主动脉内某处形成交汇混合界面。如果该混合界面位于升主动脉,灌注脑和心脏冠脉循环的血液可充分氧合;而如果该混合界面位于主动脉弓甚至以远,则导致脑和心脏冠脉灌注氧合不足的血液。此时进行反映自身心脏射血和 ECMO 血流混合后状态的体循环血气监测,如血气标本采自两者血流混合界面的近心端,则表现为低氧;血气标本采自两者血流混合界面的远心端,则表现为 ECMO 灌注血流的充分氧合状态。混合界面位于主动脉中段,则上半身的血流灌注来自左心室。这就导致患者下半身接受的是 ECMO 泵入完全氧合的血,而上半身则为氧合不足颜色偏暗的"静脉血"。该现象被称为"Harlequin 综合征现象"或"红蓝综合征",也有称为"差异性发绀"或"差异性缺氧",见图 41-3-2。Harlequin 综合征现象的处理可选择将部分膜肺后完全氧合的血液分流入右心房,提高右心房内血液的氧含量,即所谓 VA 和 VV 的杂交模式。具体可在颈静脉内插入从膜肺后管路分流出的灌注插管。也可直接重新选择氧合血灌注插管从股动脉转移到腋动脉/锁骨下动脉,从而直接灌注上半身,保证脑和心脏的氧供。

(三) VA ECMO 的血流动力学效应

VA ECMO 通过将氧合血直接泵入动脉系统而加大实际"心"输出量。因为患者自身心肺和 ECMO 是并联关系,所以随着 ECMO 流量增加,患者自身心输出量降低,导致体循环血流从搏动状态趋向非搏动状态。只要静脉回流充分,由于 ECMO 血流高于左心室输出量,使得总体循环血流增加。因此,VA ECMO 通

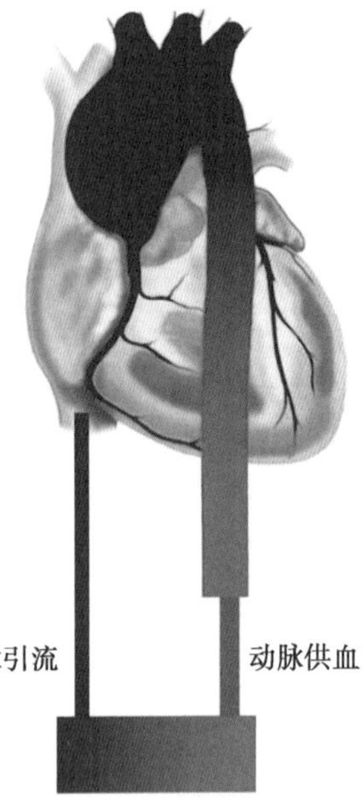

图 41-3-2　Harlequin 综合征现象（见文末彩图）

过同时增加血液氧含量和血流量提高全身氧供，并因为有较高的血流量通过阻力血管改善全身血压。

VA ECMO 存在一个难以避免的不利因素，即 ECMO 在提高动脉血压的同时可增加左心室后负荷从而影响心肌的恢复，尽管如此，由于 VA ECMO 能有效降低心脏前负荷和维持冠脉血流，所以如果对左心室后负荷问题管理得当，大多时候受损的心功能有望恢复。

（四）VA ECMO 管理的基本原则

如前所述，ECMO 技术的核心是氧供与氧耗的平衡，所以患者的呼吸机参数、生命体征、血流动力学参数和血气分析，以及 ECMO 相关监测是计算患者即时 DO_2 和 VO_2 的主要数据来源。当前已有多种体外生命支持相关监测设备和手机小程序（APP）可协助计算 DO_2 和 VO_2 的实际值和比值。这些信息可指导 ECMO 运行参数的调节，并保证患者处于氧代谢 $DO_2/VO_2>3$ 的安全有氧代谢状态。基于此理念，VA ECMO 管理建议遵循以下基本原则。

1. 选择合适的管路　应根据患者体格大小和疾病影响的代谢情况合理选择 ECMO 管路。血液引流管口径应选择可安全置入的最大口径。而膜肺选择应考虑患者全心输出量支持所需最大流量是否低于膜肺额定流量。当然大部分情况下，患者自身心肺功能不至于完全丧失，所以很少需要全心输出量 ECMO 支持，但不能因此选择额定流量偏低、可能不能满足需要的膜肺。如体重 80kg 的患者因感染性休克需行 VA ECMO，此时患者的代谢率约为 3～4ml/（kg·min）的 O_2 和 CO_2。按照这个要求其 DO_2 应大于 300ml/min，按照前述膜肺性能示意图该患者需要约 5L/min 血流量才可满足需要，如果选择额定流量刚好为 5L/min 的膜肺，一旦患者氧耗增加，则膜肺无法提供更多的氧而导致患者氧供不足的情况发生。

2. ECMO 的血流量设置及调节　在起始阶段应首先判断 ECMO 血流能否达到需要的最高流量，在流量满意后逐渐调整至当前病情需要的血流量。具体操作方法是，如果静脉引流管口径足够粗并且位置合理（通过下腔静脉开口进入右心房），则首先应达到 ECMO 此时能达到的最大流量（此时可能动脉波形消失，提示已经到达最大流量），如果无法达到最大流量，应综合评估插管口径、位置和右心房 / 下腔静脉容量状态等因素，并及时调整。部分单位推荐，在实现最大流量后逐渐降低流量至患者动脉脉压 10～15mmHg 水平，即完成 VA ECMO 的起始流量设置，此时应开始逐步降低血管活性药物剂量。如果此时出现左心室完全无搏出、超声下主动脉瓣不开放的状态则应及时考虑合适方法进行左心房引流。

3. 根据氧供与氧耗的平衡要求调节各项相关参数　通常需 6～12 小时患者可顺利度过起始阶段逐渐趋于稳定，此时如果 $DO_2/VO_2>3$（最直观的指标是 ECMO 管路静脉引流端监测 $SvO_2>65\%$），提示氧供与氧耗基本平衡，而一旦 $DO_2/VO_2<3$（$SvO_2<65\%$），则首要应提高 DO_2。根据 DO_2 计算公式提高血氧含量（利尿或输血提高患者血红蛋白等）和总心输出量（加大 ECMO 流量）。根据理想状态，当患者血红蛋白>12g/dl，ECMO 维持起始流量仍可使大部分患者 $SaO_2>90\%$，而 $SvO_2>65\%$ 则提示 $DO_2/VO_2>3～4$。

4. 连续动静脉血氧饱和度监测　基于 ECMO 管路连续动静脉血氧饱和度监测有助于快速判断氧供不足或过多。

5. ECMO 的撤离　当患者心脏功能开始恢复，临床表现为动脉波形增大、血压升高等，可逐渐降低 ECMO 血流量，同时应维持 $DO_2/VO_2>3～4$，即 $SvO_2>70\%$。当连续评估心脏功能恢复满意时，可进入撤机试验阶段。如撤机试验满意则可以拔除 ECMO 插管。

二、静脉 - 静脉 ECMO（VV ECMO）

当采用 VV ECMO 时，ECMO 系统泵出的氧合血回到静脉循环中，与来自全身脏器的静脉血混合，使得右心房的血液氧含量升高，而 CO_2 含量降低。这种混合后具有较高氧含量的血液经右心室、肺循环和左心系统进入体循环。成人患者 VV ECMO 最常采用的血管插管路径是经股静脉下腔静脉引流静脉血，经颈静脉将氧合血注入右心房（图 41-3-3），或采用单管双腔插管同时引流上、下腔静脉血流而通过另一个腔回输入右心房（图 41-3-4）。

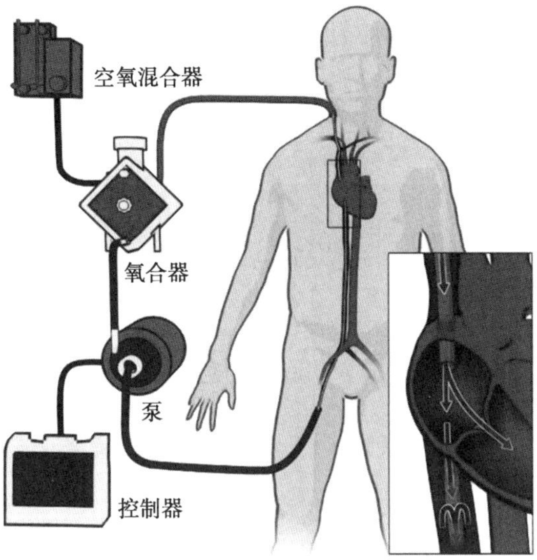

图 41-3-3 VV ECMO（见文末彩图）

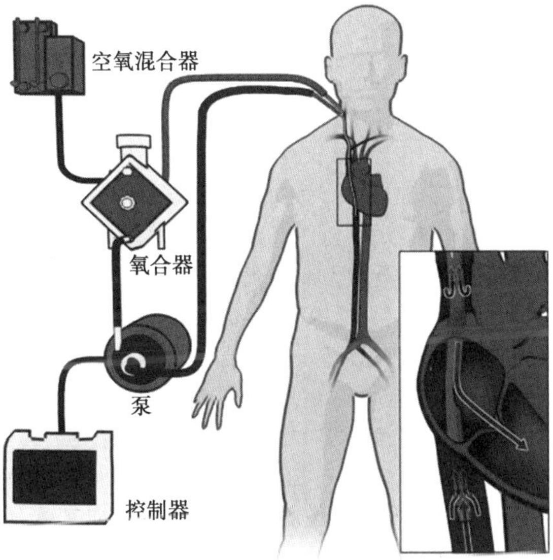

图 41-3-4 单管双腔 VV ECMO（见文末彩图）

VV ECMO 本身并不直接影响血流动力学变化，因为任何时候 ECMO 管路引出和注入的容量都是相等的，不会导致中心静脉或右心房的容量或压力改变，也不会影响右心室和左心室的充盈，所以不直接导致血流动力学改变。患者此时动脉血气的 O_2 和 CO_2 指标是患者右心室血液和肺功能状态的集合表现。患者的体循环血流完全来自患者自身心输出量，而与 ECMO 血流量无关。但有效的 VV ECMO 改善了氧供，由此调整呼吸机参数对胸膜腔内压等指标的影响，从而对血流动力学具有间接的有利影响。

（一）VV ECMO 的气体交换

VV ECMO 运行时，部分来自全身的静脉血被 ECMO 引流出，经过氧合过程回到右心房。还有一部分同样来自全身的静脉血直接回到右心房，与 ECMO 注入的氧合血混合。混合血液通过右心室、自身肺循环、左心系统进入体循环。如果患者处于严重呼吸衰竭，自身肺换气功能严重受损甚至丧失，此时的动脉血气指标是 ECMO 氧合血和自身未进入 ECMO 氧合的静脉血混合后经左心搏出的结果。在临床进行 VV ECMO 过程中，ECMO 血流量、自身静脉回流血量、肺功能和心输出量四大因素相互集合，表现为动脉的 SaO_2（或 SpO_2）一般在 70%～90%。只要患者具有足够的心输出量和血红蛋白（氧含量），即使这种未充分氧合的动脉血也可满足正常的全身氧供。

（二）VV ECMO 的氧合

为了便于理解接下来讨论的 VV ECMO 的氧合原理，首先假设患者的肺换气功能完全丧失（这在 VV ECMO 支持患者很常见）。ECMO 膜肺的氧合能力如同人体自身肺一样，远低于 CO_2 清除能力，所以此处只关注氧合过程。通常 VV ECMO 的参数设定要根据患者在静息状态时及中度体力活动状态时的全身氧耗量（VO_2）。成人 VO_2 一般为 120ml/（min·m²）[3ml/（kg·min）]，或对于一个中等身材的男性成人来说需要 200～250ml/min 的 O_2。因此选择的膜肺必须性能足够好（“额定流量”）才能满足这个需求。膜肺提供的氧供完全取决于 ECMO 血流、患者血红蛋白的高低和膜肺出口 / 进口氧含量差。由于在膜肺额定流量以内，膜肺出口的血液一般均可达到 100% 氧合，PO_2 可高达 500mmHg，此时血液中物理溶解的氧可占氧含量的 10%。在某一时间点，血红蛋白和膜肺出口 / 进口氧含量差处于固定值，而决定 ECMO 氧供高低的就是 ECMO 血流量。VV ECMO 血流量大小取决于引流插管的阻力、出血泵产生的负压吸力和灌注插管所在血管的口径（通常为腔静脉和右心房）。如 VV ECMO 采用常规口径的插管，其引流端负压在 $-100cmH_2O$ 左右即可达到 4～5L/min 的流量。

（三）ECMO 体外氧合与全身氧供的关系

假设患者自身肺丧失换气功能，动脉血气表现为右心室混合血液经肺循环由左心室搏出的结果。当在右心房两股不同氧含量的血流混合，混合后的氧含量是两股血流氧含量的均值，而不是氧分压的均值。每股血流贡献的氧等于其血液氧含量（ml/dl）乘以流量（dl/min）。所以如果我们需要计算混合后的血氧含量，则假设患者肺完全丧失换气功能并且不存在“再循环”的理想状态下，按照式（41-3-1）进行计算：

$$\frac{C1 \times F1}{\text{总血流量}} + \frac{C2 \times F2}{\text{总血流量}} = C3\ (\text{ml/dl}) \qquad \text{式}(41\text{-}3\text{-}1)$$

注：C1 为 ECMO 血氧含量，F1 为 ECMO 血流量，C2 为自身静脉血氧含量，C3 为混合后血氧含量，F2 为自身静脉血流量，总血流量 = 心输出量。

而临床可以通过不同部位的血气分析(膜肺后、膜肺前和桡动脉有创动脉压监测部位的血气)直接测量C1、C2和C3,这样根据ECMO膜肺出口、中心静脉和动脉血气计算三个位点的氧含量和已知ECMO血流量我们可以根据以上公式换算心输出量(总血流量)[式(41-3-2)]:

$$总血流量=F1\frac{C1-C2}{C3-C2}=心输出量 \qquad 式(41\text{-}3\text{-}2)$$

而已知心输出量和ECMO血流量,两者之差即为未经ECMO氧合的剩余自身静脉血流量。由于临床上计算氧含量需要通过血气结果计算,所以要根据上述公式,但采用血氧饱和度替换氧含量来计算会更加便利于床旁快速计算混合血的饱和度[式(41-3-3)]:

$$S3=\frac{S1\times F1}{总血流量}+\frac{S2\times F2}{总血流量} \qquad 式(41\text{-}3\text{-}3)$$

已知膜肺出口氧饱和度S1为100%、静脉饱和度S2、动脉饱和度S3(脉搏血氧饱和度或动脉血氧饱和度)和ECMO血流量即可计算心输出量[式(41-3-4)]:

$$总血流量=F1\frac{S1-S2}{S3-S2}=心输出量 \qquad 式(41\text{-}3\text{-}4)$$

如ECMO血流量为4L/min,S2为65%,S3为90%,我们可快速计算出此时患者心输出量约为6L/min,继而得出患者自身静脉血流量为2L/min。

基于上述关于VV ECMO和全身氧供的公式解读,有助于我们全面理解VV ECMO临床实践中的PO_2、氧饱和度和氧含量变化。临床实践中,决定全身氧供的各个因素都在不断同时变化中,但为了便于理解VV ECMO基本原理,我们继续假设患者肺完全丧失换气功能的状态,同时不考虑在整体氧含量计算中权重很低(0.003)的溶解氧(PO_2)的高低。设想其他因素(变量)保持固定,探讨单一因素变化对机体氧供影响的四个范例。

范例1:典型VV ECMO生理

假设患者肺无功能,ECMO血流4L/min,Hb 10.5g/dl,体循环PO_2 50mmHg,SaO_2 88%,SvO_2 64%。膜肺出口的血液氧含量取决于血液血红蛋白的高低,所以结合膜肺入口血液(静脉血)饱和度为64%,计算膜肺入口血液氧含量为9ml/dl。而膜肺出口血液饱和度为100%,计算出其氧含量为14ml/dl。因此由膜肺提供给患者的氧为膜肺进口与出口氧含量差5ml/dl×ECMO流量4L/min×10=200ml/min。由于此时患者肺无功能,因此膜肺此时提供的氧即等于患者组织摄取的氧,即此时VO_2=200ml/min。根据上述计算心输出量的公式,此时患者心输出量根据"氧饱和度法"计算即为ECMO流量4L/min×$\frac{100-64}{88-64}$=6L/min,而患者自身静脉剩余回流量为6-4=2L/min。而此时患者动脉血氧含量为$\frac{14\times 4}{6}+\frac{9\times 2}{6}$=12.3ml/dl,继而可计算出患者此时氧供$DO_2$=12.3ml/dl×心输出量6L/min×10=738ml/min。此时患者的VO_2为(动脉氧含量12.3-静脉氧含量9)ml/dl×心输出量6L/min×10=200ml/min。DO_2/VO_2=3.64。由此可见,此时患者动脉PO_2不高,但患者仍处于氧供与氧耗有氧代谢安全范围。

范例2:ECMO血流量固定而患者心输出量增高

根据范例1的假想病例资料,如果患者由于某种原因心输出量提高到8L/min,而ECMO血流量仍为4L/min,这样有更多的氧饱和度64%的静脉血(4L/min)和100%氧饱和度ECMO血流混合。根据上述系列公式可以计算出此时动脉血中氧含量降至11.5ml/dl,而SaO_2将降至84%(此时相应PaO_2约为45mmHg)。此时组织氧耗量并未发生明显改变,仍为200ml/min,但临床上由于更大比例的静脉血不经ECMO而直接混合,可表现出PO_2和SaO_2降低。此时ECMO流量不变,ECMO提供氧供不变,实际计算DO_2由于心输出量增大反而增加至920ml/min,而DO_2/VO_2=4.6,实际氧供/氧耗平衡还优于范例1,患者虽然PO_2为45mmHg,SaO_2为84%,却可能表现出更好的有氧代谢平衡状态。实际上如临床医护人员理解这种有趣的ECMO生理状态就可以知道此时看起来的"低氧"无须调整呼吸机与ECMO参数设置,如果必要仅调整患者心率等指标恢复正常心输出量即可恢复之前的"氧平衡"表现。此时如果不理解这个独特的生理状态,仍坚持要常规保持SaO_2>90%就要付出更大的代价去加大呼吸机和ECMO的支持力度。

范例3:患者出现贫血

范例1患者处于轻中度贫血状态(Hb 10.5g/dl)但氧合状态稳定。假想患者因某种原因失血,Hb降至8g/dl,患者同时出现SvO_2下降至50%。由于静脉插管不够粗,无法继续提高ECMO流量,只能继续4L/min的流量,而心输出量仍为6L/min。则膜肺出口氧含量因为贫血降至10.9ml/dl,入口氧含量为5.5ml/dl。此时组织氧耗量不变,而此时混合后SaO_2为$\frac{100\times 4}{6}+\frac{50\times 2}{6}$=83%,较范例1的88%稍降,但体循环动脉氧含量则变为$\frac{10.9\times 4}{6}+\frac{5.5\times 2}{6}$=9.1ml/dl,较范例1状态12.3ml/dl显著降低,计算此时DO_2为

546ml/min，DO_2/VO_2=2.73，患者此时由于 $DO_2/VO_2<3$，已经处于氧供/氧耗平衡临界状态，即使临床可能暂未表现出无氧代谢状态，但患者因任何原因导致继续失血而加重贫血或任何代谢率增高的情况，都可导致氧供/氧耗失衡而进入无氧代谢状态和出现酸中毒。

范例 4：患者代谢率增高

设想范例 1 患者由于某些原因出现高代谢状态（VO_2=300ml/min），同时受股静脉插管管径限制，ECMO 流量仍只有 4L/min，而如此时心输出量仍只有 6L/min。膜肺出口氧含量不变仍为 14ml/dl，但膜肺入口氧含量由于组织氧耗增加，SvO_2 可从之前的 64% 下降至 50%，从而膜肺入口的静脉血氧含量下降至 7.1ml/dl。所以此时经过膜肺同样血流量，但提供的氧较范例 1 更多。继而计算出混合后体循环动脉氧含量为 11.7ml/dl，SaO_2 为 83%，DO_2 为 702ml/min，DO_2/VO_2=2.3，提示此时患者也处于有氧代谢平衡的边缘状态。任何代谢的继续增高均使得机体马上转入无氧代谢，产生越来越多的乳酸，而不是有氧代谢产物 CO_2，最终导致多脏器功能衰竭。

以上四个范例均为假想 VV ECMO 呼吸支持一个变量改变，而其他变量固定不变的模拟场景，便于读者理解各变量（影响因素）对于患者氧合的影响。在真实临床管理中，所有变量均可能在同一时间发生不同的变化，我们需要理解上述四个范例的基本原理，进行相应的调整。掌握提高 VV ECMO 氧供的最核心方法即提高 ECMO 流量和提高血红蛋白。如范例 3 和范例 4，由于患者肺彻底丧失功能，所以呼吸机参数的改变可能不会影响患者的氧合。临床上可以对范例 3 患者及时输入红细胞，将 Hb 由 8g/dl 提高到 10g/dl，从而提高血液氧含量，即可纠正氧供/氧耗失衡的边缘状态。也可以采用提高 ECMO 流量的方法，让 ECMO 得以提供更多的氧。如果因为引流管口径限制而无法继续提高流量，可以在技术可行的条件下更换大口径的静脉引流插管，或者另寻部位建立第二根静脉引流管，这样可以进一步提高 ECMO 流量从而显著提高氧供。范例 4 如发生于严重感染脓毒症患者则不仅仅是处于高代谢状态，而是同时可能处于血流动力学“高排低阻”状态，即范例 2 和范例 4 的集合。此时需要超大 ECMO 流量时，如单纯外周静脉插管难以满足流量要求，经胸直接右心房静脉引流则成为必须要面对的选择。如患者出现单纯高代谢状态，可通过控制患者体温、充分镇静和肌松等综合措施降低患者代谢率和氧耗，从而在有限的氧供前提下，维持氧供与氧耗的安全平衡范围。

通过理解上述 VV ECMO 氧供与机体氧合关系，我们在建立 VV ECMO 之前应该根据正常成人的静息状态氧耗[VO_2 120ml/(m^2·min)]来选择静脉引流管的口径、膜肺大小和维持的血红蛋白高低以达到并大于 VO_2。膜肺在正常血红蛋白（15g/dl）时可以发挥最大的氧供作用。与血流和氧供有关的各个影响因素均可监测或计算。VV ECMO 管理很核心的一个细节就是需要了解患者的氧耗与可以提供的全身氧供的高低来决定 ECMO 参数设置。因此通过最常用的膜肺后、膜肺前和患者动脉三个部位的动脉血气或各种无创血氧饱和度连续监测手段，结合乳酸等代谢指标，可快速计算患者的氧供与氧耗指标，从而指导临床治疗措施的选择和目标的实现。尽管在实际临床实践中通过各种公式计算会是个烦琐的额外工作，但在经验积累阶段，通过计算可以准确把握临床指标与患者实际氧供平衡之间的关系，从而对 VV ECMO 支持时的经典 PaO_2 不高、$SaO_2$70%～90% 的常见状态和实际氧平衡关系的安全性有更深入的理解。目前已经有多种有创与无创结合的 ECMO 相关监测设备进入国内市场，可以使计算与监测过程更便利。如果全身氧供降低至 $DO_2/VO_2<3$，甚至接近危险临界 DO_2/VO_2=2 时，要提高 ECMO 氧供有以下两种措施：输血和提高 ECMO 流量。

（四）VV ECMO 与“再循环”现象

由于 VV ECMO 将腔静脉或右心房引流出的血液泵回中心静脉系统，势必存在一部分泵回的血流来不及与剩余回流的静脉血混合而又被引流入静脉引流管内，该现象称为“再循环”。再循环流量与 ECMO 血流量占比决定了 ECMO 提供氧合的效果。比如，如果 ECMO 流量为 5L/min，而再循环为 1L/min，则实际有 4L/min 的血流提供患者的氧合。

再循环流量大小取决于多重因素，主要有插管的类型和位置、ECMO 流量与心输出量的关系和腔静脉局部血流等。常规的上腔静脉与下腔静脉的分别插管方式总会带来一些再循环，因为单个腔静脉自然回流量总是小于 ECMO 流量，所以从另一侧腔静脉泵入右心房的氧合血也会被引流一部分出来。而采用上腔/下腔静脉同时引流，股静脉-右心房插管为灌注管的“三插管”方式可大大减少再循环。与之相似的单管双腔插管同时引流上、下腔静脉，可以具有很低的再循环率。

再循环血流比例与 ECMO 血流量及心输出量相关。随着心输出量降低，再循环比例会上升，当心输出量低于 ECMO 血流量时再循环比例显著提高。该现象的极端情况就是，如果患者 VV ECMO 过程中出现心搏骤停，左心室完全无搏出，则再循环比例为 100%，全部 ECMO 血流在右心房内循环而无法进入肺循环。ECMO 过程中再循环比例增加最常见的原因是插管位置移动，如上下腔插管尖端靠得过近，或单管双腔插管发生移位等；其次是由于病情进展肺循环阻力增加。

有关再循环问题，临床管理上应注意两个问题：①如果插管位置得当，再循环比例高低直接和肺循环阻力、心输出量与 ECMO 流量的关系这两大因素相关。

如果再循环现象明显，而患者出现氧合降低，应积极处理上述两大因素。如两大因素无法处理，患者氧合持续降低，就要考虑是否将ECMO转为其他模式纠正当前困境。②再循环现象需不需要处理，取决于患者氧合是否满意，如果氧合满意，则再循环现象不是主要矛盾，可以容忍其存在。临床上仅在明确再循环现象显著影响氧合，并可以用临床可及的方法处理改善氧合时，才需要积极处理再循环。

（五）VV ECMO对血流动力学的影响

与VA ECMO不同，VV ECMO既没有血液进入动脉系统，也没有血容量增减，所以不直接影响患者血流动力学，也不影响心脏搏动。尽管不直接影响血流动力学，VV ECMO开始后经常表现有心肌收缩和心输出量的改善。这是因为VV ECMO可改善气体交换，降低呼吸机正压通气对右心室后负荷的影响从而改善右心功能。肺血管床氧含量增高减轻了低氧导致的血管收缩。而较高氧含量的左心室血流又可以改善低氧导致的心肌抑制，改善左心室功能。同时通过改善高碳酸血症和逆转无氧代谢过程以有利于形成有效的有氧代谢，改善组织酸中毒从而进一步改善心功能。临床上这种间接的支持作用往往足以减少心血管活性药物的需要剂量。全身重要脏器灌注改善也有助于逆转低氧导致的肝、肾和其他重要脏器的功能抑制和损伤。所以如果临床呼吸衰竭患者伴一定程度的循环抑制，在决策ECMO建立模式时，可以先建立VV ECMO，观察氧合改善后的血流动力学改变情况再决定是否需要调整ECMO模式。

（六）ECMO的CO_2清除作用

当呼吸商为1时，CO_2产生量与O_2消耗量相等，因此每分钟CO_2交换量与O_2的消耗量相等，在成人均为120ml/(m^2·min)。在血液中，由于CO_2的溶解性和弥散性远高于O_2，所以在任何情况下，CO_2的清除均超过氧合，因此所有的ECMO管理设置均基于以氧合为目的。如果CO_2清除为唯一或主要目的，则只需要很小的ECMO血流量，而血红蛋白高低也不再重要。CO_2清除的量取决于膜肺的膜表面积和膜肺入口PCO_2（通常是50mmHg）与膜肺通气（不含CO_2，为0）之间的浓度差。而体循环PCO_2也是ECMO血流与剩余静脉回流血流混合后的结果。与计算膜肺氧供量相同，CO_2清除量也是膜肺入口和出口含量差乘以ECMO血流量。但本身CO_2清除量应该监测膜肺气体出口的CO_2浓度，这在临床上难以测量并计算。而且与监测并计算氧供不同，临床ECMO的CO_2清除计算没有那么重要，临床管理上只要根据目标PCO_2（通常为40mmHg）调节膜肺通气量即可。

但ECMO过程中如果膜肺气体出口被膜肺气体交换的冷凝水堵塞，则会导致CO_2无法清除使得PCO_2逐渐增高。这是膜肺可能出现的机械性并发症之一。理解这个现象的发生机制，有助于理解膜肺的气体交换机制。

（七）患者肺功能恢复过程中的ECMO管理

本章之前的论述都假设患者肺完全丧失换气功能。而患者肺逐渐恢复功能时，即逐渐恢复氧合和CO_2清除能力，此时可表现为ECMO血流量和Hb不变情况下，SaO_2和$PaCO_2$逐渐改善。此时不宜过早提高呼吸机参数，试图撤离ECMO会增加肺损伤风险并延缓肺的康复过程。应该继续维持ECMO同时坚持呼吸机的肺保护通气策略。当$PaCO_2$逐渐降低至40mmHg时，可逐渐降低膜肺通气量。当体循环动脉血氧饱和度>95%时，可逐渐降低ECMO血流量而加大剩余自身静脉回流量。当ECMO血流量相当于之前全呼吸支持状态的50%时，可进行自体肺功能测试。具体方法是将呼吸机参数设置成中等强度，维持ECMO血流量不变而将膜肺通气关闭，观察数小时。如果患者自身肺功能可以安全耐受测试，则维持ECMO血流持续运行而膜肺通气关闭的状态12～24小时，如患者保持稳定状态，则可以停止ECMO。ECMO呼吸支持的撤机评估过程一般要慢于ECMO循环支持。在肺功能测试过程中任何时候发现恢复程度不满意时，由于ECMO血流仍在持续运行，只需要恢复膜肺通气即可发挥ECMO作用，此时可再次降低呼吸机参数，待稳定后进入下一次评估程序。

（八）VV ECMO管理的基本原则

VV ECMO呼吸支持的核心是氧供与氧耗的平衡。应常规监测患者和ECMO管路的相关参数，计算DO_2和VO_2，并据此来调整ECMO参数和患者管理目标设置来维持$DO_2/VO_2>3$及更高。

如同VA ECMO一样，ECMO耗材的选择应根据患者的代谢率[成人静息状态下的代谢率约为3ml/(kg·min)或120ml/(min·m^2)]，因此为了保证引流量，静脉引流插管应在允许范围内尽可能粗。虽然要考虑到患者可能完全依赖ECMO进行呼吸支持，但临床上患者多少会保留一些肺功能，因此ECMO全流量呼吸支持不一定需要。例如80kg肺部感染的患者可能实际5L/min流量即可满足需要。但选择膜肺时，其额定流量务必大于5L/min以提供300ml/min的氧。

当ECMO安全建立后，应测试ECMO管路可以达到的最高流量，同时将呼吸机设置降低到休息状态[FiO_2 0.3，持续气道正压通气（continuous positive airway pressure，CPAP）10～15cmH$_2$O]并逐渐降低血管活性药物剂量。患者的高代谢状态会逐渐降低到基础值。此时患者肺可能已经完全实变。通过调节ECMO通气量维持$PaCO_2$约40mmHg。

经6～12小时患者整体稳定后，根据各项氧合指标调节ECMO流量至氧合目标范围，计算此时患者氧供和氧耗。如果此时$DO_2/VO_2>3$，说明此时机体氧合满意，无须过多调整。如果该指标小于3，则需要提高ECMO流量并计算是否因贫血导致患者缺氧并进行输血等处理。

通过 ECMO 管路引流端和输入端氧饱和度监测以及 SpO_2 和动脉血气监测，可以很便利地计算各种氧供参数，指导临床氧供是否充分甚至过量的评估。

当患者肺功能开始恢复后（SaO_2>95%），可适当降低 ECMO 血流量，维持 SvO_2>70%，逐渐调低 ECMO 通气量，维持 $PaCO_2$ 40mmHg。当自体肺功能足以维持自身换气功能时，试停 ECMO 并拔管。

管理处于 ECMO 支持的患者需要全面掌握正常和病理状态的呼吸与循环生理，并掌握 ECMO 装置的原理。ECMO 应用的目的是部分或完全替代心脏和肺的功能，维持正常全身生理状态，从而等待受损脏器功能恢复或进入下一步治疗。

（李　欣）

思考题

1. 血液含氧量的主要影响因素包括哪些？其影响权重从大到小依次为什么？
2. 机体氧供计算方法是什么？
3. VA ECMO 期间如何保证有效辅助 ECMO 血流量？
4. VA ECMO 中的 Harlequin 综合征现象发生机制是什么？

参考文献

[1] BROGAN T V, LEQUIER L, LORUSSO R, et al. Extracorporeal life support: The ELSO red book [M]. 5th ed. Ann Arbor: Extracorporeal Life Support Organization, 2017.

[2] JOYCE C J, SHEKAR K, COOK D A. A mathematical model of CO_2, O_2 and N_2 exchange during venovenous extracorporeal membrane oxygenation [J]. Intensive Care Med Exp, 2018, 6(1): 25.

[3] SANGALLI F, PATROITII N, PESENTI A. ECMO-extracorporeal life support in adults [M]. Berlin: Springer, 2016.

[4] FRENCKNER B, BROMAN M, BROOME M. Position of draining venous cannula in extracorporeal membrane oxygenation for respiratory and respiratory/circulatory support in adult patients [J]. Crit Care, 2018, 22(1): 163.

[5] LESCOUFLAIR T, FIGURA R, TRAN A, et al. Adult veno-arterial extracorporeal life support [J]. J Thorac Dis, 2018, 10(Suppl 15): S18811-S1818.

[6] MOERER O, VASQUES F, DUSCIO E, et al. Extracorporeal gas exchange [J]. Crit Care Clin, 2018, 34(3): 413-422.

[7] KAZMI S O, SJVAKUMAR S, KARAKITSOS D, et al. Cerebral pathophysiology in extracorporeal membrane oxygenation: Pitsfalls in daily clinical management [J]. Crit Care Res Pract, 2018, 2018: 3237810.

第四十二章

ECMO设备与耗材

学习目标

掌握：

1. ECMO设备组成。
2. ECMO耗材组成及相关并发症。

熟悉：

1. ECMO安全监测设备。
2. ECMO耗材选用原则。

了解：

ECMO设备改进历史。

随着体外循环及相关技术发展，ECMO系统相关设备和耗材也有了长足的进步。不仅为越来越多的可逆性心肺功能不全患者提供了恢复和治疗机会，也为终末期心肺衰竭患者提供了移植的过渡桥梁。ECMO技术也越来越多地被视为体外生命支持（ECLS）技术。

ECMO系统是为心和/或肺衰竭患者提供数日、数周或数月机械支持的由一系列相关人工器官和设备组成的密闭环路。目前临床使用的ECMO设备主要包括驱动血泵、变温水箱和相关监测设备；ECMO耗材主要含有血泵、氧合器、体外管道、各种插管、血液过滤器及相关安全监测耗材等。

第一节　ECMO设备

一、驱动血泵

驱动血泵是ECMO系统中循环血液的驱动装置。ECMO血泵分堵闭式血泵和非堵闭式血泵，即传统的滚柱式血泵和以离心泵为代表的旋转式血泵。

（一）滚柱式血泵

在开展ECMO早期，临床普遍使用心脏外科体外循环使用的滚柱式血泵。滚柱式血泵的特点为：①作为堵闭式血泵，可克服早期使用的硅橡胶膜式氧合器的高阻力；②临床上可获得较为精确的前向血流量，无血流反流风险，可长时间平稳工作；③长时间对泵管的碾压可能导致泵管破裂和血细胞破坏；④加长的泵管增加了ECMO系统的预充量；⑤因其堵闭特性，需要在静脉引流管路最低并靠近滚柱泵的位置安置一个可塌陷的储血球囊及与血泵相连动的球囊支架。在球囊内负压过低时可反馈式将泵速减慢或停泵，以避免引流管路过度负压和因此导致的引流中断、血细胞破坏及形成气栓；⑥如果血流输出端阻力过高可能出现ECMO管路爆裂或灌注插管脱出等灾难性后果；⑦便携性较差。

由于离心泵技术的进步，近年来越来越多地使用离心泵取代滚柱式血泵作为ECMO血流的驱动装置。但由于低流量辅助（＜1L/min）时离心泵可能导致较为明显的血液成分被破坏、低转速时血流量可控性和显示准确性相对较差、抗破裂PVC泵管的使用可使泵管爆裂风险减少等原因，部分单位在小儿ECMO中仍使用滚柱式血泵。

（二）旋转式血泵

旋转式血泵包括离心泵、对角泵、轴流泵和蠕动泵。旋转式血泵的血液输送能力除与泵转速和结构有关之外，因其非堵闭特性，泵输出流量还受泵的前后负荷影响。目前临床ECMO系统中使用最多的是离心泵。完整的离心泵包含离心泵驱动组件（简称离心泵）和离心泵泵头（属一次性使用耗材）。离心泵驱动组件包括电磁力驱动部分、血流量侦测和显示及压力等相关监测部分，通常还配备应急手摇驱动装置。目前国内临床使用的离心泵主要包括以下几种。

1. Bio-Console 560 离心泵(图 42-1-1) 美国公司生产。其外置驱动泵可灵活控制离心泵泵头的安装部位。通过更换泵头和使用不同的血流量探头,离心泵可用于成人和小儿辅助。该设备含两个压力监测通道,另有气泡监测、平面报警、自动钳夹及各种支架等丰富的选购附件。

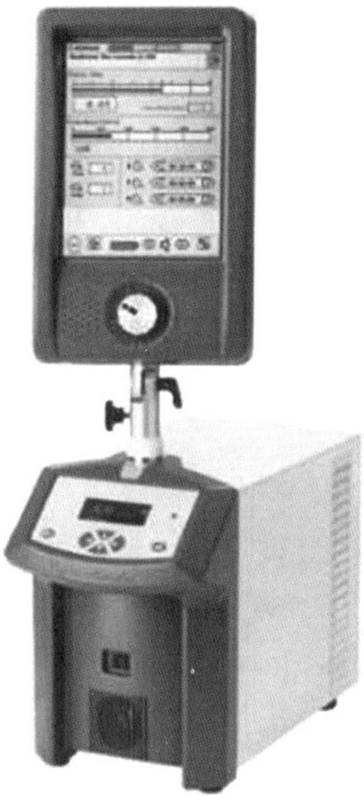

图 42-1-1 Bio-Console 560 离心泵

2. ROTAFLOW(图 42-1-2) 及 CADIOHELP(图 42-1-3)离心泵 由德国公司生产,具备开机自检及错误诊断功能,带流量报警。UPS 可提供 90 分钟的工作时间。CARDIOHELP 系统是一体化生命支持系统,方便患者转运,具备耗材快速安装和排气特点,适合在紧急情况下快速建立辅助。

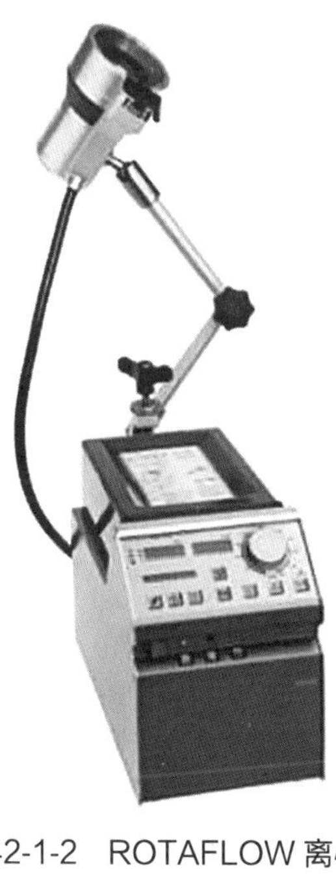

图 42-1-2 ROTAFLOW 离心泵

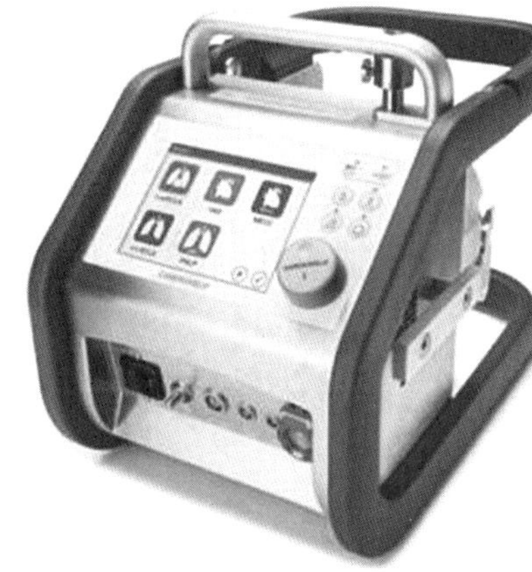

图 42-1-3 CARDIOHELP 离心泵

3. STOCKERT 离心泵(图 42-1-4) 简称 SCP 系统,同时具有流量和压力控制模式,可设置流量和压力报警。具有侦测血流方向和血流中气泡的安全功能,在意外情况发生时可通过电子遥控动脉阻断器自动夹闭回输管道,防止气泡进入患者体内或出现逆向血流。其超声流量探头无须额外接头和进行流量校准,也不需要耦合剂,并可独立测量不同部位管路的血流量。在我国有配套的小儿和成人耗材可供使用。

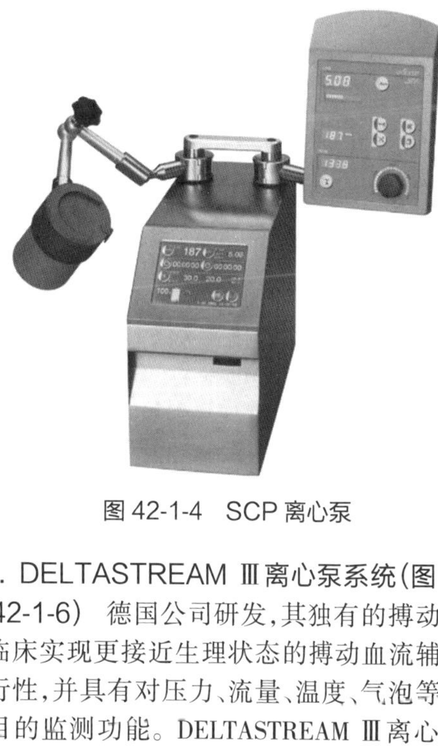

图 42-1-4 SCP 离心泵

4. DELTASTREAM Ⅲ离心泵系统(图 42-1-5 和图 42-1-6) 德国公司研发,其独有的搏动灌注功能为临床实现更接近生理状态的搏动血流辅助提供了可行性,并具有对压力、流量、温度、气泡等较为齐全项目的监测功能。DELTASTREAM Ⅲ离心泵属高转速离心泵,无应急手摇驱动功能,需配备备用电池和备用驱动器。其配套的 DP3 泵头采用对角线设计和磁悬浮技术,2 000r/min 以内为一点式接触,当转速上升至 2 000r/min 时,叶片离开接触点以磁悬浮方式旋转,预充量小使血液在泵头内滞留时间较短,减轻了对血液的破坏。此外,停泵时不会形成反向血流。

我国临床常用离心泵相关参数总结见表 42-1-1。

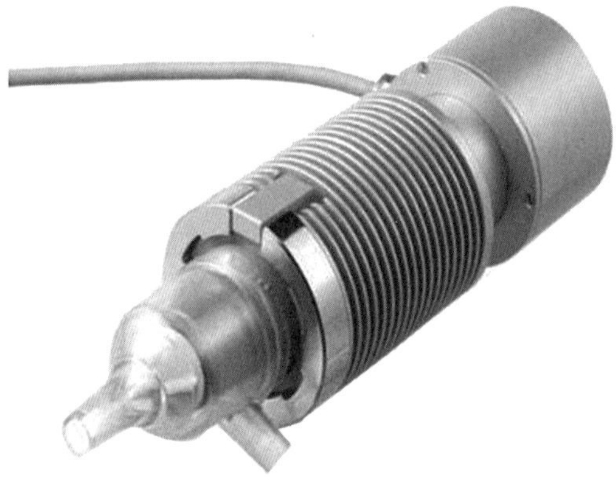

图 42-1-5　DELTASTREAM Ⅲ驱动马达

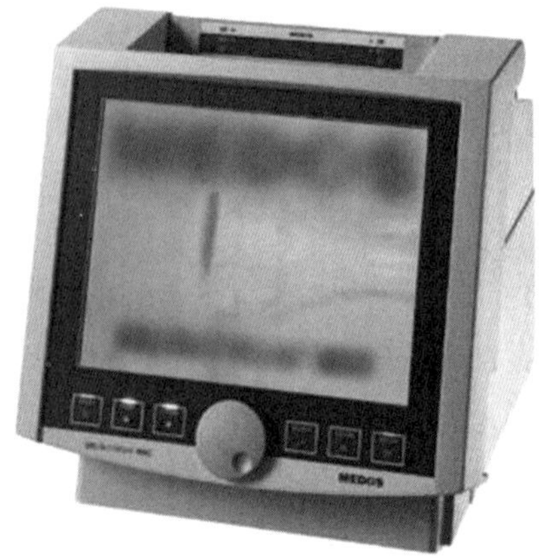

图 42-1-6　DELTASTREAM Ⅲ显示及控制屏

表 42-1-1　我国临床常用离心泵相关参数

相关参数	Bio-Console 560	ROTAFLOW	SCP	DELTASTREAM Ⅲ
体积(高 × 长 × 宽)/cm^3	32×43×23	24×39×18	30×43×18	29×31×29
主机重量/kg	17	15	20	10
操作界面	液晶触控屏	按键操作	按键操作	液晶触控屏
流量区间/($L \cdot min^{-1}$)	-9.99～9.99	-10～10	-10～10	0～8
转速/($r \cdot min^{-1}$)	0～4 500	0～5 000	0～3 500	500～10 000
气泡监测	有	无	有	有
压力自动调节	无	无	无	有
搏动灌注	无	无	无	有
手动驱动装置	有	有	有	无

二、变温水箱

变温水箱用于控制流经 ECMO 系统血液的温度，以应对体外循环导致的热量丢失和众多因素导致的患者体温上升，或将 ECMO 患者的体温控制在某一特定水平(如亚低温状态)。变温水箱的工作原理是通过设定温度的水流对流经中空纤维膜式氧合器中的热交换器或单独的热交换器中的血液进行适当的热交换，以将患者的体温控制在一个适当的水平。

由于变温水箱的主要功能仅是用于弥补 ECMO 体外循环热量的丢失和有限范围的体温管制，因此对变温水箱的升降温性能(包括水流量、变温范围)要求不高。此外，ECMO 的床旁使用和长时间运转是其重要特点，对变温水箱的小型化(紧凑设计)、噪声控制、低水压及长时间工作的安全性和稳定性等指标要求较高。

三、空氧混合器

空氧混合器用于控制氧合器供气量和调节供气氧浓度，以满足 ECMO 辅助过程中人工肺充分的气体交换，维持理想的动脉血气和配合将呼吸机参数调整至安全状态。在撤离 ECMO 时，ECMO 系统空氧混合器相关参数可为评价患者自身肺气体交换功能状态提供帮助。与呼吸机辅助呼吸不同，即使氧合器供氧浓度为 100%，患者也不至于形成肺损伤。

四、安全监测设备

(一) 血流量监测

通过超声探头测定流经局部体外管路的血流量。除离心泵自带的血流量监测功能外，还有独立的血流量侦测装置。独立的血流量侦测装置主要用于监测 ECMO 分支管道的灌注或引流血流量，如进行 V-A-V ECMO 辅助或使用血液过滤时。独立的血流量侦测装置通常采用重复使用外夹式流量传感器，通过超声波原理对流经局部管道的单位时间血流量进行侦测。

(二) 凝血系统监测

抗凝是 ECMO 成功的关键环节之一，涉及 ECMO 系统和患者双方的安全。活化凝血时间(ACT)是目前最常用的 ECMO 辅助患者凝血系统监测指标，具有床旁使用和快速显示结果的特点。为更准确地监测凝血系统状态，目前临床上除 ACT 之外，还可通过实验室检查，检测患者 APTT、抗因子Xa 活性(anti-factor Xa assay)、抗凝血酶水平(antithrombin level)和血栓弹力图(thromboelastography，TEG)等指标，综合评价患者的抗凝状态和凝血系统功能，帮助临床医生更准确地处理凝血病理。

(三) 血液参数监测

主要是在 ECMO 静脉引流通道上通过红外线实时监测 SvO_2。ECMO 过程中的 SvO_2 意义类似于混合静脉血氧饱和度，可以用于评价 ECMO 辅助血流量和/或 ECMO 供氧是否足够，同时也可帮助评价患者的氧代谢状态；VV ECMO 时还可以作为评估氧合血在右心房内再循环指数的重要指标。通过 SvO_2 的实时监测，可对 ECMO 相关参数和 VV ECMO 插管位置进行及时调整。通常该设备还可同时监测血液血细胞比容，除了可以作为输血的参考指标外，还可以间接和动态反映患者失血状态。更精细的血液参数监测还可实时监测动脉(回输)血氧分压(PaO_2)、氧饱和度(SaO_2)、二氧化碳分压($PaCO_2$)、pH、碱剩余(base excess，BE)和钾离子浓度等，动脉血液参数监测可及时、动态评价和精细调整 ECMO 系统的功能状态。但动脉血液参数监测需要建立一条血液分流，一定程度上增加了血液成分和 ECMO 系统安全被破坏的风险。

尽管血液参数监测可以弥补实验室检查的不足和减少因抽取血样侵入循环的次数，但由于 ECMO 管路设立的原则是简单和减少各种连接，许多单位并不常规监测以上血液参数。图 42-1-7 为血液参数监测仪。

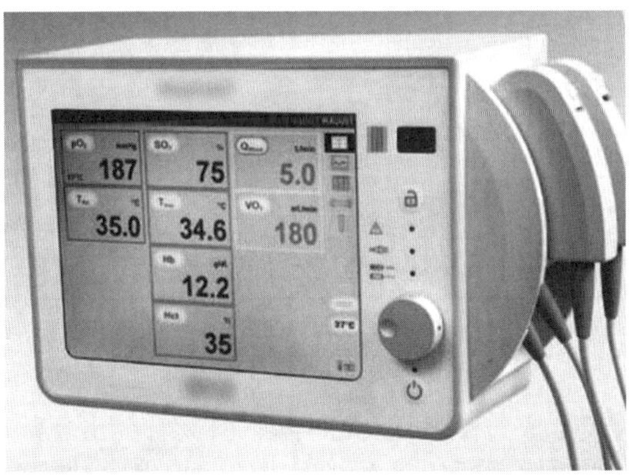

图 42-1-7　血液参数监测仪

(四) 压力监测

ECMO 环路的压力(阻力)不仅与 ECMO 系统运转的安全性相关，也与患者的安全密切相关。在 ECMO 环路中，不同部位的压力监测及其动态改变可为临床对 ECMO 系统的管理提供重要参考信息。

ECMO 环路的压力监测点主要包括：静脉引流管路、氧合器前(膜前)和氧合器后(膜后)。静脉引流的负压通常不超过 -200～-100mmHg，过高的负压将导致以下损伤：①出现“空泡释气”现象，导致血液中形成气泡和血液成分被破坏；②右心房或腔静脉组织被吸入静脉引流插管内，导致心脏或血管内皮受损；③增加了空气进入 ECMO 环路的风险，导致离心泵失功能和空气栓塞。临床上过高的负压通常意味着静脉插管口径过小或插管位置不当或/和循环血容量不足。膜前和膜后压监测目的在于：①计算压力阶差，其动态变化可评价氧合器的工作状态，特别是评估氧合器内血流通道是否有血栓栓塞或较大量的血凝形成，帮助判断是否需要更换氧合器；②评估回输插管的灌注阻力，以帮助判断回输插管的位置和状态及回输管路是否有弯折。现代离心泵均具有压力监测功能，部分产品可以设置压力报警，并将压力监测与离心泵连动，特别是避免离心泵形成过度负压导致的“释气现象”和血液成分被破坏，增加 ECMO 安全性。由于压力监测需要在 ECMO 管路上接入带鲁尔侧孔的接头，或在氧合器上接入测压管，存在局部血流淤滞和引起血栓形成、空气进入静脉管道、漏血和增加污染等风险，临床上并非在上述测压点都常规进行持续压力监测。

(五) 气泡监测

气泡监测是通过红外传感器探测血流中的气泡并通过触发报警装置来防止因各种意外将进入 ECMO 系统的空气泵入体内的安全装置。由于离心泵的工作特点和现代中空纤维膜式氧合器优秀的气泡捕捉能力，ECMO 环路在预防空气栓塞的安全性方面已明显提高，目前临床上对气泡监测已无明显依赖，且气泡监测有违 ECMO 环路简化原则。

(章晓华)

第二节　ECMO 耗材

一、离心泵泵头

离心泵泵头通常采用聚碳酸酯材料制成一个圆锥或圆柱加圆锥的结构，其底部含磁性结构，当离心泵泵头安装至离心泵驱动装置后，后者的转动通过磁力作用带动离心泵泵头内磁性结构旋转，以离心力的方式驱动血液形成前向血流。

(一) 离心泵泵头的工作特点

与滚柱式血泵相比，离心泵具有以下特点。

1. 非堵闭型血泵　泵头形成的血流量甚至血流方向不仅取决于泵的转速，还取决于血流前方(离心泵输出端)的阻力(泵的后负荷)及进入离心泵泵头内(离心泵输入端)的血容量(泵的前负荷)，即在离心泵泵头转速固定的情况下，其输出血流量甚至血流方向都可能发生变化。如 VA ECMO 时，当患者动脉血压上升或静脉引流量减少时,离心泵在转速不变时其输出流量将下降,严重时可以零输出,甚至出现逆向血流。因此在低血流量辅助时要保持稳定的血流量存在一定困难和风险。

2. 不会产生过高的负压 由于离心泵泵头非阻闭的特点,其形成的负压有限。但当其引流负压产生的引流量超过静脉回流量时,仍将产生静脉引流管的颤动和导致血细胞破坏增加。

3. 血液破坏较轻 正常使用的状态下,离心力驱动血液的方式比滚柱式血泵通过对泵管的碾压驱动血流导致的血细胞破坏(溶血反应)较轻。新型的离心泵泵头使用磁悬浮技术取代传统的轴承结构,泵头内驱动血流的叶轮稳定悬浮在驱动泵的磁场中,消除了传统离心泵因轴结构导致的产热及血流淤滞区,减轻了血液破坏。磁悬浮离心泵大幅度提高了ECMO的安全性,可作为心室辅助泵用于相对较长时间的心室辅助。

4. 不容易导致空气栓塞 在运转过程中进入离心泵泵头内的少量气体可以被捕获并滞留在泵头内;大量的气体进入离心泵泵头可使离心泵输出量明显减少甚至完全没有血流输出,避免了大量气体进入患者体内而导致灾难性的空气栓塞。但实验研究表明,进入静脉引流管路的气体仍会以微气泡的形式经离心泵进入回输管路。而在引流管路近离心泵输入端处安装储血球囊有助于减少进入回输管路的微气泡数量。

表42-2-1总结了目前我国临床使用的离心泵泵头主要参数。

表 42-2-1 目前我国临床使用的离心泵泵头主要参数

参数项目	AFFINITY CP	ROTAFLOW	REVOLUTION 5	DELTASTREAM DP3
设计原理	非对角线离心泵			对角线离心泵(离心泵结合轴流泵)
轴结构	陶瓷抗热枢轴	低摩擦点状枢轴结构	无密封中心轴,低摩擦轴承结构,磁悬浮原理	陶瓷枢轴结构加磁悬浮技术(2 000r/min以内为一点式接触,转速超过2 000r/min以磁悬浮方式旋转)
最高转速/(r·min^{-1})	4 000	5 000	3 500	10 000
最大流量/(L·m^{-1})	10	10	8	8
静态预充量/ml	40	32	57	16
出入口径	3/8”	3/8”	3/8”	3/8”和1/4”转换
工作压力/mmHg	0~780	0~750	0~800	0~600
生物涂层	Cortiva肝素及非肝素Balance生物表面双涂层	Bioline肝素涂层和Softline非肝素涂层	Ph.i.s.i(磷酰基胆碱)涂层	Rheoparin肝素涂层
工作特点	低剪切力和优秀的气泡捕捉功能	良好的液压效应和血液破坏较轻	有气泡,低流量和逆向血流报警和自动控制	高转速快速输出并可形成搏动血流

注:”英寸,1英寸=2.54cm。

(二) 离心泵相关并发症

离心泵的使用一定程度上改善了ECMO辅助安全性,但使用过程中可能出现的相关问题仍是ECMO系统出现问题和患者出现各种并发症的重要来源之一。

1. 溶血 血液破坏是目前ECMO装置导致的主要并发症之一,ECMO环路导致溶血的主要场所是离心泵。离心泵导致的溶血主要与离心泵的结构、转速、输入端负压、输出端阻力和是否有空气或血栓进入等因素有关。临床运转过程中可能导致溶血的状况主要包括以下方面:①因血容量不足或离心泵转速过快,输入端形成过高负压(此时静脉引流管会出现颤动);②泵头内驱动叶轮对血液形成的剪切力;③带转轴泵头低流量辅助状态;④泵头内血栓形成或来自引流管路、插管或体内的血栓可影响驱动叶轮转动的平衡,导致严重溶血;⑤输入端负压过高及密封性受损导致空气进入离心泵泵头内;⑥灌注插管口径与灌注流量不匹配,灌注插管位置不当或局部有血栓形成导致输出端阻力过高,文献报道灌注压力超过300mmHg即可导致血液细胞破坏增加。

2. 血栓形成 早期的离心泵泵头内血栓形成主要是因为泵头内叶轮转动与固定的轴承产热及轴承

周围血流淤滞区所致。尽管离心泵泵头结构已得到改进，但泵头内血栓形成仍可能发生。主要原因包括：①泵输出血流过慢；②经静脉引流管路和插管吸入的小栓子在泵头内增大；③抗凝效果的不确定和患者凝血功能紊乱，即便是带生物涂层的离心泵泵头，在长时间运转时，也可能导致泵头内血栓形成。泵头内血栓形成一方面可能导致或加重ECMO的溶血，另一方面可能因血栓阻碍泵头内血流通路或破坏驱动叶轮转动的平衡性导致泵衰坏，特别是在容量较小的泵头和对角设计泵头中。

3. 过度负压与释气现象 离心泵在高速运转过程中如果出现输入管路被堵闭的情况，极限状态下可能形成超过-750mmHg的负压，此时可以出现空泡释气现象，即以物理状态溶解在血液中的气体（氧气、二氧化碳等）因负压的作用而被"释放"成为气态，血液中出现气血界面，加上离心泵泵头内驱动叶轮的高速运转和前向血液的停止，导致离心泵泵头内血液红细胞破坏。虽然当这种严重的负压状态消失后部分气体可以重新溶解入血液，但溶血过程已经发生；此外，仍存在于循环中的小气泡作为"气体栓子"可进入氧合器并出现在氧合器的出血口。通常认为不超过-600mmHg的负压不会导致释气现象或导致溶血，除非血液中已经存在气血界面。

临床上离心泵形成过度负压的表现为静脉引流管路"颤动"和离心泵输出流量下降。导致过度负压的原因除了离心泵高速运转之外，还包括：①有效循环血容量不足；②静脉引流插管的位置或患者的体位有改变；③静脉插管或引流管路内血栓形成；④患者因咳嗽导致胸腔内压力改变等。临床工作过程中离心泵形成的负压在正常状态下很大程度上取决于静脉引流插管的口径和位置。为尽可能避免释气现象出现，离心泵的转速水平应尽可能控制在安全状态以内，即在ECMO工作流量状态下，静脉引流暂时完全堵闭时，其引流管路内的负压不超过-200mmHg。

4. 空气栓塞 根据离心泵的工作原理，进入静脉引流管路的大量气体将导致离心泵失去动力，虽然不会有大量空气泵入氧合器或患者体内，但形成的小气泡仍有导致患者空气栓塞的风险。此外，离心泵形成的高负压状态一方面因其释气现象可造成气体出现在血流中，另一方面可因静脉引流插管和管路部分的密封不全将空气抽吸进入血流，如管路接头不够紧闭、三通或插管侧孔的鲁尔接口松脱。尽管氧合器具有一定的气泡捕捉功能，但研究表明不等量的气泡仍可出现在氧合器的输出端并进入患者体内。

5. 逆向血流 由于离心泵的非堵闭特性，当输出端的压力超过离心泵驱动叶轮旋转产生的血流驱动力时，ECMO系统将出现逆向血流。逆向血流主要发生在低流量VA ECMO辅助时。此外，各种原因导致的离心泵突然停转也可以出现逆向血流。离心泵的低流量报警功能可在一定程度上防止逆血流的出现。对角原理设计的离心泵不存在逆向血流的风险。

6. 泵衰坏 离心泵泵头内的驱动叶轮平衡性受破坏时将出现泵衰坏。磁场干扰、血栓进入泵头或泵头内血栓形成均可能导致驱动叶轮失衡。泵衰坏主要表现为工作噪声明显增大和出现明显溶血，也可以表现为突然停止转动和无血流输出或为逆向血流。为应对可能出现的泵衰坏，临床需要有备用离心泵泵头及紧急状态下患者的处理流程，需要对相关ECMO管理人员进行更换离心泵模拟培训。

进入离心泵泵头内的空气将降低泵头驱动叶轮转动时对血液形成的离心力而影响泵输出，当大量空气进入离心泵泵头时可导致离心泵零输出而出现功能性泵衰坏，重新排气后离心泵泵头可以恢复正常工作。此外，离心泵供电和电池故障也存在离心泵停转和血液逆向流动的风险。

二、膜式氧合器

气体交换是ECMO的主要功能之一。目前临床上ECMO对氧合器的基本要求是可安全提供数天、数周甚至数月的有效气体交换功能。

1957年Kammermeyer革命性地发明了硅橡胶膜合成材料。具有气体交换功能的无孔硅橡胶膜将气与血完全分隔，并允许在一定程度的抗凝状态下循环血液长时间与之接触。气血不直接接触的膜式氧合器不仅使人工肺的进展迈出了一大步，也是ECMO可以安全使用于临床的较主要因素之一。随着1972年Kolobow报道了硅橡胶膜式氧合器作为气体交换装置长时间（16天）用于动物实验和Hill将硅橡胶膜肺用于临床心肺辅助，ECMO技术得以迅速推广。各种规格的硅橡胶膜式氧合器在临床使用了超过四十年时间。虽然硅橡胶膜式氧合器具有可靠的气体交换性能且血液成分被破坏较轻，但存在明显缺陷：①血流通路较长，可产生高达200～300mmHg阻力；②预充排气困难，需要较长时间准备；③气体交换效率较低，预充量较大；④需要使用单独的热交换器。随着相关技术和材料的进步，膜式氧合器从材料、结构和功能等众多方面已有明显的改进。目前人工材料与血液接触面积更小、生物相容性更好、体积（预充量）更小、血流阻力更低、内置变温器及具有气泡捕捉功能的抗渗漏中空纤维膜式氧合器在近十年来逐渐取代了硅橡胶膜式氧合器。此外，整合了离心泵的一体化氧合器也在临床上开始使用。与人工心脏一样更为便携的、可以随患者走动的人工肺装置也在研发之中。

(一) 中空纤维膜式氧合器的工作特点

常规心脏手术使用的聚丙烯微孔中空纤维膜式氧合器通常使用时间不超过 6～8 小时,主要是因为通过中空纤维进行气体交换的微孔结构在长时间使用时,中空纤维微孔形成的气血界面长时间暴露于血液中的磷脂质,导致气血界面表面张力降低,血浆穿过中空纤维微孔进入气相而出现血浆渗漏,进而影响气体交换功能并导致血液成分丢失和被破坏。21 世纪初,随着具有良好抗渗漏性能的聚甲基戊烯(polymethylpentene,PMP)或聚烯烃(polyolefin,PO)中空纤维材料在氧合器中的使用,中空纤维氧合器开始大量应用于 ECMO 辅助并取得令人鼓舞的临床效果。与传统的硅橡胶膜式氧合器相比,抗渗漏中空纤维膜式氧合器具以下特点:①更高效的气体交换性能,更小的预充量,减少 ECMO 系统对患者机体内环境的影响,如血液制品的使用等;②更小的非生物表面,减少全身性炎症反应和降低血栓形成的风险;③更低的压力阶差,使离心泵用于 ECMO 辅助更加安全和高效;④排气方便,并具有更好的气泡捕捉功能,方便 ECMO 快速建立;⑤容易进行生物学涂层,提高了 ECMO 环路的生物相容性;⑥与变温器一体式结构使 ECMO 系统更简单,可以快速建立并容易管理;⑦可能与离心泵泵头及相关监测探头整合成一套更完整的一体化装置,方便院外抢救和患者转运。

(二) 氧合器相关并发症

尽管目前临床用于 ECMO 辅助的膜式氧合器已有很大的进步,但导致 ECMO 安全运作时间受限及出现 ECMO 装置并发症的最主要环节之一仍是氧合器。

1. 血浆渗漏 血浆渗漏是聚丙烯中空纤维长时间与血液接触导致其疏水性受损使气血界面表面张力降低所致,尽管 PMP 中空纤维的使用大大减少了血浆渗漏的发生,但临床仍存在血浆渗漏风险。主要原因包括:①PMP 仍为带微孔结构的中空纤维膜材料;②PMP 中空纤维在生产过程中被过度牵拉导致纤维出现微小的裂口;③部分患者因其血液中的蛋白成分改变,使白蛋白对 PMP 微孔的覆盖不充分;④输入挥发性麻醉气体如异氟烷;⑤快速静脉输注脂肪乳剂。

2. 血栓形成 尽管应用生物涂层技术和使用抗凝剂,氧合器内的血栓形成在临床上仍常发生。除了肉眼可见在氧合器内的血栓外,还可表现为氧合器跨膜压力阶差上升、气体交换能力下降、D-二聚体水平上升和出现溶血反应等 ECMO 及患者参数的改变。临床应常规监测相关参数,动态观察血栓大小和位置变化,在因血栓形成导致的严重溶血、氧合器失功能或脱落至回输管路和患者体内之前,及时更换氧合器或整套 ECMO 装置。

3. 溶血 正常状态下血液流经氧合器时并不导致明显溶血反应。但氧合器仍是 ECMO 系统导致溶血的环节之一,其原因除氧合器具有较大面积的与血液直接接触的非生物表面之外,更与氧合器内的血栓形成增加了血流的剪切力有关。如果临床使用时氧合器选择过小,也可增加溶血的风险。此外,热交换器内水相与血相分隔不完整,水漏入循环血中也可导致严重溶血。

4. 空气栓塞 当中空纤维膜式氧合器中气相压力超过血相压力时,气体将进入氧合器的血相。空气栓塞主要发生在氧合器安放的水平位置高于患者腋中线水平时(安装位置不当或患者转运时),在离心泵失功能及 ECMO 输出端低压力状态下(VV ECMO 或 VA ECMO 患者低血压状态),位于高位的氧合器可出现"去预充现象",即氧合器内血液因重力作用进入患者体内,同时空气经气体交换膜进入氧合器血相;此外,当氧合器排气口堵塞导致氧合器气相压力积聚,气相压力高于血相压力时,气体将进入血相。

5. 氧合器失功能 氧合器失功能意味着需要紧急更换氧合器或整套 ECMO 环路。氧合器失功能主要表现为其工作状态不能达到生产厂商标注的技术参数水平,如气体交换效率、工作压力阶差等。氧合器失功能的发生率为 3.2%～6.4%。临床上氧合器失功能较为直观的表现是"流量/转速比"下降,即在 ECMO 过程中离心泵转速不变的前提下血流量下降,此时可不伴气体交换障碍。氧合器内大量血栓可能导致氧合器失功能,流速下降,气体交换障碍。为应对氧合器失功能和尽可能减少相关损伤,ECMO 辅助过程中需要对氧合器相关参数进行连续监测和动态评估,尽可能在可控状态下及时更换氧合器。此外,导致氧合器失功能的主要原因是进入氧合器的较低温气体在气体交换膜处形成的冷凝水使气体交换膜变"湿",降低了膜的气体交换性能。临床上可通过短暂提高氧合器供气流量或对氧合器供气进行适当加温,以清除氧合器内的冷凝血或减少因温差导致的冷凝水形成。因此,临床需要有紧急更换氧合器或整套 ECMO 环路的操作常规,并对相关 ECMO 管理人员进行定期模拟培训。

三、血管插管

ECMO 为外周血管插管建立的循环呼吸辅助装置。作为体外循环与自身循环的桥梁,ECMO 血管插管是 ECMO 建立和运转过程中的关键环节之一。一方面,外周血管直径限制了血管插管的口径;另一方面,患者对 ECMO 辅助有一定的血流量要求,如高流量血液流经小口径的插管则可导致血液成分被破坏、输入端压力过度升高和 ECMO 意外。近年来相关插管材料及结构的改进是 ECMO 设备相关并发症和患者相关并发症得以不断减少的重要原因。与常规体外循环心脏手术使用的插管相比，临床上对 ECMO 插管有更高的要求：①适合快速建立 ECMO 的需要，插管既可以切开直视置入，也可以经皮穿刺（Seldinger 法）或切开穿刺（半 Seldinger 法）的方式置入。②需要保证在安全负压状态下充分（相对足够）的静脉引流及安全阻力状态下的动脉血液回输。单纯从辅助的方面考虑，ECMO 插管应该选择尽可能大的口径，因为插管是整个 ECMO 系统中最“狭窄”的部位，根据泊肃叶定律，ECMO 系统的阻力主要来自较小口径的 ECMO 插管。③外周血管插管还需要考虑插管部位远端的供血和血液回流，如果插管远端可能出现灌注或引流不足而侧支循环又不能代偿时，需要考虑另外置入远端插管。④插管需要长时间持续保持工作状态，要求在患者翻身、活动或转运时不容易扭折或脱出。⑤置入插管后及辅助过程中，需要对插管的位置进行确认和必要时调整其位置（深度），要求插管可以在超声和 X 线下显影。⑥插管型号表示插管的外径（周长），相同型号不同种类和同一种类不同品牌的插管内径可能存在差异。⑦插管是血栓形成的高发部位，其内腔需要有生物涂层。⑧因需要长时间与组织接触和浸泡在血液之中，故对插管的材料有特殊要求。

(一) ECMO 插管的类型

1. 股动脉插管 股动脉插管要求具有足够长度和薄管壁及抗扭折结构。临床选用股动脉插管的原则之一是在目标辅助流量下，ECMO 系统离心泵输出端的压力不超过 300mmHg。但也有人认为高达 300mmHg 的压力对患者来说仍安全，尽管压力越高漏血和管路破裂的可能性越大。图 42-2-1 和图 42-2-2 分别为 Bio-Medicus 小儿和成人股动脉插管的压力流量曲线。在股动脉部位插管存在困难时，可用腋动脉或颈总动脉插管。

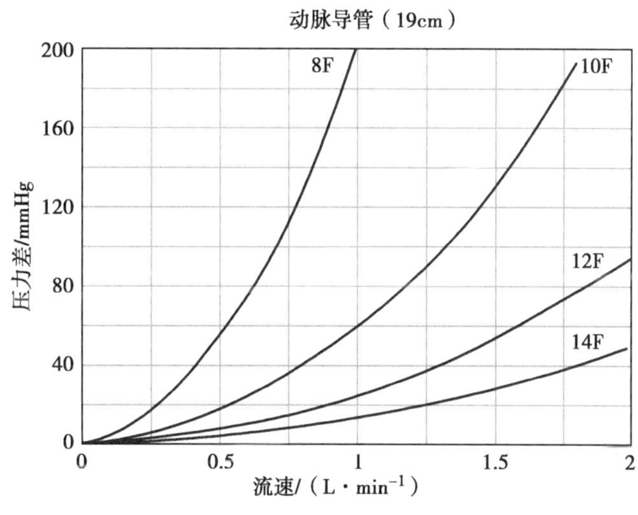

图 42-2-1 小儿股动脉插管的压力流量曲线

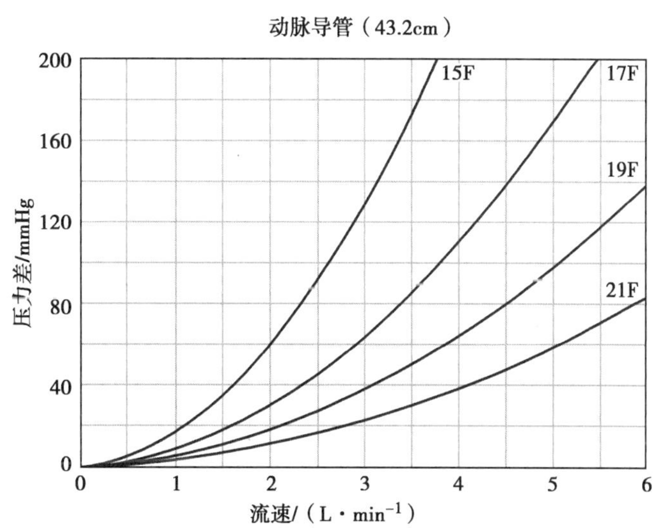

图 42-2-2 成人股动脉插管的压力流量曲线

2. **股静脉插管** 除了与股动脉插管相同要求薄管壁和抗扭折结构之外，股静脉插管还需要加长的长度，以便插管的尖端可以置入右心房水平。股静脉插管的结构更具多样性，其目的是获取尽可能充分的静脉引流，减少对负压抽吸的依赖。一般在其开放末端的侧面都有数个侧孔。图 42-2-3 和图 42-2-4 分别为 Bio-Medicus 小儿和成人股静脉插管的压力流量曲线。根据股静脉插管的压力曲线，临床选用股静脉插管的原则之一是在目标辅助流量时，插管自身的压力损失不超过 50mmHg。

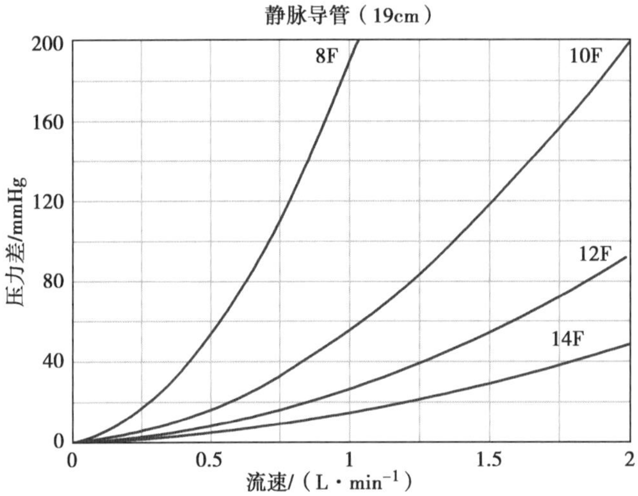

图 42-2-3 小儿股静脉插管的压力流量曲线

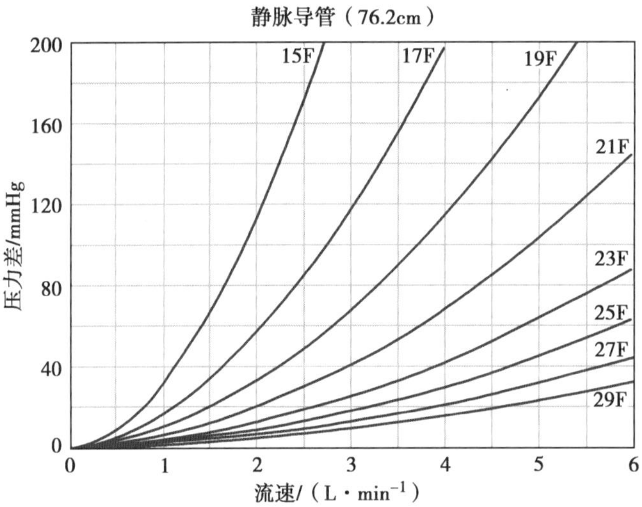

图 42-2-4 成人股静脉插管的压力流量曲线

3. **颈内静脉双腔插管** 双腔插管是专用于颈内静脉和使用于 VV ECMO 的插管，其特有的管腔双腔结构分别用于血液引流和血液回输。传统的双腔插管其中一腔开口位于与插管末端有一定距离的侧壁，用于右心房的血液引流；另一腔开口位于插管的末端，用于血液回输，其血流输出方向对着三尖瓣开口位置。为获取尽可能充分的静脉血液引流，双腔插管也可以是“二级管”或“三级管”结构。

二级管途经右心房部分的管壁四周有多个用于引流的开口；此外，插管的末端可经过三尖瓣和肺动脉瓣直至肺动脉(图 42-2-5)。三级管则是经颈内静脉置入后，插管壁的上、下两个开口(分别靠近上下腔静脉右心房开口位置)用于引流上、下腔静脉血液，氧合后的血液通过中间位于右心房近三尖瓣位置的开口用于血液回输(图 42-2-6)。

与传统的右心房-股静脉单腔插管相比，双腔插管不仅简化了 VV ECMO 的操作，同时也减少了氧合血在右心房内的自循环，提高了血液气体交换的效率。新型双腔静脉插管可提供低阻力血液引流和回输，极大方便了 VV ECMO 的建立、运转和患者管理。图 42-2-7 为 Origen Biomedical 双腔静脉插管压力流量曲线，其规格涵盖 13～32F，可用于新生儿、小儿、成人各种体重的 VV ECMO 呼吸支持。

4. **中心血管插管** 在心脏手术后不能脱离体外

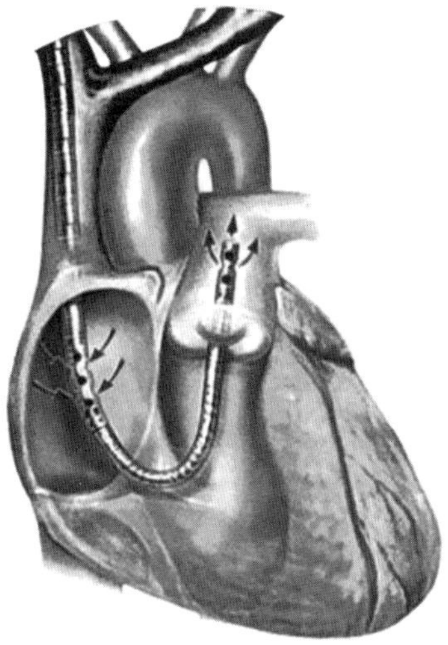

图 42-2-5　二级管(见文末彩图)

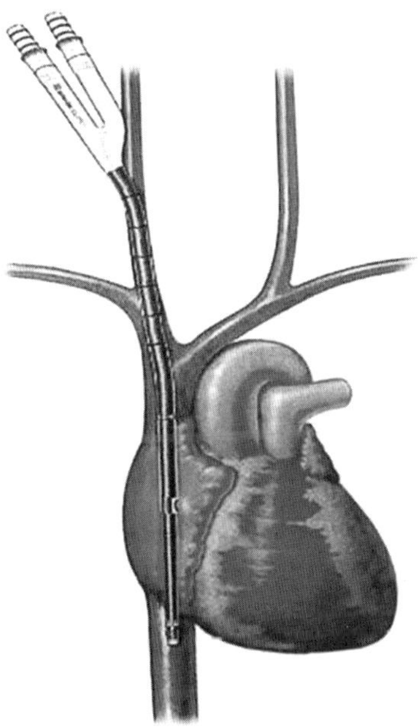

图 42-2-6　三级管(见文末彩图)

循环的状态下,特别是考虑到需要 ECMO 辅助时间不长时,ECMO 插管可沿用心脏手术体外循环使用的中心血管插管,即升主动脉和腔静脉或右心房插管。

5. 左心引流插管　ECMO 左心引流插管可使用体外循环心脏手术时使用的左心引流管,也可使用适当规格的普通直静脉插管。左心引流管并非 ECMO 常规插管,主要用于部分 VA ECMO,特别是在 ECMO 辅助状态下患者左心呈饱胀状态时。但在心脏外科术后使用 ECMO 帮助患者脱离体外循环的状况下,特别是食管超声显示左心饱胀的患者,继续沿用术中的左心引流管或在右上肺静脉位置置入左心引流管,有助于 ECMO 早期心脏功能的恢复。对未开胸的外周插管 ECMO 患者,可使用经股静脉置入穿过房间隔的左心引流管(图 42-2-8)。

(二) 插管并发症

1. 出血　ECMO 插管部位出血是 ECMO 最常见的并发症之一。即使是少量渗血,也可致血液成分大量丢失,影响循环血容量和增加异体输血量。此外,出血导致的局部血肿形成,可能压迫局部血管,影响相关肢体组织血液循环。如判断为活动性出血,应及时外科止血,必要时可更改插管部位。

2. 血栓形成　插管血栓形成可以在管腔内或插管部位的血管腔内。引流静脉插管血栓形成不仅可导致静脉引流障碍、引流负压的异常升高等后果,还可因血栓脱落导致离心泵及氧合器内出现栓塞现象,进而导致严重溶血反应和离心泵衰坏;动脉插管血栓形成,不仅可使 ECMO 血流回输阻力上升,还可能导致患者出现包括脑栓塞在内的机体动脉栓塞。尽管带生物涂层插管可一定程度降低 ECMO 过程中插管血栓形成的发生率,但血栓形成是 ECMO 插管常见并发症之一,特别是在较低流量状态下的静脉引流插管。插管局部一旦出现血栓形成应尽快更换。在进行静脉插管更换时,如果考虑插管局部静脉血管内也存在血栓形成,须及时使用取血栓导管进行静脉血管内血栓清除;更换动脉插管时,在拔出插管时先让少量动脉血喷出后再进行插管。

3. 插管移位　ECMO 运行过程中插管位置的改变将直接影响 ECMO 系统引流量和 ECMO 辅助效果,还会影响回输阻力、溶血反应等;插管松脱将导致大量失血和 ECMO 辅助中断,导致灾难性意外。在插管置入后应尽快使用 X 线或超声检查确认插管位置。ECMO 运转过程中需持续关注插管位置及其变化,及时进行必要的调整,特别是在 ECMO 相关压力监测参数出现异常或改变时。

4. 感染　插管局部污染是细菌侵入 ECMO 患者体内导致血源性感染的主要原因之一。选择正确的插管部位、插管方式,遵循无菌操作原则和进行插管局部护理是降低患者感染风险的主要措施。

四、ECMO 体外管道

(一) 管道材料

ECMO 管路大多使用聚氯乙烯(polyvinyl chloride,PVC)材料加上不同量的塑化剂。由于近年来塑化剂邻苯二甲酸二乙基己酯(di-2-ethylhexyl phthalate,DEHP)对人体的副作用日益受到关注,不含 DEHP 的管道开始使用于临床。ECMO 管道的选择主要根据患者体重和/或辅助目标流量和不同管道口径血流通过能力。表 42-2-2 显示长度为 1 米的不同管径管道在 100mmHg 压力阶差下的血流量。

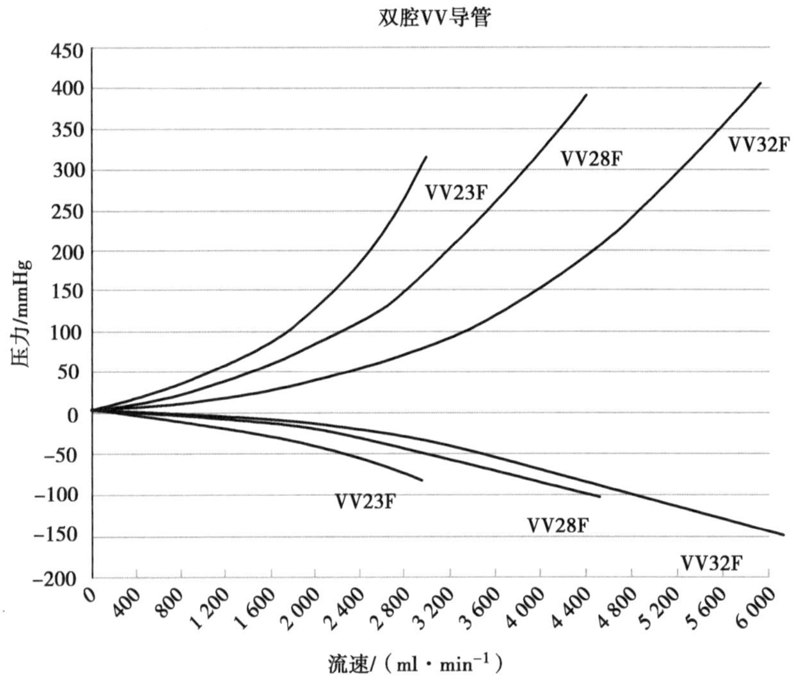

A

人全血，HCT 33%，T 25℃

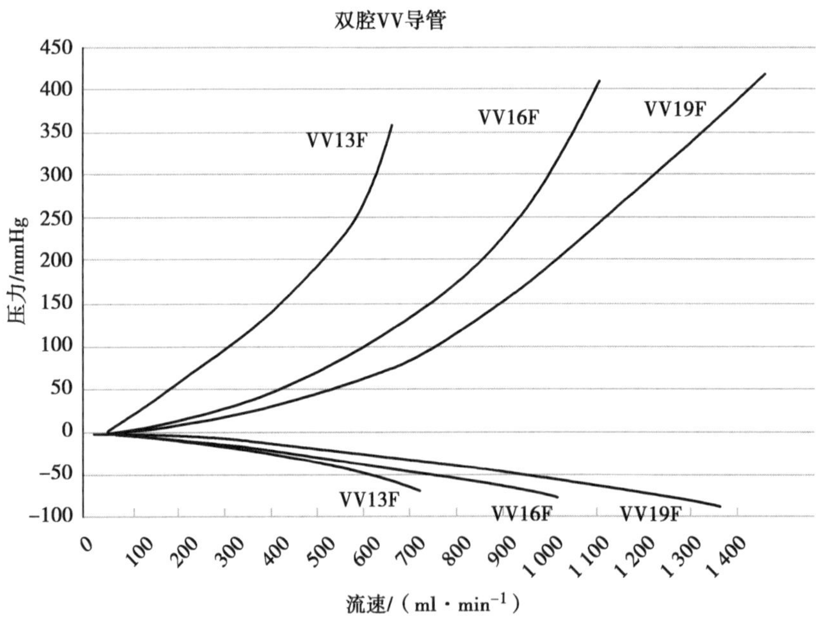

B

人全血，HCT 33%，T 25℃

图 42-2-7　Origen Biomedical 双腔静脉插管压力流量曲线

A. 导管流速特点（VV23F～VV32F）；B. 导管流速特点（VV13F～VV19F）。

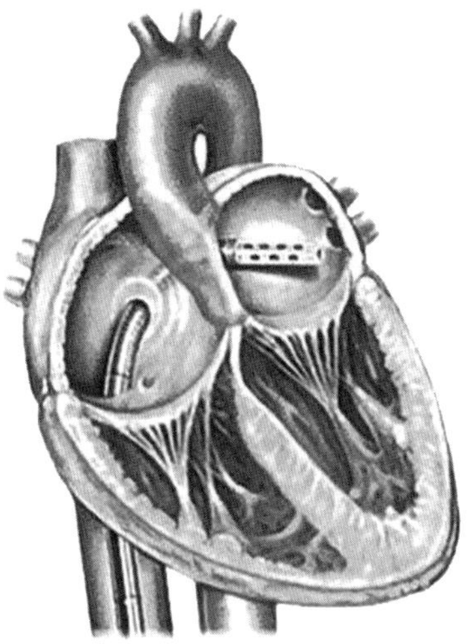

图 42-2-8　ECMO 中左心引流（见文末彩图）

表 42-2-2　不同管径在 100mmHg 压力阶差下的血流量

管径/英寸	流量/($L\cdot min^{-1}$)
3/16	1.2
1/4	2.5
3/8	5.0
1/2	10.0

目前 ECMO 基本采用 1/4 英寸和 3/8 英寸口径的管道。管道口径选择除了平衡 ECMO 系统预充量及血流阻力之外，还需要考虑管道内血液流动的速度及与其他 ECMO 装置接口相匹配。血流速度过快可导致 ECMO 环路阻力增大，血细胞可因遭受更大的剪切力而使破坏增加；血流速度过慢或局部涡流可因血液与人工材料接触时间延长而导致血栓形成。

（二）ECMO 套包

ECMO 生产商通常提供含有离心泵泵头、氧合器和体外管路一体的 ECMO 套包以方便临床快速安装和安全使用，减少各装置连接时污染的机会。不同的生产厂商其 ECMO 套包不同，大的 ECMO 中心多数按自己的要求定制相应结构的 ECMO 套包；而 ECMO 数量不多的中心则可能在厂商提供的 ECMO 套包基础上进行必要的改装；也有部分厂商或医疗中心使用“散装”的不同口径的管道进行连接组装。由于 ECMO 并非常规的医疗措施，病例数量有限，市售 ECMO 套包规格有限，生产厂商目前并不能够为临床提供有最为理想口径和结构的 ECMO 套包。

ECMO 环路系统的使用原则主要包括以下方面：①尽可能短的管道，以减少 ECMO 系统的预充量，减少局部管道扭折风险，减少与血液接触人工材料的表面积以尽可能减轻因此导致的炎症反应和减少血栓形成的机会，减少热量丢失；②ECMO 装置与患者之间的管道需要保持一定长度，以便患者活动和转运，如外出进行有关检查、清醒 ECMO 时的肢体活动等；③与各种 ECMO 装置相匹配，如离心泵、氧合器；④尽可能少的连接，减少涡流出现和因此导致的血细胞被破坏和局部血流淤滞导致的血栓形成，减少因压力突然明显升高导致的连接崩脱而发生的 ECMO 意外；⑤带有鲁尔侧孔的接头还存在空气栓塞和出血的风险；⑥尽量避免使用“Y”形接头建立连接输入端和输出端管道的“桥”结构，以减少血液淤滞和血栓形成及其导致的相关损伤；⑦管道连接部位需要适当加固，如生产厂商使用化学方法黏合，或临床上使用“索带”进行连接部位的加固；⑧如 ECMO 管路为临时自行组装，按照每一段管道的长度应有一个准确的预案，并需要特别注意无菌技术。

ECMO 管路中应尽可能减少外接旁路的设置和使用，以减少血液被污染的机会。尽量避免在患者与离心泵输入端设置外接旁路，以降低空气栓塞风险。常规在氧合器血流入口和出口各设置一个外接旁路开口，以便获取血气分析血样和进行压力监测。必要时可在环路的正压管路上建立 CRRT 旁路。ECMO 运转过程中需要关注各旁路开口局部的抗凝和执行严格的无菌操作。

五、涂层技术

血液与 ECMO 环路的非生物表面接触和由此激发的全身性炎症反应仍是影响 ECMO 患者安全的重要因素之一。因 ECMO 环路的非生物表面，无法避免需要使用抗凝剂进行抗凝治疗，出血成为 ECMO 患者最主要的并发症；此外，血栓形成仍为 ECMO 系统和患者的重要并发症之一。由于患者个体差异，特别是体外循环心脏手术后患者凝血功能紊乱，加上出凝血监测技术的不完善，抗凝药物用量控制存在一定困难。目前 ECMO 环路与血液接触的内表面生物涂层技术主要有两种：使用肝素、一氧化氮或血小板抑制药物进行的生物活性涂层，和使用磷酰基胆碱、白蛋白或聚氧化乙烯（PEO）的生物惰性涂层。针对临床出现肝素诱导的血小板减少症（heparin-induced thrombocytopenia，HIT）患者，可选用非肝素生物涂层产品。

ECMO 系统的生物涂层技术可减少血液中补体系统、凝血系统和纤溶系统的激活，减少炎症介质释放，减轻机体炎症反应和由此导致的相关损伤。虽然生物涂层技术的使用增加了 ECMO 环路的生物相容性，减轻了临床对抗凝药物的依赖，但临床上出血、血栓形成和溶血等相关并发症在 ECMO 过程中发生率仍相当高，其主要原因可能与患者状态及临床处置有关。

六、耗材选用原则

ECMO 耗材的选用以患者可以获得充分的辅助氧合血流量和 ECMO 运转安全为原则。决定 ECMO 系统血流量和影响其安全性的相关因素主要包括：①血管插管的部位；②插管的口径；③静脉引流管的口径；④ECMO 环路中血液流经各装置的阻力；⑤泵的转速和特性；⑥氧合器性能。不同年龄段患者最高目标血流量不同，通常认为新生儿为 100～150ml/(kg·min)、儿童为 80～100ml/(kg·min)、成人为 60ml/(kg·min)。VV ECMO 或某些特定状态下，如单一心室的功能严重受损和败血症患者，可能需要更高的目标血流量。临床上实际目标血流量可以参考 SvO_2 水平，以维持混合静脉血氧饱和度或 SvO_2 高于 65% 为标准。ECMO 耗材选择不当不仅影响辅助效果，且可能增加 ECMO 及患者并发症发生率，影响 ECMO 患者预后。

作为需要连续工作数天、数周或数月的长时间生命支持系统，ECMO 运转过程中需要保持对整个 ECMO 设备及环路进行持续、定时、动态观察，并密切关注辅助血流量、气体交换功能、跨膜压力阶差及相关实验室监测参数的改变，以及时评价 ECMO 系统的功能状态，及时对相关装置或整个 ECMO 环路进行更换。此外，其运转过程中的设备和耗材均可能出现意外，临床上需要常规配备备用设备和耗材，最好有已经预充好的另外一套 ECMO 系统。

随着 ECMO 作为人工心肺支持系统在心脏呼吸骤停抢救中发挥越来越重要的作用，为适应抢救工作的需要，对 ECMO 系统的便携性要求越来越高；ECMO 系统及患者的高并发症发生率及 ECMO 技术的掌握需要较长的学习曲线，ECMO 患者通常需要集中管理，患者的转运将会是 ECMO 技术中不可或缺的环节。鉴于以上多个原因，ECMO 设备和装置将需要在产品性能安全和稳定、快速建立、方便转运、自动反馈智能化控制、延长安全使用时间、方便护理和患者康复治疗等多个方面进行改进，以改善患者预后和适应社会对 ECMO 的需要。

（章晓华）

思考题

1. ECMO 插管相关并发症有哪些？
2. ECMO 运行过程中氧合器常见并发症有哪些？
3. ECMO 运行过程中离心泵常见并发症有哪些？

参考文献

[1] PHILIPP A, SOMER F D, FOLTAN M, et al. Life span of different extracorporeal membrane systems for severe respiratory failure in the clinical practice [J]. PLoS One, 2018, 13(6): e0198392.

[2] OBRIEN C, MONTEAGUDO J, SCHAD C, et al. Centrifugal pumps and hemolysis in pediatric extracorporeal membrane oxygenation (ECMO) patients: An analysis of extracorporeal life support organization (ELSO) registry data [J]. Pediatr Surg, 2017, 52(6): 975-978.

[3] DELAPLAIN P T, ZHANG L, NGUYEN D V, et al. Effect of pump type on outcomes in neonates with congenital diaphragmatic hernia requiring ECMO [J]. Perfusion, 2018, 33(1): 71-79.

[4] ITOH H, ICHIBA S, UJIKE Y, et al. Effect of the pulsatile extracorporeal membrane oxygenation on hemodynamic energy and systemic microcirculation in a piglet model of acute cardiac failure [J]. Artif Organs, 2016, 40(1): 19-26.

[5] CHAN C H H, PIEPER I L, HAMBLY R, et al. The centriMag centrifugal blood pump as a benchmark for in vitro testing of hemocompatibility in implantable ventricular assist devices [J]. Artif Organs, 2015, 39(2): 93-101.

[6] IIZUKA K, KATAGIRI N, TAKEWA Y, et al. Evaluation of the novel centrifugal pump, CAPIOX SL, in chronic large animal experiments [J]. Artif Organs, 2018, 42(8): 835-841.

[7] KUSTERS R W, SIMONS A P, LANCE M D, et al. Blood warming, pump heating and haemolysis in low-flow extracorporeal life support: An in vitro study using freshly donated human blood [J]. Perfusion, 2017, 32(1): 27-34.

[8] SHANKARRAMAN V, KOCYILDIRIM E, OLISA S E, et al. Biocompatibility assessment of the levitronix centrimag adult ECMO circuit in a model of acute pulmonary hypertension [J]. ASAIO J, 2014, 60(4): 429-435.

[9] GLASS K, TRIVEDI P, WANG S, et al. Building a better neonatal extracorporeal life support circuit: Comparison of hemodynamic performance and gaseous microemboli handling in different pump and oxygenator technologies [J]. Artif Organs, 2017, 41(4): 392-400.

[10] SPENCER S B, WANG S, WOITAS K, et al. In vitro evaluation of an alternative neonatal extracorporeal life support circuit on hemodynamic performance and bubble trap [J]. Artif Organs, 2017, 41(1): 17-24.

[11] NEAL J R, QUINTANA E, PIKE R B, et al. Using daily plasma-free hemoglobin levels for diagnosis of critical pump thrombus in patients undergoing ECMO or VAD support [J]. J Extra Corpor Technol, 2015, 47(2): 103-108.

[12] HASTINGS S M, DESHPANDE S R, WAGONER S, et al. Thrombosis in centrifugal pumps: Location and composition in clinical and in vitro circuits [J]. Int J Artif

Organs, 2016, 39(4): 200-204.
[13] EASH H J, JONES H M, HATTLER B G, et al. Evaluation of plasma resistant hollow fiber membranes for artificial lungs [J]. ASAIO J, 2004, 50(5): 491-497.
[14] HODGE A B, DEITEMYER M A, DUFFY V L, et al. Plasma free hemoglobin generation using the EOS PMP™ oxygenator and the centriMag® blood pump [J]. J Extra Corpor Technol, 2018, 50(2): 94-98.
[15] WILLIAMS D C, TURI J L, HORNIK C P, et al. Circuit oxygenator contributes to extracorporeal membrane oxygenation-Induced hemolysis [J]. ASAIO J, 2015, 61(2): 190-195.
[16] PALMER O, PALMER K, HULTMAN J, et al. Cannula design and recirculation during venovenous extracorporeal membrane oxygenation [J]. ASAIO J, 2016, 62(6): 737-742.
[17] ABDEL-SAYED S, VON SEGESSER L K. New dual lumen self-expanding catheter design requiring less suction [J]. ASAIO J, 2016, 62(4): 427-431.
[18] MILLAR J E, FANNING J P, MCDONALD C I, et al. The inflammatory response to extracorporeal membrane oxygenation (ECMO): A review of the pathophysiology [J]. Crit Care, 2016, 20: 387.

第四十三章

ECMO 抗凝管理

学习目标

掌握：

1. 人体正常凝血机制。
2. ECMO 对凝血系统影响。
3. ECMO 期间常规抗凝及抗凝监测。

熟悉：

1. 抗凝药物作用机制。
2. ECMO 抗凝前评估。

了解：

1. 特殊情况下抗凝。
2. 替代抗凝药物。

随着生物医学工程技术的发展和新型高分子材料与制造工艺的改进，体外循环设备和耗材已经有了长足的进步。但这些人工材料依然无法完美地模拟人体血管内皮功能，仍然无法避免血液和生物材料直接接触所致的炎症反应及人体凝血系统的激活。ECMO 期间，血液与外源人工表面材料持续不断地接触，激活人体的凝血系统，使得正常的凝血与抗凝血平衡被打破，转向高凝状态。因此，需要使用足量的抗凝药物防止 ECMO 管路血栓的形成，同时又要最大限度地维持患者凝血功能，减少出血的发生。此外，ECMO 一般需要维持较长的时间，这种凝血与抗凝平衡的维持犹如长期"走钢丝"，稍有不慎，患者可能会因为血栓或出血的并发症，导致严重后果。

第一节　ECMO 抗凝基础

一、人体正常凝血

人体凝血机制包括凝血和抗凝两个方面，两者间的动态平衡是机体维持正常体内血液流动状态和防止血液丢失的关键。机体的正常凝血主要依赖于完整的血管壁结构和血管内皮功能、有效的血小板质量和数量以及正常的血浆凝血因子活性。

（一）凝血因子

血浆与组织中直接参与血液凝固的物质称为凝血因子。国际命名法按发现的顺序将其用罗马数字编号的有 12 种（表 43-1-1），此外还有激肽释放酶、高分子量激肽原和血小板磷脂等。

（二）血小板

血小板具有黏附、聚集、释放、吸附和收缩等多种生理特性。血小板的主要生理功能是参与生理性止血。生理性止血首先表现为损伤刺激反射性引起局部血管收缩和血小板释放 5-羟色胺和血栓素 A_2 等缩血管物质，使受损局部小血管收缩，局部血流减少，实现初步止血。继而血小板发生黏附并聚集于血管破损处，形成血小板血栓，实现初期止血。血管受损启动凝血系统，在局部迅速发生血液凝固，形成不溶性的纤维蛋白并与血小板交织成网，形成稳定血凝块，达到永久性止血。在此过程中，血小板可以为凝血因子提供磷脂表面（PF3）；释放因子XIII、腺苷二磷酸、5-羟色胺和血栓素 A_2 等物质，促进血液凝固；吸附多种凝血因子，促进凝血过程的发生。

（三）抗凝系统

人体正常生理情况下，血液中虽含有各种凝血因子，但不会形成血栓。这是因为：①正常血管内皮完整光滑，因子XII不易被激活，因子III（组织因子）不易进入血管内，故不会启动内源或外源性凝血过程；

表 43-1-1 凝血因子名称及来源一览表

凝血因子	同义名	合成部位	凝血因子	同义名	合成部位
Ⅰ	纤维蛋白原	肝脏	Ⅷ	抗血友病因子	内皮细胞、单核细胞和肝脏
Ⅱ	凝血酶原	肝脏*			
Ⅲ	组织因子	内皮细胞	Ⅸ	血浆凝血激酶	肝脏*
Ⅳ	Ca^{2+}	/	Ⅹ	斯图亚特因子	肝脏*
Ⅴ	前加速素	内皮细胞和血小板	Ⅺ	血浆凝血活酶前质	肝脏
Ⅶ	前转变素	肝脏*	Ⅻ	接触因子	肝脏
			ⅩⅢ	纤维蛋白稳定因子	肝脏和血小板

注：* 合成需维生素 K 参与；原有因子Ⅵ命名，后发现实质为活化因子Ⅴ（Ⅴa），后取消命名。

②血流速度快，即使有局部的凝血因子被激活，也会被血流冲走，并在肝、脾等处被单核巨噬细胞吞噬并清除；③纤维蛋白溶解系统的活动，可迅速溶解所形成的少量纤维蛋白；④血浆中有多种生理性的抗凝蛋白，主要包括抗凝血酶（antithrombin，AT）、蛋白 C 系统和组织因子途径抑制物（tissue factor pathway inhibitor，TFPI）等，这些抗凝蛋白可以针对性地灭活处于被激活的凝血因子。此外，血管内皮细胞分泌的血栓调节蛋白等物质在抗凝调节中也扮演着重要的作用。

1. 抗凝血酶 旧称抗凝血酶Ⅲ，是肝脏和血管内皮细胞合成的一种丝氨酸蛋白酶抑制物，能与凝血酶（Ⅱa）结合形成复合物而使其失活，还能封闭因子Ⅶa、Ⅸa、Ⅹa、Ⅺa 和Ⅻa 的活性中心，使这些因子失活从而达到抗凝作用，抗凝血酶是人体最重要的生理性抗凝蛋白之一。正常情况下，抗凝血酶的直接抗凝作用弱而慢，但与肝素结合后，其抗凝作用显著增强。

2. 蛋白 C 系统 主要包括蛋白 S、血栓调节蛋白和活化蛋白 C 抑制物。活化蛋白 C 在蛋白 S 的辅助下，可以灭活Ⅷa、Ⅴa，达到抗凝的目的。另外还有促进纤溶的作用。

3. 组织因子途径抑制物 组织因子途径抑制物的主要作用是直接抑制因子Ⅹa 的活性，在 Ca^{2+} 存在时，灭活因子Ⅶ与因子Ⅲ复合物，发挥抑制外源性凝血途径的作用。

（四）纤溶系统

纤溶包括纤溶激活和降解、纤溶抑制两个基本过程。正常生理情况下，二者相互维持动态平衡。参与纤溶激活和降解的物质包括纤溶酶原、纤溶酶和纤溶酶原激活物；参与纤溶抑制的物质包括纤溶酶抑制物和纤溶酶原激活物抑制物。纤溶酶作用于纤维蛋白或纤维蛋白原分子肽链上，可将其水解成很多可溶性的小分子肽，称之为纤维蛋白降解产物（fibrin degradation product，FDP），包括 D- 二聚体等。这些物质可以作为纤溶系统活化的标志物。

凝血与纤溶是两个既对立又统一的功能系统，两者之间保持动态平衡（图 43-1-1），既能使人体在出血

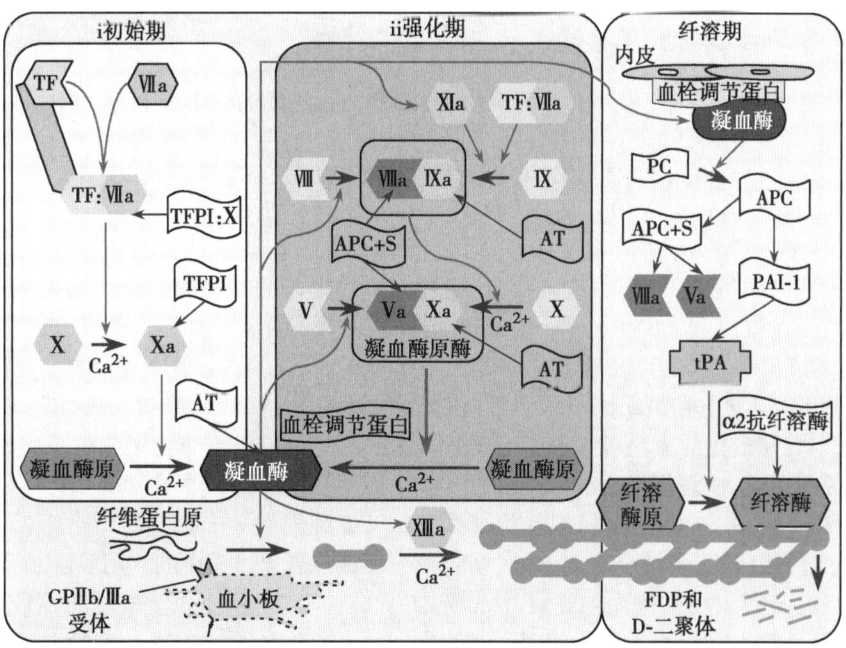

图 43-1-1 体内正常凝血机制图（见文末彩图）

时能有效地止血，又能防止血凝块生成堵塞血管，维持血流通畅。如果凝血作用大于纤溶，易形成血栓；反之，易发生出血倾向。

二、ECMO 对凝血系统的影响

2018 年 ELSO 报告显示，ECMO 期间的出血和血栓发生率高达 40%～70%。究其原因，ECMO 对凝血系统的影响不仅取决于 ECMO 系统，也与患者的疾病状态密切相关。正常生理状态下，体内凝血系统维持着微妙的动态平衡。平衡的维系取决于三个要素：血管、血流和血液成分。血管主要是指血管结构的完整性和血管内皮的调节功能；血流主要包括血流速度（慢流、对血小板剪切力的变化）和血流方式（湍流、涡流）等；血液成分主要是指参与凝血的物质（凝血因子、血小板）的数量与质量。ECMO 过程中，上述三个要素均发生了显著的非生理性变化：血液直接暴露于非内皮细胞表面的人工材料；高剪切力与湍流；血液成分稀释、吸附、激活和消耗等，对人体的凝血系统产生了显著的影响。

（一）ECMO 中的凝血激活

ECMO 中凝血系统通过内外源性凝血途径激活。内源性凝血途径主要是血液与生物材料接触，生物材料选择性吸附纤维蛋白原，纤维蛋白原黏附于生物材料表面产生构象改变，进而激活血小板导致血小板脱颗粒，从而因子Ⅻ被吸附并激活内源性凝血途径。此外，ECMO 也通过外源性凝血途径激活凝血系统。补体系统介导的炎症反应以及巨噬细胞和细胞因子增加组织因子的表达并激活血小板。血小板和单核细胞沉积在血流湍流处和氧合器等可能形成凝块的部位，并能表达组织因子。这些由 TF 暴露和接触激活触发的凝血酶生成过程发生在管路和微循环中。图 43-1-2 描述了在 ECMO 期间发生的凝血酶生成过程。

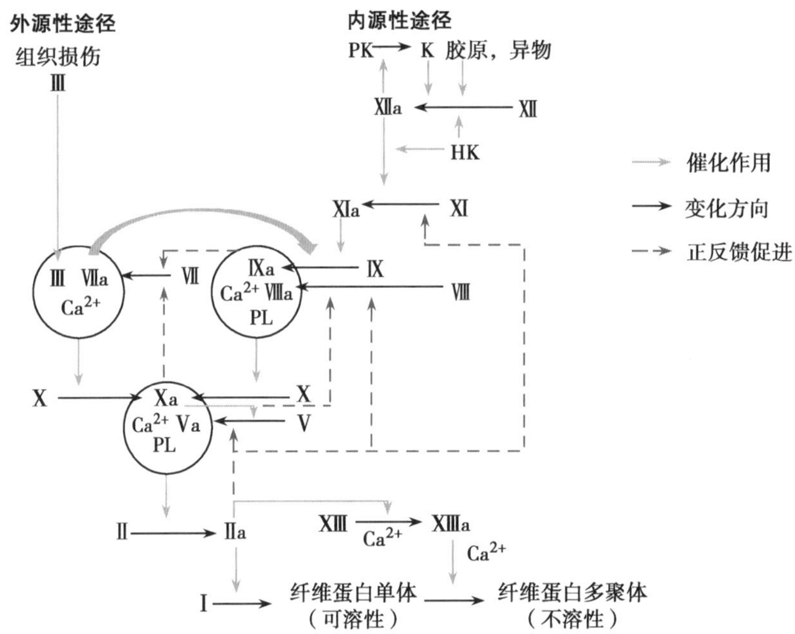

图 43-1-2 ECMO 期间凝血酶产生过程的原理图（见文末彩图）

PK，高分子激肽原；HK，激肽释放酶；PL，凝脂。

近些年发展起来的“基于细胞的止血模型”解释 ECMO 过程中的凝血激活会比经典的“凝血瀑布”学说更便于理解。该模型包含启动、放大和倍增三个过程，这三个过程分别发生在组织因子承载细胞（TF bearing cell）、血小板及活化的血小板表面。启动阶段的组织因子释放是关键，血管损伤时刺激组织因子承载细胞表达组织因子，并在炎症、单核细胞的持续刺激下大量表达，这些组织因子结合会与 FⅦa 结合形成 FⅦ-TF 复合物，从而激活共同凝血途径生成凝血酶，这一过程是凝血放大和促凝过程的前提。在放大阶段，血小板及相关辅因子被活化（Ⅴ、Ⅷ和Ⅺ）并导致更多的凝血酶生成。紧接着进入倍增阶段，Ⅸa 通过Ⅷa 结合在血小板表面，变成加速因子，进一步活化Ⅹa，Ⅹa 与Ⅴa 形成复合物结合在血小板、红细胞等的磷脂表面，这会导致“井喷式”的凝血酶生成，最终使血小板与纤维蛋白形成稳固血凝块。这一“基于细胞模型”与经典“凝血瀑布”学说的不同之处在于：“基于细胞模型”更加强调了细胞和细胞片段，尤其是血小板在凝血过程中的作用。

（二）ECMO 对凝血系统的影响

ECMO 会打破生理性的血液稳态，其中对人体凝血系统影响最显著的因素莫过于非生理内皮细胞化的人工材料。尽管现在的ECMO系统材料普遍采用肝素涂层的生物材料，但到目前为止，任何类型的ECMO材料都无法完全模拟血管内皮细胞的功能，无法避免对血液系统产生影响。ECMO通过异物接触激活因子Ⅻa，损伤血管释放组织因子，激活血小板，引发炎症反应刺激组织因子承载细胞等多种因素，激活并加速凝血进程，使机体呈现高凝状态或血栓形成。

1. 蛋白吸附 血液中的蛋白质会在接触人工表面时立即产生蛋白吸附效应。ECMO管道对血小板白蛋白和纤维蛋白原的亲和力最强，对血中的其他蛋白质，例如免疫球蛋白和其他凝血因子吸附力较弱。这种蛋白吸附效应一般需要24小时左右达到饱和。

2. 促炎反应 ECMO诱发促炎反应的机制非常复杂，既有外源性管道对白细胞的刺激，也有患者本身病情对炎症反应系统的刺激，以及感染或药物等因素。综合结果使得机体出现SIRS。这些促炎反应会进一步促进凝血反应，加重高凝倾向。

3. 激活补体 ECMO对补体系统的激活主要依赖补体的旁路激活途径，该途径无需抗体或免疫复合物。补体系统激活后，可产生促凝和促炎反应，该反应开始时较缓慢，但一旦C3a转化酶（C3bBb）形成，后续反应将会立即加速。活化的补体系统还会引发溶血反应，使游离血红蛋白升高。

4. 激活纤溶 在凝血系统被激活后，生成的凝血酶会同时引发组织型纤溶酶原激活物（tissue-type plasminogen activator，tPA）激活纤溶酶，纤溶系统激活有助于降解已经形成的纤维蛋白。尽管如此，ECMO系统会持续产生凝血酶，内源性的抗凝和纤溶系统无法完全抵消促凝的作用，需要使用外源性抗凝剂，帮助维持凝血系统的平衡。

5. 其他影响 ECMO血流产生的高剪切力还会使血管性血友病因子（von Willebrand factor，vWF）发生构象变化，使其更容易被剪切酶分解，使得血中有活性的vWF含量减少，导致获得性vWF缺乏症的发生。

（三）ECMO对血小板的影响

1. 血小板计数下降 在ECMO开始的1～2小时内，血小板计数即可下降到正常水平的40%，且在ECMO期间，血小板计数随时间延长而持续减少。导致血小板减少的原因主要有：①ECMO预充、出血等导致的血液稀释；②ECMO的高流量产生的剪切力及湍流会激活血小板，使其黏附聚集在人工材料表面；剪切力和湍流会使受损伤细胞显露胶原，释放vWF，进而使血小板通过糖蛋白Ⅰb受体（GPⅠb）发生黏附，并在血小板表面表达出GPⅡb/Ⅲa受体与吸附在人工材料表面的纤维蛋白原或其他蛋白相链接，这个过程与凝血系统同时活化并相互促进；③部分活化的血小板潴留在肝脾等脏器中；④支持过程中血液在管道中的非生物性切应力导致血小板破坏；⑤ECMO过程中氧合器氧合需要高浓度氧，导致氧化应激反应产生过氧化氢等物质造成血小板的激活与损害。如果血小板计数小于20×10^9/L，就会发生自发性出血。通常的做法是输注血小板，使计数保持在80×10^9/L以上。即使血小板计数超过80×10^9/L，血小板功能也可能受到损害。

2. 血小板功能下降 在ECMO系统抗凝的情况下，依然存在微聚集、促凝物质等对血小板产生持续的刺激，导致剩余的大部分血小板均发生不同程度的激活、脱颗粒变化，从而表现出血小板聚集功能下降。此外，ECMO中使用的肝素抗凝也会降低血小板的聚集功能。因此，ECMO期间常需输注正常功能的血小板来降低出血风险。激肽释放酶抑制剂（抑肽酶或氨甲环酸）可以改善血小板功能。

（张李涛　刘　燕）

第二节　ECMO常规抗凝

抗凝对于维持ECMO管道的通畅以及降低患者的血栓风险非常必要。ECMO抗凝应明确抗凝剂的作用机制和各种实验室检测指标的特点及临床应用，同时做到抗凝的个体化。

一、抗凝前的准备

一旦患者确定准备进行ECMO，如果条件允许，应该尽量获得患者的全面基础血液学实验室数据。这些检测包括血常规、PT/INR、APTT、纤维蛋白原、D-二聚体、ACT、AT和血栓弹力图等。对于严重凝血功能紊乱的患者，如果可能，应在ECMO前通过使用新鲜冰冻血浆（fresh frozen plasma，FFP）、冷沉淀、血小板或维生素K等将之纠正，有利于ECMO期间肝素抗凝的管理。

二、普通肝素作用机制

ECMO支持可选用的抗凝剂有多种，截至目前，普通肝素依然是ECMO应用最广泛的抗凝剂。普通肝素显著的优点在于抗凝效果显著，且剂量-效应明确；可被鱼精蛋白快速中和；价格便宜，使用方便。其缺点在于抗凝效果存在的个体间差异；可引起肝素诱导的血小板减少症（HIT），并存在其他副作用，比如骨质疏松、肝素过敏等。低分子量肝素因分子量小、免疫原性低，可使HIT的发生率降低，但其固有的不足也使其不宜作为ECMO抗凝剂使用：①抗凝效果不能达到体外循环的要求，对接触性血栓抑制能力偏弱；②半衰期过长，依赖肾脏代谢，剂量管理较困难；③鱼精蛋白不能有效中和。因此，普通肝素仍是ECMO抗凝的首选。而了解肝素的作用机制，有助于优化肝素抗凝的管理。

普通肝素是一种硫酸多聚糖，平均含有45个戊糖基团，分子量3 000～30 000kDa。商品化普通肝素多提取自猪或牛的肠、肺等组织。肝素是一种典型的间接抗凝剂，本身不具有抗凝活性，其发挥抗凝作用的机制是与血中的抗凝血酶（AT）结合，极大地放大AT的抗凝活性（1 000～2 000倍），并增强组织因子途径抑制物（TFPI）活性，从而实现抗凝的目的（图43-2-1）。肝素进入血中，大部分肝素分子与血中单核细胞、内皮细胞和蛋白结合（肝素快速清除途径），少量以游离形式存在，只有约1/3的肝素分子与AT结合，形成肝素/AT复合物，这一部分才是肝素产生抗凝活性的主体。这种分布的差异是导致个体间肝素抗凝效应不一致的主要原因。肝素/AT复合物可以高效地灭活凝血酶（因子Ⅱa）、Ⅹa、Ⅸa、Ⅺa和Ⅻa，同时还可以拮抗凝血酶诱导的血小板、Ⅴ、Ⅷ和Ⅺ等因子的活化，从而实现抗凝的目的。肝素/AT复合物可以灭活已经形成的凝血酶，但并不能阻止凝血酶的形成，也不能灭活已经与纤维蛋白结合的凝血酶。

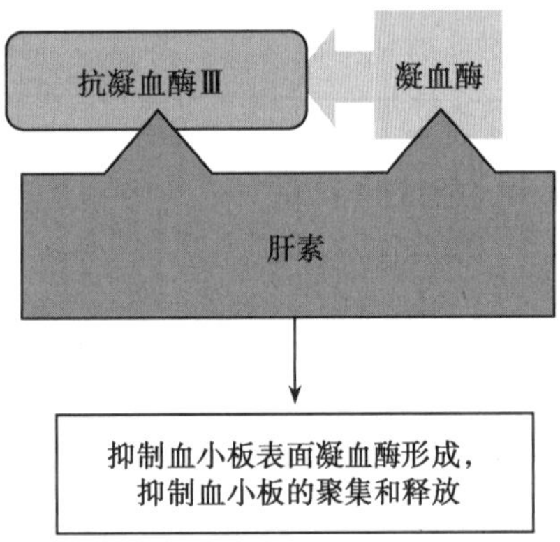

图43-2-1 肝素-AT抗凝作用示意图

肝素相关的出血发生率与肝素剂量呈正相关，同时也与患者的疾病、手术或侵入性操作、合并用药等有关。肝素过量时，可导致出血增加，甚至发生致命性出血；肝素剂量不足时，无法达到抗凝效果。因此，凝血监测指导下的剂量调整已成为肝素抗凝的标准化程序。

三、普通肝素抗凝的监测

尽管ECMO本身会激活凝血，需要抗凝，但抗凝的时机和强度需要结合患者出血与血栓的风险来个体化权衡。例如，体外循环心脏手术后患者在术后24小时内往往伴随出血、引流增多或高出血风险状态，此时如桥接ECMO则应优先解决出血问题，在ECMO早期可选择低强度抗凝甚至不抗凝，待出血症状改善或停止后，再逐步增加抗凝剂量；而对于无明显出血风险的患者，则应尽快使肝素抗凝达标。常用于肝素抗凝监测的指标有以下几个。

1. 活化凝血时间（activated clotting time，ACT） ACT检测的是从全血与激活剂（高岭土、硅藻土和玻璃珠等）混合到血液发生凝固的时间，反映的是总体凝血功能，包括各个凝血因子、血小板以及红、白细胞等全部成分的综合表现。ACT作为典型的床旁检测方式，操作便捷、快速，广泛用于ECMO期间的抗凝监测。ACT正常值为60～120秒，ECMO中建议ACT维持在180～220秒。但ACT仅是一种监测肝素抗凝效果的粗略手段，其结合受除肝素外的很多因素干扰，例如低纤维蛋白水平、血小板减少、凝血因子缺乏，甚至是低体温和血液的稀释（表43-2-1）。这导致ACT与肝素剂量间的相关性较差，且不同ACT仪器间的结果变异较大，使得监测普通肝素方面存在潜在的盲区。因此，建议在ECMO期间，常规使用ACT监测时，间歇性地与其他肝素监测指标相互搭配使用。需要注意的是监测ACT的仪器很重要，建议使用精确度高的仪器。部分国产试管式ACT监测仪系统误差较大，不宜用于ECMO持续监测。

影响ACT的因素：①低温；②血液稀释；③治疗因素，如肝素、华法林、抑肽酶、血小板抑制物（抗血小板药物、抗血小板抗体）、直接凝血酶抑制剂和鱼精蛋白等；④血小板计数异常（减少或升高）；⑤凝血因子含量异常（缺乏或升高），如内源或外源性凝血因子，或纤维蛋白原含量或功能异常；⑥抗凝血酶水平；⑦疾病状态，如抗磷脂综合征。

2. 活化部分凝血活酶时间（activated partial thromboplastin time，APTT） 将乏血小板血浆与激活剂（硅藻土、鞣花酸等）一起孵育，检测从加入钙离子和外源性磷脂到纤维蛋白形成的时间即为APTT。APTT是经典的内源性凝血途径缺陷的筛查项目，激活的原理与ACT类似，区别之处在于检测的标本类型是枸橼酸钠抗凝血浆，相比ACT，APTT受到的干扰因素较少，与肝素剂量之间的相关性较好。现在已有可以使用全血检测APTT的床旁设备应用于临床。早在20世纪50年代，在肝素应用于临床后不久，就发现APTT与低浓度肝素之间具有较好的线性反应关系，是最早用于肝素监测的检测指标。APTT的正常值不同品牌之间有一定差异，一般在25～35秒。APTT用于监测肝素的最佳治疗范围一直缺少高质量的证据，直到20世纪70年代一项回顾性研究证明APTT维持在基础值1.5～2.5倍范围内，可以有效减少肝素抗凝患者血栓事件的发生，此后，这个范围被广泛接受并一直沿用。然而随着体外诊断生产工艺的改进，这个范围已不再适用于所有的医院，因此权威指南建议每个医院应根据所用APTT的试剂，将APTT的治疗范围校正至抗Ⅹa活性为0.3～0.7U/ml。ECMO患者的肝素抗凝监测，APTT维持范围与肝素抗凝范围保持一致。此外，APTT 除了可以监测普通肝素之外，还可以用于监测其他直接凝血酶抑制剂，例如阿加曲班和比伐芦定。

3. 抗Xa活性水平 抗Xa活性，其实质是检测血中肝素/AT 复合物对加入的外源性Xa 的抑制程度，从而反映体内肝素的抗凝活性。肝素定量的参考方法是鱼精蛋白滴定法，但此方法操作复杂，无法常规应用。而与参考方法一致性极高的抗Xa 活性检测就被很多医院作为肝素定量的"金标准"。与 ACT 和 APTT 相比，抗Xa 活性更能特异地反映肝素的抗凝效应，不受凝血障碍、血小板减少或血液稀释等因素影响。目前在很多单位已开始使用抗Xa 活性作为肝素监测和剂量调整的参考，ECMO 中维持抗Xa 活性 0.3～0.7U/ml。需要注意的是，抗Xa 活性的检测有两种，一种是加入外源性 AT，另一种是基于患者自身 AT 水平，不加入外源性 AT。前者加入外源性 AT，会掩盖体内 AT 缺乏的假象，高估体内肝素的抗凝活性。建议选择基于患者自身 AT 水平的抗Xa 活性检测。需要注意的是，抗Xa 活性一般采用发色法进行检测，严重的脂血、黄疸和溶血会影响抗Xa 活性检测的准确性。一些中心会联合 APTT 评价抗凝状况。总之，在监测肝素活性的准确性方面，抗Xa 活性＞APTT＞ACT（表 43-2-1）。

表 43-2-1　常见肝素监测指标优缺点比较

项目	ACT	APTT	抗Xa 活性	血栓弹力
与肝素相关性	低	较高	高（金标准）	低
干扰因素	多	较多	少	多
评价全面性	全面	较全面	低	最全面
易用性	高	中	中	高

4. TEG/ROTEM 血栓弹力图/血栓黏弹力图是检测全血凝固过程中，从液体变为凝胶状半固体的黏弹力变化。它能够在体外完整地模拟血液从凝血到纤溶的过程，是目前仅有的能够反映凝血全相的检测方法。图形中的相应参数分别可以反映凝血因子水平、纤维蛋白原含量、血小板功能以及纤溶功能是否异常，对于出血患者的血液管理和重症患者凝血功能紊乱评估非常有用（图 43-2-2）。理论上，血栓能更好地区分是外科出血还是由于凝血因子缺乏、纤溶亢进、血小板数量或功能异常以及肝素残留等原因造成的出血。部分中心常用 TEG 肝素酶杯（可不受肝素影响）搭配抗Xa 活性（反映肝素活性）共同评估 ECMO 患者接受肝素治疗期间的凝血功能；也有部分中心使用 TEG 普通杯配合肝素酶杯来反映肝素的效果。目前临床常用的黏弹力检测主要有三种：TEG、ROTEM 和 Sonoclot，三者仅检测黏弹力变化的方式和形成的参数有所区别。TEG 的检测也受采血时间、人员操作等多种因素影响，应与传统凝血项目（PT、APTT 和纤维蛋白原）相互印证，互为补充。

5. 抗凝血酶活性水平 AT 是人体最重要的生理性抗凝蛋白之一，主要在肝脏合成，正常成人多在 80%～128%，新生儿和小于 1 岁的幼儿 AT 活性水平约为成人的 60%。如前所述，AT 是肝素发挥抗凝活性的支点，其活性保持在一定水平对于肝素发挥抗凝作用至关重要。一般认为，当 AT＞80% 时，肝素可发挥正常抗凝功能；当 AT 为 50%～60% 时，肝素抗凝效果降低；当 AT＜30% 时，肝素几乎无法发挥抗凝效果。AT 水平降低多见于婴幼儿（生理性减低）、肝功能不全（合成减少）、肾功能不全（丢失过多）、DIC（消耗过

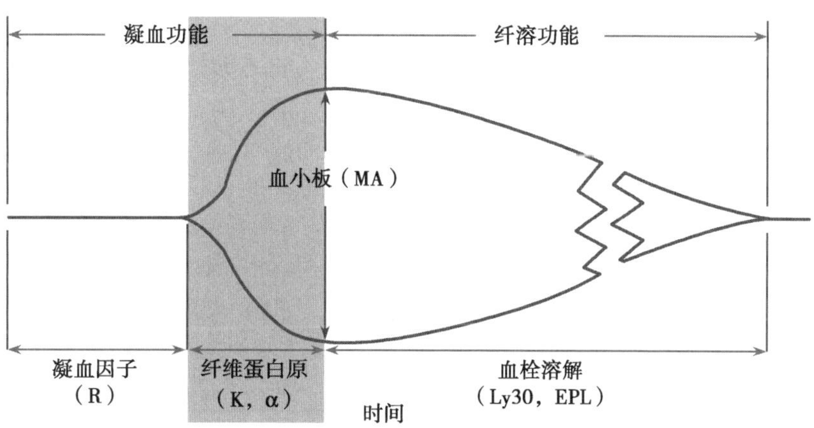

图 43-2-2　血栓弹力图

多）和应用肝素类药物（结合）等情况，因此，肝素使用前和使用中应定期监测 AT 水平，避免 AT 缺乏导致的“肝素抵抗”。

四、肝素的初始剂量和维持剂量

（一）初始抗凝

非体外循环术后的患者，ECMO 插管前首次给予肝素剂量 50～100IU/kg，ECMO 建立后，根据 ACT，使用持续泵输注肝素维持 ACT 或相应指标在目标范围内（表 43-2-2）。肝素的剂量要参考具体情况（病种、温度和流量）而定，在输注血小板或尿量较多时，ECMO 低流量、低转速时，以及同时采用肾替代治疗时，应加大肝素剂量。在肾功能不全或凝血功能低下时则应降低肝素用量。需要注意的是，东亚人群相比西方人群更容易出血，而不容易发生血栓，因此有研究认为东亚人群应选择较低的抗凝强度。对于 ECMO 患者最佳的抗凝强度应考虑到种族差异，应因地制宜，因人而异。

（二）维持抗凝

ECMO 期间肝素抗凝的维持一定要用微量泵精确输注，禁止分次推注或静脉滴注。肝素输注速度一般从最低 10～15IU/(kg·h) 到最高 40～60IU/(kg·h) 不等，需要根据监测值，不断调整，具体调整方法可参见表 43-2-3。ECMO 早期 ACT 每间隔 1～2 小时测一次，稳定后可间隔 3～6 小时测一次。间歇性地配合 APTT、抗Xa 活性、TEG 和 AT 活性等检测，对出凝血情况复杂患者的肝素剂量调整非常有益。这些监测项目的具体监测频率可参见表 43-2-4。

表 43-2-2　ECMO 肝素抗凝目标范围

监测方法项目	ECMO 维持范围	说明
ACT	160～180s；180～220s	根据所用监测设备、患者状态不同，可适当调整目标范围
APTT	1.5～2.5 倍基础值	
抗Xa 活性	0.3～0.7U/ml	
血栓弹力图	暂缺	部分医院采用普通杯与肝素酶杯 R 值 1.5～2.0 倍之间，但缺乏证据

表 43-2-3　肝素剂量调整参考示例表

ACT/s	APTT/s	Xa 活性/$(U \cdot ml^{-1})$	肝素调整比例
<120	<35	0～0.1	↑30%
120～150	35～40	0.1～0.2	↑20%
150～180	40～50	0.2～0.3	↑10%
180～220	50～75	0.3～0.7	不变
220～250	75～90	0.7～0.9	↓10%
250～300	90～120	0.9～1.2	↓20%～30%
>300	>120	>1.2	暂停 1h 后↓30%

注：具体目标范围仅供参考，应因患制宜。

表 43-2-4　ECMO 期间监测频率推荐表

凝血指标	监测频率
ACT	q.1～2h.（稳定后 q.3～6h.）
APTT	q.6～12h.
抗Xa 活性	q.6～12h.
PT/INR	q.12～24h.
Fib	q.12～24h.
AT	q.12～24h.
TEG	q.24h. 或需要时（发生出血或血栓时）
D-二聚体	q.12～24h.
血常规（白细胞、红细胞和血小板）	q.6～12h.

（张李涛　刘　燕）

第三节 特殊情况下的 ECMO 抗凝管理

一、肝素抵抗

肝素抵抗是指使用足量肝素抗凝条件下，监测指标（ACT、APTT）不达标或需要高于常规剂量的肝素才能达到目标值的现象。引起肝素抵抗的常见原因包括：AT 缺乏，肝素清除率增加，肝素结合蛋白升高，因子Ⅷ或纤维蛋白原水平升高。AT 缺乏引起的肝素抵抗可通过补充 AT 浓缩物或输注冰冻血浆（frozen plasma，FP）来处理；后三者则可以通过提高肝素剂量进行处理。当然，也可以选择其他替代抗凝药物。

二、AT 减少及替代治疗

AT 减少是引起肝素抵抗的最常见原因，尤其是婴幼儿。ECMO 期间 AT 应该维持的最佳水平依然是未知。但当 ECMO 患者，尤其是婴幼儿肝素剂量超 35～40IU/(kg·h) 或监测指标不达标时，应考虑 AT 缺乏的可能。如果经检测确诊 AT 缺乏，则可以考虑补充 AT 水平。有些医院会在 AT 减低至 30%～80% 时即启动 AT 替代治疗；也有医院则会在患者的 ACT、APTT 或抗Ⅹa 活性显示出明确肝素抵抗表现时启动 AT 替代治疗。AT 补充的目标值一般为 50%～100%。部分研究者认为所有患者统一目标值为>50%，也有研究者建议新生儿目标值应为>80%，婴幼儿或儿童目标值>100%。人源性 AT 在体内的半衰期约 3.8 天，补充 AT 后可 12～24 小时监测一次，如 AT 下降，可再次启动替代治疗。

AT 减少目前有两种补充方式：第一种方式，输注冰冻血浆（FP）补充 AT。FP 中的 AT 水平约为 100%，经验性补充 FP 的剂量为 20ml/kg，可以使 AT 水平上升 30%～50%。也可根据患者实际 AT 水平和期望 AT 水平，根据血容量大致估算所需血浆量。输注血浆补充 AT 方式的缺点在于血浆中的 AT 水平未经浓缩，一般需要较大量的血浆，这有可能会加重容量负荷以及增加输血相关风险，但这种方法依然是没有 AT 浓缩物可用时的首选。第二种方式，输注 AT 浓缩物。多项研究证明，AT 浓缩物相对于 FP 在提升 AT 水平方面有显著优势，具体输注方案可根据实时 AT 水平和期望 AT 水平计算所需的输注剂量。本方案的缺点是 AT 浓缩物比较昂贵，且全球范围内仅部分国家批准了 AT 浓缩物制品。中国目前尚无已批准的用于临床的 AT 浓缩物制品。

三、肝素诱导的血小板减少症

肝素最严重的并发症之一是肝素诱导的血小板减少症（HIT）。典型 HIT 一般发生在肝素接触后第 5～14 天，血小板较基础值下降 30%～50%（中位值 50×10^9/L），其发病机制主要是肝素诱导免疫系统产生抗血小板因子 4（PF4）抗体（IgG），该抗体与肝素和 PF4 形成三联复合物，该复合物会激活血小板，刺激血小板分泌促凝物质并影响血管内皮细胞，最终导致血小板消耗、数量减少，血管内凝血激活，血栓形成。据调查，确诊 HIT 的患者，约 50% 会出现动脉或静脉系统血栓，其中 17%～30% 最终致残或致死。HIT 是一类后果严重的获得性易栓症。肝素治疗的患者中，成人发生 HIT 的比例为 0.9%～4.9%，婴幼儿发生率略低，约 0.33%。尽管 HIT 发病率不高，但由于使用肝素的人群基数庞大，特别是临床常见低分子量肝素等药物越来越广泛地被应用，因此 HIT 的临床病例并不罕见。

ECMO 患者因肝素用量大、持续时间长，是 HIT 的高危人群。对于 ECMO 患者，HIT 的诊断尤其困难，因为大多数 ECMO 患者均使用肝素，有血小板减少甚至血栓形成的表现，这些表现与 HIT 的症状重叠，很难引起临床的警惕。临床诊断 HIT 时常用的 4Ts 评分表（表 43-3-1）对于 HIT 患者可能不太适用（过度诊断 HIT）；对疑似 HIT 的确诊须依赖 HIT 功能试验（5-羟色胺释放试验），但限于技术复杂和放射性危害，目前国内尚无实验室可以进行 HIT 功能试验。特异性的 HIT-IgG 抗体检测对于 HIT 的排除或诊断更有帮助，HIT 抗体阴性基本可 100% 排除 HIT 可能，HIT 抗体阳性滴度越高，HIT 可能性越大。对 ECMO 患者，推荐在使用肝素后 5～14 天进行特异性的 HIT-IgG 抗体检测，并结合临床表现排除或诊断 HIT。

HIT 诊断后的处理原则：一旦患者确诊 HIT 或强烈怀疑，应立即停止一切形式的肝素接触（包括肝素封管液）；应立即启动替代抗凝药物治疗，ECMO 患者则须更换为非肝素类抗凝药物。HIT 患者一旦确诊，推荐至少抗凝 3 个月，ECMO 患者并发 HIT，可以在 ECMO 撤机后，桥接为口服抗凝药物继续治疗。

四、替代抗凝药物

若患者因 HIT、肝素过敏或肝素抵抗等原因无法使用肝素时，建议使用的替代抗凝药物有阿加曲班（argatroban）、比伐芦定（bivalirudin）和来匹芦定（lepirudin）。此三种药物均属于非口服类直接凝血酶抑制剂（direct thrombin inhibitors，DTIs），可直接封闭凝血酶表面活性位点，发挥高效的抗凝作用。三种药物的药理学特点及监测见表 43-3-2。DTIs 类药物均缺少特异性拮抗剂，仅有的动物实验显示，重组 FⅦa 可以改善 DTIs 类药物引起的出血，但此药物在出血患者中的应用效果尚无数据。

表 43-3-1　HIT 4Ts 评分表

评估事项	2分	1分	0分
血小板减少（血小板最高值与最低值之差）（仅选一项）	PLT 下降＞50%； PLT 低值(20～100)×10^9/L（且近 3 天无手术史）	PLT 下降 30%～50%； PLT 低值（10～19）×10^9/L	PLT 下降＜30%； PLT 低值＜10×10^9/L
PLT 下降发生时间（肝素治疗当天计 0 天）（仅选一项）	使用肝素后 5～10 天； 30 天内有肝素应用史； ＜1 天	连续性下降 5～10 天，但不确定（如缺 PLT 计数）； 发生时间在 10 天后或＜1 天（如果 30～100 天前使用过肝素）	PLT 计数下降＜4 天，无近期肝素暴露史
血栓或其他临床事件（仅选一项）	出现新血栓（无确认）； 肝素注射部分皮肤坏死； 肝素静脉推注后发生过敏性反应； 肾上腺出血	进行性或复发性血栓； 肝素注射部位非血栓（红斑）性皮肤损伤； 怀疑血栓（未证实）	血栓可疑
其他 PLT 减少原因（仅选一项）	无其他原因	可能有其他原因，如：脓毒血症； 呼吸机相关血小板减少症； 其他	有确切的其他原因：72 小时内手术细菌或真菌感染；20 天内接受化疗或放疗；DIC 伴非 HIT 原因；输血后紫癜；PLT＜20×10^9/L 伴明确的诱导的血小板减少症；非低分子量肝素注射部位皮肤损伤或坏死； 其他

注：PLT，血小板。

表 43-3-2　替代抗凝药物列表

药物	清除途径	半衰期	剂量调整	监测	缺点
阿加曲班	肝脏	45min	肝功能正常：1.5～2.0μg/（kg·min）； 肝功能障碍/心外科术后或重症：0.5～1.2μg/（kg·min）	APTT：1.5～2.5 倍基础值	无拮抗剂
来匹芦定	肾脏	1～2h	0.15mg/（kg·h）	APTT：1.5～2.5 倍基础值	无拮抗剂，诱发免疫反应
比伐芦定	血清酶和肾	25min	0.2mg/（kg·h）	APTT：1.5～2.5 倍基础值	昂贵 无拮抗剂

五、ECMO 期间止血药物及血液制品的使用

（一）血液制品

原则上，ECMO 期间凝血因子的补充应缺什么补什么，做到有的放矢。因此，完善的凝血功能监测帮助很大。长时间 ECMO 会实时地消耗凝血物质，造成凝血因子缺乏、血小板降低，因此须按一定频率动态监测凝血指标的变化，分析指标变化的原因，合适地补充 FFP 和血小板等制品。ECMO 期间的输血指征应根据患者的病种、凝血指标及是否出血或有血栓等高危因素综合判断。表 43-3-3 中列举了常见 ECMO 患者的血液制品输注指征。另外，在输注血液制品时应同时注意补充可协同作用的物质，应因患制宜，综合考虑，例如：输注血小板进行止血时，可同时使用去氨加压素增强血小板聚集功能；输注 FFP 时，则需注意补充 Ca^{2+}（凝血因子Ⅳ）。

（二）抗纤溶治疗

抗纤溶药物如氨甲环酸（tranexamic acid，TXA）、氨基己酸（aminocaproic acid，EACA）和氨甲苯酸（aminomethylbenzoic acid，PAMBA）等可以防止结合在纤维蛋白上的 tPA 把纤溶酶原激活成纤溶酶，阻碍纤溶酶与纤维蛋白结合，并将纤溶酶从纤维蛋白表面置换下来，达到显著抑制纤溶功能的目的。此外，它们还能防

表 43-3-3 ECMO 期间的输血指征

指标	指征
血小板	中国人建议＜50×10^9/L 时，考虑输注血小板
INR	＞2.0 时，考虑输注 FFP
FIB	稳定状态：＜1.0g/L；出血或围手术期：＜1.5g/L。考虑输注冷沉淀或浓缩纤维蛋白原制剂
HCT	＜30%，考虑输注红细胞
AT	低至 50%～80% 时或存在肝素抵抗表现时，可考虑补充 FP

注：INR，国际标准化比值；FIB，纤维蛋白原；HCT，血细胞比容；AT，抗凝血酶Ⅲ。

止正常纤维蛋白凝块过早溶解。也有证据表明这些药物有保护血小板的功能，因为纤溶本身可引起血小板表面受体糖蛋白Ⅰb（GPⅠb）的水解而损害血小板功能。这些药物已被广泛用于术中及术后出血的预防及治疗。研究者证实，抗纤溶药物可显著减少术后使用 ECLS 患者的出血并发症。抗纤溶治疗的指征和效果可以使用 TEG/ROTEM 等进行评估。

（三）重组活化因子Ⅶ和凝血酶原复合物

1. 重组活化因子Ⅶ（recombinant activate factor Ⅶ，rFⅦa） rFⅦa 可以通过旁路途径直接激活凝血，增加凝血酶的生成，一般的使用剂量为 40～90μg/kg。有报道称，对于输注血小板和其他凝血因子缺乏已经得到纠正时，依然无法止住的出血，使用 rFⅦa 会有显著的效果。研究显示 rFⅦa 可以显著减少心脏术后出血以及红细胞的输注。然而，也有部分案例报道发现 ECLS 患者使用 rFⅦa 会引起致命性的血栓形成。此外，rFⅦa 商品制剂价格昂贵。对于 ECMO 患者，rFⅦa 应谨慎考虑，只应作为常规止血手段处理出血无效时的备选，且需要告知患者或其家属相应的风险。如果出血风险已经大于血栓风险，危及生命，使用 rFⅦa 应在保证 ECMO 高流量（建议＞3L/min）时使用，降低血栓形成风险。

2. 凝血酶原复合物（prothrombin complex，PCC） PCC 是从健康人混合血浆中分离制备的一种能促进血液凝固的静脉注射血浆蛋白制剂，为冻干产品，主要含有维生素 K 依赖性凝血因子Ⅱ、Ⅸ、Ⅹ，含或不含凝血因子Ⅶ，以及部分抗凝蛋白。根据是否含有凝血因子Ⅶ将 PCC 分为三因子 PCC 和四因子 PCC 两种规格。四因子 PCC 主要用于继发性凝血功能障碍的治疗，如抗凝剂过量、严重肝病等。而三因子 PCC 主要用于治疗原发性凝血功能障碍，如乙型血友病。PCC 相比 FFP 的优点：PCC 中维生素 K 依赖的凝血因子浓度是血浆中的 25 倍，因此 PCC 降低患者 INR 的作用更加快速、持久。FFP 有发生容量超负荷、病原传播或输血相关性急性肺损伤（transfusion-related acute lung injury，TRALI）等风险。PCC 在生产过程中加入病毒灭活步骤，移除了与 TRALI 相关的抗体，因此上述风险较小，但有 PCC 引发血栓的报道。因此，尽管 PCC 已被指南推荐广泛用于围手术期出血、严重创伤和凝血紊乱以及抗凝剂相关出血的治疗和处理，但与 rFⅦa 类似，PCC 在 ECMO 中应用的安全性和有效性尚未得到充分评估，在应用时应仔细权衡。

（四）ECMO 期间应用止血类药物发生出血和血栓并发症的风险

1. 出血 出血是 ECMO 期间面临的最大挑战，难以控制的出血是 ECMO 的禁忌证，往往也是被迫终止 ECMO 的主要原因之一。对 ECMO 期间发生的出血，可按以下原则处理。

（1）定位：出血的部位除肉眼可见的外科切口，皮下瘀斑、血肿，还可以发生在消化系统如胃肠道，鼻腔、胸腔内出血导致心脏压塞及颅内出血等；隐性出血表现为血红蛋白在 24 小时内下降 20g/L 或 24 小时输注红细胞超过 2U。ECMO 期间需密切监视患者的生命体征，对于可疑的出血则需要影像学检查进行确认。

（2）定因：ECMO 期间引起出血的原因较多。①患者基础危险因素，例如低龄、低体重，贫血、消化道溃疡、出血史和卒中史等；②凝血功能紊乱，例如血小板低下、血液稀释、先天性或获得性凝血功能紊乱、DIC 等；③治疗因素，例如二次手术、肝素剂量过高、鱼精蛋白过量等。这些原因，可通过临床风险评估以及相应的实验室检测进行确定。

（3）定策：出血的处理往往与 ECMO 抗凝相矛盾，此时需要根据患者条件，个体化权衡。处理原则是“两害相权取其重”，优先处理对患者生命、预后影响最严重的。

2. 血栓 血栓是导致 ECMO 被迫中止或患者预后不良的常见原因。严重的血栓可能会导致猝死或截肢。对 ECMO 期间发生的血栓，可按照以下原则处理。

（1）定位：ECMO 中血栓形成一般发生在管道、膜肺、离心泵的底座或插管接头处或附近。这些血栓可能会脱落栓塞在脏器或中枢等部位。有些血栓形成可以通过肉眼或床旁超声检查确认，然而有些微血栓或隐蔽血栓则很难确认，因此 ECMO 期间需密切监视患者的生命体征，对于可疑的血栓，则可能需要CT或MRI等影像学检查进行确认。

(2) 定因：ECMO期间引起血栓的原因较多。①抗凝不足，例如肝素抵抗，监测频率低而未及时调整，担心出血而未足量抗凝；②获得性易栓因素增加，例如长期卧床、HIT、感染等；③药物或治疗因素，例如过多输注血小板、冷沉淀等。这些原因，可通过相应实验室检测及抗凝调节进行处理。

(3) 定策：血栓并发症的处理往往与ECMO抗凝相一致，应根据血栓的严重程度提高抗凝强度及延长抗凝疗程，例如DVT或PE患者，ECMO脱机过渡到口服抗凝仍需至少3个月的时间。需要注意的是，有些部位的血栓会继发出血，例如缺血性脑卒中，在发生后的72小时，其继发的脑出血风险亦会急剧增加，对于脑梗死急性期要综合考虑，谨慎抗凝。

(张李涛　刘　燕)

思考题

1. ECMO导致凝血功能紊乱的主要机制是什么？
2. 普通肝素抗凝原理是什么？
3. ECMO抗凝监测指标的常规管理目标有哪些？
4. 肝素诱导的血小板减少症的发生有哪些主要风险因素？

参考文献

[1] SANFILIPPO F, ASMUSSEN S, MAYBAUER D M, et al. Bivalirudin for alternative anticoagulation in extracorporeal membrane oxygenation: A systematic review [J]. J Intensive Care Med, 2017, 32(5): 312-319.

[2] SKLAR M C, SY E, LEQUIER L, et al. Anticoagulation practices during venovenous extracorporeal membrane oxygenation for respiratory failure. A systematic review [J]. Ann Am Thorac Soc, 2016, 13(12): 2242-2250.

[3] ESPER S A, LEVY J H, WATERS J H, et al. Extracorporeal membrane oxygenation in the adult: A review of anticoagulation monitoring and transfusion [J]. Anesth Analg, 2014, 118(4): 731-743.

[4] MURPHY D A, HOCKINGS L E, ANDREWS R K, et al. Extracorporeal membrane oxygenation-hemostatic complications [J]. Transfus Med Rev, 2015, 29(2): 90-101.

[5] NETEY J, ROY J, GREENLEE J, et al. Bivalirudin anticoagulation dosing protocol for extracorporeal membrane oxygenation: A retrospective review [J]. J Extra Corpor Technol, 2018, 50(3): 161-166.

[6] SY E, SKLAR M C, LEQUIER L, et al. Anticoagulation practices and the prevalence of major bleeding, thromboembolic events, and mortality in venoarterial extracorporeal membrane oxygenation: A systematic seview and meta-analysis [J]. J Crit Care, 2017, 39: 87-96.

[7] THOMAS J, KOSTOUSOV V, TERUYA J. Bleeding and thrombotic complications in the use of extracorporeal membrane oxygenation [J]. Semin Thromb Hemost, 2018, 44(1): 20-29.

[8] PADHYA D P, PRUSKY G J, NEMERGUT M E, et al. Routine laboratory measures of heparin anticoagulation for children on extracorporeal membrane oxygenation: Systematic review and meta-analysis [J]. Thromb Res, 2019, 179: 132-139.

[9] POLLAK U. Heparin-induced thrombocytopenia complicating extracorporeal membrane oxygenation support: Review of the literature and alternative anticoagulants [J]. J Thromb Haemost, 2019, 17(10): 1608-1622.

[10] KRUIT N, PRUSAK M, MILLER M, et al. Assessment of safety and bleeding risk in the use of extracorporeal membrane oxygenation for multitrauma patients: A multicenter review [J]. J Trauma Acute Care Surg, 2019, 86(6): 967-973.

[11] CHLEBOWSKI M M, BALTAGI S, CARLSON M, et al. Clinical controversies in anticoagulation monitoring and antithrombin supplementation for ECMO [J]. Crit Care, 2020, 24(1): 19.

[12] BURSTEIN B, WIERUSZEWSKI P M, ZHAO Y J, et al. Anticoagulation with direct thrombin inhibitors during extracorporeal membrane oxygenation [J]. World J Crit Care Med, 2019, 8(6): 87-98.

第四十四章

ECMO 血管插管选择、路径与方法

学习目标

掌握：

1. ECMO 辅助插管血管入路选择原则。
2. VA ECMO 的建立。
3. VV ECMO 的建立。

熟悉：

1. ECMO 辅助插管血管入路解剖特点。
2. ECMO 置管方式。

了解：

ECMO 插管并发症。

第一节　ECMO 辅助插管血管入路选择

ECMO 发挥辅助作用须依赖合适的血液引流和回输插管来进行，本节将主要介绍 ECMO 辅助插管血管入路选择基本原则。

一、ECMO 插管前患者准备

ECMO 辅助救治患者通常较为危重，准备行 ECMO 辅助时，须考虑应有必要的人员（ECMO 团队成员与辅助人员）、相关设备（插管、ECMO 环路和组件、插管所需器械与物品和患者血流动力监测设备）和合适的地点（如 ICU、手术室、急诊室和普通病房等）。须向患者家属交代清楚 ECMO 插管期间可能出现的各种并发症及其后果，取得家属知情同意后再进行插管操作。对于清醒患者，应使用局麻药物，尽可能减少患者插管期间出现的各种不适现象。

二、选择合适的 ECMO 辅助类型

ECMO 辅助根据患者血液引流与回输的部位不同，主要分为静脉-静脉体外膜氧合（VV ECMO）和静脉-动脉体外膜氧合（VA ECMO），前者仅提供呼吸辅助，后者可同时提供循环和呼吸辅助。危重症患者接受 ECMO 辅助时，采取哪种 ECMO 辅助模式，须结合患者心脏和肺脏功能情况、疾病的病理生理特点来综合考虑。

（侯晓彤）

第二节　ECMO 辅助插管血管入路解剖特点

成人 ECMO 辅助根据插管部位不同，可分为中心插管（右心房-升主动脉）和外周插管两种。外周插管多选用股静脉、颈内静脉、股动脉和腋动脉等，本节将详细描述临床常用插管部位解剖特点，以提高成功置管率和减少插管相关并发症的发生。

一、股动脉

成人股部血管位置表浅，内径较粗，在临床工作中股动脉仍是 ECMO 最常用插管部位。

（一）股动脉解剖走行

股动脉在腹股沟韧带中点深面延续于髂外动脉，通过股三角，进入收肌管，再由股前部转至股内侧，出收肌腱裂孔至腘窝，移行为腘动脉。股三角上界为腹股沟韧带，内侧界为长收肌，外侧界为缝匠肌的内侧缘。股三角的前壁为阔筋膜，底壁为髂腰肌、耻骨肌和长收肌。股三角由外到内分别有股神经、股动脉和股静脉。股动脉、股静脉与股管共居于股动脉鞘内。股动脉鞘由向下延伸的腹横筋膜和后方的髂耻筋膜构

成，在腹股沟韧带下 3～4cm 处，此鞘同血管外层筋膜融合而消失。股动脉鞘能够包裹和约束动脉，在穿刺插管时，股动脉不易出现滑动。股三角内的股动脉前方仅有皮肤、皮下组织阔筋膜和股动脉鞘前壁覆盖，相对较易触及搏动，可为股动脉插管提供有利的解剖入路。

（二）股动脉体表投影

患者大腿外展和外旋，自腹股沟韧带中点至收肌结节连线，此连线的上 2/3 处即为股动脉体表投影。

（三）股动脉与股静脉关系

国人股动脉（股深动脉起点以上段）和股静脉（大隐静脉汇入口以上段）的左右位置绝大多数呈平行关系，即动脉在静脉的外侧。但两者的前后关系和两者之间是否贴近存在一定变异，主要有以下几种不同形式，如并置型（动静脉平行并置且贴近，占 19%）、间距型（动静脉平行并置，但之间约有 1～5mm 的间距，占 34%）和重叠型（动静脉虽平行，但动脉内侧缘位于静脉外侧缘的前方或后方，分别约占 40% 和 1%，重叠的宽度约为 2.4mm）等。另外，约有 6% 患者为动静脉先平行，随之动脉交叉至静脉前方。因此，选择经皮穿刺（Seldinger 法），经股静脉和股动脉插管建立 ECMO 辅助时，穿刺进针前尽可能行股动静脉血管超声引导，明确两者位置再行穿刺置管。股动脉长度通常从腹股沟韧带至股深动脉起点之间，约 42.5mm，但股深动脉发出平面的高低变化较大，最高平面仅距腹股沟韧带 12mm。因此股动静脉插管时，经皮穿刺部位或外科切开手术切口位置应合适，不应过高或过低。

（四）股动脉主干内径

不同部位股动脉外径数值如下，在腹股沟韧带中点下方为 8.5mm，发出股深动脉后变为 6.0mm，收肌管上口处为 5.6mm，在大收肌腱裂孔处为 5.4mm。

二、腋动脉

与股动脉插管相比较，ECMO 辅助期间患者选用腋动脉插管具有血液供应更加符合生理、避免南北综合征的副作用、患者可下床进行康复锻炼等特点。因此，部分 ECMO 辅助患者可考虑行腋动脉插管。但由于腋动脉的解剖位置，对插管要求较高，插管相关并发症发生率也较高。

（一）腋动脉解剖走行

腋动脉在第 1 肋骨外缘起于锁骨下动脉，行于腋窝深部，至大圆肌下缘，移行为肱动脉。腋动脉与胸小肌位置关系：将腋动脉分为 3 段，第 1 段从第 1 肋骨外缘至胸小肌上缘；第 2 段位于胸小肌之后；第 3 段从胸小肌下缘至大圆肌下缘，此段最长，其下段位置表浅，前方仅有皮肤与筋膜覆盖，较易触及搏动，多作为穿刺部位。腋筋膜位于腋动脉的前内侧，腋动脉与臂丛关系密切，为后者所包围。

（二）腋动脉体表投影

取上肢外展，掌心向上，从锁骨中点至髁间线（肱骨内、外上髁间的连线）中点稍下方连一线，大圆肌下缘以上为腋动脉。

（三）腋动脉解剖数值

腋动脉全长平均约 11.4cm。

三、股静脉

股静脉管腔粗大，位置较固定，走行较直，适合各种插管置管。股静脉周围无重要组织结构，为正压静脉，与颈内静脉相比，穿刺置管安全系数较高，相关并发症发生率较低。但腹股沟区紧邻会阴部，置管部位容易感染。下肢静脉较长，插管留置时间过长较易引起血栓性静脉炎。

股静脉是下肢的主要静脉干，为腘静脉向上的延续，由股收肌腱裂空处起始，行经股收肌管及股三角，穿血管腔隙移行为髂外静脉，全程与股动脉相伴行。股静脉上段位于股三角内，其上界为腹股沟韧带，外侧界为缝匠肌的内侧缘，内侧界为长收肌的内侧缘，顶为阔筋膜，底凹陷，由髂腰肌与耻骨肌及其筋膜组成。股静脉在股三角尖部，位于股动脉后方；至股三角底部则转至股动脉内侧。股静脉穿刺点位于股三角内，股三角内依次由外至内分别为股神经、股动脉和股静脉。因此，寻找股静脉时应以搏动的股动脉为标志。

股动静脉均在收肌管内，动脉位于外侧占 83.3%，静脉在股三角下方位于股动脉后方占 90.0%，在股三角上方位于股动脉内侧占 80.0%。股静脉长度约为 32.30cm，外径约为 11.9mm，左侧较右侧稍粗。股静脉在腹股沟韧带下方外径约为 13.63mm。约 75% 患者股静脉合并存在 2～6 个瓣膜。

四、颈内静脉

颈内静脉是颈部最粗大的静脉干，管腔较粗且解剖位置变异较小，较易被穿中，目前为深静脉穿刺的首选，也常用于成人 ECMO 辅助插管。由于右侧无胸导管，且右颈内静脉至无名静脉入上腔静脉段较平直，因此临床多选用右侧颈内静脉作为穿刺置管部位。

颈内静脉在颅底的颈静脉孔处续于乙状窦，伴随颈内动脉下降，初在该动脉背侧，后达其外侧，向下与颈总动脉、迷走神经共同位于颈动脉鞘内。颈内静脉位于颈动脉的外侧，行至甲状软骨水平，颈内静脉正好在胸锁乳突肌后面。如将锁骨作为底边、胸锁乳突肌胸骨端的外侧缘和锁骨端的内侧缘共同围成一个三角形，颈内静脉到达此三角形顶部时位置较浅，向下至锁骨后方，汇入锁骨下静脉。在汇入锁骨下静脉之前，颈内静脉在三角形内，由稍靠外逐渐移向靠内，从胸锁乳突肌锁骨头的内侧缘，向三角形中间靠拢。

颈内静脉体表投影为以乳突尖和下颌角连线中点至胸锁关节中点的连线。颈内静脉在颈部的走行可分为三段，上段位于胸锁乳突肌前沿内侧；中段在由胸锁乳突肌下端的两个头（锁骨头和胸骨头）与锁骨所组成的三角内；下段位于胸锁乳突肌锁骨头前缘的后侧和颈总动脉后外侧。颈内静脉上、中和下段外径分别为 12.0、13.9 和 14.6mm。

（侯晓彤）

第三节　ECMO 辅助的建立方式

ECMO 团队决定对危重症患者实施 ECMO 辅助时，须根据患者病情和心肺功能状况选择合适的 ECMO 辅助形式及血管插管部位。成人 ECMO 辅助根据插管部位可分为中心插管（右心房-升主动脉）和外周插管（股静脉-股动脉/腋动脉）。ECMO 辅助插管方式主要有经皮穿刺法、外科直接切开法和半外科切开法等，ECMO 团队须根据临床经验选择合适的置管方式。目前经皮穿刺置管法应用较多，少数患者经皮穿刺置管失败时，须积极转为外科切开置管，快速建立 ECMO 辅助。

一、插管部位

ECMO 辅助根据插管位置可分为中心插管和外周插管，各有其优缺点。中心插管指经右心房和升主动脉插管途径建立 ECMO 辅助，该方法具有辅助流量较高、血流供应符合生理和不增加衰竭左心室后负荷等优点。但中心插管患者具有出血、感染风险较高，护理难度较大，安装辅助时需在手术室开胸条件下进行等局限性，仅用于部分心脏术后难治性低心排血量综合征、儿童循环辅助和部分需要较高 ECMO 辅助的特别疾病（感染性休克）。

外周插管 ECMO 辅助是最常用的辅助形式，通过外周血管插管建立 ECMO 辅助，血液引流和回输部位均通过外周血管实现，成人常用的插管部位有股静脉、颈内静脉、股动脉和腋动脉等。股静脉-股动脉插管可用于成人和体重＞30kg 的儿童。

二、插管方式

ECMO 插管方式有经皮穿刺法、外科直接切开法和半外科切开法等多种，主要根据患者病情、ECMO 团队人员组成和临床经验来选取合适的插管方式。ECMO 插管需 ECMO 团队成员在患者有严密监护情况下，有序、高效和安全地开展。循环衰竭患者接受 VA ECMO 辅助时，尤其是难治性心搏骤停（refractory cardiac arrest，RCA）的体外心肺复苏（extracorporeal cardiopulmonary resuscitation，ECPR）抢救性辅助治疗对插管要求较高，快速安全地完成 ECMO 插管，启动 ECMO 辅助直接影响患者临床预后。

本节主要讲述经皮穿刺法。

1. 股动脉穿刺

（1）穿刺点的选择：应熟悉股动脉局部解剖特点，穿刺点应选在腹股沟韧带下方 1～2cm。从皮肤标志判断，以腹股沟皮肤皱褶或皱褶下方 1cm 内穿刺为宜。如穿刺点选择较低，可能穿入股浅动脉。股浅动脉无股动脉鞘包裹易发生出血、假性动脉瘤或血管闭塞等并发症。另外，股浅动脉内径较细，行 ECMO 置管时可能出现置管严重困难、失败等现象，需引起注意。如穿刺点位置过高，穿刺点超过腹股沟韧带向上，位于髂外动脉，不易压迫止血。穿刺时穿刺针不仅需同身体平面呈 40° 左右，而且针尖应向内侧倾斜 10°～20°。如股部血管超声结果提示股动静脉重叠较明显，特别是动脉位于静脉之后的患者，穿刺时可先从股动脉正中偏外进针，如不成功，再将针尖逐渐向内移动。此时需谨慎，避免出现穿刺针和插管先经静脉再进入动脉现象（拔管后形成股静脉动脉瘘）。

（2）无搏动股动脉穿刺：当一侧髂动脉狭窄，同侧股动脉搏动会明显减弱或消失，患者处于常规 CPR 抢救性状态下时，也可能出现此现象，此时股动脉穿刺只能使用盲穿法。临床常规的盲穿法主要有以下几种，可根据危重症患者具体临床情况和所处环境选取不同方式。①透视定位法：绝大多数（97%）的股动脉同股骨头的内半相重叠，仅极少数（3%）位于股骨头内侧。在透视下将股骨头置于荧屏中央，股骨头内侧皮质缘向外旁开 1cm 处即为股动脉穿刺点。也可以将股骨头分成三等份，70% 患者股动脉位于内侧 1/3 区域内，可作为定位标志。因此，穿刺时针尖应局限在股骨头内半部的中间范围，位置较低有可能进入股浅动脉或股深动脉。穿刺时患者取前后位，股骨标准中间位。②触摸法：硬化的股动脉虽无搏动，但有时可触及硬成条索状的股动脉，选此处进行穿刺。③导丝导向法：经对侧股动脉插导丝至患侧股动脉，透视下用针对准导丝部位，然后拔导丝至髂动脉，穿刺股动脉。④多普勒超声定位法：即在超声引导下进行穿刺，目前该方法最为常用，详见本书其他章节。

（3）穿刺方法：动脉穿刺成功的前提和关键是穿刺点的选择，一般采用 Seldinger 法，具体操作方法参看相关章节。

2. 腋动脉穿刺　患者取仰卧位，上肢外展，在腋窝皮肤皱褶的外侧触摸动脉搏动，穿刺点一般在胸大肌沟的下后方。腋动脉易移动，穿刺时手臂位置应固定不动。患者清醒时，作腋动脉周围浸润麻醉，可能出现针刺样疼痛。局部消毒、麻醉后做小切口，针尖向腋尖部，与皮肤成45°进针穿刺，置入动脉鞘。统计数据显示腋动脉穿刺插管出现血肿并发症的概率高于股动脉，如有血肿应及时处理，避免压迫臂丛。

3. 股静脉穿刺 患者取仰卧位，穿刺处下肢稍外展外旋，取股动脉搏动点内侧0.5～1.0cm处，腹股沟韧带下2cm处为进针点。常规消毒，并铺无菌单，使用1%利多卡因5ml于穿刺点作局部浸润麻醉，一手拇指和示指按压搏动的股动脉，另一手持穿刺针（斜面向上），针轴与皮肤成30°～45°，针尖指向脐部，平行股动脉缓慢进针，见到暗红色静脉血提示已进入股静脉，继续进针0.1～0.2cm。随后将引导钢丝经穿刺针插入股静脉内，退出穿刺针。随后顺着导丝将皮肤扩张器缓慢推入，必要时使用小刀片切开皮肤0.5cm切口。扩张满意后，保留导丝，退出扩张器。再将充满肝素盐水的ECMO股静脉插管顺导丝送入股静脉内，达到合适的位置，退出导丝，完成ECMO股静脉插管。

4. 外科切开置管法 外科切开插管方式有半切开和全切开法，有直接插管和间接插管法。患者经皮穿刺插管失败时，应积极转为外科切开插管。

（侯晓彤）

第四节 VA ECMO的建立

危重症患者接受VA ECMO辅助时，快速、安全地建立VA ECMO辅助是患者取得较好临床预后的前提。股静脉、股动脉由于位置表浅，易于穿刺或解剖，为成人建立VA ECMO辅助时的首选部位（也适合于体重＞30kg儿童）。近年来随着ECPR技术的不断增多，更多医院外心搏骤停、常规心肺复苏失败的患者需要进行ECPR抢救性辅助治疗，也对VA ECMO的建立提出了更高的要求。除股静脉和股动脉外，可以用于成人外周VA ECMO辅助的还有颈内静脉、腋动脉和锁骨下动脉，这些部位插管感染并发症发生率较低，患者也能够小范围活动并进行康复训练，多用于桥接过渡等待肺移植患者。本节主要介绍外科切开进行股静脉-股动脉置管来建立VA ECMO辅助。

一、ECMO环路及插管

需要结合患者具体情况，如预计需要的辅助流量、插管部位和可能的辅助时间来选择合适的插管与ECMO环路。由于静脉插管大小直接影响VA ECMO辅助流量，静脉插管尽可能选择较大型号插管（19～25F）。而为降低插管侧下肢缺血的发生风险，通常股动脉选择较细插管（15～19F）。

二、VA ECMO辅助插管策略

置管方式有经皮穿刺置管和外科切开两种方式，下面主要以医院床旁外科切开方式置管、安装VA ECMO为例，介绍用品准备、物品清单和安装操作技术等。

患者仰卧位，大腿稍外展、外旋。先于腹股沟中点下方、外侧触摸股动脉搏动，沿缝匠肌内侧缘做弧形切口，切开深筋膜，暴露股动脉鞘。切开外膜，并游离出股动脉上段及其后内侧的股深动脉，通常可以在其后内侧找到股静脉。使用血管阻断带分别绕过股动静脉，并套入乳胶管，用5-0聚丙烯缝线（Prolene线）于股动脉表面置双重荷包、股静脉表面置一荷包和远端股动脉表面置一荷包备用。再于距离股部切口下方1cm处做一小切口，使用蚊氏钳扩开皮下组织，与股部切口相通。使用穿刺针，沿小切口进入，刺进股静脉荷包内。再沿着穿刺针，向上送入导丝，直到出现心律失常，表明导丝已达心室腔。拔出穿刺针同时按压穿刺点，再使用一小一大扩张器，扩张两次，置入股静脉插管，收紧荷包线，打结固定。同样方式置入股动脉插管。接着将股动静脉插管与ECMO环路相连接，认真核对，确保连接正确后，即可启动VA ECMO辅助。开始VA ECMO辅助后，逐渐增加离心泵转速，观察辅助流量是否增加以及是否出现股静脉插管抖动现象。如出现抖动，应分析是否存在有效血容量不足、管口贴壁或插管位置过深等现象。认真调整静脉插管位置，直到出现流量增加而辅助转数下降时，说明插管位置合适，即可开始固定插管。最后常规放置下肢远端灌注管，积极预防下肢缺血。逐层缝合股部切口，并将ECMO管路妥善固定在患者插管侧肢体，严防脱落发生。置入股动静脉插管时，需静脉给予肝素（0.5mg/kg），积极预防血栓形成。

不同的ECMO中心根据自己的临床经验选择合适的插管方式，可选择外科切开置管和经皮穿刺置管。ECMO小组成员中最好有经验丰富的心血管外科医师待命，随时准备应对经皮穿刺失败而改为切开方式置管的情况。建立VA ECMO辅助时，插管相关并发症（出血、血肿形成、血管逆撕、夹层和穿孔等）往往是致命的，需谨慎。确保穿刺针在血管腔内，送导丝和置动脉插管期间，务必动作轻柔；遇到阻力时应从容应对，分析可能的原因并妥善处理，切忌暴力操作出现严重并发症。

院内、院外ECPR抢救患者时，应争取在最短时间内建立VA ECMO辅助，需要强调ECMO团队协作的重要性，降低意外发生，保障抢救质量，挽救危重症患者生命。

（侯晓彤）

第五节 VV ECMO 的建立

一、建立与相关操作

呼吸衰竭患者接受 VV ECMO 辅助时，循环稳定，绝大多数可通过经皮穿刺方法来进行插管。

VV ECMO 模式一般优先选择右股静脉和右颈内静脉置管。VV ECMO 模式建立前准备：病房环境宽敞，将不必要的物品推至病房外；患者右侧空间足够大，无点滴架，无输液泵等物品；提前备皮，铺好尿垫，给予溃疡贴保护骶尾部和骨突处皮肤；患者处于平卧位，备好大单垫于枕下；备好氧流量表，另备一套干净的负压吸引装置；备好 3 个以上静脉通路，最好位于左侧肢体；备好足够的输液泵及其管路；最好提前放置有创动脉血压监测；有良好足够的电源插座。

二、血管通路的选择与准备

VV ECMO 的引血端静脉插管通常选择经股静脉置入，回血端静脉插管通常选择经颈内静脉置入(左侧颈内静脉走行稍有弯曲，有损伤胸导管的风险，通常优先选择右侧颈内静脉)。如应用双腔置管，常规选择右侧颈内静脉。

ECMO 插管前的准备基本步骤与常规深静脉穿刺类似。常备静脉切开包，以便在穿刺置管不成功时随时改为静脉切开置管；如条件允许，穿刺前可应用床旁超声定位血管走行，预先标定位置，或在超声引导下定位穿刺，以减少失败率和反复穿刺损伤。

术前应补足血容量，尽可能降低穿刺过程中气体进入静脉的风险。常规准备 800ml 悬浮红细胞，400～800ml 的血浆或相应容量负荷的白蛋白、人工胶体。另外，考虑到 ECMO 穿刺时无菌敷料需完全覆盖床单位，穿刺前应做好的其他床旁工作还包括：充分吸痰，清除气囊上滞留物，延长静脉通路以便在操作过程中需要应用肝素、血管活性药物等治疗时，避免影响操作区域。

三、操作要点

目前条件下，绝大部分的 ECMO 置管能在床旁通过穿刺方式建立，不须切开。穿刺方式通常采用 Seldinger 法，通过穿刺套管针置入 ECMO 置管专用导丝。为保证颈内静脉导管远端达到右心房开口上方 1～2cm，颈内静脉穿刺点通常位于颈部中段；而股静脉穿刺时，穿刺点的位置通常沿股静脉稍下移，在腹股沟韧带下 3～4cm，以避免置管时套管远端刚进入血管，套管鞘恰好卡在腹股沟韧带下，难以进入。

应用穿刺套盒中的逐级扩张管，沿导丝对置管皮肤和皮下通道行逐级扩张，扩张过程中，根据需要可应用无菌刀片轻微挑开皮肤，保证扩张管置入顺畅。通常情况下，股静脉置入 21～23F 插管时，皮肤切开范围不超过 5mm，而颈内静脉或股动脉等置入 15～17F 插管时，皮肤切开范围 2mm 左右即可。切口不宜太大、太深，切口太大不利于置管后护理，增加出血和皮下隧道感染的风险；切口太深最大的问题是皮下软组织损伤，出血风险增大，尤其是颈内血管穿刺时，由于局部血管丰富，出血的发生明显增加。

将完成预充、夹闭循环并连接和固定好的 ECMO 系统转移至床旁，接通电源与氧气，也可此时连接好水箱并提前稳定运行于 37℃水温。辅助人员将 ECMO 系统无菌的引血、回血管路递给操作者。操作者根据 ECMO 系统与患者的相对位置，在保证足够灵活性的前提下，尽可能减少体外循环管路长度，修剪管路，理顺对应关系后，将引血管路和回血管路分别和引血、回血穿刺导管相连，连接一定切实可靠。连接时，两端连接管路的开口部分可能会有空气，应予以排出。应注意患者低血容量时容易出现引血困难，空气回流入血管产生气体栓塞，甚至危及生命。

ECMO 系统开机运行前，应及时补充悬浮红细胞和胶体，以避免或减少开机后立即出现的低血压状态。全面、仔细检查 ECMO 系统管路，确保连接无误、牢固可靠后，打开离心泵达到 1 500r/min，打开体外管路上的管钳后能观察到血液迅速由引流管路流出，经过血泵和膜肺，最后由回血管路返回体内。

缝扎固定血管内导管于患者皮肤。通常在插管进入皮肤的部位进行荷包缝合，并距穿刺点 1～2cm 处固定血管内导管。此外，应根据导管直径和长度选择缝扎固定的位置和点数。固定完毕后，再仔细消毒，干燥后用无菌敷料覆盖。

如 ECMO 系统运行前没有连接水箱，此时应连接水箱。连接前应闭合水箱回路，开启水箱。将温度设定到 37.5℃左右自运行一段时间，待水温稳定后再与 ECMO 系统的温度交换装置连接运行。应避免将未预热的水箱接入 ECMO 系统，当水温与患者血液温度的差别过大时，开机瞬间有诱发严重心律失常的风险。

(侯晓彤)

第六节 ECMO 插管相关并发症的防控

ECMO 插管期间可能出现多种并发症，对 ECMO 团队成员进行定期专业化培训、插管前充分准备是降低 ECMO 辅助插管相关并发症发生的有效方式。下面主要介绍成人股静脉-股动脉插管并发症及其防控。

插管部位血管并发症主要有早期并发症和后期随访出现的并发症。早期并发症:局部出血(血肿形成)、夹层动脉瘤、股动静脉瘘、插管侧下肢严重缺血或骨筋膜隔室综合征(需外科切开引流减压或截肢处理)、腹膜后出血或损伤腹腔器官等。后期随访并发症主要有假性动脉瘤形成、慢性血管炎和血栓形成等。在体表超声或经食管超声引导下进行插管,能够明显降低插管相关并发症的发生率。

特殊部位插管可能出现相应的并发症,如颈内静脉插管可能出现气胸、纵隔摆动、膈疝或胸腔积液等并发症,需引起注意。另外,需注意患者心肺功能恢复后,撤离 ECMO 辅助、拔除 ECMO 相关插管时也可能出现各种血管相关并发症。

(侯晓彤)

思考题

1. VV ECMO 常见置管部位的选择有哪些?
2. VA ECMO 置管基本原则有哪些?

参考文献

[1] SOROKIN V, MACLAREN G, VIDANAPATHIRANA P C, et al. Choosing the appropriate configuration and cannulation strategies for extracorporeal membrane oxygenation: The potential dynamic process of organ support and importance of hybrid modes [J]. Eur J Heart Fail, 2017, 19(suppl 2): 75-83.

[2] MEANI P, GELSOMINO S, NATOUR E, et al. Modalities and effects of left ventricle unloading on extracorporeal life support: A review of the current literature [J]. Eur J Heart Fail, 2017, 19(suppl 2): 84-91.

[3] COMBES A, BRODIE D, CHEN Y S, et al. The ICM research agenda on extracorporeal life support [J]. Intensive Care Med, 2017, 43(9): 1306-1318.

[4] BRASSRUR A, SCOLLETTA S, LORUSSO R, et al. Hybrid extracorporeal membrane oxygenation [J]. J Thorac Dis, 2018, 10(suppl 5): S707-S715.

[5] YANG F, HOU D, WANG J, et al. Vascular complications in adult postcardiotomy cardiogenic shock patients receiving venoarterial extracorporeal membrane oxygenation [J]. Ann Intensive Care, 2018, 8(1): 72.

[6] CONRAD S A, GRIER L R, SCOTT K, et al. Percutaneous cannulation for extracorporeal membrane oxygenation by intensivists: A retrospective single-institution case series [J]. Crit Care Med, 2015, 43(5): 1010-1015.

[7] JAYARAMEN A L, CORMICAN D, SHAH P, et al. Cannulation strategies in adult veno-arterial and veno-venous extracorporeal membrane oxygenation: Techniques, limitation, and special considerations [J]. Ann Card Anaest, 2017, 20(supplement): S11-S18.

[8] CONRAD S A, BROMAN L M, TACCONE F S, et al. The etracorporeal life support organization maastricht treaty for nomenclature in extracorporeal life support. A position paper of the extracorporeal life support organization [J]. Am J Respir Crit Care Med, 2018, 198(4): 447-451.

[9] DANIAL P, HAJAGE D, NGUYEN L S, et al. Percutaneous versus surgical femoro-femoral veno-arterial ECMO: A propensity score matched study [J]. Intensive Care Med, 2018, 44(12): 2153-2161.

第四十五章

成人呼吸衰竭 ECMO 支持的适应证与循证医学证据

学习目标

掌握：

1. 重症成人呼吸衰竭 ECMO 支持的适应证。
2. 重症成人呼吸衰竭 ECMO 支持的禁忌证。

熟悉：

1. 重症成人呼吸衰竭 ECMO 支持的循证医学证据。
2. 重症成人呼吸衰竭 ECMO 支持的预后预测。

了解：

1. 重症成人呼吸衰竭 ECMO 支持的临床研究进展。
2. 重症成人呼吸衰竭 ECMO 支持的研究方向和难点。

第一节　成人呼吸衰竭 ECMO 支持的适应证

一、ECMO 的适应证和禁忌证

ECMO 是一种风险相对较高、技术应用复杂、占用医疗资源较多和需要团队协作的支持治疗手段，ECMO 的启动要求有组织、有预案的协同努力。ECMO 主要适用于急性的、严重的、对常规治疗无反应、预计 2～4 周内能恢复或改善的心肺衰竭患者，如可逆性呼吸循环衰竭，包括重症肺炎、流行性感冒等导致的重度 ARDS 通过常规机械通气不能维持呼吸功能的患者，以及重症暴发性心肌炎、心脏术后低心排血量或急性大面积心肌梗死甚至心搏骤停等严重循环功能障碍的患者，为原发病的进一步治疗如冠状动脉旁路移植术（coronary artery bypass grafting，CABG）、肺动脉取栓术等争取时间，等待患者器官功能恢复，或作为从临时到持久的心肺支持如其他长期辅助装置（心室辅助设备），或作为器官移植支持。ECMO 常见适应证见表 45-1-1。

VV ECMO 的禁忌证包括绝对和相对禁忌证。绝对禁忌证包括：①无法进行抗凝治疗；②不可逆转的脑损害；③其他不可逆状态。相对禁忌证包括：①机械通气大于 7 天；②无法建立合适的血管通路；③肝素抗凝禁忌；④高龄患者（年龄＞70 岁）；⑤转移性恶性肿瘤；⑥进展性肺纤维化；⑦严重中枢神经系统创伤和颅脑出血手术后早期；⑧无法解决的外科问题。

表 45-1-1　ECMO 常见适应证

VV ECMO 适应证	VA ECMO 适应证
重度 ARDS	重症暴发性心肌炎
严重哮喘持续状态	急性心肌梗死合并心源性休克
严重支气管胸膜瘘	心跳呼吸骤停
弥漫性肺泡内出血	心脏术后心源性休克
肺移植前后支持	中毒等导致可逆性难治性循环障碍
其他严重急性呼吸衰竭	器官移植供受体支持

二、VV ECMO 的指征和时机

VV ECMO 是将血液由静脉引出，经过膜肺氧合排出二氧化碳后回到中心静脉，达到增加血液内氧含量的目的，从而增加氧输送，进行呼吸衰竭患者辅助的一种体外生命支持模式。

低氧性呼吸衰竭、高碳酸血症、大量支气管漏气综合征或等待肺移植的患者可以考虑行 ECMO 呼吸支持。呼吸衰竭已经是成人 ECMO 最常见的应用适应证。

VV ECMO 的主要指征包括重度 ARDS、严重哮喘持续状态、严重支气管胸膜瘘、弥漫性肺泡内出血、肺移植前后支持、其他严重急性呼吸衰竭等。ARDS 是最常见的 VV ECMO 呼吸支持的指征。ARDS 是由肺炎、脓毒症、吸入性损伤、胰腺炎、创伤或肺挫伤等可导致肺上皮细胞/肺毛细血管内皮细胞不同机制的损伤原因所致的急性呼吸衰竭。VV ECMO 应用于 ARDS 的主要目标是纠正低氧和呼吸性酸中毒以及避免机械通气相关性肺损伤，呼吸机治疗的参数可在 ECMO 支持下，调至肺保护策略的安全范围内。

CESAR 研究中严重的 ARDS 患者 VV ECMO 的时机包括以下几个方面：机械通气时间少于 7 天，伴严重的可逆性的急性呼吸衰竭，Murray 评分大于 2.5 分或 pH 低于 7.20 的失代偿性高碳酸血症。PRESERVE 评分和 RESP 评分可帮助预测 VV ECMO 患者生存率。EOLIA 研究中，呼吸衰竭 ECMO 支持的指征和时机为，即使在优化机械通气设置，吸入氧浓度超过 80%、潮气量 6ml/kg、PEEP 大于 $10cmH_2O$、平台压低于 $32cmH_2O$ 时，仍出现难以维持的低氧血症或高碳酸血症（满足 3 条中的 1 条：$PaO_2/FiO_2<50mmHg$ 超过 3 小时；$PaO_2/FiO_2<80mmHg$ 超过 6 小时；或动脉血 pH＜7.25，$PaCO_2>60mmHg$ 超过 6 小时），考虑进行 VV ECMO 辅助支持治疗（图 45-1-1）。

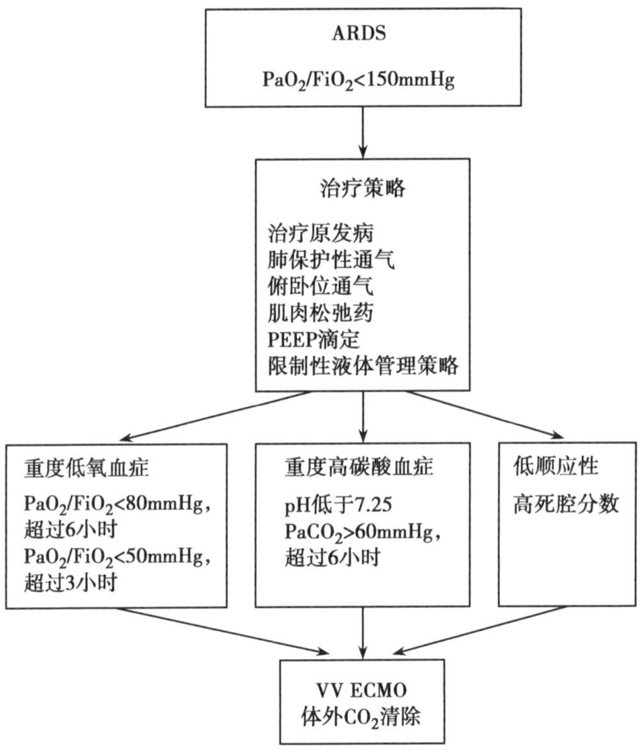

图 45-1-1　成人 ARDS 患者 ECMO 支持流程和时机

ECMO 在肺移植围手术期支持的临床应用中越来越多。ECMO 应用于肺移植不但可以维持通气与氧合，还可以避免气管插管带来的肺部感染等相关并发症，保证术前康复锻炼，使患者有足够长的时间等待供肺，并提高移植的成功率。此外，术中在阻断一侧肺动脉或行单肺通气时不能维持通气和氧合，或肺动脉压急剧升高致严重血流动力学障碍时，采用 ECMO 可保证手术顺利进行，从而避免了体外循环。而术后因严重再灌注致肺水肿、急性排斥反应、感染或手术并发症致严重呼吸衰竭，也可采用 ECMO 进行过渡。

对于严重支气管哮喘采用 ECMO 支持的相关报道较少，但据 ELSO 的资料显示，严重哮喘患者的 ECMO 成功率高达 79.3%。因此，对于平台压＞$35cmH_2O$ 同时伴严重呼吸性酸中毒（pH＜7.1），或血流动力学难以维持的患者，若无 ECMO 禁忌，可积极行 ECMO 支持。

由于新生物或异物所致大气道阻塞往往需要气管切开或气管镜介入治疗，以 ECMO 支持可以保证上述操作安全进行，大部分报道均取得较好的疗效。

严重支气管胸膜瘘、弥漫性肺泡内出血患者采用 ECMO 支持，可为进一步的治疗赢得时间，有可能改善预后。部分 COPD 急性加重期的患者应用 ECMO 可避免气管插管有创通气，并维持较好的通气与氧合，但与传统有创通气相比，仅有的病例观察性研究并不改善患者预后。

（杨　毅　刘松桥）

第二节　成人呼吸衰竭 ECMO 支持的循证医学证据

1953 年体外循环第一次应用于人类心脏手术；1972 年，Hill JD 等第一次临床应用 ECMO 成功救治肺挫伤导致的急性呼吸衰竭患者。ECMO 技术成功救治 ARDS 成人患者的应用报道越来越多。

1979 年 Zapol 等在《新英格兰医学杂志》发表了 NIH 资助的首个 ECMO 随机对照试验研究。该研究共纳入 9 个医学中心 90 例重症急性呼吸衰竭成人患者，随机分为传统机械通气组（n=48）和机械通气加 ECMO 治疗组（n=42），结果显示两组生存率差异无统计学意义（8.3% vs. 9.5%）。纳入的患者中，57% 为急性细菌性或病毒性肺炎，9 例肺栓塞和 6 例创伤性呼吸衰竭患者均死亡。此研究结果显示虽然 ECMO 可以提供呼吸支持，但不能改善重度急性呼吸衰竭患者预后。1994 年 Morris 等进行了第二个 ECMO 临床应用的随机对照试验研究。该研究共纳入 40 例重度 ARDS 患者，主要观察终点为 30 天生存率。研究发现机械通气组（n=19）生存率为 42%，ECMO 组（n=21）生存率为 33%，两组间差异也没有统计学意义。虽然上述两项研究均为阴性结果，但导致出现阴性结果的因素较多，如对疾病认识不足、机械通气策略不合理、ECMO 管理不足、ECMO 设备技术不成熟及应用经验不足等。

2009 年 Peek 等发表了第三个 ECMO 对重度 ARDS 患者疗效的随机对照试验研究（CESAR 研究）。该研究的纳入标准：18～65 岁，重度可逆呼吸衰竭（Murray 评分＞3 分或 pH＜7.2）。排除标准：高水平支持通气（Ppeak＞30cmH_2O 或 FiO_2＞0.8）＞7 天，颅内出血，肝素应用禁忌，继续治疗禁忌。随机分为传统治疗组和 ECMO 治疗组，传统治疗组按当地治疗规范实施，建议按 4～8ml/kg 行小潮气量通气，主要观察终点为：随机分组后 6 个月病死率及重度残疾发生率。研究最终纳入 180 例患者，每组 90 例，ECMO 治疗组最终 75% 的患者接受了 ECMO 治疗，平均 ECMO 使用时间为 9 天，其中 6 个月存活且无残疾患者为 63%，对照组为 47%（RR=0.69；95%CI 0.05～0.97，P=0.03）。研究结果表明 ECMO 可以改善早期重度 ARDS 患者生存率及生活质量。2009 年，Davies 等在《美国医学会杂志》（*JAMA*）发表了一项甲型 H_1N_1 流感相关性 ARDS 应用 ECMO 治疗的观察性研究：68 例患者接受 ECMO 治疗，出 ICU 生存率高达 71%，出院生存率 47%。2018 年，Combes 等在《新英格兰医学杂志》发表了第四个 ECMO 临床应用随机对照试验研究（EOLIA 研究）。该研究最终纳入 249 例重度 ARDS 患者，随机分为 VV ECMO 支持治疗（ECMO 组）或继续传统治疗（对照组）。对照组患者如发生顽固性低氧血症仍可接受 ECMO 治疗。主要研究终点为 60 天病死率，结果显示 ECMO 组 vs. 对照组（35% vs. 46%，RR=0.76；95%CI 0.55～1.04，P=0.09）。ECMO 治疗并不能显著降低 60 天病死率。但对照组中 28% 的患者于随机分组后（6.5±9.7）天行 ECMO 治疗，其中 57% 患者死亡。

虽然 EOLIA 研究并没有和 CESAR 研究一样得到病死率改善的阳性结果，但因 EOLIA 研究中对照组有 35 例患者由于严重低氧血症交叉到 ECMO 组，最终有 28% 的常规治疗组患者接受了 ECMO 挽救治疗，且研究者将 ECMO 治疗组病死率降低 20% 作为界值，这些原因都可能导致 ECMO 在治疗重度 ARDS 中的作用被低估。

EOLIA 研究后，Goligher 等对此项随机对照试验进行了贝叶斯分析，让我们可以在更广泛的假设前提下对 EOLIA 试验结果进行解读，综合 EOLIA 试验结果发现 ARDS 患者随机分组后，ECMO 组 60 天病死率显著降低。随后的荟萃分析也显示对于重度 ARDS 患者来说，经过优化机械通气参数，仍不能维持氧合和气体交换，也不能继续维持肺保护性通气时，应该尽早进行呼吸的 VV ECMO 支持，为原发病赢得时间，也为原发病的救治提供机会。

肺移植后移植物功能障碍、COPD 急性加重、哮喘持续状态、急性大块肺栓塞和肺动脉高压均是 ECMO 的适应证，但循证医学证据均不明确，ECMO 是否改善患者预后尚有待进一步临床研究证实。这些研究大多为病例报告和队列研究，缺乏多中心随机对照研究进一步明确（表 45-2-1）。

表 45-2-1　成人呼吸衰竭 ECMO 支持循证医学证据

临床诊断	证据等级	ECMO 基本模式推荐
重度 ARDS	随机对照研究	VV ECMO
肺移植患者	临床观察性配对研究	VV ECMO 或体外 CO_2 清除
肺移植后移植物功能障碍	队列研究	VV ECMO

续表

临床诊断	证据等级	ECMO 基本模式推荐
COPD 急性加重	对照研究	体外 CO_2 清除
哮喘持续状态	病例系列报告	体外 CO_2 清除
肺栓塞,急性大块肺栓塞	病例系列报告	VA ECMO
肺动脉高压,急性失代偿	病例系列报告	VA ECMO

（杨　毅　刘松桥）

第三节　成人 VV ECMO 预后评估

ARDS 是 ICU 患者的主要死因之一,严重患者病死率为 46%。近年来,随着 ECMO 技术及理念的提升,其在重度 ARDS 中的应用越来越广泛。然而,ECMO 是一项费用高、并发症多、需要大量医疗资源的支持治疗措施,可能导致远期生理、心理功能损害,严重影响患者生活质量。因此,对于接受 ECMO 治疗的患者预后评估尤为重要。目前用于评估 VV ECMO 预后的评分系统主要有:ECMOnet、PRESERVE 评分、RESP 评分和 Roch 评分等,然而上述评分系统存在不同的局限性。一项单中心研究在评价上述评分系统有效性并结合以往 ECMO 临床结果的基础上,进一步建立了一项新的简单易行的评分系统——PRESET 评分(表 45-3-1)。该研究对 11 个 $P \leqslant 0.1$ 的变量进行多元回归分析,发现动脉血 pH、ECMO 前住院时间、乳酸水平、平均动脉压及血小板数量为死亡独立风险变量,并对上述 5 个变量进行统计学处理,分为 3 个危险等级,Ⅰ级(0～5 分)病死率 26%,Ⅱ级(6～9 分)病死率 68%,Ⅲ级(10～15 分)病死率 93%。该研究进一步做了 PRESET 评分与 ECMOnet、PRESERVE 评分、RESP 评分、Roch 评分的对比,发现 PRESET 评分对 VV ECMO 患者预后的评估价值优于其他评分系统。

表 45-3-1　PRESET 评分(ECMO 启动时)

参数	分值/分	参数	分值/分
平均动脉压/mmHg		动脉血 pH	
＞100	0	＞7.300	0
91～100	1	7.201～7.300	1
81～90	2	7.101～7.200	2
71～80	3	＜7.100	3
≤70	4	血小板计数/(×1 000·μl^{-1})	
动脉血乳酸/(mmol·L^{-1})		＞200	0
≤1.5	0	101～200	1
1.51～3.00	1	≤100	2
3.01～6.00	2	总分	0～15
6.01～10.00	3	**ICU 预计病死率,危险分层**	**病死率/%**
＞10	4	PRESET 评分 0～5 分,危险度Ⅰ	26
		PRESET 评分 6～9 分,危险度Ⅱ	68
		PRESET 评分 10～15 分,危险度Ⅲ	93

（杨　毅　刘松桥）

思考题

1. VV ECMO 的适应证有哪些?
2. VV ECMO 的循证医学证据有哪些?

参考文献

[1] MARTIN D S, GROCOTT M P. Oxygen therapy in critical illness: Precise control of arterial oxygenation and permissive hypoxemia [J]. Crit Care Med, 2013, 41(2): 423-432.

[2] PHAM T, COMBES A, ROZE H, et al. Extracorporeal membrane oxygenation for pandemic influenza A(H_1N_1)-induced acute respiratory distress syndrome: A cohort study and propensity-matched analysis [J]. Am J Respir Crit Care Med, 2013, 187(3): 276-285.

[3] TERRAGNI P P, SORBO L D, MASCIA L, et al. Tidal volume lower than 6ml/kg enhances lung protection: Role of extracorporeal carbon dioxide removal [J]. Anesthesiology, 2009, 111(4): 826-835.

[4] PEEK G J, MOORE H M, MOORE N, et al. Extracorporeal membrane oxygenation for adult respiratory failure [J]. Chest, 1997, 112(3): 759-764.

[5] HEMMILA M R, ROWE S A, BOULES T N, et al. Extracorporeal life support for severe acute respiratory distress syndrome in adults [J]. Ann Surg, 2004, 240(4): 595-605.

[6] BROGAN T V, THIAGARAJAN R R, RYCUS P T, et al. Extracorporeal membrane oxygenation in adults with severe respiratory failure: A multi-center database [J]. Intensive Care Med, 2009, 35(12): 2105-2114.

[7] SCHMIDT M, BAILEY M, SHELDRAKE J, et al. Predicting survival after extracorporeal membrane oxygenation for severe acute respiratory failure. The respiratory extracorporeal membrane oxygenation survival prediction (RESP) score [J]. Am J Respir Crit Care Med, 2014, 189(11): 1374-1382.

[8] PEEK G J, MUGFORD M, TIRUVOIPATI R, et al. Efficacy and economic assessment of conventional ventilatory support versus extracorporeal membrane oxygenation for severe adult respiratory failure (CESAR): A multicentre randomised controlled trial [J]. Lancet, 2009, 374(9698): 1351-1363.

[9] SCHMIDT M, ZOGHEIB E, ROZE H, et al. The preserve mortality risk score and analysis of long-term outcomes after extracorporeal membrane oxygenation for severe acute respiratory distress syndrome [J]. Intensive Care Med, 2013, 39(10): 1704-1713.

[10] DAVIES A, JONES D, BAILEY M, et al. Extracorporeal membrane oxygenation for 2009 influenza A(H_1N_1) acute respiratory distress syndrome [J]. JAMA, 2009, 302(17): 1888-1895.

[11] NOAH M A, PEEK G J, FINNEY S J, et al. Referral to an extracorporeal membrane oxygenation center and mortality among patients with severe 2009 influenza A(H_1N_1) [J]. JAMA, 2011, 306(15): 1659-1668.

[12] COMBES A, HAJAGE D, CAPELLIER G, et al. Extracorporeal membrane oxygenation for severe acute respiratory distress syndrome [J]. N Engl J Med, 2018, 378(21): 1965-1975.

[13] BURKI N K, MANI R K, HERTH F J F, et al. A novel extracorporeal CO_2 removal system: Results of a pilot study of hypercapnic respiratory failure in patients with COPD [J]. Chest, 2013, 143(3): 678-686.

[14] BEIN T, WEBER-CARSTENS S, GOLDMANN A, et al. Lower tidal volume strategy (approximately 3ml/kg) combined with extracorporeal CO_2 removal versus "conventional" protective ventilation (6ml/kg) in severe ARDS [J]. Intensive Care Med, 2013, 39(5): 847-856.

[15] CROTTI S, IOTTI G A, LISSONI A, et al. Organ allocation waiting time during extracorporeal bridge to lung transplant affects outcomes [J]. Chest, 2013, 144(3): 1018-1025.

[16] SORBO L, RANIERI V M, KESHAVJEE S. Extracorporeal membrane oxygenation as "bridge" to lung transplantation: What remains in order to make it standard of care? [J]. Am J Respir Crit Care Med, 2012, 185(7): 699-701.

[17] FUEHNER T, KUEHN C, HADEM J, et al. Extracorporeal membrane oxygenation in awake patients as bridge to lung transplantation [J]. Am J Respir Crit Care Med, 2012, 185(7): 763-768.

[18] CARTER T, BODZIN A S, HIROSE H, et al. Outcome of organs procured from donors on extracorporeal membrane oxygenation support: An analysis of kidney and liver allograft data [J]. Clin Transplant, 2014, 28(7): 816-820.

[19] GOLIGHER E C, TOMLINSON G, HAJAGE D, et al. Extracorporeal membrane oxygenation for severe acute respiratory distress syndrome and posterior probability of mortality benefit in a post hoc bayesian analysis of a randomized clinical trial [J]. JAMA, 2018, 320(21): 2251-2259.

[20] HILDER M, HERBSTREIT F, ADAMZIK M, et al. Comparison of mortality prediction models in acute respiratory distress syndrome undergoing extracorporeal membrane oxygenation and development of a novel prediction score: The prediction of survival on ECMO therapy-score (preset-score) [J]. Crit Care, 2017, 21(1): 301.

第四十六章

成人呼吸衰竭 ECMO 管理

学习目标

掌握：

1. 成人 VV ECMO 支持的建立路径与方法。
2. 成人 VV ECMO 支持的管理。
3. 成人 VV ECMO 机械通气策略。
4. 成人 VV ECMO 血流动力学管理策略。
5. 成人 VV ECMO 撤离流程。
6. 成人 VV ECMO 护理管理。

熟悉：

1. 成人 VV ECMO 的临床管理策略。
2. 成人 VV ECMO 护理要点。
3. 成人 VV ECMO 患者的氧供和氧耗。

了解：

成人 VV ECMO 临床进展。

第一节　成人呼吸衰竭 ECMO 支持的建立

ECMO 对于严重的呼吸循环衰竭患者是一项挽救性体外生命支持方式，主要通过体外气体交换装置直接对血液进行氧化及二氧化碳的清除，相比传统的体外循环（cardiopulmonary bypass，CPB），ECMO 的膜氧合器可以维持更长的时间，同时由于较高的血流速，ECMO 所需的抗凝程度较低，可以减少抗凝相关并发症的发生。ECMO 对于不同的适应证有两种转流方式，包括动脉-静脉（VA ECMO）及静脉-静脉（VV ECMO）。VV ECMO 主要适用于单独的呼吸衰竭，而 VA ECMO 不仅适用于单独的循环衰竭，也适用于循环衰竭合并呼吸衰竭的重症患者，并且在任何一种模式中加入透析膜就可以进行连续性血液净化治疗。

建立并维持良好的血流进出体内通路是 ECMO 支持的关键。正确合理的插管方式以及良好的插管技术是血流出入通畅的保证。成人呼吸衰竭 VV ECMO 支持的建立包括血管通路的建立及体外循环配套的预充及连接。

一、VV ECMO 血管通路的建立

（一）VV ECMO 血管插管口径选择

根据患者体重可初步选择 VV ECMO 导管管径大小（表 46-1-1）。

表 46-1-1　VV ECMO 导管管径大小（根据患者体重）

体重/kg	引血管/F	回血管/F
2～15	双腔插管	双腔插管
15～20	14～19	14～19
20～30	17～21	17～21
30～50	19～23	17～21
>50	21～23	17～21

（二）VV ECMO 置管部位的选择

VV ECMO 置管部位以股静脉-颈内静脉外周置管为首选（图 46-1-1）。可供选择的置管部位还包括股静脉-股静脉外周置管（图 46-1-2），股静脉+颈内静脉-股静脉置管，颈内静脉双腔置管（图 46-1-3）。VV

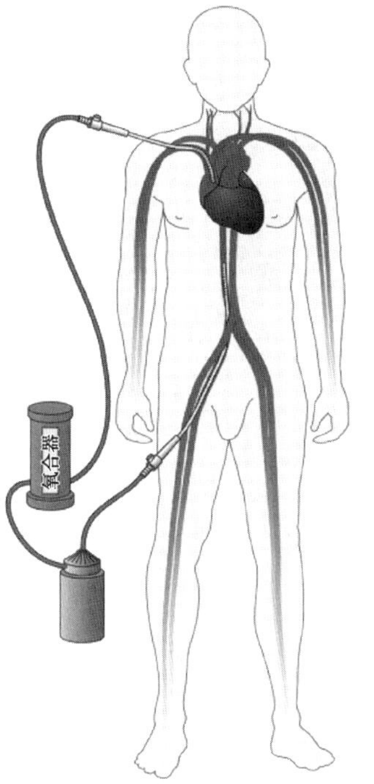

图 46-1-1　股静脉-颈内静脉外周置管(见文末彩图)

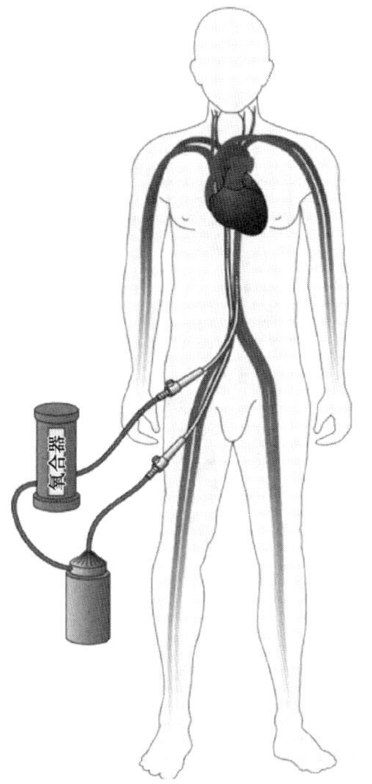

图 46-1-2　股静脉-股静脉外周置管(见文末彩图)

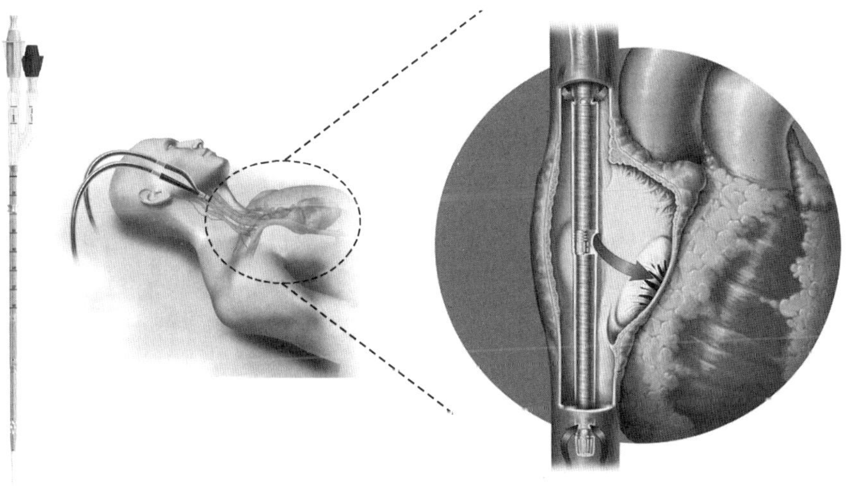

图 46-1-3　双腔置管(见文末彩图)

ECMO 中心插管可以选择颈内静脉、右心房-颈总动脉和升主动脉插管;右心房-升主动脉插管常适用于婴幼儿;右心房-左心房插管多用于开胸手术中。

(三) VV ECMO 血管通路建立的方法

正确合理的插管方式以及良好的置管技术是血流出入通畅的保证,目前常规 VV ECMO 血管内导管置入方式主要为经皮穿刺法(具体见第四十四章)。

(四) 插管位置的确认

置管后请在第一时间确认插管位置,以保证患者的安全及血液循环的通畅。临床上常采用床旁超声或胸部 X 线检查确定导管的位置。如图 46-1-4 所示,通过股静脉-颈内静脉实施 VV ECMO 时,股静脉引流插管(单侧孔或多侧孔)尖端的位置应在下腔静脉近右心房开口(T_{10}、T_{11} 水平),颈内静脉灌注插管尖端在上腔静脉右心房开口处;通过股静脉-股静脉实施 VV ECMO 时,股静脉引流插管如选择单极引流管尖端可在肾静脉上方(L_1、L_2 水平),选择多极引流插管尖端在肝静脉水平(T_{12} 水平);而经股静脉灌注插管可选择单极股静脉插管用于血液灌注,其尖端在下腔静脉近右心房开口(T_{10}、T_{11} 水平)。

引流插管过浅可导致引血不畅,表现为血流下降或插管抖动等;引流插管过深进入心房,如插管时无预置导引钢丝引导,可能存在心房壁受损、瓣膜损伤和心律失常等风险。灌注插管过浅不能有效改善上半身氧合情况。

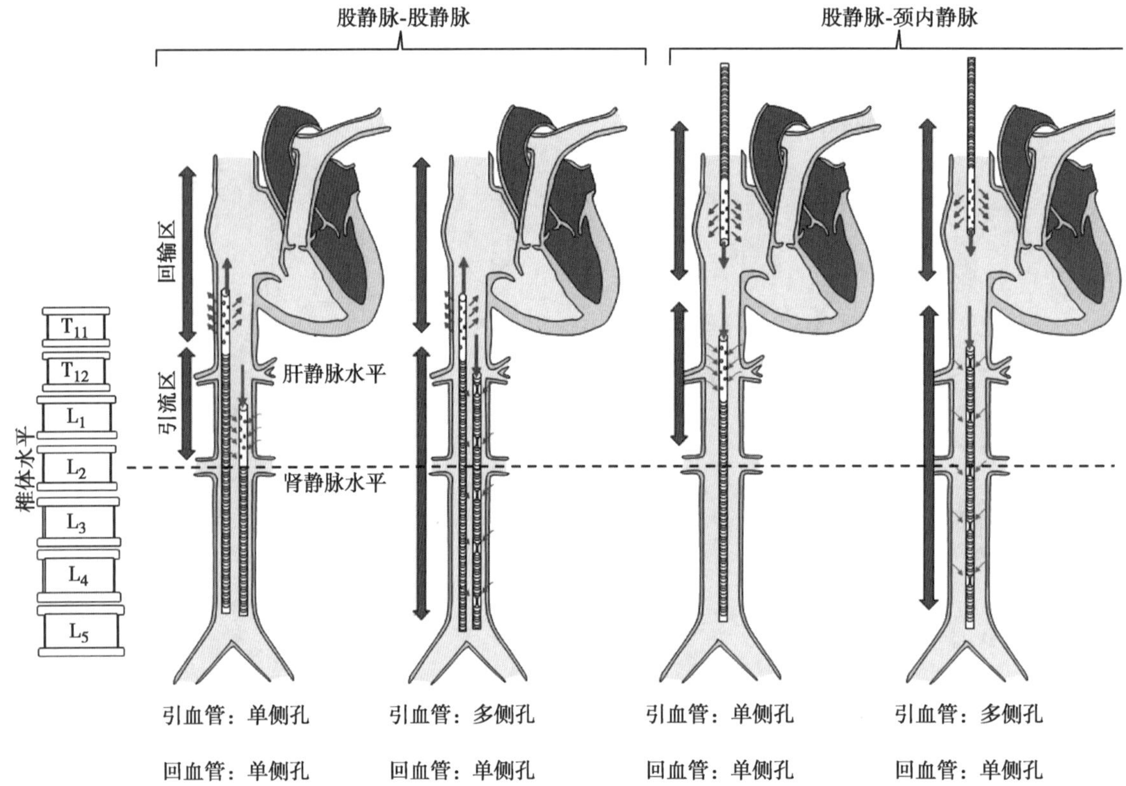

图 46-1-4　VV ECMO 血管内导管的位置(见文末彩图)

二、影响 VV ECMO 氧合效果的因素

(一) VV ECMO 流量的影响因素和管理

VV ECMO 流量是氧合的主要因素。影响 VV ECMO 流量的因素主要包括患者自身因素、血管内导管、连接管路、氧合器和动力泵等多方面因素。VV ECMO 流量下降、静脉管路明显抖动可见于患者血容量不足,咳嗽和烦躁等均可造成胸内压升高而影响静脉引流;静脉引流管位置不当、内径过细或堵塞、扭曲等亦可导致;连接管路打折、扭曲或受压也可导致流量下降或压力升高。VV ECMO 流量下降而静脉管路不抖多为动脉管路和膜肺的问题,如动脉管路位置不当、堵塞或扭曲和氧合器各种原因致主要血液通路堵塞等。

(二) 影响 VV ECMO 再循环的因素

部分回流的氧合血可能直接进入静脉引流管,被引流再次进行氧合而没有进入患者的体循环,这部分血流定义为再循环血流。

再循环血流分数(R)的计算公式为式(46-1-1)。

$$R=\frac{SpreOx-SvO_2}{SpostOx-SvO_2} \qquad 式(46\text{-}1\text{-}1)$$

SpreOx 为进入氧合器前的血氧饱和度,SpostOx 为出氧合器后的血氧饱和度,SvO_2 为患者的实际混合静脉血氧饱和度。如果用氧含量替代氧饱和度,这个公式结果将更加准确,但对于临床应用来说这个差别很小。如果回流到氧合器氧饱和度较高的血量增加,SpreOx 也会相应增加接近 SpostOx,R 随之增加。

影响再循环的四个主要因素是 VV ECMO 流量、静脉插管位置、心输出量和右心房血容量。流量对再循环的影响是显而易见的,当流量增加时,右心房引流到 VV ECMO 环路的血量随之增加,这样来自 VV ECMO 的氧合血很有可能被再次被引流到环路中。再循环流量分数的增加与泵流量呈线性关系。患者的氧供随着流量的增加而增加,但当超过最佳流量和最小再循环后,氧供即随流量的增加而减少。这是再循环的比例限制了患者氧供总量导致的。流量可以通过有效泵流量 = 泵的总流量 -(泵的总流量 × 再循环流量分数)来表示。

有时再循环甚至会高达 100%,有效血流量只有零。理想的流量是在最低的转速下提供最高的有效血流量,产生最低程度的溶血。

VV ECMO 的最佳流量并不是固定的,因为还受到其他三个因素影响:插管位置、心输出量和右心房容量。如果引流管和供血管的尖端直接相对,再循环就会很高。使用双腔插管时,如果插管位置太高位于上腔静脉或太低位于下腔静脉,回输到体内的血会限制在血管腔范围内,在进入右心房之前就被引流入 VV ECMO 环路。这种现象解释了为什么插管位置变化时患者的动脉血氧饱和度会意想不到地快速降低。肺膨胀程度的变化、颈部缝合固定部位水肿、患者体位的变化和患者的移动都会改变插管的位置。

心输出量也会影响再循环。如果进入右心房的氧合血大部分进入右心室，随后进入左心和体循环，那么只有很少的氧合血再次进入氧合器。相反，如果没有前向血流，回到右心房的氧合血将全部再次引流入氧合器。通过增加心输出量可以减少再循环而增加氧合总量。同样原因，右心房容量也影响再循环的比例。如果右心房未氧合血容量减少，氧合血会更趋向于回到氧合器内，但如果右心房氧合血在正常容量的右心房被大量的非氧合血稀释就会减少再循环的比例。因此，补充血容量能马上减少再循环的比例，更有效地增加氧供。但立即减少再循环的益处需要与增加血管外肺水含量的弊端相权衡。

由于VV转流VV ECMO不直接提供循环辅助，要达到与VA模式相同的氧供水平会比较困难。但如果最大程度地减少再循环并维持心脏支持的话，氧供水平可以接近VA模式。血红蛋白达到15g/dl、再循环较低以及静脉引流达到120～140ml/(kg·min)的情况下，可以达到最佳氧合状态。

如果在不增加再循环的部位增加一根引流管的话(如股静脉加颈内静脉头侧插管至壶腹水平)，可以明显增加氧供，氧供的增加来自再循环的减少。头侧的第二根静脉还可以起到降低脑静脉压的作用。由于来自颈内静脉壶腹部的血混合静脉氧饱和度较低，可以从氧合器得到更多的氧。尽管理论上很好，但体外生命支持组织(ELSO)的数据没有证明VV转流VV ECMO中常规颈内静脉插管引流会改善新生儿急性呼吸衰竭的预后。

(刘　玲)

第二节　成人ECMO呼吸支持与管理

成人呼吸衰竭VV ECMO治疗的总体目标是维持VV ECMO有效运行，提供充足氧合和通气支持，使肺脏得到充分休息。成人呼吸衰竭ECMO管理根据呼吸支持管理要求的不同分成ECMO安全运行管理与氧合及二氧化碳排出功能性管理。有关ECMO安全运行管理内容在第四十二章已有详细介绍。本节重点介绍ECMO呼吸支持与管理目标和管理要点。

一、膜肺性能及氧耗氧供的监测与管理

膜肺是VV ECMO进行气体交换的关键因素。VV ECMO支持过程应监测膜肺的氧合性能，可观察动静脉管道内血液的颜色或通过监测两侧管道的血氧饱和度或抽取血标本行血气分析进行判断。膜肺内血栓形成情况可以通过监测膜前和膜后压力计算跨膜压进行判断，正常情况下跨膜压为20～30mmHg。膜肺效能的下降程度和血栓形成的程度并没有绝对关系，临床上应分别监测判断。

VV ECMO维持内环境稳定的关键环节是氧供与氧耗的平衡。氧供反映膜肺氧合功能，氧耗反映组织有氧代谢的情况。温度降低、镇静和肌肉松弛药的应用以及自身心肺的休息状态等因素可使氧耗下降；而体温过高、儿茶酚胺分泌过多和感染等因素则可使氧耗增加。如果膜肺氧合满意和机体代谢正常，静脉氧饱和度维持在70%左右最佳。

二、氧供气流

VV ECMO支持情况下，氧供气流常为100%的纯氧或二氧化碳与氧气的混合气(含5%二氧化碳及95%氧气)。起始设置氧供气流流量与血流量可参考为1∶1，根据动脉血$PaCO_2$进行调整。若患者在VV ECMO支持前已经存在代偿性呼吸性酸中毒(血HCO_3^-水平升高)应注意避免CO_2排出过快所致代谢性碱中毒。增加氧供气流量可以增加CO_2的清除，但对氧合影响较小。如果VV ECMO仅用于清除CO_2(如体外CO_2清除)，可选用较小膜面积的膜肺，血流量可低至0.5～1.0L/min，提高气流量至10∶1。

动态监测VV ECMO动静脉氧饱和度，应达到动脉血氧饱和度98%以上、静脉氧饱和度65%以上，如果静脉氧饱和度较低，要考虑辅助流量是否充分、肺部基础疾病是否恶化和有无氧耗增加等因素。而后采取相应措施，如增加流量、适当降温或调高氧浓度等来改善。机械辅助呼吸方面要降低呼吸参数，避免机械通气相关性肺损伤的继续加重。

三、ECMO插管位置监测

VV ECMO建立时，引流和灌注插管成功留置后应常规通过相应的方法判定插管位置。VV ECMO穿刺置管过程中应尽量采用二维超声检查监测，确认插管的管口位置。经下腔静脉插管留置的管道可通过超声进行清晰定位，应作为首选的方法。经上腔静脉置入的插管如果没有进入右心房，很难通过体表超声定位，应结合床旁胸部X线检查定位，必要时可采用经食管超声定位。插管位置虽与再循环现象密切相关，但是调整管道位置的时候应该充分考虑引流是否顺畅，能否满足患者氧合需要，避免顾此失彼。如患者氧合目标满意，可容忍再循环现象存在。双腔静脉插管必须通过超声确认回流口位于右心房并血流出口对向三尖瓣，否则可能因为管道位置而导致非常高的再循环率，降低双腔插管的效能。常规的胸部X线检查除观察心影和肺部改变外，插管位置及朝向的确认也是必需而且十分重要的。

四、ECMO 参数调节

（一）VV ECMO 模式选择及参数设置

成人呼吸衰竭首选 VV ECMO 模式。在肺部气体交换功能完全丧失或机体氧耗较大、需要提高氧输送水平时，需要增加 VV ECMO 血流量。根据本书第四十一章的呼吸 ECMO 支持过程中氧供氧耗平衡评估方法，满足机体氧供/氧耗比≥3∶1 是 ECMO 呼吸支持基本管理目标。根据患者的组织氧代谢和临床表现，在 ECMO 呼吸支持满足机体氧供的前提下，应优化肺保护通气策略和肺“休息”策略。

开始 VV ECMO 运转时，可将流量逐渐提高并评估记录起始状态下相应泵转速和流量的相关性，供以后日常监测时进行对比。同等泵转速下，血流量也会受到很多因素影响，如血液黏稠度、血红蛋白水平、血容量状态、管路的位置变化以及胸腹腔压力的改变等。气流量的调节以动脉血 $PaCO_2$ 为指导，调节气流量以维持正常的 $PaCO_2$ 水平和 pH。

（二）V-AV ECMO 模式选择及参数设置

V-AV ECMO 通常用于同时存在呼吸及循环衰竭的患者，例如重度 ARDS 患者合并急性心源性休克。参数调节也包括血流量和氧气流量，但其设置的目标除了要考虑氧合水平，还应该关注心功能。由于 V-AV ECMO 通常经股动脉回血，患者肺功能较差时仍然由肺循环通过的血流得不到充分氧合，导致氧合较差的血液供应主动脉根部和脑部，产生所谓“半身综合征”，为改善冠状动脉和脑的氧供，此时可考虑在膜肺后的回血管路上分出一支管路，经颈内静脉等大静脉回到右心房，以提高回心血流的氧含量。

（三）VV-V ECMO 模式及参数设置

在患者肺部气体交换功能完全丧失及氧耗量明显增加的情况下（严重脓毒症和高热等），需要高 ECMO 流量（可能达到 6L/min），此时常规单根引流管和单根灌注管可能无法提供足够的流量支持和氧输送。此时可以增加一根引流插管，即采用两根引流管一根回流管的方式进行 VV ECMO 支持（VV-V ECMO）。常用的方式可以采用右侧颈内静脉和一侧股静脉置管作为引流管，另外一侧的股静脉放置回流管。但回流管应该选择没有侧孔的管道，避免两根管道同时在下腔静脉的再循环。

（黎毅敏）

第三节　成人 ECMO 呼吸支持与机械通气

ECMO 呼吸支持期间机械通气（mechanic ventilation，MV）的设置和优化是临床密切关注的问题。VV ECMO 能维持气体交换，但如何优化呼吸管理和机械通气设置以最大限度地降低机械通气相关性肺损伤的发生是临床关注的重点。目前关于 ECMO 呼吸支持期间，最佳的通气策略和最优机械通气参数设置［包括呼气末正压（PEEP）、潮气量（VT）、呼吸频率（RR）和平台压（plateau pressure，P_{plat}）］均尚未明确。根据目前已有的理论和证据主要讨论呼吸衰竭患者 VV ECMO 支持下的最佳通气策略。

一、ECMO 气体交换作用对机械通气的影响

ECMO 呼吸支持患者静脉血液从静脉泵至膜肺，膜肺提供氧合血液及清除二氧化碳，氧合后的血液通过静脉重新输回到右心，膜肺和自身肺是串联状态。气体交换效率取决于下列因素：膜的内在性能和特性，膜的表面积，氧和二氧化碳分压，静脉引血与回血之间的压力梯度。

VV ECMO 的直接作用是通过氧合增加患者肺循环混合静脉血氧饱和度。增加的氧含量与 VV ECMO 的血流量和患者心输出量直接相关，且与静脉引流血的血氧饱和度成反比，如血流量超过心输出量的 60%，可维持患者动脉血氧饱和度在 90% 以上。VV ECMO 支持呼吸衰竭患者氧输送由 VV ECMO 和患者心肺共同提供，可以降低患者自身肺的负担，降低呼吸机潮气量和气道压力（PEEP 和 P_{plat}）。

气流量是膜肺中二氧化碳清除的主要决定因素。VV ECMO 的二氧化碳清除效率高，只需要 500ml 的静脉血即可清除 250ml/min 左右的二氧化碳，几乎相当于每分钟产生的二氧化碳，因此即使在 VV ECMO 相对较低血流量（blood flow）条件下，也可以有效去除二氧化碳。满足气体交换可以降低潮气量和/或 RR，优化肺保护性通气。在哮喘状态或慢性阻塞性肺疾病（COPD）严重呼吸衰竭期间，VV ECMO 可以有效改善气体交换，避免内源性 PEEP 带来的动态肺充气和难以控制的高碳酸血症，或者作为肺移植的桥接手段。

二、ECMO 呼吸支持期间的呼吸监测

ECMO 呼吸支持期间的呼吸监测有三个主要目的：评估患者肺功能，优化呼吸机设置，指导其他治疗如镇痛镇静策略。其中根据患者呼吸力学监测进行合理的机械通气设置和镇痛镇静策略是关键，改善患者肺功能是最终目标。

（一）气体交换监测

血气分析对于 VV ECMO 患者的监测至关重要，可以评估是否为患者提供充足的气体交换。由于 PaO_2 和 $PaCO_2$ 都依赖于患者自身患肺和膜肺的共同作用，因此不能用来评估患者肺功能。因此 PaO_2/FiO_2

在 VV ECMO 期间对肺功能评估几乎没有价值。严格监控动态变化，在氧合方面可以通过每天监测呼吸机使用 100% FiO_2 的血气分析评估肺功能。当肺功能受损严重且患者肺功能在氧输送中的贡献较低时，将 FiO_2 设定为 100% 对 PaO_2 和 PaO_2/FiO_2 的影响很小或没有影响。随着肺功能的改善，提高 FiO_2 后 PaO_2 和 PaO_2/FiO_2 明显增加，提示患者自身肺功能明显改善。

呼气末二氧化碳（end-tidal carbon dioxide，$ETCO_2$）也可以用于评估 VV ECMO 患者肺功能。早期肺损伤重，$ETCO_2$ 可能非常低，随着肺功能的改善，肺泡通气改善，$ETCO_2$ 将随之增加，提示需要减少 VV ECMO 气流量。

（二）呼吸力学监测

VV ECMO 本身对患者呼吸力学没有直接影响，但经典的呼吸力学监测在 VV ECMO 期间仍十分重要。应该常规监测 VT、P_{plat}、驱动压和呼吸系统顺应性，不仅用于指导呼吸机设置，而且对于评估呼吸机参数设置的影响，特别是评估肺复张/萎陷和/或过度膨胀是至关重要的；另外也可以评估患者呼吸功能的变化。同时也需要进行血流动力学监测，尤其是肺动脉压和右心功能，通过肺动脉导管可以连续监测肺动脉压和肺内分流，当使用高 PEEP 水平或采用全肺休息策略时，超声心动图是必不可少的。

P_{plat} 和驱动压是反映整个呼吸系统的压力监测值。测量跨肺压可以确定直接的有效施加到肺的气道压力。14 例重度 ARDS 患者采用跨肺压评估是否需要接受 VV ECMO，结果发现 7 例患者跨肺压低于 $25cmH_2O$（认为是安全水平）。将 PEEP 从（17.9±1.2）cmH_2O 提高到（22.3±1.4）cmH_2O，以达到 $25cmH_2O$ 的目标跨肺压，患者氧合改善，这些患者没有接受 VV ECMO 支持而治疗成功；另 7 例患者跨肺压高于 $25cmH_2O$，所有患者均接受 VV ECMO 支持。

（三）呼吸功监测

机械功（mechanical power）和能量（energy）也是呼吸监测的重要内容。机械功就是频率和能量的乘积，肺保护性通气不仅关注容量和压力，机械功和能量是导致机械通气相关性肺损伤的重要机制。呼吸频率、潮气量、流速、吸呼气时间比、PEEP、平台压、峰值压、呼吸系统顺应性（respiratory system compliance，C_{rs}）和气道阻力均是影响机械功的因素。其中潮气量、驱动压和流速增加 20%，机械功可明显增加达 37%，频率的影响也达 27%，且与肺损伤明显相关。因此需关注机械通气导致的机械功和能量是否在安全范围，或者根据机械功和机械能来指导机械通气的设置。

（四）区域性肺通气监测

VV ECMO 期间难以反复进行胸部计算机断层扫描进行肺局部通气情况的评估，电阻抗成像（electrical impedance tomography，EIT）等新的成像工具可以有效提供肺区域性通气的信息。VV ECMO 患者用 EIT 进行个体化机械通气设置，滴定 PEEP 水平临床是可行的，采用 EIT 滴定了 15 例患者从 $20cmH_2O$ 到 0 的递减 PEEP 试验，导出的参数用于研究在每个 PEEP 水平肺泡塌陷和肺泡过度膨胀的情况，发现 VV ECMO 患者最佳 PEEP 水平存在很大差异，因此在 VV ECMO 期间需要对患者呼吸机设置进行个体化。

三、ECMO 呼吸支持期间机械通气策略

ECMO 患者膜肺和患者自身肺都参与气体交换。ECMO 呼吸支持患者的肺保护取决于 ECMO 能否满足气体交换也就是输入 O_2 和清除 CO_2 的效率。机械通气参数设置的关键是在原发病治疗的基础上，使患者自身肺得到保护，得到恢复的机会。

（一）ECMO 呼吸支持期间机械通气设置原则

由于 VV ECMO 支持的主要目标是满足气体交换，确保足够的氧输送，进行肺保护性机械通气以预防机械通气相关性肺损伤，因此了解呼吸机设置的变化与机械通气相关性肺损伤机制的关系是至关重要的。VT 和 PEEP 的减少对肺泡应力、应变和剪切应力具有重要影响。肺泡应变代表肺泡从静态到扩张的容积变化，是容积伤的主要机制之一。对于接受 VV ECMO 的 ARDS 患者而言，患者处于正常通气的肺泡容积明显减少，或分流明显增加，导致顽固性低氧血症。将功能残气量作为肺的静态容积，机械通气的患者总应变可以分成两个部分：静态顺应性与应用 PEEP 后的肺容量有关，动态顺应性与 VT 直接相关。与肺顺应性相关的气道压力是 P_{plat}（与肺总应变直接相关）和驱动压力（与动态应变直接相关）。气道压力过低会导致肺泡塌陷，而周期性肺泡开放和闭合又可能导致肺损伤，进一步加重肺损伤，可能导致严重后果。因此 VV ECMO 呼吸机设置的原则是肺保护性通气，维持肺泡合适的开放状态，在安全的驱动压和平台压水平内限制潮气量，尽可能降低呼吸频率和吸入氧浓度，避免进一步加重肺损伤。

（二）VV ECMO 辅助下的机械通气策略

2009 年发表的 CESAR 研究评估 VV ECMO 对中重度 ARDS 患者预后的影响，结果显示 VV ECMO 改善患者的预后。VV ECMO 采用高泵血流量进行肺功能替代，呼吸机参数设定 PEEP 为 $10cmH_2O$、RR 为 10 次/min 及 FiO_2 为 30%。但 VV ECMO 启动后呼吸机参数并未能严格按照肺保护性通气策略进行。2018 年发表的 EOLIA 研究通过控制潮气量将平台压维持在 $24cmH_2O$ 以下，且 PEEP 至少维持在 $10cmH_2O$，FiO_2

为 30%～50%，但主要研究终点并未显示阳性结果，随后的贝叶斯分析提示了 VV ECMO 对重度 ARDS 患者的益处。ELSO 呼吸衰竭指南建议将呼吸机参数设为：FiO_2＜40%，平台压＜25cmH_2O，合适的呼气末正压促进塌陷肺泡复张，同时避免已开放的肺泡过度膨胀。适宜的 PEEP 联合超保护肺通气策略对防止发生机械通气相关性肺损伤和改善机械通气相关性肺损伤患者的预后发挥了重要的作用。

VV ECMO 实施后，应根据呼吸力学、氧合和氧动力学等指标设置和调节呼吸机参数 VT、RR、PEEP 和 FiO_2。"肺保护通气策略"主要是通过减少 VT，降低 P_{plat}（降低驱动压和平台压），降低呼吸频率和吸入氧浓度，避免过度通气，实现肺保护作用。近年来，将"肺保护通气策略"与低水平 PEEP 相结合提出了"全肺休息"这一概念，但对患者预后是否有好处还需进一步临床研究证实。

目前最佳机械通气设置仍存在以下几点问题。首先，尽管目前有推荐的呼吸机管理目标，但对于 VT 水平如何优化设置仍需要根据呼吸力学和驱动压等参数进行个体化选择，缺乏具体建议；其次，VV ECMO 辅助下，将 PEEP 设置为 10cmH_2O 是缺乏证据的，目前鲜有研究根据每位患者的肺部病理生理特点及 VV ECMO 前的呼吸机参数，尤其是 PEEP、每分钟通气量、肺泡可复张性和对 PEEP 的反应性、是否出现弥漫性肺泡出血和肺部感染等情况，确定个体化的呼吸机目标管理及时间管理；最后，尽管 VV ECMO 期间机械通气的管理可能对呼吸力学和肺功能产生重要影响，但目前尚无大规模临床研究证据表明呼吸力学监测影响患者呼吸机参数设置对 VV ECMO 患者预后的作用。

（三）VV ECMO 辅助下的机械通气设置

根据临床氧供氧耗和呼吸力学等监测来指导呼吸机参数设置和呼吸管理，其管理策略流程图见图 46-3-1。

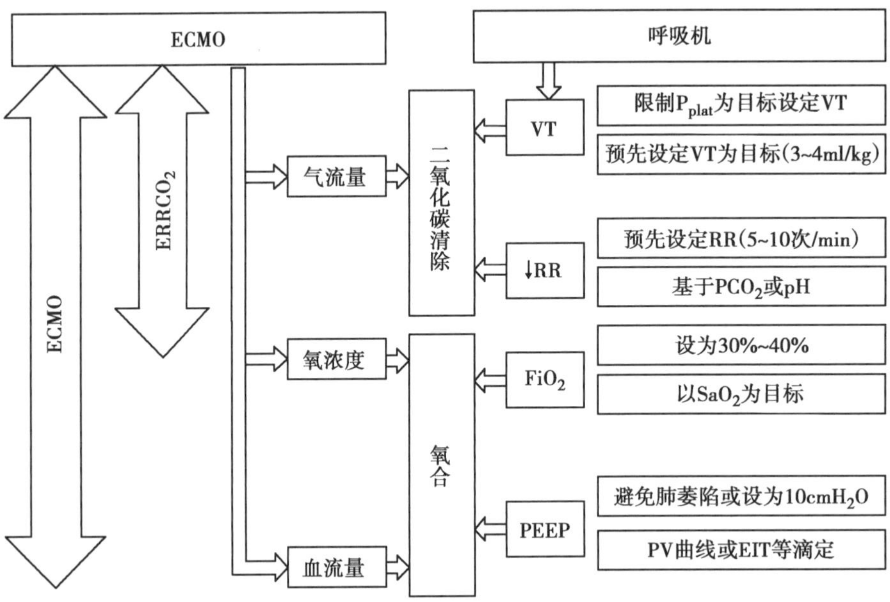

图 46-3-1　VV ECMO 启动后呼吸机设置流程图

1. 潮气量（VT） ARDS 患者机械通气潮气量的合理设置是肺保护的重要内容。在 ECMO 支持后患者的潮气量可显著下调甚至采用超保护性机械通气。需要注意的是，VT 并不是治疗的靶向目标，而是为了达到相对安全的平台压和驱动压而调整后的结果。气道平台压能够客观反映肺泡内压，高平台压可导致呼吸机相关性肺损伤。VV ECMO 后第一天高平台压与病死率显著相关，随气道平台压升高，病死率显著升高，说明在实施肺保护性通气策略时，限制气道平台压比限制潮气量更为重要。全流量 VV ECMO 可以提供足够的 CO_2 清除量，从而实际上降低肺通气的需要。关于 VT 的设置，81% 的 ECMO 中心将 VT 设置低于 6ml/kg（34% 的医院将潮气量设置低于 4ml/kg）。Schmidt 的回顾性研究收集了三个临床中心的资料。VT 自（6.3±1.54）ml/kg 下降至（3.9±1.64）ml/kg，平台压和驱动压力平均下降 5cmH_2O。VT 2ml/kg 的超保护性通气策略可被应用于相对严重的 ARDS 患者，呼吸力学监测仍是滴定 VT 的决定因素，限制平台压在 25cmH_2O 以下，驱动压在 15cmH_2O，设置相对安全的潮气量，以期降低 ARDS 患者机械通气容量伤的风险，改善患者预后。

2. 呼吸频率（RR） ECMO 支持下肺保护性机械通气设置需控制呼吸频率。近年来，随着肺损伤机制的研究进展，RR 过快也是造成机械通气相关性肺损伤的重要因素，呼吸频率增加可加重肺剪切损伤。研究显示 ECMO 支持下 ARDS 患者降低呼吸频率甚至接近窒息状态的机械通气设置可明显降低肺局部炎症因子和早期肺纤维化水平，减轻肺损伤。目前一些治疗中心根据ELSO指南建议采用低RR水平（5～10次/min）。VV ECMO患者的RR设置呈现下降趋势，随着肺损伤的改善，在VV ECMO撤离过程中，可适当调整机械通气的呼吸频率，或采用保留自主呼吸的模式。

3. 吸入气氧浓度（FiO_2） 在高流量VV ECMO的情况下可适当降低FiO_2和PEEP。VV ECMO开始维持氧合后，FiO_2即可降低到30%左右水平，部分单位FiO_2的调整稍显谨慎，维持在40%～50%。

4. 呼气末正压（PEEP） 为了最大限度避免机械通气相关性肺损伤，VV ECMO后立即降低VT、RR和FiO_2得到一致的认可，但PEEP的设置仍然是一个有争议的问题。

部分中心建议采用高PEEP，维持肺泡开放，避免肺泡塌陷，改善氧合。临床研究显示部分ECMO中心设置PEEP低于10cmH$_2$O，大多数研究平均PEEP在10cmH$_2$O左右。但PEEP在机械通气相关性肺损伤中的作用是多方面的，PEEP的增加可增加肺可复张容积，但也会导致肺过度膨胀。过高PEEP会导致静脉回流减少和右心后负荷增加等血流动力学的不利影响。

有学者提出肺休息的策略，但VV ECMO治疗期间采用低水平PEEP对患者的作用尚不明确。PEEP越低，肺泡塌陷可能性越大，长时间广泛的肺泡塌陷可能导致明显的肺血管收缩、难治性肺动脉高压和右心衰竭。将VV ECMO患者PEEP从17cmH$_2$O下降至5cmH$_2$O，即使在设置ECMO流量为最大氧供的情况下动脉血氧饱和度仍只有85%，甚至存在肺动脉高压和右心衰竭。因此低PEEP的全肺休息策略对循环和右心功能方面的不利影响值得关注。

在VV ECMO患者中采用非常低的VT和RR会导致肺泡不稳定和肺塌陷，维持适当的PEEP可防止肺不张的发生。动物研究显示高PEEP和低VT（即高静态应变和低动态应变）的组合与低PEEP和高VT相比肺损伤更轻。

采用呼吸力学监测和EIT等区域性肺通气监测等进行个体化的PEEP设置可能是临床常规策略。以静态肺压力-容积曲线低位转折点压力加2cmH$_2$O作为PEEP，与常规通气相比ARDS患者的病死率明显降低，根据呼吸末跨肺压滴定PEEP也能降低ARDS患者病死率。此外还有多种PEEP的选择方法，如氧合法、最大顺应性法、肺牵张指数法、氧输送法、CT法及电阻抗断层成像选择PEEP等方法。目前尚无足够证据支持何种方法可获得最佳PEEP，在很大程度上依靠临床医生的经验。

目前VV ECMO患者个体化滴定PEEP设置是维持ARDS肺泡开放、避免肺泡过度膨胀的关键，ECMO患者的PEEP设置大多推荐在10cmH$_2$O。在VV ECMO支持下的重度ARDS患者，采用食管压力导管监测通过滴定吸气末跨肺压应低于25cmH$_2$O，呼气末维持在2cmH$_2$O左右，选择个体化的PEEP设置，有利于肺保护并改善ECMO患者预后。

（四）VV ECMO患者呼吸驱动的评估和管理

VV ECMO患者呼吸衰竭的病因不同，VV ECMO后的呼吸驱动呈现明显的不同，即使在VV ECMO支持下，约有1/3以上的重度ARDS患者仍可能产生非常强的自主呼吸，而肺移植和COPD等患者ECMO支持下自主呼吸可能被明显抑制。对重度ARDS患者来说过强的自主呼吸会加重肺损伤。第一，重度ARDS患者过强的自主呼吸会导致跨肺压显著增高，导致非重力依赖区的肺泡过度膨胀，导致气压伤和生物伤；第二，自主呼吸时膈肌收缩产生的应力作用在肺重力依赖区后不能均匀地传递到肺的各个部位，主要作用于重力依赖区塌陷肺组织，使局部肺应力增加，加重局部肺损伤；第三，过强的自主呼吸使胸腔内负压增加，肺毛细血管跨壁压差明显增加，导致肺水肿的加重和氧合进一步恶化；第四，过强的自主呼吸导致人机不同步，加重肺损伤，最终导致肺功能不能恢复，进而多器官功能衰竭，影响ARDS患者预后。这也是重度ARDS患者早期肌松治疗改善患者预后的主要原因，需要密切监测VV ECMO患者的呼吸驱动，控制过强的自主呼吸，防止过强的自主呼吸导致肺损伤，有助于改善患者预后。

目前常用的呼吸驱动监测方法包括跨肺压、神经驱动监测如膈肌电活动等。随着呼吸功能的改善，VV ECMO患者机械通气时有必要保留自主呼吸。也可以通过密切监测患者呼吸力学进行判断，如患者潮气量明显超过安全平台压和驱动压限制允许下的安全范围，必然存在明显的自主呼吸努力。

ECMO支持下的重度ARDS自主呼吸管理的基本原则是避免自主呼吸导致的肺损伤，早期重度ARDS需要控制过强的自主呼吸。通过镇静甚至是部分或完全肌松达到降低患者的自主呼吸能力，避免进一步加重肺损伤。

患者自主呼吸的强弱也是患者能否进行清醒VV ECMO的关键因素。如VV ECMO支持下的患者在满足气体交换、循环稳定、导管安全、患者清醒配合、气道自洁能力佳、肺部感染好转、自主呼吸控制的情况下方能考虑，大多在肺移植前后进行呼吸支持，COPD急性加重过程中呼吸衰竭难以控制等患者也可以安全实施。重度ARDS患者早期往往由于自主呼吸过强难以完全清醒自主呼吸，病情改善后可以考虑过渡为清醒自主呼吸或尽早气管切开后脱机。

综上所述，VV ECMO 过程中的机械通气和呼吸的管理对患者预后有重要影响。VV ECMO 期间的最佳呼吸机策略仍有争议，各中心之间存在很大差异。在 ECMO 体外支持下获得肺保护性通气似乎是可行的，但是实现和维持这些参数的最佳目标和时机尚不清楚。通过呼吸监测，进行个体化滴定将 VT 降低至 P_{plat} 的安全水平，将 RR 降低至中等水平(10～15 次/min)并维持最佳 PEEP 水平，以预防肺泡塌陷和避免过度膨胀为目标。呼吸监测经典的呼吸力学变量如平台压和驱动压以及呼吸系统顺应性很容易实现并可以随时进行评估，跨肺压和新型监测工具如 EIT 可以为个体化呼吸功能监测和机械通气设置提供有力的工具。

(刘松桥　孙　兵)

第四节　成人 ECMO 呼吸支持期间血流动力学管理

ECMO 为长时间心肺支持技术，ECMO 有两种模式，即静脉-动脉(veno-arterial，VA)和静脉-静脉(veno-venous，VV)模式，这两种模式均可提供呼吸支持，VA ECMO 可同时提供血流动力学支持。

严重呼吸衰竭患者病死率高，对于病情可能逆转且常规治疗无效的急性严重呼吸功能衰竭患者进行 ECMO 支持不失为一项非常有前景的支持治疗，例如对尽管优化了包括潮气量、PEEP 和吸呼气时间比在内的呼吸机参数设置，并应用了俯卧位通气、肌肉松弛药以及 NO 吸入等治疗，但仍存在低氧性呼吸衰竭伴 PaO_2/FiO_2<100mmHg 的患者；ARDS 柏林定义建议对 PaO_2/FiO_2<70mmHg 的严重呼吸衰竭患者进行 ECMO 支持治疗；近期临床研究提示对重度 ARDS 患者早期进行 ECMO 支持可能改善患者预后。

一、呼吸衰竭机械通气时的血流动力学变化

呼吸衰竭患者存在严重的血流动力学紊乱，ECMO 支持在改善呼吸衰竭的同时会对相关血流动力学产生一系列效应，因此管理 ECMO 时的血流动力学需先从呼吸衰竭对血流动力学的影响说起。

正常情况下，肺动脉系统的阻力低，顺应性高，右心室的收缩力弱于左心室。因此，右心室对后负荷升高非常敏感，很容易超过其代偿能力，导致收缩功能障碍。自主呼吸时，右心室处于最佳的工作状态。由于胸腔负压的存在，静脉回流处于最佳状态，并且跨肺压较低，右心室的后负荷也较小。

呼吸衰竭患者存在严重缺氧或二氧化碳潴留等异常状态，可导致心肌等器官缺氧，引起循环衰竭，高二氧化碳血症导致血管张力降低，血压下降，加重心血管系统的负荷，实施机械通气有助于恢复生理稳态，减轻全身各个器官的缺氧，然而机械通气会对血流动力学产生巨大影响。不论是缺氧和二氧化碳潴留对肺血管阻力和冠脉血流造成的影响，还是胸膜压、跨肺压及肺容积的变化，都会对包括心脏前负荷、后负荷、心率及心肌收缩力在内的血流动力学产生重要影响。

(一) 机械通气对右心室前负荷的影响

正压通气时，胸腔内压变为正值，同时上腔静脉的胸腔段部分或完全塌陷，导致体循环的静脉回流减少，呼吸机压力支持越大，尤其是 PEEP 越大，其对静脉回流的影响越明显，静脉回流及右心室前负荷减少越多，心输出量下降越大。在吸气相引起的心输出量下降，会在呼气相得到相应逆转。只要呼气时间足够长，胸腔内压力下降，右心室则几乎可以完全得到充盈。为了使呼气相的心跳次数与吸气相的相当甚至超过吸气相，应该将呼气时间设置为大于等于吸气时间，然而由于呼吸衰竭患者低氧血症的严重性需要使用较高水平的 PEEP，这会妨碍呼气末压力降至大气压，有时不得不增加呼吸频率继而缩短呼气时间，甚至不得不采用反比通气，这进一步加重了右心室前负荷的减少。机械通气对前负荷造成的影响迫使我们不得不进行大量的液体复苏，这进一步加重了肺部渗出，加剧了低氧血症及二氧化碳潴留的程度，呼吸支持力度相应增加，造成恶性循环。

(二) 机械通气对右心室后负荷的影响

肺血管阻力(pulmonary vascular resistance，PVR)是右心室后负荷的主要决定因素，直接受肺容积变化的影响。一方面，当肺充气使肺容积从残气量增加到肺总量(total lung capacity，TLC)时，肺泡毛细血管受压，导致血管阻力增加；另一方面，在肺充气时肺泡外血管受到牵拉而扩张，引起血管阻力下降。在这两种变化的作用下，总 PVR 与肺容积的变化呈“U”形，健康人所有的肺泡单元都是可通气状态，那么会在功能残气量(functional residual capacity，FRC)时达到平衡，此时 PVR 最低。然而呼吸衰竭患者由于炎症、肺实变、肺泡血管受压及微血栓形成等原因，急性肺损伤的肺容积会明显减少，在 ARDS 患者中，因为肺泡塌陷和肺泡过度膨胀共存，呼吸过程中肺容积变化非常大。因此机械通气时，不管是潮气呼吸还是 PEEP 都会增加 PVR 及胸腔内压，并且会直接对平均气道压(mean airway pressure，mPAW)产生影响，mPAW 升高，不仅增加肺容积，还会通过增加胸腔内压来向外推胸廓，导致静脉回流受阻。同时较高水平的 mPAW 会使已经开放的肺单位继续膨胀，加剧肺泡毛细血管的微

循环陷闭。当肺部病变极重或肺泡压超过肺静脉压时，微循环塌陷造成west zone 2区的形成，同样当局部胸膜和肺间质压力超过肺动脉压时，该局部的肺血流将明显受阻（west zone 1区）。在这两种情况中，肺泡压形成了右心室流出道阻力，可以显著增加右心室后负荷。

（三）机械通气对右心功能的影响

正常情况下，由于胸腔负压的存在，静脉回流处于最佳状态，同时由于肺动脉系统的阻力低，顺应性高，右心室后负荷较低，右心室的收缩力也很小。急性呼吸衰竭时，由于肺部本身疾病或机械通气时增高的胸膜压或跨肺压引起右心室后负荷增加，在潮气量较大和肺顺应性降低时情况尤为明显，同时由于胸腔内压的增加，静脉回流减少，增加的后负荷及降低的前负荷导致右心功能障碍。在ARDS患者中，右心室的功能障碍会引起急性的肺源性心脏病，其发病率可高达20%～25%，严重影响患者预后。

（四）机械通气对左心的影响

静脉回流的增加、右心功能障碍及肺循环阻力的增加均会降低左心室的前负荷；左右心室共享着交织的心肌纤维、室间隔和心包空间，存在相互依赖性，即在一个心室中发生的胸膜腔内压和肺容积变化会同时影响另一个心室的功能，急性肺源性心脏病（acute cor pulmonale，ACP）患者常合并右心室扩张及右心室收缩功能降低，右心室充盈增加会导致室间隔向左移位，从而阻碍左心室舒张期的充盈，严重者可出现收缩末期的室间隔矛盾运动，进一步影响左心室收缩功能，如果心输出量保持不变，左心室顺应性下降会导致左心房和肺静脉压力升高，使肺水肿进一步加重；胸腔内正压使左心室后负荷降低，然而当存在自主吸气时，胸腔内压与主动脉血管内压力都降低，但胸腔内压的降低幅度要大于主动脉压力的幅度。结果在心脏收缩期时跨壁压（血管内压与胸膜腔内压的差值）明显升高，导致左心室后负荷增加，这种后负荷增加带来的负性作用，在健康人群中可以通过增加射血分数来代偿。然而，在ARDS患者或机械通气患者出现强烈的自主吸气时，右心室可能会挤压左心室，限制左心室舒张期充盈，并增加后负荷。

缺氧和二氧化碳潴留导致冠脉缺血与外周血管张力降低，进一步加剧了呼吸衰竭和机械通气对血流动力学的影响。呼吸衰竭患者机械通气过程中出现的严重血流动力学紊乱严重影响患者预后，很多患者在严重缺氧前会死于严重的循环衰竭，因此VV ECMO支持在改善呼吸状况的同时可以迅速纠正血流动力学紊乱。

ECMO可以迅速改善缺氧和纠正二氧化碳潴留，此时机械通气不再是呼吸支持的主要手段，应优化机械通气参数，降低其对血流动力学的影响，做好此时的血流动力学管理对预后至关重要。

二、VV ECMO时的血流动力学管理技术

维持ECMO的正常运转和监测血流动力学的第一步是评估容量状态，尽管中心静脉压（CVP）是前负荷反应性较差的预测指标，且受胸腹相互作用、腹内压和自主呼吸的影响较大，但CVP的动态变化及极低或极高值往往有助于监测VV ECMO支持时的容量状态。大多数血流动力学不稳定的ARDS患者往往需要泵入血管活性药物，需要置入中心静脉导管（central venous catheter，CVC）以测量CVP和中心静脉血氧饱和度（$ScvO_2$），监测血流动力学。超声测量下腔静脉宽度及变异度用来评估容量状态在VV ECMO支持时并不适用，因为大部分的VV ECMO引血管路通过股静脉放置，其尖端位于下腔静脉肝静脉入口处，恰好影响下腔静脉的测量。

评估容量的反应性是血流动力学管理的第二步，置入动脉导管可以实时监测血压和脉压变化度（pulse pressure variability，PPV）。当监测和解读正确时，PPV可以反映正压通气期间每搏输出量变化的程度，是容量反应性最好的预测因子。急性呼吸窘迫综合征中常见的自主呼吸活动、低潮气量和低肺顺应性可能会降低或使PPV提示容量反应性的预测值无效。但是，即使当低潮气量或者低肺顺应性时，也出现高的PPV（$>$12%），则意味着患者对容量存在较大反应，这意味着心输出量可以随着补液而增加和/或随着PEEP水平的升高而降低。然而，当存在右心功能障碍时则可能导致PPV较高，此时提示右心对后负荷依赖，而不是对容量存在反应。此时应该结合超声心动图评估右心室功能来综合判断。对机械通气患者进行被动抬腿试验（passive leg raising test，PLR）可以很好判断容量反应性，通过抬腿过程中的自体血回输作用观察其间是否存在每搏输出量的升高从而在不用输入额外液体的情况下判断是否存在容量反应性，然而这在ECMO支持中很难实施，因为无论是VA还是VV ECMO支持均会用到股动脉和/或股静脉插管，这均会影响被动抬腿的实施。扩容前后CVP的变化可以很好地预测容量反应性，2/5原则目前仍然可以指导大部分患者的液体复苏。

床旁超声在ECMO置管和导管位置确认方面起着重要作用，同样在ECMO支持患者的血流动力学管理中作用巨大。床旁超声心动图可以快速动态地评估心室大小和功能、治疗前后心输出量的变化，以及通过PLR等监测对前负荷的反应。经胸超声心动图（transthoracic echocardiography，TTE）是非侵入性的，应在

血流动力学管理过程中积极进行。然而，当TTE受到回声不良等限制时，经食管超声心动图(TEE)可能有帮助，尤其是ARDS患者肺部病变导致B线较多影响到心脏观察时。TEE比TTE能更准确地检测ACP的发生。超声心动图检查还应包括左室射血分数、左心室舒张末期容积、心输出量和左心室充盈压相关指标的测量。在ARDS患者中，将右心室舒张末期容积(right ventricular end-diastolic volume，RVEDV)与左心室舒张末期容积(left ventricular end-diastolic volume，LVEDV)进行比较在评估右心室大小时非常有用。RVEDV/LVEDV在0.6～1表明中度右心室扩张，而RVEDV/LVEDV>1表明严重右心室扩张；RVEDV/LVEDV>0.6和在收缩末期存在反常间隔运动则可诊断ACP。

食管内压(esophageal pressure，Pes)是胸腔内压的有效替代指标，除了常规监测跨肺压等呼吸力学指标外，还可以估计右心房跨壁压(右心房压力减去胸腔内压)，便于评估呼吸指标如何影响血流动力学。尽管食管内压对呼吸力学参数的解读和调整至关重要，但目前在ICU内食管内压监测的应用并不普遍，主要原因是关于食管内压监测导管的放置位置、气囊压力的选择以及其结果反映不同部位胸腔内压的准确性仍存在争议，常规测量Pes并且将其用于血流动力学调整方面在当前来说仍然是一个挑战，仍需更多的研究结果来证实其可行性和有效性。

置入肺动脉导管(pulmanory artery catheter，PAC)可以测量肺动脉压(pulmanory artery pressure，PAP)和肺动脉楔压(pulmonary artery wedge pressure，PAWP)，并计算肺和全身血管阻力。PAC还可以通过校正的热稀释方法测量SvO_2，估计右心室输出量，通过肺血管阻力(pulmonary vascular resistance，PVR)计算右心室后负荷。所有这些指标都可用于评估对PEEP滴定、扩容和血管活性药物给药等关键干预措施的反应。值得注意的是，当存在严重三尖瓣关闭不全和右心室扩张时，通过热稀释法测定的心输出量偏低。ECMO支持期间大量血液的体外循环会对体内温度变化产生影响，PAC测量的右心输出量是否准确反映真实的心输出量目前尚无相关研究，但相关压力指数及PVR均可准确地指导临床操作。在严重ARDS、左心室功能障碍或脓毒症相关疾病患者中，置入PAC充分测量肺血管阻力是合理的，因为这些患者对初始治疗没有反应，需要先进的血流动力学监测。然而，PVR的平均值仅代表心室输出的稳态，忽略了肺动脉血流和肺动脉压的波动性，而肺动脉血流和肺动脉压对右心室负荷有显著的影响。在机械通气使用高PEEP时，计算PAWP可以估计真实的左心室充盈压。此外，在ARDS的情况下，由于跨肺压过高，west zone 1区和west zone 2区可能会被异常放大，特别是在低血容量的情况下。因此，通过PAC计算的PVR可能低估了肺循环的真实阻力，并且非常依赖于血流。在这样的背景下，肺部的血管压力梯度(平均PAP-PAWP)仍然有助于评估肺血管异常的程度。

评估右心室负荷和肺循环可能需要更具体的方法，如右心室应变、肺动脉阻抗、动脉弹性和先进的瞬时血流和压力波形分析等，能更全面地评估右心室后负荷，这些都是在ARDS的呼吸力学和血流动力学监测中非常有前景的监测和治疗方法，尚未广泛应用于临床。

三、ECMO时的血流动力学管理

ARDS患者机械通气对血流动力学的影响包括右心前后负荷、右心功能、左心前后负荷和左心功能，但右心是受正压机械通气和ARDS最直接影响的部分。因此，ECMO期间的血流动力学管理策略应主要针对预防和治疗右心室功能障碍。血流动力学管理主要包括以下几个方面：右心前负荷的管理、右心功能的管理、右心后负荷的管理、左心的管理及全身血压和冠状动脉灌注的管理。

(一) 右心前负荷的管理

容量过负荷危害巨大，在呼吸衰竭患者中可导致肺顺应性下降，气体交换效能降低，继而导致呼吸做功增加，机械通气相关性肺损伤加重；同时容量过负荷导致心血管功能降低和心脏做功增加，除此之外还会损害肠道功能，引起肠蠕动降低。美国国立卫生研究院ARDS网络的液体和导管治疗试验(FACTT)发现，在没有血管加压药支持的患者中，与开放性补液方案组相比，限制性补液方案组有更低的液体累计平衡及更好的临床结局。限制性补液方案组尽管未显示病死率降低，但与机械通气天数减少显著相关。Tulman等研究发现，ARDS患者行ECMO支持时，由于液体正平衡导致体重增加10%与患者死亡率增加明显相关。因此ARDS患者ECMO支持时应维持尽量低的前负荷状态，然而，前负荷的下降可能会导致ECMO运转不畅、管路震颤或ECMO流量降低，严重时会导致溶血，表现为血浆游离血红蛋白增加、乳酸脱氢酶增加、粉红色甚至酱油色尿。

ECMO治疗期间需要维持的容量状态不可一概而论，应根据患者的个体情况制订个性化的液体管理策略。

1. 维持相对正常的血细胞比容以保证足够的氧输送，然而ECMO支持期间ARDS患者采用限制性输血策略，乳酸清除率及死亡率方面与对照组相比无明显增加，因此推荐对于无基础心脏疾病的患者血红蛋白维持在80g/L左右即可。

2. 在满足组织灌注和ECMO流量的情况下应尽

量保持容量负平衡,容量过多对心脏、肺脏、肾脏及其他器官均存在不良影响,容量过负荷是 ECMO 支持期间急性肾损伤(acute kidney injury,AKI)发生的独立危险因素。因此,此时容量状态维持应越低越好,回心血量全部经过 ECMO 环路氧合时的容量状态为理论上的最佳容量状态,针对不同患者应尽量寻找这一最佳点。

3. ECMO 运转不畅时须除外机械性梗阻及后负荷增加等因素,避免一味通过液体正平衡来维持流量,机械性梗阻如 ECMO 管路本身血栓、管路打折、患者气胸或心脏压塞等均会导致 ECMO 运转不畅,此时应积极寻找原因,而不是根深蒂固地认为容量不足,容量不能解决所有问题。

(二) 右心功能的管理

一旦氧合改善,在循环衰竭的情况下进一步扩容通常是无用甚至有害的,需要明确是否存在 ACP,据报道有 20%～25% 的 ARDS 患者合并 ACP。去甲肾上腺素(norepinephrine,NE)通过恢复平均动脉压和右心室血供改善右心室功能,特别是当右心室室壁高应力受损时,其他替代 NE 的药物包括钙增敏剂如左西孟旦,它被建议作为恢复右心室(肌力作用)和肺循环(血管舒张作用)之间耦合的最佳选择;然而,这些药物有可能同时导致低血压。值得庆幸的是,大部分 ARDS 合并 ACP 的患者在建立 ECMO 支持,氧合改善后,右心功能会迅速改善,一般血管活性药物会大幅度下调,不需要左西孟旦等强心药物的支持。然而,部分患者 ACP 持续存在,一方面是由于右心功能的持续不恢复,另一方面是由于右心后负荷-肺循环阻力持续较高。

(三) 右心后负荷的管理

ECMO 支持后 ARDS 患者减少了对呼吸机和吸入氧气的需求,因此此时机械通气策略的价值在于保护肺实质,同时保护循环,即保护右心。右心室保护策略,其概念简而言之即:有利于右心室的即有利于肺;包括避免肺泡和气道过度膨胀,保持平台压力低于 27～28cmH_2O,最小化内源性 PEEP,以近似正常 $PaCO_2$ 和"低"PEEP 为目标,以及在严重 ARDS 患者中常规使用俯卧位通气(proning position)。该保护右心室策略的生理机制主要是避免过度扩张的肺泡压迫肺微血管直接引起 PVR 增加。尽管 ARDSnet(右心保护策略)方法和肺开放策略(open lung aproach,OLA)均提示对肺循环阻力具有类似的影响,基于目前证据,ECMO 支持的 ARDS 患者建议采用小潮气量(小于 4ml/kg)、低 PEEP(小于 10cmH_2O)和低呼吸频率的通气模式,但其对预后的影响目前尚缺乏临床证据。

俯卧位通气可以改善通气的均匀性,减少和重新分配与机械通气相关性肺损伤相关的压力,从而降低右心室负荷。这可能是俯卧位改善 ARDS 患者预后的主要机制。ECMO 支持患者行俯卧位治疗可以促进痰液引流和改善重力依赖区病变较重的肺的恢复,目前个案报道 ECMO 联合俯卧位通气可以改善患者预后,但相关操作对人力要求和医疗护理要求较高,且存在出血、管路移位和脱出等风险,建议在人力充足和有经验的 ECMO 中心进行。

此外,两种常用的吸入性选择性肺血管扩张剂:一氧化氮(5～10ppm,1ppm=10^{-6})和前列环素[20～30ng/(kg·min)],可以降低肺动脉压,在改善氧合方面具有较好的疗效,然而目前没有证据表明其在 ARDS 中是有益的,因此 ECMO 支持过程中也不推荐常规应用选择性肺血管扩张剂。

(四) 左心的管理

ARDS 患者 ECMO 支持期间左心的管理主要是对血压的管理,因为左心前负荷受右心前负荷的影响,左心收缩功能通过室间隔受右心功能的影响,同时左心室跨壁压受机械通气条件的影响。通过左心管理以维持全身及冠脉灌注的需求,一般选择去甲肾上腺素等升压药物维持平均动脉压及舒张压,当左心功能不佳时,可选用肾上腺素、多巴酚丁胺和米力农等强心药物。

ECMO 不单纯纠正呼吸衰竭,也会同时改善呼吸衰竭患者机械通气所导致的血流动力学紊乱。掌握病理生理学基础,理解 ECMO 实施时的血流动力学变化,可以让我们作出更加有利于患者的临床决策。避免心脏过负荷,优化右心功能,关注肺循环是 ECMO 时血流动力学管理的目标。

(隆 云 程 业)

第五节 成人 ECMO 呼吸支持的撤离

VV ECMO 的撤离是患者治疗的关键步骤之一,何时撤离及如何撤离是 ICU 医生面临的重要挑战。撤离过早,易导致病情反复;撤离过晚,会增加 ECMO 治疗并发症发生的风险;而撤离方法不当也可引起出血和感染等并发症。目前,尚缺乏统一的 ECMO 撤离标准,但随着对 ECMO 治疗认识的深入、临床应用的增加和经验与研究的积累,已逐步形成较为一致的撤离规范和流程,标准化撤离评估是 ECMO 治疗成功的重要保证。

VV ECMO 治疗的过程中,ECMO 的撤离基于对患者病情的评估和筛查,依次通过筛查和自主氧合试验(spontaneous oxygenation trial,SOT)后,即可拔管撤离 VV ECMO,成人 ECMO 呼吸支持的撤离过程与拔管流程图见图 46-5-1。

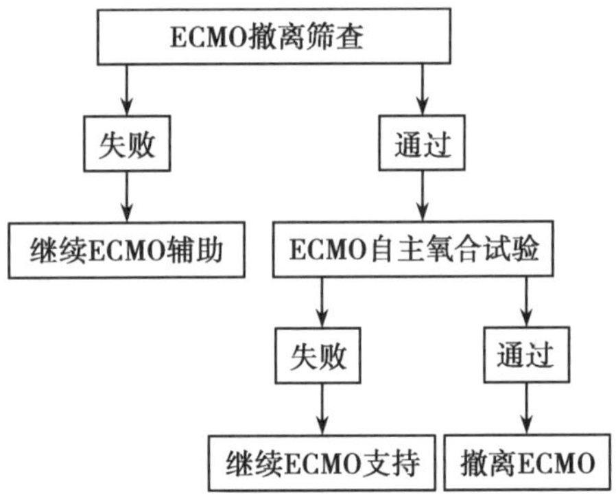

图 46-5-1　VV ECMO 撤离流程图

1. 纳入和通过 VV ECMO 撤离筛查的条件 ①原发病得到控制或明显好转；②血流动力学稳定；③采用自主呼吸模式（CPAP/PSV）：PEEP<12cmH_2O、FiO_2<50%、VT 6～8ml/kg 理想体重、目标每分钟通气量约 100ml/kg 理想体重、PIP<30cmH_2O、P_{plat}<25cmH_2O；④呼吸负荷降低（$P_{0.1}$<5cmH_2O）；⑤氧合满意［FiO_2 100%，机械通气 15 分钟后 PaO_2>30kPa（225mmHg）］。

2. ECMO 自主氧合试验方法和通过判定标准 ①呼吸机吸氧浓度 60%；② ECMO 气流氧浓度从 100% 逐步下降到 60%、40%、21%，5～10 分钟下调一次，直至停止 ECMO 气流；③ SpO_2>92%，动脉血二氧化碳分压正常，或 RR<35 次 /min、$P_{0.1}$<10cmH_2O、吸气时食管负压不超过 15cmH_2O 或无呼吸窘迫；④ $P_{0.1}$<10cmH_2O；⑤血流动力学稳定。

3. ECMO 自主氧合试验气流关闭的持续时间 通常为 6～24 小时。

一、筛查患者是否达到撤离 VV ECMO 的指征

VV ECMO 主要适用于对其他所有的肺保护通气都难以维持的急性可逆病因引发的呼吸衰竭，最常见的病因是 ARDS。因此，患者进入 ECMO 撤离程序的前提是原发病改善或得到控制以及呼吸功能好转。通过每日胸部 X 线片变化和液体平衡状况可以进行初步判断。当胸部 X 线片显示渗出等导致的肺部病变明显吸收以及每日液体管理可实现负平衡时，提示患者原发病和呼吸功能得到改善，此时可逐步调整机械通气参数和条件，增加患者的呼吸做功。通常，满足以下筛查条件时可基本判定患者达到撤离 ECMO 的指征：采用辅助机械通气模式进行呼吸支持（如 CPAP/PSV）、呼吸负荷降低（$P_{0.1}$<5cmH_2O）、氧合满意（FiO_2 100%，机械通气 15 分钟后测得的全身 PaO_2>225mmHg），血流动力学稳定（小剂量去甲肾上腺素维持），无需肌松和大剂量镇痛镇静药物。

更为审慎的评估，需对患者肺气体交换能力和呼吸力学进行细致和明确的评定。研究表明，患者的呼吸功能能够完成机体 60%～80% 气体交换的需求时，可考虑撤离 ECMO 辅助。采用二氧化碳含量（VCO_2）测定法可评估肺对二氧化碳的清除能力。分别测定 ECMO 膜肺和患者呼出气 VCO_2，即可获得患者肺清除二氧化碳的比例，撤离 ECMO 的指征为该比例超过 60%。另外，为判定呼吸负荷或呼吸功能恢复是否满意，患者机械通气还需满足以下标准，即 PEEP<12cmH_2O、FiO_2<50% 和 VT 6～8ml/kg 理想体重的机械通气条件下，目标每分钟通气量约 100ml/kg 理想体重。肺顺应性是评估呼吸力学最重要的指标之一，顺应性改善提示呼吸功能好转。因此对患者呼吸力学指标的评估也很有必要，即在上述机械通气条件下，监测患者的气道峰压（peak airway pressure，PIP）<30cmH_2O 和 P_{plat}<25cmH_2O。

二、ECMO 撤离试验

通过筛查的患者即可开始 ECMO 撤离试验，以进一步评估是否能够撤离 ECMO。撤离试验也称为 ECMO 自主氧合试验。需要强调的是，VV ECMO 由于其流量变化不直接影响患者的血流动力学，因此在撤离过程中不需要减少或下调血流速，通常保持血流量为 3～4L/min。

ECMO 自主氧合试验用于评估患者自身肺的通气和气体交换功能。试验开始时首先需要将呼吸机 FiO_2 调为 60%，以防止自主氧合试验期间可能发生的短暂低氧血症。ECMO 支持期间，由于静脉血氧饱和度（SvO_2）升高，机体缺氧性血管收缩现象消失。ECMO 撤离试验时可降低 ECMO 吸氧浓度（FiO_2）使 SvO_2 减少，需要缺氧性肺血管收缩优化通气血流比例，以维持氧合。但缺氧性肺血管收缩反应的恢复需要一定时间，这种缓慢调节可能导致短暂恶化的功能性分流（静脉血掺杂），导致短暂性低氧血症。通常需要 20～30 分钟恢复肺血管收缩反应和通气血流比例。

逐渐下调 ECMO 的 FiO_2，从 100% 逐步下降到 60%、40% 和 21%，每 5～10 分钟下调一次，直至停止气流量，同时封闭气流出口。试验过程中监测外周血氧饱和度（SpO_2）、$P_{0.1}$ 和血流动力学指标（心率、血压等），当满足 SpO_2>92%、$P_{0.1}$<10cmH_2O 和血流动力学稳定时，且 RR<35 次 /min、吸气时食管负压不超过 15cmH_2O 或没有明显呼吸窘迫的体征，血气分析提示 PCO_2 在可接受范围，持续在 ECMO 吸氧浓度 21% 以及气流量为 0 的条件下延长时间进行观察和判断，以进一步确定患者达到撤离 ECMO 的标准。如若 SpO_2<88% 持续 5 分钟以上提示自主氧合试验失败，需要重新开始 ECMO 辅助。不同 ECMO 治疗中心后续持续观察的时间存在区别，目前尚不统一，从 1～6 小时到 24～48 小时不等。如患者呼吸功能满足气体交换

需要，氧合和二氧化碳清除满意，无明显低氧输送状态，则判定达到自主氧合试验标准。

试验过程中，也可以通过监测患者呼吸参数(如潮气量、呼吸频率和每分钟通气量等)和呼吸形式(如呼吸窘迫、辅助呼吸肌做功情况)辅助判断是否达到自主氧合试验标准。

在撤离试验过程中，对于部分指标不达标或不稳定的患者，一些ECMO治疗中心建议在停止VV ECMO气流但保留患者ECMO置管在位的情况下维持血流量进行观察，最长时间为48小时，在此期间密切监测各项指标，当出现明显异常时，则重新连接ECMO循环继续进行辅助，达到撤离标准则拔除置管。

三、ECMO置管的拔除

对于通过ECMO自主氧合试验，满足撤离试验标准的患者，即可停止ECMO运转，拔除置管。VV ECMO均为静脉置管，可以直接拔除，拔管后穿刺点压迫至少30~60分钟。也有治疗中心采取直视下拔管及穿刺部位荷包缝合，拔管后仍需压迫穿刺部位30分钟以彻底止血。另外，为防止出血，可在拔管前30~60分钟根据患者凝血和抗凝需求调整或停止肝素静脉泵入。拔管后需反复检查穿刺部位是否有出血和血肿形成等并发症，并进行置管处血管超声检查，以防止血管内血栓形成。

(郭凤梅)

第六节 成人呼吸衰竭ECMO支持的护理要点

一、VV ECMO置管上机前护理

(一) ECMO相关环境、物品和设备的管理

1. 床单元 设备带在满足呼吸机气源接口的同时需另备VV ECMO所使用的空气和氧气气源接口，光线充足，床周空间和电源接口需足够。

2. 物品及药品 VV ECMO安装所需物品及药品的管理应按抢救用物管理，将安装所需的所有物品、药品打包成置管包或专用VV ECMO置管操作车，可明显节省用物准备时间，避免物品准备不充分情况的发生。

(二) 患者准备

1. 知情同意 确保患者或其授权委托人已签署VV ECMO治疗及相关耗材使用的知情同意书。

2. 体位摆放 取平卧位，根据置管穿刺部位的不同，颈静脉置管时将头转向操作者对侧，股动静脉置管时将置管侧大腿外旋并外展30°。

3. 皮肤准备 清洁手术部位皮肤，必要时备皮。保护骶尾部及骨突出的皮肤，预防压力性损伤。

4. 病情监测及处理 密切监测患者生命体征，建立至少两条静脉输液通路，避开常规穿刺置管部位，首选中心静脉，便于术中给药，注意血管活性药及镇痛镇静药分开输注。在VV ECMO置管穿刺前，根据患者凝血功能情况，遵医嘱给予肝素负荷量静脉推注。

(三) 护士准备

至少两名护士，因患者已处于极度危重的呼吸衰竭状态，而VV ECMO是抢救过程的中心环节。因此，护理此类患者的护士应具备VV ECMO资质，分工明确，一人负责病情监测及给药等处理，另一人协助医生VV ECMO置管。

二、VV ECMO置管上机过程中护理

(一) 协助医生穿刺置管及上机

一名护士类似手术器械护士，将手术敷料包及所需耗材备好，根据医生穿刺置管流程和进度，协助医生完成VV ECMO穿刺置管及上机。

(二) 病情监测及处理

密切监测患者生命体征，配合医生给药，观察用药效果。

三、VV ECMO运行过程中护理

(一) 加强病房环境管理

患者较长时间依赖VV ECMO支持生存，病情重、留置管道多和各种侵入性操作频繁，易发生感染。因此，应将患者置于ICU单间病房，严格限制人员进入，每日床头柜、仪器设备和病床等擦拭消毒两次，开窗通风或使用空气净化机消毒空气。

(二) VV ECMO循环通路的维护和监测

1. 妥善固定，防止滑脱 插管的在位通畅，是VV ECMO治疗顺利进行的前提。敷料宜选择无菌透明贴膜，以便于观测穿刺点局部有无渗血、渗液，缝线是否紧密，穿刺局部有无红、肿及分泌物等情况。相较于一般的中心静脉或动脉导管，VV ECMO插管管径粗且长度长，因此用来固定的透明敷料应更大，要求至少需要完全覆盖住导管外露钢丝及接头。必要时可以使用含有氯己定凝胶的透明贴膜，来降低血管内导管相关血流感染的风险。在距穿刺点不远处皮肤缝线二次固定插管，防止插管滑脱。每次患者改变体位时，需由专人固定VV ECMO导管穿刺点，改变体位前后及交接班时测量插管外露长度。

2. VV ECMO环路检查确认 每日确认VV ECMO机器接于不间断电源(uninterruptible power supply，UPS)，交流电指示灯常亮，固定好电源线，以防电源被误拔或松脱。环路负压端严禁任何开放性操作

以避免环路进气。

（三）患者病情监测与护理

1. 呼吸系统监测与护理

（1）氧代谢监测及处理：患者使用 VV ECMO 支持后，呼吸机的支持降低，脉搏血氧饱和度可维持在正常值，临床上多种原因会导致其突然下降，护士应严密监测其变化，快速检查引血管和回血管中血液颜色，查找原因，作出判断和处理。动态监测 SvO_2、PaO_2、$PaCO_2$ 和血细胞比容（HCT）。

（2）潮气量和呼吸频率监测及护理：患者 VV ECMO 支持目的之一是肺保护，而潮气量过大或呼吸频率过快均会导致肺损伤。根据 ARDS 的肺保护性通气策略，医生测定呼吸力学后给予患者个体化的安全潮气量范围，护士需严密监测患者的实际潮气量，当超过安全阈值时，及时反馈，遵医嘱加深镇静程度，甚至予肌松等处理。

（3）气道管理：大多 VV ECMO 患者需要有创机械通气及较深程度的镇痛镇静治疗，人工气道的建立使得起加温加湿作用的上呼吸道被“短路”，吸入干冷的医用气体，加上 ARDS 的患者常需要脱水等治疗来减轻肺水肿，护士需要对患者气道采取主动湿化方式进行气道湿化。临床多采用含有加热导丝的管路及湿化装置并设置合适的加热温度，相较于其他方式更易达到最佳湿度，利于气道分泌物的清除。镇痛镇静药的应用使患者的呛咳反射减弱，气道自洁能力降低，除了合适的湿化外，还需联合体位引流、胸部物理治疗及机械辅助排痰等措施促进气道分泌物的排出。因为 ECMO 治疗抗凝的需要，常使用肝素进行全身抗凝，护理应严格控制此类患者行气道内负压吸引，根据吸痰指征，按需低负压吸痰，避免因多次吸痰或吸引负压大而导致气道黏膜破损和出血等。动态观察痰液的颜色、性状及量的变化。吸痰的过程中，需注意避免引起气道峰压过高，加重肺损伤。口腔护理是预防呼吸机相关性肺炎发生的有效措施，可明显提高患者的舒适度，无论是气管插管、气管切开还是没有人工气道的患者，护士均应进行有效的口腔护理。

（4）俯卧位通气治疗的护理：俯卧位通气治疗是重度 ARDS 的有效治疗手段，因重度呼吸衰竭而使用 VV ECMO 支持的患者也常需要俯卧位通气治疗。在施行俯卧位通气前，护士需备好用物：体位垫、电极片和皮肤减压用物（泡沫敷料等）并贴于俯卧位时身体受压处。幽门前营养的患者须提前暂停肠内营养的输注，并判断胃残留情况，以防在俯卧位翻动过程中患者发生呕吐和误吸等。分离可以分离的导管及监测导线，包括心电监测导线和幽门后营养的输注管，血压、CVP 和 PiCCO 等监测导线等。需要注意的是，脉搏血氧饱和度的监测在整个俯卧位体位变化前后及过程中均不能断开，需要持续监测。ECMO 患者的俯卧位通气治疗至少需要五位医务人员进行配合，评估生命体征稳定后才可实施俯卧位通气。一名医生或护士站在床头负责患者头部的翻转及头部管道的固定（气管插管及颈静脉导管），左右侧各两名医生或护士，由站在床头的医务人员指挥。将患者抬起先移向 ECMO 机器对侧，将近 ECMO 机器一侧的手臂平行于患者身体长轴并放置于身体一侧，并稍微放于身下；快速竖起患者，左右两侧医护人员合力使患者俯卧，翻转患者后一护士将枕头放于患者的胸前、髋部及膝下小腿部，垫于患者身体与床面之间；头部用枕头垫住，空出人工气道的位置，避免人工气道受压和折叠，且利于吸痰等操作的实施；患者双手弯曲放在头部两侧。连接各导管及监测导线，整理床单元，检查身体受压处皮肤保护情况。整个俯卧位通气过程中注意观察患者心率、氧饱和度、皮肤受压情况、人工气道和 ECMO 管路血流是否通畅，有无出血。幽门前营养者需评估风险，喂养速度不宜快，从少量开始。

2. 神经系统监测及护理 患者因为自身病情及多种留置导管导致不舒适，以及肺保护性通气治疗均需要镇痛镇静；ECMO 治疗需进行全身抗凝，并且因呼吸衰竭可能导致意识障碍等，需要严密监测其意识、瞳孔及镇痛镇静程度的变化，如瞳孔突然变大可能提示颅内出血等。此类患者因为要让“肺休息”，往往需要深镇静，甚至需要肌松，护士在对其进行护理时准确的镇痛镇静评估很重要。镇痛为先，在镇痛的基础上评估患者的镇静程度，建议使用 RASS 评估镇静状态，早期深镇静时 RASS 须维持在 -5～-3 分，必要时可联合脑电双频指数（bispectral index，BIS）进一步评估和判断。使用肌肉松弛药时还需评估肌松状态是否合适，防止患者镇静不足而被肌松的严重不人道事件的发生。

四、VV ECMO 撤机护理

（一）VV ECMO 撤机相关用物准备

与医生确定 VV ECMO 撤机时机后，备齐相关用物，如消毒用物、无菌洞巾、手术衣、缝线、血管压迫器及敷料等。

（二）撤机时的护理配合

类似器械护士的分工，根据撤机流程和进度，传递用物，协助拔除 VV ECMO 导管和用物处理。

（三）VV ECMO 撤机后的病情监测及护理

1. 各系统功能监测 严密监测生命体征，尤其是呼吸系统功能监测，根据病情继续实施肺保护性通气，必要时需要深镇静及俯卧位通气等治疗和护理。

2. VV ECMO 置管穿刺局部护理 监测局部有无出血、血肿及感染的迹象，按需换药。

（陈　洁）

思考题

1. 成人 VV ECMO 支持的建立路径与方法是什么？
2. VV ECMO 运行过程中机械通气参数如何调整？
3. VV ECMO 运行过程中血流动力学管理策略有哪些？
4. VV ECMO 撤离流程是什么？

参考文献

[1] PEEK G J, MUGFORD M, TIRUVOIPATI R, et al. Efficacy and economic assessment of conventional ventilatory support versus extracorporeal membrane oxygenation for severe adult respiratory failure (cesar): A multicentre randomised controlled trial [J]. Lancet, 2009, 374 (9698): 1351-1363.

[2] COMBES A, HAJAGE D, CAPELLIER G, et al. Extracorporeal membrane oxygenation for severe acute respiratory distress syndrome [J]. N Engl J Med, 2018, 378 (21): 1965-1975.

[3] PHAM T, COMBES A, ROZE H, et al. Extracorporeal membrane oxygenation for pandemic influenza A (H_1N_1)-induced acute respiratory distress syndrome: A cohort study and propensity-matched analysis [J]. Am J Respir Crit Care Med, 2013, 187 (3): 276-285.

[4] NOAH M A, PEEK G J, FINNEY S J, et al. Referral to an extracorporeal membrane oxygenation center and mortality among patients with severe 2009 influenza A (H_1N_1) [J]. JAMA, 2011, 306 (15): 1659-1668.

[5] NETO A S, SCHMIDT M, AZEVEDO L C P, et al. Associations between ventilator settings during extracorporeal membrane oxygenation for refractory hypoxemia and outcome in patients with acute respiratory distress syndrome: A pooled individual patient data analysis [J]. Intensive Care Med, 2016, 42 (11): 1672-1684.

[6] SLUTSKY A S, RANIERI V M. Ventilator-induced lung injury [J]. N Engl J Med, 2013, 369 (22): 2126-2136.

[7] GATTINONI L, TONETTI T, CRESSONI M, et al. Ventilator-related causes of lung injury: The mechanical power [J]. Intensive Care Med, 2016, 42 (10): 1567-1575.

[8] PATRONITI N, BONATTI G, SENUSSI T, et al. Mechanical ventilation and respiratory monitoring during extracorporeal membrane oxygenation for respiratory support [J]. Ann Transl Med, 2018, 6 (19): 386.

[9] FRANCHINEAU G, BRECHOT N, LEBRETON G, et al. Bedside contribution of electrical impedance tomography to setting positive end-expiratory pressure for extracorporeal membrane oxygenation-treated patients with severe acute respiratory distress syndrome [J]. Am J Respir Crit Care Med, 2017, 196 (4): 447-457.

[10] AKOUMIANAKI E, MAGGIORE S M, VALENZA F, et al. The application of esophageal pressure measurement in patients with respiratory failure [J]. Am J Respir Crit Care Med, 2014, 189 (5): 520-531.

[11] YOSHIDA T, AMATO M B P, GRIECO D L, et al. Esophageal manometry and regional transpulmonary pressure in lung injury [J]. Am J Respir Crit Care Med, 2018, 197 (8): 1018-1026.

[12] GRASSO S, TERRAGNI P, BIROCCO A, et al. ECMO criteria for influenza A (H_1N_1)-associated ARDS: Role of transpulmonary pressure [J]. Intensive Care Med, 2012, 38 (3): 395-403.

[13] COMBES A, HAJAGE D, CAPELLIER G, et al. Extracorporeal membrane oxygenation for severe acute respiratory distress syndrome [J]. N Engl J Med, 2018, 378 : 1965-1975.

[14] NOAH M A, PEEK G J, FINNEY S J, et al. Referral to an extracorporeal membrane oxygenation center and mortality among patients with severe 2009 influenza A (H_1N_1) [J]. JAMA, 2011, 306 (15): 1659-1668.

[15] HILDER M, HERBSTREIT F, ADAMZIK M, et al. Comparison of mortality prediction models in acute respiratory distress syndrome undergoing extracorporeal membrane oxygenation and development of a novel prediction score: The prediction of survival on VV ECMO therapy-score (PRESET-score) [J]. Crit Care, 2017, 21 (1): 301.

[16] SKLAR M C, YY E, LEQUIE R, et al. Anticoagulation practices during veno-venous extracorporeal membrane oxygenation for respiratory failure. A systematic review [J]. Ann Am Thorac Soc, 2016, 13 : 2242.

[17] MOSSADEGH C, COMBES A. Nursing care and VV ECMO [M]. Berlin: Springer, 2017.

[18] VAN K C, GORDON E, MORRIS D. Ten things that nurses should know about VV ECMO [J]. Intensive Care Med, 2016, 42 (5): 753-755.

[19] VASQUES F, ROMITTI F, GATTINONI L, et al. How I wean patients from veno-venous extra-corporeal membrane oxygenation [J]. Crit Care, 2019, 23 (1): 316.

第四十七章

成人呼吸衰竭 ECMO 支持新技术

学习目标

掌握：

1. 清醒 ECMO 适应证和技术。
2. 清醒 ECMO 流程和注意事项。
3. ECMO 在胸外科的临床应用。
4. ECMO 在肺移植患者中的应用。

熟悉：

1. 体外二氧化碳清除技术证据和临床应用。
2. 体外二氧化碳清除适应证与并发症。
3. 离体灌注新技术。

第一节 清醒 ECMO 在呼吸支持中的应用

对于传统机械通气手段无法维持的严重呼吸衰竭患者，越来越多的证据支持 VV ECMO 作为这些患者的一项挽救性治疗措施。同时，出于对机械通气相关性肺损伤的考虑，VV ECMO 在呼吸衰竭患者中的介入时机越来越早，有些医疗机构甚至将其作为与机械通气并列的一线治疗手段，用于清醒的、保留自主呼吸的和非气管插管的呼吸衰竭患者，即清醒 ECMO。此技术有其优势，但临床应用也面临诸多困难。

一、清醒 ECMO 的优势与劣势

（一）清醒 ECMO 生理学优势

1. 自主呼吸时，由于膈肌背侧部分肌肉的顺应性更好，因此该处膈肌的活动度更大，由此导致平卧位时靠近背侧的肺组织（重力依赖区）在呼吸运动时扩张更为明显；同时重力依赖区的肺组织血液灌注更为丰富，因此形成了较为理想的通气-血流匹配情况。而接受机械通气的患者，由于配合使用了镇静和肌肉松弛药物，使得膈肌麻痹，腹侧区域顺应性变佳，非重力依赖区的肺组织活动度亦增加，导致通气血流比例失调。

2. 清醒并有自主呼吸的患者由于呼吸肌群肌张力的存在，保证了呼气末时胸壁及肺组织的张开状态，有利于维持功能残气量。反之，镇静或者肌肉松弛药的使用使得肌张力消失，由于胸壁的自然回缩趋势，导致功能残气量减少，更易形成肺不张，特别是在水肿的病变肺组织。

3. 自主呼吸保持了膈肌的收缩运动，可以防止机械通气导致的膈肌失用性萎缩。

4. 自主呼吸形态下，胸膜腔内形成负压，有利于胸腔外器官的静脉回流，保证了心脏的前负荷。该机制同样有利于肺淋巴液的回流。

5. 自主呼吸避免了气管插管，保留了天然的气道屏障，减少了由机械通气或插管引起的肺部感染。

（二）清醒 ECMO 劣势

1. 跨肺压（气道压-胸膜腔内压）是造成机械通气相关性肺损伤的主要因素，但在某些自主呼吸极其窘迫的患者中，由于产生了极高的胸腔内负压，也会导致跨肺压增高，引起自主呼吸相关的肺损伤。对于此类患者，给予镇静药物甚至肌肉松弛药物辅助下的小潮气量机械通气反而能够更好地保护肺本身。

2. 当患者呼吸做功过高时，可能导致全身氧耗进一步增加，加剧全身氧供需失衡。此时，镇静、插管及机械通气可减少氧耗，促使氧供需平衡，使呼吸肌得到休息避免耗竭。

3. 接受 ECMO 治疗的无插管清醒患者，若体外循环装置突发故障，需要紧急气管插管行机械通气以避

免缺氧。

(三) 清醒 ECMO 对患者的益处

1. 减少谵妄发生　ICU 患者谵妄的发生是多因素的，其中一个主要的原因就是镇静药物的使用。而谵妄又会延长 ICU 或总住院时间并增加死亡率。避免或减少使用镇静药物可减少谵妄的发生。

2. 早期康复锻炼　ICU 患者易发生肌肉萎缩、ICU 肌病及多发性神经病变。清醒患者可以主动配合物理治疗，以达到早期康复运动的目的，避免或减少神经肌肉功能不全的发生。需要注意的是，在康复锻炼过程中保护好体外循环的管路尤为重要。

3. 与家人、朋友及医护人员的互动　清醒患者能够与亲人和朋友交流，由此可以减轻身处相对封闭的监护病房的焦虑及孤寂感。同时，患者可以向医护人员表达不适或者需求，有利于医护人员更好地评估其状态。

(四) 清醒 ECMO 实施的困难

1. 插管移位或滑脱的风险　对清醒患者可能需要更加严密的观察，并指导其避免移动插管或者管路。

2. 患者的不适、疼痛及焦虑　侵入性操作和留置的各种导管可能引起严重的疼痛感，因此需要根据患者的感受给予适当的镇痛药物。同时监护病房紧张和嘈杂的环境可能造成患者焦虑的情绪，应根据患者的主诉或临床表现给予额外的关怀以舒缓其情绪。

二、清醒 ECMO 置管技术

VV ECMO 的静脉置管优先选择经皮穿刺方法，置管路径通常有两种：双腔插管单点穿刺以及两根单腔插管双点穿刺置管(股静脉-颈静脉或股静脉-股静脉)。

双腔插管单点穿刺置管的优势在于避免了股静脉穿刺，从而解放了患者的下肢，有利于主动或被动的康复治疗，同时减少了导管相关性的感染及穿刺点出血的风险。成人双腔插管管径通常要大于单腔插管(27～31F，直径 9～10.3mm)，以保证体外循环有足够的血流量。双腔插管的放置具有一定挑战性，通常需要胸部透视或者经食管超声的协助才能保证准确定位。需要注意的是，曾有报道在放置导管过程中发生心室破裂，以及在 ECMO 治疗过程中导管移位进入右心室或肝静脉，导致体外循环血流不足，呼吸支持力度因此下降。由于导管移位可能与患者的活动或者烦躁情绪有关，因此对于那些可能发生谵妄，或者存在严重呼吸功能衰竭的患者，应用清醒 ECMO 需要十分谨慎。

鉴于单根双腔插管放置的难度及相关并发症，在操作时通常将患者麻醉并行气管插管以保证安全。而如果选择两点穿刺置管，则可以在患者清醒且保留自主呼吸的情况下进行，仅需给予少量镇静及局部麻醉即可。

三、清醒 ECMO 监测

无气管插管的清醒患者行 ECMO 治疗期间，呼吸监测主要涉及两个方面：评估肺自身的状态；在患者没有连接呼吸机的情况下，评估其呼吸形态及做功。

(一) 评估患者肺的状态

1. 氧合　对于心功能相对正常的患者，VV ECMO 只能对部分的血液进行体外氧合，通常不超过心输出量的 50%～60%。同时，由于体外循环提高了 PvO_2，不同程度地缓解了肺内血管缺氧性收缩，扩张的血管可能增加肺内右向左分流，导致通气血流比例变差，肺的氧交换功能被削弱。功能性肺内分流(通过混合静脉及动脉血氧含量计算)是评估患者肺部氧气交换的最佳方法。但对于自主呼吸的患者，无法获取其潮气量并由此推算其肺部顺应性。因此，在较难客观评价肺部氧合功能的情况下，临床上更多依赖影像学手段。床旁胸部 X 线检查是个选择，但需注意的是，影像学的改善通常比临床症状的改善延迟几天。

2. CO_2 清除能力　在一般情况下，CO_2 清除量(VCO_2)等于 CO_2 的产生量。在 ECMO 情况下，总的 VCO_2 等于体外循环清除量($VMCO_2$)加上患者本身肺部清除 CO_2 的量($VLCO_2$)。$VMCO_2$ 可以通过分析膜肺溢出气体成分来获得。但在无插管患者中，获取 $VLCO_2$ 较为困难。通过侧孔 CO_2 分析仪测量自主呼吸患者呼气末 CO_2 分压可以评估患者肺泡死腔，但无法提供 $VLCO_2$。

通过关闭气体流量，可以暂时停止 ECMO 的气体交换功能，以此来更好地评估患者肺本身的功能。但该项操作通常用作 ECMO 撤机前的评估。

(二) 评估患者自主呼吸努力及呼吸做功

除了部分气管切开的患者，对于自主呼吸患者，监测潮气量和气道压力等呼吸参数是非常困难的。但这些呼吸参数非常重要，因为持续的高呼吸驱动或者大潮气量呼吸可能造成通气相关的肺损伤，进而加重呼吸衰竭。对于非气管插管及非气管切开的患者，通过临床体格检查寻找呼吸窘迫的表现和体征(如：呼吸困难，浅快呼吸，使用辅助肌帮助呼吸，“三凹征”、用力呼气等)仍是呼吸监测的基本方法。对于此类患者，食管压的测定可以作为替代胸腔内压的一种床旁评估呼吸做功的手段。机械通气患者的食管压与吸气时的气道压力曲线呈正相关，代表了扩张胸腔所需要的压力(提示了胸壁的顺应性)。将吸气暂停时测得的呼吸机总驱动压减去食管压，可以得到跨肺压，即直接作用于肺泡使肺扩张的压力。相反，在自主呼吸时，食管压与呼吸肌肉在吸气时产生的胸腔内压呈负相关,并直接传导至肺泡。作用在肺泡上的压力需要同时克服弹性阻力(使肺泡扩张)和气道阻力(产生气道气流)。为克服阻力做功而产生过高的跨肺压和过大的吸气负压均会对肺产生潜在的损伤。为了对抗阻力增加而产生的胸腔内负压不会影响到肺泡的扩张,但却增加了毛细血管的跨壁压(因其增加了静脉回流、心输出量及左心室后负荷),并可能导致静水压增高性肺水肿,由此引起或加重肺炎症反应。

总的来说,缺少潮气量和气道压力监测仍然是清醒 ECMO 呼吸监测的掣肘,但我们的目标是限制胸腔内压的剧烈波动,以此保证较低的跨肺压并降低肺水肿的风险。控制食管压波动与控制呼吸困难及患者的呼吸驱动力并无不同,主要通过调节 ECMO 的新鲜气体流量来实现。如果效果仍不理想,可以辅以少量的镇静药物。但若患者情况得不到有效控制,传统的有创机械通气辅以深度镇静甚至肌松仍是必需的。

(三) 血流动力学监测

清醒 ECMO 患者的血流动力学监测与机械通气患者并无不同。对 ECMO 患者,我们更倾向于有创的监测手段,例如 PAC,既可以测量心输出量,也可以连续监测肺动脉压。心输出量的测定可以帮助我们计算体外循环分流的比例,以此判断有无明显的自循环发生。肺动脉压监测有助于判断是否存在右心功能不全。肺塌陷或不张的时候肺动脉压也会升高,因此在非插管的患者中也有使用价值。

四、清醒 ECMO 的临床应用

(一) 等待肺移植期间的过渡治疗

清醒非插管患者的 VV ECMO 应用,最早见于呼吸功能衰竭和等待肺移植的患者。此类患者通常存在单个器官功能不全,心肺功能处于脆弱的平衡状态,但在等待肺源行移植术前,保持一定的功能锻炼又能使患者获益。鉴于此,该类患者是接受清醒 ECMO 治疗的理想人选。系列个案报道以及回顾性分析均发现,移植术前接受清醒 ECMO 治疗相较于接受传统机械通气的患者,生存率更高;同时在移植术后,前者机械通气时间更短,ICU 及总的住院时间亦缩短。但从另一个角度讲,术前呼吸功能急剧恶化,从而需要有创呼吸支持(机械通气或 ECMO)的患者,术后死亡的风险显著高于不需要呼吸支持的患者。这也提示,患者术前的身体状况较之呼吸支持的种类对于预后产生更大的影响。

(二) COPD 急性发作

由通气血流比例失调、肺泡通气不足等原因导致的 CO_2 蓄积,是 COPD 急性发作的典型特征。在药物保守治疗和无创机械通气失败的情况下,插管行有创机械通气就变得有必要了。但同时,患者也暴露于机械通气相关性器官损伤的风险。

COPD 患者通常表现为高碳酸血症及轻度的缺氧,因此低流量的体外 CO_2 清除系统就能够满足他们的呼吸所需。有研究证实,对于无创通气治疗失败的 COPD 急性发作患者,体外气体交换可有效降低插管率;而对于已经接受有创机械通气的患者,亦可利用该项技术实现早期拔管和运动康复。考虑到传统机械通气的种种弊端,体外 CO_2 清除技术似乎更有前景。

(三) ARDS 的治疗

ARDS 病情相对更严重和复杂。传统的有创机械通气在支持患者氧合、清除 CO_2 的同时也存在进一步加重肺损伤的风险。加上 ARDS 的病变肺组织质地不均,较之正常肺泡而言,机械通气产生的张力在肺泡移行区更易造成破坏。早期 ECMO 介入治疗可以更好地满足患者氧合及气体交换的需求,减少患者病变肺的负荷和应力。因此,可以适当减小呼吸机的支持力度,以实施小潮气量的保护性肺通气策略,给予病变肺组织充分的休息以利于恢复。

对清醒且自主呼吸的患者实施 VV ECMO 理论上有诸多优势,且避免了许多镇静、插管和机械通气相关的并发症。但是对于医护人员来说,复杂的心-肺-ECMO 交互作用,自主呼吸时呼吸参数测量的困难性以及清醒患者的治疗难度都是清醒 ECMO 所面临的挑战。在现有医疗水平下,如何正确地使用清醒 ECMO 需要根据患者的具体情况个体化判断。

(钟　鸣)

第二节　体外二氧化碳清除技术

ECMO 能够完全替代肺呼吸功能,氧合与二氧化碳清除功能够满足患者代谢需要,但其运行依赖大血流量、复杂机械结构、大管径插管以及强抗凝策略,预示着更多的潜在并发症,这提示侵入性更小的呼吸替代治疗可能比 ECMO 更适合特定亚群的呼吸衰竭患者。体外二氧化碳清除(extracorporeal carbon dioxide removal, $ECCO_2R$)的思路来源于 20 世纪 70 年代后期 Kolobow 和 Gattinoni 等提出的“部分呼吸支持”设想:通过插管引出高碳酸血症患者血液,经过膜肺清除 CO_2,再引入体内,达到体外清除 CO_2 的作用;二氧化碳清除联合低呼吸频率、低潮气量和低吸气峰压的保护性通气以达到肺休息的目的。

目前,$ECCO_2R$ 作为一种有效的体外呼吸支持手段,已在国外较为普遍地开展,主要应用于 COPD 急性加重期、辅助 ARDS 患者肺保护性通气策略以及肺移植等方面。$ECCO_2R$ 在我国尚未普及,临床工作者需全面了解其工作原理及潜在并发症,谨慎评估患者的临床状况与应用时机,个体化选择 $ECCO_2R$ 装置及模式进行辅助。

一、体外二氧化碳清除技术适应证和证据

有创机械通气（invasive mechanical ventilation，IMV）是肺功能失代偿患者的必要救治措施，但不恰当或长时间的机械通气会导致肺原发病加重和机械通气相关性肺损伤，系统性升高炎症因子而继发多器官衰竭（multiple organ failure，MOF）。为避免机械通气相关性肺损伤，临床上常采取肺保护性通气（lung protective ventilation，LPV），减小潮气量，降低平台压，加用适当的呼气末正压（PEEP）使患者的肺得到休息，争取恢复的时机；但此时会由于 LPV 的通气力度不够导致高碳酸血症。有研究显示平均气道压＜28cmH_2O 的通气策略会导致所有患者发生高碳酸血症。面对 IMV 后通气损伤与高碳酸血症的两难境地，研究者们提出允许高碳酸血症（permissive hypercapnia）的姑息方案。尽管可提高携氧效率和缓解炎症，但是高碳酸血症通过抑制免疫和抑制肺内皮细胞修复造成肺损伤，还可导致右心衰竭和颅内压增高。新兴的 $ECCO_2R$ 技术已证实可以解决保护性低通气带来的高碳酸血症。

近年来相关材料和技术的进展显著改善体外肺辅助（extracorporeal lung assist，ECLA）各项技术的收益-风险比，伴随着 LPV 策略的重要性提高，越来越多的有创机械通气策略强调 ECLA 的辅助作用。Ferguson 等对 2012 年 ARDS 柏林定义的解读中将 ECMO 视作严重 ARDS 的终极治疗手段，$ECCO_2R$ 比 ECMO 更适合辅助较轻 ARDS 患者的肺保护性通气。2017 年 ATS/ESICM/SCCM 联合发布成人 ARDS 患者机械通气指南，由于尚无高质量临床证据支持或反对包括 ECMO 在内的体外循环技术用于 ARDS 治疗，故暂不推荐。而 $ECCO_2R$ 理论上可辅助实现更高强度的肺保护性通气。

（一）$ECCO_2R$ 技术在 ARDS 患者中的应用

ARDS 的发病率达 7～59/10 万人，病死率约 40%～45%。LPV 已被证实可以明显改善 ARDS 患者预后，是目前 ARDS 患者的重要治疗手段。但是在接受 LPV 的 ARDS 患者中，仍有 30% 患者发生致命性低氧血症和高碳酸血症。即使按照 ARDSnet 推荐的 LPV 策略（潮气量＜6ml/kg），仍有 1/3 的 ARDS 患者发生机械通气相关性肺损伤。进一步降低潮气量可以降低机械通气相关性肺损伤的风险和死亡率，但会继发难以避免的高碳酸血症，且高碳酸血症患者的呼吸参数也很难保持在 LPV 目标范围内。$ECCO_2R$ 通过体外膜肺清除循环中的 CO_2，由于血液流速慢和插管管径小带来并发症少和易于维护的优点，更加适用于辅助 LPV 的常规应用。此外，由于 $ECCO_2R$ 系统简单便携，有利于患者自主活动，便于更积极的物理康复治疗，从而改善生活质量。$ECCO_2R$ 作为一项新兴技术，其高质量数据仍不足，目前多项注册临床研究将提供更多临床证据。根据现有研究，可以认为 $ECCO_2R$ 安全有效地保证 LPV 策略的实施，将患者循环中 CO_2 含量与 pH 维持在生理区间内，降低机械通气相关性肺损伤潜在风险，可以成为 ARDS 患者机械通气的重要保障。

（二）$ECCO_2R$ 技术在 AECOPD 患者中的应用

COPD 的疾病特点是肺功能进展性下降以及多种诱因所致的急性加重。慢性阻塞性肺疾病急性加重（acute exacerbation of chronic obstructive pulmonary disease，AECOPD）可导致住院患者 4%～30% 的病死率，以及发病后 5 年 50% 的病死率。COPD 的发病机制为小气道呼气阻力增加，导致肺泡过度膨胀，呼气末肺容积增大，引起内源性呼气末正压，呼吸系统机械损伤。AECOPD 时由于呼吸肌疲劳、肺泡通气血流比例失调以及血流动力学不稳定，肺排出 CO_2 能力显著下降，引起高碳酸血症。此外，AECOPD 患者由于呼吸肌额外做功与代谢水平升高，其 CO_2 产生量较健康人（200～250ml/min）升高 23%，进一步加重 CO_2 潴留。高碳酸血症反过来刺激呼吸中枢，引起患者深快呼吸，又进一步加重肺过度通气损伤，形成恶性循环。

目前，AECOPD 伴呼吸衰竭的治疗策略以无创机械通气（noninvasive mechanical ventilation，NIV）作为一线治疗方案。NIV 有效支持呼吸肌，增加肺泡内通气量，降低 $PaCO_2$，增加血液氧合程度，结合外源性 PEEP 可以降低吸气阈值，减少呼吸做功，有效缓解呼吸肌疲劳。但是，5%～40% 患者经 NIV 治疗无效，需要转为 IMV。NIV 失败后 IMV 的患者（23%）要比 NIV（7%）和直接 IMV（16%）的患者有更高的病死率。气管插管与 IMV 引起多种并发症，包括气压伤、脱机困难和呼吸机相关性肺炎等，导致高病死率。因此，避免 IMV 或缩短 IMV 时间可以显著改善 AECOPD 患者临床结局。对于已经处于过度通气状态的 AECOPD 患者，通过 IMV 增加肺泡通气量会进一步造成肺损伤。因此，$ECCO_2R$ 通过替代 AECOPD 患者的部分肺功能，减少患者对经肺气体交换的依赖，从而降低 NIV 失败的风险，降低 IMV 的迫切程度；通过降低呼吸频率与潮气量，从而减少患者呼吸肌做功，打破肺过度通气与高碳酸血症之间的恶性循环，显著改善酸碱失衡。

现有的回顾性研究显示，$ECCO_2R$ 可以有效避免 AECOPD 患者气管插管及 IMV，从而降低机械通气相关并发症风险，如血流动力学紊乱或镇静药物引起的中枢神经系统紊乱等。目前有多项注册临床随机

对照试验研究正在进行中，我们期待高质量证据证明 $ECCO_2R$ 在 AECOPD 患者中的有效性和安全性。

(三) $ECCO_2R$ 在肺移植中的作用

等待供体时间过长是影响肺移植受体患者死亡率的重要因素。等待供体过程中，肺功能急剧恶化的患者必须进行 IMV，极大地增加了肺部感染和机械通气相关性肺损伤的风险。应用 $ECCO_2R$ 可以降低自然通气的要求，降低气管插管的需要，从而避免 IMV 相关并发症。目前的观察性研究提示在肺移植术前应用 $ECCO_2R$ 能够提高患者的移植成功率和存活率，有待前瞻性研究提供更确切的临床证据。

(四) $ECCO_2R$ 在胸外科手术中的应用

在胸外科手术中，在患者肺功能明显受损或允许术中单肺通气的情况下，$ECCO_2R$ 的应用可以避免创伤更大的 CPB 或 VA ECMO，降低手术及并发症风险。

二、体外二氧化碳清除技术应用基本方法

(一) $ECCO_2R$ 的工作原理

1. $ECCO_2R$ 的生理学基础 $ECCO_2R$ 是在 ECMO 基础上发展起来的专门用于清除血液中二氧化碳的新型治疗技术，其运行所需要的血流量远小于 ECMO，这有赖于二氧化碳的两个生理学特性。一方面，二氧化碳相较于氧气在血液中有更好的溶解性。血液中氧气几乎全部由血红蛋白运输，呈现“S”形饱和动力学曲线。在正常血红蛋白和静脉含氧量的情况下，1L 静脉血溶解 40～60ml 氧气后即达饱和状态。此时需要 5～7L/min 血流量(即 ECMO 的血流量要求)才能满足一个正常成年人的耗氧量(250ml/min)。与氧气不同，二氧化碳以碳酸氢盐的形式溶解在血浆中，且呈现线性动力学曲线而无饱和现象。1L 血液中含有约 500ml 二氧化碳，因此理论上只需约 0.5L/min 血流量即可清除机体代谢所产生的二氧化碳(250ml/min)。另一方面，二氧化碳的弥散能力大于氧气，更容易跨膜清除，故对膜肺面积和血流量的要求小于 ECMO。基于以上的生理学基础，与传统的 ECMO 相比，目前临床上应用的 $ECCO_2R$ 系统需要更低的血流量(300～1 500ml/min)、更小的有创操作与更易行的临床管理。目前临床应用的低流量 $ECCO_2R$ 系统大约能有效清除人体产生的 25%～30% 二氧化碳(50～80ml/min)，但因为血流量的限制，对改善患者氧合的作用十分有限。

2. 膜肺 膜肺是体外气体交换的核心部件。膜肺中气体交换速率由气体弥散梯度、血液与膜的接触面积/时间以及膜的弥散特点所决定。

(1) 二氧化碳弥散梯度取决于血液中二氧化碳的浓度及其流速。膜肺另需氧气输入，以起到清除自患者血液弥散出二氧化碳的“膜肺通气(sweep gas)”作用，保证血液与膜肺之间的二氧化碳浓度差。氧气流量需呈阶梯式增加，最大可达 12L/min。氧扫除气的流量决定膜肺内外二氧化碳弥散梯度，从而影响二氧化碳清除率。

(2) 此系统的血流量一般为 0.8～2.5L/min，膜肺中空纤维管编织成垫状以增加血气接触面积与时间。

(3) 目前膜肺采用 PMP 材料，具有更好的气体弥散性，膜肺面积 1～3m^2 即可满足气体交换的需要。

3. 血泵 不同类型的 $ECCO_2R$ 管路中血流动力有两种类型：对于动静脉压足够高，而且心功能良好、血流动力学稳定患者，可以采用无泵系统，即动脉静脉体外二氧化碳清除(AV $ECCO_2R$)。血液由动脉压驱动自动脉插管引出，经膜肺清除二氧化碳再由静脉插管输回。AV $ECCO_2R$ 对血细胞的损伤较小，并发症较少，但需要较大管径的动脉插管，且对患者的心输出量要求较高。如果无法满足上述条件，可以换用有泵系统，即静脉静脉体外二氧化碳清除(VV $ECCO_2R$)。VV $ECCO_2R$ 通常将双腔导管置入股静脉或颈内静脉，体外血泵提供血流动力，将去除二氧化碳后的血液泵回患者静脉内，血流量一般可达 300～1 500ml/min。早期 $ECCO_2R$ 多沿用血液透析所用的滚压或蠕动泵，价格较低且性能稳定。但当血泵转速较高时，由于挤压与热量容易损伤血细胞造成溶血。目前 $ECCO_2R$ 设备基本采用离心泵和轴流泵。离心泵利用径向旋转叶轮产生的涡旋压力，吸引血液至中心并向外旋转离心以此产生驱动力。离心泵能提供高压力和低血流速，可以满足 $ECCO_2R$ 的动力要求。轴流泵叶轮为径向和轴向混合设计，旋转产生驱动力，可以提供高血流压力与高血流速。由于轴流泵可提供较大血流量，因此必要时可用于 VV ECMO。

(二) 体外二氧化碳清除分类

近年来新兴体外心肺支持技术的发展趋势是在尽量减少创伤、保证安全和简化操作的前提下，提供足够的气体交换。常见的 $ECCO_2R$ 模式可分为：动脉静脉体外二氧化碳清除(AV $ECCO_2R$)，静脉静脉体外二氧化碳清除(VV $ECCO_2R$)，$ECCO_2R$ 联合连续性肾脏替代治疗(CRRT)。现有的 $ECCO_2R$ 设备分类和技术参数汇总见表 47-2-1。此外，气体交换导管、呼吸透析(respiratory dialysis)等新技术正在研发当中。

1. 动脉静脉体外二氧化碳清除(AV $ECCO_2R$) 无泵的 AV $ECCO_2R$ 不易引起血细胞的损伤，是目前最常用的 $ECCO_2R$ 类型，但需要动脉插管和稳定的心输出量。以 Novalung iLA® 为典型代表，其膜

表 47-2-1 现有的 $ECCO_2R$ 设备分类、技术参数及实施方式

系统	Novalung iLA®	Novalung iLA Active®	Alung Hemolung®RAS	Hemodec DecapSmart®	IVOX
模式	AV $ECCO_2R$	VV $ECCO_2R$	VV $ECCO_2R$	联合 CRRT	气体交换导管
血泵	无	轴流泵	离心泵	滚压泵	无
膜肺材质	PMP	PMP	多孔聚丙烯	多孔聚丙烯	多孔聚丙烯
膜肺面积/m^2	1.3	1.3	0.59	0.3～1.35	0.2～0.5
血流量/($L·min^{-1}$)	<1.5	0.5～4.5	0.35～0.55	<0.5	2.0～3.0
预充量/ml	240	240	250	140～160	40

肺采用低阻力设计,无驱动血泵装置,仅凭患者的股动静脉压力差即可驱动血液通过膜肺进行气体交换。通常插管部位为股动脉(13～15F)和对侧股静脉(15～17F)。AV $ECCO_2R$ 对循环中二氧化碳具有较强清除能力,较低血流量(1～2.5L/min)下二氧化碳清除速率即可达系统代谢二氧化碳生产量的 50%。

AV $ECCO_2R$ 要求患者血流动力学稳定,通常需要平均动脉压>70mmHg 或动静脉间压力差>60mmHg,心指数>3L/(min·m^2),所以临床上患者的血流动力学不稳定或心功能不全往往限制了 AV $ECCO_2R$ 技术的应用。

2. 静脉静脉体外二氧化碳清除(VV $ECCO_2R$) VV $ECCO_2R$ 管路中的血流动力来自驱动血泵,早期的 VV $ECCO_2R$ 系统中血泵与膜肺是分离的,这种血泵-膜肺分离的设计较复杂,不易组装。目前新一代 $ECCO_2R$ 将泵与膜肺结合,形成更容易操作的模块化组件,国内应用较普遍的为 Hemolung® RAS 和 Novalung iLA Active®。Novalung iLA Active® 将膜肺和轴流泵结合在一起,可提供充沛且稳定的血流量(0.5～4.5L/min),既能完成血流量较低的二氧化碳清除,也能满足 VV ECMO 的高动力要求。虽然还没有研究证实,但在理论上,Novalung iLA Active® 的轴流泵与传统滚压泵相比可以减少溶血风险。

Hemolung® RAS 将膜肺和离心泵结合在一起,通过离心泵驱动血液流动。需一根 15.5F 双腔插管置入股静脉或颈静脉即可完成双向输血。同时含硅氧烷多孔聚丙烯和肝素涂层的管路系统有利于预防血栓形成。血液被离心泵抽吸出血管后,通过旋转核流入固定纤维束,造成纤维膜下血液湍流,增加气体交换效率。因此,Hemolung® RAS 具有较小膜肺表面积(0.59m^2)和较小双腔管径,且二氧化碳清除效率高,以 0.35～0.55L/min 血流量运转即可清除 25%～50% 基础代谢二氧化碳产量。膜肺中气体以负压流动,以防膜破裂导致空气栓塞。Hemolung®RAS 在动物实验中可使呼吸频率降低 50%,目前有个案报道已成功应用于 5 例成年患者。

3. 联合 CRRT 以 Decap®/DecapSmart® 系统为典型代表,该装置中同时有滚压泵、膜肺和血液透析滤器。血液透析滤器对于二氧化碳清除有两方面的作用,一方面通过增加阻抗以减少血流产生气泡,另一方面透析后的超滤液在输回血液前再次流入膜肺。由于二氧化碳主要溶解于血浆中,因此超滤液的再循环间接增加了膜肺中的血流量,二氧化碳清除效率高,较传统的 $ECCO_2R$ 应用更小的膜肺面积(0.3～1.35m^2)和较小的血流量(<0.5L/min),且仅需与血液透析相同的低强度抗凝策略。Decap®/DecapSmart® 已成功应用于成人和儿童患者。

4. 血管内气体交换导管 这种导管直径<15mm,其中装有中空纤维膜肺,置于腔静脉内,兼有氧合和清除二氧化碳的双重作用。目前仅有一款气体交换导管(intravenocaval oxygenator and carbon dioxide removal device,IVOX)进入临床试验,IVOX 的膜表面积为 0.2～0.5m^2,扫除气流为负压,能预防气体栓塞。动物实验显示二氧化碳持续清除率约为 40ml/min,但氧输送不稳定,临床试验结果不一。总体而言,气体交换导管有诸多限制,较多的出血和血栓相关并发症限制其广泛应用于临床。

5. 呼吸透析 二氧化碳在血液中以碳酸氢根(HCO_3^-)的形式运输,并可自由透过透析膜,故可通过移除 HCO_3^- 来实现二氧化碳的清除。动物研究证实无 HCO_3^- 透析液可完全替代呼吸系统的清除二氧化碳功能,但是易发生高氯性酸中毒,需要血流量>500ml/min 才能满足人体清除二氧化碳需要。尽管已尝试多种清除 HCO_3^- 的方法,目前呼吸透析还处于动物实验阶段,如何避免电解质与酸碱失衡、溶血、心律失常和微量营养物流失是目前技术发展的瓶颈。

(三) $ECCO_2R$ 的临床应用

1. 适应证与禁忌证 $ECCO_2R$ 属于呼吸辅助支持治疗,为肺原发疾病的治疗争取时间,不能直接消除病因,因此适合于肺衰竭病因可逆的患者;其改善氧合能力有限,故对于严重低氧血症者更宜选 ECMO 辅助治疗。目前尚无指南或专家共识明确规定

$ECCO_2R$ 的适应证。Abrams 等研究中 $ECCO_2R$ 用于 COPD 的适应证为：需要 IMV 的呼吸衰竭，插管前血气分析 $PaCO_2 \geq 55mmHg$ 且 $pH \leq 7.35$。Zimmermann 等的研究中，当患者在 $PEEP \geq 10cmH_2O$ 的条件下，PaO_2/FiO_2 波动于 70～200mmHg 和/或 pH<7.2 可考虑 $ECCO_2R$。Bein 等人的研究中选择 PaO_2/FiO_2 <200mmHg 至少 2 小时，维持平均动脉压>70mmHg 的去甲肾上腺素量不大于 0.4μg/(kg·min)。

由于 ECLS 在终末期呼吸衰竭中的不可替代性，$ECCO_2R$ 并没有绝对禁忌证。研究者们提出的相对禁忌证包括：严重的心功能不全或血流动力学不稳定患者禁用 AV $ECCO_2R$，晚期妊娠，BMI>31.1kg/m^2(男性)或 32.2kg/m^2(女性)，AIDS 或其他免疫抑制状态，无法输血，凝血功能障碍(如肝素诱导血小板减少综合征和血友病)和血管闭塞性疾病等。

2. 血管内置管 VV $ECCO_2R$ 需要血泵从中心静脉中抽吸血液再驱使其回流入同一或对侧静脉。目前有多种 $ECCO_2R$ 系统可供临床应用，其中最常用的是双腔管 VV $ECCO_2R$，仅需一个 15.5F 双腔插管置入颈内静脉即可完成血液的输出与输回功能，降低插管相关并发症与患者的不适感。双腔插管的输出端置于右颈内静脉，输回端经超声引导置于上腔静脉-右心房-下腔静脉连接处，减少去 CO_2 血液再循环。VV $ECCO_2R$ 导管血流速率与血液透析相似。

AV $ECCO_2R$ 在置管前需通过血管超声评估股动静脉的情况。理论上要求动脉插管置入后股动脉内仍有 30% 的剩余空间，以满足下肢血供，对于亚洲人一般选择管径为 13～15F；静脉插管要比动脉插管大 2F，以减少体外血流阻力，增加血流量。置管时应严格按照 Seldinger 法和无菌操作。置管后，首次给予 5 000IU 负荷剂量肝素，然后持续泵入 600～800IU 的肝素，保持目标 APTT 为 50～60 秒或 ACT 为 130～150 秒。

3. 通气方式的选择 血管内置管后应逐步调整呼吸机参数，实现肺保护性通气。目前对于 $ECCO_2R$ 时通气策略未有统一标准。多数研究者推荐以下方案：潮气量<6ml/kg，平台压<30cmH_2O，呼吸频率<25 次/min，PEEP 设定参照 ARDSnet 研究。

4. 并发症 尽管 $ECCO_2R$ 较传统 ECMO 血流量更小、抗凝强度更小以及管理更简便，但并发症的发生风险与潜在严重性仍不可忽视，主要分为患者相关并发症、插管相关并发症及机械相关并发症(表 47-2-2)。出血是 $ECCO_2R$ 运行期间最常见的并发症。10%～36% 患者会发生出血性事件，导致严重并发症或死亡。异常出血的机制可能为溶血、血小板减少、获得性血友病和因子Ⅷ减少等。

表 47-2-2 $ECCO_2R$ 相关并发症

患者相关并发症	插管相关并发症	机械相关并发症
低氧血症 抗凝相关的出血 溶血 肝素相关血小板减少	插管部位出血 插管位置不当、移位 插管血栓 下肢缺血 血肿 动脉瘤/假性动脉瘤形成	泵、膜肺故障 管路血栓形成 空气栓塞

$ECCO_2R$ 较 ECMO 的优点是导管管径较小(13～17F)以及血流量低。然而，低血流量也带来血栓的风险，因此需要更充分的抗凝。高血流量似乎可以减少血栓形成，但出血并发症相对较多。维持出血与血栓风险的平衡仍具有挑战性，目前的检测手段很难达到抗凝的最佳目标。此外，尽管越来越多研究者关注采用即时检验(point-of-care tests)以评估 $ECCO_2R$ 期间系统性凝血状态，如旋转血栓弹力图(rotational thromboelastometry)或血小板聚集试验(platelet aggregation test)，但这些试验能否提前发现出血与血栓风险还有待更多高质量研究进行验证。

低氧血症是 $ECCO_2R$ 期间的常见并发症。部分严重患者需要 IMV、俯卧位通气或改为 ECMO 辅助。$ECCO_2R$ 应用时出现严重低氧可能的原因有：原发病加重；过度的二氧化碳清除降低呼吸中枢兴奋性，导致潮气量及每分钟通气量明显降低，并增加了肺不张的风险；生理情况下高碳酸血症促进肺血管收缩，清除二氧化碳导致肺血管舒张，增加肺内分流；对于通气功能障碍，如痰液引流不畅的患者，$ECCO_2R$ 本身并无直接治疗作用。应用 $ECCO_2R$ 后出现潮气量不同程度的下降，需要提高吸氧浓度来补偿肺泡氧分压的降低，升高 PEEP 防止肺泡萎陷。

插管相关的并发症风险主要取决于插管的类型、型号及插管部位。大动脉插管有可能通过“窃血效应”造成远端肢体缺血，血管超声评估动脉直径且选择不超过管腔 70% 的导管可能降低缺血事件的发生风险。

随着 $ECCO_2R$ 技术、材料的进步与应用经验的积累，大量个案报道、病例系列与观察性研究支持其用于 AECOPD、辅助超保护肺通气策略的实施以及肺移植等方面，目前多项进行中的 RCT 研究将验证

$ECCO_2R$ 相比于传统治疗的优势与安全性。$ECCO_2R$ 已在美国和欧洲等地区普及应用，但作为国内刚刚开展的新型治疗手段，全面了解 $ECCO_2R$ 的工作原理及操作方法，针对不同的患者选择个体化的治疗时机及 $ECCO_2R$ 模式，做好患者管理与并发症的防治，对于患者的最终预后十分重要。

（李昌龙　詹庆元）

第三节　ECMO 技术在胸外科中的应用

除了在心肺衰竭患者中的应用，ECMO 作为心肺替代的技术优势可用于胸外科通气困难或循环不稳定的复杂手术，为手术的安全和外科操作的便利提供支持，如肺移植、气管肿瘤切除和隆突成形、气管或支气管外伤等。此外，由于供肺短缺和供体捐献过程中热缺血时间延长，源自同一技术原理的体外肺灌注（ex vivo lung perfusion，EVLP）技术在供肺保护中日益受到重视，可改善供肺质量和"边缘肺"的使用。

一、ECMO 技术在气管外科的应用

复杂的气管手术，如严重的气管和主支气管肿瘤或外伤撕裂等，往往涉及隆突切除与重建或大气道的修复。此类手术虽然可以通过单肺通气或延长气管插管进行手术区域远端通气，或术野插管间断通气保证通气功能来完成手术，但由于术中气道漏气、外科操作受限或不能很好耐受单肺或间断通气等，往往无法正常供氧以保证手术的顺利进行。某些严重的气管肿瘤残余管腔狭小，气管插管无法通过，麻醉诱导即可能发生窒息危险。这些情况下，如果先建立 ECMO，即可在安全的条件下完成麻醉诱导和手术。

ECMO 作为一种临时性的心肺辅助技术，同样可以在气管支气管切除和重建的术中替代心肺功能进行心肺辅助。与心外科常规体外循环技术不同的是，ECMO 系统是闭式系统，整个管路中血液均处于高速流动中，降低了抗凝的要求。在低抗凝（180～220 秒）甚至不抗凝状态即可进行呼吸和循环辅助，大大减少手术出血和其他出血并发症。ECMO 分为 VV 和 VA 两种辅助模式，在血流动力学稳定的气管手术中，VV 模式可以完全替代肺功能，避免肺通气和术野插管，保证外科有清晰的视野和安全的手术条件。VV ECMO 的插管均可以通过经皮穿刺技术完成，拔管后只需压迫即可止血，插管方便且损伤较小。而 VA ECMO 通过股动静脉辅助时，必须间断单肺通气或术野插管，否则心脏搏出的血液为未经氧合的静脉血，形成 Harlequin 综合征现象，故 VA 模式无法达到肺功能完全替代。但 VA ECMO 的优势是可同时进行心肺辅助，对血流动力学不稳定的患者有利。

对于严重气管支气管损伤（tracheobronchial injuries，TBI）的患者，气管漏气导致机械通气和自主呼吸均无法进行正常的通气，患者通常会处于急性通气功能障碍的状态，此时可能不具备进入手术室建立体外循环的条件，这时可以在急诊室建立 ECMO 辅助后进入手术室进行下一步修补。

在循环稳定患者的气管手术中，VV ECMO 凭借抗凝要求低、插管方便、完全肺功能替代等优点，成为呼吸辅助首选的辅助方式。VV 与 VA ECMO 在气管外科中的特点如表 47-3-1 所示。

表 47-3-1　气道手术中两种辅助方式功能特点对比

功能特点	VA ECMO	VV ECMO
抗凝	低	低
出血	低	低
炎症反应	低	低
麻醉要求	局麻	局麻
插管部位	外周	外周
插管技术	切开	穿刺
Harlequin 综合征现象	是	否
循环辅助	是	否
外科医师	紧张	轻松
氧供	充分	尚可
费用	高	高

二、ECMO 技术在肺移植围手术期应用

在过去的几十年中，肺移植技术临床应用不断发展，肺移植用于治疗双侧肺部均有严重病变、内外科都无法处理的终末期患者。特别对治疗诸如 COPD、间质性肺疾病（interstitial lung disease，ILD）和囊性纤维化（cystic fibrosis，CF）等导致的终末期肺疾病有较好的临床效果。近年来，随着技术的发展，ECMO 作为术前移植过渡、术中呼吸循环支持和术后供肺功能不全时的支持方法获得了越来越多的临床应用。

ECMO 在肺移植中的应用主要是移植前辅助肺功能改善气体交换和脏器功能，保持最佳的术前准备状态，如果合并右心衰竭可同时改善血流动力学状态。移植中 ECMO 主要起到循环和辅助支持作用，预防术中肺动脉阻断和开放继发的急性右心或左心衰竭，以及供肺的急性肺水肿。肺移植术后如患者血流动力学不稳定，或出现供肺肺水肿、缺血再灌注损伤、原发性移植肺功能障碍、感染和急性排斥等，可继续行 ECMO 辅助。

(一) 移植前的应用

肺移植患者术前主要表现为低氧、血流动力学不稳定和重要脏器功能障碍等特征。心脏缺氧和源自原发疾病的肺动脉高压继发的右心衰竭,肺通气障碍继发的胸膜内压改变等原因等均可导致血流动力学不稳定,且会随着原发疾病的加重而恶化。重要脏器的缺氧或右心衰竭继发的脏器淤血会导致移植前肝肾功能障碍甚至衰竭。当术前上述病理生理改变逐渐恶化,在吸氧及支持治疗下不能满足机体基本需求时即构成 ECMO 辅助指征,术前移植过渡的辅助目的主要是改善呼吸循环功能和维持生命以等待可预期的供体和维持最佳的术前状态,以应对手术创伤。尽管已有多家肺移植中心发表文献介绍其使用 VV ECMO 后成功进行肺移植的经验,但目前并没有公认的该方法具体适应证。ECMO 后进行肺移植的患者仍然有必要谨慎选择以保证稀缺供体带来的获益最大化。

移植前 ECMO 辅助并没有明确的绝对禁忌证,目前可供参考的禁忌证仍然来自各中心的独立经验。参考禁忌证如下:肺脏以外其他脏器衰竭、新发现恶性肿瘤、药物成瘾、社会因素不支持和治疗依从性差等。由于肺移植患者原发病均为不可逆病变且逐渐加重,ECMO 辅助后通常无法脱机,直至辅助至移植手术,并进行术中甚至术后辅助。也因此,在供体遥遥无期,没有移植预期时,并不建议进行 ECMO 辅助。

ECMO 辅助模式的选择主要根据术前病理生理改变的特点决定,术前以肺衰竭为主可优先选择 VV 模式,氧合改善后对循环和脏器功能改善有明显的帮助。如术前已出现显著的血流动力学不稳定,则首选 VA 模式,可同时进行心肺功能辅助。辅助中的管理参见相关章节,移植前过渡并没有特别之处。

(二) 移植中的应用

肺移植过程不仅仅是切除病变肺,植入供肺的简单手术操作过程。由于肺部原发疾病带来的肺顺应性和肺血管阻力改变、肺通气血流比例失调、高碳酸血症和慢性低氧以及继发对心脏的影响;手术过程中不可避免的缺血再灌注损伤、容量丢失和胸腔内低温,肺保护液进入体循环,病肺和移植肺之间通气/血流的变化,这些因素都可导致肺移植过程发生剧烈的病理生理改变。

肺移植手术中采用 ECMO 的目的:①保证机体氧供和气体交换,避免手术过程低氧造成神经系统等重要脏器损伤;②迅速稳定血流动力学,特别是存在肺动脉高压的患者,避免由于原发病和手术等原因导致急性左心衰竭或右心衰竭;③在肺动脉开放过程中实现控制性再灌注,减轻缺血再灌注损伤和供肺急性肺水肿;④由于 ECMO 的支持,便于呼吸道管理。

手术开始后需要单肺通气,此时既可影响气体交换也可影响血流动力学稳定,影响程度取决于通气肺的顺应性、气道压力、肺内分流、肺动脉压和右心室功能等因素。如果有肺动脉高压伴右心室功能储备降低,则很难耐受单肺通气,维持循环稳定。肺动脉试阻断 5~10 分钟,如果患者出现急性右心衰竭,心输出量明显降低,气体交换不稳定即应积极进行 CPB 或 ECMO 辅助。高碳酸血症一般可以很好耐受,并不是体外辅助的决定因素。

双肺移植一侧肺吻合结束开放肺动脉后,体循环血液快速充盈左心室和供肺,可能造成急性左心衰竭和供肺肺水肿,这在术前左心功能受损的患者中更易发生。术前存在 COPD 患者肺顺应性高于正常,在单肺移植后,可出现双肺顺应性的差异。移植肺由于再灌注损伤可表现为顺应性降低,这样自身肺可出现过度膨胀,而移植肺则可能膨肺不全,导致功能残气量不足。特别是设置 PEEP 的情况下,可因纵隔移位导致血流动力学紊乱。尽管术后出现肺水肿很常见,但手术室内移植肺开始再灌注后立即出现严重肺水肿很少见。此时的肺水肿非常严重常常致命。迅速出现的粉红色泡沫样痰可能阻塞气道,并同时出现换气障碍和肺顺应性迅速降低。采用 ECMO 辅助可减轻左心室和供肺负担,避免术中呼吸循环不稳定。同时,ECMO 辅助下也可安全地采取保护性肺通气策略,避免机械通气对缺血再灌注后的肺泡造成损伤。由于 ECMO 管理抗凝要求较低,甚至可以不抗凝的 ECMO 成为肺移植术中的首选方式,ECMO 辅助方式一般选择 VA 模式,可以同时辅助循环和呼吸功能,以避免上述术中血流动力学不稳定和呼吸功能障碍。

股动静脉 VA ECMO 辅助时,如果一侧肺移植后不能完全发挥功能,则有可能出现 Harlequin 综合征现象,表现为冠状动脉和上半身明显缺氧。这时应该暂时阻断已种植肺的肺动脉,减少肺内分流,完全借助 ECMO 辅助。VV 和 VA ECMO 辅助方式的特点见表 47-3-2。

表 47-3-2 肺移植中两种辅助方式功能特点对比

功能特点	VA ECMO	VV ECMO
抗凝	低	低
出血	低	低
炎症反应	低	低
插管	外周	外周
Harlequin 综合征现象	是	否
循环辅助	是	否
氧供	充分	尚可
费用	高	高

（三）移植后的应用

如果术中发生血流动力学紊乱，急性左、右心衰竭或急性肺水肿，一般需要数天后病理生理改变才能逐渐恢复，这时ECMO可直接辅助过渡到术后，不应强求手术结束即停止ECMO辅助，否则过重的负担会对心肺功能造成进一步打击。此外，患者术后的急性排异、缺血再灌注损伤、感染以及原发移植肺功能障碍都会造成术后呼吸功能衰竭，这些情况都可利用ECMO来度过术后危险期。

肺移植明显改变了肺血管系统。移植过程不可避免的缺血再灌注过程损伤了肺血管内皮，与健康人的肺相比，移植供肺的毛细血管通透性可高3倍。同时，缺血再灌注过程降低了cGMP和β肾上腺素cAMP介导的肺血管平滑肌舒张反应，去神经化的供肺移植后缩血管物质浓度激增，内皮素水平迅速升高（可达正常的2～3倍），并持续一周，这些术后病理生理过程会造成术后肺水肿、肺动脉高压和右心衰竭，也是原发移植肺功能障碍（早期移植肺衰竭的界定：移植后7天内发生）的原因之一。这些肺损伤原因很多为可逆性，能否恢复依赖于病变性质和严重程度。因此需要利用ECMO帮助患者恢复或等待再次肺移植。移植后7天内进行ECMO辅助，长期生存率可达70%。有证据表明，严重肺动脉高压行双肺移植患者，移植后早期肺失功的原因不仅是长期肺动脉压增高导致的肥厚右心室在移植后血流加速，剪切力增高导致肺血管内皮损伤而发生肺水肿；而且长期肺动脉高压导致患者左心室功能缺乏锻炼，使得移植术后早期左心室不能承受增大的左心室前负荷，而出现左心室充盈压增高等左心室功能不全表现，也是导致移植后肺水肿的原因。因此对于严重肺动脉高压患者，在双肺移植后早期采用VA ECMO有助于有效度过这一危险期。对晚期移植肺衰竭的治疗包括早期活检，积极治疗排异和其他诱因，当机械通气等常规方法无效时，ECMO可以用来维持患者生命，但晚期ECMO成功率远低于移植后7天内进行的ECMO。

肺移植患者的原发病和移植过程中的病理生理变化常常需要使用CPB或ECMO，后者具有的技术优势不仅可以用于术前的过渡和在术后需要时进行呼吸循环辅助，还可以在术中保证患者氧供和气体交换，稳定血流动力学，控制缺血性再灌注，同时减轻全身炎症反应，减少血液破坏和出血并发症。因此，肺移植中应用ECMO技术可以替代常规体外循环。肺移植中的ECMO管理具有特殊性，应充分理解肺移植过程中的病理生理变化，相应调整ECMO管理方法，保证患者安全地度过移植过程，提高肺移植整体质量。

三、体外肺灌注技术

虽然肺移植在过去的几十年中取得了巨大的进展，但移植供体短缺仍然是世界性难题，而体外肺灌注技术的发展，扩宽了供肺来源，并提升了边缘供体移植成功率。根据国际心肺移植学会数据库，各国肺移植病例数逐年递增，但适合进行肺移植的供体数量与病例数的差异逐渐加大。移植供体在脑死亡和供体捐献过程中经历了多重损伤，如呼吸机相关性肺炎、神经性或容量性肺水肿及呼吸机气压伤，导致供肺采集时已经不宜实施肺移植。目前已经有几种技术尝试来扩充供肺来源以扩展传统供肺选择标准，其中，EVLP对不完全满足供肺条件的“边缘供体”进行离体肺灌注取得了一定成功，值得进一步改进提高。

（一）EVLP设备及方法

有关心和肾等脏器灌注的研究始于20世纪30年代，直到20世纪90年代，肺灌注一直作为研究肺生理的一项研究方法。2001年，一位54岁因心肌梗死入住ICU的患者在经历190分钟心肺复苏后，由瑞典Lund大学医院的Steen教授进行了临床首例肺灌注。他们将患者双肺用Perfadex®进行表面降温然后进行供肺采集，随后进行了65分钟EVLP并成功实施右肺单肺移植。随后该研究组继续扩展短时间EVLP应用扩大移植肺供体来源，完成6对供肺（分别灌注61～121分钟），并成功实施双肺移植。而加拿大多伦多研究组将该技术发展为长时间灌注，实现常温下供肺处理、供肺评估和保护。

EVLP管路由离心泵、白细胞滤器、中空纤维氧合器/热交换器和一个硬壳回流罐组成，管路连同供肺保护罩共同形成一个完整的EVLP系统。目前的EVLP系统既可自行通过上面的设备组装，也有商用设备（图47-3-1和图47-3-2）。灌注液通常采用2L的Steen液，加入500mg甲泼尼龙、3 000IU普通肝素和抗生素进行预充。

EVLP的适应证：供体最佳PaO_2/FiO_2＜300mmHg；供体体检或胸部X线检查发现供肺肺水肿征象；供肺采集时发现肺顺应性差；供体高风险病史，如输血超过10个单位或误吸；心脏死亡供者（donor of cardiac death，DCD）从撤除生命支持系统到心搏停止时间大于60分钟。

EVLP的具体方法：在供肺采集时，将供体左心房袖修剪后用4-0聚丙烯缝线连续缝合与特制插管端端吻合。如果肺动脉足够长，可直接将肺动脉插管插到肺动脉分叉处，并用两股粗丝线捆扎固定。如果因同时采集心脏供体导致主肺动脉较短，则可以用缝合袖的肺动脉导管用5-0聚丙烯缝线连续缝合到肺动脉上。供肺气管在隆突水平钳闭后，将切割缝合器气管

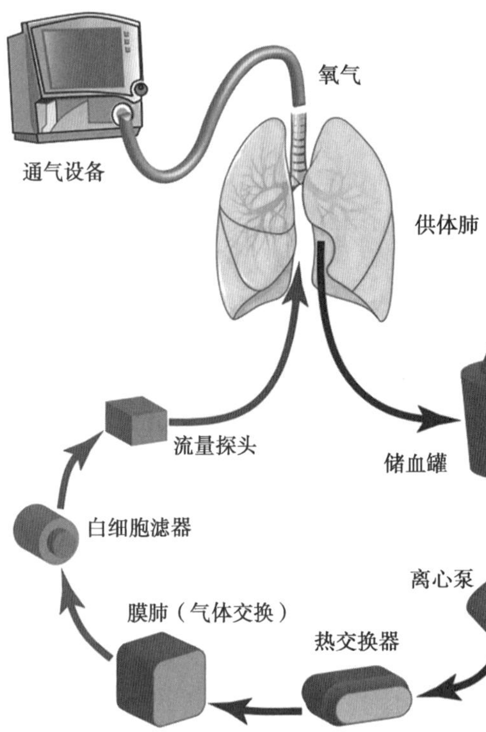

图 47-3-1　EVLP 示意图(见文末彩图)

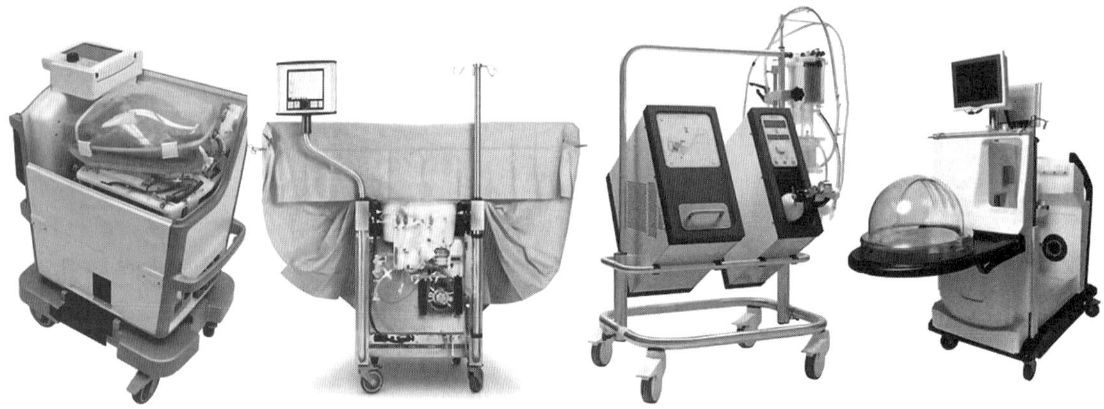

图 47-3-2　EVLP 设备

缝合口开放,置入常规气管插管并双重丝线捆扎。此时用 1L 肺灌注溶液进行二次逆行灌注并进行供肺膨肺。之后将供肺置入 EVLP 灌注保护装置中,连接于灌注环路进行灌注。如果判断一侧肺临床损伤严重(如发生肺炎),则可以进行对侧肺单肺灌注。供体采集时应注意保留足够长度的心房袖和肺动脉袖,以及气管支气管。

灌注管路排气后通过左心房引流,肺动脉插管供血进行顺行灌注;灌注流量目标为预计心输出量的 40%。多伦多方案原则是对灌注液逐步加温并逐渐提高灌注流量,因此开始灌注时采用室温灌注,流量为预计流量的 10%。10 分钟后流量升至 20%,温度设定为 30℃。随后每间隔 10 分钟(第 20、30、40、50 分钟),流量分别提高至预计值 30%、50%、80% 和 100%。而灌注温度在第 20 分钟时设定至 37℃,并在温度实际达到 33℃开始通气(7ml/kg,PEEP 5cmH_2O,频率 7 次/min)。肺通气开始后膜肺通气采用混合气体(86%N_2、8%CO_2 和 6%O_2),气流量 1L/min,通过调节气流量大小实现目标膜肺后 PCO_2 为 35～40mmHg。通过调整灌注回流罐高度维持左心房压力 3～5mmHg。一旦供肺达到常温、通气和目标流量,开始以 25cmH_2O 手动膨肺,此时供肺进入稳定阶段。灌注环路内的 Steen 液每小时更换一次,第一小时更换 500ml,随后每小时更换 250ml。

EVLP 进入稳定状态后,即可开始供肺评估。供肺评估每小时一次,肺通气参数设置为潮气量 10ml/kg,频率 10 次/min,纯氧下通气 5 分钟,记录肺动脉压、左心房压、气道峰压和气道平台压,以及肺动态和静态顺应性。对供肺静脉端和动脉端采集灌注液监测血气分析。EVLP 第一小时和之后每两小时，常规行胸部 X 线检查。完成以上措施后，经过 EVLP 的供肺适宜移植的标准为：PaO_2/FiO_2＞400mmHg；肺动脉压稳定或改善；气道压稳定或改善；肺顺应性稳定或改善。而经过 EVLP 供肺不适宜移植的标准为：PaO_2/FiO_2＜400mmHg；肺动脉压升高超过 15%；气道压/肺顺应性变差超过 15%。在上述指标体系中，应该注意由于 EVLP 灌注液不含血细胞，所以灌注液 PO_2 是肺损伤较晚出现的标志，而肺顺应性和气道峰压的变化出现较早。每次供肺评估后 30 分钟，均应通过增加潮气量随后吸气暂停维持 25cmH_2O 10 秒来进行肺复张操作。

多伦多方案主张 EVLP 进行 4～6 小时。而通常在 3 小时内可以作出判断（三次评估、两次胸部 X 线检查）是否适宜做供体。第 4 小时即可开始受体切皮。如果在此时间点还不能作出决定，可将 EVLP 延长至 6 小时。一旦决定停止肺灌注，则肺通气用 50% 氧浓度，降温至 15℃。将流出和流入插管钳闭并剪掉。钳闭气管插管，注意保持肺处于膨胀状态。最后一次顺行灌注 500ml Steen 液。然后将气管在气管插管正远端缝合器缝闭。随后供肺表面用肺灌注溶液和冰泥表面降温，之后供肺置入冰桶进入受体手术室。

（二）EVLP 作用与发展前景

EVLP 技术通过离体肺灌注，维持供肺代谢功能，对供肺干预以进行复苏或积极治疗来修复损伤的肺组织，提高“边缘供体”质量，延长供肺保存时限；并通过支气管肺泡灌洗液中的生物标志物可对供肺功能进行评估，准确地诊断肺损伤。由于 EVLP 技术使得供肺保存时限延长，使远距离供肺使用成为可能，也为供肺优化提供了充足的时间。一些供肺在心脏停搏到供肺取出期间因热缺血时间太长而遭到严重损伤导致移植失败，或临床分级不能使用的供肺在 EVLP 保护和修复后经详细评估和测试后却可以成为合格供肺，EVLP 因此扩大了肺源，提高了手术的可预测性和安全性。虽然 EVLP 这种新的保存方法才刚刚起步，但随着临床研究和应用增加，有望大幅提高供肺的利用率和术后肺功能。

（郭　震）

思考题

1. 清醒 ECMO 的适应证有哪些？
2. 清醒 ECMO 的流程是怎样的？
3. 体外二氧化碳清除的适应证有哪些？并发症有哪些？

参考文献

[1] FERGUSON N D, FAN E, CAMPOROTA L, et al. The Berlin definition of ARDS: An expanded rationale, justification, and supplementary material [J]. Intensive Care Med, 2012, 38(10): 1573-1582.

[2] FAN E, Del S L, GOLIGHER E C, et al. An official American Thoracic Society/European Society of Intensive Care Medicine/Society of Critical Care Medicine clinical practice guideline: Mechanical ventilation in adult patients with acute respiratory distress syndrome [J]. Am J Respir Crit Care Med, 2017, 195(9): 1253-1263.

[3] TERRAGNI P P, DEL S L, MASCIA L, et al. Tidal volume lower than 6ml/kg enhances lung protection: Role of extracorporeal carbon dioxide removal [J]. Anesthesiology, 2009, 111(4): 826-835.

[4] BEIN T, WEBER-CARSTENS S, GOLDMANN A, et al. Lower tidal volume strategy (≈3ml/kg) combined with extracorporeal CO_2removal versus 'conventional' protective ventilation (6ml/kg) in severe ARDS [J]. Intensive Care Med, 2013, 39(5): 847-856.

[5] FITZGERALD M, MILLAR J, BLACKWOOD B, et al. Extracorporeal carbon dioxide removal for patients with acute respiratory failure secondary to the acute respiratory distress syndrome: A systematic review [J]. Crit Care (London, England), 2014, 18(3): 222.

[6] DONALDSON G C, WEDZICHA J A. COPD exacerbations. 1: Epidemiology [J]. Thorax, 2006, 61(2): 164-168.

[7] HOOGENDOORN M, HOOGENVEEN R T, RUTTEN-VAN M M, et al. Case fatality of COPD exacerbations: A meta-analysis and statistical modelling approach [J]. Eur Respir J, 2011, 37(3): 508-515.

[8] PETTENUZZO T, FAN E, SORBO L. Extracorporeal carbon dioxide removal in acute exacerbations of chronic obstructive pulmonary disease [J]. Ann Transl Med, 2018, 6(2): 31.

[9] KLUGE S, BRAUNE S A, ENGEL M, et al. Avoiding invasive mechanical ventilation by extracorporeal carbon dioxide removal in patients failing noninvasive ventilation [J]. Intensive Care Med, 2012, 38(10): 1632-1639.

[10] DEL S L, PISANI L, FILIPPINI C, et al. Extracorporeal CO_2 removal in hypercapnic patients at risk of noninvasive ventilation failure: A matched cohort study with historical control [J]. Crit Care Med, 2015, 43(1): 120-127.

[11] FLETCHER-SANDERSJOO A, THELIN E P, BARTEK J, et al. Incidence, outcome, and predictors of intracranial hemorrhage in adult patients on extracorporeal membrane oxygenation: A systematic and narrative review [J]. Front Neurol, 2018, 9: 548.

[12] MATTAR A, CHATTERJEE S, LOOR G. Bridging to lung transplantation [J]. Crit Care Clin, 2019, 35(1): 11-25.

[13] COLLAUD S, BENDEN C, GANTER C, et al. Extracorporeal life support as bridge to lung retransplantation: A

multicenter pooled data analysis [J]. Ann Thorac Surg, 2016, 102(5): 1680-1686.

[14] SCHELLONGOWSKI P, RISS K, STAUDINGER T, et al. Extracorporeal CO_2 removal as bridge to lung transplantation in life-threatening hypercapnia [J]. Transpl Int, 2015, 28(3): 297-304.

[15] ZANELLA A, PATRONITI N, ISGRO S, et al. Blood acidification enhances carbon dioxide removal of membrane lung: An experimental study [J]. Intensive Care Med, 2009, 35(8): 1484-1487.

[16] PRAKASH S, WIERSEMA U F, BIHARI S, et al. Discordance between ROTEM® clotting time and conventional tests during unfractionated heparin-based anticoagulation in intensive care patients on extracorporeal membrane oxygenation [J]. Anaesth Intensive Care, 2016, 44(1): 85-92.

[17] TUDORACHE I, SOMMER W, KUHN C, et al. Lung transplantation for severe pulmonary hypertension-awake extracorporeal membrane oxygenation for postoperative left ventricular remodeling [J]. Transplantation, 2015, 99(2): 451-458.

[18] LEHMANN S, UHLEMANN M, LEONTYEV S, et al. Fate of patients with extracorporeal lung assist as a bridge to lung transplantation versus patients without a single-center experience [J]. Perfusion, 2015, 30(2): 154-160.

[19] AGERSTRAND C L, BACCHETTA M D, BRODIE D. ECMO For adult respiratory failure: Current use and evolving applications [J]. ASAIO, 2014, 60(3): 255-262.

[20] DELLGREN G, RIISE G, SWARD K, et al. Extracorporeal membrane oxygenation as a bride to lung transplantation: A long-term study [J]. Journal of Heart & Lung Transplantation, 2013, 32(4): S218-S219.

第四十八章

成人循环衰竭 ECMO 支持

学习目标

掌握：

1. 难治性心源性休克血流动力学诊断标准。
2. 心源性休克分期标准。
3. 循环衰竭患者 ECMO 辅助临床适应证与禁忌证。

熟悉：

1. ECMO 循环辅助技术优势。
2. ECMO 循环辅助技术缺陷。

了解：

1. 循环衰竭患者 ECMO 辅助评分标准。
2. 循环衰竭患者 ECMO 辅助常见并发症。

VA ECMO 技术依靠特殊的装置，引流患者静脉血至体外，进行气体交换（氧合和排出二氧化碳）后再经动脉回输患者体内。自 20 世纪 70 年代 ECMO 首次成功用于成人循环衰竭的辅助治疗以来，2007 年成人循环衰竭接受 ECMO 辅助治疗临床数量迅速增加。有研究统计分析美国 2006—2011 年 ECMO 循环衰竭辅助治疗患者数量增加 433%。接受 ECMO 循环辅助患者数量的明显增加主要原因有：ECMO 相关设备的不断更新，性能稳定且使用时间较长，更加微型化和便携式 ECMO 设备的出现，生物相容量较好的膜式氧合器及 ECMO 管道的出现，大大降低出血和凝血相关并发症的发生。另外，随着循环衰竭患者接受 ECMO 辅助数量的增加，也积累了丰富的临床经验。

ECLS 技术，近年来广泛用于难治性心源性休克（refractory cardiogenic shock，RCS）或难治性心搏骤停（refractory cardiac arrest，RCA）的辅助治疗。心源性休克患者接受常规传统治疗效果较差，预计病死率超过 50% 时，可考虑接受 ECMO 辅助治疗。ECMO 目前主要用于双心室功能衰竭和/或呼吸功能衰竭、严重恶性心律失常或难治性心搏骤停的辅助治疗。

一、心源性休克概述

心源性休克（cardiogenic shock，CS）仍然是威胁人类健康的重大疾病，尽管医学技术已取得较大进步，CS 患者 20 世纪 70—80 年代病死率为 70%～80%，至 2005 年时降至 40% 左右，主要受益于早期再血管化治疗。然而，自 2005 年以后 CS 患者病死率一直未改善，许多问题有待于进一步研究。

目前仍然没有统一的 CS 诊断标准，既往相关研究和欧美国家相关指南中关于 CS 的诊断标准也存在一定差异。CS 主要从血流动力学和外周组织灌注状态来判断，尽管补充足够的血容量，患者仍然表现为低血压状态（收缩压＜90mmHg）。外周组织和器官低灌注状态主要表现有神志改变（谵妄、烦躁）、外周皮肤湿冷、无尿或少尿［尿量＜0.5ml/（kg·min）］、乳酸水平升高（＞3.0mmol/L）或严重代谢性酸中毒以及血浆肌酐浓度升高等。相关临床研究定于心指数（CI）＜2.2L/（min·m^2），肺毛细血管楔压（pulmonary capillary wedge pressure，PCWP）≥15mmHg 时，可诊断为 CS。

有研究结果显示 CS 患者发病时间存在不同，约 24% 患者入院时发病，约 62% 患者入院后 24 小时内发病，而约 14% 患者为入院 24 小时以后出现 CS。CS 的发病原因主要有两大类，急性冠脉综合征（acute coronary syndrome，ACS）占大多数（80%），非急性冠脉综合征占少数（20%）。CS 患者中约 70% 合并存在急性 ST 段抬高心肌梗死（ST segment elevation myocardial infarction，STEMI），约 9% 患者合并存在心肌梗死机械并发症（如乳头肌断裂导致的急性二尖瓣关闭不全、室间隔穿孔或心室游离壁破裂等)。非急性冠脉综合征主要有慢性心脏功能衰竭的急性失代偿性发作(11%)、心脏瓣膜病或其他心脏疾病(6%)、急性暴发性心肌炎(2%)和应激性心肌病(2%)。

CS患者中约82%患者有经皮冠状动脉介入(percutaneous coronary intervention,PCI)史、4%患者有外科冠状动脉旁路移植术(coronary artery bypass grafting,CABG)史以及6%患者有瓣膜外科手术史。CS患者绝大多数(95%以上)至少接受一种或一种以上正性肌力药物或缩血管药物治疗,约63%患者接受呼吸机机械辅助通气治疗,约28%患者有心搏骤停史,56%患者接受IABP辅助治疗,而6%患者接受ECMO辅助治疗。与急性冠脉综合征导致CS患者相比,非急性冠脉综合征导致CS患者临床预后较差,住院病死率超过40%。

AHA的CS患者诊疗指南中指出:CS定义为心脏功能障碍导致心输出量降低,引起外周组织与器官出现缺血性损伤的临床表现或生化指标改变的一种病理状态。CS的发病原因主要分为心肌功能受损、心脏瓣膜功能障碍、传导系统功能障碍、心包疾病和心脏以外其他疾病等。

需注意并不是所有CS患者均表现为严重血流动力学不稳定状态和有较高的住院病死率。有研究观察98例因急性心肌梗死导致心源性休克(acute myocardial infraction cardiogenic shock,AMI-CS)患者,总体病死率为30%。出现严重CS患者住院病死率为24%,而其他患者住院病死率为22%。因此,对CS患者实施ECMO辅助时,需综合考虑患者接受ECMO辅助可能存在的风险与受益情况,个体化判断是否应该接受ECMO辅助治疗。

有研究提出CS患者住院死亡危险评分系统(CardShock risk score)来预测CS患者临床预后(包含ACS和非ACS患者)。该评分系统纳入患者相关风险因素有年龄、既往心肌梗死或接受CABG手术史、急性冠脉综合征、左心功能障碍(左室射血分数<40%)、血浆乳酸水平和肾小球滤过率。根据CardShock危险评分结果,患者可分为三组,即低风险组(分值为0~3分)、中风险组(分值为4~5分)和高危风险组(分值为6~9分),其相应的住院病死率分别为8.7%、36%和77%。因此,对于高危风险组患者可考虑接受ECMO辅助治疗。近年来有学者将CS分为三个阶段,分别为CS前期、CS期和严重CS期(表48-0-1)。CS前期即所谓的非低血压性CS,这时患者外周血管阻力升高,但血压仍然能够维持>90mmHg。CS期时患者表现为低血压和外周组织低灌注状态,但患者对常规药物治疗反应性仍然较好。严重CS期时,患者对常规治疗(有效血容量充足、较大剂量正性肌力药物和缩血管药物、积极治疗原发基础疾病和/或IABP辅助)反应性较差,血流动力学难以维持。目前严重CS期即难治性心源性休克为ECMO循环辅助临床适应证之一。

表48-0-1 心源性休克临床分期

指标	前期	休克期	严重休克期
收缩压/mmHg	<100	<90	<90
心率/(次·min^{-1})	70~100	>100	>120
外周皮肤温度	冷	冷	冷
神志状态	正常	改变	迟钝
血浆乳酸水平/(mmol·L^{-1})	正常(<1.0)	>2.0	>4.0
心指数/(L·min^{-1}·m^{-2})	>2.0	1.5~2.0	<1.5
肺毛细血管楔压/mmHg	<20	>20	>30
心输出功率/W	>1.0	<1.0	<0.6
血管活性药物指数	<20	20~30	>30

注:心输出功率=(平均动脉压-右房压)×心输出量/451;平均动脉压=(收缩压-舒张压)/3+舒张压;血管活性药物指数=多巴胺[μg/(kg·min)]+多巴酚丁胺[μg/(kg·min)]+10×米力农[μg/(kg·min)]+100×肾上腺素[μg/(kg·min)]+10×去氧肾上腺素[μg/(kg·min)]+100×去甲肾上腺素[μg/(kg·min)]+10 000×垂体[U/(kg·min)]。

二、ECMO循环辅助特点

(一)ECMO循环辅助技术优势

1. 安装简便快捷 ECMO可在超声引导下经皮穿刺股部血管建立,其安装不受地点限制,可在医院外或医院内任何地点进行,短时间内即可启动ECMO辅助,为患者提供稳定血流动力学辅助。尤其适合难治性心搏骤停患者的抢救性辅助治疗。

2. 辅助力度较大 ECMO能够提供较高辅助流量(高达6L/min),可以完全替代患者心脏功能,满足严重心源性休克患者机体器官代谢所需。临床常用的可经皮穿刺置入机械循环辅助装置及其特点见图48-0-1和表48-0-2。

3. 双心室辅助作用 ECMO辅助开始后右心房

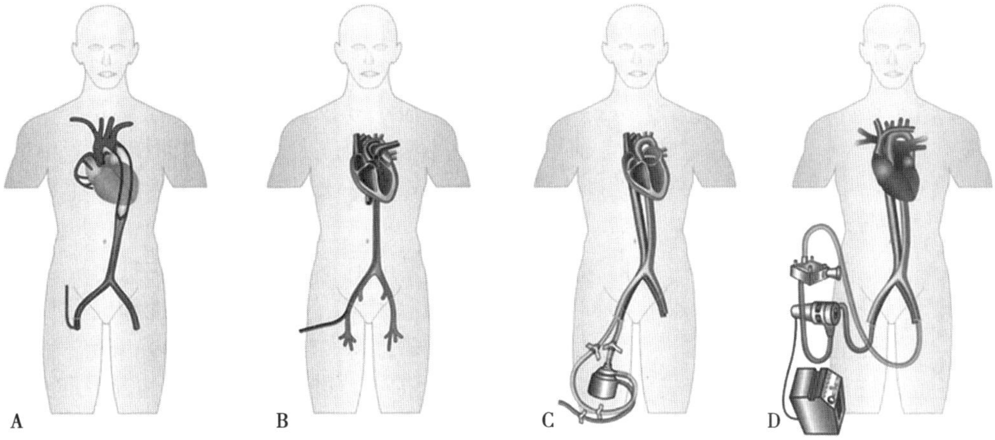

图 48-0-1　经皮置入机械循环辅助装置示意图(见文末彩图)

A. IABP;B. Impella;C. TandemHeart;D. ECMO。

表 48-0-2　机械循环辅助装置特点

项目	IABP	Impella 2.5	Impella CP	Impella 5.0	TandemHeart	ECMO
辅助流量/(L·min^{-1})	0.5～1.0	2.5	4.0	5.0	3.5～5.0	≥6.0
插管型号/F	7.0～8.0	12	14	21		
置入方式	经皮穿刺	经皮穿刺	经皮穿刺	外科切开	经皮穿刺	经皮穿刺/外科切开
置入难度	+	2+	2+	4+	4+	2+
双心室辅助	–	–	–	–	–	+
抗凝强度	+/–	+	+	+	+	+
溶血风险	1+	2+	2+	2+	2+	2+
下肢缺血	1+	2+	2+	2+	3+	3+
出血风险	1+	1+	2+	2+	3+	3+
血管损伤	1+	1+	2+	2+	2+	2+
脑卒中风险	1+	1+	2+	2+	2+	2+
管理难度	+	2+	2+	2+	4+	3+

大部分血流被引流至 ECMO 环路,直接降低右心前负荷,衰竭的右心能够直接获益。有研究显示 AMI-CS 患者中约 38%～45% 患者可能合并存在右心衰竭。而 AMI-CS 患者中约 5% 患者因右心衰竭引起 CS,病死率为 53.1%。除 AMI 外,引起右心衰竭的致病原因还有急性大面积肺栓塞、心脏外科术后难治性低心排血量综合征、心脏移植术后移植物功能衰竭、左心衰竭接受左心室辅助装置(left ventricular assist device,LVAD)治疗和心肌病等。

4. 兼有呼吸辅助作用　有研究结果显示多数(63%)CS 患者均接受呼吸机辅助通气,左心功能低下患者可引起严重肺水肿导致呼吸功能衰竭。CS 患者呼吸机辅助通气期间,使用正压通气能够维持较好的氧合状态,但可能加重衰竭的心脏负荷,不利于衰竭的心脏功能恢复。

5. 可以用于严重恶性心律失常　ECMO 辅助可用于严重危及患者生命的恶性心律失常患者的辅助治疗,如持续性室性心动过速。

6. 可用于 RCA 患者的抢救性辅助治疗　部分(28%)CS 患者可能合并 CA,已有相关研究结果显示 ECMO 辅助能够为 RCA 患者提供快速有效的循环辅助,改善 CA 患者临床预后。

7. ECMO 患者转运方便　循环衰竭患者接受 ECMO 辅助时,便携式 ECMO 辅助装置能够允许将患者转运(通过救护车、轮船或固定翼飞机)至临床经验较为丰富的 ECMO 救治中心进行进一步治疗。机动 ECMO 团队可随时启动院外体外心肺复苏(ECPR)抢救性辅助流程,将院外 ECPR 患者转运至院内进一步治疗。

（二）ECMO 循环辅助技术缺陷

1. 左心室扩张　ECMO 辅助能够直接引流右心系统血液至体外，经气体交换后，由动脉血管回输患者体内。ECMO 辅助开始后，患者血流动力学稳定，平均动脉压明显升高。此时，衰竭的左心室后负荷（即平均动脉压）明显升高，而患者自身支气管动脉血持续回流至左心房，再到左心室。左心室心肌需克服较高的后负荷进行射血。如患者左心功能严重障碍和自身左心室心肌收缩无力，主动脉瓣开放困难时，可能出现左心室腔扩大和心室室壁运动较差等现象，引起左心房压力升高，甚至左心室内血栓形成和肺水肿等严重并发症，影响病变心脏自身功能的恢复。因此，循环衰竭患者接受股部插管（股静脉-股动脉）ECMO 辅助时，需持续使用低剂量正性肌力药物，维持左心有一定收缩功能，尽可能维持正常心律（心室颤动患者持续时间较长时，应积极除颤），必要时可使用起搏器。

积极推荐 ECMO 循环辅助期间常规使用漂浮导管，持续监测患者左心房压。如左心房压较高时，可根据患者病情采取合适的左心减压措施（联合 IABP 辅助、房间隔穿刺造漏、外科开胸经右上肺静脉插管放置左心房减压引流管、联合 TandemHeart 或 Impella 辅助装置等）。有研究报道循环衰竭患者 ECMO 辅助期间左心房压较高，需行左心减压措施的发生率约为 7%。近期有研究显示 ECMO 辅助期间积极预防出现左心室扩张有助于心脏功能恢复，该研究纳入了 533 例循环衰竭接受 ECMO 辅助患者，采用倾向性匹配分析方法结果显示与单独接受 ECMO 辅助患者相比较，ECMO 联合 IABP 辅助组患者出院存活率要高 10%。也有研究结果显示循环衰竭患者接受 ECMO 联合 Impella 辅助时，其出院存活率要高于单独接受 ECMO 辅助患者。

2. ECMO 相关并发症　尽管 ECMO 能够为循环衰竭患者提供有效循环辅助，但 ECMO 辅助期间可能出现多种并发症，影响患者 ECMO 辅助效果，严重时直接威胁患者生命。有研究分析 2000—2012 年 1 866 例成人循环衰竭 ECMO 辅助的并发症情况，结果显示出血、感染、脑卒中和下肢严重缺血需外科干预（骨筋膜隔室综合征切开引流减压和截肢等）发生率分别为 40.8%、30.4%、5.8% 和 4.7%。

出血是 ECMO 辅助期间最常见并发症，多见于 ECMO 插管部位。建立 ECMO 辅助时，应根据患者股动脉血管内径粗细选择合适的动脉插管。有研究结果显示成人循环衰竭接受 ECMO 辅助时，选用较细的股动脉插管能够降低股部插管相关并发症的发生率。出血可见于 ECMO 辅助患者身体任何部位，其中颅内出血最为严重，往往提示预后不佳，少部分患者因颅内大面积出血而被迫终止 ECMO 辅助治疗。有研究结果显示，ECMO 辅助期间血小板数量较低（血小板数量 $<100\times10^9/L$）是颅内出血的独立高危风险因素。因此，ELSO 指南中指出婴幼儿 ECMO 循环辅助期间应积极维持血小板数量 $>100\times10^9/L$，必要时输入外源性机采血小板。而成人 ECMO 辅助期间，血小板数量可适当维持在较低水平，输入外源性机采血小板的阈值可能较婴幼儿低。但由于成人 ECMO 辅助期间，血小板功能通常受到不同程度抑制，再加上可能使用抗血小板药物等因素，有学者也积极推荐成人 ECMO 循环辅助期间需维持血小板数量 $>100\times10^9/L$。

ECMO 插管侧下肢缺血也是常见并发症之一，其临床表现主要有皮肤发花、皮温较低和肌张力较高，严重时出现骨筋膜隔室综合征，需切开引流减压或截肢处理。有荟萃分析结果提示常规建立 ECMO 辅助时，放置远端灌注管能够降低插管侧下肢缺血并发症的发生率，其降低幅度约为 15.7%。

三、循环衰竭患者 ECMO 辅助策略

ECMO 能够为循环衰竭患者提供稳定的血流动力学支持，此期间可以等待病变心脏自身功能恢复，病变心脏自身功能恢复可能性较小时可考虑接受心室辅助装置（VAD）辅助治疗或等待心脏移植。多数急性心力衰竭患者出现 CS 接受 ECMO 辅助时，病变心脏自身功能能够恢复。而慢性心力衰竭急性发作出现 CS 时，ECMO 辅助期间心脏自身功能恢复可能性较小，应考虑接受 VAD 辅助治疗或接受心脏移植手术治疗。

（一）等待病变心脏功能恢复

相关研究报道急性暴发性心肌炎、心脏移植术后心脏功能衰竭和 AMI 合并 CS 患者分别接受 ECMO 辅助时，病变心脏自身功能恢复，能够成功撤离 ECMO 者分别占 75.5%、87% 和 55%。绝大多数患者 ECMO 辅助持续 7 天以内能够成功撤机，如 ECMO 辅助持续时间超过 7 天，自身病变心脏功能恢复可能性较小，应积极考虑接受 VAD 辅助或心脏移植手术。

（二）等待接受 VAD 辅助

慢性心力衰竭患者急性失代偿性发作合并出现 CS 时，自身病变心脏功能恢复可能性较小，接受 ECMO 辅助后可考虑接受 VAD 辅助，以平稳过渡到心脏移植。

（三）等待心脏移植

急性 CS 或 CA 患者，可优先考虑接受 ECMO 辅助，辅助期间对患者全身其他器官功能进行评估，对于适合行心脏移植者，应考虑尽早行心脏移植。

（四）等待下一步决定

如患者 ECMO 辅助期间出现其他重要脏器不可逆性损伤，可继续实施 ECMO 支持，直至后续评估与决策。

四、ECMO循环辅助临床适应证与禁忌证

ECMO辅助能够迅速为循环衰竭患者提供稳定的血流动力学支持，以等待病变心脏自身功能恢复、等待下一步治疗、接受长时间VAD治疗或心脏移植。ECMO技术本身并无直接治疗作用，仅为患者接受进一步治疗提供宝贵时间。ECMO从业人员对循环衰竭患者实施ECMO辅助治疗时，应考虑患者是否适合接受ECMO循环辅助和是否合并存在临床禁忌证等问题。

（一）心源性休克ECMO辅助临床适应证

以下原因引起的难治性CS可以作为ECMO循环辅助临床适应证，包括：急性心肌梗死（acute myocardial infarction，AMI）或急性冠脉综合征（acute coronary syndrome，ACS）；急性暴发性心肌炎；急性进展性心肌病（缺血性和非缺血性）；急性大面积肺栓塞导致的急性右心衰竭；肺部疾病导致的进行性加重的右心衰竭；先天性心脏疾病导致的进行性心力衰竭；心脏移植术后移植物功能衰竭；心脏功能受抑制（严重感染或药物中毒）；低温导致的心脏功能受损；严重感染致心力衰竭；难治性室性心动过速；接受左心室辅助期间出现右心衰竭和心脏手术脱离体外循环机困难等。

（二）难治性心搏骤停ECMO辅助临床适应证

ECPR临床救治对象纳入标准有：年龄＜70岁；心律为心室颤动或室性心动过速；有目击者见证的心搏骤停；发现心搏骤停到开始CPR复苏时间间隔≤5分钟；开始常规CPR复苏15分钟仍未恢复自主循环。具备以上条件的心搏骤停者，可呼叫ECMO小组，迅速启动ECPR抢救性辅助治疗流程。

ECPR抢救性辅助治疗排除标准有：心电显示为心脏停搏心律；无旁观者见证的心搏骤停；总心搏骤停时间＞60分钟；已知患者合并存在严重神经系统或其他系统功能障碍（见下文循环衰竭ECMO辅助临床禁忌证）；抗凝禁忌证和急性主动脉夹层等。

（三）循环衰竭ECMO辅助临床禁忌证

ECMO从业人员对CS或CA患者实施VA ECMO辅助之前，需要考虑患者是否合并存在临床禁忌证。需注意ECMO辅助临床禁忌证处于不断变化之中，可分为绝对禁忌证和相对禁忌证。

绝对禁忌证：合并存在机体其他器官严重不可逆性功能衰竭（如严重缺氧性脑损伤、恶性肿瘤远处转移或全身播散）；自身心脏功能损伤不可恢复，且不适合行心脏移植或接受长期VAD辅助治疗；主动脉瓣关闭不全（重度）；合并存在主动脉夹层动脉瘤；无人见证的心搏骤停。相对禁忌证：合并存在严重凝血功能障碍或抗凝禁忌（如严重肝脏疾病）；双侧股动脉严重狭窄（可考虑入手术室，经胸插管ECMO辅助）；高龄（年龄＞75岁）和活动性出血等。

五、ECMO循环辅助临床证据

尽管ECMO已广泛用于成人循环衰竭的辅助治疗，但合适地开始ECMO辅助介入时机仍然没有统一标准，患者接受ECMO辅助时，住院病死率仍然较高（超过50%）。

急性暴发性心肌炎患者出现心源性休克接受ECMO辅助时，出院存活率最高（约71.9%）。成人心脏移植术后出现移植物功能衰竭接受ECMO辅助时，患者出院存活率为74.3%。急性ST段抬高型心肌梗死合并严重心源性休克且患者接受PCI治疗时，在患者出现外周器官功能不可逆性损伤之前接受ECMO辅助临床预后较好，30天存活率为60.9%。而慢性心脏功能衰竭患者出现循环恶化接受ECMO辅助临床预后相对较差，1年随访存活率为42%。循环衰竭ECMO辅助临床结果见表48-0-3。

表48-0-3 循环衰竭ECMO辅助临床结果

作者	患者组成	研究设计	辅助时间/d	主要结果
心脏术后难治性心源性休克				
Rastan	2010年517例	多中心临床观察研究	3.3	成功撤机率63%；住院病死率75%；随访6个月、1年和5年存活率分别为18%、17%和14%
Biancari	2017年148例	多中心临床观察研究	6.4	成功撤机率49%；住院病死率64%；随访1年、2年和3年存活率分别为31%、28%和26%
心脏移植术后循环衰竭				
D'Alessandro	2010年54例			
Marasco	2010年39例			
心源性休克				
Xie	2015年1 199例(22项研究)	荟萃分析研究	缺失	住院病死率60%；随访3个月和1年存活率分别为56%和54%

续表

作者	患者组成	研究设计	辅助时间/d	主要结果
Dangers	2017 年 105 例	单中心临床观察研究	缺失	1 年存活率 42%(接受心脏移植手术患者比率较高)
急性暴发性心肌炎				
Cheng	2014 年 170 例	荟萃分析研究	缺失	住院病死率 33%
难治性心搏骤停				
Maekawa	2013 年 53 例 OHCA 患者(常规 CPR＞20min)	临床观察倾向性匹配分析研究	缺失	出院存活率:ECMO 组患者为 38%(对照组为 13%);随访 3 个月存活率:ECMO 组为 38%(对照组为 8%)
Choi	2016 年 320 例 OHCA 患者(韩国)	临床观察倾向性匹配分析研究	缺失	出院存活率:ECMO 组为 18%,对照组为 16%
心源性休克或心搏骤停				
Chang	2016 年 4 227 例(中国台湾)	回顾性队列研究	2	住院病死率 65%;随访 1 个月和 1 年存活率分别为 40% 和 23%
Batra	2016 年 1 286 例(纽约)	回顾性队列研究	缺失	住院病死率 54%;随访 1 个月和 1 年存活率分别为 48% 和 38%
Aso	2016 年 5 263 例(日本)	回顾性队列研究	缺失	成功撤机率为 64%;住院病死率为 73%

循环衰竭患者接受 ECMO 辅助时,可参考现有的 SAVE、ENCOURAGE 和 REMEMBER 等评分系统,进行临床预后预测。

SAVE 评分系统根据 ELSO 登记数据中 3 846 例成人循环衰竭 ECMO 辅助患者临床资料构建模型,42% 的患者存活出院。该研究发现 ECMO 辅助前患者合并长期慢性肾脏功能衰竭、长时间呼吸机机械通气、其他器官功能衰竭、心搏骤停史、充血性心力衰竭史、脉压较低和血气分析结果显示血浆 HCO_3^- 水平较低等均提示患者预后较差,而低龄、低体重、急性暴发性心肌炎、心脏移植、难治性室性心律失常或心室颤动、舒张压较高或吸气峰压较低等为保护性因素,提示患者预后较好。SAVE 评分系统包含了 13 例循环衰竭患者接受 ECMO 辅助前的临床资料,临床医师可以借助该评分系统(表 48-0-4 和表 48-0-5),综合判断是否应该对循环衰竭患者

表 48-0-4　SAVE 评分系统

项目	分值/分	项目	分值/分
病因学(一个或多个)		中枢神经系统功能障碍	-3
心肌炎	3	肾功能衰竭	-3
难治性 VT/VF	2	长期慢性肾功能衰竭	-6
心脏或肺移植术后	3	ECMO 辅助前机械通气时间/h	
充血性心功能衰竭	-3	≤10	0
其他原因	0	11～29	-2
患者年龄/岁		≥30	-4
18～38	7	吸气峰压≤20cmH_2O	3
39～52	4	ECMO 辅助前心搏骤停史	-2
53～62	3	舒张压≥40mmHg	3
≥63	0	脉压≤20mmHg	-2
ECMO 辅助前器官功能衰竭(一个或多个)		HCO_3^-≤15mmol/L	-3
肝功能衰竭	-3	矫正计算基础值	-6

表 48-0-5 SAVE 评分系统分级
（SAVE 分值 -35～17 分）

分值/分	危险程度分级	预计出院存活率/%
>5	Ⅰ	75
1～5	Ⅱ	58
-4～0	Ⅲ	42
-9～-5	Ⅳ	30
≤-10	Ⅴ	18

实施 ECMO 辅助及可能的临床预后。对于预计出院存活率<10% 患者，应谨慎考虑接受 ECMO 辅助治疗。

ECMO 循环辅助需要选择合适的患者，ECMO 辅助期间应积极预防相关并发症的发生，积极促进衰竭的心脏恢复功能，改善 ECMO 患者临床预后，挽救更多的危重症患者生命。

（侯晓彤）

思考题

1. VA ECMO 的适应证有哪些？
2. VA ECMO 的禁忌证有哪些？

参考文献

[1] MEBAZAA A, COMBES A, VAN DIEPEN S, et al. Management of cardiogenic shock complicating myocardial infarction [J]. Intensive Care Med, 2018, 44 : 760-773.

[2] CHAKRAVATHY M, TSUKASHITA M, MURALI S. A Targeted management approach to cardiogenic shock [J]. Crit Care Clin, 2018, 34 (3): 423-437.

[3] THIELE H, ZEYMER U, NEUMANN F J, et al. Intraaortic balloon support for myocardial infarction with cardiogenic shock [J]. N Engl J Med, 2012, 367 (14): 1287-1296.

[4] CHAMPION S. Extracorporeal membrane oxygenation in the therapy of cardiogenic shock (ECMO-CS): The need for a better definition of refractory cardiogenic shock [J]. Eur J Heart Fail, 2018, 20 (2): 197-198.

[5] KEEBLER M E, HADDAD E V, CHOI C W, et al. Venoarterial extracorporeal membrane oxygenation in cardiogenic shock [J]. JACC Heart Fail, 2018, 6 (6): 503-516.

[6] ABRAMS D, GARAN A, ABDELBARY A, et al. Position paper for the organization of ECMO programs for cardiac failure in adults [J]. Intensive Care Med, 2018, 44 (6): 717-729.

[7] IBANEZ B, JAMES S, AGEWALL S, et al. 2017 ESC guidelines for the management of acute myocardial infarction in patients presenting with ST-segment elevation: The task force for the management of acute myocardial infarction un patients presenting with ST-segment elevation of the European Society of Cardiology (ESC) [J]. Eur Heart J, 2018, 39 (2): 119-177.

[8] YANCY C W, JESSUP M, BOZKURT B, et al. 2017 ACC/AHA/HFSA focused update of the 2013ACCF/AHA guideline for the management of heart failure: A report of the American college of cardiology/American heart association task force on clinical practice guidelines and the heart failure society of America [J]. J Am Coll Cardiol, 2017, 70 : 776-803.

[9] RIEBANDT J, HABERL T, MAHR S, et al. Preoperative patient optimization using extracorporeal life support improves outcomes of intermacs level Ⅰ patients receiving a permanent ventricular assist device [J]. Eur J Cardiothorac Surg, 2014, 46 (3): 486-492.

[10] SCHMIDT M, BURRELL A, ROBERTS L, et al. Predicting survival after ECMO for refractory cardiogenic shock: The survival after veno-arterial-ECMO (SAVE) -score [J]. Eur Heart J, 2015, 36 (33): 2246-2256.

[11] MULLER G, FLECHER E, LEBRETON G, et al. The encourage mortality risk score and analysis of long-term outcomes after VA ECMO for acute myocardial infarction with cardiogenic shock [J]. Intensive Care Med, 2016, 42 (3): 370-378.

[12] WANG L, YANG F, WANG X, et al. Predicting mortality in patients undergoing VA ECMO after coronary artery bypass grafting: The remember score [J]. Crit Care, 2019, 23 (1): 11.

[13] HAN J J, SWAIN J D. The perfect ECMO candidate [J]. J Am Coll Cardiol, 2018, 71 (10): 1178-1182.

[14] DIEPEN S V, KATZ J N, ALBERT N M, et al. Contemporary management of cardiogenic shock: A scientific statement from the american heart association [J]. Circulation, 2017, 136 (16): e232-e268.

[15] POESS J, KOSTER J, FUERNAU G, et al. Risk stratification for patients in cardiogenic shock after acute myocardial infarction [J]. J Am Coll Card, 2017, 69 (15): 1913-1920.

[16] RAO P, KHALPEY Z, SMITH R, et al. Venoarterial extracorporeal membrane oxygenation for cardiogenic shock and cardiac arrest: Cardinal considerations for initiation and management [J]. Cir Heart Fail, 2018, 11 : e004905.

[17] OUWENEEL D M, SCHOTBORGH J V, LIMPENS J, et al. Extracorporeal life support during cardiac arrest and cardiogenic shock: A systematic review and meta-analysis [J]. Intensive Care Med, 2016, 42 (12): 1922-1934.

[18] KHORSANDI M, DOUGHERTY S, BOUAMRA O, et al. Extra-corporeal membrane oxygenation for refractory cardiogenic shock after adult cardiac surgery: A systematic review and meta-analysis [J]. J Cardiothorac Surg, 2017, 12(1): 55.

[19] WANG L, WANG H, HOU X. Clinical outcomes of adult patients who receive extracorporeal membrane oxygenation for postcardiotomy cardiogenic shock: A systematic review and meta-analysis [J]. J Cardiothorac Vasc Anesth, 2018, 32(5): 2087-2093.

第四十九章

成人循环衰竭 ECMO 管理

学习目标

掌握：

1. 成人循环衰竭患者 VA ECMO 的建立路径。
2. 成人循环衰竭患者 VA ECMO 综合管理。
3. 成人循环衰竭患者 VA ECMO 血流动力学及重要脏器管理。
4. 成人循环衰竭患者 VA ECMO 血流动力学监测及心室功能评估。
5. 成人循环衰竭患者 VA ECMO 过程中左心室扩张的诊断。
6. 成人循环衰竭患者 VA ECMO 的撤离流程与拔管。

熟悉：

1. 成人循环衰竭患者 VA ECMO 相关并发症。
2. 成人循环衰竭患者 VA ECMO 与 Impella 的联合应用。
3. 成人循环衰竭患者 VA ECMO 左心减压的适应证及方法。

了解：

1. 机械循环辅助装置类型及原理。
2. 成人循环衰竭患者 VA ECMO 左心室扩张的发病机制。
3. 成人循环衰竭患者 VA ECMO 的护理。

第一节　成人循环衰竭 ECMO 的建立

一、VA ECMO 建立路径

对于循环衰竭患者，一般采用 VA ECMO 模式进行辅助。与 VV ECMO 不同的是，VA ECMO 氧合后的血液经过身体动脉系统回输到体内，而不是经过患者静脉系统进入右心房。这种右向左的血液分流可以为衰竭的心脏减轻左心前负荷，并为机体提供 3～7L/min 的血流量，提供有效的血流动力学支持，同时维持全身器官的灌注。在这种模式中，患者全身氧合情况主要取决于静脉、动脉插管部位及患者自身心肺功能情况。

（一）成人 VA ECMO 路径选择及特点

VA ECMO 血流要从静脉系统回输到患者动脉系统内，成人患者双侧股总动脉、右侧腋动脉、升主动脉、颈内动脉、锁骨下动脉、双侧股静脉、右侧颈内静脉和右心房都是临床进行 VA ECMO 插管时可以选择的路径。

股静脉-股动脉是 VA ECMO 最常用的血管通路，相对于其他路径来说体表解剖定位简单，而且周围没有毗邻的重要血管、神经和脏器，可以通过经皮穿刺或者外科切开，在抢救患者时股静脉-股动脉路径具有较明显的优势。

当患者一侧股动脉存在明显动脉粥样硬化合并严重动脉狭窄或下肢存在明显缺血风险时，可采用建立人工血管的方式连接 ECMO 动脉插管，或者选择对侧股动脉或腋动脉作为插管路径。当腋动脉也存在明显置管禁忌证时，可以考虑开胸通过升主动脉置管，同时可以采用右心房插管作为引流，这时往往能获得更大的流量。还可以使用颈内动脉和锁骨下动脉置管，这种插管方式便于对患者实施清醒 ECMO，促进患者在病房内活动以及功能锻炼。并且这种插管方式氧合后的动脉血首先供应患者的上半身再供应到全身，可以避免或降低 VA ECMO 血液供应“分水岭”的现象，至少保证了大脑的氧供充分。但是这种插管模式需要相对复杂的外科操作，有可能损伤上肢神经，一般需要专业的心脏外科或者血管外科医生协助插管操作。

当股静脉插管存在明显禁忌证时，静脉插管部位也可选择颈内静脉，颈内静脉离右心房距离更近，可以使用短一点的插管，而且颈内静脉比股静脉拥有更粗的血管内径，可以使用型号更粗一点的静脉插管。VA ECMO 的静脉插管尖端位置比较理想的部位是放置于右心房中部，能够充分引流来自上下腔静脉的血液，为机体提供足够的循环流量支持。股动脉插管尖端在成人患者中一般放置于髂动脉位置即可，插管过深往往会影响下肢的血液供应，过浅不利于插管固定，存在脱出的风险。

(二) VA ECMO 不同插管模式的病理生理

VA ECMO 的动脉插管如果通过股动脉路径来置入，那么它与 VV ECMO 相比具有很多的不同，最重要的不同点是它具有“分水岭”效应。在临床大部分情况下，VA ECMO 患者左心还具有一定的收缩功能，即有一定的心输出量，这部分血液顺行进入升主动脉及降主动脉，将与 ECMO 逆向血流汇合，汇合的地方称为“分水岭”。这个分水岭的位置取决于患者自身的左心功能和 ECMO 的血流量以及在治疗中的各种变化因素，在大部分患者中，分水岭位于升主动脉与肾动脉之间，随着患者自身心脏功能逐渐恢复，这个血流交汇平面逐渐下移。从氧供来看，通过自身肺脏氧合的血液由左心射出，一般灌注到冠状动脉和主动脉弓第一分支等区域，而 ECMO 环路氧合的血液灌注分水岭远端区域包括下半身。来自 ECMO 的血液氧合通常比较充分，自身心脏射血的氧合情况取决于自身肺脏的氧合功能，而自身肺脏的氧合功能受到肺水肿、肺炎及其他情况的影响。所以，在伴随呼吸衰竭的 VA ECMO 中，部分合并呼吸衰竭患者会出现心脏和大脑低氧合灌注的情况，这种差异性发绀现象又被称为“Harlequin 综合征”现象或“南北综合征”现象。大体重的患者如果使用了较小的插管，在流量受影响的情况下，这种差异性发绀表现更明显。所以对于 VA ECMO，常规监测患者右上半身的血气情况(右手桡动脉血气和右手指氧)及患者脉压(估测左心输出量)是非常重要。

目前，在合并心肺衰竭的患者中，VA-V 模式已经开始临床应用。这种模式中动脉血液被分成两部分，分别回输到右心房和动脉系统。它相当于联合 VA ECMO 和 VV ECMO 在同一个环路中，同时提供心肺支持。在某些严重心力衰竭继发肺炎或者严重 ARDS 合并右心功能不良的患者中可以使用这种模式。在 VA-V 模式中，需要应用可调节流量的管道夹子和独立的流量监测探头分别检测这两部分灌注管路流量，防止出现流量分布不匹配甚至动脉端堵塞的情况。每个 VA-V ECMO 患者，动脉端血流经常会发生变化，如何调节这部分血流是非常重要的。临床中的每个改变都可能同时影响心脏前后负荷，导致分水岭部位变化。常规通过超声评估心脏左右心室容量和全身系统收缩功能是很重要的，尤其在环路出口段血流平衡发生改变后。值得注意的是，VA-V 模式中呼吸支持一般比较充分，可以实现保护性通气呼吸机设置，但是它能提供的循环支持却是常规 VA ECMO 的一半左右，因为有部分血液没有回输到主动脉系统。

二、VA ECMO 建立方法

常用的成人经股动脉股静脉建立 VA ECMO 的插管插入方法有三种：直接经皮穿刺法、股动脉半切开法和股动脉切开法。

直接经皮穿刺法和股动脉半切开法是临床最常采用的置管方法，这两种插管方法相对来说并发症较少，安全，置管成功率高。直接经皮穿刺法插管相对其他两种置管方法总体建立时间更短，更方便，不需要外科医生的协助，对于大部分急诊科和重症医学科等内科医生是首选的置管方法。股动脉半切开方法需要采用外科手术的方法切开皮肤及皮下组织，暴露出股动脉及股静脉，并在股动脉和股静脉相应位置上留置荷包缝线，通过直视下皮肤经皮穿刺的方式建立 ECMO 动静脉插管。这种方法需要操作者具有一定的外科基础或者由血管外科医生和心脏外科医生来操作协助动脉插管。这种股动脉半切开的方法置管成功率相对于经皮穿刺来说更高，对于采用一般经皮穿刺有困难，如动脉粥样硬化、肥胖、患者在低血压期间股动脉搏动很难甚至无法触及或者经皮穿刺失败等情况时，股动脉半切开的方法能够快速指导建立 ECMO 路径。

股动脉直接切开法一般在采用前两种方法仍置管困难或者无法完成置管时采用。通过直接切开股动脉血管壁，将 ECMO 插管通过股动脉切口插入股动脉。这种方法相对于前两种对血管损伤较大，不利于 ECMO 期间的止血。目前较少在 ECMO 置管时采用，一般用于心脏外科体外循环手术时的股动脉插管，本节不作专门介绍。本节仅对临床使用较多的股动脉股静脉置管方式作一介绍。

(一) 股动脉股静脉直接经皮穿刺法

置管前完善双侧股动脉股静脉的超声检查，了解有无明显动脉粥样硬化或者狭窄，股动脉及股静脉走行有无迂曲及变异，排除血管条件相关的明显禁忌证。如果一侧肢体存在明显的狭窄或者走行迂曲以及血管解剖存在变异不适合作为 ECMO 插管部位，可选择对侧血管、腋动脉、颈内静脉甚至开胸建立 ECMO。

股动脉股静脉直接经皮穿刺一般按照 Seldinger 法，选择双侧动脉中搏动较强一侧的股动脉作为 ECMO 的动脉路径，对侧股静脉作为 ECMO 静脉路径。当患者双侧股动脉股静脉都可用时，建议首选右侧股静脉作为 ECMO 静脉插管路径，对侧股动脉作为 ECMO 动脉插管路径。因为右髂静脉较左侧短而直，右侧股静脉路径较左侧股静脉路径同样长度插管更容易到达右心房，离右心房距离更近（相对于左侧股静脉路径）。同时采用这种插管路径当患者出现上半身缺氧时也可以上调静脉插管去吸引更多的上半身乏氧静脉血，有利于打破经股插管建立 VA ECMO 患者的双循环导致的上半身缺氧。将 ECMO 静脉和动脉分别置于双侧肢体上便于后期 ECMO 拔除插管时按压或采用介入缝合器缝合血管。当患者不适合双侧肢体置管时，置于一侧也是可行的。

1. 插管前物品准备

(1) 无菌换药盘、无菌纱布适量、聚维酮碘溶液。

(2) 头灯、无菌手术衣两包、无菌口单、无菌纱布适量。

(3) 电刀、电极片预先贴好位置（以备困难置管时半切开时用）。

(4) ECMO 器械包。

(5) ECMO 环路、插管、穿刺套盒。

2. 穿刺步骤

(1) 患者平躺，大腿外展 30°，消毒双侧腹股沟处皮肤，上边界平脐部，下边界至下肢膝盖处，两侧腹股沟均消毒。铺无菌单，无菌单能覆盖床头床尾。

(2) 穿刺区域 1% 利多卡因局部浸润麻醉，麻醉成功后，选择股动脉搏动点内侧 0.5～1.0cm 腹股沟韧带下方 2cm 处为股静脉置管点，皮纹下 1～2cm 为皮肤进针点，平行血管走行向着股静脉置管点穿刺。左手示指中指按压搏动的股动脉，右手持穿刺针（肝素水浸润冲洗过）与皮肤成 30°～45° 夹角，针尖指向股静脉置管点，平行股动脉缓慢进针，同时回抽注射器，抽到暗红色静脉血后，则提示进入股静脉，将导引钢丝通过穿刺针植入动脉内，退出穿刺针，留置静脉鞘。同理选择腹股沟韧带中点下 2cm，股动脉搏动明显处为股总动脉置管点，采用皮纹下 1～2cm 为皮肤进针点，向着股总动脉穿刺。一般用 18G 动脉穿刺针行动脉穿刺，将导引钢丝通过穿刺针植入动脉内，退出穿刺针，留置动脉鞘。

(3) 待股静脉股动脉均已穿刺成功并留置血管鞘后，给患者静脉应用负荷剂量肝素（1mg/kg），5 分钟后抽血检查 ACT，ACT 大于 300 秒后开始 ECMO 插管置管操作。

(4) 根据术前股动脉股静脉血管超声检查结果及患者身高体重选择合适的 ECMO 插管型号。成人股动脉插管一般选择 15～19F，股静脉插管一般选择 19～23F。

(5) 通过体表剑突经过肚脐至腹股沟穿刺点距离大体估测静脉插管长度。将 ECMO 穿刺用导引导丝植入预置的股静脉鞘，送入体内 100cm 左右，退出预置的静脉鞘，在导引导丝的导引下，将扩张器送入股静脉，先选用较细的扩张器，然后逐渐扩大型号至接近静脉插管型号（不要选择超过静脉插管型号的扩张器）依次扩张。完成最后一次扩张后，将 ECMO 静脉插管通过导引导丝送入股静脉。在送静脉插管的时候，助手协助一手固定导丝尾端，一手辅助插管尾端保证插管尾端和插管内芯不分离。主操作者在助手辅助下，缓慢送入静脉插管至估测静脉插管长度位置，严防暴力操作，防止静脉撕裂可能。静脉插管置管成功后，退出导丝及插管内芯，管道钳夹闭插管尾端备用。

在导丝送入过程中遇到阻力时应分析可能原因，如果在置入较短距离估计尚未到达心房时遇到（通过超声或者造影的方法明确），避免强行置入导丝或者插管，应换用对侧股静脉或者颈内静脉作为静脉路径。静脉插管送管过程中遇到皮下存在明显阻力时，可退出导管保留导丝在静脉内重新扩张皮下，然后再次置管。如果仍然难以成功置管，必要时可转为半切开的方法暴露股静脉再次置管。股静脉置管过程中出现的问题及风险更大，因此建议首先置入静脉插管，在静脉插管植入成功后再进行动脉插管置管。

(6) 股动脉置管方法类似股静脉插管，将 ECMO 穿刺用导引导丝植入预置的股动脉鞘，送入体内 30～50cm 左右即可，退出预置的动脉鞘，在导引导丝的导引下，将扩张器送入股动脉，先选用较细的扩张器，然后逐渐扩大型号至接近动脉插管型号（不要选择超过动脉插管型号的扩张器避免置管后出血）进行依次扩张。完成最后一次扩张后，将 ECMO 动脉插管通过导引导丝送入股动脉。动脉插管置管成功后，退出导丝及插管内芯，管道钳夹闭插管尾端备用。与静脉插管同理，导管后方的保护套和导引导丝需有一人固定，插管顺着导引导丝进入血管。动脉尽量选择股总动脉插管，以避免下肢缺血，导管深度插入 10cm 即可。

(7) ECMO 动静脉均已置管成功后，与台下预充好的 ECMO 环路相连，启动运转 ECMO，ECMO 运转平稳后，局部皮肤缝合固定插管。

静脉插管插入位置深度见表 49-1-1。

表 49-1-1　静脉插管插入位置深度

身高/cm		＜140	140～149	150～159	160～179	180～190	＞190
插入长度/cm	右	30	31～35	35～40	40	40～45	45～50
	左	35	36～40	40～45	45	45～50	50

（二）股动脉股静脉半切开置管法

有些情况下直接经皮穿刺存在着一定的困难置管情况，这时往往通过外科半切开的方法建立 ECMO 循环。有的中心置管操作由外科医生进行，相对来说对切开操作更熟悉，这些中心往往习惯通过半切开的方法建立 ECMO 插管。选择股动脉股静脉路径进行切开置管，术前也需要常规完善双侧股动脉股静脉血管超声检查，排除是否存在明显的周围血管病变。当患者股动脉股静脉无明显置管禁忌证时可选择半切开置管，尤其在心搏骤停持续心外按压期间，半切开法 ECMO 置管能快速建立 ECMO，血管损伤并发症也相对较少。

1. 插管前物品准备

（1）无菌换药盘、无菌纱布适量、聚维酮碘溶液。

（2）头灯、无菌手术衣两包、无菌口单、无菌纱布适量。

（3）电刀、电极片预先贴好位置。

（4）ECMO 器械包（含切开器械）。

（5）ECMO 环路、插管、穿刺套盒。

2. 股动脉半切开置管步骤

（1）患者平躺，大腿外展 30°，消毒双侧腹股沟处皮肤，上边界平脐部下边界至下肢膝盖处，两侧腹股沟均消毒。铺无菌单，无菌单能覆盖床头床尾。

（2）行纵切口，于腹股沟韧带中点之下，沿股动脉走行纵行切开皮肤 5～6cm。依次切开皮肤和皮下组织，解剖至股动脉血管鞘膜，切开鞘膜显露股总动脉和股静脉。观察血管口径，再次核实确认选择 ECMO 动脉插管和静脉插管型号。

（3）暴露出股动脉和股静脉血管合适长度，使用 5-0 Prolene 线分别于股总动脉和股静脉预置荷包线。荷包线口径以不超过插管口径大小为标准。

（4）选择切口下方皮肤为穿刺点，穿刺针经皮穿刺经过皮下组织通过切口内血管荷包缝合线中心穿刺进入股静脉血管内，穿刺针与血管的穿刺角度愈小愈好。穿刺成功后经过穿刺针植入导引导丝，退出穿刺针，在导引导丝的导引下，将扩张器送入股静脉，先选用较细的扩张器，然后逐渐扩大型号至接近静脉插管型号（不要选择超过静脉插管型号的扩张器）依次扩张。完成最后一次扩张后，将 ECMO 静脉插管通过导引导丝送入股静脉。在送静脉插管的时候，助手协助一手固定导丝尾端，一手辅助插管尾端保证插管尾端和插管内芯不分离。主操作者在助手辅助下，缓慢送入静脉插管至估测静脉插管长度位置，严谨暴力操作，防止静脉撕裂可能。静脉插管置管成功后，退出导丝及插管内芯，管道钳夹闭插管尾端备用。

在导丝送入过程中遇到阻力分析可能原因，如果在置入较短距离估计尚未到达心房时遇到（通过超声或者造影的方法明确），避免强行置入导丝或插管，应换用对侧股静脉或者颈内静脉作为静脉路径。股静脉插管长度确认参考表 49-1-1。估测方法同样采用经剑突肚脐至股静脉穿刺口。

（5）同法植入股动脉插管。选择切口下方皮肤为穿刺点，穿刺针经皮穿刺经过皮下组织通过切口内血管荷包缝合线中心穿刺进入股动脉血管内，穿刺针与血管的穿刺角度愈小愈好。插管时，导管后方的保护套和导引导丝需有一人固定，插管顺着导引导丝进入血管。股动脉股静脉 ECMO 插管插好后连接 ECMO 管路，开始运作，待流量平稳后局部固定插管。

（6）ECMO 运转平稳后，植入动脉远端灌注插管。临床中较多采用 6F 动脉鞘放置远端动脉灌注管。原则上若远端动脉压力大于 50mmHg 可以不放置远端灌注管。但是有文献报道，远端灌注管能降低下肢缺血的发生率，所以对于切开的患者除非存在安装远端灌注管的禁忌，一般常规建议安装远端灌注管。直视下沿着股动脉血流顺行方向穿刺股动脉（针尖指向足部），穿刺成功后置入导引导丝，退出穿刺针，置入远端灌注插管。

（7）远端灌注插管置入成功后，通过连接管将远端灌注管与 ECMO 环路动脉插管处侧孔相连接。

（8）检查有无出血，确切止血，清洗伤口，缝合伤口，皮肤固定插管。

三、建立肢体远端灌注管的适应证与方法

在 VA ECMO 完成运转之后，利用动脉压力延长管及 25G 针头，接上压力传感器，检测动脉插管远端的压力。如果压力在 50mmHg 以上，可以不放置远端灌注管。有文献报道，远端灌注管能降低下肢缺血的发生率。特别是对于未常规建立远端灌注管的患者，应该常规进行下肢血管超声检查评估。超声或者临床提示下肢存在明显缺血表现时，应及早进行远端灌注管的植入。可以通过穿刺或者切开的方法植入远端灌注管，建议监测肢体远端灌注管流量大于 150ml/min 为安全值。

（一）直接经皮穿刺建立远端灌注管步骤

1. 采用穿刺的方法建立 VA ECMO，建议在动脉插管植入之前预置远端灌注管，穿刺方法选择腹股沟韧带中点以下股动脉搏动明显处为穿刺点从头端指向足部方向进针穿刺，穿刺成功后置入鞘管，待 ECMO 动脉静脉插管建立后通过远端动脉鞘管置入远端灌注管。

2. 当运转期间发现下肢血运出现问题加装远端灌注管时，可在超声指引下，穿刺针指向肢体远侧，根据超声指引穿刺股动脉，穿刺成功后，植入导引导丝，

并通过导引导丝植入远端灌注管。

（二）切开建立远端灌注管的步骤

1. 于动脉插管以远，动脉壁 5-0 Prolene 线预置荷包线。

2. 将穿刺针在直视下经荷包线中间刺入远端动脉，角度尽量与股动脉平行，经穿刺针将导丝放入远端动脉。

3. 退出穿刺针，将预充好的动脉鞘沿着导丝插入股动脉中，收紧荷包线。

4. 利用连接管连接远端灌注管与 ECMO 动脉管路。

VA ECMO 在循环支持中的应用越来越多，有经验的中心使用的多部位插管也在临床中逐渐开展。这些增加了环路的复杂性，正确理解 ECMO 环路所能提供的支持和氧供的差异性分布以及相关的病理生理特点是选择插管模式和部位的关键。因为股动脉和股静脉的解剖特点，对于成人患者经股动脉和股静脉建立 VA ECMO 是目前临床中最常用的插管路径。常用的插管插入方法有直接经皮穿刺法和股动脉半切开法。两种方法互为补充，对于一个成熟的 ECMO 团队，应该能够针对不同的患者特点选择合适的插管方法。快速和安全地建立 ECMO 插管是进行 VA ECMO 辅助的先决条件，掌握插管路径的选择以及规范的插管方法是一个成熟的 ECMO 团队必不可少的基本素质。

（侯晓彤）

第二节　成人循环衰竭 ECMO 支持的管理

VA ECMO 将血液从静脉系统引流出体外，经体外氧合后，再回输到动脉系统，为心力衰竭或心肺衰竭患者提供机械循环支持。VA ECMO 支持的患者通常伴多器官功能不全，需要多方面和系统的管理支持，这不仅包含原发疾病的治疗、血流动力学管理、脏器功能支持和 ICU 综合管理，还包括 ECMO 设备的管理及相关并发症的预防。本节将作详细阐述。

一、血流动力学管理

VA ECMO 治疗期间整体血流量由 ECMO 和自身心脏射血提供。ECMO 最多提供 60%～80% 的血流量，剩下 20%～40% 的血流量经肺循环由左心提供。VA ECMO 目的是部分替代心脏射血功能，维持充足氧供，保证机体脏器灌注，为心脏和/或肺功能的恢复争取时间。

（一）灌注管理

1. 灌注目标

（1）整体目标：VA ECMO 运行期间需密切监测以保证外周组织灌注。由于肺功能恶化、贫血、心律失常或氧合器效率下降等原因，即使 ECMO 运行平稳，患者也可能出现组织灌注水平下降。混合静脉血氧饱和度（SvO_2）反映了机体氧供和氧耗的平衡，正常 SvO_2 为 65%～75%。尽管 VA ECMO 患者的真实 SvO_2 水平很难检测，但可以用 ECMO 离心泵前血气的 SO_2 替代。乳酸是反映全身灌注的有效指标，乳酸不仅仅是灌注不足和无氧代谢的指标，也与机体的高代谢状态相关。通常认为乳酸升高与不良预后相关。SvO_2 降低和/或乳酸升高提示组织灌注不足，通常由氧供不足或氧耗增加引起，应仔细评估患者是否存在局部（肠道、肢体）或全身缺血。近红外光谱可连续监测组织氧饱和度，间接反映大脑和肢体灌注程度。由于氧供（deliver oxygen，DO_2）是心输出量（cardiac output，CO）、血红蛋白（hemoglobin，Hb）水平和动脉血氧饱和度（SaO_2）的综合效应，输注红细胞提高血液携氧水平或上调 ECMO 流量可改善组织氧供，也可同时通过降温、抗癫痫和镇静等手段降低机体氧耗。

（2）局部目标：机体不同部位的氧供状况与动脉插管位置、自身心输出量和 ECMO 系统供血汇合的部位紧密相关。股动脉插管是 VA ECMO 最常用的插管方式，在股动脉插管患者中，不同区域的动脉含氧量存在差异，最佳监测部位是右手桡动脉。在心肌收缩力差的患者中，来自 VA ECMO 逆行的血液流向主动脉弓，可将充分氧合的血液输送到主动脉根部保证冠脉灌注和脑灌注。随着患者心肌功能恢复，上半身有相当高比例的血液来自机体肺循环。如果患者肺功能较差，未充分氧合的血液供应上半身，表现为差异性发绀，即上半身由于接受氧合不充分的血液，颜面部出现发绀，同时伴有大脑和心肌缺氧，下半身接受氧合充分的血液，下肢红润温暖，这种现象又被称为“Harlequin 综合征”现象或“南北综合征”现象。

改善肺的氧合功能是解决 Harlequin 综合征现象的关键，如肺不张时可实施肺复张；肺水肿者可予利尿；肺炎者进行有效抗感染治疗；大量胸腔积液时予胸腔穿刺引流；支气管镜检查促进气道分泌物或痰液排出；还可通过调整呼吸机参数如增加吸入氧浓度和/或 PEEP 增加肺循环氧含量。ECMO 设置方面，上调 ECMO 流量可以更好地改善主动脉根部氧供。此外，将股动脉插管改为腋动脉或颈动脉插管可更好地改善主动脉根部氧供；或将 VA ECMO 改为 VAV ECMO，将充分氧合的血液输送到肺循环，可改善大脑和心肌的氧供。若患者心功能明显恢复，也可将 VA ECMO 改为 VV ECMO，仅提供呼吸支持。

2. **灌注压管理**　充足的血流并不能保证组织灌注充分，合理的平均动脉压（mean arterial pressure，MAP）也是维持重要脏器（心、脑、肾）灌注的关键。

ECMO 患者常出现低血压，原因包括应用镇静药物、出血或利尿引起的容量不足、脓毒症相关的分布性休克和心脏外科术后的血管麻痹等。VA ECMO 患者的 MAP 维持在 60mmHg 左右一般是安全的，能够保证充足的组织灌注而不引起后负荷过度增加。MAP 的最佳目标可在此基础上根据患者情况进行滴定。由于 MAP 是全身血管阻力（systemic vascular resistance，SVR）和心输出量（CO）的乘积，故对于低血压患者，可通过增加 CO 或 SVR 提高 MAP。由于整体心输出量由自身心输出量和 ECMO 流量相加构成，增加 ECMO 流量可提高 MAP。如果低血压是由 SVR 下降（例如脓毒症休克）引起的，可通过上调缩血管药物提高 MAP。

3. 流量管理 通常认为 VA ECMO 流量阈值设置为 40～50ml/kg，低于该阈值，机体氧供和组织灌注往往不足。在某些心源性休克的情况下，ECMO 流量甚至需维持在 80～90ml/kg 才能保证充分的氧供和组织灌注。

VA ECMO 流量受动态变量和静态变量的影响。动态变量包括前负荷、回流阻力及离心泵转速，静态变量包括 ECMO 插管的长度和直径。

在前负荷和回流阻力不受限的情况下，提高离心泵转速可增加 ECMO 流量，反之降低转速可降低 ECMO 流量。在离心泵转速稳定的情况下，ECMO 流量主要受前负荷不足或回流阻力的影响。合理的容量状态是维持前负荷的重要前提，临床上常用中心静脉压（CVP）、右心房压（right atrial pressure，RAP）和 PAWP 等静态压力指标以及左心室舒张末期容积（left ventricular end-diastolic volume，LVEDV）、右心室舒张末期容积指数（right ventricular end-diastolic volume index，RVEDVI）、胸腔内血容量指数（intrathoracic blood volume index，ITBVI）和全心舒张末期容积指数（global end-diastolic volume index，GEDVI）等容量指标来反映容量状态，但由于 VA ECMO 的特殊病理生理状态，静态压力指标及容积指标常不能准确反映容量状态，造成 VA ECMO 患者容量状态往往不易评估。

容量过负荷是 ECMO 初始运行时较常见的问题，原因包括预充 ECMO 管路导致液体入量增加和肾功能不全等。多项回顾性研究发现，容量过负荷（>10%～15%）与死亡率独立相关，需紧急处理。处理方式包括应用利尿剂和肾脏替代治疗。在毛细血管渗漏综合征、液体进入第三间隙、出血和应用利尿剂等情况下，患者可能存在低血容量，表现为 ECMO 管路震颤，常伴红细胞溶血引起的游离血红蛋白和乳酸脱氢酶升高。对于低血容量引起的流量下降，暂时下调离心泵转速并补充血容量后一般即可纠正。

回流阻力受 SVR 和 ECMO 管路阻力影响，因此回流阻力增加可由 SVR 增加（多表现为 MAP 增加）或管路阻力增加（多表现为前负荷下降的同时 CVP 升高）引起。如果回流阻力增加由 SVR 引起，减少升压药物或强心药物剂量或应用扩血管药物即可降低 MAP。管路阻力增加的原因包括心脏压塞、张力性气胸、腹腔间隔室综合征、导管位置不佳或扭曲以及氧合器凝血等。对于机械性梗阻引起的流量下降，解除梗阻是确保流量的唯一有效手段。

（二）心功能管理

VA ECMO 常用于不同病因的难治性心源性休克的治疗，这包括心脏外科术后、心肺移植围手术期、心肌病、心肌炎和急性冠脉综合征等。一方面，VA ECMO 将静脉系统血液引出使心脏前负荷减少，继而降低左心室舒张末期容积和压力，改善左心室灌注；另一方面，ECMO 将氧合的血液回输入动脉系统引起心脏后负荷增加。通常情况下，ECMO 减轻心脏前负荷的效应足以抵消后负荷的增加，因而可为衰竭心脏提供支持。

1. 维持搏动性血流 VA ECMO 早期，患者心功能通常较差，临床上可通过监测有创动脉血压波形间接反映心功能。当患者存在搏动性血流时，表示心室能有效收缩使主动脉瓣开放，表明心功能尚存一定储备能力。此时，在保证组织灌注的情况下，可逐步下调正性肌力药物和血管活性药物，以促进心脏功能的锻炼和恢复。而当患者有严重的心功能不全时，左心射血不能克服后负荷，主动脉瓣开放受限，出现无脉性血流，血液易在左心室或主动脉根部淤滞形成血栓。随着血液不断流入左心，左心容量和压力明显增加，冠脉灌注下降，心肌持续缺血加重左心功能不全；左心压力升高将累及肺循环，出现肺水肿甚至肺出血。此外，左心扩张可导致心肌损伤和严重的肺水肿。因此，VA ECMO 期间维持部分左心功能和搏动性血流是有益的。

非搏动性血流对主动脉和颈动脉窦压力感受器刺激作用较强，造成内源性儿茶酚胺过度释放，可对微循环产生不利影响。肾脏是对非搏动性血流敏感的器官，非搏动性血流会刺激近球小体产生中度抗利尿作用，可用小剂量利尿剂纠正。

当搏动性血流消失时，首先需要经胸超声心动图或经食管超声心动图评估主动脉瓣开放情况和左心室或主动脉根部有无血栓形成。如果明确血栓形成或血栓高风险时，需积极外科干预取栓，同时可暂时增加 ECMO 流量，减少或暂停正性肌力药物，避免主动脉瓣开放，防止栓塞事件。如果 TEE 评估未发现血栓形成证据，需尽快干预使主动脉瓣再次开放，例如应用强心药物增加心肌收缩力，增加心输出量，减轻左心扩张程度。血管扩张药物或下调 ECMO 流量可降低心脏后负荷，但下调 ECMO 流量可影响机体氧供和组织灌注，需密切监测。也可应用多种循环辅助方式，如 IABP 可增加冠脉血供，降低心脏后负荷；可放置左心引流管或使用其他器械辅助装置如 Impella 和 TandemHeart 等。

2. 维持右心功能 尽管 VA ECMO 将静脉系统血液引出使右心前负荷减少，ECMO 期间常因肺萎陷和肺动脉收缩使肺血管阻力显著升高，增加右心后负荷，严重时可导致右心衰竭。吸入 NO、多巴酚丁胺或米力农等药物可扩张肺血管，有效改善右心输出量。

3. 防止恶性心律失常 ECMO 期间常因心肌缺血和电解质紊乱诱发心律失常。快速性心律失常使氧耗增加，加重心肌缺血，降低心输出量，因此需要控制。当心律失常引起血流动力学不稳定时，应当立即处理。处理方式包括纠正可逆病因、应用抗心律失常药物、电复律或放置起搏器。

二、其他器官系统管理

（一）神经系统管理

1. 神经系统功能评估 神经功能损伤是 ECMO 过程中的常见并发症，是导致患者死亡的高危因素。早期识别神经功能异常可以及时作出相应处理，以避免神经功能损害进一步加重。因此，如病情允许，应当实施每日唤醒计划，应用格拉斯哥昏迷量表（Glasgow coma scale，GCS）评估患者的意识状态。同时，应进行简单的神经系统体格检查，如脑干反射和病理反射等。此外，神经系统监测有助于早期发现神经系统功能异常。近年来文献报道的神经功能损害较前有所增多，这一方面和 ECMO 患者病情复杂化有关，另一方面则主要归因于监测水平的提高。常用的监测手段有脑电图（electroencephalogram，EEG）、躯体感觉诱发电位（somatosensory evoked potential，SEP）、经颅多普勒超声（transcranial Doppler，TCD）、近红外光谱、颈静脉氧饱和度和生物标志物等。

（1）脑电图：脑血流量降低的脑电图表现为幅度和频率下降，即 α 波（8～13Hz）和 β 波（＞14Hz）减少，θ 波（5～7Hz）和 δ 波（0.5～4Hz）增多。该表现可以是局灶性的，也可以是弥漫性的，和缺血部位及面积有关，其改变的程度和缺血程度也有一定关系。但脑电图无法评估大脑皮质功能，对评估皮质下结构的改变亦缺乏有效性。对于镇静状态的患者，两侧大脑半球的不对称性改变意义更大。

（2）躯体感觉诱发电位：在监测脑缺血方面，躯体感觉诱发电位比脑干听觉诱发电位（brainstem auditory evoked potential，BAEP）及视觉诱发电位（visual evoked potential，VEP）更有效，因其可以直接反映大脑中动脉供血区域的灌注和功能（N20 皮质触发器）。低灌注会导致皮质神经元活动不同步以及功能神经元数量减少，主要表现为电位幅度下降。

（3）经颅多普勒超声：经颅多普勒超声技术可以实时监测颅内血流动力学状况，同时也是监测脑梗死的辅助手段。峰流速的突然下降是灌注改变的直接指标。ECMO 过程中脑血管阻力增加可能是颅内压增高的表现，经颅多普勒超声技术可以监测上述变化，主要表现为脑血流速度下降。

（4）脑代谢监测：长时间脑缺氧会造成不可逆的神经功能损害，因此有必要进行脑氧饱和度监测。监测脑氧饱和度的方法包括有创及无创手段，均需要持续红外光谱技术。有创方法是经导管将探测器置于颈内静脉球部，无创手段则只需将带有红外探测器的贴片贴于头皮即可。局部脑氧饱和度受多种因素影响，关于其正常范围尚未形成统一意见，一般认为脑氧饱和度低于 40% 或较基础值下降超过 20% 提示脑缺血。

（5）生物标志物：监测脑损伤的常用生物标志物有 S100β、神经元特异性烯醇化酶和胶质纤维酸性蛋白等，文献报道血浆 S100β 和胶质纤维酸性蛋白在脑损伤早期即显著增高，此时，患者尚未出现任何阳性体征或影像学表现。

综上，ECMO 过程中进行神经系统功能监测至关重要。脑电图和躯体感觉诱发电位均可提供较多有价值的信息，持续和联合应用两种技术可以动态监测脑功能，对下一步诊疗具有较大的指导意义。经颅多普勒超声技术可以检测脑血流速度及脑血管阻力。脑区域氧饱和度及颈静脉血氧饱和度监测可以反映颅内代谢状况，对 ECMO 流量管理及氧气输送具有一定的指导意义。生物标志物监测可以早期发现脑损伤，积极寻找原因并对症处理有可能避免神经系统功能的进一步损害。此外，ECMO 患者外出行 CT 检查存在一定的风险，需要耗费大量的人力物力，多模式监测可以为外出 CT 检查提供依据，同时也可以减少甚至避免不必要的外出检查。然而，尽管多模式监测可以提高诊断神经系统损伤的准确率，但仍不能完全替代 CT 检查。

2. 神经系统并发症及其处理 随着 ECMO 使用量的增多，文献报道的神经系统并发症也逐年增加。如果发现不及时或者处理不当，对患者日后的生活质量影响很大。常见的神经系统并发症有颅内出血、缺血性脑卒中和癫痫发作等。

（1）颅内出血：颅内出血是常见的神经系统并发症，病死率很高。研究表明，女性、血小板减少、应用肝素、血浆纤维蛋白原水平降低、长时间机械通气及血液透析是其高危因素。密切监测抗凝指标、及时纠正血小板减少及避免肾衰竭可以减少其发生率。

治疗颅内出血需要平衡抗凝与促凝之间的关系，

应仔细评估出血量、出血部位以及对患者的影响，以决定下一步处理方案。对患者神经系统功能影响不大的少量出血，可暂时不予处理，密切观察；如出血进展，可调整抗凝目标，必要时停止抗凝或给予药物治疗；如出血量大，可考虑外科手术治疗；同时，应仔细评估患者的整体情况，争取早日撤除 ECMO。

(2) 缺血性脑卒中：ECMO 患者缺血性脑卒中的病死率约 50%。除了疾病本身因素如凝血功能异常和房颤引起的心房血栓以及低血压引起的脑灌注不足外，ECMO 也有可能增加脑栓塞的风险。ECMO 启动时血压的剧烈波动和脑血流量自我调节功能的丧失以及局部脑损伤后反应性水肿带来的继发性损害可能和缺血性脑卒中的发生有一定关系。此外，文献报道 ECMO 前乳酸水平大于 10mmol/L 也和缺血性卒中的发生有一定的关系。

(3) 癫痫发作：癫痫发作可能和脑缺氧或局部脑损伤有一定关系。目前，尚未见到任何关于 ECMO 过程中癫痫发作的类型以及转变成癫痫持续状态概率的文献报道。持续脑电图监测可以早期发现癫痫发作，但由于发生率较低，很少有中心进行持续脑电图监测。癫痫发作的处理原则是终止发作，同时积极寻找病因，尽早解除引起癫痫发作的原因。

(二) 机械通气管理

VA ECMO 机械通气通常也采用肺保护性通气策略。PEEP 通过增加胸腔内压力，增加肺血管阻力，可能导致右心室过负荷，降低左心室顺应性。对于右心室衰竭为主的患者行 VA ECMO，可维持低 PEEP 水平。对于左心功能不全的患者，尽管 ECMO 可降低右心前负荷使肺血流减少，但仍有肺水肿风险，可维持相对较高的 PEEP 水平。VA ECMO 显著减少右心血流，可导致肺内分流增加，镇痛继而出现肺灌注降低。如果在这种情况下保持正常的肺通气，可能会导致严重的碱中毒。也有学者认为 VA ECMO 肺灌注降低可能在严重肺损伤时加速肺血管血栓形成。但这种潜在的有害效应尚未引起人们重视，对预后影响仍不清楚。

机械通气过程中，应适当应用镇静药物，提高患者舒适性和对管路的耐受性。如果患者机械通气时间较长，在 ECMO 下行气管切开术是可行的。

(三) 肾功能管理

急性肾损伤(acute kidney injury，AKI) 是 ECMO 患者常见的合并症，50%AKI 患者需要肾脏替代治疗(RRT)。如果损伤短暂，肾脏可以完全恢复功能。因此，积极去除病因，治疗原发病，有效的 RRT 可以为肾功能恢复争取时间。

VA ECMO 运行期间有多种原因可引起肾脏低灌注或肾脏损伤，包括高凝状态引起微血栓阻塞肾血管；ECMO 运行期间血液物质持续暴露在 ECMO 管道中引发的炎症反应；离心泵高速运转导致溶血或输血后血红蛋白升高引起微血栓阻塞肾小管；无脉性血流和低灌注压等导致肾脏血流动力学改变等。

ECMO 患者启动 RRT 标准多参考其他危重症 AKI，包括非梗阻性少尿(＜200ml/12h)、无尿(＜50ml/12h)，严重酸中毒(pH＜7.1)，高钾血症(K^+＞6.5mmol/L)，高钠或低钠血症(Na^+＞160mmol/L 或 Na^+＜115mmol/L)，容量过负荷引起的肺水肿，无法控制的高热(＞39.5℃)，严重的氮质血症(BUN＞30mmol/L)，药物或毒物过量，尿毒症相关疾病(心包炎、脑病、神经系统病变或肌病)，有肺水肿或 ARDS 风险，但必须大量输注血液制品的凝血功能障碍者。目前 RRT 的启动时机仍有争议，ECMO 患者合并 AKI 亦是如此。ECMO 和 RRT 结合可以优化容量状态，防止容量过负荷，尽管 ECMO 患者早期可能需要扩容治疗，但在循环稳定后限制补液和应用利尿剂实现容量负平衡是必要的，研究表明容量过负荷与不良结局相关，适当脱水可促进心脏和肺功能的恢复。

VA ECMO期间RRT的治疗剂量和模式仍无定论，应根据患者不同需求合理选择治疗方式和剂量。当治疗目的侧重于肾脏替代及纠正水和电解质紊乱时，可考虑静脉-静脉血液透析(continuous veno-venous hemodialysis，CVVHD)或连续性静脉-静脉血液透析滤过(continuous veno-venous hemodialysis，CVVHDF)模式，采取较小的治疗剂量；当治疗目的在于肾脏替代及清除炎症介质时，采用连续性静脉-静脉血液滤过(CVVH)模式，采取较大治疗剂量。

(四) 消化系统管理

因为 ECMO 患者多伴有多器官功能障碍及凝血功能异常、肠内营养建立困难和应用激素等，易发生消化性溃疡、肠麻痹和肝功能不全等。因此，应常规应用质子泵抑制剂或 H_2 受体拮抗剂，密切观察腹部体征及排便情况，必要时可以给予促胃肠动力药及缓泻剂。ECMO 患者易并发肝功能不全，必须定期随访肝功能，并注意是否伴有肝脾增大，发现异常及时处理。

(五) 血液系统管理

人体中 97% 氧气以与血红蛋白结合的形式存在，溶解的氧气仅占 3%。提高血红蛋白水平可以提高血液中氧含量，从而保证组织氧供。由于稀释、出血或溶血，ECMO 患者血红蛋白水平偏低，一般推荐 ECMO 患者输血维持血红蛋白 100g/L 以上，恰当的输血可以预防不必要的并发症。然而，研究表明在一般危重人群中限制性输血策略未证实影响预后。ECMO 人群的输血研究较少，仅有两项小样本回顾性研究提示限制性输血策略不影响 ECMO 患者预后。

三、ICU 综合管理

(一) 营养支持

营养不良在危重患者中较常见，常导致患者并发症增多和病死率增加，此种现象在ECMO支持患者中更常见。关于ECMO患者营养支持的启动时机及方式，热卡需要量等尚未形成统一意见，目前尚无指南可以参考，因此，可参照危重症患者的营养管理指南。尽管ECMO患者多处于危重状态，大量研究表明早期给予肠内营养是安全可行的。因此，应根据患者的具体情况尽早给予肠内营养，最好在24～48小时内启动肠内营养。经鼻胃管与幽门后喂养是常见的肠内营养给予途径，各有优缺点，可根据各中心的实际情况选择合适的喂养途径。ECMO过程中应给予充足的能量和蛋白质支持以减少肌肉组织的分解，如肠内营养无法满足患者的能量需求，可通过肠外营养补充。

(二) 镇痛镇静

尽管文献报道清醒ECMO是可行的，大部分ECMO患者仍需要镇痛镇静，甚至肌松以降低氧耗。关于ECMO患者的镇痛镇静目前尚未形成统一意见，应根据患者情况制订个体化治疗方案，总的原则是以镇痛为基础，在充分镇痛的基础上进行镇静。同时要掌握“适度”原则，既要达到临床需要的镇痛和镇静深度，又要尽量减轻药物的副作用。尽量选择对肝肾功能影响小、代谢快和深度容易控制的药物。

阿片类药物是临床上最常用的麻醉性镇痛药，其中，盐酸吗啡是水溶性阿片类镇痛药物，被ECMO管路吸附量少，价格低廉，应用较多。瑞芬太尼是超短效阿片类镇痛药，经血浆非特异性酯酶水解，清除不依赖于肝肾功能，停药后迅速恢复自主呼吸，在ECMO患者中应用逐年增多。咪达唑仑是苯二氮䓬类镇静药，具有催眠、抗焦虑和顺行性遗忘作用，对循环影响小，是ECMO患者最常用的镇静药物。丙泊酚的特点是起效快，半衰期短，停药后苏醒快，适用于短期镇静，但丙泊酚的高脂溶性可能降低部分种类中空纤维膜肺的使用寿命，不宜长时间应用于ECMO辅助患者。右美托咪定是兼有镇痛作用的镇静药物，是高选择性的α_2受体激动剂，能产生近似睡眠的镇静效果，且无呼吸抑制作用，在ECMO患者的镇静镇痛中具有广泛的应用前景。但必须注意，咪达唑仑与丙泊酚本身均无镇痛作用，右美托咪定也仅是弱的镇痛作用，不能完全替代镇痛药物抵抗强应激。

(三) 电解质及酸碱平衡

ECMO过程中由于疾病本身因素及各种治疗措施如ECMO血流量及气体流量改变、呼吸机参数的改变和使用利尿剂等，易发生酸碱平衡紊乱及电解质紊乱。代谢性酸中毒可降低心肌收缩力和周围血管对儿茶酚胺的敏感性；高钾血症、低钾血症及低镁血症可导致心律失常；低磷血症可导致血小板减少及呼吸肌功能异常；低氯血症可导致代谢性碱中毒，从而影响呼吸驱动力，还可以促进钾离子向细胞内移动，并减少循环中钙离子浓度。因此，应注意定期复查血气分析，随访电解质情况，纠正酸碱平衡紊乱及电解质异常，维持内环境稳定。

(四) 感染

ECMO支持初期没有感染但在运行24小时后出现或ECMO停止后48小时内出现，且病原体与ECMO应用前7天不同时，称为ECMO相关感染。由于存在多种植入管路，患者感染风险显著增加。VA ECMO患者原发疾病和/或炎症反应可使机体处于相对免疫紊乱状态，约2/3的ECMO患者存在感染风险。呼吸机相关性肺炎和血流感染是最常见的类型，其次是外科伤口感染和泌尿道感染。如果ECMO持续时间较长、合并自身免疫病或存在机械并发症时，ECMO相关感染风险明显增加。

ECMO相关感染最常见的病原体包括凝固酶阴性葡萄球菌、铜绿假单胞菌、金黄色葡萄球菌和白念珠菌。肠源性微生物如肺炎克雷伯菌、大肠埃希菌和肠球菌等也是潜在的病原菌。

ECMO患者的发热常常不典型，体格检查和影像学检查不易进行，因而ECMO患者感染症状常被忽略。临床上需重视实验室检查，如代谢性酸中毒、乳酸升高、尿量减少、白细胞和炎性标志物如C反应蛋白、降钙素原升高，这些现象提示潜在感染可能。当怀疑感染时应尽快完善血、尿和痰等病原学培养，若有条件可完善影像学检查如CT明确感染部位。确诊感染标准同一般危重患者。

ECMO患者抗感染治疗原则与危重患者相同，包括恰当的初始治疗、定期评估、降阶梯治疗和预防性抗感染，并需参照当地指南和病原谱。ECMO患者体内容量分布和药物清除受损可能影响抗生素应用剂量，因而及时监测血药浓度是必要的。尽管1/3患者感染病原菌不能明确，临床上最常见的类型是细菌性肺炎。对于ECMO感染患者，初始一般给予广谱抗生素治疗，当明确病原菌后应根据药敏结果调整抗生素。广谱抗生素选择参照当地感染类型和病原谱。尽管没有循证医学依据，在ECMO置管、更换管路及撤机时常预防性应用单剂抗生素。采取标准化操作可降低ECMO感染风险，如严格的手卫生、床头抬高防止误吸、拔除不必要导管和严格无菌操作等。

四、VA ECMO 相关并发症

鉴于VA ECMO患者多病情危重，且ECMO技术本身较复杂，ECMO相关并发症也较多。如果处理不及时，很多并发症可危及生命。因此，正确预防及早期识别各类并发症至关重要。ECMO 相关并发症可分为管路相关并发症及患者相关并发症两大类。

（一）管路相关并发症

1. 管路内血凝块形成及血栓栓塞事件 与血液直接接触的管路为非生理性界面，如抗凝不充分或血流过缓则有可能形成血凝块，发生血栓栓塞事件。血栓可能出现在整个管路的任何部位，产生严重不良后果时（如影响 ECMO 正常运行、出现血管栓塞、严重凝血、血小板和凝血因子快速消耗等）应更换局部或整套 ECMO 装置。此外，该类并发症应以预防为主，如定期使用高亮度光源检查 ECMO 管路，及早发现可能的血栓形成，按时监测 ACT，完善抗凝治疗等。

2. 气体栓塞 气体栓塞与轴流泵产生的负压有关。从引血端到轴流泵之间存在较大负压，如操作不当，可使大量气体进入管路，引起气体栓塞。此时，应暂停 ECMO 转流，排尽静脉管路内的空气并恢复静脉端管路的密闭性后再重启 ECMO 转流。此外，应定期检查 ECMO 管路，监测静脉端压力，避免过度负压，做到防患于未然。

3. 管路破裂 理论上讲，整个 ECMO 管路的任何位置都可能出现破损，小到裂痕，大至管路破裂，发现不及时可能引起大出血或者大量气体进入管路，危及生命。一经发现，应立即更换破损的管路或者整个管路。

（二）患者相关并发症

1. 操作相关并发症 由于解剖因素（解剖异常、手术操作后、病态肥胖和目标血管管径较细等）及临床状况（心搏骤停、动脉无搏动或搏动较弱、大剂量血管活性药物引起血管收缩和痉挛等），ECMO 患者多伴置管困难。经皮穿刺时穿透血管可以引起大出血，进而导致骨筋膜隔室综合征或腹膜后血肿（取决于血管受损部位）。也可形成动静脉内瘘或假性动脉瘤，这通常需要手术治疗。而置入导引钢丝和破皮也可能引起动脉夹层，或者将管路引入错误位置导致血流不畅。

下肢缺血是股动脉置管时的常见并发症，可能的原因包括置管后的机械阻塞、非搏动血流、全身情况或者药物引起的外周血管收缩和静脉血流淤滞等。下肢缺血治疗的时间窗很窄，通常为 6 小时。文献报道 6 小时内恢复肢端灌注可有效避免截肢，超过 6 小时恢复灌注截肢概率高达 20%，即便不需要截肢也多合并永久性神经功能缺失。因此，早期识别下肢缺血很重要。应定时检测下肢动脉（如足背动脉和胫后动脉）搏动，观测肢端皮色和皮温的变化；同时可借助超声技术测量下肢动脉血流；对于有意识的患者，可定期询问是否伴有肢端感觉异常，如痛觉消失等。

2. 出血 出血是 ECMO 过程中的常见并发症，主要原因为抗凝及血小板功能异常。因此，常规操作，如吸痰、插胃管和插导尿管等均可能引起不可控制的出血。此时，通常需要其他干预手段或调整抗凝方案。

置管部位出血是最常见的出血相关并发症，尤其是外科手术置管时。通常表现为管路周围渗血，主要处理手段为压迫止血，必要时缝合止血或者调整抗凝方案。经皮穿刺 Seldinger 法置管的出血量一般较少，而经中心置管出血时容易引起心脏压塞，需要紧密监测及外科干预。值得注意的是，发现置管部位出血时应当首先评估管路位置是否正确，以排除管路意外脱出的可能。

VA ECMO 的核心管理要点见表 49-2-1。

表 49-2-1 VA ECMO 的核心管理要点

项目	意义	治疗方法
心律	恶性心律失常可引起血流动力学不稳定，使心输出量降低	去除可逆病因（电解质紊乱、缺血） 抗心律失常药物 心脏电复律 起搏器 消融
平均动脉压	低血压（MAP=CO×SVR） VA ECMO 流量不足 体循环阻力不足	增加 ECMO 流量 应用血管活性药物
搏动性血流	搏动性血流消失主要由于： 　左心衰竭 　VA ECMO 支持过度 　前负荷不足 　右心衰竭 可能导致： 　左心或主动脉根部血栓形成 　左心扩张或心肌缺血 　肺水肿或出血	可考虑： 　下调 VA ECMO 流量 　正性肌力药物 　血管舒张药物 　IABP 　左心室减压如 Impella

续表

项目	意义	治疗方法
流量/(L·min^{-1})	流量低(离心泵)	
	前负荷不足	扩容:晶体/胶体/输血;解除机械性阻塞
	血容量过低(可能出现溶血;套管震颤)	
	机械性阻塞	
	后负荷过大(血栓;套管扭结;高 SVR 或高 MAP)	更换氧合器;解除套管扭结;应用血管扩张药降低 SVR
	转速不足	增加转速
	导管长度过长和导管口径过细	选择合适 ECMO 导管
气体交换	PaO_2 过低,CO_2 清除过多或过少	如果 PaO_2 较差,增加 F_iO_2 或者流量;如果 PCO_2 高,增加气体流速;如果 PCO_2 低,降低气体流速或者增加 CO_2 浓度
	VA ECMO 设置	
	F_iO_2	
	VA ECMO 流量	
	气体流速	
	氧合器功能	增加的 ΔP 和氧合器氧合后血气动脉化不足表明氧合器失效
	膜前和膜后的压力差	增加肺静脉氧气含量
	氧合器氧合前后血气变化	调整呼吸机参数
		治疗肺部病变
	上半身氧合不佳(股静脉-股动脉置管)	上调 VA ECMO 流量
		将股动脉插管位置更换为腋动脉/颈动脉
		更换为 VA-V ECMO 或 VV ECMO
氧输送:SvO_2 和乳酸	SvO_2 的降低和乳酸的升高表明:	
	氧供不足(DO_2=CO×CaO_2)	
	VA ECMO 流量	上调 VA ECMO 流量
	血红蛋白	输血
	SaO_2	保证充足的气体交换
	氧耗增加(ER=VO_2/DO_2)	
	发热	退热
	寒战	镇静
肢体末端缺血	脉搏消失,四肢苍白冰冷,严重时出现肢体坏死	改股动脉置管为中心动脉置管(锁骨下动脉或腋动脉) 放置侧支引流管
出血	可引起低血压,低 ECMO 流量,氧供不足甚至死亡	视情况直接压迫 降低抗凝强度 外科评估干预
Harlequin 综合征现象	脑缺血 心肌缺血	治疗肺部病变 增加呼吸机支持 增加 VA ECMO 流量 中心动脉置管 改为 VA-V ECMO

(罗　哲)

第三节　成人循环衰竭 ECMO 支持的血流动力学监测与评估

VA ECMO 通常用于治疗不同原因引起的难治性心源性休克,包括心脏外科术后、心肺移植围手术期、心肌炎和急性冠脉综合征等。VA ECMO 提供循环、氧合和通气支持,以辅助终末器官灌注并提供潜在的心肌休息。在治疗过程中通常需要针对性血流动力学监测来评估心血管功能或体外循环的有效性,帮助我们明确患者的血流动力学特征,以便指导治疗和跟踪潜在疾病的进展,有助于判断撤离机械循环支持的时机。然而,至今仍没有一个系统的指南来指导 VA ECMO 运行期间如何进行血流动力学监测。针对 VA ECMO 患者合理的血流动力学监测应该关注以下几个方面:以组织灌注为目标,重点评估患者的氧合状态,包括最佳部位的动脉血气监测、SvO_2 和乳酸等;评估及调节机械装置参数以维持有效循环和灌注,包括 ECMO 流量等;评估患者的心脏功能及心脏本身的恢复情况,包括超声心动图和肺动脉导管参数等。

一、血流动力学监测

VA ECMO 支持的目标为，提高全身各组织灌注，为终末器官提供足够的氧供，改善组织缺氧。因此，VA ECMO 期间血流动力学监测应重点围绕全身氧合的充分性进行评估，以改善组织缺氧为目的。通过体征（如皮温、皮色和尿量）可以初步判断 ECMO 提供终末器官灌注的有效性，但仍需进一步的监测以获得更加准确的判断。

（一）组织灌注

1. 氧合 作为体外循环（cardiopulmonary bypass，CPB）技术范围的扩大和延伸，VA ECMO 通过引流大部分回流静脉血液并将其作为全身心输出量的一部分再回输到机体，创建了并联于人体血液循环的独立循环系统。人体的净氧合状态是由机体和 VA ECMO 两个系统的氧合和氧输送功能共同决定的，包括机体自身肺功能及心输出量，与 VA ECMO 膜肺功能及流量，可以用以下方程式表达：氧输送 =（自身心输出量 × 自身动脉血氧含量）+（ECMO 流量 × 膜肺动脉血氧含量）。自身肺功能和心输出量对全身氧合的相对贡献又因肺的状况和心肌功能而异。总体来说，机体自身提供的多为相对乏氧的血液，VA ECMO 提供相对富氧的血液，因此在这个并联的循环系统中，机体各部位供氧情况的评估结果与动脉插管位置、两个系统供血汇合的位置及有创动脉监测的位置紧密相关。表 49-3-1 比较了 VA ECMO 不同的动脉插管位置与有创动脉血气监测部位的注意事项。

表 49-3-1　VA ECMO 不同的动脉插管位置与有创动脉血气监测部位

动脉插管位置	血液混合位置	有创动脉血气监测部位	说明
右颈总动脉	主动脉弓	避免右桡动脉	
右腋动脉	主动脉弓	避免右桡动脉	
左腋动脉	主动脉弓	避免左桡动脉	
股动脉	主动脉根部与降主动脉之间—依赖于心功能与逆向血流	推荐右桡动脉；避免插管侧足背动脉	右桡动脉可反映上半身缺氧状况
主动脉	主动脉根部	均可	

目前 VA ECMO 中最常使用股动脉插管，此类患者监测动脉血气的优选部位是右桡动脉。当心功能较差（有或无良好的肺功能）时，两个系统的血流汇合平面更为靠近主动脉根部，主要由逆行的 ECMO 血流为主动脉弓部血管提供富氧血，以确保冠脉和脑循环氧供充足。心肌功能的恢复会使汇合平面沿着主动脉向远处推进，逐步由自身心输出量来提供冠脉和脑循环灌注。此时，若肺功能良好，冠状动脉、无名动脉和右颈动脉将接受氧合充分的血液；但若此时肺功能不佳，这些动脉将可能接受含氧量较低的血液。在极端情况下，患者可出现 Harlequin 综合征现象。因此在股动脉插管时，为了在心肌功能恢复后仍能得到正确反映心脏和大脑氧合的结果，建议监测右上肢的血气，左上肢及下肢的监测结果此时往往是无意义的。

相反，右颈总动脉插管时，右上肢主要接受 ECMO 提供的富氧血，此时右桡动脉的血气则不能反映全身的净氧合状态，而远离动脉插管位置（如左桡动脉）及血液汇合平面的血气将更加准确。

同理，右腋动脉插管时，相对于动脉插管的位置，右桡动脉血气的准确性也不高。左腋动脉插管患者应避免使用左桡动脉血气。而直接主动脉根部插管者，无论自身心脏或肺功能如何，任何部位的动脉血气都能准确反映全身的净氧合状态。

2. SvO_2 在机体氧代谢过程中，氧输送（DO_2）、氧消耗（VO_2）和氧摄取（EO_2）3 个环节是重要的组成部分。DO_2 是指单位时间内（分钟）心脏通过血液向外周组织提供的氧输送量，见式（49-3-1）。VO_2 是指机体单位时间内（分钟）的实际耗氧量。氧摄取率（ERO_2）是指机体每分钟对氧的利用率，即组织从血液中摄取氧的能力，反映的是组织细胞内的呼吸功能，与微循环灌注及细胞内线粒体功能密切相关。当氧供减少时，机体将反应性增加血液中氧摄取率，随之 SvO_2 将降低，因此，SvO_2 可间接和动态地反映机体氧平衡情况和组织缺氧状态，是组织利用氧的一个综合指标。

VA ECMO 期间出现高 ERO_2 或低 SvO_2 的可能原因包括氧供不足或氧耗增加。氧供不足可能是 ECMO 支持不足导致的。

$$DO_2=CO\times CaO_2 \quad 式(49\text{-}3\text{-}1)$$

CaO_2 指动脉血氧含量，考虑到 CaO_2 的主要决定因素是血红蛋白（Hb）和 SaO_2，可将式（49-3-1）简化为式（49-3-2）。

$$DO_2=CO\times Hb\times SaO_2 \quad 式(49\text{-}3\text{-}2)$$

因此，增加 VA ECMO 流量（通过增加容量或转速）以增加总 CO 将增加 DO_2，从而改善不满意的 SvO_2。

红细胞输注以及确保足够的动脉血氧饱和度也可以增加 DO_2。贫血患者建议先行优化血红蛋白水平后再调节流量，以避免为了达到满意 DO_2 而选择了过高的 ECMO 流量。同时也可辅以解热、降温和镇静等措施以降低 VO_2。

实际上，VA ECMO 时无法获得真实准确的 SvO_2，因为静脉回流被分散在自身循环和 ECMO 循环中。然而，因为大部分血液被引流至 VA ECMO 循环，因此可以通过静脉引血端（泵前）的血气分析监测来获得膜前氧饱和度，从而合理地估计 SvO_2。少数血液通过肺循环，因此以肺动脉导管测量的 SvO_2 来评估氧代谢平衡可能并不准确。

3. 动脉血乳酸 实施 VA ECMO 后，及时和准确地评估患者对机械循环支持治疗的反应性和判断预后很关键。传统意义上，宏观血流动力学参数（如 MAP）可以被认为是器官灌注水平的替代指标。然而，越来越多人意识到宏观血流动力学参数实际上并不能反映组织灌注。即使全身血流动力学得以代偿，微循环障碍在休克中仍普遍存在。另外，宏观血流动力学数值的变化还可能被儿茶酚胺驱动的代偿所掩盖。动脉血乳酸是反映组织缺血缺氧和疾病严重程度的重要指标，也是预后不良的标志，动态关注乳酸变化对 VA ECMO 患者具有较高的临床价值。虽然儿茶酚胺也可能通过促使有氧糖酵解增加导致高乳酸血症，但通常来说，高乳酸血症多是氧的供需失衡引起的，因此乳酸升高可被视为组织缺氧的非特异性指标。VA ECMO 期间，早期乳酸清除率对患者预后具有较好的预测价值。高乳酸清除率表明这部分患者对 ECMO 治疗有反应，组织缺血缺氧得到改善；而若发现乳酸水平反而变高，应评估是否存在局部（肠道，肢体）或全身性缺血。

4. 脑氧监测 VA ECMO 期间神经系统并发症可包括轻微认知改变、癫痫发作、缺血缺氧脑病、脑出血甚至脑死亡，但很多并发症与 ECMO 是否有关尚不明确。其中脑出血对 ECMO 患者的影响最大，因为其治疗会严重影响 ECMO 的使用。ECMO 期间脑缺血缺氧的发生机制可能是由于在心功能逐渐恢复的患者中，心脏泵出的顺行血流与 ECMO 回输的逆行血流形成抵抗，导致上行灌注压力及血液中氧含量不足，最终导致脑氧供不足。在 VA ECMO 支持期间，大多数患者都处于深度镇静中，尽管实施每日暂停镇静策略，完成神经系统检查的困难仍较大。因此，进行脑氧监测以尽早发现大脑灌注不足、预防或尽早发现神经系统损伤便十分重要。

如上文所述，选择合适侧肢体监测 SpO_2 或动脉血气可以提示脑氧供情况，用近红外光谱（near-infrared spectros-copy，NIRS）仪行脑氧饱和度监测更为直接。此外，局部脑血氧饱和度（regional cerebral oxygen saturation，$rScO_2$）作为一种新型无创监测脑氧平衡的方法，在心外科手术、感染性休克以及心搏骤停后复苏患者的管理中具有指导意义。它通过测定目标区域内动静脉血、毛细血管血液成分的相对比例，取局部脑组织中动静脉血氧饱和度的加权平均值来反映脑部氧供和氧耗平衡的变化。与无创动脉血压监测不同，$rScO_2$ 不依赖于测量血流的搏动情况，所以即使在深低温、低血压和脉搏微弱的特殊情况下也可以正常测量脑氧合参数，评价组织的氧合状况。近年来，随着 $rScO_2$ 在临床上的应用增多，大量文献表明，维持 $rScO_2$ 在一定范围内可改善患者预后、减少术后认知功能障碍和相关神经损伤的发生，降低重要脏器并发症的发生率和病死率，缩短住院时间、气管插管带管时间和 ICU 的停留时间。由于其操作简便与无辐射，在 ICU 及转运途中使用亦有优势。

因此，在 ECMO 过程中建议监测 $rScO_2$。$rScO_2$ 数值降到 40 及以下，或与基线值相比下降幅度超过 20%，变化具有意义，但应注意使用的设备和标准的读取对参考值的影响。双侧 $rScO_2$ 降低可以反映全身性事件的发生，如低灌注压和/或低氧血症，一旦发现应立即处理，如增加灌注压力和流量，通过 ECMO 或呼吸机调整氧合，以及检查血红蛋白浓度。除此之外，如果一侧 $rScO_2$ 降低或持续双侧 $rScO_2$ 降低，还应警惕栓塞性并发症，迅速行 CT 检查可以排除神经系统损伤。

（二）流量和平均动脉压

1. 流量 流量是ECMO患者血流动力学的基础，ECMO 辅助中，有多少流量引出就有多少流量回输。ECMO 循环回路产生的流量取决于前负荷、回流阻力和离心泵的转速等可调变量，以及套管长度和直径等静态变量。ECMO 管路的流量是通过调节离心泵的转速来控制的，假设系统不受前负荷、后负荷或套管大小的限制，提高离心泵转速可增加 ECMO 流量。在稳定的转速下，循环回路中流量下降可能是前负荷不足或回路阻力增加引起的。

（1）前负荷不足：充足的前负荷是 VA ECMO 期间保证足够辅助流量的前提条件，但患者容量状态的准确评估往往是不易确定的。临床上常用中心静脉压（CVP）、右心房压（RAP）和肺动脉楔压（PAWP）等静态压力指标及左心室舒张末期容积（LVEDV）、右心室舒张末容积指数（RVEDVI）、胸腔内血容量指数（ITBVI）和全心舒张末期容积指数（GEDVI）等容积指标来反映前负荷或容量状态。然而 VA ECMO 治疗期间，以下原因会影响指标的准确性：①静脉端导管从右心房引出血液，右心室排空，肺循环血量明显减少；②左心室前负荷降低，自身心输出量减少，ECMO 非搏动血流带来的有创动脉血压波形和脉压的改变；③心脏收缩功能的严重减弱，大量正性肌力和血管活性药物使用下全身血管阻力和肺血管阻力的改变以及正常生理循环状态的改变。以上因素都会限制肺动脉导管(PAC)、经肺热稀释装置和脉搏轮廓分析方法的使用及其相关衍生计算参数的准确性，导致静态压力指标及容积指标不能准确提供 VA ECMO 下容量状态或心脏前负荷信息。使用者需注意该现象，同时进行更多指标的综合评估以准确判断。

前负荷不足可能继发于低血容量或出血。低血容量状态下，泵产生的负压可能引起溶血发生，导致血浆中游离血红蛋白升高和乳酸脱氢酶升高。游离血红蛋白渗入尿液可能导致尿液呈粉红色。此外，低血容量也可能导致套管的低频抽动或抖动，这主要是泵产生的负压导致静脉端管路与低容量的血管壁之间的相互物理作用引起的。当遇到这种情况时，临时减少泵的转速和提高容量可以纠正上述问题，还应检查患者是否有出血。需要注意的是，溶血和套管抖动可以独立于低血容量发生，因为患者与套管放置位置不合适或离心泵速度过快（＞3 000r/min）时也会出现类似情况，需要鉴别。

前负荷不足也可能由机械性阻塞引起，常见于以下两种情况：①心脏压塞、张力性气胸和腹腔间隔室综合征等患者疾病情况所引起，此时静脉回流往往受限，前负荷降低，但 CVP 却不低甚至升高，因而此时 CVP 的监测可提供一定的信息；②循环回路中静脉插管扭结引起，此时注意寻找管路或套管是否移位或扭结的证据。

(2) 回路阻力增加：VA ECMO 回输血液时的回路阻力受全身血管阻力(SVR)及泵远端管路阻力的影响，一般处于正常或较高的水平。回路阻力增加导致的流量减少可能是由于膜氧合器血栓、动脉插管的扭结或高 SVR 和/或 MAP 导致的。

2. 平均动脉压 维持流量对于 VA ECMO 患者的管理至关重要，但是还必须注意动脉压力，因为终末器官需要流量和灌注压力才能实现最佳功能。一个足够的 MAP 对于维持包括心脏、大脑和肾脏在内的重要器官的灌注是必不可少的(式 49-3-3)，但何为最佳的 MAP 目标值尚存争议，而且很可能每个患者的目标值不同。目前认为 MAP≥60mmHg 可以作为初始血压目标，之后根据情况滴定血压目标，但不建议超过 90mmHg，以避免左心室后负荷过高。

$$MAP=CO\times SVR \quad 式(49\text{-}3\text{-}3)$$

其中 CO 是心输出量，SVR 是全身血管阻力。人体的总心输出量由自身心输出量和 VA ECMO 流量组成，因此可以通过增加 VA ECMO 流量来增加总心输出量，纠正潜在的低血压。如果低血压与 SVR 有关，例如感染性休克，可能需要缩血管药物来增加 MAP，但必须与左心室后负荷及左心室压力增加所带来的影响进行权衡。

VA ECMO 患者发生低血压的原因有很多，包括镇静剂的血管扩张作用、容量丢失或出血引起的低血容量以及脓毒症或心脏切开术后血管麻痹引起的分布性休克等，治疗过程中要注意鉴别。如果前负荷足够大并且前向血流充足时，低血压常与血管阻力降低及血管张力下降有关，这常见于脓毒症患者。此时，增加血管阻力可以提高重要器官的灌注压力。临床上可以应用肾上腺素和去甲肾上腺素等药物，但是这些药物引起的血管收缩效果因人而异，因此用药时必须谨慎。

VA ECMO 产生的血流为非搏动灌注，关于搏动灌注是否优于非搏动灌注，实验结果和专家观点各不相让。目前认为只要总灌注量充足，搏动灌注并非必要。当灌注流量＞100ml/(kg·min)，搏动与非搏动灌注无明显差异；如果灌注流量＜40ml/(kg·min)，两种方式下都会发生氧供不足、休克或无氧代谢及酸中毒。当流量介于上述二者之间时，搏动灌注可以缓解组织低灌注和酸中毒，原因是非搏动灌注会刺激主动脉和颈动脉窦压力感受器，导致过多的内源性儿茶酚胺释放，造成微循环灌注不良。由于 VA ECMO 期间可以保证机体的充分灌注，因此非搏动灌注无明显不良作用，只要总流量充足，非搏动灌注可以维持数月之久。另外，肾脏是对非搏动灌注最敏感的器官，非搏动灌注刺激肾小球旁器官导致的抗利尿效应，可利用小剂量利尿剂治疗。

二、心室功能评估

(一) 心电图

心电图作为最基本的监测指标，在 VA ECMO 期间能够提供大量心功能变化的信息。观察心电图波形、心率的变化、发现有意义的心律失常及心电图 ST-T 的改变对于 VA ECMO 支持的进行具有重要指导意义。心率和心律的改变对血流动力学的影响是最直接的，心电图改变可以反映心脏的电活动、机械活动、氧供、氧耗和做功状态的变化，同时为 ECMO 支持效果提供有效依据。

1. 心率 自主心率的变化直接反映心脏工作负荷的状态，当循环衰竭时，自身反馈性调节机制将反射性地加快心率来维持必要的心脏射血。作为决定心脏氧耗的主要因素之一，心率越快，氧耗越大。此时，保证充足的冠脉血供，维持有效的冠脉血流保证心肌氧耗及做功尤为重要。VA ECMO 早期的心脏功能较差，为了减慢心率，必须充分减轻前负荷和后负荷，降低心脏的工作负荷，以达到让心脏充分休息的目的。

2. 心律失常 单纯且规律的室性期前收缩是心脏负荷过重或心肌氧供不足的表现，是ECMO期间最常见最容易发生的心律失常，持续时间过长的室性期前收缩对血流动力学有影响，需要通过药物治疗来处理。室上性心动过速和短阵室性心动过速不仅是心肌病变的表现，而且对血流动力学影响严重，需要立即终止。

3. ST-T改变 ST-T的改变反映冠脉血供及心肌病变情况，由于ECMO期间心脏自身存在做功，因此ST-T的改变遵循普遍的变化规律。目前大多数心电监护仪可以清晰直观地观察到ST-T的改变及不同导联间的差别，为临床判断提供依据。VA ECMO患者由于心脏功能严重受损，心肌或冠脉均存在一定程度的病变或损伤，因此VA ECMO期间患者ST-T的改变是很常见的。在ECMO有效的辅助下，伴随心脏功能的恢复，ST-T的改变会不断减少，最终可能恢复正常。

急性暴发性心肌炎患者VA ECMO期间心电图的变化可提供大量心脏病情变化信息。如心电图有QRS波形而有创血压监测却无任何心脏做功射血的迹象，提示心电机械分离，此为心肌病变极度恶化的表现，心脏彩超会发现心肌有收缩但无任何规律性，从而无法形成有效射血。在这种情况下应该继续坚持有效的ECMO辅助，因为这种电机械分离过后将是心肌炎迅速恢复期的到来。此外，心肌炎患者出现严重心律失常主要是由于严重心肌病毒性病变造成的，发生率比较高，对药物不敏感，而且即使在电复律后也很容易复发，此时唯一有效的方法就是在ECMO的有效辅助下等待心肌炎病变的恢复。

（二）前负荷

VA ECMO辅助时，静脉引流降低中心静脉压和右心房压，右心室前负荷降低，右心射血减少，经肺回流至左心的血流减少，左心室前负荷降低，心肌得到充分休息，同时左心室舒张末压降低可以保证更充足的冠脉血流灌注，以利于心功能恢复。尽管心脏排空导致VA ECMO期间无法使用CVP监测前负荷，但是尽量维持较低的CVP仍是避免容量超负荷的原则之一。

（三）后负荷

心脏后负荷可以看作是阻碍心脏做功射血的负荷或阻力。VA ECMO期间左心室后负荷会升高，主要与以下因素有关：激发了患者肾素-血管紧张素系统，体内儿茶酚胺浓度增高；经ECMO灌注管注入动脉的逆向血流阻止了主动脉瓣的开放。此外，VA ECMO中心插管的位置也是影响患者后负荷的重要因素。从血流动力学观点来看，外周VA ECMO可导致左心室后负荷显著增加，并且在特定条件下有发生肺水肿的风险。在这种情况下，若患者出现左心室明显扩张，左室射血分数会严重降低，以致发生无主动脉瓣开放现象。如果病情持续恶化，左心室严重扩张会成为后期心脏康复的障碍。据文献报道，在VA ECMO辅助成人心肌炎导致心源性休克患者中，15%～30%患者因左心室后负荷增加出现左心室扩张，部分需要特殊处理减轻左心室后负荷。

（四）心室功能的超声评估

心脏功能的监测贯穿整个VA ECMO支持治疗过程。VA ECMO患者中，功能心输出量是自身心输出量和ECMO流量的组合。ECMO支持的最佳力度因患者自身心功能状况而各不相同，自身心功能障碍严重的患者通常需要最大程度的ECMO支持。然而，ECMO治疗期间，许多常规监测心输出量的方法都不再可靠。例如，随着血液从右心房引流出，PAC和经肺热稀释技术等主流的有创血流动力学监测方法及其测量结果都不再准确，仅在特定条件下，如左心室后负荷明显加重，左心室扩张，左心室舒张末压过度增加，进而导致肺水肿的发生，此时PAC监测提供的PAWP增加对临床有特殊指导价值。因此，许多专家主张VA ECMO期间放置PAC有助于评价左心功能。另外，因为ECMO期间的血流是非搏动血流，脉搏轮廓分析方法可能受到没有搏动性的限制。综上，我们建议尽量使用心脏超声来评估心脏功能。TEE或TTE可以直视心脏，具有更大优势，其主要限制是需要专门的设备和操作者的经验，另外TEE的可靠性受到多普勒探头在食管内位置移动的影响，所以被认为更适合在手术室中进行，ICU患者使用时必须保持深度镇静。

心脏超声的观察指标主要有左心室大小、主动脉瓣瓣上流速、左心室室壁运动情况、是否合并二尖瓣中-重度关闭不全和心包积液等。在血流动力学和心室功能监测方面的具体应用如下。

1. 评估前负荷 监测心腔大小，通过测量收缩期和舒张期容积变化，确保心室充分排空。

2. 评估后负荷 关注主动脉瓣开放状态，监测左心后负荷。保持主动脉瓣开放十分重要，因为外周VA ECMO中，逆行主动脉血流会与左心室射血对抗，闭合的主动脉瓣最终会导致左心室扩张和主动脉根部血栓形成，心腔内和存在于主动脉内的血栓可以通过心脏超声诊断，超声下自发性红细胞显影的存在表明血液淤滞，提示患者可能具有较高的血栓形成风险。

3. 评估心脏收缩和舒张功能 测量收缩期和舒张期容积变化，计算SV和CO；测量收缩期主动脉血流的VTI和峰流速，评估主动脉横截面水平的CO。CO的动态监测可反映心脏收缩功能的改变；观察心肌运动是否协调。

4. 联合使用肺部超声 联合使用肺部超声可能

在判断 VA ECMO 患者心功能状态方面更有价值，肺部超声可对肺水肿进行日常评估，与呼吸同步运动的双侧弥漫性B线的存在(由胸膜线发出的彗星尾状线)，可高度准确地识别出心源性肺水肿。

另外，左心室后负荷增加可能会恶化已经存在的主动脉瓣反流和左心室扩张，从而诱发心内膜下缺血，增加心肌耗氧量和随后的肺水肿而阻碍心功能恢复。同时，支气管循环和体肺侧支血管也可以将部分血液回流至心脏，使得心脏腔室进一步扩张。这些病理生理变化都可以通过连续的心脏和肺部超声评估及时发现，指导临床医生进行判断和处理。建议 VA ECMO 期间每日进行心脏超声检查。

VA ECMO 模式股动脉插管时，当患者心脏功能恢复到一定水平，自身心脏的顺行血流与 ECMO 逆行血流的抵抗会愈发严重，这种情况下冠脉循环可能以顺行乏氧血流为主(如果患者同时合并呼吸衰竭)而造成心肌缺氧，此时心肌酶谱及心电图波形会出现相应改变，注意监测。另外，随着床旁心脏超声越来越多地用于冠脉血流的监测，对于体型肥胖、肺内气体干扰导致经胸超声检查冠状动脉困难者，TEE 可作为补充手段，同时也可用于术中监测。TEE 能清晰显示冠状动脉的开口及走行，同时还可使用彩色多普勒成像技术探测心肌内冠状动脉血流。通过获取冠状动脉血流频谱，可测量冠状动脉血流速度。这些评估可以为 VA ECMO 期间冠状动脉血流状态提供一定信息。为克服逆行血流增加心脏后负荷和影响冠脉供血的缺点，联合应用 IABP 与 ECMO 可能具有协同作用，通过降低左心室后负荷，能改善冠脉灌注。

通过调节 ECMO 流量，连续心脏超声监测双心室功能参数可以更早地发现心功能恢复，对 ECMO 撤离有重要的指导价值。当心功能出现恢复迹象时应考虑撤离体外生命支持。这些迹象包括心室收缩力改善和随着心室收缩主动脉瓣同步开放。如果心功能有恢复，在 ECMO 流量降低到 1～2L/min 时，应在心脏超声上观察到双心室收缩力增加而无严重的右心室扩张。另外，此时还要注意潜在的循环回路内血栓形成的风险增加。在 ECMO 血流完全中断之前很难准确预测撤离能否成功，因为即使 ECMO 流量极小，急性右心室功能障碍也可能被掩盖。因此在临床实践中，ECMO 流量下降期间需密切监测血流动力学和心脏超声变化。

(五) 动脉波形

VA ECMO 期间，有创动脉血压监测动脉波形的细微改变能直接反映自体心脏做功的实际情况。通常 VA ECMO 建立在患者心脏具有一定收缩功能的基础之上，因此很少能达到完全机械循环支持。一般情况下仍有小部分循环血流经肺至左心泵入体循环，患者动脉尚存幅度较小的波形。ECMO 早期，由于患者心脏功能较差，动脉波形脉压较小，甚至在外周股动脉插管时，逆行主动脉血流与左心室射血对抗，左心室室壁运动幅度低，左心室扩张，主动脉瓣不能打开，此时动脉搏动波形消失。这种情况下，心脏超声的监测至关重要，详细评估及处理流程见图 49-3-1。随着 ECMO 辅助进程，有效循环支持使心脏功能逐渐恢复，此过程中可以观察到动脉波形脉压逐渐增大的变化。一般认为，低剂量血管活性药物即可维持循环稳定，且动脉压≥20mmHg，提示心脏功能恢复。因此，VA ECMO 期间动脉波形的监测具有实际而重要的意义。

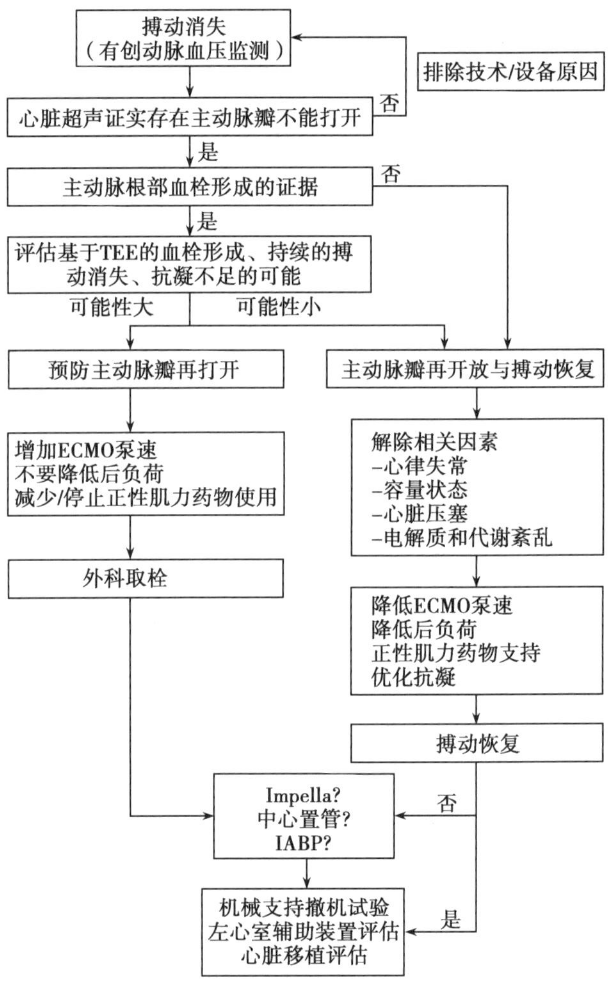

图 49-3-1　VA ECMO 支持下动脉搏动消失的管理流程

（罗　哲）

第四节　成人循环衰竭 ECMO 的联合应用

VA ECMO 是临床上最常用和最强有力的循环支持工具。但来自股动脉的逆向血流会增加左心后负荷，阻碍心脏射血，导致左心室扩张，影响心功能的恢复。除ECMO外，目前临床上还有其他一些可经皮安置的不含氧合器的机械辅助装置，包括：主动脉内球囊反搏（intra-aortic balloon pump，IABP）、Impella、TandemHeart等，这些辅助装置可以降低左心负荷，改善左心室扩张，有望弥补ECMO的不足。近年来，IABP、Impella与ECMO联合应用的尝试越来越多，合理地使用这些机械辅助装置，可以优势互补，获得更好的血流动力学效果。

一、机械循环辅助装置简介

（一）IABP

通过股动脉入路在降主动脉段（左锁骨下动脉与肾动脉之间）置入一球囊导管。通过心电或动脉压力触发，球囊在心室舒张期充入氦气，产生反搏压力，增加舒张期灌注血流，在收缩期前排空，降低心室射血阻力，从而发挥循环辅助的作用。

（二）轴流泵系统（Impella）

Impella是一类经外周放置的跨瓣膜的微型轴流泵系统，共有四种类型，包括：用于右心辅助的Impella RP及左心辅助的Impella CP、Impella 2.5和Impella 5.0。Impella是最小的主动式机械辅助装置，直接将血从左心室/下腔静脉泵入主/肺动脉，从而减少心室后负荷，增加心输出量。

（三）TandemHeart

TandemHeart是一种经股静脉置入的跨房间隔的持续机械支持装置。经房间隔穿刺在左心房置入引血端，经体外离心泵，将血流泵回股动脉，流量可达5.0L/min。既能减轻左心前负荷，又能保证足够的循环血流量，亦不需要像ECMO一样使用体外氧合器。但由于建立跨房间隔通路需要在介入下进行，技术要求高，对房间隔损伤较大，撤机时需要进行房间隔缺损修复，限制了TandemHeart的临床应用。

二、ECMO与IABP的联合应用

（一）IABP的历史沿革

IABP是历史悠久的机械循环辅助装置。早在1962年，Moulopoulos等人就提出使用主动脉内球囊反搏进行循环辅助的设想并制备了原型机。通过不懈的努力，5年后IABP就得以首次应用于临床，成功救治了一位心肌梗死后严重心源性休克的患者。此后，IABP得到迅速推广，挽救了很多原本难以救治的顽固性（心肌梗死后）心源性休克病患，时至今日仍是心源性休克患者使用频率最高的机械辅助技术。

（二）IABP的设备构成与参数设置

目前市售的IABP设备的构成基本相同，均包括：一圆柱状气囊导管，分为25、34、40、50ml四种型号，分别适配不同体型患者；一心电导联系统及（导管尖端）动脉压力传感器；一外置控制台，用于识别触发信号和控制球囊充放气。早期的IABP使用二氧化碳作为工作气体，但由于二氧化碳黏滞度较高，不利于气体快速充放，目前均已改用黏滞度较小的氦气。IABP设备需在面板上设定反搏方式、反搏比与反搏强度这三个主要参数。反搏方式有心电触发与动脉压力触发两种，旨在保证气囊在正确的时间充放气，一般优先使用心电触发。心律失常时IABP的反搏时相会受干扰，若频繁出现房性期前收缩、室性期前收缩和二度或三度房室传导阻滞，可改为动脉压力触发，若为房颤，由于心室收缩无规律，放气设置选择“R波放气”。此外，也应根据反搏波形评估时相是否有过早或过晚充放气，必要时可手动调节充放气时相。反搏比可设定为1：1、1：2、1：4及1：8，反搏强度则通过调整气囊充气比例进行，反搏比与反搏强度共同决定了IABP的支持强度。当患者心功能改善，进入撤机流程时，可逐步降低反搏比或反搏强度以降低支持强度，评估是否能脱离IABP支持。IABP原理及其反搏时相异常见图49-4-1、图49-4-2。

（三）IABP的生理学效应

1. 降低左心室后负荷 IABP可使舒张末期（即收缩期前）主动脉压力降低30%，同时使主动脉瓣提前开放（等容收缩期缩短），使收缩压较基线降低10%，从而显著降低心脏后负荷。Schreuder等人的研究显示，IABP能通过降低主动脉阻抗，从而降低左心室收缩末期容积（LVESV）6.1%及左心室收缩末期压力（LVESP）17.5%，提示IABP确能显著降低左心室后负荷。

2. 降低左心室前负荷 IABP支持下，由于收缩期后负荷降低射血量增加，左心室舒张期容积也有所降低，从而降低左心室前负荷。

3. 降低左心室做功 由于IABP时心脏前负荷和后负荷的降低，左心室做功可显著下降。Annamalai等人的研究显示，对于低射血分数失代偿性心力衰竭患者，IABP能显著降低左心室搏功（left ventricular stroke work，LVSW）。

4. 降低右心负荷 IABP时肺动脉楔压（PAWP）下降，左心充血状态得以改善，肺动脉压和肺循环阻力亦可有较大幅度下降。

5. 增加射血分数及心输出量 IABP时，虽然左心室舒张末期容积有所降低，但由于Starling曲线左移，使射血分数增加，当每搏输出量等于气囊充气容积时，反搏效应最大，总体而言，IABP可使心输出量提高0.5～1.0L/min（15%～30%）。

6. 改善冠脉灌注 通过舒张期反搏，IABP可提高舒张期主动脉根部压力，从而提高冠脉灌注压，增加冠脉血流。

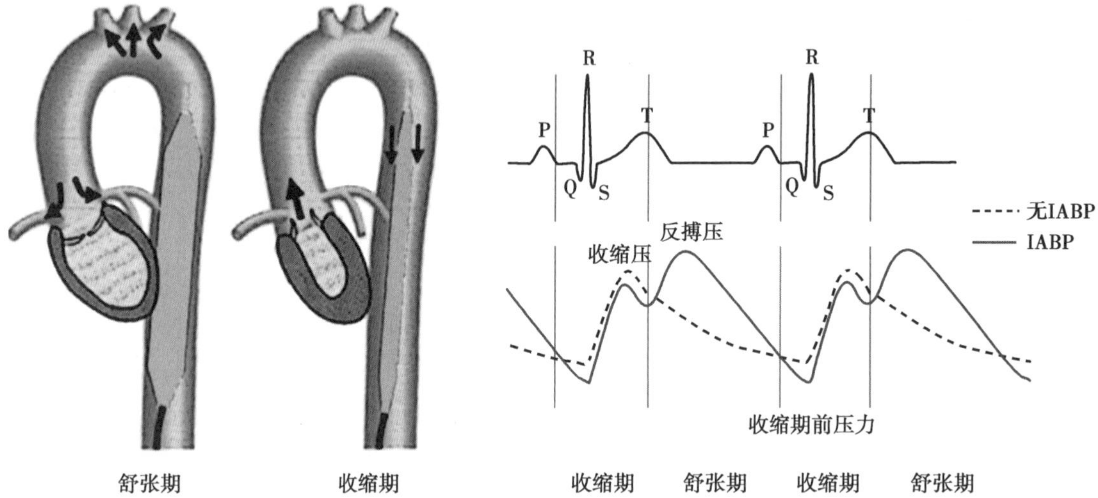

图 49-4-1　IABP 原理(见文末彩图)

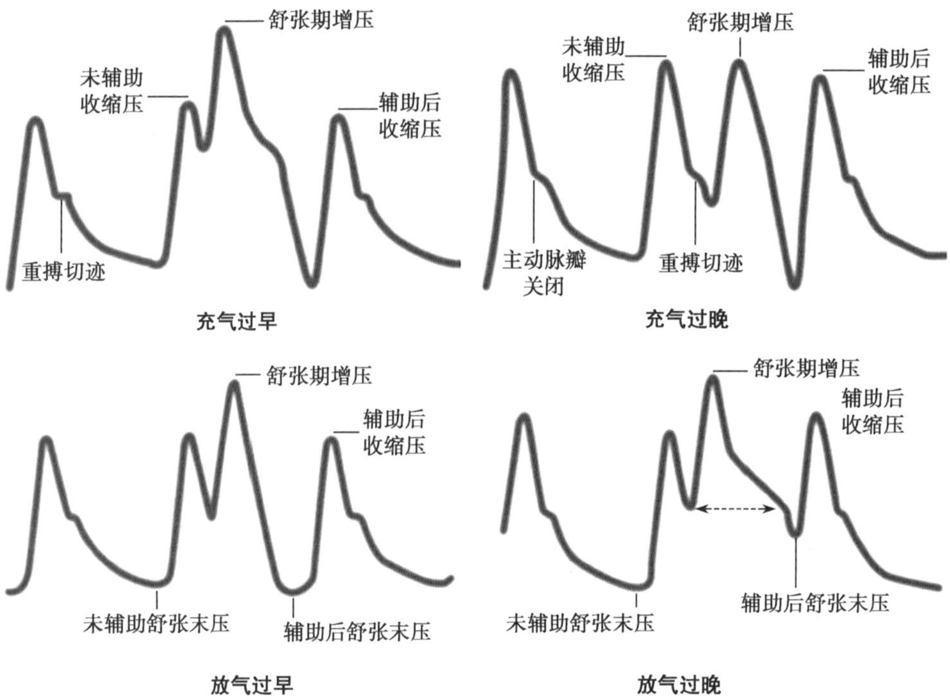

图 49-4-2　IABP 反搏时相异常

7. 改善心肌氧供需平衡　IABP 时心脏负荷降低,使得心肌氧耗降低,同时舒张期冠脉血流增加,提高了心肌氧供,从而改善心肌氧供需的平衡。

8. 增加内脏灌注　受益于 IABP 的反搏作用,平均动脉压与心输出量均显著升高,从而增加外周灌注,改善内脏及脑血流。

(四) 单独使用 IABP 进行循环支持的临床证据

IABP 的临床应用主要基于两个目的:一是心力衰竭、心肌梗死或术中损伤导致的左心室功能不全的短期支持;二是改善心肌梗死后心肌氧供需平衡,以减少缺血区域进展,保护存活心肌。在 20 世纪 90 年代再血管化技术成熟以前,IABP 是进行心肌梗死后心肌保护和改善心肌梗死后顽固性心源性休克患者预后的一大利器。2012 年发表的 IABP-SHOCK Ⅱ研究,以心肌梗死后早期接受再血管化治疗的心源性休克患者为研究对象,发现 IABP 较常规治疗并未进一步改善病死率。然而也应注意,该研究纳入的患者休克严重程度较低,而 IABP 可能更适用于更加严重的心源性休克人群。此外,流行病学调查也显示,随着再血管化技术的成熟与普及,心肌梗死后的自然病程明显改变,削弱了 IABP 对预后的影响。随着心力衰竭与心源性休克治疗手段的多元化,目前的指南对单独使用 IABP 的推荐等级均有所降低,2013 年的 AHA 指南仅推荐急性心肌梗死后药物治疗不能快速改善的心源性休克患者应用IABP(Ⅱa类),而2016年的ESC指南不再推荐IABP作为心源性休克的常规治疗(Ⅲ类)。

(五) ECMO联合IABP的生理学效应

VA ECMO经股动脉回血时,由于逆灌血流与心脏射血方向相反,会增加射血阻力,加重左心室后负荷,导致左心室扩张,严重时甚至会影响主动脉瓣开放。IABP可显著降低左心室后负荷,联合应用IABP能减轻逆灌血流对左心室后负荷的影响,改善左心室扩张。Meani等人通过超声心动图筛选了10例因为ECMO逆灌血流导致主动脉瓣无法开放的患者,联合使用IABP辅助后,8例患者主动脉瓣得以重新开放,提示ECMO联合IABP确能降低ECMO逆灌血流对左心后负荷的影响。由于ECMO时后负荷增加,约20%的患者可发生静水压增高性肺水肿,联合使用IABP可以降低PAWP,改善肺水肿。

VA ECMO时也面临血流搏动性减弱的问题,血流搏动性减弱既影响舒张期冠脉灌注,也影响脑血流自主调节。IABP具有增加血流搏动性的优点,对CABG术后使用ECMO支持的患者,联合应用IABP可改善冠脉与桥血管的血流。但需注意的是,IABP在缓和ECMO逆向血流对左心室冲击的同时,如果自主心搏不能代偿流量损失,躯体上半部分,尤其是脑部的血供可能会受影响;此外,IABP球囊在收缩期前快速放气形成负压,这一负压虽然在传递过程中逐步递减,不足以影响舒张期末冠脉血流,但可能对距离更近的主动脉弓上三分支产生抽吸作用,即“窃血”效应,增加脑供血不足的风险。此外,联合应用IABP虽可改善体循环血流动力学指标,但尚不能改善组织微循环,提示IABP更多的是带来心脏负荷及冠脉灌注上的获益。另外也需注意,由于IABP依赖心电或动脉压力触发,ECMO时如脉压较低或合并快速心律失常,都会影响IABP的反搏时相,从而削弱联合应用的综合疗效。

(六) ECMO与IABP的联合应用

根据目前循证依据,ECMO联合IABP的可能获益人群主要为心肌梗死后心源性休克患者。Shataro等人进行了一项回顾性研究,纳入了日本全国数据库中1 650例接受ECMO支持的成人心源性休克患者,这些患者近七成接受PCI或CABG治疗,其中604例同时接受了IABP辅助,使用倾向性评分进行匹配,共匹配533对ECMO与ECMO联合IABP,结果显示ECMO联合IABP的患者比单独使用ECMO的患者28天病死率(48.4% vs. 58.2%,$P<0.001$)与住院病死率(55.9% vs. 64.5%,$P=0.004$)均更低,成功撤离ECMO的比例(82.6% vs. 73.4%)也更高。2018年Vallabhajosyula等人发表的一项荟萃分析,比较了ECMO与ECMO联合IABP对心源性休克患者预后的影响,发现对于心肌梗死后心源性休克患者,ECMO联合IABP可显著降低病死率[50.8% vs. 52.4%,$OR=0.56(0.47\sim0.67)$,$P<0.001$],而对于心脏术后心源性休克患者,ECMO联合IABP并不降低病死率。但也应该注意,对于心脏术后心源性休克人群,阳性结果的研究较阴性结果的研究应用ECMO总体时间更短(3天 vs. 5~7天),也有研究显示LVEF>40%的患者病死率更低,提示病情严重程度较轻、心功能保留更好的人群更能从联合治疗中获益。

ECMO联合IABP的应用时间较短,临床经验仍不充分,还有很多方面需要改进。

1. 治疗滴定 相较药物治疗,机械辅助更需要个体化的参数调整,以使ECMO与IABP发挥协同作用,扬长避短,获取最佳的血流动力学效果,但如何优化设定仍依赖各中心经验,尚无统一滴定及评估流程。

2. 撤机方式 目前发表的研究均采用先撤除ECMO,再撤除IABP的撤机方式,撤机前的指征各不相同,如何制定最优的撤机策略尚无定论。

3. 并发症风险 依据目前文献,ECMO联合IABP者穿刺部位出血、下肢缺血及感染的风险均较高,这些并发症与置管前血管评估、置管操作、抗凝管理及穿刺部位管理相关,需早期评估并发症风险,密切监测,及时干预处理,降低这些并发症的不良影响。

IABP是经典的机械循环支持技术,能有效降低心脏前后负荷和改善冠脉灌注。联合使用IABP可减轻ECMO对左心后负荷的影响,改善左心室扩张。目前在部分研究中取得了较好的结果,有望提高心源性休克患者ECMO撤机成功率及生存率。但这些结果都来自回顾性数据,仍然存在争议,尚需未来组织大型随机对照研究来确认。

三、ECMO与Impella的联合应用

(一) Impella的分类

Impella是近年来兴起的新型主动式循环辅助装置,也是唯一批准应用于临床的跨瓣膜轴流泵系统,可作为心源性休克患者短期和中期的心室辅助,可以一定程度上替代ECMO,也可以作为ECMO的辅助发挥协同作用。Impella主要工作单元为一经皮安置在心室内的微型轴流泵,模拟正常生理射血过程,从左心室引出直接将血泵入升主动脉。相比于其他的心室辅助装置Impella置入更快,亦不像IABP那样依赖良好的心电或压力波形进行触发,能够快速建立起稳定的主动式循环辅助。Impella被FDA批准应用于7天内短期辅助,但国外部分中心亦有使用超过30天的经验。

目前临床使用的Impella分为四类(表49-4-1、图

49-4-3)。左心辅助的 Impella 从左心室引血直接泵入主动脉，其中 Impella 2.5 使用 12F 导管，流速可达 2.5L/min，Impella CP 使用 14F 导管，流速为 3.0～4.0L/min，流速最大的 Impella 5.0 使用 21F 导管，流速可达 5.0L/min，但需外科经腋动脉或股动脉放置，Impella LD 需要开胸经升主动脉放置，流速可达 5.0L/min。用于右心辅助的 Impella RP 使用 22F 导管，流速可达 4.0L/min，直接从下腔静脉引血泵入肺动脉，使用可超过 7 天；但安装难度比较大，部分患者可能无法放到合适位置，一般不与 VA ECMO 联用，故本章节不做进一步讨论。

表 49-4-1　各类 Impella 的技术参数

项目	Impella 2.5	Impella CP	Impella 5.0/LD	Impella RP
置入方式	经皮经股动脉	经皮经股动脉	外科切开 经腋/股/升动脉	经皮经股静脉
导管直径/F	9	9	9	11
泵体直径/F	12	14	21	22
最大转速/($r \cdot min^{-1}$)	51 000	46 000	33 000	33 000
血流速/($L \cdot min^{-1}$)	2.5	3.0～4.0	5.0	4.0
适应证	HRPCI/CS	HRPCI/CS	CS	RHF

注：HRPCI，高危 PCI；CS，心源性休克；RHF，右心衰竭。

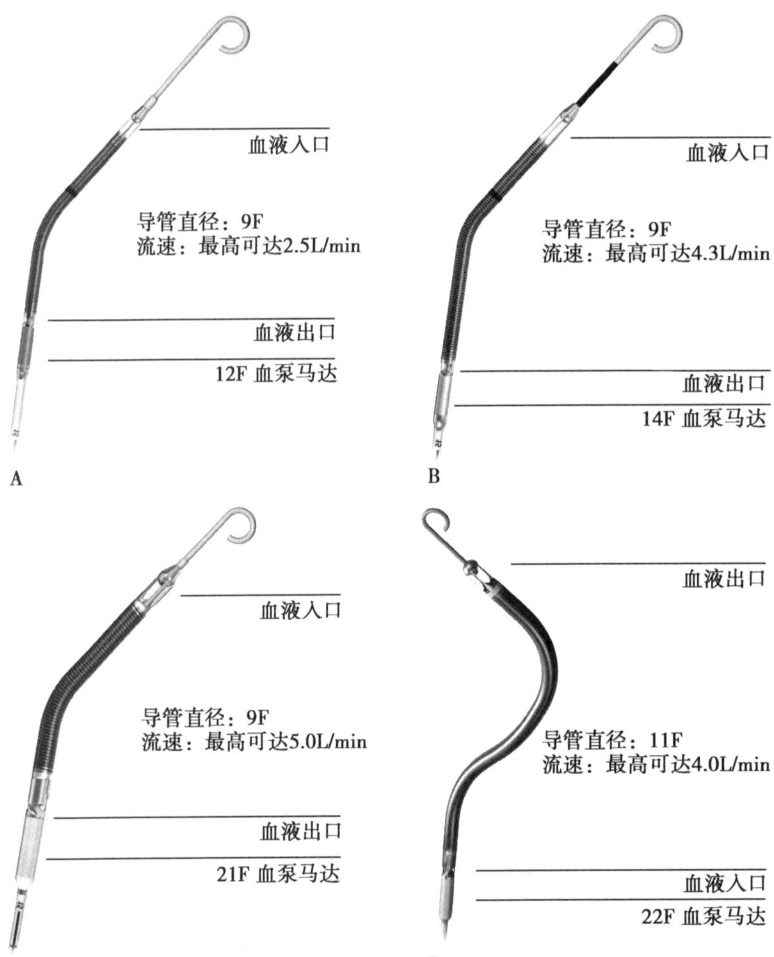

图 49-4-3　临床使用的 Impella（见文末彩图）

A. Impella 2.5；B. Impella CP；C. Impella 5.0/LD；D.Impella RP。

(二) Impella 的生理学效应

Impella 行左心辅助时，可以降低左心室舒张末期容积和压力，直接完全或部分降低左心室负荷，减少心脏机械做功和室壁张力，减少心肌氧耗，降低微循环阻力，增加冠脉灌注，增加心输出量和组织器官灌注。在 RECOVER Ⅰ试验中，心脏术后应用 Impella 5.0 的所有患者 CI 提高、SVRI 下降、PAWP 下降。

(三) Impella 的临床应用

Impella 目前在国内尚无成熟的临床使用经验，近年来各类指南对使用 Impella 的推荐意见如下。

2011 年 ACCF/AHA/SCAI《经皮冠状动脉介入治疗指南》:PCI 和心源性休克(Ⅰ类);高危 PCI 患者(Ⅱb 类);适用于没有紧急心脏手术医院的 PCI(Ⅲ类)。

2012 年 AHA 科学共识《机械循环支持使用建议：设备策略和病人选择》:急性失代偿性心力衰竭患者(Ⅱa 类)。

2013 年 ISHLT《机械辅助循环指南：执行摘要》:多器官衰竭患者的临时循环机械支持(Ⅰ类)。

2013 年 ACCF/AHA《心力衰竭管理指南》:对于急性和/或严重的血流动力学不稳定患者“等待恢复”或“等待决策”(Ⅱa 类)。

2013 年 ACCF/AHA《ST 段抬高心肌梗死指南》:STEMI 和心源性休克(Ⅱb 类);STEMI 和紧急 CABG(Ⅱa 类)。

2014 年 ACC/AHA《非 ST 段抬高急性冠脉综合征(NSTE-ACS)患者管理指南》:心力衰竭患者的再血管化(Ⅰ类)。

从单独循环支持力度方面来看，Impella 2.5 虽然被证实在高风险 PCI 时是一种安全和易于植入且能提供有效血流动力学支持的装置，但又有研究发现由 Impella 2.5 支持的心肌梗死后心源性休克患者的 30 天病死率>64%;而在心脏术后心源性休克患者置入 Impella 2.5 或 CP 时，33% 患者未提供足够的循环支持，最后需要 ECMO 补充。以上提示 Impella 2.5 由于流量限制，可能无法为严重的心源性休克及心脏术后休克患者提供充分的减压及心脏输出。而单纯应用 Impella 5.0 和 LD 在 PCS 中均显示了潜在的功效，在没有 ECMO 辅助下也可以提供足够的左心射血，不过 Impella 5.0 和 LD 需要外科手术，可能会限制它的使用。

Impella 在使用过程中同样需要抗凝，建议维持 APTT 40～60 秒。Impella 的使用禁忌包括主动脉瓣人工机械瓣置换术后、严重的周围血管病变、中度以上的主动脉瓣狭窄(瓣口面积<$1.5cm^2$)、主动脉瓣反流、主动脉粥样硬化、室间隔缺损和左心室(left ventricular,LV)血栓。主要并发症包括心律失常、冠脉供血不足、左心室穿孔、下肢缺血、泵移位、脑血栓及溶血。

(四) ECMO 联合应用 Impella 的生理学效应

虽然 Impella 最初被设计为心脏辅助装置，但和 ECMO 在技术上有明确互补的功能，所以很多团队将 Impella 用作 VA ECMO 患者的左心室减压装置。

Impella 与 ECMO 联合应用可以打开主动脉瓣、降低左心室舒张末期压力和提高冠脉血流;降低左心房压力和减轻肺水肿从而降低右心室后负荷(图 49-4-4);减少心脏机械做功和室壁张力、降低微循环阻力、减少心肌做功和氧耗，最后促进心肌功能恢复。有少量研究通过呼气末 CO_2 监测发现 VA ECMO 联合 Impella 时还降低了肺血管阻力、右心室后负荷，增加了右心室输出、肺动脉血流以及改善了肺换气。

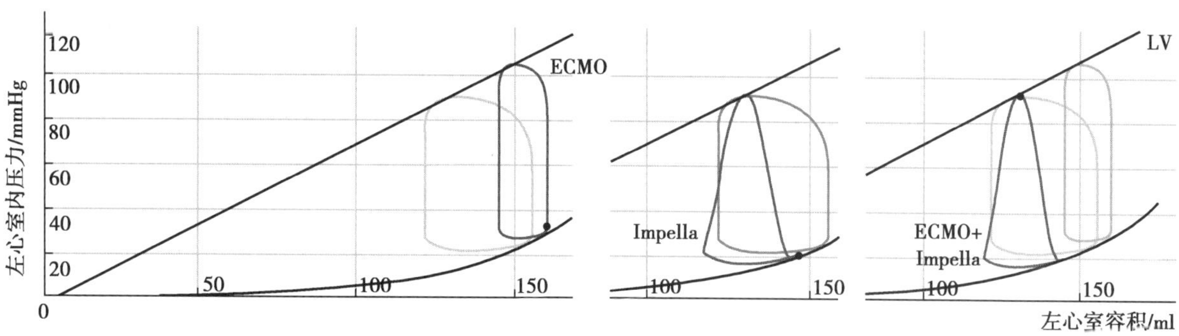

图 49-4-4 ECMO 联合 Impella 的 P-V 环(见文末彩图)

(五) ECMO 联合 Impella 临床应用的尝试

Impella 与 ECMO 联用方面，早期资料多为个例报道。如:Vlasselaers 最早报道了 1 例 13 岁先天性心脏病患者出现急性心肺衰竭，在 VA ECMO 支持下心肺状态仍持续恶化，选择在超声引导下置入 Impella 2.5 予以辅助，减轻了左心室扩张。Koeckert 等报道了 1 例 70 岁慢性充血性心力衰竭合并 COPD 患者出现急性严重的心肺衰竭，在 VA ECMO 辅助下加用 Impella 2.5，在 5 天后恢复并成功撤机。Beurtheret 等报道了 1 例 34 岁急性心肌炎女性患者，在应用了 VA ECMO 后出现急性肺水肿，置入 Impella 5.0，患者临床状态得到好转，但患者最终因 Impella 出现技术故障而死亡。这提示我们Impella的技术难度可能制约其使用。Cheng等报道了5例患者应用VA ECMO出现左心室扩张，选择联用Impella 2.5置入，显著减小左心室舒张末直径，并且有4例患者成功转为HeartMate Ⅱ LVAD。Abu Saleh等报道了1例59岁冠状动脉搭桥术后男性心源性休克患者应用VA ECMO联合Impella 5.0，最后成功转为长期LVAD。Souaf Khalafi等报道了1例62岁冠状动脉搭桥术后心源性休克男性患者，应用ECMO联合Impella辅助（ECMO：3.8～4.2L/min，Impella：1.2～1.9L/min），最后心脏功能恢复，Impella和ECMO在1周内成功撤离。

近年Pappalardo等人发表的一项关于对比心源性休克患者单独应用VA ECMO与VA ECMO联合Impella的多中心大样本回顾性研究，入选2013年2月—2015年4月接受VA ECMO支持的左心衰竭患者，倾向性分析后纳入42例单独应用VA ECMO和21例VA ECMO联合Impella患者。最后结果：ECMO联合Impella组的院内病死率明显低于单独ECMO组（47% vs. 80%，$P<0.001$），并且更可能成功康复或转为其他治疗（68% vs. 28%，$P<0.001$）。由于生存率更高，ECMO联合Impella组具有更高比率的CVVHF（48% vs. 19%，$P=0.02$）和溶血发生率（76% vs. 33%，$P=0.004$）。两组出血比率无明显差异（38% vs. 29%，$P=0.6$）。

最后我们建议VA ECMO联合Impella实施时应注意以下几点。

1. Impella置入时机 心脏超声、影像学或临床症状（“石头心”、肺水肿、主动脉瓣反流或不动及左心室血流淤滞）提示左心扩张或左心顿抑。

2. Impella置入与管理 置入Impella类型推荐为2.5或CP，初始流量2.0L/min左右，定期通过超声和胸部X线检查评估心脏和检查Impella位置。维持APTT在40～60秒。

3. Impella和ECMO撤离时机 当休克状态改善以及超声显示心脏能力恢复时，逐渐降低ECMO和Impella流量，直到最后撤离。若最后心脏功能无法恢复但神经功能正常，可转为长期左心室辅助装置或心脏移植。

虽然我国目前基本没有成熟的Impella使用经验，但国际上Impella正广泛用于数量日益增长的高风险PCI、急性心肌梗死和心源性休克等患者，也有许多文献证明Impella在VA ECMO左心室减压方面有理想的作用，可能比单纯VA ECMO更有利于预后，因此越来越多的中心将Impella纳入VA ECMO左心室减压常规措施。但值得注意的是，Impella临床使用过程中仍有很多高危因素，实际情况也更加复杂，具体实施细节仍无共识，未来还需要更多的研究。不过随着Impella临床使用经验的积累和临床试验的进一步深入，Impella可能在VA ECMO中起到更积极作用。

（罗　哲）

第五节　成人VA ECMO的左心室减压及方法

一、左心室扩张的概念和流行病学资料

根据现有研究，在VA ECMO支持期间因右心引流不足、支气管循环、主动脉瓣反流、心肌收缩功能障碍和ECMO逆向血流等原因引起的左心室舒张末期压力升高，左心室内径增加，称为左心室扩张。严重的左心室扩张主要表现为：难治性的低氧血症；右侧桡动脉监测无脉；心脏超声提示左心室内径增加，左心室血液淤滞，主动脉瓣开放困难；胸部X线片提示肺水肿；肺动脉导管（pulmonary artery catheter，PAC）监测肺动脉舒张压（pulmonary artery diastolic blood pressure，PADBP）大于25mmHg。由于VA ECMO支持期间左心室扩张缺乏一个统一的定义，因此很难对不同的研究进行比较。有文献报道在VA ECMO支持的心源性休克患者中左心室扩张的发生率为15%～30%，大约7%的ECMO支持患者需要立即进行左心室减压。

二、左心室扩张的发病机制

根据Frank-Starling定律，左心室舒张末期容积（end-diastolic volume of the left ventricle，LVEDV）与左心室功能密切相关。正常状态下，左心室舒张末期心肌纤维达到预定的长度，从而在左心室充盈压和心肌顺应性之间取得平衡，一旦这种平衡被破坏，左心室会进行性扩张，导致重构并降低收缩功能。

事实上，ECMO辅助的目的在于为心源性休克患者提供最大程度的器官组织灌注，降低心脏负荷，减少心肌做功，使衰竭的心脏充分休息。但是在出现心室扩大和应用大剂量正性肌力药物的情况下，ECMO的机械辅助就不能达到这个目标。

前负荷（左心室舒张末期容积）、心肌收缩力（任何舒张末期容积下的动力来源）和后负荷（主动脉阻抗和血管壁的应力）是决定左心室每搏量的三个主要因素。ICU医生经常要回答一个问题：“VA ECMO时左心室的血液来自哪里？”。第一，静脉插管引流不充分是VA ECMO时最主要的左心室前负荷来源；第二，主动脉瓣反流是VA ECMO支持期间左心室扩张的原因之一，具体来说，如果ECMO流量增加，主动脉瓣反流会增加，LVEDV在ECMO开始后会比ECMO前更大；

第三，支气管循环参与肺静脉回流；第四，心最小静脉直接回流入心室、动脉导管未闭、体肺分流等比较少见的情况。心源性休克患者应用外周 VA ECMO 支持时，应当将右心室引流不足和支气管循环对前负荷的影响考虑在内，在这种情况下严重的收缩功能障碍和 ECMO 的逆向血流导致的后负荷增加，会增加左心室舒张末压力和肺水肿的风险。更为重要的是，心室舒张末压力的增加导致室壁张力和心肌耗氧的增加，导致恶性循环，加重左心衰竭。心室扩张，收缩功能严重减弱，主动脉瓣无法开放，会导致心室内血液淤滞甚至心内血栓形成。因此，在 VA ECMO 过程中，需要仔细评估左心室的有效搏出和主动脉瓣的有效开放，从而明确早期血流的变化。

综上所述，VA ECMO 支持期间，在没有恶性心律失常的情况下，发生左心室扩张主要有以下三个原因：①容量过负荷；②左心室功能受损，收缩力降低；③左心室后负荷升高导致主动脉瓣无法开放。在临床决策中需要根据心源性休克的不同病因进行评估，选择不同的左心室减压策略。

三、左心室扩张的诊断

在 VA ECMO 支持期间早期识别左心室扩张和肺水肿对于患者治疗非常重要，几项临床指标可以用来监测和识别有风险的患者。

(一) 病史和体格检查

在 ECMO 支持过程中应该分辨不同疾病的病理生理过程。病史和体格检查对明确心源性休克的病因至关重要。VA ECMO 支持患者出现急性心源性肺水肿时，气管导管内可见大量白色或粉红色泡沫状痰，胸部听诊吸气相双肺广泛的中小湿啰音伴哮鸣音及心脏杂音(主动脉瓣持续关闭，主动脉瓣听诊区第二心音消失)，应注意与原发心脏疾病的体征鉴别。肺水肿导致肺顺应性降低，压力控制通气时出现潮气量降低，或在容量控制通气时气道压力增加(假设气道阻力不受影响)。动脉压可以用来监测主动脉瓣开放，随着 ECMO 流量的增加，平均动脉压增加，但若脉压和每搏输出量降低，可反映主动脉瓣开放减少。当肺水肿加重时，肺氧合功能受损，会出现上半身循环缺氧(例如可以通过右手氧饱和度监测或脑氧监测来评估)。此外，由于静脉插管产生的抽吸作用，中心静脉压难以反映真实的容量状态。

(二) 辅助检查

推荐每日进行超声心动图检查。超声心动图可直接显示主动脉瓣开放的程度和持续时间(通过主动脉瓣的 M-模式有助于确定主动脉瓣是否打开，以及瓣膜开放的程度和频率)；也可以用于评估左心室内径的变化。但是由于不同的疾病前状态，不能单纯根据 ECMO 支持期间测量的左心室腔大小、左心室舒张末期压力的指标诊断左心室扩张。病史、体格检查和血流动力学参数能够提示左心室扩张，同时结合胸部 X 线片表现，包括肺纹理增多、透亮度降低、肺门蝴蝶状或肺内斑片状阴影等新发或加重肺水肿的证据，是最常用的确认标准。当然，影像学检查结果需要与其他疾病进行鉴别，例如急性呼吸窘迫综合征或肺部感染。

(三) PAC

临床工作中左心室扩张程度由左心室舒张末压来评估。左心室舒张末压最佳替代指标是放置 PAC，测量肺动脉舒张压或 PAWP，因此 PAC 是评估左心室负荷和肺水肿加重程度的直接及敏感的监测方法。许多专家主张 VA ECMO 支持的患者在条件允许的情况下应该放置 PAC，美国心脏协会和美国心脏病学会指南建议复杂心源性休克情况下使用 PAC 监测。

四、左心减压的适应证

目前左心室减压尚缺乏统一的指征，基于大部分专家共识，当患者临床出现难治性低氧血症，胸部 X 线片提示肺纹理增多，透亮度降低，肺门蝴蝶状或肺内斑片状阴影等肺水肿表现，心脏超声检查提示左心室扩张，在经过充分的血管活性药物调整，流量调整后，仍然出现以下情况：心脏超声提示主动脉瓣开放困难，明显的主动脉瓣反流，左心室血液淤滞；有创动脉监测提示无脉；PAC 监测提示 PAWP 升高，此时可考虑启动左心减压。

五、左心减压的方法

一旦有左心室扩张和肺水肿加重的证据，应该立即采取左心室减压策略。每种减压策略都有其优点和局限性，尚无研究比较它们的相对有效性(在血流动力学或临床结果上)，深入认识各种策略的血流动力学效应可能有助于临床决策。

(一) 调整 ECMO 流量

合适的容量是保证 VA ECMO 流量稳定的前提，应根据个体化原则评估患者的容量状态。当患者出现容量过负荷时需要积极处理，包括应用利尿剂和肾脏替代治疗等。另外，降低 ECMO 流量可以降低左心室后负荷，增加主动脉瓣开放。

然而，当 ECMO 流量减少时，心肺支持程度也会降低，因此减少流量时需考虑患者对灌注压力和心输出量的需求程度，不可能无限制降低流量，这也限制了该法降低左心室后负荷的程度，与患者的基线状态相比，也许不能实现心室减负或肺水肿减轻的目标。

(二) 正性肌力药

正性肌力药原则上用于解决 VA ECMO 支持期间

的一个基本问题，即左心室收缩功能障碍的患者不能克服 VA ECMO 支持期间增加的左心室负荷。因此，正性肌力药主要是增加心肌收缩力，帮助主动脉瓣有效开放，提高心输出量，但提供的左心室减负有限。此外，正性肌力药显著增加心肌收缩力，导致心肌耗氧增加，左心室做功增加，特别是在心肌缺血和梗死的情况下，不利于心脏功能的恢复。

（三）血管扩张剂

使用血管扩张剂（如硝普钠）降低全身血管阻力可降低动脉压，可增加主动脉瓣开放和左心室射血，但左心室减压程度有限。此外，当体循环血压偏低时，如心源性休克的血管麻痹阶段或者 ECMO 起始阶段因血液接触管路产生全身炎症反应综合征时，此方法的使用受到限制。

（四）IABP

IABP 适用于各种病因导致的心源性休克，特别是合并急性冠脉综合征、难治性心律失常和高危操作的辅助治疗。ECMO 患者能否从 IABP 中获益，现有的文献并没有给出明确的推荐。目前的观点大多来自单中心临床研究。

IABP 通过反复的球囊充气和放气发挥作用。由于球囊大小、位置和生理学的变异（如心律、心率、主动脉顺应性和外周血管阻力），IABP 的作用存在个体差异。IABP 主要具有两个作用：促进舒张期主动脉近心端血流的重新分布，以及收缩期通过快速放气形成的真空抽吸效应以降低左心后负荷。理论上，后负荷的降低和舒张期的反搏可以增加冠状动脉的前向血流，从而增加狭窄冠状动脉供应区域的心肌血供。但是，IABP 对冠状动脉血流的影响还存在争论：一部分研究认为 IABP 对冠脉血流的影响很小或者没有影响，另一部分研究则认为 IABP 可显著增加冠脉血流。我们认为造成研究结果差异的原因可能是不同研究中个体的病理生理情况不同。心肌血供的增加取决于灌注压力和冠脉血管的通畅度。仅在灌注压低或冠状动脉狭窄不严重的情况下，IABP 能增加心肌血供；但是如果冠状动脉远端重度狭窄（ >95%），IABP 并不能增加冠脉血供。

支持 ECMO 联合应用 IABP 的学者认为，这种联合治疗方案在急诊条件下用于救治急性心肌缺血可以提供更好的血流动力学支持，包括增加舒张期搏动性血流和增加冠脉流量等，且 IABP 可以加快 ECMO 的撤机，从而减少肝素化和出血的风险。合用时上机及撤机顺序为：首先置入 IABP，然后进行 ECMO 辅助，而撤机顺序则相反。

IABP 在为心源性休克患者提供机械辅助的同时也具有潜在的并发症。四肢和内脏缺血、血管撕裂和大出血等血管并发症是最主要的风险（6%～25%）。一旦发生此类并发症必须立即行外科修复。IABP 置入过程中，利用超声评估动脉血管，选择合适尺寸的气囊，并进行引导穿刺可以帮助减少并发症。

（五）经左心房/肺静脉引流

外科手术引流：应用外科手术方法，将左心减压插管通过右上肺静脉直接插入左心房或左心室，然后通过 Y 型接头与静脉管路连接引流减压，也可以将左心减压插管插入肺动脉干，特别是对儿科患者而言，由于肺静脉较细，肺动脉干通路是更好的选择。外科医生可以在直视下完成左心房或右上肺静脉置管，如果预计将进行长时间机械辅助，可经心尖放置左心室引流管，防止左心室扩张。

如果 VA ECMO 是通过外周置管，外科手术左心室减压较为困难。前期没有开胸的患者，决定是否胸骨劈开或开胸前应仔细评估出血相关的风险和中心置管引流的益处。为避免出血的风险，建议采用一些经皮穿刺技术：TTE 和 TEE 引导下房间隔球囊造口、经房间隔插管、经主动脉置管引流和 Impella 等。

（六）房间隔球囊造口术

超声心动图显示房间隔从左向右凸出，提示左心充盈压升高。理论上房间隔球囊造口术是有益的，但该方法仍存在很多问题：由于婴幼儿房间隔组织较软，房间隔球囊造口术相对易于施行，而成年患者相对困难，往往需要应用刀片才能切开房间隔，保证心房水平左向右无限制的分流；技术方面，应用刀片切开时需要在 X 线引导下才能进行，因此增加了患者转运过程中的潜在风险和射线照射的风险，而且难以产生适当大小的房间隔缺损，影响左心室减压效果。目前的经验主要来源于儿科中心的 ECMO 患者。

（七）经房间隔插管

如上所述，房间隔球囊造口术可以用于降低左心腔和肺循环压力，经房间隔左心房插管与房间隔造口术非常相似，可以通过 X 线引导下或者 TEE 引导下采用改良 Seldinger 法经股静脉行房间隔穿刺放置引流管，连接 ECMO 回路。而且如果引流插管通过二尖瓣进入扩张的左心室，心室引流能保证心室内血液循环，降低血液淤滞和腔内血栓形成的风险。其中经房间隔插管不仅可以降低左心压力，还可以通过试验性夹闭左心引流管观察左心功能，指导撤机。然而引流到 ECMO 回路的血流取决于插管的尺寸，在临床实践中，使用 22F 套管可提供有效但不同程度的左心房减压，PCWP 降低范围为 4～17mmHg。

（八）经主动脉置管引流（trans-aortic catheter venting，TACV）

在 VA ECMO 支持期间，经皮经主动脉置管左心室直接引流是可行的。Hong 等回顾性分析了 7 例同时行 ECMO 和 TACV 的患者，经胸超声引导下股动脉穿刺放置,引流管与ECMO静脉管相连,TACV术前和术后左心室舒张末期直径有显著差异,表明TACV可以解决左心室扩张和预防肺水肿,是一种可行的方法。无手术相关并发症报告,患者存活率为58%。Fumagalli等报道了经皮放置经主动脉插管引流左心室血液后泵至股动脉,从而保证正常的左心室充盈压,减轻肺水肿,为心脏移植过渡。

多个动物模型实验均证实经主动脉插管可以降低外周ECMO患者的左心室前负荷、降低左心室能耗和做功,左心室心肌活力显著改善。另有文献比较了对照组、单独ECMO、ECMO加TACV以及ECMO加TACV加IABP四种模型,发现左心室引流可以明显减少左心室能耗和做功。

(九) Impella

Impella系统是最小的主动脉内血泵,用于心源性休克短期和中期的左心室辅助装置。Impella可以开胸放置在左心室,也可以在导丝引导下经股动脉放置到合适位置。Impella最初设计为心脏辅助装置,但是很多团队将其用作ECMO支持患者的左心室减压装置。Impella具有以下几个优点:直接降低左心室负荷、减少心肌做功和氧耗、增加心输出量、增加冠脉和组织器官的灌注。Chaparro首次报道了心肌炎导致心力衰竭合并呼吸衰竭的患者联合应用Impella和ECMO。Beuthered等也报道1例34岁女性由于暴发性心肌炎需要ECMO支持治疗,之后由于急性肺水肿放置Impella系统进行左心室减压。Koeckert等报道了在ECMO伴有肺水肿患者成功应用Impella,并在心肌功能恢复后撤机。尽管Impella能够有效为左心室减负,但是由于其管理的技术难度,也有失败的案例,仍应谨慎使用。

六、如何有效减压

目前尚无评价左心室减压效果的金标准。主要包括以下几个方面内容:低氧血症的临床症状改善,白色或粉红色泡沫痰减少;肺部听诊双肺湿啰音减少或消失;胸部X线片提示肺水肿征象减轻;血气分析提示PaO_2升高,乳酸降低;超声心动图提示心腔大小、主动脉瓣开放和多普勒血流速度改善。

TEE可以评价左冠状动脉近心端部分,利用多普勒技术评估左前降支(left anterior descending branch)血流速度。左主干被视为无回声区,把传感器探头放在主动脉瓣叶上方,调整角度后可以显示血管的全长。一旦找到前降支和回旋支的Y形分叉点,就可以利用多普勒技术评价冠脉血流速度。由于腔室减压,超声检查冠状动脉的难度加大,但是观察左主干非搏动或搏动血流对评价心脏恢复过程中的灌注是有帮助的。

尽管心肌标志物检测可以用来评估左心室减压效果以及患者预后,Luyt等报道N端B型利尿钠肽和肌钙蛋白I-C等都不能作为ECMO救治难治性心源性休克预后的预测因子。

综上,临床症状、影像学表现、血流动力学参数和超声心动图的变化可以用来评估左心室减压的效果。

(罗　哲)

第六节　成人循环衰竭VA ECMO的撤离

随着ECMO技术的快速进步,这项技术的安全性也在不断提高,长时间ECMO运行的风险/收益比也不断改善。但作为一项有创治疗手段,ECMO伴发的并发症明显影响支持治疗的效果,因此要用尽量短的ECMO时间来达到支持目标。

经过一段有效的ECMO支持后,患者的心脏功能逐渐恢复,应尽早及时撤离ECMO。ECMO支持的原理并不复杂,但涉及的管理细节较多,撤机过程中把握好指征及技术细节,顺利撤除ECMO对改善患者的最终结局有重要影响。目前VA ECMO支持的患者并没有统一的撤机时机和指征,发表的多个指南表述也不尽一致,在此仅述及普遍认可的理念及操作技术。

一、VA ECMO撤离过程

通过一段时间有效的ECMO支持,患者心脏功能逐步恢复。当使用少量血管活性药物即可维持循环稳定时,可尝试逐渐减低ECMO流量,观察患者全身情况和评估心脏功能。在可接受的正性肌力药物剂量范围,超声心动检查左室射血分数>20%~25%,左右心室心肌活动协调一致,心室功能良好,患者血流动力学平稳,中心静脉压和静脉血氧饱和度无明显变化,外周组织和器官无灌注不良表现,自身心脏能够满足全身血液循环和氧代谢,即可尝试ECMO撤机。

(一) VA ECMO停机指征

1. 心肺功能基本恢复,机体器官功能障碍恢复到正常基础值水平,原发器官损害治疗方案明确,为撤机后的内环境稳定或器官功能代偿做好准备。

2. 血流动力学稳定,内环境紊乱改善,代谢障碍恢复正常;血流动力学平稳24小时以上;无或仅使用少量的儿茶酚胺,且MAP>60mmHg。

3. 肺功能无严重的损害,气道峰压下降,肺顺应性改善。机械通气FiO_2<50%,PIP<30cmH_2O,PEEP<8cmH_2O,血气指标满意。

4. 患者可耐受撤机过程。逐渐降低膜肺氧浓度及辅助流量(<1L/min),患者血流动力学平稳,血气满意,内环境稳定。

5. ECMO 支持期间如出现不可逆的脑或肺的损伤、其他重要器官功能的衰竭或顽固性出血等情况，也应终止 ECMO 支持。

(二) VA ECMO 撤离步骤

1. 在符合停机指征的情况下，与外科医师和 ICU 医师协商决定撤离 ECMO。

2. 尝试撤机前评估确认患者心脏功能恢复程度，判断能否满足机体循环呼吸支持要求。

3. 撤机过程中 ECMO 流量调整可以 SvO_2 为标准。保持 SvO_2 在高于 65%～70% 区间的前提下，逐步缓慢减低辅助流量。

4. 夹闭动静脉管道，停止 ECMO 支持，建立动静脉短路循环链接，ECMO 系统备用。

5. 拔管前需要静脉注入肝素 1mg/kg，严格消毒铺单。

6. ECMO 终止后，应该继续观察患者情况 30 分钟，病情稳定则拔除插管，必要时可根据情况给予少量正性肌力药物。

7. 在 ECMO 撤除过程中，如患者较为紧张，可给予镇静剂，必要时可给予肌肉松弛剂，防止拔管时空气进入静脉插管。

8. 一般先拔出静脉插管，再拔出动脉插管和下肢灌注插管，认真清创，仔细修复血管，缝合皮肤伤口，覆盖无菌敷料。

9. 根据患者具体的支持情况，术后可给予鱼精蛋白中和肝素，也可以不进行中和。

10. 拔管后修复血管缝合切口，撤离机器。

(三) 其他相关情况

ECMO 支持联合 IABP 辅助和机械通气的患者，一般可先撤离 ECMO 辅助，再依情况撤离 IABP 辅助和呼吸机。

(四) 转为其他支持形式或 ECMO 被动撤离

除了病情恢复需要撤除 ECMO 的情况外，还有一些特殊情况，如部分患者可能需要转为心室机械辅助或心脏移植；部分患者发生脑死亡，出现不可控制的出血等情况，已经失去继续 ECMO 支持的指征，需要撤除后姑息治疗。

二、VA ECMO 拔管技术

经过一段时间的辅助，综合评价患者可以脱离 ECMO 时，需要拔除插管；一旦患者病情改善不再需要氧合支持，可以考虑拔除导管，可以使用经皮拔除压迫或直接开放式血管修补。这些操作可以在床旁或手术室内镇静监护下完成。

经皮穿刺的动脉和静脉插管拔管时可直接按压拔管，动脉插管越粗大，引起假性动脉瘤或动脉狭窄的风险越大。切开置管的动静脉插管拔管时均需缝合修复血管破口，保证远端血流通畅，局部无血肿。

具体分以下几种情况。

(一) 经皮插管的拔除

经皮股动静脉插管建立 VA ECMO 的过程常较紧急，一般需要在很短的时间内完成，经过训练，熟练的专业技术人员成功率可以达 90% 以上。

动脉插管拔除时，由于通常插管部位都有荷包缝线，插管拔除时允许少量失血这样可以冲出血管远端的小血栓；静脉部位需要手工压迫止血 10 分钟，然后局部药物收缩减少血管出血；动脉插管部位需要 30～45 分钟的手工压迫，而后采用股动脉压迫装置来减少局部出血维持循环稳定。有些 ECMO 中心建议即使采用经皮插管，股动脉拔管时也需要切开处理，完整修复血管破口。插管拔除后建行议行血管超声随访局部血管的血流情况，及早发现动静脉瘘及局部血肿和血栓，早期处理。

(二) 切开插管的拔除

1. 静脉的处理　新生儿颈内静脉拔管后可以结扎，一般情况下患儿能够耐受，但是容易造成一些脑部并发症。静脉上缝置荷包线，这样拔管后可以结扎荷包线止血，最多静脉会有狭窄，而不至于堵塞，有条件的也可以修补静脉，需要有牛心包或者自体心包。股静脉不能结扎，拔管后必须恢复股静脉通畅。

2. 动脉的处理　颈总动脉拔管需要对患者进行肝素化，阻断插管部位血管。可以用滑线缝合血管壁切口，或者用生物材料修补血管壁，股动脉的处理同颈总动脉。

(三) 拔管过程中注意事项

插管拔出后需要对动静脉血管破口修补缝合，恢复自身血管功能，避免局部狭窄及假性动脉瘤的形成。

（黑飞龙）

第七节　成人循环衰竭 ECMO 支持的护理要点

近年来，ECMO 逐步发展为难复性循环衰竭的有效治疗手段。作为抢救性治疗，外周 VA ECMO 具有多种优势，ECMO 团队可为院内外患者进行床旁紧急放置，并提供稳定的心肺辅助。一旦成功放置，ECMO 将为临床团队赢得时间来评估制订最优治疗方案。值得注意的是，VA ECMO 适合提供短期辅助，辅助时间通常不超过 7～14 天，可能伴随着严重并发症的发生，而且外周 VA ECMO 并不利于患者康复活动，这些不利因素都给监护室医护团队带来了较大挑战。本节讲述 VA ECMO 支持过程中 ECMO 设备安全、并发症预防、特殊处理及监测等护理相关要点。

一、ECMO 的设备管理与护理安全

护理人员 24 小时坚守在患者床旁，通常是 ECMO 设备意外的第一发现者，故应熟悉 ECMO 的组成部分及常态环路检查。通过 ECMO 环路核查单进行一系列的环路检查可以尽早发现异常，积极预防严重并发症的发生。

（一）ECMO 相关设备检查

1. ECMO 相关设备在床旁必须处于有效制动状态。

2. 检查 ECMO 及其附属配件的电源是否开启以及插销有无松动现象。

3. 检查空氧混合仪及管路是否安全连接在墙壁供氧管路，并紧密连接于膜肺气体入口，确保空氧混合器气体调节状态无误，气体管路无扭结和泄漏。

4. 检查水箱是否开启并运行、环路水是否循环流动、水管与膜肺变温装置连接口是否牢靠和温度设置是否合理。

5. 检查 ECMO 整个环路有无扭结及张力过高状态。

6. 检查插管固定是否牢靠，并通过 X 线及超声检查明确插管位置是否合适。

7. 使用手电筒光源对环路部分进行有顺序的彻底检查，观察是否有血栓形成。

8. 检查环路各个连接头是否牢靠且压力较高位置需使用扎带加强固定。

9. ECMO 机器需检查有无配置手摇柄和管钳以备意外所需。

（二）流量报警设置

流量报警设置需考虑治疗需要，同时对于 VA ECMO 为了防止血流逆行，建议设置流量高于 2L/min。如果 Maquet 机器流量显示屏出现“SIG”报警，通常提示需要在流量探头添加耦合剂，建议先调节转速至 1 500r/min，使用管钳夹闭管路，接着调节转速为 0，然后摘下泵头添加耦合剂，安全放置泵头后，将转速提高至 1 500r/min，松开管钳，继续提高转速，调整辅助所需流量。

（三）记录 ECMO 辅助相关参数

1. 转速和流量 流量是 ECMO 辅助的治疗目的，患者不同病情或不同阶段时，所需流量需要作出相应调整。

2. 压力测定 患者 ECMO 辅助期间需持续有创外周动脉压力测定，同时要考虑到 VA ECMO 患者在机器辅助前可能使用过大量缩血管药物而造成外周血管痉挛，可能会出现中心动脉血压与外周动脉血压并不一致情况，如果患者同时接受 IABP 辅助，可以参考 IABP 辅助装置显示屏上测定的中心血压。循环衰竭患者接受 ECMO 辅助前，患者心脏功能通常较差，建立 ECMO 辅助并启动后，监护仪血压波形会压低或压力曲线变成水平状态。而当患者心脏功能有所恢复时，监护仪动脉波形会随之出现。泵头前静脉管路压力和膜肺的膜前压、膜后压及跨膜压以及变化趋势需要进行监测，可以用来有效判断环路各个重要部分的阻力状况并作出及时处理，避免重要环路意外发生。

3. 呼吸相关参数 除了呼吸机参数，ECMO 空氧混合器的参数需要记录并通过外周动脉血气的氧分压和二氧化碳分压来调节气体供给量和氧气比例。

4. 血氧饱和度 成人循环衰竭患者接受股静脉-股动脉插管 ECMO 辅助时，患者大脑和右侧上肢血液仍然主要来自患者自身心脏射血。因此，建议将指氧饱和度传感器放置于患者右侧手指末端，其测定数值可能更能反映心脏本身射血状况和肺脏功能情况。而连续性静脉血氧饱和度监测仪监测泵头前静脉管路中的静脉血氧饱和度，过高提示可能机体代谢不良，过低提示可能氧供不足。

二、ECMO 相关并发症的防治

ECMO 常应用于抢救严重难治性心源性休克或难治性心搏骤停患者，但也会伴随着并发症的出现。护理人员需要进行有效培训来及时识别相关体征和并发症，并尽快与 ECMO 团队其他成员进行准确简洁有效的沟通。

（一）出血

护理人员要特别关注 ECMO 辅助期间的出血问题，及时系统性地检查有无出血发生：①检查包括 ECMO 在内的所有动静脉插管部位及连接管路有无出血。对于胸心外科术后患者，观察记录心包、纵隔和胸腔引流管引流液颜色和引流速度。②检查患者口腔、鼻腔和喉部有无出血，这些部位出血量少但可能持续，增加护理难度。如有气管插管，检查呼吸道分泌物颜色；如有胃肠减压引流管，检查胃液颜色，必要时行潜血试验。③检查尿液和粪便排泄物有无血液存在。④如患者出现颅内出血的神经功能表现，注意观察瞳孔大小和反射状态、中枢神经病理征和意识状态，必要时行头颅 CT 检查，明确是否合并脑出血，并根据脑出血的量和部位，指导下一步治疗。

患者 ECMO 辅助期间出现严重出血，应立即停止肝素输入，输入红细胞、新鲜冰冻血浆和血小板等血液制品治疗后，通过全血细胞分析和血气分析观察血液成分的变化趋势以判断输血效果，同时根据出凝血检查酌情给予氨甲环酸、纤维蛋白原和凝血酶原复合物。少部分患者情况严重时，可给予重组人凝血因子Ⅶa 治疗，其间应密切关注出血倾向变化，并注意检查 ACT 及 APTT 变化趋势和 ECMO 环路中有无血栓形成。

（二）血栓

血栓形成是ECMO泵引起的湍流和血液淤滞的结果，通过目视检查管路的接头、膜肺顶端和三通阀门处是否存在血栓。

ECMO辅助期间溶血也会引起血液破坏和栓子形成，所以要关注患者游离血红蛋白量并观察尿色变化。

（三）差异性缺氧

差异性缺氧又名Harlequin综合征现象、南北综合征现象，是循环衰竭患者接受外周VA ECMO所特有的病理现象。

为及时鉴别差异性缺氧，应当监测右侧桡动脉指氧饱和度和血气分析，因为右侧桡动脉起自主动脉弓部的无名动脉，离主动脉瓣更近，更能反映心脏射血。如果右侧上肢监测血氧有所下降，可能意味着心脏收缩功能有所增强或ECMO流量降低，此时可增加呼吸机参数或在颈动脉插入远端灌注管提供氧合血液。

（四）意外脱管

ECMO意外脱管一旦发生，短时间内循环血液可能大量丢失，危险性极大，故意外脱管重在预防。预防的关键是检查管路固定是否牢靠，而不是加强患者镇静。护理人员应定期检查插管和连接管路的所有固定缝线有无松动并查看插管有无张力扭结，尤其在搬动患者时需注意。

（五）下肢缺血

循环衰竭患者采取股静脉-股动脉插管建立ECMO辅助时，由于ECMO的动脉插管会部分或全部占据股动脉管腔，使远端血流减少直至断流而造成下肢缺血，甚至发生骨筋膜隔室综合征。为防止下肢缺血，推荐在安装ECMO时在股浅动脉放置远端灌注管并连接于动脉插管末端侧孔，使下肢得到氧合血液充分灌注。护理人员在日常护理时需关注并比较双侧下肢温度、硬度、周长和皮肤颜色并查看足部有无坏死。指氧饱和度监测和NIRS监测有助于判断插管侧下肢血供情况，辅助判断是否存在下肢缺血。远端灌注管应检查有无扭结、血栓形成和血流通畅程度。如果动脉为腋动脉插管，缺血仍可发生，推荐放置远端灌注管。

三、特殊处理及监测

（一）镇痛镇静

与VV ECMO患者相比，VA ECMO患者清醒甚至无气管插管状态更多。往往VA ECMO放置时采取局部麻醉，患者处于清醒无插管状态。常用镇痛和镇静药物包括丙泊酚、右美托咪定、咪达唑仑和阿片类药物。ECMO环路会吸附结合药物，所以为达到同一镇静目标，药物剂量可适度加大。护理人员交班时应明确ECMO团队制订的当日镇痛镇静目标，并观察药物镇静效果。镇痛和镇静需要整个ECMO团队的配合，VA ECMO患者如可行“清醒ECMO”，此时提高患者舒适度十分关键。

（二）感染

感染是ECMO辅助期间常见并发症之一，针对不同VA ECMO患者，每个ECMO中心都有各自的抗生素应用方案。护理人员除了关注当日抗生素治疗药物和剂量有无变化，也要关注日常的白细胞计数、血液培养和PCT检查等实验室指标，同时定期查看腹股沟ECMO插管位置有无红肿、出血和潜在感染。为减少感染，每天对伤口进行消毒是必须的。

（三）液体管理

对于VA ECMO患者，找到低容量和液体超负荷的平衡点通常较为困难，尤其是心脏术后因难治性低心排血量接受VA ECMO辅助患者。心脏术后往往伴随大量血液丢失，ECMO本身也会加剧容量丢失。低血容量导致低血压和不稳定的ECMO流量，而不稳定的流量也会增加环路血栓形成。

在床旁，护理人员如遇到ECMO静脉引流管路抖管且伴随ECMO流量不稳定变化时，都应怀疑容量是否充足，与ECMO团队其他成员沟通后应给予足够容量来维持稳定有效的ECMO流量和血压。但是大量容量给入会导致外周水肿愈加严重，如果尿量低于0.5ml/(kg·h)，应给予利尿剂脱水治疗。在病情稳定状态下，应考虑容量负平衡来减轻外周水肿。

在心脏功能比较差的VA ECMO患者中，ECMO会增加左心室后负荷，从而加剧肺水肿，放置IABP或行房间隔造瘘术是可能的左心减负荷治疗措施。

（四）皮肤护理

ICU患者在病床往往活动度小，并经常处于镇静状态，压疮发生风险较高。ECMO患者防止压疮发生的措施与其他ICU患者相似，难点在于ECMO插管后，插管侧下肢禁止大幅度活动且放置IABP后活动度更小，这都会增加皮肤护理的难度。

患者ECMO辅助期间，需特别注意感染和肝素使用均增加皮肤溃损和血肿。对于心脏术后患者，水肿往往无法避免。ECMO患者要面对其他潜在的皮肤损伤，固定插管缝线较为紧密，随着时间延长会损伤皮肤，水肿合并插管对于皮肤的压力会导致压疮发生。为避免并减少压疮的发生，可以应用含水溶胶的管道附着装置来保护皮肤并加强固定。

（五）移动和转运

VA ECMO常用于院内和院外的急性心肺衰竭的抢救性辅助治疗，紧急放置后往往需要移动并转运到ECMO团队所属的ICU中心进行后续治疗。因此，后续的ECMO管理需要对患者进行皮肤的检查护理和清洁更换床单，且患者可能需要头颅CT检查，再考虑到患者兼有呼吸机和IABP治疗，这些复杂的病情和众多设备管路让移动和转运比常规ICU患者更加困难。

转运患者时，至少有1名额外团队成员在床旁控制管路和ECMO系统，关注插管位置情况、管路长度和管路固定状况，防止管路打折或张力提高。为避免不良事件发生，ECMO团队需要对整个环路都密切观察，明确每个团队成员的操作动作和责任。

转运患者时，需要整个团队参与。护理人员应关注患者的生命体征和监护仪反映的心率、血压和氧饱和情况，同时注意患者药物泵入装置是否有充足药物且输注管路是否扭结，还需查看患者呼吸机设置情况和氧气瓶是否有充足氧气。

（六）心理护理

护理人员需要了解VA ECMO患者的临床转归情况才能正确理解不同患者及家属的心理关护需求。循环衰竭患者接受VA ECMO辅助主要目的有以下几种。

1. 等待自身功能恢复 心脏逐渐恢复，ECMO可以被撤除。

2. 等待接受长时间机械循环辅助装置治疗 当ECMO短期应用后心脏无明显恢复，且患者尚有长期存活可能，可以考虑应用心室辅助装置（ventricular assisted device，VAD）。

3. 等待心脏移植 当ECMO短期应用后心脏无明显恢复，且心脏功能考虑恢复可能性极低时，如有供体则考虑心脏移植治疗。

4. 终末治疗 如果ECMO治疗无效，病情急剧恶化，临终关怀需要启动。

（侯晓彤）

思考题

1. VA ECMO建立的常见途径有哪些？
2. VA ECMO撤离的流程是什么？
3. VA ECMO运行过程中血流动力学评估有哪些？

参考文献

[1] PEEK G J，MUGFORD M，TIRUVOIPATI R，et al. Efficacy and economic assessment of conventional ventilatory support versus extracorporeal membrane oxygenation for severe adult respiratory failure（CESAR）：A multicentre randomised controlled trial［J］. Lancet 2009，374（9698）：1351-1363.

[2] 邱海波，黄英姿. ICU监测与治疗技术［M］. 上海：上海科学技术出版社，2009.

[3] SUN H Y，KO W J，TSAI P R，et al. Infections occurring during extracorporeal membrane oxygenation use in adult patients［J］. J Thorac Cardiovasc Surg，2010，140（5）：1125-1132.

[4] CHENG R，HACHAMOVITCH R，KITTLESON M，et al. Complications of extracorporeal membrane oxygenation for treatment of cardiogenic shock and cardiac arrest：A meta-analysis of 1 866 adult patients［J］. Ann Thorac Surg，2014，97（2）：610-616.

[5] HOU X，YANG X，DU Z，et al. Superior vena cava drainage improves upper body oxygenation during veno-arterial extracorporeal membrane oxygenation in sheep［J］. Crit Care，2015，19（1）：68.

[6] MAZZEFFI M，GREENWOOD J，TANAKA K，et al. Bleeding，transfusion，and mortality on extracorporeal life support：ECLS working group on thrombosis and hemostasis［J］. Ann Thorac Surg，2016，101（2）：682-689.

[7] TRUBY L K，TAKEDA K，MAURO C，et al. Incidence and implications of left ventricular distention during venoarterial extracorporeal membrane oxygenation support［J］. ASAIO J，2017，63（3）：257-265.

[8] KING C S，ROY A，RYAN L，et al. Cardiac support：Emphasis on venoarterial ECMO［J］. Critical Care Clinics，2017，33（4）：777-794.

[9] SMITH M，VUKOMANOVIC A，BRODIE D，et al. Duration of veno-arterial extracorporeal life support（VA ECMO）and outcome：An analysis of the extracorporeal life support organization（ELSO）registry［J］. Crit Care，2017，21（1）：45.

[10] 中国医师协会体外生命支持专业委员会. 成人体外膜氧合循环辅助专家共识［J］. 中华医学杂志，2018，98（12）：886-894.

[11] YANG F，HOU D，WANG J，et al. Vascular complications in adult postcardiotomy cardiogenic shock patients receiving venoarterial extracorporeal membrane oxygenation［J］. Ann Intensive Care，2018，8（1）：72.

[12] LESCOUFLAIR T，FIGURA R，TRAN A，et al. Adult veno-arterial extracorporeal life support［J］. J Thorac Dis，2018，10：S1811.

[13] PILLAI A K，BHATTI Z，BOSSERMAN A J，et al. Management of vascular complications of extra-corporeal membrane oxygenation［J］. Cardiovasc Diagn Ther，2018，8（3）：372.

[14] ABRAMS D，GARAN A R，ABDELBARY A，et al. Position paper for the organization of ECMO programs for cardiac failure in adults［J］. Intensive Care Med，2018，44（6）：717-729.

[15] GUGLIN M，ZUCKER M J，BAZAN V M，et al. Venoarterial ECMO for adults：JACC scientific expert panel［J］. J Am Coll Cardiol，2019，73（6）：698-716.

第五十章

成人循环衰竭辅助新技术

学习目标

掌握：

1. 体外心肺复苏适应证与禁忌证。
2. 心脏移植围手术期 ECMO 应用适应证与主要并发症。
3. 机械循环辅助的原理与种类。
4. 机械循环辅助的适应证与并发症。

熟悉：

1. ECPR 实施过程。
2. 成人终末期心脏衰竭的病理生理机制。
3. 心脏移植围手术期 ECMO 治疗的并发症及危险因素。
4. 心脏移植术后移植物衰竭的定义。
5. 机械循环辅助的远期预后。

了解：

1. 离体心脏灌注 EX VIVO 技术简介。
2. 常见机械循环辅助设备的系统组成。

第一节　体外心肺复苏

体外心肺复苏（extracorporeal cardiopulmonary resuscitation，ECPR）是指快速对常规心肺复苏（cardiopulmonary resuscitation，CPR）效果较差的心搏骤停患者实施 ECMO 辅助，以尽快恢复机体组织与器官血液供应。目前 ECPR 的临床有效性和安全性仍然缺乏高质量临床研究证实，但已有较多的临床观察性研究结果表明，与单纯 CPR 相比较，常规 CPR 持续 30～60 分钟时积极行 ECPR 抢救性辅助治疗能够挽救部分难治性心搏骤停（refractory cardiac arrest，RCA）患者生命。有目击者见证的成人或儿童院内或院外心搏骤停，并能够及时给予有效 CPR 复苏，常规 CPR 持续 15 分钟效果较差，且预计致心搏骤停原因具有可复性是积极开展 ECPR 抢救性辅助治疗的临床适应证。随着便携式 ECMO 设备的临床应用，各个 ECMO 中心已组建专业的 ECPR 抢救团队和制订相应的 ECPR 患者处理流程，在医院内各个科室或院外心搏骤停患者符合 ECPR 临床应用适应证时，积极开展 ECPR 抢救性辅助治疗，并进行后续评估和处理。

一、概述

统计数据显示欧洲每年至少 275 000 人出现院外心搏骤停（out-of-hospital cardiac arrest，OHCA），美国每年大约 568 500 人发生心搏骤停，其中大部分患者（359 400 例，63%）为 OHCA，少部分患者（209 100 例，37%）为院内心搏骤停（in-hospital cardiac arrest，IHCA）。成人心搏骤停发生多于儿童，约 16 000 例儿童出现院外心搏骤停，1%～2% 住院儿童在住院期间出现心搏骤停需 CPR 救治。

尽管常规 CPR 已取得较大进步，但 IHCA 和 OHCA 患者接受常规 CPR 抢救性治疗临床预后仍然较差，相关研究报道患者出院存活且神经系统功能良好率分别仅为 15%～20% 和 5%～10%。有效常规胸外 CPR 只能提供部分心输出量，仅能够满足心搏骤停患者自身大脑和心脏血液供应所需。有许多因素能够影响心搏骤停患者接受常规 CPR 辅助的临床效果。心搏骤停患者 CPR 时，起始心律为心室颤动（ventricular fibrillation，VF）或室性心动过速（ventricular tachycardia，VT)，即心室颤动患者临床预后较好(发病前心脏功能良好，突发心搏骤停时呈现的心律失常，而不是既往已有慢性心脏功能衰竭病史)。患者既往有心脏疾病病史者，心搏骤停开始 CPR 时呈现心室颤动，则临床预后相对较差。美国心脏病学会积极推荐对于有旁观者见证的心搏骤停患者，应积极尽早开始实施常规 CPR，尽可能减轻心搏骤停引起的器官缺血和缺氧性损伤，尤其是心脏和大脑。

成人心搏骤停发病原因中，最常见的是心脏疾病(约 60%)，20%～30% 为非心脏原因。对心搏骤停患者及时进行常规 CPR 治疗，患者能够存活出院且神经系统功能状态良好(轻度或中度神经系统功能损伤)或大脑功能分级(cerebral performance category)1～2级较低，统计数据显示 IHCA 患者为 15%，OHCA 患者仅为 5%～10%。

早在 1961 年 Cooley 团队应用 ECPR 抢救大面积肺栓塞患者，1966 年第一次报道了 VA ECMO 与 CA 复苏相结合。随着 ECMO 设备和技术改进，出现了便于转运的小型化设备、生物相容性更高的涂层技术、改良的抗血浆渗漏技术滤膜以及经皮穿刺套管等，提高了可操作性和使用安全性。20 世纪 90 年代有几项临床观察研究发现 30%～50% 的心搏骤停儿童，经历较长时间(30～80 分钟)的常规 CPR 后接受 ECPR 辅助能够存活出院，自此提出了 ECPR 的概念。随后有研究证实 ECPR 能够挽救部分心搏骤停发病原因为可恢复性病变患者的生命，如心肌梗死或急性大面积肺栓塞患者。荟萃分析研究结果显示与常规 CPR 相比，ECPR 能够使患者出院存活率提高约 13%。

RCA 患者接受 ECPR 辅助，能够为机体提供稳定的血液供应，心肺复苏术后自主呼吸循环恢复(return of spontaneous circulation，ROSC)可能性增加；有机会接受冠脉造影，处理病变冠脉，为自身心脏功能恢复赢得宝贵时间。有报道表明成人 IHCA 和 OHCA 患者接受 ECPR 抢救性辅助治疗时，部分患者能够存活出院。ECPR 也由最初用于救治心源性心搏骤停到作为所有院内和院外 RCA 的抢救性辅助治疗，获得越来越多临床医师的认可及应用。但目前仍然没有统一的可参考的 ECPR 抢救性辅助治疗标准，仅有欧洲复苏委员会提出的 ECPR 相关专家共识。不同 ECMO 中心根据其临床经验，有不同的 ECPR 抢救性辅助治疗标准和流程。

二、ECPR 适应证与禁忌证

2023 年 AHA 心肺复苏指南中指出，对于能够熟练开展 ECPR 抢救性辅助治疗的 ECMO 中心，心搏骤停到开始有效 CPR 时间间隔较短(<5 分钟)，且致患者心搏骤停的基础病因可恢复性较大时(如急性心肌梗死或急性冠脉综合征、急性大面积肺栓塞、顽固性心室颤动、低体温致心搏骤停、药物或中毒致心脏功能损伤、急性暴发性心肌炎和急性充血性心力衰竭等)，可考虑积极进行 ECPR 抢救性辅助治疗。但临床实际工作中，判断难治性心搏骤停患者病因难度较大。因此，对合适的患者尽早实施 ECPR 抢救性辅助治疗，需要临床经验丰富的 ECPR 救治团队。不同的 ECMO 中心，应根据自己的临床经验开展 ECPR 抢救性辅助治疗。

影响 RCA 患者接受 ECPR 辅助治疗临床预后的因素较多，其中最主要因素是心搏骤停到开始恢复血流灌注的时间间隔。对于 IHCA 患者而言，10 分钟以内开始有效 CPR，50% 患者能够存活出院；20 分钟以内，仅 25% 的患者能够存活出院；15 分钟内开始 CPR 并恢复自主循环，81% 的患者能够存活出院。而对于 OHCA 患者，常规 CPR 持续 10 分钟内能够 ROSC 时，90% 的患者能够存活出院。但超过 15 分钟后，仅 2% 的患者能够存活出院。相关研究结果提示常规 CPR 持续时间超过 15 分钟并不能 ROSC 时，可考虑视为 RCA。因此，常规 CPR 持续时间超过 15 分钟仍然难以 ROSC 时，即可考虑启动 ECPR 抢救性辅助治疗，且最好能够 30～60 分钟范围内完成 ECMO 股静脉-股动脉插管，建立并启动 ECMO 辅助。

从旁观者见证心搏骤停开始到实施 CPR 抢救(无血流期)时间应在 5 分钟以内，此时间间隔超过 10 分钟时，基本可以考虑排除 ECPR 抢救性辅助治疗。CPR 应持续且高效进行，可以考虑使用机械按压装置进行 CPR。

患者心搏骤停的致病原因与是否能够 ROSC 直接相关。对于 OHCA 患者而言，患者心搏骤停的原因和患者合并疾病情况通常均是未知数。CPR 期间患者心律呈现室性节律时，表明可能存在冠脉缺血导致的可恢复性和暂时性心脏功能障碍，可以积极考虑启动 ECPR 抢救性辅助治疗。而 CPR 期间患者心电图显示为无脉电活动(pulseless electrical activity，PEA)时，是否行 ECPR 抢救性辅助治疗仍然存在较大争议。当已知患者合并存在严重不可逆性或终末期严重疾病时，可视为 ECPR 的临床禁忌证。年轻患者合并呼吸疾病导致心搏骤停或者高度怀疑患者大面积肺栓塞时，可积极考虑 ECPR 辅助治疗。IHCA 患者出现难治性心搏骤停时，通常其心搏骤停的病因较为明确，可疑急性冠脉综合征、急性大面积肺栓塞或急性心脏功能衰竭导致的恶性心律失常时(患者适合接受心室辅助装置辅助或进行心脏移植手术)，可积极考虑进行 ECPR 抢救性辅助治疗。

一些特殊原因导致的难治性心搏骤停也是 ECPR 抢救性辅助治疗的适应证，如严重冻伤(深低温<20℃)

致心搏骤停、长时间 CPR 行 ECPR 辅助治疗和严重药物中毒导致的难治性心搏骤停等，均具有较好的可恢复性，可以考虑积极行 ECPR 抢救性辅助治疗。

（一）ECPR 适应证

ECPR 适应证包括：①有目击者见证的心搏骤停；②致心搏骤停发病原因可能是心脏疾病，心律为心室颤动或室性心动过速；③心搏骤停到开始 CPR 时间较短（≤5 分钟）；④从 CPR 开始到建立 ECPR 抢救性辅助治疗时间间隔较短（≤60 分钟）；⑤持续不间断的高质量 CPR（由旁观者进行）；⑥致心搏骤停的发病原因具有可恢复性，如缺氧、低血容量、高钾或低钾血症等严重代谢紊乱；⑦突发低温；⑧心脏压塞；⑨血栓栓塞性疾病（急性心肌梗死或大面积肺栓塞）或张力性气胸等。

（二）ECPR 禁忌证

ECPR 禁忌证包括：①高龄（年龄＞75 岁）；②无旁观者见证的心搏骤停；③从心搏骤停到开始 CPR 时间间隔≥10 分钟；④患者合并严重不可逆性脑损伤症状或预期可能出现严重神经系统功能损伤后遗症；⑤常规 CPR 质量较差，如旁观者未进行 CPR、是否进行 CPR 存在疑问或其间有中断现象等；⑥已知患者合并其他终末期疾病导致其预期寿命较短时，如合并存在其他终末期或晚期疾病、恶性肿瘤晚期、终末期心脏功能衰竭、慢性阻塞性肺疾病或严重老年痴呆；⑦抗凝禁忌证和急性主动脉夹层等。

三、ECPR 的具体实施

对合适的 IHCA 或 OHCA 患者实施 ECPR 抢救性辅助治疗需由经验丰富的 ECPR 团队进行，快速而又安全地启动 ECPR 流程和建立 ECMO 辅助是患者取得较好临床预后的前提和基础。ECPR 操作过程相对复杂，占用大量资源且花费较高，对应的患者情况危重，因此训练有素的团队、专业的设备以及当地医疗系统的跨学科支持可以提高救治的成功率以及生存率。完整的 ECPR 流程包括启动、运行管理、并发症处理及原发病的治疗等。

（一）呼叫 ECMO 团队值班人员

医护人员值班期间发现心搏骤停，并尽早开始常规 CPR 处理，持续 15 分钟仍然难以恢复自主循环时，应呼叫 ECMO 团队值班人员。ECMO 值班人员立刻到达现场，视患者一般临床资料和 CPR 情况，决定是否启动 ECPR 抢救性辅助治疗流程。

（二）ECPR 团队

ECMO 团队 ECPR 临床经验和快速应急抢救性 ECMO 辅助能力是 ECPR 患者取得较好临床预后的重要因素。ECPR 抢救时，ECMO 的建立和成功运转均需要专业素质高、分工明确、执行力强和高效有序的团队合作，几乎涵盖了整个 ECMO 团队所有成员，主要包括心胸外科、血管外科和/或普外科医师、ECMO 专家、体外循环医师、心脏内科医师、急诊科医师、麻醉科医师、重症监护专家和护理人员等。从股静脉-股动脉插管和启动 ECMO 辅助，到下达医嘱、取血、负责补给、质量控制、与家属沟通以及与相关科室医师积极联系与沟通等多个环节，每个环节各司其职缺一不可，小组成员互相协作保持 ECPR 高效运转。有研究报道定期规范化的模拟培训 ECPR 项目，能够明显缩短 ECPR 抢救性辅助治疗时间，降低 ECPR 相关并发症的发生率，提高 ECPR 抢救性辅助治疗成功率。

（三）ECPR 的启动

目击者见证心搏骤停，并尽快开始 CPR 处理至关重要。常规 CPR 的质量也直接影响 ECPR 的效果，因而首先需要专业人员进行有效的 CPR 处理。心搏骤停可发生于任何地点，分为医院内和医院外。因此，进行 ECPR 的地点常见于 ICU、手术室、急诊室、导管室、普通住院病房和医院外任何地点。ECPR 的启动过程主要包括以下内容。

1. 持续有效地胸部按压或心脏按压直到 ECMO 运转。

2. 胸部按压或心脏按压同时进行 ECMO 插管，常选用股动脉、股静脉进行插管。

3. 开始 ECMO 辅助后即可停止胸部按压或心脏按压。

4. 增加心、脑、肾及其他器官氧合血灌注，同时根据患者情况给予诱导性低温治疗。

5. ECMO 辅助期间血流动力学稳定，应积极纠正心搏骤停病因，监测 ECMO 相关并发症，改善患者临床预后。

难治性心搏骤停患者接受 ECMO 辅助，高效而有序的 ECPR 抢救性辅助流程至关重要。临床经验丰富的 ECMO 中心，从开始 ECMO 置管到开始 ECMO 运行全程耗时约 15～30 分钟。

四、ECPR 项目管理

（一）物品及人员准备

ECPR 装置通常组合放置于可快速移动的“ECMO 战车”上，配备设备主要包括：离心泵、膜肺、变温水箱、备用电源、穿刺包、外科器械包、氧气瓶与 ECMO 相关管道及插管以及远端灌注管。除此之外，其他任何 ECPR 需要提供的设备及耗材，如库血等，也应尽可能满足床旁随时可得。部分 ECMO 中心长期备有一套 ECMO 用管路，可快速预充使用（“干备”）。目前 ECMO 系统动力驱动装置（泵）、膜肺和 ECMO 相关设备向预充量小和携带简便等方向发展。有研究结果提示预充好的 ECMO 管路置于无菌层流手术室环境下静置，持续30天后使用时，并没有出现明显感染或其他并发症。ECPR团队需全天候24小时值班随叫随到，一旦有ECPR指征，即刻启动。

（二）置管

1. 选择合适的插管部位 CPR抢救期间行ECMO置管难度较大，需ECMO团队密切配合才能快速完成。置管和ECMO环路组装与预充可同时进行。主要根据患者的具体情况来选择合适的插管部位，ECMO辅助可以选择中心插管或外周插管。中心插管通常在正中开胸情况下，经右心房和升主动脉插管建立VA ECMO辅助，常用于心脏术后脱离体外机困难或心脏术后ICU出现RCA的患者。由于成人股静脉和股动脉管腔较粗、位置表浅且置管期间不干扰CPR胸外按压等，绝大多数RCA患者选用外周插管建立ECMO辅助。

单人操作时，通常选用一侧股静脉和股动脉插管建立ECMO辅助。ECPR抢救性辅助治疗期间，为尽快完成插管，建立ECMO辅助，可由两名操作者同时行两侧股部插管。而对于婴幼儿或低体重儿童（体重＜20kg），股部血管内径较小，可选择颈部血管（颈内静脉和颈动脉）进行插管，采取外科切开方式插管建立ECMO辅助。

2. 插管方式 经股静脉-股动脉插管建立ECMO辅助，有超声引导经皮穿刺法、外科直接切开法和外科半切开法（改良Seldinger法）等多种。不同ECMO中心主要根据ECMO团队人员构成、中心临床经验或ECMO辅助操作者习惯，选取合适插管方式。首都医科大学附属北京安贞医院ECMO团队主要采取半外科切开法行股静脉-股动脉插管建立ECMO辅助，详见本书第四十七章第一节内容。该方法解剖暴露股动静脉后，直视下经皮在股动静脉前壁穿刺插管。该方法较直接穿刺法的优势在于可以明确靶血管通畅情况，避免盲穿对血管的损伤，同时为了预防下肢缺血，在插管侧下肢远端（股浅动脉）放置灌注管；较直接切开法的优势在于降低切口处出血和感染风险。

ECPR情况下，患者股动脉触及不到脉搏，有ECMO中心推荐外科切开股部行股静脉-股动脉插管。但多数由危重症医师、内科或急诊科医师组成的ECMO团队，首选超声引导下经皮穿刺插管法，行床旁超声检查区分股静脉和股动脉并判断解剖走行和血管内径，有助于选择合适型号的插管，提高成功置管率，并降低插管相关并发症发生率等。

对于部分具有可能在进行相关医疗操作期间出现心搏骤停的高危风险因素患者，有学者推荐在操作之前备好股静脉和股动脉血管鞘，以备出现RCA时使用。这些患者进行相关操作期间，如出现心搏骤停并常规CPR 15分钟仍然难以恢复ROSC时，经血管鞘置入导丝快速行股静脉-股动脉插管，快速建立ECMO辅助。

ECPR抢救时所选用的插管型号需根据患者预计需要的辅助流量来决定，成人股静脉通常为19～28F，经股静脉到达右心房；股动脉选用15～19F，经股动脉置入，置于髂动脉内。股动脉插管行ECMO辅助时，可能存在插管侧下肢严重缺血并发症。为缓解插管侧下肢缺血并发症，通常建立ECMO辅助，患者血流动力学稳定后，顺行性放置远端灌注管（6～8F单向灌注管），以增加插管侧下肢血液供应（≥200ml/min），积极预防出现插管侧下肢严重缺血并发症（骨筋膜隔室综合征、切开引流减压或截肢等）。

（三）ECPR启动后管理

ECPR后为便于进一步治疗，尽早纠正病因，应采取跨学科综合管理模式。

1. 循环维护 调整ECMO流量至合适水平，适当补充血容量，应用血管活性药物，使组织达到充分灌注。密切关注内脏器官功能和酸碱平衡。ECPR开始运转后若肝肾灌注不足和24小时内血乳酸水平与酸中毒未能恢复正常，则可能致患者预后不良。患者接受ECMO辅助期间，血流动力学稳定后，应尽早行必要的进一步检查和治疗（如冠脉造影检查），积极明确患者心搏骤停的发病原因，并给予处理。如患者合并冠心病，应尽早行冠脉介入支架或外科冠脉搭桥处理，积极促进心脏功能恢复。ECPR患者往往联合亚低温治疗，需注意低温可能致患者外周血管收缩和皮肤苍白等灌注不良现象，此类患者仅凭实验室检查很难真实反映灌注情况。因此，积极推荐监测ECMO辅助流量、循环管路的动静脉血氧饱和度、动脉血气、心电图、胸部X线片、超声心动图、血常规和血生化等。

2. 呼吸机管理 采取保护性肺通气理念，能够使患者肺部得以“休息”。呼吸机参数设定通常为呼吸频率＜10次/min，潮气量5～6ml/kg，低吸入氧浓度≤40%，PEEP 8～15cmH_2O维持肺泡一定膨胀不萎陷，减轻肺水肿和肺不张。

3. 诱导性低温治疗 用于恢复自主循环后尚未清醒的成人患者，尤其OHCA患者。通过ECMO给予浅低温至常温的温度管理，避免患者复苏后即刻高热，以及高热引起的神经系统损伤急性恶化。可利用热交换器方便控温的特点，在12～24小时内保持患者体温处于浅低温状态33～35℃。低温治疗期间需注意观察患者心律情况和全身出血情况，积极避免低温致心律失常和凝血功能紊乱并发症的发生。

4. 神经系统评估 ECPR患者通常合并出现不同程度的大脑功能损伤。因此，ECPR患者应尽早对患者神经系统功能进行评价，发现异常时，行头颅CT检查，明确大脑损伤的性质、部位和范围，以指导下一步治疗。在进行镇静之前先做好神经系统功能评估。

最好是消除镇静或解除神经肌肉阻滞后出现神经活动时进行，如患者可以做动作，通过临床检查完成神经功能评估。患者复温后，血流动力学稳定者24小时之内也需要进行神经系统的评估。在患者无应答的情况下可以使用脑电图测评，如有必要可行经颅多普勒、CT和诱发电位检查。目前也有许多中心应用NIRS监测患者大脑氧饱和度，但是该方法对脑血流和神经系统远期预后的评估有待进一步研究。

5. **心肌顿抑的治疗** 心肌顿抑指ECMO辅助开始后的初始阶段心脏无收缩或收缩乏力的表现，常见于VA ECMO辅助模式。原因尚不明确，可能与细胞钙离子浓度变化以及VA ECMO突然增加左心室后负荷或降低前负荷等因素有关。大多数患者心肌顿抑具有自限性，可应用血管活性药物，增强心肌收缩力。部分ECPR患者ECMO辅助期间出现严重心律失常，需要安装心脏起搏器，以维持心脏有节律地进行收缩与舒张活动。少部分患者出现左心室严重扩张、心室壁运动极差或超声心动图提示左心室心腔内自发显影等现象，应积极行左心房减压防止出现肺充血或肺出血等并发症。通过维持正常低限的心脏充盈压增加心外膜血流，对于心脏恢复至关重要。有研究提示ECMO辅助持续72小时后，患者心功能仍未恢复者预后可能较差。

6. **关注肾脏功能** ECPR者常见复苏前后肾低灌注导致肾功能不全或肾衰竭，需要行超滤或肾替代治疗维持液体平衡。一旦患者肾衰竭需要透析，预示着转归较差。造成肾功能不全的原因还可能包括VA ECMO期间的非搏动性灌注。

7. **其他管理** 如营养和镇痛镇静等药物治疗与危重症患者接受ECMO辅助治疗相同，详见相关章节内容。

（四）ECPR相关并发症

ECPR常见操作相关的严重并发症包括插管处出血（至少需要输注2个单位悬浮红细胞）或血肿形成（肿块直径≥2cm）、下肢严重缺血（骨筋膜隔室综合征需切开减压引流或截肢处理）、股部伤口感染、淋巴漏和腹膜后出血等。出血是ECPR患者最常见并发症，约1/3的ECMO患者发生严重的出血并发症，可能影响预后。局部并发症可以在B超定位下置管，放置远端灌注管，以及通过训练有素的医疗团队来降低其发生率。ECPR下急性脑神经损伤主要包括：脑出血、脑梗死或脑死亡，可通过B超或CT检查确诊。

（五）被迫中止ECMO

除外技术故障，在进行容量管理和血管活性药物控制之后患者仍不能维持在平均动脉压≥60mmHg和ECMO辅助流量≥2.5L/min，表示ECMO状态不稳定。脉搏血氧饱和度（$SpvO_2$）作为衡量CPR有效性的指标之一，在ECMO期间可反映患者ECMO后第一个24小时血流动力学稳定情况，当$SpvO_2$≤8%时预示患者出现毛细血管渗漏，处于多器官衰竭早期。同时，当血乳酸值≥21mmol/L，纤维蛋白原≤0.8g/L，凝血酶原指数≤11%时，可认为ECMO辅助无效。临床可见患者血管充盈的情况下仍表现为持续低血容量状态并全身水肿，即出现毛细血管渗漏综合征、肺泡出血甚至多器官衰竭。在ECPR开始24小时之后，患者出现持续严重感染、神经系统严重损伤（植物人、脑死亡）或多器官衰竭，应考虑中止ECMO。

五、医院外ECPR

院外心搏骤停（OHCA）往往不能明确心脏停搏时间，通常生存率比医院内ECPR低。即便是OHCA幸存者，其神经系统严重并发症发生率仍高达30%～60%。此类患者转运时机一直备受关注和争议。一篇对1 206例OHCA者的ECPR分析认为，CPR开始8～24分钟是转运至医院的良好时机，持续高质量CPR或起始心律为非可电击心律的OHCA患者应尽早转运。如CPR效果不佳，ECPR技术过硬，可尽快行ECPR；反之则优先强化CPR质量，若心搏骤停反复再进行ECPR。另有报道认为OHCA决策ECPR的最佳时间窗是21分钟。ECPR对于部分OHCA患者，特别是年轻、能快速确诊心搏骤停并进行CPR的患者有意义。OHCA发病原因的不确定性和心搏骤停发生环境有别于医院现成的救治设施等因素使得此类救治对ECPR技术要求更高，具有双向发展的趋势，旨在缩短复苏时间，即一方面最好具备机械CPR装置，医院内外相关人员密切配合，到达医院前维持基础的全身灌注；另一方面积极研发使ECLS装置小型化、便携化以适合ECPR团队进行心搏骤停现场救治和转运。OHCA患者ECPR成败的相关因素包括：高质量的CPR，不至于造成严重脑神经损伤；血乳酸值≥16.3mmol/L预示脑神经损伤预后不良，血乳酸值≥21mmol/L提示已错过ECPR最佳时机；患者经过CPR后或ECPR 20分钟后，仍然只有心电活动，没有脉搏，呼气末二氧化碳（exhalation carbon dioxide，$EtCO_2$）≤10mmHg，可预示患者接近脑死亡。

六、ECPR临床效果

目前仍然缺乏大规模多中心RCA患者接受常规CPR与ECPR抢救性辅助治疗的前瞻性随机对照临床研究，ECPR的临床效果主要来自回顾性临床观察研究或荟萃分析研究。ELSO近期回顾性分析登记数据显示成人、儿童和新生儿分别有2 885例、2 996例和1 336例接受ECPR抢救性辅助治疗，出院存活率分别为 41%、41% 和 29%。不同年龄 RCA 接受 ECPR 抢救性辅助治疗的临床预后存在一定差异，其可能原因有心搏骤停的发病原因不同，新生儿和儿童出院存活率较高，成人稍低。新生儿和儿童大多由先天性心脏疾病引起，心搏骤停通常发生在医院内，能够得到及时有效的常规 CPR 处理。另外，ELSO 注册登记数据可能包含了部分心搏骤停经成功 CPR 以后出现循环衰竭或心源性休克患者。不同 ECMO 中心报道 ECPR 患者救治成功率受很多因素影响，其出院存活率差异也较大。国外有学者分析其单中心 2004—2012 年间，152 例院内心搏骤停患者接受 ECMO 辅助的临床病例资料，提出 ECPR 患者的评分系统。在该研究中患者住院病死率高达 68.4%，回归分析结果提示低龄（年龄≤66 岁）、休克状态心脏停搏心律、开始 CPR 到启动 ECMO 辅助时间间隔≤38 分钟、ECMO 辅助开始后脉压＞24mmHg 和 ECMO 辅助开始后 SOFA 评分≤14 分时，患者临床预后较好（表 50-1-1）。如 ECPR 患者评分＞10 分，临床预后较好。

表 50-1-1　ECPR 患者辅助评分系统

项目	分值/分	项目	分值/分
ECPR 前相关因素		ECPR 期间相关因素	
年龄≤66 岁	2	开始 CPR 到启动 ECMO 辅助≥38min	3
无脉性电活动	3	ECMO 辅助开始后脉压＞24mmHg	2
心室颤动/无脉室性心动过速	4	ECMO 辅助开始时 SOFA 评分≤14 分	4

总之，ECPR 能够挽救部分 RCA 患者生命。尽管相关前瞻性随机对照研究仍然缺乏，但已有较多的回顾性临床观察研究结果表明 RCA 患者接受 ECPR 辅助治疗时，其出院存活且神经系统功能良好率较高。对于 IHCA 或 OHCA 患者，旁观者见证心搏骤停到开始 CPR 时间＜5 分钟，高质量常规 CPR 持续 15～30 分钟仍然难以恢复 ROSC 时，可以考虑启动 ECPR 抢救性辅助流程。ECPR 团队接到求救电话到完成插管建立 ECMO 辅助最好能够在 30～60 分钟完成。IHCA 患者通常其引起 RCA 的病因具有较好的可恢复性，常规 CPR 较及时且质量高，患者接受 ECPR 抢救性辅助治疗效果较好。而 OHCA 患者接受 ECPR 抢救性辅助治疗时，ECMO 辅助流量稳定后，应尽快转至医院内行冠脉造影等检查，积极明确并处理原发病，促进心脏功能恢复。ECPR 的临床有效性与安全性有待进一步高质量前瞻性随机对照临床试验来给出循证医学上的证据。另外，ECPR 可能的获益人群和 ECPR 的具体实施细节等仍然需要进一步规范化。

（侯晓彤）

第二节　心脏移植围手术期 ECMO 应用

一、ECMO 在心脏移植围手术期应用

近十年来，心脏移植逐渐成为终末期心力衰竭的最有效治疗措施。然而，随着医疗技术的进步及人民生活水平的提高，心脏供体数量仍明显少于逐年增加的需要心脏移植的患者人数。这一不平衡导致很多移植中心的患者需要等待很长时间，不得不采用边缘供体心脏。

由于接受移植的患者均为终末期心脏病，心功能储备极差，此外还要接受围手术期的一系列打击，包括移植心脏缺血再灌注损伤以及早期大剂量免疫抑制剂的使用，使部分患者在术后短期内发生原发性移植物功能衰竭（primary graft failure，PGF）的可能性增加，需要大剂量的正性肌力药或 ECMO 辅助。PGF 的治疗仍极具挑战。过去发生 PGF 时，临床医生曾经采取紧急再次移植的方法，但是随之而来的是极高的手术死亡率，因此该方法不再作为首选。对于部分患者，大剂量的正性肌力药可以恢复心肌收缩力和血流动力学的稳定，但正性肌力药带来的副作用越来越受到重视。对病情严重的病例采用机械循环支持来维持重要脏器灌注直到移植心脏的功能恢复是目前常用的方法。判断心脏移植围手术期 ECMO 应用时机或者预后情况的一个最重要指标是患者的可复性。在临床心脏移植中，正是由于健康移植物的高度可复性，使得 ECMO 在此领域有着更理想的应用效果。

（一）心脏移植围手术期 ECMO 应用的适应证

ECLS 已成功运用于心脏手术术后，其中包括 ECMO 和 IABP。根据既往研究报道，普通心脏手术术后对体外生命支持的需求率为 2%，而在移植术后则为 14%。ECMO 可以给予移植心脏更多的恢复时间。

心脏移植患者围手术期 ECMO 应用的适应证包括：

1. 术前血流动力学难以维持的等待心脏移植的患者。ECMO 应用可减少正性肌力药的应用，同时一定程度使衰竭心脏卸载，从而保护其他重要脏器的

灌注。

2. 术后早期排异反应致供体心脏功能衰竭，ECMO 支持可使心脏功能逐渐恢复。

3. 移植后供体心脏右心功能不全。术后肺血管阻力增高的患者，ECMO 辅助心脏一方面缓解肺血管痉挛，另一方面使右心室心肌得到一定训练。

4. 供体心脏小、受体体重大，血流动力学难以维持，可用 ECMO 辅助循环并训练心肌。

（二）ECMO 在心脏移植术后移植物衰竭支持中的作用

1. 心脏移植术后移植物衰竭的定义与临床表现 心脏移植术后移植物衰竭是指在心脏移植术后早期，由于单心室或双心室功能障碍，移植心脏无法满足受体的循环需求，表现为在左心室充盈压足够的前提下出现低血压和低心排血量。国内外数据显示，PGF 的发生率估计在 2.3%～26%，差别较大的原因在于各个移植中心对 PGF 的定义不同。如果将 PGF 定义为在移植术后 90 天内出现患者死亡或者需要再次移植的情况，PGF 的发生率仅有 2.5%；如果定义为术后即刻需要大剂量的正性肌力药或者机械辅助装置维持心功能，大部分研究者发现 PGF 的发生率为 10%～20%。

心脏移植术后移植物衰竭主要表现为低血压、少尿、右心增大和中心静脉压升高等，其原因与供体心脏保护、受体肺动脉高压、右心室肌菲薄和代偿能力差等有关。此种以右心功能不良为主要表现的心力衰竭，恰恰是 ECMO 应用的最好适应证。

2. 心脏移植术后移植物衰竭的病因和病理生理机制 急性缺血再灌注损伤所致心肌顿抑是导致 PGF 的主要因素。供体心脏在移植过程中不断暴露于一系列打击之中，包括脑死亡及其伴随反应、低温保存、热缺血及再灌注损伤。不同供体对这些打击的承受能力不同。脑死亡后供体会迅速释放大量儿茶酚胺，后者进一步导致心肌缺血、钙超载、钙依赖性蛋白酶的激活、收缩蛋白的钙敏感性发生改变以及炎症反应调节因子的大量激活，这些都会抑制供体心脏的收缩功能。在供体心脏的储存过程中，心肌细胞正常有氧代谢的缺失导致细胞水肿，无氧代谢使乳酸堆积进一步加重缺血损伤。

同样，受体内环境的变化也会导致 PGF 的发生。大部分接受心脏移植的受体在术前都存在一定程度的肺动脉高压，在这种情况下，供体心脏的右心室无法克服增加的后负荷，继而导致右心衰竭。此外，当患者全身状况不佳，移植前就需要呼吸机和机械循环支持，这些患者时常面临多器官衰竭和败血症的威胁，在这种受体环境下，移植心脏常在术后发生 PGF。

3. 改良 ECMO 代替体外循环技术在心脏移植边缘性供体心脏中的应用 ECMO 应用于心脏移植术后移植物衰竭可取得良好效果，一方面是因为，正常的供体心脏仅是因为缺血或再灌注损伤等原因造成暂时生理功能障碍，减轻负荷和充分休息后，其可复性较高。另一方面，心脏可以快速适应后负荷的压力变化，重塑以维持正常的循环需求。一些体重偏小、缺血时间较长以及年龄偏大的供体，在进行心脏移植后发生移植物衰竭的概率增大。

采用 ECMO 代替常规体外循环、术中转机并术后辅助的治疗策略，扩大了以往 ECMO 仅作为辅助工具的使用范围，避免了其介入时机难以把握和疗效难以预见的缺点。这种改良技术的优点为：应用于某些边缘性供体手术，可以提供更稳定的心脏移植术后辅助，减轻心脏前负荷以及预防并治疗右心衰竭，有利于心肌损伤后心脏功能的恢复；术后直接辅助，避免可能发生的低灌注、心律失常和心脏停搏带来的危害，能够更好地保障围手术期安全；术野只有上腔插管，使手术操作不受管道干扰；手术操作结束后不需要一个停止体外循环辅助的过程，可以缩短手术时间；节省常规体外循环耗材、费用。如果临床评估移植物的功能不全是暂时且可逆的，那么就必须竭力避免出现供体继发器官损伤、心肺复苏或者长时间的代谢性酸中毒后再开始 ECMO 使用的情况。

4. 心脏移植围手术期 ECMO 治疗的并发症 虽然 ECMO 在心脏移植围手术期的作用值得肯定，但 ECMO 使用期间的相关并发症也是值得高度关注的。出血、感染、神经系统并发症及肾衰竭是较常见的并发症。心脏移植围手术期特点使得 ECMO 支持有一定特殊性。

(1) 出血：出血仍然是心脏移植围手术期使用 ECMO 的并发症之一。患者发生大量出血的原因包括手术创伤出血、血小板减少症、白细胞的激活以及抗凝治疗等。给予适当的凝血因子和血液制品，有助于出血的治疗。

(2) 感染：感染是机械循环支持的常见并发症之一，心脏移植患者由于免疫抑制药物的使用，感染的风险较其他机械辅助循环更大。有研究表明，对于接受机械循环支持的患者而言，真菌导致的血流感染风险增加 2 倍。除了严格无菌操作、合理地使用预防性抗菌药物外，通过二代基因测序等更有效的监测工具有助于降低感染发生的风险。

(3) 神经系统并发症：发生神经系统并发症的原因可能与 ECMO 使用期间的抗凝有关，其他因素也包括心源性休克导致的低灌注、肝功能受损以及弥散性血管内凝血等。

(4) 急性肾衰竭：围手术期肾衰竭常继发于多种情况，例如休克、肾毒性药物、体循环静脉淤血以及移植前的心肾综合征等。现有研究表明，尽管术后接受ECMO辅助的PGF患者早期行血液透析的概率较高，但是ECMO患者的平均尿量远高于其他患者，远期肾功能并没有明显差异。由于液体过负荷是ECMO预后不良和持续时间较长的独立危险因素，故将其视为早期启动药物或机械性容积清除策略的重要触发因素。利尿剂可能对无少尿、肾损伤程度较轻的患者有效，但其疗效不可预测，也可能存在潜在副作用。此外，患者的临床状况可能需要对液体进行更有效的清除。与其他危重患者相比，心脏移植患者对快速液体积聚和移动的耐受性较差。缓慢持续的液体清除可能会对肺和心脏产生潜在有益影响。启动RRT时机应根据危重患者各自的临床特征和背景、肾脏满足代谢需求的能力以及潜在的不良事件风险进行个体化定制。当疑似液体过负荷、利尿剂治疗可能无效或不安全、AKI相关代谢紊乱阻碍心肺功能恢复时，都应在ECMO患者中考虑RRT。

尽管存在上述ECMO相关的并发症，但是通过及早发现、及时处理，并不增加移植术后的死亡率。

二、离体心脏灌注技术简介

随着供体心脏短缺矛盾的日益突出和现代供体心脏保存与修复技术的发展，越来越多的边缘供体心脏在再评估或修复后应用于临床。为了评估供体心脏并改善供体心脏功能，减少供体心脏冷缺血时间，离体心脏灌注（ex vivo heart perfusion，EVHP）应运而生并逐渐发展成熟。

（一）减少冷缺血时间

EVHP有可能通过减少供体心脏冷缺血时间从而改善心脏移植患者的预后。在心脏死亡供者（DCD）同种异体动物移植模型中，EVHP与传统方法相比，供体心脏功能维护得更好。在临床应用中也发现，边缘供体心脏采用EVHP技术后，原发性移植物功能不全发生率降低，急性排斥反应发生率也明显降低。和传统方法相比，采用EVHP技术30天、1年和2年的患者死亡率以及对术后循环支持药物的剂量和机械辅助循环使用率均有所降低。

（二）延长供体心脏运输距离，评估边缘供体心脏功能

EVHP可以为供体心脏远距离运输提供可能。目前报道的通过EVHP技术最长运输时间为611分钟。该患者移植后通过体外膜氧合技术及双心室辅助技术支持，最终顺利存活。在EVHP支持下，可以对边缘供体心脏进行修复，从而提高供体心脏移植的成功率。在临床研究中，评估在EVHP期间主动脉根部和肺动脉血的乳酸水平，乳酸>5mmol/L被认为是预测移植物早期功能障碍的危险因素。

（三）EVHP装置简介

目前进入临床试验的EVHP装置为器官维护系统（organ care system）（图50-2-1）。它由一个带氧合器的灌注装置组成，并具有心脏除颤及起搏功能。大血管插管后置于EVHP上，结扎腔静脉、左心房。氧合血通过传输装置运至主动脉根部，与心电图同步保证心室舒张期的冠状动脉灌注。主动脉根部压力控制在65～90mmHg；泵流量保持在900～1 200ml/min以达到冠状动脉流量750～900ml/min。灌注液温度保持在34℃。采用低剂量的腺苷或正性肌力药物维持心率在65～100次/min。

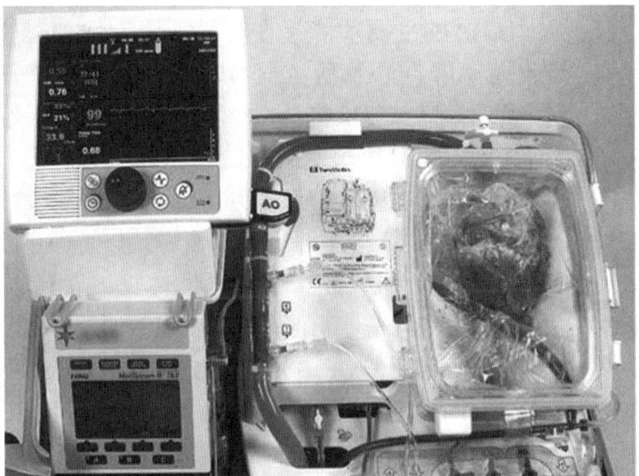

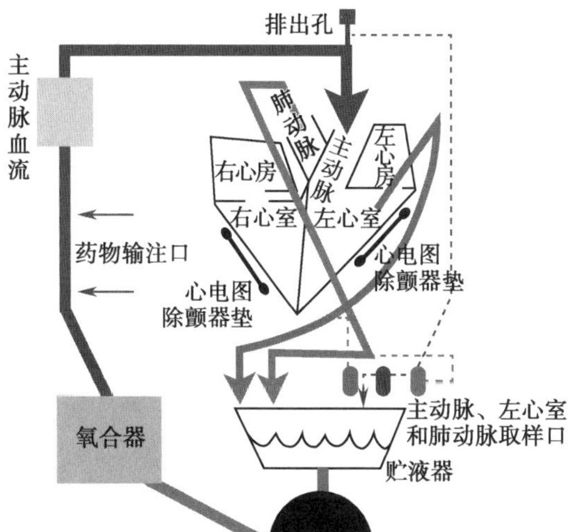

图50-2-1　器官维护系统（见文末彩图）

心肌水肿仍然是限制 EVHP 持续时间最重要的因素,但 EVHP 技术有望成为改善边缘供体心脏质量的有效途径。目前处在实验中的便携式 EVHP 装置能够在转运途中进行供体心脏评估和保存,从而能够增加供体心脏的获取距离。EVHP 装置今后也将为转运途中尽早修复供体心脏提供重要的技术平台。

(李白翎)

第三节　成人终末期心力衰竭的机械循环辅助

终末期心脏病是指各种病因所导致的心脏病终末阶段,经药物等传统内科治疗方法无效,出现不可逆性心脏失代偿的阶段。目前在全世界范围内,终末期心脏病患者数量的不断增加已经成为心脏疾病的主要问题。心脏移植是公认和有效的终末期心脏病的外科治疗方法。随着国际上心脏移植技术的不断进步,20 世纪 90 年代起我国的心脏移植也得到快速发展。但是,心脏移植仍然存在一些局限性,一方面受到供体来源和数量的限制,另一方面移植后右心衰竭、免疫排斥反应及移植物冠状血管病都限制移植患者的远期预后。

在成人终末期心脏衰竭患者中,机械循环辅助(mechanical circulatory support,MCS)的应用取得飞速的进展。在 20 年前,ECMO 是唯一的循环支持手段,可以辅助支持 24 小时至几周。但现在,中期或长期支持设备如 VAD 已经超越 ECMO 成为有效的循环辅助手段。随着 VAD 技术水平的提高与设备成本的降低、患者适应证的准确评估、患者临床预后的显著改善,终末期心脏衰竭的治疗策略已经逐步改变。

一、成人终末期心脏衰竭的机械循环辅助种类

(一) 机械循环辅助原理与发展历程

终末期心脏衰竭时,心脏出现“泵衰竭”,导致无法将氧合血供应至重要脏器,进而出现酸中毒与心源性休克。患者发生心源性休克导致正常的压力-容量环发生右移,出现心肌收缩力与每搏量下降,左心室容积与充盈压显著增加。正是基于这样的病理生理过程,临床应用机械循环辅助的主要目的就是帮助“泵衰竭”患者提高心输出量与卸载左心容量负荷。当患者应用机械循环辅助后,心脏压力-容量环会发生改变,但不同设备辅助效果不同,导致压力-容量环的变化程度不同。成人终末期心脏衰竭患者应用机械循环辅助的目的主要是:临时辅助过渡至心功能恢复;临时辅助过渡至心脏移植;临时辅助过渡至长期机械循环辅助支持。

当患者应用大剂量正性肌力药物与血管活性药物无效时,需要积极考虑应用机械循环辅助以稳定血流动力学,帮助患者心功能恢复或过渡至心脏移植或植入长期机械循环辅助设备等。机械循环辅助已经逐步成为终末期心脏衰竭患者的一线治疗方案。下文详细介绍目前临床常见的机械循环辅助设备。

(二) 机械循环辅助设备

1. 短期机械循环辅助设备　短期机械循环辅助支持可以迅速恢复稳定患者的血流动力学,避免发生重要脏器损伤。当心源性休克患者发生多脏器功能衰竭时,常规治疗方案往往无效,并且进行心脏移植或长期机械循环辅助支持预后也较差。短期机械循环辅助设备的建立相对较易,可以经皮建立或外科切开建立,可以保证迅速建立。不同的设备具有各自的优缺点,下面作一详述。

(1) IABP:1968 年,IABP 首次应用于心源性休克患者进行循环辅助支持,逐步成为临床应用最广泛的机械循环辅助设备。

IABP 的主要构成组件为双腔管内的聚乙烯气囊,腔管外部管道可以充气膨胀,常用气体为氦气或二氧化碳,氦气密度较低并且扩散系数高,二氧化碳的水溶性较高,可以有效地降低发生气栓的风险。IABP 常见的入路为股动脉,通过经皮穿刺建立导丝通路,将充气球囊放置于降主动脉,并且将远心端连接到外部控制台。外部控制台可以调节充放气时序、监控心电图及记录压力波形。正常工作情况下,心室舒张期气囊开始充气,收缩期开始前快速放气。充气与放气的频率由患者心电信号、动脉波形或充气泵固定频率控制。IABP 可以通过经皮技术快速建立而稳定患者病情,相比于其他机械循环辅助方式,IABP 构造简单且应用更加便捷。IABP 的辅助流量约为 0.5～1.0L/min。

IABP 的主要功能是在心脏舒张期增加冠脉血供与收缩期降低心脏后负荷,增加心肌氧供,降低左心室室壁张力与氧耗,提高射血分数并降低肺毛细血管楔压。IABP 常用于难治性不稳定型心绞痛、急性心肌梗死后的机械性并发症、心脏术后心力衰竭及高风险性冠状动脉血管重建等。2012 年之前,美国与欧洲指南推荐急性心肌梗死合并心源性休克患者置入 IABP 为Ⅰ类推荐,但是实际临床效果并不显著。随后,在 IABP-SHOCK Ⅱ研究中发现,与传统治疗方案相比,IABP 并不能显著提高患者生存率,但使用 IABP 是安全的且无严重并发症。这项研究颠覆了临床实践对 IABP 应用的认识,引起巨大的争议与轰动。但值得我们注意的是,此研究也存在一定局限性,不能全盘否定 IABP 的临床价值,由于 IABP 的临床实际应用更为复杂,需要我们进一步深入探讨。

(2) ECMO:本书其他章节详细介绍了 ECMO 辅助

循环相关知识，此处仅就ECMO辅助循环相关不足进行简述。对于出现肺水肿与低氧血症的部分终末期心脏衰竭患者来说，ECMO能够同时提供心肺功能支持，相比于其他机械循环辅助更具优势，并且ECMO建立便捷、方便转运及设备费用相对较低，特别是可以有效地应对血流动力学恶性进展。但是ECMO辅助期间相关并发症的发生率较高，例如出血、栓塞、感染及血管事件等。股动静脉VA ECMO逆向血流会导致左心室后负荷增加，可能会影响心肌功能的恢复，特别是左心收缩功能较差时，可能会在左心室内或主动脉根部形成紊流区并导致血栓形成，ECMO中心插管方式可以一定程度上降低此不利影响。因此，ECMO外周插管时，可能需要进行左心室卸载。

(3) Impella：Impella是一种微轴流血泵，主要用于对急性心力衰竭或高风险冠状动脉介入术患者进行快速的血流动力学支持。Impella基本原理是血液经过放置于左心室的血泵入口抽吸，利用轴流泵将血流打入放置于主动脉瓣上方的血泵出口，为患者提供稳定的血流动力学支持。在临床应用时，可在透视引导下，经皮穿刺或外科切开经股动脉放置至升主动脉内。Impella设备可细分为2.5型与5型等，其对应的辅助最大流量可达到2.5L/min与5L/min。

目前，临床上Impella 2.5型应用较为广泛，其尺寸是12F的小型轴流泵，通过血泵从左心室抽吸血液泵入升主动脉内，操作较为简便，在透视引导下，先经股动脉逆行至升主动脉建立导丝通路，通过9F的猪尾导管经皮置入，血泵沿导丝置入左心室，将J形尖端部位放置于左心腔内即可完成。Impella血泵内部含有两个压力传感器，可以实时监测主动脉压与左心室内压，以更好地反映患者实时状态，反馈于外部控制台，其连接血泵电缆可以完成实时监测与控制驱动装置。血泵的密封部位利用肝素水不间断冲洗，预防血流在密封部位的湍流区形成血栓。

除急性心力衰竭与冠脉介入手术高危患者外，Impella还可以用于治疗心脏术后低心排血量、心肌梗死合并心源性休克、严重性移植排斥反应及慢性心力衰竭失代偿期等。相比于IABP，Impella更能安全有效地维持患者血流动力学稳定。Impella可以经皮进行穿刺置管，极大地方便紧急循环辅助支持需求。但需要我们注意的是，对于严重的外周血管疾病、主动脉瓣反流及主动脉严重钙化患者，临床实践不应考虑应用Impella。

(4) TandemHeart：TandemHeart是一种可以经皮置入的VAD设备，基本原理是通过房间隔造孔将左心房的血液通过血泵引流出再泵入股动脉。不同于Impella的轴流式血泵，TandemHeart由离心血泵组成，转速范围为3 000～7 000r/min，大约可以提供4L/min的辅助流量。TandemHeart在透视下通过建立导丝通路即可完成输送，值得注意的是，引流插管需要经过房间隔后再置入左心房。先利用Brockenbrough房间隔穿刺针、猪尾导丝及双极扩张器建立跨房间隔通道，再将放置于右心房内的Mullins鞘管送入左心房，21F聚氨酯引流管底部开有引流孔可以保证充分引流，血液通过引流插管引出体外，一般经灌注插管泵入对侧股动脉。外部控制器可以进行实时监测与控制，并且泵体内部有持续肝素水泵入以防止血栓形成。

目前，TandemHeart多应用于心源性休克患者或高风险冠脉支架介入术患者的临时性循环辅助支持。相比于IABP，TandemHeart可以明显地提高心指数与平均动脉压，降低肺毛细血管楔压。对于心脏手术后脱机困难的患者，TandemHeart也可以提供短期循环辅助支持。大部分患者在病情急速恶化时，通过建立TandemHeart稳定血流动力学，为下一步治疗争取时间。当心功能未能及时恢复时，可以考虑过渡至心脏移植或长期机械循环辅助。但我们需要注意，由于TandemHeart建立左向右分流，对右心衰竭患者并不适用。合并室间隔缺损时，如存在右向左分流情况，会导致TandemHeart辅助无效果。当引流管移位于右心房也会无法起到辅助效果。

(5) CentriMag：CentriMag是一种磁悬浮式离心血泵，其重要特征就是叶轮呈无接触型旋转，可以消除旋转部件的摩擦热量与静态湍流区，最大程度地降低对血液成分的剪切力，避免溶血。CentriMag系统由磁悬浮泵头、电磁式血泵、超声流量探头及外部驱动控制器组成，体积较小，方便移动。血泵的最低流量为31ml/min，最大辅助流量可达到10L/min。通过连接于管路上的超声流量探头可以实时监测流量，根据实际需求调整泵转速来达到目标辅助流量。

对于心脏术后心源性休克的患者，建立CentriMag可以有效地帮助CPB脱机困难的患者迅速过渡至短期机械循环辅助，避免插管管路的更换。由于CentriMag优良的血泵特点，可以进行几天至几周的辅助循环支持，最大程度地等待心肌恢复或进行心脏移植前的桥接治疗。CentriMag不仅可以进行单心室辅助，还可以进行双心室辅助，可以通过外科途径建立，也可以经皮建立。除单独应用血泵辅助外，还可以联合膜肺转变为ECMO辅助。临床实践中，CentriMag可以被用于心脏术后心力衰竭、急性心肌梗死后心源性休克、暴发性心肌炎及心脏移植围手术期等循环支持。总的来说，CentriMag在高流量辅助时，血液破坏较小，并且可以配套使用多种管路与体外放置，临床应用更为灵活。

2. 长期机械循环辅助设备 短期机械循环辅助

设备主要用于急性血流动力学不稳定患者，快速稳定患者情况，避免多脏器功能衰竭。大部分患者在短时间的循环辅助支持下，接受病因治疗后等待心肌功能恢复。但部分患者心肌功能不能恢复，需要进行心脏移植或过渡至长期机械循环辅助支持。一方面，不同于短期辅助循环设备可以经皮穿刺建立，长期机械循环辅助设备建立需要外科侵入式操作，对患者存在一定程度上的应激打击；另一方面，患者基础病情往往较重，循环辅助时间较长，对设备的整体系统稳定性要求较高。下文将详细介绍临床上几款常见的长期机械循环辅助设备。

(1) HeartMate Ⅱ：HeartMate Ⅱ是一种可植入式轴流血泵，为平流灌注模式，用于患者的长期循环辅助支持。HeartMate Ⅱ的基本原理是通过驱动电机产生的电动势驱动磁铁旋转，血泵转子产生前向推动力，将左心室血液通过泵体引出至体循环。血泵位置固定于左膈下的腹膜前，引流端位于左心室，流出端吻合于升主动脉。驱动电缆在右上腹经皮穿出，小型泵驱动器外挂于患者身体。HeartMate Ⅱ泵速为6 000～15 000r/min，最大泵流量可达到10L/min。血泵可由直流或交流电源供电，日常使用时由随身佩戴的微型电池供电。

HeartMate Ⅱ组件包含：血泵、驱动单元、系统控制器、系统监视器、电池及电缆。HeartMate Ⅱ通过血泵转子驱动血流，输出流量依赖于转子旋转速度及泵入口与出口端的压力差，特别对后负荷压力较敏感。日常使用时，患者无法更改血泵转速，通常在血泵运行初期或评估患者病情时由专业人员通过系统监视器来进行调整。

HeartMate Ⅱ是临床应用数量最多的长期机械循环辅助设备。相比于既往的HeartMate XVE设备来说，HeartMate Ⅱ的安全性与有效性显著提升。机械循环辅助支持注册登记系统(interagency registry for mechanically assisted circulatory support，INTERMACS)的数据显示，HeartMate Ⅱ患者的平均存活率接近90%。

(2) HeartWare：不同于HeartMate Ⅱ血泵，HeartWare是一款离心式血泵，植入于心尖部或左心室膈面，引流端很短并直接引流心腔内血流，输出端端侧吻合于升主动脉。HeartWare也是应用于终末期心脏衰竭患者的长期机械循环辅助设备。HeartWare血泵整体预充量为50ml，重量约为140g，泵速范围为1 800～4 000r/min，最大辅助流量为10L/min。血泵的叶轮特点是被动悬浮式与非接触式旋转，内部的封闭式电机产生电磁场来驱动定子叶轮旋转产生离心力。由于叶轮与泵体内部无摩擦，运行期间消除摩擦与静态湍流区，最大程度地保护血液。

HeartWare是由血泵、穿戴式控制器、系统监控器、外挂电池及电缆组成。通过心尖部缝合环，血泵泵体良好地固定于心脏，输出端通过人工血管吻合于主动脉。经皮电缆外层包裹聚酯织物，可以保证皮肤出口端愈合，避免感染。穿戴式控制器可以实时反映血泵的运行参数与报警状况，系统监控器可以修改设置血泵运行参数与泵体相关工作参数。血泵运转期间，可应用交流电或直流电供电，还配有车载直流电转换器。HeartWare可以应用于终末期心力衰竭患者进行长期机械循环辅助，1年生存率可达86%。由于血泵泵体较小且置于心包腔内，血泵相关出血与感染并发症发生较少，并且无须做腹部泵袋，使得外科操作更为简便，并且减少腹部相关并发症。

(3) Berlin Heart：Berlin Heart是一种非接触式的轴流血泵，主动式与被动式的磁力维持叶轮悬浮，并且驱动叶轮在圆柱形泵体内围绕泵轴旋转。血泵的预充量为82ml，重量约为200g。血泵的转速范围为5 000～10 000r/min。血泵放置于左侧膈下的泵袋里，引流管位于左心室，流出管连接于升主动脉，泵体通过经皮电缆连接于外部控制器。血泵可以由直流电或交流电驱动，外部控制器控制和监测血泵，并且设置血泵相关参数。泵体内部均为肝素涂层，防止血栓形成。目前，Berlin Heart在欧洲应用较为常见，与其他常见血泵临床效果无差异。

综上所述，临床现有多种机械循环辅助设备可以用于终末期心脏衰竭患者的短期与长期循环辅助支持。随着科学技术水平的发展，未来机械循环辅助技术会向更安全与更长支持时间的方向发展，不仅可以作为心力衰竭患者的过渡治疗，还可以作为终末治疗方案。随着临床经验的进一步积累与总结，心力衰竭患者会得到更好的治疗，机械循环辅助的应用数量也会不断的提升。

二、成人终末期心脏衰竭的机械循环辅助的适应证与并发症

(一) 机械循环辅助的适应证

虽然心脏移植是治疗终末期心脏疾病的有效外科手段，但由于供体数量有限，大多数患者需要一定时间的等待。机械循环辅助技术的临床应用显著提高患者的生存率与生存质量，不仅可以为心源性休克患者稳定血流动力学，还可以为接受心脏移植的患者进行桥接治疗或作为终末治疗方案。

对于正性肌力药物应用剂量较大但血流动力学仍无法稳定的患者，应考虑早期应用IABP。目前，IABP多用于导管室，可以迅速建立并稳定患者的血流动力学。IABP可以增加冠状动脉血供，降低心脏后负荷及心肌耗氧量。对于无法脱离CPB的患者、心脏术后及IABP难以维持循环稳定的患者，应用ECMO进

行循环辅助更为有效。ECMO可以提供双心室辅助，还提供肺功能支持，建立便捷且价格较低。不同的Impella设备型号可以提供不同心输出量的辅助支持，多用于左心衰竭患者。总的来说，心脏病患者循环迅速恶化时，为保证体内重要脏器灌注和为心肌功能恢复提供充足时间，都可以考虑应用短期机械循环辅助支持。

尽管药物治疗心力衰竭患者取得一定程度进展，但是心力衰竭仍会进一步发展至难以控制的程度。一些患者在静息或轻微活动时会出现明显的症状，需要反复或长期住院接受治疗，这些患者往往需要进行心脏移植或接受长期机械循环辅助支持。终末期心力衰竭的患者心功能处于NYHA Ⅳ级90天以上，特别是近期60天内最佳的内科治疗方案无效，左室射血分数（left ventricular ejection fraction，LVEF）＜25%，需要持续性应用正性肌力药物，患者体表面积＞$1.5m^2$，生存预期＜2年，具备以上情况者可以考虑积极应用长期机械循环辅助支持。患者对正性肌力药物依赖，但移植等待期较长，就应积极考虑尽早植入VAD。VAD的植入时间对于患者的生存预后有影响，在循环恶化前建立辅助，可以有效地提高患者生存率与生活质量。

（二）机械循环辅助的并发症

机械循环辅助期间最常见的并发症包括：出血、血栓、神经系统并发症、感染及肝肾衰竭等。

出血是VAD植入术后常见并发症之一，相关研究报道发生率为20%～45%。早期出血多由于术中止血不彻底造成，确切止血是防止术后早期出血的重要手段，必要时可应用新鲜冰冻血浆及血小板。血泵管路接口不牢也会导致出血，往往情况比较凶险，需要谨慎预防。患者活动时或腹压增高时应特别注意血泵管路结构，及时发现问题并纠正。由于是非生理性管道系统，当抗凝不达标时，血泵内极易发生血栓。机械循环辅助患者的神经系统并发症的发生率为9%～47%。当患者血流动力学不稳定时，低灌注会导致神经系统损伤，早期进行VAD辅助，可以减少循环不稳定带来的不利影响。此外，患者VAD植入术后应当高度重视抗凝治疗，高龄、左心功能不全及房颤患者均可能出现栓塞并发症。所以说，一方面术后需要严格抗凝，及时监测凝血指标，调整抗凝药物剂量；另一方面，要严密观察血泵内是否有血栓形成。一旦发现血泵内明显的血栓形成，应及时更换血泵以避免神经系统并发症的发生。由于患者长期心功能不全，全身状态较差，抗感染能力下降，植入血泵为异物源，VAD术后患者容易发生感染。需早期使用强效与广谱抗生素预防感染，一旦发生全身感染时，VAD设备将成为无法根治的感染源，最终导致患者的不利结局。术后应当积极鼓励患者咳痰，尽早地下床活动，并且保证热量供应。

三、成人终末期心脏衰竭机械循环辅助的临床应用

（一）机械循环辅助的桥接治疗

由于器官资源有限且移植等待期较长，一部分患者临床应用MCS的主要目的是临时辅助过渡至心脏移植（bridge to transplantation，BTT）。在急性心力衰竭时，相比于长期机械循环辅助设备，ECMO的建立较为简便且费用较低。但是，长期ECMO辅助会增加患者血栓栓塞、感染及多器官衰竭的风险。当患者血流动力学不稳定与器官衰竭时，不适宜植入VAD，可以及时建立ECMO辅助循环稳定，避免重要脏器进一步发生衰竭，为后期植入VAD与进行心脏移植争取宝贵时间。

早期VAD设备多用于心脏直视手术后无法脱离CPB的患者，通过左心房将血流引出后再通过体外血泵泵入主动脉内，实现对左心系统的辅助支持。随着技术水平的提高，从既往几小时的辅助时间延长至数月，逐步成为心脏移植患者的桥接治疗方式。在临床实践中，预期生存时间短于一周的患者，可以优先获得供体进行移植治疗，但对于其他患者来说，移植等待期会延长，患者往往无法等到移植治疗。因此，机械循环辅助技术可以有效地维持患者血流动力学稳定，保证过渡至移植治疗。

（二）机械循环辅助的术后支持

心脏移植术后可能会出现较为严重的并发症，如原发性移植物功能不全（primary graft dysfunction，PGD），严重影响移植术后患者的生存率。脑死亡供体、血流动力学不稳定、儿茶酚胺风暴与大量炎症因子释放、热缺血后冷保存与再灌注损伤均可能导致PGD。心脏移植后24小时内出现心功能不全，除出血、技术原因及超急性排斥反应等因素外，可能发生PGD。心脏移植术后应用ECMO辅助，目的是保证供体心脏休息与重要脏器灌注。ECMO辅助期间应当实时监测血流动力学与心脏彩超评估心功能，保证神经系统、肝肾功能及肺功能良好，维持脏器灌注，有指征时可考虑应用肾脏替代治疗。如果怀疑急性排斥反应，可考虑通过右心导管取心肌活检，并且可以增加应用免疫排斥药物。心脏移植术中，供体心脏恢复血液灌注后，可通过大体观察、TEE或体表超声、NIRS及血流动力学监测联合判断心功能情况。实验室辅助指标包括：动脉血乳酸值、碱剩余及混合静脉血氧饱和度。患者应用正常剂量正性肌力药与血管活性药物无法维持循环稳定[CVP＞$15cmH_2O$、收缩压＜90mmHg、MAP＜70mmHg、PCWP＞20mmHg及CI＞2.0L/(min·m^2)]，需要应用更大剂量药物辅助维持稳定时，应当考虑转

为长期机械循环辅助支持。

成人患者可以考虑联合应用IABP进行后续治疗。在严重性移植物衰竭时，早期应用ECMO可以维持心输出量，但股动脉置入IABP时，可能会阻挡ECMO股动脉插管向上的血流，并且还可能会增加外周血管并发症。当患者应用边缘性供体心脏或存在缺血时间较长等已知风险因素时，可以考虑预防性应用ECMO进行辅助支持，维持术后早期重要脏器灌注稳定。

ECMO还可以应用于迟发性供体心脏功能衰竭。急性细胞免疫排斥反应或移植物血管病易导致迟发性供体心脏功能衰竭。当出现临床指征时，应当及时建立ECMO，并且加大免疫抑制剂用量。相比于CPR，预防性应用ECMO可以有效地提高患者预后，院内生存率可达79%，但是一年生存率为26%。ECMO可以提供加强免疫抑制剂治疗的机会，并且可以评估患者是否可以恢复，是否考虑转为VAD或进行二次移植，但二次移植率较低。

（三）机械循环辅助的患者预后

终末期心脏衰竭患者心肌存在重塑过程，临床上表现为左心室进行性扩张，心肌收缩力减弱及心室内压进行性升高。当患者植入长期机械循环辅助设备后，心室负荷降低，异常心肌结构逐步恢复，心肌重塑形态逐步逆转。在VAD辅助下，很多患者可以进行日常工作学习，无须进一步行心脏移植。需要注意的是，虽然大部分患者心室结构出现逆转，但是心功能恢复正常，可以彻底脱离机械辅助的患者仅占小部分。在VAD辅助支持后，心肌可能会发生一定程度的重塑，但是心肌功能恢复程度与时间仍难以预测。

患者行VAD辅助时，心肌前负荷与机械做功均降低，心肌细胞体积缩小，导致心肌萎缩。因此，需要对左心室进行针对性的再负荷训练，通过间歇性地减慢血泵泵速，减少左心室血液引流，增大心室前负荷，增加心肌收缩力以达到生理性心肌肥大。例如，患者睡眠时控制性减少辅助流量。但逐步增加心肌机械做功来帮助患者心肌功能恢复的方法还要通过进一步积累临床经验来验证。

明确判断患者心功能恢复状况及能否脱离辅助装置存在一定挑战性。患者停止血泵15分钟再行6分钟步行试验后，测量平均动脉压＞60mmHg，血流动力学稳定，说明患者可以考虑撤除辅助设备。但在暂停VAD辅助装置后，会出现"血液逆流"现象，心脏舒张期时，血液经升主动脉至血泵流出道发生反流。因此，安全有效地评估自身心功能时，需要注意避免心脏舒张期发生的血泵反流，并确定无前向血流。

长期机械辅助患者脱机后的生活质量要显著优于移植辅助过渡与心脏移植患者。相对于心脏移植患者，经过VAD辅助脱机后，无须面对免疫抑制相关并发症、免疫排斥反应及肾功能恶化等情况。VAD辅助期间还可以联合一些新的治疗策略，来更好地帮助患者心脏功能恢复。所以，未来机械辅助支持的重要治疗目标是帮助患者恢复心功能，节约心脏移植供体，降低移植相关并发症，提高终末期心脏衰竭患者的整体生存率。

（吉冰洋）

思考题

1. ECPR临床应用适应证与禁忌证有哪些？
2. 成人终末期心力衰竭的机械循环辅助种类有哪些？

参考文献

[1] PERMAN S M, ELMER J, MACIEL C B, et al. 2023 American Heart Association focused update on adult advanced cardiovascular life support: An update to the American Heart Association Guidelines for cardiopulmonary resuscitation and emergency cardiovascular care [J]. Circulation, 2024, 149(5): e254-e273.

[2] MARINO B S, TABBUTT S, MACLAREN G, et al. Cardiopulmonary resuscitation in infants and children with cardiac disease: A scientific statement from the american heart association [J]. Circulation, 2018, 137(22): e691-e782.

[3] MCCARTHY J J, CARR B, SASSON C, et al. Out-of-hospital cardiac arrest resuscitation systems of care: A scientific statement from the american heart association [J]. Circulation, 2018, 137(21): e645-e660.

[4] ABRAMS D, GARAN A R, ABDELBARY A, et al. Position paper for the organization of ECMO programs for cardiac failure in adults [J]. Intensive Care Med, 2018, 44(6): 717-729.

[5] COMBES A, BRODIE D, CHEN Y, et al. The ICM research agenda on extracorporeal life support [J]. Intensive Care Med, 2017, 43(9): 1306-1318.

[6] LASA J J, JAIN P, RAYMOND T T, et al. Extracorporeal cardiopulmonary resuscitation in the pediatric cardiac population: In search of a standard of care [J]. Pediatr Crit Care Med, 2018, 19(2): 125-130.

[7] CHEN Y S, LIN J W, YU H Y, et al. Cardiopulmonary resuscitation with assisted extracorporeal life-support versus conventional cardiopulmonary resuscitation in adults with in-hospital cardiac arrest: An observational study and propensity analysis [J]. Lancet, 2008, 372(9638): 554-561.

[8] STUB D, BERNARD S, PELLEGRINO V, et al. Refractory cardiac arrest treated with mechanical CPR, hypothermia, ECMO and early reperfusion (the CHEER trial) [J].

Resuscitation, 2015, 86 : 88-94.

[9] YANNOPOULOS D, BARTOS J A, RAVEENDRAN G, et al. Coronary artery disease in patients with out-of-hospital refractory ventricular fibrillation cardiac arrest [J]. J Am Coll Cardiol, 2017, 70 (9): 1109-1117.

[10] RICHARDSON A S C, TONNA J E, NANJAYYA V, et al. Extracorporeal cardiopulmonary resuscitation in adults. Interim guideline consensus statement from the Extracorporeal Life Support Organization [J]. ASAIO, 2021, 67 (3): 221-228.

[11] NOLAN J P, BERG R A, BERNARD S, et al. Intensive care medicine research agenda on cardiac arrest [J]. Intensive Care Med, 2017, 43 (9): 1282-1293.

[12] PATRICIO D, PELUSO L, BRASSEUR A, et al. Comparison of extracorporeal and conventional cardiopulmonary resuscitation: A retrospective propensity score matched [J]. Crit Care, 2019, 23 (1): 27.

[13] LAMHAUT L, TEA V, RAPHALEN J H, et al. Coronary lesions in refractory out of hospital cardiac arrest (OHCA) treated by extracorporeal pulmonary resuscitation (ECPR) [J]. Resuscitation, 2018, 126 : 154-159.

[14] PARK S B, YANG J H, PARK T K, et al. Developing a risk prediction model for survival to discharge in cardiac arrest patients who undergo extracorporeal membrane oxygenation [J]. Inter J Cardiol, 2014, 177 (3): 1031-1035.

[15] PRIETO D, CORREIA P M, BATISTA M, et al. Primary graft failure after cardiac transplantation: Prevalence, prognosis and risk factors [J]. Interact Cardiovasc Thorac Surg, 2018, 27 (5): 765-772.

[16] ZUCKERMANN A, ALIABADI A. Primary graft failure-the stepchild of cardiac transplantation [J]. Eur J Cardiothorac Surg, 2011, 40 (4): 969-970.

[17] HAUER D, BEIRAS-FERNANDEZ A, KUR F, et al. The management of severe primary graft failure after cardiac transplantation [J]. J Cardiothorac Vasc Anesth, 2009, 23 (2): 203-205.

[18] LIMA E B, CUNHA C R, BARZILAI V S. Experience of ECMO in primary graft dysfunction after orthotopic heart transplantation [J]. Arq Bras Cardiol, 2015, 105 (3): 285-291.

第五十一章

儿童 ECMO 概论

学习目标

掌握：

1. 儿童重症肺病 ECMO 适应证与禁忌证。
2. 儿童 ARDS 的定义。
3. 儿童重症循环衰竭 ECMO 适应证与禁忌证。

熟悉：

1. 儿童 ECMO 插管的选择原则。
2. 儿童 ARDS 的治疗。
3. 儿童病毒性和细菌性肺炎。
4. 儿童重症心肌炎。

了解：

ECMO 在其他呼吸系统疾病中应用。

第一节　儿童 ECMO 特殊设备与耗材

儿童 ECMO 的设备及耗材与成人相仿，并无本质区别，存在规格上的差异。但儿童并非成人的缩小版，在某些设备和耗材方面有特殊之处。

一、儿童 ECMO 管路系统

目前市面上不同厂家都有自己独立的 ECMO 管路套包销售，主要包含管路、氧合器、离心泵泵头、接头等配件，方便操作。但因为种种原因，部分厂家或是停止儿童套包的生产，或是尚未进入中国市场，导致在很多情况下没有适合的儿童套包（包括新生儿套包）可用。往往需要 ECMO 医护人员自己完成管路系统的配置和连接，这就需要对管路系统进行整体设计，以适合儿童患者的需求。

对于儿童患者，要考虑体外容量的多少对患儿循环、管路预充、药物分布、ECMO 并发症等多方面因素的影响。管路越长，血流阻力越大。过大的体外容量也会使血液与管路表面的接触面积增大，增加血栓和炎症反应发生的风险。除配套的管路系统外，需要自己完成装配及连接的管路都需要计算管路的长度，控制管路内容量，以最短的管路达到治疗及必要的移动和转运的需求。国内儿童常用的管路为 1/4 英寸管路以及 3/8 英寸管路，具体参数见表 51-1-1。

在连接管路时，需要注意的是尽量利用配件，如氧合器等自带的接口，以最少的接头完成管路连接。

表 51-1-1　管路规格及参数

管路规格	内径/mm	管壁厚度/mm	管内容积/ml
1/2”	12.7	2.4	1.27
3/8”	9.5	2.4	0.71
1/4”	6.35	1.6	0.32
3/16”	4.75	1.6	0.18

注：”英寸，1 英寸 =2.54cm。

外接的接头并无肝素涂层，同时接头的插入破坏了管路的完整与平顺，特别是不规则的接头，如Y型接头等。血液流经接头处可形成紊流、血流淤滞等情况，易造成血细胞破坏、局部血栓形成。

不同型号的氧合器、血管插管、泵头的连接口分别对应不同大小的连接管路。在儿童患者需要自行装配管路时，因配件可能不完全匹配，要注意准备不同类型的管路接头。不仅要应对相同大小管路的对接，也要应对不同大小管路的转化。例如，氧合器管路接口为3/8"连接口，需要连接1/4"的管路时，就需要1/4"转3/8"的接头进行连接。可选择带有鲁尔接口的接头，可完成排气、血标本采集、用药、管路压力监测、CRRT连接通路等多项功能。

通常在行VA ECMO的儿童患者的管路中，通过两个Y型接头在靠近患儿端动静脉管路之间连接一路桥路。桥路存在的意义：①可用管道钳在靠近血管插管处夹闭患儿的动静脉通路，打开桥路，让机器进行自循环，以进行撤机试验；②管路在经过全血预充后，打开桥路，夹闭动静脉短管路，让机器自循环。待完成管路与血管插管的连接后，关闭桥路，进入治疗状态。自循环的存在可以减少因等待连接管路、停转机器、血流停止而导致血栓形成的风险。需要注意，桥路在平时运行时需要夹闭，每隔1小时开放一次，以防止局部血栓形成。夹闭可通过管道钳或是桥路上插入三通完成。

二、离心泵

根据所能达到的最大血流速度的不同，离心泵可以分为两种，即高流速离心泵和低流速离心泵。血流出入口连接1/4"管路的为低流速离心泵，适用于新生儿和儿童患者，最高血流速度为2L/min，容易对血细胞造成破坏。血流出入口连接3/8"管路的离心泵为高流速离心泵，最高血流速度为1～8L/min(有些泵可以达到10L/min)，可以在较高流速情况下，产生较少溶血。高流速离心泵也可用于低血流情况，即用于新生儿和儿童患者。但是由于匹配的是小号血管插管和/或管路，会导致系统压力升高，相应泵头压力升高，血液在泵头中停留时间延长而增加血细胞破坏。

DP3泵是介于离心泵和轴流泵之间的一种新型泵，利用磁悬浮原理可以减少对血细胞的破坏，同时还具有搏动模式，模拟心脏搏出功能(40～90次/min)，提供脉动式血流。各种离心泵参数见表51-1-2。

表51-1-2 各种离心泵参数

型号	血流量/(L·min^{-1})	预充量/ml	血路接口	最高转速/(r·min^{-1})	使用寿命/d
Biopump	10	40	3/8"	4 000	
Rotaflow(PLS)Set	0.5～9.9	32	3/8"	5 000	14
LivaNova[5]	8	57	3/8"	3 500	5
DP3 Pump	2.4	16	1/4"	10 000	7
	8		3/8"		

三、氧合器

氧合器是用于增加氧合、排出CO_2的配件。对于不同体重的患儿需要选用不同规格的氧合器。膜表面积等因素决定着氧合器的气体交换能力，可用额定血流(rated flow)来描述。大体重儿童选用小规格的氧合器可能因为ECMO支持力度不够而影响治疗效果。同样，小体重儿童选用大规格的氧合器，可能因为血流速度过慢，导致氧合器内血栓形成的风险增加。所以尽量选择体重适当的患儿，使其ECMO血流在额定血流之下。国内现用的氧合器规格尚不完备，各种产品相关参数可见表51-1-3。

表51-1-3 国内现用氧合器参数比较

型号	表面积/m^2	血流量/(L·min^{-1})	预充量/ml	氧合器材质	血路接口	使用寿命/d
AFFNITY® NT CE511	2.5	1～7	270	PP中空纤维	3/8"	≥2
Rotaflow(PLS)Set	1.8	7	250	PMP中空纤维	3/8"	14
LILLIPUT 2	0.67	2.3	90	PMP中空纤维	1/4"	>5
D950 EOS	1.2	5	150	PMP中空纤维	3/8"	>5
Hilite 7000LT	1.9	7	275	PMP中空纤维	3/8"	7
Hilite 2400LT	0.65	2.4	95	PMP中空纤维	1/4"	7
Hilite 800LT	0.32	0.8	55	PMP中空纤维	3/16"～1/4"	7

四、热交换器

儿童患者进行ECMO治疗时，因体外容量大，热量丧失多，进入氧合器中的氧气也未经加热，极易导致患儿低体温。所以，应用体外生命支持（extracorporeal life support，ECLS）的患者，特别是婴儿和低年龄儿童需要使用额外的保温设备，对体外血流或是对患儿本身进行保温，使体温保持正常。大年龄、大体重患儿仍然建议使用，或可间断使用保温设备，维持体温。

现在主流的中空纤维氧合器均具有内置式的加热器。加温热源主要来自循环水-电水箱。但其体积和重量较大，且耗电量高（500～1 000W/h），给转运带来诸多不便。目前已有小型的加热水箱问世。在无法使用水箱的情况下，使用其他加热设备如毛毯、电热毯等对患儿进行保暖，也是可选措施。

氧合器的出入水接头的尺寸未标准化，因氧合器规格不同而不同。儿童因体重不同需要选用不同规格的氧合器，需注意氧合器接口与水管接口是否匹配。在不匹配的情况下需要专门的转接头进行连接。

五、其他监测设备

（一）血流监测

对于儿童患者，血流监测非常重要。血流的异常，特别是突然下降或是停止，往往意味着管路梗阻，机器、设备异常等危急情况的发生，需要及时排查、处理。同时对于小体重患儿或是逐步减低ECMO流量的患儿，因血流速度低，易造成管路血栓形成，影响治疗，需要监测血流的同时，酌情调整抗凝剂的剂量。

不同大小的管路均有其相对应的最低血流速度，若低于极限值，即易产生血栓。1/4”管路最低流速100ml/min，3/8”管路最低流速200ml/min，1/2”管路最低流速500ml/min。

（二）压力监测

儿童患者进行ECMO治疗时要求尽可能监测管路上的3个压力值，即P1（泵前压）、P2（泵后膜前压）、P3（膜后压）。压力监测反映患儿自身情况和机器运行情况，对降低溶血的发生有着重要意义，建议持续监测。P1反映引自患儿端的血流是否顺畅，与患儿的血容量，管路位置、粗细、是否打折，血流速度等密切相关。如果患儿P1出现异常负值，为防止血细胞的破坏，影响治疗，需要紧急处理，在补充血容量的基础上，积极排除管路问题，必要时适当降低血流速度，防止管路贴壁。P1测量点尽量靠近泵头可以得到相对准确的泵前压。测量点距离过远可能导致P1负值被低估。另外，测量管的长度对P1的测量也有影响。测量管越长，P1负值越大。P2反映氧合器的阻力，P2异常升高往往提示氧合器内血栓形成，可能需要更换氧合器。P3反映的是ECMO血流回输入患儿体内的压力，P3异常升高与回输管路扭曲、打折、血栓有关。

六、血管插管

动脉插管型号为8～23F，静脉插管为8～29F。14F及以下的动静脉插管较短，长度为25cm，可用作颈部血管的插管之用。15F及以上插管较长，静脉插管最长为50cm，动脉插管最长为38cm，一般仅作为股部血管插管。但在特殊情况下，也可作为颈部血管插管。甚至有利用较长的静脉导管作为动脉回血导管，从股动脉插入，直至到达降主动脉远端，用以减轻“分水岭现象”。不同规格小儿动静脉导管参数见表51-1-4。

表51-1-4　不同规格动静脉导管参数

导管类型	尺寸/F	长度/cm	100cmH_2O时的流量/(L·min^{-1})	导管类型	尺寸/F	长度/cm	100cmH_2O时的流量/(L·min^{-1})
静脉导管	8	25	0.5	动脉导管	8	25	0.5
	10	25	0.9		10	25	0.9
	12	25	1.5		12	25	1.5
	14	25	2		14	25	2.4
	15	50	1.3		15	37	2.2
	17	50	1.9		17	37	3
	19	50	2.6		19	37	3.8
	21	50	3.2		21	37	5
	23	50	5		23	38	6.5
	25	50	6				
	27	50	6.5				
	29	50	8				

对于行 VV ECMO 的患儿，可使用单管双腔导管。因双腔管管径较大，儿童的最小管径为 6.5F，可用于 5kg 以上患儿。表 51-1-5 为不同体重患儿导管、管路、氧合器使用的综合选择。儿童 ECMO 的设备和耗材还是向着高效、安全、耐用、微创方向发展。设备-耗材平台标准化，体外管道短程、设备一体化，部件小型集成化是未来探索的目标。

表 51-1-5 不同体重患儿导管、管路、氧合器使用的综合选择

体重	2kg	~5kg	~10kg	~20kg	~35kg	~70kg
循环管道内径	1/4"	1/4"	1/4"	3/8"	3/8"	1/2"
氧合器面积/m^2	0.4	0.8	1.5	2.5	3.5	4.5
动脉导管/F	8~10	8~14	14~16	16~21	17~21	19~21
静脉导管/F	8~10	10~16	12~17	17~19	19~23	23
建议血流/lpm	1	1	1	1~2.5	1~2.5	1~4
最大血流/lpm	1.5	1.5	1.5	3.5	3.5	6

（陆国平）

第二节 儿童重症肺病 ECMO

体外生命支持组织(ELSO)发布的数据显示，2011—2020 年的 10 年间，年病例数为 423~855 例，整体趋势表现为逐年增加。与新生儿呼吸衰竭患儿相比，儿童呼吸衰竭接受 ECMO 治疗的经验较少，并且没有临床试验证明能改善这些患儿预后。但是，经传统治疗均无效的严重呼吸衰竭患儿，ECMO 支持仍作为挽救性抢救措施而被推荐于国内外严重呼吸衰竭诊治的指南中。

在 ECMO 支持下，可以提供机体氧供，更好地去除二氧化碳，较好地实施肺保护性通气策略，减少机械通气相关性肺损伤，提供挽救生命的治疗。VA ECMO 和 VV ECMO 均可给予呼吸支持，因此，此两种模式均可用于 ARDS 患儿。因 VA ECMO 创伤较大、并发症相对多，对于无循环衰竭或肺动脉高压的患儿，倾向于选择 VV ECMO 模式。VV ECMO 模式避免了动脉置管，对血流动力学影响较小，可减少置管引起的动脉缺血和体循环血栓发生风险。但是这种模式因回流的氧合血与静脉血混合后再供应全身，存在再循环因素，可导致有效支持力度减少，因此所提供的氧合能力低于 VA ECMO 模式。因 VV ECMO 对循环没有直接支持，所以在实施前需对患儿的心功能进行评估。与 VA ECMO 比较，VV ECMO 可以减少神经系统并发症，增加冠脉氧合，因此近些年儿科领域 VV ECMO 模式的应用逐渐增多。有研究报道，对于严重呼吸衰竭患儿，接受 VV ECMO 支持患儿的存活率高于 VA ECMO。

一、儿童 ARDS

ARDS 是因肺部或其他原因引起的急性弥漫性肺损伤，发病时间常在 1 周之内，导致不同程度的肺部气体交换障碍，临床主要表现为呼吸衰竭；ARDS 也是 ICU 内常见的重要疾病之一。在治疗原发病的基础上积极给予呼吸支持是目前 ARDS 最有效的干预措施。以小潮气量联合适当的 PEEP 为核心的“肺保护性通气”可以减少机械通气相关性肺损伤的发生，明显改善这些患儿的病死率。对于严重 ARDS 儿童患者，若常规呼吸治疗均无效时，ECMO 支持可作为呼吸支持的挽救性治疗应用于这些患儿。

(一) 儿童 ARDS 定义

2015 年小儿急性肺损伤共识会议(Pediatric Acute Lung Injury Consensus Conference，PALICC)首次赋予儿童 ARDS 定义(表 51-2-1)。该定义的特点是将年龄扩展到新生儿期至青春期所有年龄段，除外围生期相关性肺病：早产儿相关性肺病、围生期肺损伤(如胎粪吸入综合征、产时获得性肺炎和脓毒症)或其他先天性畸形(如先天性膈疝、肺泡毛细血管发育不良)；发病时间限制在具有高危因素 7 天以内；胸部影像学不再强调双肺浸润；肺水肿原因临床判断为不能用心力衰竭和液体超负荷解释的呼吸衰竭；对于氧合指标的判断，全面罩无创通气仍使用 PaO_2/FiO_2 或 SaO_2/FiO_2，而有创通气时应用氧合指数(oxygenation index，OI)或氧饱和度指数(oxygenation saturation index，OSI)；并对青紫型先天性心脏病、慢性肺病和左心功能障碍合并 ARDS 进行定义，但不分度，这些特殊人群也是 ARDS 的易患人群，在既往研究中常被忽视。另外还对 ARDS 的高危患儿给予了定义，便于早期发现和及时干预。

(二) 儿童 ARDS 的流行病学和病因

2017 年的荟萃分析指出，儿童 ARDS 在 PICU 中

表 51-2-1 儿童 ARDS 的 PALICC 定义

项目	内容
年龄	新生儿期至青春期，除外围生期相关性肺病
发病时间	临床上具有已知危险因素 7 天以内起病
肺水肿原因	不能完全用心力衰竭或液体超负荷解释的呼吸衰竭
胸部影像学	胸部影像学检查发现与急性肺实质性病变一致的新的渗出影
无创机械通气氧合	全面罩双水平正压通气或 CPAP≥5cmH$_2$O；PaO$_2$/FiO$_2$≤300mmHg；SaO$_2$/FiO$_2$≤264
有创机械通气氧合	
轻度 ARDS	4≤OI＜8；5≤OSI＜7.5
中度 ARDS	8≤OI＜16；7.5≤OSI＜12.3
重度 ARDS	OI≥16；OSI≥12.3
特殊疾病人群	
青紫型先天性心脏病	符合上述年龄、发病时间、肺水肿原因及胸部影像学的标准，并且急性氧合功能障碍不能用潜在的心脏疾病解释
慢性肺病	符合上述年龄、发病时间、肺水肿原因及胸部影像学的标准，并且氧合功能自基线水平急性恶化符合上述氧合指标
左心功能障碍	符合上述年龄、发病时间、肺水肿原因及胸部影像学的标准，并且符合上述标准的急性氧合障碍不能用左心功能障碍解释

的发生率为 1%～4%，病死率为 22%～65%，经荟萃分析显示儿科 ARDS 群体病死率大约为 24%。目前依据 2015 年 PALICC 儿科 ARDS 定义来研究儿童 ARDS 的文献较少，因此，临床还需要进一步开展多中心研究，早期、快速识别该病，并积极干预。

儿童 ARDS 病因可分为直接肺部损伤和间接肺部因素；直接肺部损伤包括肺部感染（病毒、细菌、支原体等）、误吸（奶汁、烟雾等）、肺部外伤、溺水等；间接肺部因素包括严重脓毒症、多发伤、急性胰腺炎、弥散性血管内凝血（DIC）等。

（三）儿童 ARDS 治疗

1. 病因治疗 病因治疗是治疗和控制 ARDS 的关键，应积极处理原发病，去除引起 ARDS 的危险因素，对 ARDS 的防控具有重要作用。

2. 儿童 ARDS 通气策略 机械通气是儿童急性呼吸窘迫综合征（pediatric acute respiratory distress syndrome，PARDS）治疗的核心部分，近些年在通气策略研究方面认为肺保护性通气策略可改善这些患儿预后。主要包括以下几种。①小潮气量通气：目前仍将成人推荐的 6ml/kg 潮气量用于儿童。PALICC 推荐根据疾病严重程度，潮气量设置个体化：肺顺应性差时潮气量 3～6ml/kg，肺顺应性较好时潮气量设置接近生理范围 5～8ml/kg。②限制平台压：PALICC 建议，没有监测跨肺压的情况下，平台压限制在 28cmH$_2$O 以下，当患儿胸壁顺应性降低时，允许平台压增高至 29～32cmH$_2$O。儿科通气模式最常用压力控制模式，使用可变吸气气流和经常使用无套囊气管导管，故常用 PIP 代替平台压。③最佳 PEEP 和氧合目标：PALICC 建议对于严重 PARDS 患儿根据氧合和血流动力学滴定 PEEP 在中度至高度（10～15cmH$_2$O）。轻度 PARDS，当 PEEP＜10cmH$_2$O 时，血氧饱和度应保持在 92%～97%；中重度 ARDS，当 PEEP≥10cmH$_2$O 时，滴定最佳 PEEP，血氧饱和度水平适当维持在低值（88%～92%）。当血氧饱和度低于 92% 时，注意监测中心静脉血氧饱和度等氧输送指标；高 PEEP 需监测床旁超声，注意右心功能的保护。④肺复张：儿童 ARDS 缺少有效数据支持肺复张治疗，PALICC 推荐缓慢逐步递增 PEEP 和递减 PEEP 的肺复张手法谨慎地用于难治性低氧血症，不建议对 PARDS 患儿进行持续肺复张。⑤高频通气：低氧性呼吸衰竭、无胸壁顺应性下降且平均气道压大于 28cmH$_2$O 的患儿，高频振荡通气（high frequency oscillation ventilation，HFOV）推荐用于中重度 PARDS。

3. 儿童 ARDS 的药物治疗 ①一氧化氮吸入：可短时间改善 PARDS 患儿氧合，不能降低死亡率；当这些患儿存在肺动脉高压或严重右心功能不全时，可选择一氧化氮吸入。②外源性肺表面活性物质（pulmonary surfactant，PS）：研究发现除了新生儿呼吸窘迫综合征，多数关于 PS 治疗疗效的临床试验结果是不确定的。因此 PALICC 不推荐儿童 ARDS 常规使用 PS。③皮质类固醇：缺乏儿科和成人的确定的临床研究证据，因此 PALICC 不推荐 ARDS 患儿常规使用糖皮质激素治疗。④镇静镇痛剂和神经肌肉阻滞剂：PALICC 推荐 ARDS 患儿应当接受最小剂量(并且有效、有针对性)的镇静剂以利于促进患儿对机械通气的耐受，最小剂量的镇静剂量因患儿而异，应根据不同严重程度、不同的病理生理状态给予不同的治疗策略。重症 ARDS 应给予深度镇静，若单一的镇静剂不能满足有效的机械通气，可考虑加用最小剂量的神经肌肉阻滞剂，以促进机械通气的顺利进行和呼吸功能的恢复。

4. 儿童 ARDS 的 ECMO 治疗 ECMO 可作为儿童严重 ARDS 的挽救性治疗措施，以提供有效氧合和二氧化碳清除。既往研究发现 ECMO 在 ARDS 应用时未能提高患儿的生存率。而在 2009 年发表在两个权威杂志上的研究结果认为 ECMO 治疗能改善 ARDS 患儿的预后。*The Lancet* 发表一项多中心随机对照研究，患儿随机分为转运 ECMO 中心治疗的 ECMO 治疗组和接受传统机械通气治疗的传统治疗组，结果表明 ECMO 治疗组 6 个月后病死率比传统治疗组下降 16%。而澳大利亚及新西兰报道 H_1N_1 感染后导致 ARDS 患儿接受 ECMO 支持，存活率达 71%。上述研究结果改变了以往的观念，使得 ECMO 在 ARDS 的应用逐渐增多。

儿童 ARDS 的救治共识或指南均推荐体外循环治疗作为最后的终极抢救措施，而未列入常规治疗方案，主要是因为 ECMO 治疗对儿童 ARDS 患者的预后一直存在争议。Zabrocki 等报道 411 例接受 ECMO 支持的儿童 ARDS 患者，存活率为 47.7%。另有学者报道，ECMO 治疗的存活率为 67.5%。结果相差较大的原因可能与患儿选取时机、基础疾病、病情严重程度以及 ECMO 前治疗情况等因素相关。2016—2020 年间 ELSO 发表数据表明，因 ARDS 接受 ECMO 支持的患儿约 408 例，出院存活率为 69.4%。儿童 ARDS 患者接受 ECMO 支持的远期预后目前尚无大样本研究报告。美国一项多中心研究对 87 例儿童呼吸衰竭 ECMO 者进行 3 年随访，16% 有神经系统疾病，出院后死亡的患儿为 5%。

二、重症肺炎

肺炎是儿童呼吸系统疾病常见疾病，合并呼吸衰竭患儿大多数需要呼吸支持治疗。而一些严重呼吸衰竭经积极呼吸支持病情仍继续恶化的患儿，ECMO 支持可作为儿童重症肺炎的挽救性治疗，用于低氧及高碳酸血症经所有常规治疗无效的患儿。治疗前评估时，很重要的一点是疾病具有潜在可逆性。重症肺炎若为单纯呼吸衰竭，无循环功能衰竭时，可选择 VV 模式；若同时合并循环衰竭，应选择 VA 模式。临床应用 ECMO 时，重要的是在严重低氧血症导致器官损伤及血流动力学障碍之前能及时支持，可能会取得较好的预后。

(一) 病毒性肺炎

病毒感染是儿童肺炎中最常见的病因，病毒性肺炎也是儿童呼吸系统疾病接受 ECMO 支持中最常见的病因。病毒感染后可直接侵犯呼吸道和肺泡表面细胞，可以直接杀死或诱导凋亡导致细胞解体；还可以引起免疫反应而进一步加重肺部损伤。炎症反应及细胞坏死等因素会导致肺部间质及肺泡积液，小气道分泌物堵塞，最终导致肺组织气体交换障碍而出现呼吸困难。

儿童病毒性肺炎常见的病原包括呼吸道合胞病毒、副流感病毒、流感病毒、腺病毒、巨细胞病毒、鼻病毒、人偏肺病毒、EB 病毒等，新近发生的病毒感染还包括肠道病毒(如 EV71)、新型冠状病毒、人禽流感病毒等。呼吸道合胞病毒常见于 2 岁以内，特别是 6 个月以内患儿。腺病毒肺炎患儿的中毒症状较重，常伴高热、嗜睡、面色苍白等表现，肺部体征出现较晚，并可累及肺外系统如神经、循环、消化等系统，其中 3 型和 7 型是主要的病原。引起人类感染的流感病毒分为甲(A)、乙(B)、丙(C)三型。巨细胞病毒感染常发生于 4 个月以内小婴儿，免疫抑制者更容易发生。

病毒性肺炎呈自限性，多数患儿预后较好。但在病程中容易合并以下并发症：细菌感染、呼吸衰竭、ARDS、阻塞性毛细支气管炎和急性心力衰竭等。临床上及时给予对症支持治疗，大多数患儿较快恢复。如果患儿肺部病变严重，常规支持不能维持正常氧合或出现难以纠正的严重循环衰竭并发症时则需要 ECMO 支持。病毒性肺炎接受 ECMO 支持的预后较好，总体存活率在 70% 左右。

(二) 细菌性肺炎

细菌性病原是儿童重症肺炎的重要病原，仅次于病毒性肺炎。儿童细菌性肺炎的病原体因患儿的年龄、基础疾病、免疫功能、获得方式(社区获得或医院获得)不同而存在较大差异。社区获得性细菌性肺炎的病原以肺炎链球菌、金黄色葡萄球菌、流感嗜血杆菌、大肠埃希菌、肺炎克雷伯菌和卡他莫拉菌等常见，最常见的为肺炎链球菌和流感嗜血杆菌。医院获得性细菌性肺炎以铜绿假单胞菌、鲍曼不动杆菌、大肠埃希菌、肺炎克雷伯菌、耐甲氧西林的金黄色葡萄球菌等常见。

细菌性肺炎接受 ECMO 治疗的主要原因为：细菌性肺炎引起的急性肺部感染致使肺部广泛病变，导致肺部气体交换障碍而引起呼吸衰竭；或者因感染引起的严重脓毒症或脓毒症休克。VV ECMO 可以为机体提供足够的氧合并清除二氧化碳。另外，VV 模式治疗过程中，ECMO 系统中产生的颗粒或血栓仅存在于肺血管，不会发生动脉栓塞而造成重要脏器损伤。但 VV 模式不能用于严重呼吸衰竭同时合并循环衰竭的患儿，因细菌感染时容易合并脓毒症休克，这些患儿若合并循环衰竭，应选择 VA 模式；或者在 VV 模式治疗过程中出现难以纠正的休克时，需要及时转换成 VA 模式。

2016—2020 年 ELSO 发布的数据显示，细菌性肺炎是儿童呼吸系统疾病接受 ECMO 支持中第二位常见原因，患者总体存活率在 65% 左右。

三、其他呼吸系统疾病

（一）纵隔肿瘤

ECMO 可以用于因前纵隔肿瘤引起的气道压迫，并导致气管插管中因突发心肺骤停而具有死亡风险的患儿。ECMO 在局麻及半卧位轻度镇静下可以避免此类风险，因为受压的气道在自主呼吸下不能产生相应负压，也无法通过常规气管插管来解除梗阻。

（二）严重气漏

感染、胸外科手术及创伤等因素可导致严重气漏，有些患儿即使给予外科引流仍不能明显好转。对于这些患儿较低平均气道压更利于气漏的愈合。但是，较低的气道压力可能会导致肺部不能进行充分的气体交换。而此时给予这些患儿 ECMO 支持，可实施更低的呼吸机参数，帮助病情更快恢复。

（三）塑型支气管炎

塑型支气管炎是因内生性异物局部或广泛堵塞支气管，导致肺部分或全通气功能障碍的一种少见的危重呼吸系统疾病。儿童相对多见，该病起病隐匿，进展迅速，症状重，常因部分气道梗阻而发生严重通气功能障碍，而导致严重低氧血症和/或二氧化碳潴留。严重呼吸衰竭患儿接受 ECMO 治疗后，可以迅速改善临床症状，并耐受支气管镜检查以及钳取塑型物等治疗。

（四）哮喘持续状态

当哮喘持续状态患儿出现严重呼吸衰竭或因肺过度通气导致机械通气难以管理时，ECMO 可作为一种较为理想的治疗方案。严重哮喘持续状态患儿接受 ECMO 治疗后，可以较快纠正低氧血症、高碳酸血症及酸中毒。与 ARDS 比较，哮喘持续状态接受 ECMO 治疗预后更好。ECMO 治疗开始时，CO_2 应避免下降过快，以防止发生神经系统并发症。对于症状严重的患儿应及早评估，避免发生心搏骤停而造成严重后遗症。

（五）肺出血

治疗时需要全身肝素抗凝，可能会加重肺出血患儿症状而使病情恶化。文献报道，儿童肺出血患者接受 ECMO 支持后取得较好的预后，但多为个案报道。随着 ECMO 设备的改进和技术的提高，此类患儿可在接受 ECMO 治疗时降低抗凝目标而维持 ECMO 系统运行通畅，甚至使活化凝血时间（ACT）或活化部分凝血活酶时间（APTT）低于正常值以减少出血。

（闫钢风）

第三节　儿童循环衰竭的 ECMO

ECMO 越来越多地被应用于常规处理无效的儿童循环衰竭的辅助，主要适应于先天性心脏病（congenital heart disease，CHD）围手术期低氧血症和/或低心排血量；急性暴发性心肌炎；恶性心律失常；心搏骤停；心肌病急性心功能恶化；作为心室辅助装置或心脏移植过渡等。

一、先天性心脏病及术后低心排血量

CHD 需要 ECMO 辅助的主要原因和禁忌

术前严重低氧血症或伴血乳酸升高不具备急症手术条件者，如全肺静脉异位引流（total anomalous pulmonary venous drainage，TAPVD）、肺闭等，可以先建立 ECMO 以稳定病情；术中出现体外循环（cardiopulmonary bypass，CPB）脱机困难，如法洛四联症、大动脉转位（transposition of great arteries，TGA）、单心室、肺动脉闭锁等复杂心脏手术者；术后顽固性低心排血量、任何原因导致的心搏骤停常规复苏困难者等，均可应用 ECMO。

对于某些情况，如房室间隔完整的 TGA 患儿术前出现严重低氧血症，由于血流动力学特点应首选急诊大动脉调转术或房间隔打孔术，较 ECMO 更合适；布莱洛克-陶西格分流术（Blalock-Taussig shunt，B-T shunt）等主-肺动脉分流者，因体肺分流量的大小及管道位置不当，可能导致左心急剧膨胀或冠脉供血不足等，是否适合 ECMO 辅助值得探讨；对于单纯左心功能不全，如左冠脉起源异常患儿，可选择临时心室辅助装置。

CHD 患儿出现以下情况为 ECMO 禁忌：明显的颅脑损伤或Ⅲ度以上的颅内出血、重要脏器的不可逆损伤即终末期、难以控制的出血。随着小尺寸插管和小膜肺进入市场，2kg 以下儿童和早产儿已成相对禁忌。

二、急性暴发性心肌炎

（一）急性暴发性心肌炎临床诊断依据和死亡原因

急性暴发性心肌炎（acute fulminant myocarditis，AFM）的临床诊断依据是：2 周内病毒感染史、急性心力衰竭（左心衰竭/心律失常影响血流动力学稳定）并急剧恶化、

既往无心肌病或其他心脏疾病、心电图改变、心肌酶谱升高[肌钙蛋白I(TnI)或肌酸激酶同工酶(CK-MB)]。

AFM的主要死亡原因是急性心力衰竭、心源性休克、恶性心律失常、心搏骤停。传统治疗包括血管活性药物、抗心律失常药、电除颤、安装临时起搏器等，对于传统治疗无效的AFM患儿，VA ECMO可以提供全心功能支持，同时让病变的心肌休息康复，已经成为很多中心抢救AFM首选的机械循环辅助方式。

（二）急性暴发性心肌炎ECMO应用时机选择

需要使用肌肉松弛药、气管插管、大剂量强心剂的AFM患儿可以考虑使用ECMO；存在低心排血量如少尿、皮肤灌注差（湿冷）、低血压伴血乳酸升高则强烈提示使用ECMO；如果强心剂的剂量逐渐加大，同时需要联合用药，且有心室的异位节律，因随时可能出现心室颤动或者心搏骤停应立即启用ECMO。以三度房室传导阻滞、阿-斯综合征为主要表现的AFM首先考虑安装临时起搏器，技术设备有困难时启用ECMO。

ECMO应用时机为：①急性心力衰竭、心源性休克大剂量强心药治疗无效时。心力衰竭评估包括心指数(CI)＜2L/(m^2·min)和/或左室射血分数(LVEF)＜40%；急性肺水肿和/或肺出血。心源性休克评估包括持续低血压（新生儿MAP＜40mmHg，婴幼儿MAP＜60mmHg，儿童MAP＜70mmHg）和组织低灌注[血乳酸＞5mmol/L和/或乳酸持续上升速率＞1mmol/(L·h)]。②难治性心律失常影响血流动力学稳定。③心搏骤停或随时有心搏骤停可能者尽快启动体外心肺复苏(extracorporeal cardiopulmonary resuscitation，ECPR)。

明确存在脑功能障碍如去大脑强直、双侧瞳孔不等大、颅内出血、DIC时考虑病变逆转可能性极小，ECMO辅助意义不大。可能存在脑损伤（如GCS评分＜3分、瞳孔散大等）的患儿被列为相对禁忌；长时间严重代谢性酸中毒（乳酸＞10mmol/L达10～12小时），并发肾衰竭、肝衰竭、消化道衰竭、肺衰竭等多脏器功能衰竭者，虽然现代移植医学突飞猛进，可通过ECMO、人工肝、人工肾过渡到心、肝、肾移植等，但仍具极高病死率。

（三）原发病治疗

AFM的发病机制尚不完全清楚，目前多认为系病毒对心肌细胞的直接损害和病毒触发人体自身的免疫反应而引起的心肌损害。治疗原则为给予丙种球蛋白、甲泼尼龙冲击治疗及心肌营养药。ECMO为封闭式系统，无菌操作，插管创伤小，查体时做好手卫生，除非存在细菌感染证据，不需要使用大剂量多种广谱抗生素。

（四）ECMO辅助有效判断

通常AFM患儿ECMO辅助24小时后乳酸可以下降到正常范围，心功能在一周左右恢复，如果辅助2周后仍不恢复，需重新评估病情，这些患儿可能是心脏移植或者心室辅助装置安装的候选者。

三、脓毒症休克

脓毒症休克目前仍是全球范围内导致儿童死亡的主要因素，病死率全球差异较大。2014年孙波等对中国大部分地区调查显示脓毒症休克病死率为34.6%，国外研究则显示为30%～80%。

（一）脓毒症休克诊断标准

儿童脓毒症休克的诊断仍沿用2005年版《拯救脓毒症：严重脓毒症和脓毒症休克管理治疗指南》的内容，即脓毒症患儿出现组织灌注不足和心血管功能障碍，即低血压、需要血管活性药物维持，并表现为组织低灌注。

脓毒症休克一旦进入微循环障碍期，功能性微循环单位由于低灌注而陷入缺氧状态，直接导致向各器官的氧输送降低。缺氧导致线粒体无法进行内呼吸，产生组织氧化障碍，即微循环和线粒体功能障碍综合征(microcirculation and mitochondrial dysfunction syndrome，MMDS)，继而导致多器官功能障碍综合征(multiple organ dysfunction syndrome，MODS)。所以，脓毒症休克的治疗关键在于给予充分的氧输送(DO_2)，满足氧摄取(VO_2)。VO_2达到200ml/(kg·m^2)可以明显改善预后。

（二）脓毒症休克与ECMO

既往认为ECMO管路的置入可能会进一步加重感染扩散，诱发炎症反应导致血管扩张，加速发展为MODS，增加死亡率。所以在2002年以前，脓毒症休克被认为是ECMO治疗的禁忌证。但对于充分的液体复苏、血管活性药物支持等常规治疗无效的难治性脓毒症休克，2005年版《拯救脓毒症运动：严重脓毒症和脓毒症休克管理治疗指南》均认为ECMO治疗的利大于弊，建议行ECMO治疗。对致病微生物进行识别与处理阶段，ECMO能给予心肺功能支持，在脓毒症组织灌注不足、细胞缺氧时给予充分的氧输送。简而言之，ECMO并非根治性治疗，是向脓毒症"买时间"，以过渡到抗感染和其他治疗起效时。体外生命支持组织进行的回顾分析显示，小儿脓毒症患者在ECMO支持下的生存范围为40%～72%。

常规情况下，传统的VA ECMO模式可同时对呼吸和循环进行支持，是脓毒症休克行ECMO治疗的首选模式。但几个VA ECMO相关的问题需要引起重视：①VA ECMO对心功能的影响。儿童脓毒症休克通常以脓毒症相关的心肌功能障碍为主，VA ECMO虽然可以对心功能进行支持，但会增加左心后负荷而进一步加重心功能障碍，导致不良预后。除必要的血管活性药物支持，适时行左心减压也是解决此类问题的重要方法。②VA ECMO提供的是持续血流，会影响微血管的自稳调节，加重循环障碍。

近期也有不少研究关注脓毒症休克的 VV ECMO 治疗。认为 VV 模式同样能够实现充分、有效的氧输送；可提高冠脉氧合，进而改善心功能。VV 模式与 VA 模式相比可以实现更高的生存率。ECMO 是儿童难治性脓毒症休克的挽救性治疗，但需要适时启动和团队个体化管理。

四、其他可能需要 ECMO 循环支持的心脏疾病

其他可能需要 ECMO 循环支持的儿童心脏疾病包括传统治疗无效的心肌病、继发性的肺高压、难治性心律失常、呼吸衰竭继发的循环衰竭、冠状动脉起源异常矫治术后等，ECMO 的实施与管理原则上与其他循环辅助类同。

由于病变的不可逆性，心肌病继发心力衰竭不是 ECMO 的良好适应证，但部分患儿经 ECMO 辅助后心功能改善可脱离 ECMO；部分心功能不能恢复者，ECMO 可以作为桥梁过渡到心脏移植或者其他机械心脏辅助装置。

对于肺功能好的难治性心力衰竭如冠脉起源异常术后脱机困难患者，可以选择经济成本低、设备简单（左心房-离心泵-升主动脉）的临时左心室辅助装置（left ventricular assistant device，LVAD）；对于心功能无法恢复而过渡到心脏移植的患者，没有移植条件者可选择植入性机械心脏辅助作为终极治疗。植入性机械心脏辅助装置价格昂贵、技术要求高，目前在国内只有极少数医院开展。

（林　茹）

第四节　儿童 ECMO 的适应证和禁忌证

一、儿童常见病 ECMO 适应证与应用时机

（一）儿童重症肺病选择 ECMO 的适应证与应用时机

1. 适应证　①严重呼吸衰竭：$PaO_2/FiO_2<60\sim80mmHg$ 或者氧合指数（oxygenation index，OI）>40。②对常频机械通气和/或其他抢救治疗无效（高频通气、一氧化氮吸入、俯卧位等）。③高呼吸机参数：常频呼吸机时平均气道压>20～25cmH$_2$O；高频通气时平均气道压>30cmH$_2$O；存在医源性气压伤。④高碳酸血症型呼吸衰竭：尽管给予合适的机械通气治疗，仍存在持续严重的呼吸性酸中毒（pH<7.1）。

2. 儿童呼吸衰竭 ECMO 治疗时机　当评估患儿是否需 ECMO 治疗时，除原发及潜在疾病是否可逆外，还应进行下列评估：①机械通气支持水平及目前气体交换状态；②疾病恶化的速度；③有无其他有效的抢救治疗方法。目前尚未准确确定开始或撤离 ECMO 治疗的特异性阈值，对可能需要 ECMO 治疗的每例患儿应在综合评估后确定。

（1）氧合状态的评估：儿童呼吸衰竭患者是否需要 ECMO 治疗是基于一系列提示高病死率的评估标准，这一标准随时间和技术的进步在不断地修订。当患儿存在机械通气相关性肺损伤高风险或试图减轻侵入性治疗失败，且不能维持适当气体交换功能或气体交换功能处于边缘状态时，应考虑 ECMO 治疗。具体指标包括：①严重呼吸衰竭，PaO_2/FiO_2 持续低于 60～80mmHg，或新生儿的氧合指数（OI）>40；②对常规机械通气或常规机械通气加其他抢救性治疗（高频震荡通气、一氧化氮吸入、俯卧位通气）反应欠佳；③呼吸机压力参数过高（常频机械通气时平均气道压>20～25cmH$_2$O，或高频振荡通气平均气道压>30cmH$_2$O，或有气压伤证据）。

（2）高碳酸血症型呼吸衰竭：经适当治疗和机械通气仍存在持续的严重呼吸性酸中毒（如 pH<7.1）是 ECMO 治疗的重要适应证，若不伴低氧血症，可选择体外 CO_2 清除装置，若同时存在低氧血症和呼吸机调节困难则应更早开始 ECMO。

（3）病情进展的速度和从启动 ECMO 到开始 ECMO 治疗的时间：若病情进展快，启动 ECMO 需时较长者则应及早开始。

（4）要考虑有无禁忌证及需慎重考虑的其他情况。

（二）儿童循环衰竭应用 ECMO 适应证与应用时机

1. 儿童循环衰竭应用 ECMO 适应证　可分为两大类：即心脏手术或导管相关的适应证及非心脏手术和导管相关的适应证。

心脏手术或导管相关的适应证：①术前稳定心脏功能，术前 ECMO 的目的是维持长时间的生理状态稳定以便于完成手术，或早期手术可导致良好预后的情况；②撤离体外循环失败；③高风险的导管操作过程中进行选择性心脏支持；④术后低心排血量状态。

非心脏手术和导管相关的适应证包括各种病因导致的心脏-循环衰竭：①心脏疾病，如心肌炎、心肌病或难治性心律失常导致的心力衰竭；②分布性循环衰竭，如脓毒症或严重过敏反应导致的休克；③梗阻性循环衰竭，如肺动脉高压、肺动脉血栓形成等。

在能够快速启动 ECMO 团队的情况下，院内发生、常规心肺复苏无效且获得了高质量心肺复苏的心搏骤停也是 ECMO 治疗的指征。

2. 儿童心力衰竭 ECMO 治疗时机　有下述心

输出量降低导致终末器官灌注不足和氧输送降低证据的心力衰竭患儿应考虑使用ECMO治疗：①使用最大剂量的正性肌力药物和缩血管药物后仍有低血压；②经上述药物支持治疗后仍有心输出量降低，且存在终末器官灌注不足证据(如持续少尿、外周动脉搏动减弱)；③在最大剂量的药物支持下，混合静脉血氧饱和度或单心室患儿上腔静脉血氧饱和度<50%；④在液量适当且使用最大剂量的药物支持下，仍有心输出量降低伴乳酸持续增高>4.0mmol/L，并有增高趋势者。

二、儿童ECMO禁忌证

ECMO治疗的禁忌证多为相对禁忌证，并且随着技术的进步和经验的积累，禁忌证的范围正在逐渐缩小，但基本原则是：不能从ECMO治疗获益的患儿不应进行ECMO治疗。总体来说，ECMO的禁忌证包括：①患儿存活后不可能恢复正常生活；②有影响生存质量的基础疾病，如恶性肿瘤终末期、不可能恢复的严重神经系统疾病(严重智力运动发育落后)等；③患儿的年龄和体重过小；④行ECMO治疗也无益的情况，如致死性疾病或原发疾病过于严重，常规治疗时间过长等。根据上述情况，目前将儿童ECMO的禁忌证分为绝对禁忌证、相对禁忌证和需慎重考虑的情况，具体如下。

1. 绝对禁忌证 ①胎龄<30周或体重<1kg的极低出生体重早产儿；②致命性染色体异常(例如13-三体综合征或18-三体综合征)；③不可控制的出血；④不可逆性脑损害；⑤严重神经系统损害(例如颅内出血伴占位效应)；⑥接受同种异体骨髓移植的患儿；⑦不可治愈的恶性肿瘤。

2. 相对禁忌证 ①有颅内出血或近期曾接受神经外科手术治疗；②胎龄<34周或体重<2kg的早产儿；③器官衰竭不可逆转，且不可能进行器官移植的患儿；④行ECMO治疗前气管插管机械通气时间超过2周；⑤有导致长期预后不良的慢性疾病。

3. 需慎重考虑的情况 ①原发病不可逆；②原发病无有效治疗方法；③神经系统不良预后风险高；④患百日咳肺炎或播散性单纯疱疹病毒感染；⑤巨细胞病毒感染；⑥严重凝血功能障碍或血小板降低。

(林 茹 陆国平)

思考题

1. 儿童重症肺病应用ECMO适应证和应用时机是什么?
2. 儿童重症循环衰竭应用ECMO适应证和应用时机是什么?
3. 儿童ECMO应用禁忌证有哪些?

参考文献

[1] GUNER Y S, KHEMANI R G, QURESHI F G, et al. Outcome analysis of neonates with congenital diaphragmatic hernia treated with venovenous vs venoarterial extracorporeal membrane oxygenation [J]. J Pediatr Surg, 2009, 44(9): 1691-1701.

[2] ROLLINS M D, HUBBARD A, ZABROCKI L, et al. Extracorporeal membrane oxygenation cannulation trends for pediatric respiratory failure and central nervous system injury [J]. J Pediatr Surg, 2012, 47(1): 68-75.

[3] REHDER K J, TURNER D A, CHEIFETZ I M. Extracorporeal membrane oxygenation for neonatal and pediatric respiratory failure: An evidence-based review of the past decade (2002—2012) [J]. Pediatr Crit Care Med, 2013, 14(9): 851-861.

[4] SKINNER S C, IOCONO J A, BALLARD H O, et al. Improved survival in venovenous vs venoarterial extracorporeal membrane oxygenation for pediatric noncardiac sepsis patients: A study of the Extracorporeal Life Support Organization registry [J]. J Pediatr Surg, 2012, 47(1): 63-67.

[5] LINDHOLM J A. Cannulation for veno-venous extracorporeal membrane oxygenation [J]. J Thorac Dis, 2018, 10(Suppl 5): S606.

[6] ZAPOL W M, SNIDER M T, HILL J D, et al. Extracorporeal membrane oxygenation in severe acute respiratory failure: A randomized prospective study [J]. JAMA, 1979, 242(20): 2193-2196.

[7] APRIL I. Extracorporeal membrane oxygenation for 2009 influenza A (H1N1) acute respiratory distress syndrome [J]. JAMA, 2009, 302(17): 1888-1895.

[8] ZABROCKI L A, BROGAN T V, STATLER K D, et al. Extracorporeal membrane oxygenation for pediatric respiratory failure: Survival and predictors of mortality [J]. Crit Care Med, 2011, 39(2): 364-370.

[9] GRAY B W, HAFT J W, HIRSCH J C, et al. Extracorporeal life support: Experience with 2000 patients [J]. ASAIO J, 2015, 61(1): 2.

[10] Extracorporeal Life Support Organization. ECLS registry report. International summary [EB/OL]. (2018-01) [2020-05-08]. https://www.elso.org/Registry/Statistics/International Summary.aspx.

[11] JEN H C, SHEW S B. Hospital readmissions and survival after nonneonatal pediatric ECMO [J]. Pediatrics, 2010, 125(6): 1217-1223.

[12] MCNALLY H, BENNETT C C, ELBOURNE D, et al. United Kingdom collaborative randomized trial of neonatal extracorporeal membrane oxygenation: Follow-up to age 7 years [J]. Pediatrics, 2006, 117(5): e845-e854.

[13] KHEMANI R G, SMITH L S, ZIMMERMAN J J, et al. Pediatric acute lung injury consensus conference G. pediatric acute respiratory distress syndrome: Definition,

incidence, and epidemiology: Proceedings from the pediatric acute lung injury consensus conference [J]. Pediatr Crit Care Med, 2015, 16(5 Suppl 1): S23-S40.
[14] WONG J J M, JIT M, SULTANA R, et al. Mortality in pediatric acute respiratory distress syndrome: A systematic review and meta-analysis [J]. J Intensive Care Med, 2019, 34(7): 563-571.
[15] ABRAMS D, AGERSTRAND C L, BISCOTTI M, et al. Extracorporeal membrane oxygenation in the management of diffuse alveolar hemorrhage [J]. ASAIO J, 2015, 61(2): 216-218.

第五十二章

儿童 ECMO 综合管理

学习目标

掌握:

1. 儿童 ECMO 建立方法。
2. 儿童 ECMO 管理基本原则。
3. 儿童 ECMO 抗凝监测手段的监测范围、方法和优缺点。
4. 几种全身性抗凝剂的具体使用方法。
5. 儿童 ECMO 撤离步骤。

熟悉:

1. 儿童 ECMO 呼吸与循环管理。
2. 儿童与成人凝血系统之间的差异。

了解:

儿童 ECMO 营养、感染、镇痛镇静。

第一节 儿童 ECMO 建立

虽然 ECMO 技术早年应用以儿科为主,但现在其在成人中的应用也越来越多。ELSO 统计显示,近年成人 ECMO 使用的绝对数量已经超过了儿童。不过儿科 ECMO 仍然是 ECMO 应用中的重要组成,儿童作为一个特殊的人群,在临床实践中有一些操作和注意点与成人有相当的差别。

一、儿童 ECMO 血管通路建立

在开始 ECMO 之前,首先要根据患儿的疾病和年龄、体重等具体的情况决定 ECMO 的支持模式(详见第五十一章),然后根据不同年龄和体型制订相应的置管方案,根据方案建立和维护合适的血管通路。对于新生儿和小婴儿来讲,特别是体重在 10kg 以下的儿童,由于股动静脉过于纤细,只可以选择颈部插管;对于体重超过 20kg 的儿童来讲,以选择股动静脉作为插管部位者为多;至于体重在 10~20kg 的儿童,要根据具体情况选择插管部位。经胸直接插管虽然可以适用于所有患儿,但一般仅在心脏手术的患者中使用,大多数患者选择颈部或股动静脉进行 ECMO 插管,仅在无法经颈部或腹股沟置管或者置管失败,如静脉断裂等意外情况下再行经胸置管。

ECMO 中所使用的插管都应当是壁薄、内径尽可能大的,以尽可能降低插管带来的阻力(详见第四十四章)。至于插管的口径,可根据所需要的流量进行选择(表 52-1-1),在条件允许的情况下,也可以先用超声测量血管的内径,选择直径为血管内径 1/2~2/3 大小的插管。特别在股动脉插管时,不宜使用过大的插管而将血管完全堵死,妨碍远端血流。

插管位置:VA ECMO 时,颈部插管通常选用的是颈内静脉和颈总动脉,VV ECMO 时,经右侧颈内静脉放置双腔静脉插管(double lumen cannula,DLC)至右心房是最简便的方法,没有 DLC 时,10kg 以下患儿只能采用颈动静脉插管进行 VA ECMO,较大儿童则可采用颈内静脉和单侧股静脉插管或者双侧股静脉插管来实施 VV ECMO。从股静脉引流,通过颈内静脉灌注的方式是再循环比例最小的 VV ECMO 模式,虽然流量较小,但动脉血氧饱和度较高,因此目前这种方式的使用也越来越多。

需要行 ECMO 治疗的患者大都比较危重,在插管过程中应当严密观察患者的生命体征,如心率、血流动力学、辅助通气状况、血氧饱和度等。插管过程中也有可能发生意外,出现大量失血等情况,为安全起见,应准备一定量的库血以防万一,也有医院要求同时备

表 52-1-1 ECMO 插管和流量的关系

尺寸/F	静脉流量/(ml·min^{-1})	动脉流量/(ml·min^{-1})	Origen 双腔插管流量/(ml·min^{-1})	Avalon 双腔插管流量/(ml·min^{-1})
8	500	500		
10	900	900		
12	1 500	1 500		
13			410	740
14	2 600	2 400		
15	1 300			
16			675	675
17	1 900	3 600		
19	2 600	3 800	920	920
21	3 200	5 000		
23	5 000		2 000	2 000
25	6 000			
27	6 500			
28			3 000	
31				5 000
32			5 000	

好开胸器械。在插管前应给予麻醉镇静剂和短效肌肉松弛药。如进行颈部插管,应使患儿保持仰卧位,头偏向左侧,在肩膀下放置一垫子使颈部过伸,头部转向左侧,以显露右侧颈部。

置入双腔插管时,可采用半切开技术:在锁骨上2cm处行横切口,暴露颈内静脉前壁,在切口上方2～3cm处用穿刺针穿过皮肤进入颈内静脉,穿入静脉的位置可以在皮瓣下或者切口内,然后用导丝替换针芯,再通过引导芯置入插管,必要时可用手术刀稍稍扩大皮肤进口。 双腔插管的头端应位于右心房的下1/3处,使中间的灌注孔接近三尖瓣,从而引导氧合血尽可能进入右心室,同时也可保证上下两处的引流孔都在右心房内,保证引流通畅。婴幼儿下腔静脉和右心房连接处位于膈上方约0.5cm,如果X线片检查双腔插管的头端位于膈上1cm,说明插管位于合适的位置。不过即使启用ECMO时插管位置恰当,ECMO运行过程中也可能因各种因素导致插管的上下位移,在任何时候如果对ECMO插管位置有疑问,应当进行X线片检查予以确认。如果ECMO运行良好时,没有必要去改变插管的位置。DLC也有可能出现旋转位移,只要确保红色的Y形分支正直向上并位于蓝色静脉引流分支正前方且固定牢靠,一般可认为动脉灌注口正对三尖瓣方向,可以保持较低的再循环分数。

行颈部切开术进行插管,切口有两种选择,其一是在右侧胸锁乳突肌锁骨头上方1cm左右处做1～2cm的垂直切口,另一种是在锁骨上一横指处,右胸锁乳突肌下部做一个2～3cm的横切口。切开皮肤后分离胸锁乳突肌胸骨头和锁骨头,暴露并打开颈动脉鞘,游离颈总动脉和颈内静脉,注意不宜过多操作,防止血管痉挛,特别是静脉痉挛会给置入粗大的静脉插管带来困难,同时还要避免损伤迷走神经。如果有血管痉挛,可采用1%利多卡因浸泡使颈总动脉和颈内静脉舒张,便于插管。颈内静脉内侧面常有分支,应予以结扎。血管分离完成后,在插管前,应从静脉通路注入肝素1mg/kg(100U/kg),进行全身肝素化,防止插管时产生血栓,肝素注入后通常应等待3分钟左右,使全身肝素化。颈动脉插管前,应先放置控制带和远近端丝线备用,开始插管时首先结扎远端丝线,并使动脉充盈后用血管夹钳闭近端血管,用刀片切开动脉壁,尽可能插入口径较大的插管,在插管逐渐深入的同时放开血管夹。动脉插入的深度约为胸骨上窝到剑突距离的1/3,通常2.5～4cm。插管放置妥当后在血管壁切口下0.5～1cm处用丝线结扎固定插管。静脉插管前,也需要预置两根丝线,近端钳夹后,让远端充盈,然后结扎远端,再用手术刀做静脉切口,通过切口插入静脉插管,按压肝脏使血液充盈插管防止气体进入。静脉插管插入的长度约为胸骨上窝到剑突距离的1/2,通常6～7.5cm。插管放置妥当后用固定动脉插管同样的方法予以固定。颈动静脉插管后，静脉管头端应位于右心房内，动脉管头端则应在无名动脉和升主动脉交界处。

对于颈部血管的结扎，目前尚有一定的争议，有些学者认为颈动脉结扎后更易出现大脑的损害，而有些研究认为，不论是否结扎颈动脉，神经系统损伤发生率没有太大的改变。关于颈内静脉的结扎，大多数认为患者可以较好地耐受静脉的结扎，但也有研究表明静脉结扎会使静脉压升高，有导致脑缺血的可能。

对于心脏手术后早期的患儿，比如无法脱离 CPB、延迟关胸或者开胸进行复苏的患者，最便捷的插管方式是经胸插管，特别是先天性心脏病手术后早期因心力衰竭需要机械辅助的患儿都采用经胸插管，由手术中留下的胸骨正中切口进入，使用 CPB 的标准技术直接在右心房和升主动脉置入动静脉插管。经胸插管不仅可以确保彻底引流，而且可以比较方便地进行左心房插管，使 ECMO 过程中可以有效地降低左心前负荷，促进左心功能的恢复。也有些医院建议尽可能选择颈部或股动静脉插管，以减少纵隔感染的发生率。对于行全腔静脉-肺动脉连接术（total cavopulmonary connection）的患者，通常需要两根静脉引流管，一根用于引流上腔静脉的头部血液，避免上腔静脉压力增高导致脑组织灌注不足，减少神经系统并发症的可能性。经胸插管结束后，应充分止血并固定动静脉插管，通常将插管缝在胸壁上，并保持胸骨处于撑开状态，避免胸骨压迫动静脉管道。然后用无菌薄膜缝合皮肤切口，再用敷料覆盖切口。

有部分患儿心肌损伤严重，在 ECMO 早期，左心室在收缩时压力无法超过主动脉内压力，左心室血液无法排出到主动脉。在这种情况下，仅通过右心房或静脉系统引流不够充分，主要是因为此时仍有小部分血液会通过肺部的侧支循环进入左心系统，会导致左心房和左心室逐渐膨胀，增加左心室的负担，心室内压逐渐上升，心内膜缺血更加严重，造成心功能进一步恶化，无法实现心功能恢复的目的。而且，如果该现象不及时处理，会逆行传递到肺循环，造成肺水肿和肺出血，使得单纯的心力衰竭恶化为心肺衰竭，更不利于恢复。这时就需要通过特殊手段进行左心减压，方法之一为增加一根左心房插管，这根插管的位置首选是右上肺静脉和左心房交界处，也可选择左心耳，此引流管接入 ECMO 的静脉管路。

股动静脉插管方式和成人类似，股动脉插管头端一般放置到髂外动脉即可，不需要超过髂总动脉分支，以维持侧支循环，避免下肢循环阻塞。股静脉插管需要将插管头端插入右心房方可实现理想的引流。采用股动脉插管的患儿有时需要在插管远端增加灌注管，以灌注股动脉远端的肢体，防止由于灌注不良导致肢体缺血进而引起肢体坏死。股动脉远端的灌注管可在股动脉插管时同时放置，也可在 ECMO 启动后观察远端肢体的灌注情况再予以添加，需要留意的是管道和股动脉插管连接的接头应当选择有侧孔的接头，以便在需要时添加股动脉远端灌注管（详见第四十四章）。

插管结束后，如患儿稳定，应进行胸部 X 线或超声心动图检查，确认插管位置后启用 ECMO。如患儿不稳定，可先开始 ECMO 转流，然后进行检查确定插管位置是否妥当。再次检查插管固定，必要时进行加固，再缝合皮肤伤口，最后用相应器具将 ECMO 管路固定在床边，减少插管的牵拉受力，防止插管移位，影响 ECMO 使用甚至产生意外情况。

二、ECMO 的管路连接

在插管同时或者在插管前，就应该准备好 ECMO 管路。将 ECMO 管路中拟用于动静脉插管连接的无菌段放置于手术无菌区域，可让其小流量循环，待要连接管路时钳夹 ECMO 泵后管路，也可同时钳夹泵前、泵后管路，需要注意的是还需要钳夹旁路连接或关闭旁路的阀门。由外科医师在无菌段选择合适的位置剪断管路，将管路两端分别和动静脉插管连接。外科医师完成动静脉插管后应使动静脉插管内尽可能充满血液后钳夹插管近端，将动脉插管或静脉灌注插管和 ECMO 泵后管道相连，将静脉引流管和泵前管道相连。

在管路连接时应注意防止气体进入，由于 ECMO 管道是密闭管道，一旦有气体进入，有产生气栓的可能性，因此在连接前应将管道和插管都充满液体；连接时在连接处滴晶体液，保证将气体排出干净；连接后要对连接处进行检查，如果发现有气体，应脱开连接，再次排气。管路连接妥当后，再次检查管道，确保旁路连接已经钳夹或关闭，确认后可启用 ECMO，在放开钳夹管道的钳子前，应确认 ECMO 离心泵已启动且能确保前向血流，也就是确保离心泵所产生的推动力要超过灌注血管内的压力，以防止血液倒流。如泵前后都予以钳夹的话，应先开放泵前的钳夹再开放泵后的，避免可能由于泵前压过低所导致的气穴现象。

三、儿童 ECMO 管路预充

成人 ECMO 的预充量约 800～900ml，同成人血容量相比并不多，但是在儿童中，虽然最小的氧合器和管道相加仅需要 200ml，但由于儿童血容量少，这些液体会导致严重的血液稀释，所以儿童 ECMO 预充在晶体液预充排气后需要添加库血、白蛋白等血液制品，以保持转流开始时体内血细胞比容和蛋白浓度没有太明显的降低。

在 ECMO 管路预充时，先采用晶体液预充，早期有使用生理盐水预充的，现在大都使用乳酸林格液或醋酸林格液进行预充。由于 ECMO 设备器材的进步，现在 ECMO 的预充过程已相当简便，国内基本上都采用离心泵作为 ECMO 的驱动泵，此处仅简要介绍离心泵 ECMO 系统的预充方法。将离心泵、氧合器及相应管路连接完毕并和预充用晶体液容器形成密闭环路。先让晶体液利用重力预充离心泵入口前管道及离心泵，将这些部位排气完毕后即可启动离心泵，利用离心泵的推动力使液体充盈氧合器和整个管道。由于 ECMO 中整个管路和机体的血液循环形成密闭通路，因此所有管路中应排净气体，确保安全。晶体液排气完毕后，用肝素抗凝（如需添加库血的，可将肝素直接加入库血，以免加入库血替换晶体液时将肝素排出管路），有条件的可先加入白蛋白，使白蛋白吸附在管道壁上，减少管道对血液的激活，减轻炎症反应。儿童使用 ECMO 通常需要加入库血，替换管道内预充的晶体液，要在 ECMO 转流初期达到理想的血红蛋白浓度，至少在预充液中要使用一个单位的库血，有时还需要更多库血。如果仅采用上述方法无法达到满意的血细胞比容，可采用超滤等方法浓缩预充液。

预充后，要添加必要的药物使预充液成分接近生理状态，主要是钙剂和碳酸氢钠。晶体预充液很多是无钙或低钙配方，添加钙剂可防止开始 ECMO 转流时出现低钙甚至出现由此导致的心律失常，即使是 VV ECMO 中，低钙也会引起心输出量变化，使循环出现波动。通常需要加入 200～300mg 的葡萄糖酸钙补充钙离子，如预充液中添加库血的，钙离子会和枸橼酸结合，所以剂量应酌情增加。碳酸氢钠可以补充预充液中的缓冲对，如输注库血或采用偏酸性的晶体液预充，还可纠正预充液的酸性状态。由于国内的库血往往储存时间过长，存在钾离子和乳酸浓度过高的情况，有条件的单位可以在加入库血前对其进行洗涤，要注意的是，洗涤后的红细胞会存在低钾的可能，应在 ECMO 开始前根据电解质检查结果补充必要的钾离子，以防在 ECMO 开始时导致机体低钾状态，引起心律失常。

在启用 ECMO 之前应对预充液进行血气检测，确保其接近生理状态，ECMO 启用后不会干扰机体的内环境稳定，如果因紧急状态启用 ECMO，如 ECPR 中，则可根据各医院所使用的预充液成分和库血的储存时间添加碳酸氢钠、钙剂等后尽快启用 ECMO，启用后再根据血气检测结果进行必要的调整。

（王　伟）

第二节　儿童 ECMO 运行管理

一、儿童 ECMO 应用的相关病理生理

小儿从生命开始直到长大成人，整个阶段处在不断生长发育的过程中，在解剖、组织、生理、生化、代谢、免疫等方面都与成人有许多不同之处。随着年龄的增长，各系统器官逐步长大并发育成熟，最后达到成人标准。基于上述特点，小儿时期在疾病的发生、发展、临床特征及防治方面与成人不尽相同，其中差别主要集中在新生儿及年幼儿群体。例如，在出生后 2～3 年内，呼吸系统在组织形态、生理功能方面都处于不完善时期，该年龄段重症呼吸系统疾病发病率较高。在心血管方面也以低龄儿童的问题较多，主要为先天性心血管畸形及新生儿期由胎儿循环向生后独立心肺循环转变中的问题。无论呼吸系统还是心血管系统，到学龄期前后，儿童的心肺生理功能及代谢才基本接近成人，疾病的分布及表现也与成年人群相似。

由于新生儿及婴幼儿时期整个呼吸系统处于生长阶段，年幼时细小的气道在病变时易发生堵塞，肺泡数量及肺储备功能不足，在一些疾病等因素影响下很容易发展至呼吸衰竭。小儿时期需 ECMO 支持的常见气道疾病有胎粪吸入综合征（meconium aspiration syndrome，MAS）、先天性气道畸形狭窄（气管支气管狭窄、肺动脉吊带、双主动脉弓、桥型支气管等）、毛细支气管炎或哮喘、树形支气管炎、咽喉部感染或畸形、纵隔占位等；常见的肺部疾病有新生儿肺透明膜病（hyaline membrane disease，HMD）、先天性膈疝（congenital diaphragmatic hernia，CDH）、重症肺炎、ARDS、严重气管漏气等。其中一些疾病为新生儿及儿童所特有，以下是一些小儿时期呼吸系统及心血管系统疾病特有的与 ECMO 有关的病理生理。

（一）新生儿肺透明膜病

足月新生儿在出生时，Ⅱ型肺泡细胞已能分泌足够肺表面活性物质，后者在维持正常肺功能中发挥重要作用。肺表面活性物质由几种磷脂组成，能够降低肺泡壁表面张力，对于出生时肺泡的首次打开和防止肺萎陷有重要作用。该物质缺乏是新生儿 HMD 的主要发病机制，最终结果是广泛肺不张及严重呼吸衰竭。HMD 患儿是新生儿 ECMO 中的主要治疗群体之一。肺表面活性物质的主要成分是卵磷脂，占磷脂总量的 50%～75%。能够测到该物质含量的最早时间是胎龄 22～24 周，之后该物质的含量继续增加。在胎龄到达 35 周时，卵磷脂与鞘磷脂的比值达到 2∶1，也预示着肺发育已达到成熟。继发性肺表面活性物质缺乏则见于脓毒症、重症感染等疾病引起的 ARDS，原因为炎症引起Ⅱ型肺泡细胞破坏、导致肺表面活性物质生成下降，或炎症导致肺表面活性物质功能受到抑制及破坏增加。肺表面活性物质治疗已使许多患儿病情得到控制而不再需要 ECMO 治疗。

肺表面活性物质生成缺乏时，肺泡表面张力增高，引发肺泡萎陷及肺顺应性下降；此时需要很高的压力才能使肺组织扩张。重症 HMD 患儿的肺顺应性

可降至正常水平的20%～25%，造成呼吸费力及呼吸功增高，最终导致呼吸肌疲劳、呼吸运动减弱以及肺萎陷加重。肺交换面积大幅度降低及肺动脉收缩会直接导致低氧血症。持续气道正压通气（CPAP）有助于打开肺泡及减轻肺不张，具有降低呼吸功、提高肺顺应性及增加肺部氧合的作用。

HMD继发的低氧血症引发组织中细胞转向无氧代谢（肝糖原转变为葡萄糖）并产生大量乳酸，后者会引发代谢性酸中毒（pH下降及碱剩余负值增加）；肺萎陷及低通气导致CO_2排出下降而引起高碳酸血症及呼吸性酸中毒（pH下降及$PaCO_2$增高）。低氧血症及酸中毒导致的血管收缩加重了肺循环低灌注，并可导致毛细血管损伤及肺泡细胞坏死，肺表面活性物质合成进一步减少及病情加重。同时，低氧血症会使肺血管阻力增高（多见于足月儿），导致卵圆孔及动脉导管的右向左血液分流增加。

（二）新生儿持续性肺动脉高压

新生儿期的肺动脉高压与低氧性呼吸衰竭密切相关。围生期有缺氧、酸中毒、低血压等因素，均可导致肺动脉压升高或呈持续肺动脉高压。新生儿持续性肺动脉高压（persistent pulmonary hypertension of the newborn，PPHN）也可以发生在MAS等疾病，这些疾病会出现类似于胎儿式循环的继发性右向左分流。由于已脱离胎盘，右向左分流会导致体循环低氧状态，缺氧程度与右向左分流量大小及肺动脉高压程度有关。伴基础疾病的PPHN临床处理非常困难。非继发性PPHN的发病机制仍不很清楚，目前认为可能与下列因素有关：①胎儿期肺动脉平滑肌增生肥厚；②原发性肺动脉痉挛；③低氧或酸中毒继发血管痉挛收缩；④其他因素，如红细胞增多症、低钙血症、低血糖以及一些特殊介质水平异常（NO、前列腺素、内皮素、白三烯等）。

胎儿血流循环具有以下特点：①三个部位存在解剖性血液分流，即卵圆孔、动脉导管、静脉导管；②存在胎盘（母亲与胎儿之间物质交换）循环，其血流量约占心输出量的50%；③肺血管阻力很高，肺血流只占肺动脉血流量的7%～10%。在胎儿期，血流增氧的部位在胎盘绒毛，氧合血由脐静脉流向胎儿。脐静脉的血流流经肝脏时，部分血流进入肝脏，而大部分血流通过静脉导管到达下腔静脉及右心房。下腔静脉的血流大部分穿过卵圆孔到达左心房（右向左分流），到达右心房的另一股血流来自上腔静脉，血流之后进入右心室到达肺动脉。肺动脉血流中大部分经过动脉导管进入主动脉（右向左分流），只有一小部分进入肺循环，最后在左心房后与心房分流的另一股血流汇合。胎儿肺循环的血流受到一些因素的影响，其中主要的促血管舒张的物质是一氧化氮（NO）及前列环素，而主要促血管收缩物质为内皮素-1，血小板活化因子，以及白三烯和血栓素等。左心房的血流进入左心室后被泵入主动脉。降主动脉之后分叉为左右髂动脉，这两根动脉分别有分支上行并绕过膀胱后成为脐动脉与胎盘相连。

PPHN的病理生理特点是肺循环阻力增高导致肺循环通路中持续出现（继发性）动脉导管右向左血液分流，由于右心后负荷增高，在卵圆孔水平也会相继出现右向左血液分流，结果导致主动脉及左心房分别存在含氧血（肺氧合后血流）与低氧血（静脉回流血流）的混合现象。在动脉导管水平，主动脉内血流在动脉导管分流前一段的血流来自肺的氧合血，分布于右锁骨下动脉和右颈总动脉及分支，其支配的右桡动脉或右颞动脉血氧分压可以反映导管分流前的血氧水平。动脉导管后的主动脉内则为与右向左分流血混合后的血流。如果动脉导管分流前与分流后两处血流的氧分压差值超过15mmHg，可以确定存在动脉导管水平的右向左分流。新生儿的氧合指数（OI）计算公式中将动脉血氧分压设定为动脉导管分流后动脉血流的氧分压。心房内卵圆孔水平的右向左分流虽然也会导致动脉血氧分压下降，但由于分流在心房水平，该分流不会影响动脉导管前后的血氧分压。

（三）先天性膈疝

先天性膈疝（CDH）是腹腔内胃肠管内容物疝入胸腔的一种先天性畸形。由于膈疝挤占了胸腔内大量空间，最终导致心肺衰竭。CDH绝大部分病变在左侧，双侧病变者病情会更严重。病变累及的一侧胸腔内肺发育很差，对侧肺也可能有不同程度的病变。膈疝是新生儿ECMO中最具挑战性的疾病之一，表现在治疗难度较高，疗效及转归不够理想，以及ECMO治疗期相对较长等方面。

CDH的另一个主要问题是肺发育不良，以及伴不同程度肺动脉分支结构发育异常和血管肌层异常增厚等病理改变。尽管经历了膈疝修补术，一些患儿先天性肺发育不良及继发性肺动脉高压仍会继续存在，肺病变及肺功能得不到根本改善，从而导致患儿长期处于肺功能不全或慢性呼吸衰竭状态。CDH患儿术后的肺恢复程度也存在很多不确定性，这些都是一些重度CDH患儿ECMO治疗时间长、后遗问题多的主要原因。

CDH引发的呼吸衰竭病理生理变化与前文两种疾病有相似之处，但表现较重，病情更复杂。除严重低氧血症外，肺动脉高压及右向左血液分流均很明显。如果经积极处理，患儿PaO_2仍低于60mmHg，可考虑在CDH修补术前进行ECMO支持。如果CDH患儿出生后持续发绀，导管前主动脉血SaO_2<85%及PCO_2>65mmHg者提示预后不佳。

（四）儿科心脏疾病

儿童心脏疾病中涉及需要ECMO治疗的可分为两类，一类为心脏及循环系统整体结构正常，因出现原发性或继发性心力衰竭或严重心律失常而导致循环障碍。由于没有心血管解剖结构问题，ECMO支持方法较为简单，主要以VA ECMO模式进行替代，在心功能好转后撤离ECMO。除存在严重基础疾病及MODS终末期外，治疗效果较好。另一类患儿心血管系统存在先天性畸形或缺陷，其中大部分存在严重或复杂性心血管畸形或严重心功能不全。这些患儿在出生时或生后不久就会出现严重发绀或心肺衰竭征象，不及时处理患儿会很快死亡。这些先天性心脏病的种类较多，其中一些畸形还累及周围大血管，包括主动脉弓离断、全肺静脉异位引流、肺动脉闭锁、左心发育不良综合征等。这些复杂先天性心脏病的手术纠治难度也很高。由于各种先天性心脏病的血流动力学改变不尽相同，对ECMO支持的要求也可能与一般患者不同，包括血管置管的选择等。另一些先天性心脏病患儿在心脏手术纠治后发生低心排血量综合征及心源性休克，这类患儿病理生理与非外科性心脏病相似，主要为心脏血流输出不足导致体循环灌注不足，继而出现低血压，少尿或无尿，四肢末梢发绀伴再充盈时间延长等表现，血气分析会显示严重低氧血症、代谢性酸中毒，以及血乳酸显著增高，其支持方法一般也采用VA ECMO。

（五）儿童体重及生理因素与ECMO

从新生儿到成年阶段，小儿经历了体重十余倍的增长，以及各脏器功能的不断发育成熟。在此期间，不同年龄所需要的药物剂量及ECMO配置也需要根据年龄和体重进行匹配。由于新生儿血管很细，血管壁很薄，较低的体重会给ECMO治疗带来挑战。目前ECMO治疗的最低体重限制在1kg或胎龄30周。出生体重2.5kg以下的绝大多数为早产儿，ECMO所需的抗凝会导致患儿颅内出血的风险增高。ELSO 2016—2020年报告中新生儿ECMO颅内出血发生率为12.8%，而儿童及成人患者分别为4.1%及1.3%。此外，由于新生儿及婴幼儿的股血管较细，很难单独承担全流量ECMO的血流量，因此该年龄段及体重15kg以下的群体一般均采用颈部血管作为ECMO的引血及回输路径。

二、儿童ECMO支持方法

ECMO是一种支持治疗，包括氧输送与动脉血流支持两个方面。儿童常用的支持模式与成人相似，主要为VA或VV模式，两者分别用于心肺支持或单纯肺支持。由于低龄儿童的心肺代偿功能均较差，重病时大多同时受累。对于符合呼吸系统疾病ECMO适应证的患儿，如果存在心功能受累、VV ECMO氧输送不足等情况，也应考虑采用VA ECMO模式。其中年龄越小，VA模式的比例越高。

（一）ECMO上机前检查

在ECMO上机前，除患者生命体征及手术麻醉等监测外，还需要对以下事项进行确认。

1. ECMO治疗模式 ECMO治疗模式通常在血管置管手术前已决定。在置管后如果需要更改模式，则需要重新增加插管，或对已有插管进行调整。

2. 肝素化 置管时通常会给肝素化，在ECMO上机前患儿通常仍处于抗凝状态，一般ACT水平均在250～300秒。如有必要，上机前应测定ACT进行确认。

3. ECMO设备系统已就绪待命状态

（1）管路已完成血液预充（非紧急状态时）。

（2）设备已启动处于空载运转状态，没有报警故障显示；ECMO机的内置监测系统及报警已设定，并处于打开状态。

（3）加热设备已打开并运行，水温设定在37～38℃。

（4）氧合器供气气源已打开，供气气流一般设定在患儿ECMO治疗血流量值附近（即气流：血流≈1：1），供气的氧浓度根据病情设定，如果气源为纯氧（多为肺支持或心肺支持），则可省去前置空氧混合器。除氧气及空气外，部分医院会使用CO_2气体与前两种气体混合，设定流量时CO_2流量一般设定在总气流量的5%水平（预计混合气中CO_2分压在40mmHg左右）。

（5）待命时ECMO处于中低速无加载运行状态，如果是离心泵，一般设置在1 000r/min，如果是滚柱泵则流速设定在20～30ml/(kg·min)。在与患者连接时需要泵停转，连接患者后再次开启泵。

（6）如果环路中有桥路，则需在连接患者时打开桥路（无需泵停转），完成连接后夹闭桥路。

（7）在线监测或采样检测ECMO空载血流的血氧及血细胞比容：SO_2接近100%，血细胞比容不低于30%。

（8）ECMO空载时血流的血气分析：结果中电解质及pH保持基本正常。

4. 如果上述项目中存在问题，在患儿上机前应给予处理或调整。

（二）ECMO起步及运行

患者上机：动静脉置管手术完毕后将ECMO连接至患者。导管与ECMO环路的转接应在无菌条件下进行，连接操作时注意防止发生气栓。之后按序依次松开动脉（A）导管夹，夹闭桥路（B），以及松开静脉（V）导管夹，并开始体外循环。血泵最初以20ml/(kg·min)流量运转，以后逐步递增，在5～10分钟内增至100ml/

(kg·min)左右。

ECMO的治疗参数设置包括治疗参数及监测参数设定(表52-2-1)。治疗参数中主要是血流量、气流量及加温值设定,ECMO血流量设定中VV模式会高于VA模式。监测参数包括各节点压力、血流量、温度、气泡、抗凝水平等指标。

表52-2-1 ECMO主要治疗及监测参数

治疗及监测参数	VA ECMO	VV ECMO
血流量/($ml \cdot kg^{-1} \cdot min^{-1}$)	75~100	100~150
转速(离心泵)/($r \cdot min^{-1}$)	2 000~4 000	2 000~4 000
氧合器供气流量	(1~2)×血流量	(1~2)×血流量
水箱温度/℃	38	38
ACT/秒	180~220	180~220
SvO_2/%	>65	>75
HCT/%	30~35	30~35
P1(泵前)/mmHg	>-30	>-30
P2(泵后/膜前)/mmHg	<300	<300
P3(膜后)/mmHg	<250	<250

注:ACT,活化凝血时间;SvO_2,静脉血氧饱和度;HCT,血细胞比容;P1、P2、P3,各点压力。

滚柱泵系统的静脉引血主要通过虹吸作用。为保证充分引血量,ECMO启动后应将储血囊置于最低的位置并提高患儿的床高度(1.2~1.5m)。离心泵系统没有储血囊结构,除尽量提高床高度外,对床的高度无特殊要求。

上机后观察患儿面色、心率及血压情况,以及ECMO机的各项在线监测指标。运转稳定后查患者静脉端(引血口)ACT和三处血流的血气分析(静脉引血端、患者动脉、氧合器输出端),并进行床旁胸部X线及心脏彩超检查心肺状态及ECMO导管位置。ECMO初期可能会有血容量不足的表现,可予补充输血或血浆10ml/kg。之后的ECMO治疗管理主要围绕维持ECMO有效运行、ECMO并发症防治、疾病综合治疗以及脏器功能支持等内容进行。

三、ECMO期间器官功能评估

与其他危重症病例一样,患儿在ECMO期间仍需要继续进行病情及各个脏器功能的评估。患儿脏器功能衰竭中一些在ECMO开始前已存在,经过治疗后逐步好转;另有一些脏器衰竭可能在治疗中发生。因此除ECMO重点监测的ECMO目标支持效果及患儿心肺功能外,患儿其他脏器系统的功能及状态也需要同时监测。

(一)心血管系统

心血管功能评估在ECMO支持中的内容及意义与一般ICU中的危重症不完全相同。由于VA ECMO具有直接心脏支持作用,在该模式支持下,原先病变导致的血流动力学问题会得到暂时缓解,病情及血流动力学会相对平稳。但该状态不能说明患儿心肺功能已好转。如果患儿是VV ECMO支持,该模式没有心脏直接支持作用,治疗期间患儿原发病导致的血流动力学变化仍会在病情加重时出现。

在VA ECMO支持下,由于心脏处于"相对休息"状态,循环功能会很快得到明显或一定程度的改善。由于有了外部"心脏"的支持,患儿本身心脏的功能只能反映ECMO支持条件下的心功能。在评估中需要对整体血流动力学状态及患儿的心脏功能两方面进行评价。整体血流动力学方面的评估方法与一般危重症患儿相似,需要观察的项目包括动脉血压、心率、心律、末梢灌注、尿量、血液乳酸、静脉血氧饱和度(SvO_2)等,其变化及临床意义与其他非ECMO危重患者基本相同。血压或平均动脉压下降,四肢冷伴周围性发绀,各种心律失常或无脉电活动,尿量低于0.5~1ml/(kg·h),血液乳酸增高,以及SvO_2降低均提示患儿体循环灌注不足。由于ECMO的注入动脉血流方向在部分区域与心脏输出血流相反,会导致心脏后负荷增加以及冠状动脉血流含氧量较低,从而进一步导致心功能变差。

在VA ECMO支持下出现体循环脏器灌注不足时应考虑下列原因:患儿自身心功能很差;ECMO支持量不足;合并脓毒症休克;或出现ECMO并发症。

疾病中心脏功能的评估可以通过整体血流动力学监测指标结合心脏本身的一些检查进行来评估。心脏方面可以通过超声心动图以及心电图等检查的动态变化进行观察。整体血流动力学的好转也从一个方面提示了心脏功能出现好转。脉压增大、异常心率及心律的恢复、心音及超声心动图影像可提示心脏功能增强,以及胸部X线片心影及肺水肿好转等变化均提示心功能好转。上述指标的变化对于指导临床血管活性药物的应用及调整具有很重要的参考价值。在分析病情中需要注意的是:在VA ECMO期间,肺循环血流因受到分流而减少,监测所得到的超声心动图、胸部X线片等结果不能完全反映心脏满载时的状态。

此外,一些新生儿及儿童在VA ECMO治疗中会出现高血压,原因可能与血容量增多、血浆肾素增高,或者晶体胶体容量过载有关。在ECMO肝素化情况下出现高血压的患儿,如果经镇静利尿处理无效,其发生颅内出血的风险会增高。

心脏顿抑（cardiac stun，CS）是指 ECMO 期间出现心室没有或几乎没有心输出量的状态，表现为主动脉的脉压显著减小（ <5mmHg）和 PaO_2 显著增高（接近于氧合器输出血流的氧分压水平）。CS 现象较常见，主要见于 VA ECMO 的患儿，CS 通常会在病情好转后自行缓解。

接受 ECMO 治疗的心脏病患儿绝大多数为先天性心脏病患者。其中多为先天性心脏病术后心功能不全，或术后无法脱离体外循环的患儿，内科系列的心脏病主要是暴发性心肌炎及心肌病等。这些患儿一般均接受 VA ECMO 支持，在 ECMO 期间的心血管功能的评估与上述方法相同，其中对心脏本身功能恢复的评估会直接影响后续的治疗选择。如果心脏功能持久不能恢复，完全依赖体外支持，则需考虑转为损伤较小、并发症较小的心室辅助装置（VAD）支持方式，以及进行心脏移植。

此外，在 VA ECMO 撤离时，患儿心脏会经历从“被扶持”状态至“独立行走”的转变，该阶段也是监测心血管功能及评估是否能够最终撤离 ECMO 的重要时段。如果心功能仍不足以胜任全流量体循环的心输出量，在撤离阶段会出现类似心力衰竭的各种表现。

VV ECMO 支持模式除氧供支持外，对体循环影响很小。虽然 VV 模式能够通过提高肺动脉及冠状动脉血氧来间接改善心功能，但对于重症患者或多脏器衰竭患儿，仍然可能在病情继续进展后出现心功能问题，对 VV ECMO 治疗的年幼患儿而言，心血管功能的评估及动态观察较 VA 模式的评估更为重要。由于 VV 模式的氧支持作用受到再循环和患儿心功能等因素的限制，氧输送效率较 VA 模式低，即在同等氧输送条件下需要的 ECMO 流量较高。当出现动脉血氧降低、血液乳酸增高、心力衰竭或肺动脉高压进展时，应当考虑转换为 VA 模式。

（二）呼吸系统

在 ECMO 上机后对呼吸系统的评估包括气体交换状态及肺部病变两个方面。气体交换状态评估中包括 ECMO 支持情况下的患儿血氧及血 CO_2 指标，以及患儿病变肺的气体交换功能。

在 ECMO 全流量支持条件下，氧合器进行的气体交换理论上能够满足完全肺替代的要求，在一般情况下很容易满足目标支持的要求。其中氧支持是最主要的治疗目标。两种 ECMO 支持模式中，VA 模式的支持效果较强，而 VV 模式受到再循环以及肺部氧耗的影响，其氧支持效果相对较差。在 ECMO 治疗监测上，一般也沿用传统的呼吸衰竭监测指标，但在维持各指标的治疗目标值方面存在一些差别。呼吸衰竭监测注重血氧浓度，而 ECMO 除了监测血氧浓度外，更注重监测总氧输出量。由于 CO_2 的弥散特性显著高于氧弥散，除氧合器老化因素外，CO_2 交换一般较少出现问题。

VA ECMO 的通路与患儿肺循环呈并联结构，ECMO 输出含氧量接近 100% 的血流在主动脉与患儿心输出血流混合，后者通常含氧量较低。混合后血流的血氧是需要监测的目标值，SaO_2 和 PaO_2 的维持目标分别为 $>95\%$ 和 >80mmHg。从 ECMO 氧输送的角度，每分钟进入组织的氧容积也是监护中需要考虑的问题。当组织血流下降或不足时，会引起组织的氧供量不足。SvO_2 提供了氧输送方面最具价值的信息，一般以 SvO_2 是否达到 70% 来判断是否存在氧输送不足。

VV ECMO 的体外通路套接在体循环静脉系统内，与肺循环呈串联结构。静脉系统内的 ECMO 血流往返会显著提高静脉血氧含量。由于存在再循环，静脉内一部分氧合血的再次进入 ECMO 通路使氧合器输入与输出端的氧含量差缩小，从而限制了 ECMO 的氧贡献量，限制了血氧的进一步提升。该血流如果通过肺循环时没有获得氧增量（即肺部的氧交换），到达左心室及主动脉血流的 SaO_2 会低于静脉值。VV ECMO 的监测目标值一般仅要求 $SaO_2>80\%$。如果治疗后动脉血氧显著增高，提示肺功能及肺病变出现好转。

在实际操作中，有三项指标可用于评价 VV ECMO 氧合效果：SaO_2、氧合器前血氧饱和度或氧分压、脑静脉血氧饱和度（反映实际 SvO_2）。SaO_2 与氧分压及脉氧饱和度（SpO_2）意义相同，是判断 VV ECMO 患儿是否缺氧的主要指标。由于监测方便，SaO_2 已成为 VV ECMO 应用最多的监测指标。虽然 SvO_2 是 VA ECMO 中反映氧输送是否充足的主要指标，但在 VV ECMO 中却无法做到，因为血测定值会显著高于实际 SvO_2，该检测值不能反映治疗中的氧输送不足。但如果检测结果 $SvO_2<70\%$，也提示 ECMO 的氧输送不足。如果要获取不受 VV ECMO 再循环影响的 SvO_2，可在颈静脉窦置管（或 ECMO 颈内静脉置管相对应的头侧颈内静脉置管）处采样进行检测。如果在头侧颈内静脉置管增加一路引血端，同时还可以提高 ECMO 的引血量，同时也能降低 VV ECMO 的再循环和脑静脉血的回流阻力。

在呼吸系统评估中，还需要结合对肺功能及肺病变等的评估来完善呼吸系统的整体评估，因为在 ECMO 撤离时需要参考这些变化。这些监测项目包括患儿的呼吸力学、血气分析、胸部 X 线片或胸部 CT、纤维支气管镜等。如果患儿肺部病变出现好转，通常会出现肺顺应性改善（一般在同等通气参数设置下出现潮气量上升）、动脉血氧显著升高或能耐受撤机试验、肺出血消失、胸部影像中病变及气漏并发症出现同步好转变化等。

此外，在 ECMO 中通常会使用“肺休息”策略，在

ECMO 初期由于通气常数由治疗前的高参数变为治疗开始后的低参数，很多患者会表现为一过性胸部 X 线片中肺渗出加重现象，原因可能与气道压力降低、体外循环激活血管内皮细胞致毛细血管通透性增高有关。这一表现一般在 3～5 天后随着病情改善而好转或消失。

(三) 泌尿系统

ECMO 患儿治疗期间经常会遇到逐渐增加的液体超载，尤其是治疗初期。在 ECMO 治疗前，为克服肺血管压力的增高，纠正低血压及提升心输出量，大多经历了液体扩容，或伴不同程度的水肿症状。一方面，ECMO 体外循环开始后引发的毛细血管渗漏会进一步加重水肿。另一方面，为维持体外循环的流量以实现氧输送最大化，ECMO 初期需要补充一定血容量。之后随着病情逐步稳定，会出现液体负平衡及利尿现象。稳定期 ECMO 儿童推荐的每日输入液体量为 100ml/kg 左右。

ECMO 期间，患儿会出现尿量减少及伴行的血浆尿素增高和内环境不稳定现象。发生急性肾衰竭的患儿通常在 ECMO 前已有严重低氧血症和肾脏血流减少因素，在上 ECMO 后出现明显肾功能损伤表现。一般在 ECMO 支持及利尿处理后，症状会逐步好转。毛细血管渗漏及尿量也会随着病情的控制在数天内好转或恢复。少数患者也会发展至肾衰竭。

水平衡、内环境、动脉血压及肾脏功能是 ECMO 期间肾脏监测的主要内容。为精确及时地记录出水量，首先需要放置导尿管来精确记录每小时尿量，导尿管一般在准备 ECMO 前预先放置。每日尿液需要进行检验。如果有血尿或蛋白尿，提示存在肾损伤或尿路感染。尿液与呼吸道分泌物及血液一样，是监测感染病原的采样部位之一。排出水的其他途径还有呼吸道、消化道、手术创面或引流液以及氧合器不显性失水等。氧合器不显性失水量可以按 5～10ml/(m^2·h) 估算[在 37℃下，氧合器血流/(氧合器膜面积·每小时)]。在水平衡的目标上，虽然需要向出入量平衡方向靠拢，但应用时通常会在兼顾血容量，以及在满足 ECMO 血流为前提的基础上达到某种平衡。

为保证肾血流量，需要维持足够高的动脉血压，一般要求平均动脉压不低于 50mmHg，新生儿不低于 40mmHg。如果没有肾脏原发疾病，血浆尿素及肌酐一般会随着尿量增加而下降至正常水平。但也有相当数量的患儿需要借助药物及血液净化来度过少尿浮肿期。ECMO 期间的各种治疗、原发疾病、肾功能受损、摄入不足等因素均可能会影响包括电解质及酸碱平衡的内环境变化，这些指标及尿素、肌酐通常也被列入每日的检测项目中。此外，床旁影像学(如超声)对评估肾血流、肾损伤及病变程度也具有参考价值。

凝血问题及溶血也会在尿液监测中得到直观反映。ECMO 系统抗凝条件下出现血尿时，除考虑肾损伤外，还需注意泌尿系统感染，抗凝过度或 DIC 等凝血功能紊乱引发的出血。如果为血红蛋白尿，则需关注溶血问题。如果没有溶血性基础疾病，在 ECMO 期间出现溶血强烈提示体外管路或氧合器有血栓形成。

(四) 神经系统

神经系统功能观察及评估是仅次于心肺功能的重要监护内容。ECMO 中的神经系统评估与非 ECMO 患儿很相似，但前者监测侧重于与并发症相关的内容。观察项目包括临床表现及有关辅助检查。ECMO 期间临床神经系统体征应进行高频度观察，包括意识及反应、瞳孔及反射、神经反射、前囟张力(婴儿)、瘫痪及惊厥等。

VA ECMO 插管会使脑动静脉生理血流发生变化。右颈动静脉置管使患儿脑部血流失去右颈动脉的供应，股动静脉置管会使颅脑血流含氧量相对降低。关于儿童右颈总动脉结扎断流是否会对颅脑产生显著损害作用仍没有定论。存活随访患儿中有部分存在中枢性脑瘫、听力障碍、学龄期认知学习困难等后遗症，但不能证明与颈动脉结扎有关，因为许多患儿还存在 ECMO 前的持续性低血压、低氧血症和酸中毒，以及需要 CPR 抢救等因素。脑血供状态监测除临床特征外，一些辅助检查可以帮助确诊或早期识别一些轻度病变。常用的检测方法有脑部 CT 或前囟颅脑 B 超、经颅多普勒超声(TCD)、床旁脑电图、无创脑氧监测等。脑影像学检查可以发现脑梗死等缺血病变，TCD 可以评价颅内主要动脉的供血情况。

ECMO 治疗目前仍需要肝素化来防止血栓形成。抗凝状态会使颅内出血风险增高，尤其是 VA ECMO。轻度颅内出血的临床症状可以不显著，影像学检查可以发现并早期诊断。严重颅内出血则会有明显神经系统表现，如颅内高压、血压波动、瞳孔异常变化以及贫血等，同时伴影像学改变。新生儿 ECMO 上机 12～24 小时后建议常规进行床旁颅脑超声检查，之后如有神经系统症状体征应进行复查。有报道 ECMO 开始 5 天内的新生儿颅内出血有 93% 是通过颅脑超声进行诊断的。

ECMO 环路发生气栓或血栓栓塞的风险在 ECMO 期间持续存在。在儿科应用相对较多的 VA ECMO 模式下，氧合器输出端管路内的气体或血栓有可能直接经颈总动脉进入脑内造成严重脑损害，在 ECMO 管理中应特别注意。

此外，ECMO 患儿为保持治疗体位及安静，防止脱管等意外事件，都会接受不同剂量的维持镇静治疗。这些药物会直接影响对患儿神经系统功能的临床评估，包括意识反应、各种反射、运动肌力及肌张力等变化。虽然提倡尽可能降低镇静程度，但前提应确保在安全范围内进行调整。也可通过周期性降低镇静深度来进行神经系统功能评估。

（五）其他

溶血是ECMO的并发症之一。红细胞及血小板在经过血泵后的正压、离心泵前的负压、流经导管及氧合器时的剪切力，以及血栓形成等作用下出现损伤及破坏，导致溶血。溶血导致的黄疸表现为非结合胆红素显著升高，体内胆红素的高负荷还会导致肝脏肿大。溶血的确诊除参考贫血、黄疸及血红蛋白尿等指标外，可以通过检测血浆游离血红蛋白含量进行确诊（正常一般低于10mg/dl）。如果血浆游离血红蛋白>50mg/dl，可以确定发生溶血。如果黄疸以结合胆红素增高为主，应考虑肝损伤、脓毒症或肠外营养时合并胆汁淤积性黄疸等。如果怀疑存在肝损伤，可以进一步检查血清肝功能试验其他指标（转氨酶，蛋白系统）、血氨、凝血酶原活度，并行肝脏B超影像学检查。

ECMO上机前患儿大多存在严重缺氧及低血压因素，可能造成肠道缺血损伤。除了观察呕吐、排便及腹部肠鸣音之外，在ECMO初期应特别注意患儿是否有腹胀、胃肠减压管排血或血便等消化道出血症状，并注意腹水、坏死性肠炎、肠穿孔、胰腺炎等相关问题。对怀疑病变者应进行腹部B超及腹部X线检查。腹胀显著者应注意腹内压，其增高会引起腹腔内脏及血管受压、远端器官组织的血流灌注及静脉回流下降，同时也可能影响ECMO的血流量。胃肠道功能监测是ECMO期间开始经肠道喂养的重要依据。

四、儿童ECMO的机械通气管理

ECMO治疗期通常被作为“肺休息”的窗口期，目的是促进患儿从ECMO前的肺疾病及气压伤状态中恢复正常。无论是VV还是VA模式，在保证患儿血气交换充足（ECMO与肺呼吸的气体交换量之和）、血气分析达标的情况下，呼吸机参数均应降低至“肺休息”状态。

肺休息策略在各个医院都有各自的诠释及经验。大多数医院均会主动将机械通气的平均气道压降至最低限度，以及保持适度的吸入氧浓度，以此来减少呼吸机相关性肺损伤及氧中毒的发生。新生儿ELSO指南中将肺休息的参数设定如下：FiO_2 0.21～0.3，PIP 15～22cmH_2O，PEEP 5～8cmH_2O，频率12～20次/min，吸气时间0.5秒。设定的PEEP较低可能会导致肺萎陷及水肿；但如果PEEP过高，可能会影响静脉血回流及血流动力学平衡，尤其对VV ECMO患儿。一些医院采用高PEEP（8～10cmH_2O）来维持肺扩张，也有医院在顺应性好转后使用低PEEP（4～6cmH_2O）让肺泡缓慢扩张。曾有一项研究结果显示，PEEP设定为12cmH_2O与5cmH_2O相比，前者效果较好，ECMO治疗时间较短。一些中心采用高频通气作为肺休息通气。

ECMO期间儿童与新生儿的机械通气管理在原则及总体上很接近。由于儿童在器官功能及生理方面与新生儿之间存在不同，在肺休息参数方面与新生儿略有不同。由于儿童期年龄及生理变化跨度较大，ELSO指南中在“肺休息”原则框架下没有对儿童呼吸ECMO期间的呼吸机设置具体规定。ECMO“红皮书”即《ECMO：危重病体外心肺支持（第5版）》中提出的儿童呼吸ECMO的肺休息标准是FiO_2<0.5，PIP<28～30cmH_2O，频率12～20次/min，吸气时间<0.8～1秒，PEEP 10～15cmH_2O。

ECMO期间呼吸机降低参数的方法取决于所属的ECMO模式。呼吸机参数可以快速下调至“肺休息”水平；VV ECMO期间的呼吸机参数应缓慢下调，可在数小时后完成下调（而不是数分钟）。如果下调速度过快，可以导致肺实变及肺萎陷快速反跳，导致心脏负荷加重及心输出量下降。FiO_2在VA ECMO时可降至0.21，VV ECMO可保留一定高度。

ECMO治疗前许多患儿已存在严重肺实质病变，且肺顺应性很差，ECMO上机后维持高水平PEEP虽然有助于防止完全性肺萎陷，但在预防完全肺实变或白肺方面有时仍然难以实现。原因可能与ECMO后的气道压急剧降低，以及血液与体外循环环路的相互作用导致补体及其他血管活性物质释放等因素有关。肺实变在新生儿中呈一过性，儿童肺实变则需要数天至一周左右才会恢复。有些医院采用高频通气来维持肺容量，起到ECMO期间的肺复张作用。通气设定为平均气道压20～30cmH_2O，震荡压尽可能降至最小。

患者的$PaCO_2$可以通过供给氧合器的气流（L/min）来进行控制。供给的气体是由空气、CO_2与O_2组成的混合气体。ECMO中由于患儿肺呼吸不再是清除CO_2的主要器官，呼吸机通气频率可下调至10～15次/min或更低。

患者ECMO治疗开始后，应提供咽喉部及气管内吸痰处理以及轻拍或震动胸壁的呼吸道管理措施。这些呼吸道护理及一些操作应由护士、医师、ECMO成员一起配合完成。在患者每次体位改变后均需观察ECMO环路的压力及流量变化，并注意因体位改变而发生的管路或导管扭折。应严格禁止鼻腔内负压吸引，因为该部位很容易出血，且出血时很难止血。

伴血气胸、持续性肺不张、肺出血、严重肺水肿、胸腔积液、表面活性物质缺乏、动脉导管未闭（patent ductus arteriosus，PDA）继发感染的患儿，肺病变的恢复会推迟。如果出现非张力性气胸，一般不予胸腔内置管，因为在降低PIP及PEEP后，胸腔内气体会减少或消失。之后可根据气漏恢复情况逐步进行萎陷肺的复张处理（一般在24～48小时后）。如果在"休息"参数下仍存在严重气漏者，应继续下调呼吸机参数，或改至CPAP模式并调整CPAP值，直至胸腔引流管没有气体逸出，并将参数设置维持在该水平以下。气漏恢复后（1～2天）可重新改为指令通气。如果气漏持续不缓解，可能会存在支气管胸膜瘘。当气胸影响静脉回流或心脏功能时，应考虑实施胸腔造口置管术。手术时应使用电刀以获得较好的止血效果。如果胸腔引流管堵塞，最好在另一处放置新的胸腔引流管。新生儿ECMO肺出血发生率为4.5%。肺出血的处理包括减少吸引频度、提高PEEP、降低抗凝水平、提高血小板计数，以及肾上腺素稀释后气道滴入等。

ECMO治疗期间撤除气管插管（包括机械通气）已有报道。撤除气管插管的目的为降低呼吸机相关性肺损伤及呼吸道院内感染，或因治疗需要，作为经气道手术治疗前的准备。操作时在停用机械通气后拔除气管插管，仅给予鼻导管吸氧。

纤维支气管镜检查及支气管肺泡灌洗适用于有持续性肺不张及肺实变患儿的治疗。治疗时还可在纤维支气管镜直视下将肺表面活性物质注入气道。如果效果不理想，也可考虑试行经纤维支气管镜气管内注入沙丁胺醇等支气管舒张剂进行治疗。纤维支气管镜检查同时也有助于肺萎陷的病因诊断。

ECMO治疗期间仰卧位是便于操作的较理想体位。俯卧位可用于复张背部不张的肺叶组织及改善通气血流比例，改善患儿的肺氧交换。俯卧位还有利于减少压疮。但操作时应特别注意在翻身期间的ECMO导管安全。

新生儿及儿童心脏ECMO也需遵循低参数通气策略。ECMO初期可能存在肺水肿，但之后会很快好转。大多数患者ECMO治疗期间需保留机械通气，呼吸机参数应调至较为安全的水平（FiO_2＜40%，PIP＜20cmH$_2$O，潮气量VT 6～8ml/kg，PEEP 2～10cmH$_2$O，频率10次/min）；PEEP高低的选择，需要根据心脏疾病及功能状态，权衡利弊后作出决定。心脏功能的维持可从低PEEP中获益，而高PEEP可维持肺容量，适宜预防肺萎陷、处理肺水肿或肺出血等场合。对于心源性休克或心搏骤停的ECMO患者，为考虑冠脉氧供问题，在VA ECMO中也需要适度进行低参数机械通气，以提高左心室血流的氧含量。

五、儿童ECMO的循环管理

许多因呼吸衰竭而行ECMO的患儿同时会遇到循环问题，包括心功能、氧输送、器官及组织血流灌注等。一些患儿需要血管活性药物支持，需要这些药物支持的原因与ECMO前的高参数通气产生的心脏负面作用、多脏器衰竭以及存在心脏基础疾病等因素有关。在开始ECMO支持后，患儿呼吸系统所需承担的气体交换负荷显著下降，呼吸机参数不再需要停留在"肺气体交换最大化"的层面。随着平均气道压的降低，静脉回流及心脏充盈问题会得到改善，ECMO支持的同时又改善了心脏在内器官组织的氧输送。在心脏减负及氧供增强的基础上心功能会逐步达到供需平衡或增强状态，患儿心功能本身也会好转或恢复。在血压及器官灌注好转并稳定后，之前维持的血管活性药物可以减量及逐步撤去。在VA ECMO患儿中，一般在ECMO开始后数小时内这些药物就可以减量或撤除。也有一些医院继续低剂量多巴胺输注来改善肾血流。如果是VV ECMO模式，ECMO开始后血管活性药物的减量应根据病情谨慎决定，减量时速度不宜过快，因为在VV模式下，患儿自身的心功能及心输出量在维持氧输送方面仍然是不可忽略的重要因素。

由于开始ECMO循环后，患儿血液在接触到ECMO管壁材料，以及ECMO预充时加入的大量异体血液制品后，会继发出现炎症反应及毛细血管通透性增高，导致体液分布异常及血容量相对不足，可出现静脉压及动脉血压同时下降。VA ECMO患儿在出现低血压时，可以通过提高ECMO流量、液体扩容（血容量不足），以及调整血管活性药物等方法进行处理。血管活性药物在分布性休克及脓毒症休克中很常用。对于VV ECMO而言，ECMO之前患儿的心功能一般处于良好状态或处于药物控制下的稳定状态，ECMO上机后血管活性药物的维持、选择及调整需要根据病情、心功能及血流动力学的变化来决定。药物使用及剂量见表52-2-2。

表52-2-2 儿童ECMO治疗中的常用药物

药物名称	剂量及用法
咪达唑仑（midazolam）	0.1～0.2mg/kg i.v.（＜0.5mg/kg），维持0.2～0.3mg/(kg·h) i.v.gtt.
劳拉西泮（lorazepam）	0.05～0.1mg/kg i.v.，15min后可重复1次
丙泊酚（propofol）	1～3mg/kg i.v.，维持2～6mg/(kg·h) i.v.gtt.
吗啡（morphine）	0.05～0.1mg/kg i.v.，维持10～40μg/(kg·h) i.v.gtt.
芬太尼（fentanyl）	0.5～2μg/kg i.v.，维持2～5μg/(kg·h) i.v.gtt.

续表

药物名称	剂量及用法
维库溴铵(vecuronium bromide)	0.1～0.15mg/kg i.v.(小剂量开始),维持 0.05～0.1mg/(kg·h)i.v.gtt.
泮库溴铵(pancuronium bromide)	0.1～0.2mg/kg i.v.,重复 0.1mg/kg i.v.
阿曲库铵(atracurium)	0.3～0.5mg/kg i.v.,维持 0.5～1mg/(kg·h)i.v.gtt.(避碱及硫喷妥钠)
纳洛酮(naloxone)	开始 0.01mg/kg i.v.,重复 q.2min. 并加量至好转
氟马西尼(flumazenil)	0.01mg/kg i.v.,总量＜1mg;维持 5～10μg/(kg·h)i.v.gtt.
多巴胺(dopamine)	2～5μg/kg 开始,1～20μg/(kg·min),i.v.gtt.,最大 50μg/(kg·min)
多巴酚丁胺(dobutamine)	2～10μg/(kg·min)i.v.gtt.,最大 40μg/(kg·min)
肾上腺素(epinephrine)	0.01～0.02mg/kg i.v.,维持 0.1～1μg/(kg·min)i.v.gtt.
去氧肾上腺素(phenylephrine)	5～20μg/kg i.v.,维持 0.1～5μg/(kg·min)i.v.gtt.
米力农(milrinone)	25μg/kg i.v.,维持 0.25～0.75μg/(kg·min)i.v.gtt.
艾司洛尔(esmolol)	0.1～0.5mg/kg i.v. 缓慢注射,维持 0.05～1mg/(kg·h)i.v.gtt.
尼卡地平(nicardipine)	1～10μg/(kg·min)i.v.gtt.,最大 30μg/(kg·min),从小剂量开始
硝普钠(nitroprusside)	0.5～5μg/(kg·min)i.v.gtt.(避光)

注:上述药物仅供 PICU 内使用参考;i.v.,静脉注射;i.v.gtt.,静脉滴注;q.2min.,每 2 分钟一次。

许多呼吸衰竭患儿在 ECMO 期间出现高血压,其中在 VA 模式中较为多见。ECMO 初期高血压的原因可能与 ECMO 起步后组织循环及内环境改善、血管活性药物在体内的分布及效应得到增强有关,但之后仍有部分患儿存在高血压持续的现象。有观点认为在 VA ECMO 运行中,ECMO 环路抽吸出大量血流,导致患儿心脏回流血减少及充盈压降低,刺激了心血管系统压力容量感受器,导致反射性的心率增快及血压增高。有研究发现,新生儿 ECMO 中有 12% 出现动脉收缩压增高并需要药物治疗或伴血浆肾素水平增高。也有观点认为 VA ECMO 的非动脉血流可以导致肾脏的肾素和血管紧张素水平增高(肾血流可以在正常范围)而引起高血压;VV ECMO 治疗模式不影响动脉压,其高血压发生率要低于 VA ECMO。ECMO 患儿在焦虑哭吵、疼痛及应激刺激等条件下也会出现高血压,但一般均为一过性或非持续性。ECMO 患儿高血压处理中常用的降血压药物有 ACEI 类(依那普利)、β 受体阻滞剂(艾司洛尔)、钙通道阻滞剂(尼卡地平)、肼屈嗪及硝普钠等。

低氧及氧输送问题也是循环管理的中心问题之一。因为维持氧输送及细胞有氧代谢是心肺功能支持的最主要目标之一。有许多循环问题均会涉及低氧问题,以及在 ECMO 治疗中的低氧问题。

在 VA ECMO 支持下,患儿缺氧及继发于缺氧的并发症问题一般会在足量 ECMO 血流支持下得到逆转。氧输送不够时可以通过直接提高 ECMO 血流量来提升供氧量,使 SvO_2 达到 70% 以上。如果 ECMO 的静脉引血量受到限制,不能满足目标负载要求,可以通过调整静脉导管的体内位置,或增加一路静脉置管来满足目标血流的要求。婴幼儿颈部血管相对较发达,大多数患儿颈部置管后血流能满足 ECMO 支持目标。虽然治疗时右颈动脉及右颈内静脉血流被阻断,但患儿整体血流分布能基本得到满足。

对于几乎丧失肺气体交换能力的严重呼吸衰竭但心功能仍相对较好的患儿,股动脉途径的 VA ECMO 可引起上半身及脑部血流仍处于低氧状态。遇到这一情况可考虑改用一种“VA-V ECMO”的杂交模式进行应对。具体过程为在原有 VA ECMO 基础上于右颈内静脉至右心房新增放置一根 ECMO 导管,导管的外端用 Y 型接口连接至 ECMO 的氧合器血流输出端。该方法可以将一部分 ECMO 输出的氧合血引入右心房,通过肺循环到达体循环(包括上半身的冠脉血流和脑血流),以此来改善上部器官氧供。应用中应注意分别监测 Y 分支后的两路血流分配,各支血流应达到一定流速以防止管路内发生血栓。右心的压力及阻力较低,获得的血流也会较多。为控制两处的血流量,一般在新增静脉导管处放置一个 Hoffman 夹,以此来进行两路血流分配的调节,直至达到最佳整体氧支持效果。在使用离心泵系统时,血流会随着压力及阻力的变化而发生改变。在实际操作中,患者体位改变、血压变化等因素均会影响两处的血流及血流分配比例,日常管理中需要密切观察这些变化。如有条件可在两支血流管路分别设置连续在线血流监测,在提高治疗质量的同时降低工作人员劳动强度。

VA ECMO 中原发或继发心输出量下降都会增加 ECMO 含氧血进入体循环的比例,并使血氧水平升高。在提高 ECMO 流量的同时也应兼顾低心排血量时血流脉动性降低对组织灌注产生的负面作用,并尽量保持脉压在 10mmHg 以上。

VV ECMO 期间患儿出现缺氧及相应症状时,也通常提高 ECMO 血流量来增加氧输送。但随着 ECMO 流量的提高,再循环现象也会加重。如果是两个部位分别置管,选择从股静脉引血、颈内静脉回输的血流方向可以减轻再循环。VV ECMO 中许多患儿能够很好地适应低血氧状态(SpO_2 70%～80%),但需要观察患儿的器官及外周循环情况,包括血乳酸水平、脑氧监测、尿量及患儿一般情况等。如果适度提高吸入氧浓度及呼吸机参数也有助于提高血氧水平。由于肺的保护及恢复也是治疗的重要目标之一,呼吸机参数的调整要维持在不产生肺损伤的框架范围内,该方法在实际应用中的操作空间不大。如果在 VV ECMO 中患儿的氧合问题不能解决,或出现血流动力学不稳定,应考虑将治疗模式转为 VA ECMO。

对于低氧血症,输注红细胞是另一种提高氧输送的有效方法。关于目标血红蛋白值设定问题仍有不同观点。目前大多数观点认为目标血红蛋白应保持在 8～12g/dl(HCT 30%～40%)水平。如果输血后氧输送效果仍不佳,可以采用镇静、降温等方法来降低组织氧消耗。由于增加 ECMO 血流需要增加静脉置管并带来创伤和出血问题,采用低温来降低循环流量及降低氧耗是另一种处理策略。

心肌顿抑的原因尚不十分清楚。可能的原因是心脏自身功能极差,冠脉供氧不足,心室低充盈及心室高后负荷等。处理要点为:使用强心药维持动脉压,重新调整过深的颈总动脉插管位置,提高 ECMO 氧输送量来维持 ECMO 下的心脏及组织灌注。心肌顿抑的恢复时间一般为 3～7 天,持久不恢复者提示病情很重或预后不佳。

心脏病术后 ECMO 患儿通常同时需要血管活性药物维持,初期药物的调整或减量应根据心功能恢复情况及 ECMO 支持效果决定,在病情好转后药物可逐步降至较低水平或撤离。心室功能很差患儿的 ECMO 血流量可能会达到 120～150ml/(kg·min)或更高。心脏术后 ECMO 患者每次输血量不宜过多,输液速度也不宜过快。每次输注量控制在 10ml/kg,输注时间不短于 15 分钟。床旁超声心动图可以查看左心充盈及收缩力情况,可以作为调节泵流量的依据。开胸心脏术后渗出及出血可能会引发心脏压塞,后者会引起静脉回流下降,心室充盈不足,以及静脉血氧下降。处理中应保持心包引流通畅,有心脏压塞症状者应及时进行胸部 X 线、超声心动图检查及外科处理。胸部 X 线片有助于鉴别与心脏压塞症状相似的张力性气胸。如果在全流量 VA ECMO 条件下,超声心动图检查发现心房心室明显扩张,伴收缩力严重降低,提示患者心肌收缩功能严重下降,需要实施左心引流减压来改善心功能。引出的血流可直接经输液端的 Y 型接口回输到患者静脉系统。需要注意的是,经左心房减压径流时,SvO_2 为混有肺静脉含氧血的血氧值。

在少数复杂性先天性心脏病或单心室循环的患儿中,除采用 VA ECMO 的设置外,基本治疗目标、循环管理及处理等与一般患儿相比较为复杂,需要结合特定疾病的血流动力学特点,权衡获益与风险,与心外科手术医师讨论后作出决定。例如单心室先天性心脏病在接受姑息性 B-T(Blalock-Taussig)分流手术后,由于需要同时维持体肺两处循环,需要 ECMO 支持的流量为 150～200ml/(kg·min)。心脏疾病患儿除 ECMO 外,有时也会选择无氧合器的"心脏支持"模式,即 VAD。

六、儿童 ECMO 医院感染与防控

ECMO 期间获得性感染是 ECMO 治疗及管理中的重要内容之一。除原发感染因素外,ECMO 治疗中的一些因素也会导致重病状态的患儿处于院内感染的高危状态。这些因素包括 ECMO 期间有多处侵入性留置导管、ECMO 管路中多个可以打开的输液端口,以及持续进行的血流体外循环等。

ECMO 期间获得性感染并不少见,并可显著增加 ECMO 治疗天数并降低存活率。ELSO 的一项 10 年病例数据显示新生儿 ECMO 的总体感染率为 7.6%,或为 10 例次/1 000 个 ECMO 治疗日。感染率会随 ECMO 时间延长而增高,ECMO 患者的血流感染发生率显著高于一般 PICU 中的血流感染发生率。也有研究显示 ECMO 治疗天数与血流感染发生率呈正相关,后者与 ECMO 不良预后有关。相关的病原中以凝固酶阴性葡萄球菌最常见,其次为念珠菌等。检测到的病原菌大多与有创操作或治疗有关(中心静脉留置导管、气管插管和导尿管等)。继续实施呼吸机相关感染及导管相关感染的预防措施仍然是降低小儿 ECMO 院内感染的主要手段。大多数医院还会实施预防性抗生素治疗来避免或减轻 ECMO 患儿的院内感染,包括 3 代以上的头孢菌素、万古霉素、碳青霉烯类抗生素和阿莫西林酶抑制剂复合物等。预防性抗生素应用的定位及效果仍然不确定。迄今为止,仍没有一项研究显示预防性抗生素可以减少 ECMO 期间的院内感染。ECMO 期间预防性抗生素的选择及用法也不尽相同。

关于儿童 ECMO 没有公认的预防性抗生素应用的指征,ELSO 也没有设立抗生素预防感染的具体标准。体温及炎症指标变化的敏感性及可靠性均不高。

由于ECMO的恒温系统会将患儿高出设定温度的热量通过循环血流快速散去,由此患儿会处于“不被允许发热”的状态,ECMO患儿有感染时发热症状很难表现出来。ECMO初期血白细胞计数异常也很常见,但一般在数天内恢复正常。生物标志物检测中血小板压积(plateletcrit,PCT)及CRP可能在提示感染中具有意义,尤其是连续变化的趋势分析。怀疑感染者应给病原学检测或培养,根据检测结果进行针对性或经验性抗生素治疗。如果病情不稳定或加重,一般情况变差,血常规及炎症指标增高,在找不到原因的情况下应怀疑血流感染的可能。为监测和及早发现感染,一般会每日监测白细胞总数及分类、PCT及CRP等微量血检测项目,在此基础上定期或在疑似感染时进行病原学检测,范围应覆盖常见流行感染病原和包括真菌在内的各种常见院内感染菌。

ECMO患儿院内感染的预防是继发性感染防控最重要的环节。除预防性应用抗生素外,还需在其他环节做好感染防控工作。保持病房及床位的清洁,有条件时最好安置在单间并减少流动人员。患儿ECMO插管及其他导管和表面应经常用消毒液体清洁,创面可用抗菌软膏涂抹或消毒敷料覆盖。严格执行手卫生及消毒隔离操作制度,减少接触血流的操作次数,尽量缩短ECMO治疗时间。对怀疑存在血流感染时,在清除感染的同时,应考虑同步更换新的ECMO全套管路。

七、ECMO期间的儿童镇痛镇静

药物镇痛镇静治疗是一种以保持安静及减轻疼痛为目的的对症治疗,在危重患儿中应用范围较广。儿科镇痛镇静治疗主要用于一些有创操作治疗或手术场合,或为保持患儿安静状态来达到某种治疗目标(机械通气中同步通气),新生儿及儿童ECMO也属于其中之一。镇痛镇静同时也是一种临时性治疗,在病情缓解或需求终止后,镇痛镇静也需要进行降阶梯或终止治疗。

镇痛镇静在新生儿及儿童ECMO中具有重要地位,是ECMO治疗的组成内容之一,并几乎会涉及每一个ECMO患儿。镇痛镇静可以帮助重病患儿提高对ECMO的承受能力(降低患儿疼痛及焦虑,维持生命体征稳定)及治疗安全性(防止导管脱落等医疗意外事件)。与此同时,镇痛镇静也会给患儿带来一些负面影响,包括药物不良反应(血压下降、自主呼吸抑制、成瘾),呼吸道等感染风险增高,继发性神经系统损害,疾病延迟恢复,影响临床病情观察(神经系统)等。这些问题在实施镇痛镇静期间需要给予关注,必要时给予相应处理。

新生儿及儿童ECMO的镇痛镇静通常起始于ECMO之前。严重呼吸衰竭患儿大多在经历机械通气治疗,并已处于镇痛镇静状态中。在ECMO动静脉置管以后,镇痛镇静需要继续维持,为降低镇痛镇静的负面作用,镇静深度需要降低,药物种类及剂量方面也需要进行调整。关于新生儿及儿童ECMO中的镇痛镇静药物选择、疗效评判及控制方面国际上尚无统一标准,临床上基本沿用一些ICU的镇痛镇静标准。

目前镇痛镇静药物中最常用的是苯二氮䓬类、阿片类、肌肉松弛药以及一些麻醉药。儿科应用较多的药物为咪达唑仑、劳拉西泮、吗啡、芬太尼、维库溴铵和阿曲库铵等。ECMO镇痛镇静管理的基本目标是维持患儿舒适、维持ECMO环路安全以及减少药物副作用。药物使用及剂量见表52-2-2。

由于镇痛镇静治疗要在辅助治疗与减轻不良反应之间达到一种平衡,许多医院在镇痛镇静治疗中用评分表来量化镇静状态的评估。镇静评分表有RAMSAY、SBS和COMFORT-B等。新生儿及儿童ECMO镇痛镇静的总体目标是使患者既保持舒适安静,能唤醒,不影响治疗及生命体征,同时又保留适度自主运动及自主呼吸,能满足神经系统评估,一些病情稳定期患儿能够有时间与家长进行互动。由于治疗上存在较多个体差异及病情差异,药物选择及剂量要求个体化,并根据情况进行剂量调整。长期使用苯二氮䓬及阿片类药物,并有高累积药物剂量的患儿可能会出现耐受性、依赖性及撤药综合征,因此在可能情况下,应尽量缩短镇痛镇静药物的使用疗程。

镇静药物(咪达唑仑、劳拉西泮)与镇痛药物(芬太尼、吗啡)联合应用通常能达到目标效果。如果使用芬太尼,应注意ECMO管壁对该药物的吸收作用,该作用会持续至饱和状态。药物吸收作用对ECMO初期的镇痛镇静效果可能会产生影响,更换ECMO新管路系统后会重现类似问题。一些医院在更换管路系统时向新环路内注入一小时维持剂量的芬太尼药物,以此来“饱和”管路的吸收位点。不同ECMO系统也会对镇痛镇静效果产生影响。在ECMO运行时体外环路的“额外”血液容积会使药物分布的总体容积增大,达到疗效所需的剂量也会增加。

ECMO期间应尽量避免或减少使用肌肉松弛药,因为患儿自主呼吸可以通过肺部完成一部分气体交换,同时有利于肺泡扩张和保持呼吸肌力量及协调性。肌肉松弛药一般仅用于ECMO置管及撤管手术的时段。然而如果患儿镇静后仍有躁动或谵妄,或担心ECMO导管易位,可以在镇静药及阿片类药物控制效果不够理想时考虑使用肌肉松弛药,但尽可能短期或间断使用,避免长时间连续维持给药。

由于镇痛镇静会掩盖神经系统病变的一些症状,在ECMO期间应经常检查患儿的神经系统体征。床旁头颅 B 超、TCD 和 EEG 等均有助于发现神经系统异常问题。如果怀疑患儿有颅内出血或脑梗，可在 ECMO 支持下进行头颅 CT 等影像学检查。

八、ECMO 期间的营养支持

ECMO 患儿与其他危重症一样，在生命支持及疾病治疗的同时，也需要进行营养要素的补充。新生儿或儿童 ECMO 患儿在营养支持方法上与其他危重症儿童营养支持相似，可以参照相应年龄的营养支持标准进行营养支持，同时需要根据病情及病种选择营养途径及营养素供给量。

ECMO 患儿的营养支持应尽早开始。由于患儿的病情通常很重，喂养前应充分考虑患儿对喂养的耐受度及相关器官的功能状态。ECMO 初期，如果患儿有休克或血流动力学不稳定，或有严重代谢性酸中毒，应暂缓营养支持。此时除病因治疗外，一般只给予补充葡萄糖及电解质，以及维持液体和酸碱平衡等处理。患儿一般在 ECMO 治疗 2～3 天后病情会逐步好转并趋于稳定，此时应考虑开始营养支持。对于存在严重肝功能异常、重度氮质血症、严重高血糖的患者也应先进行全面评估，然后考虑是否开始营养支持。

营养支持的途径有完全肠外营养（total parenteral nutrition，TPN）及肠内营养（enteral nutrition，EN）两种，一般首选肠内营养。对于一些肠内营养量受到限制的患儿可以在肠内营养的同时进行部分肠外营养。肠道功能紊乱或不能肠内营养者可选择完全肠外营养，之后在病情改善或肠功能恢复后再转为肠内营养。ECMO 患儿的营养支持也遵循这一原则。

清醒及气管切开的患儿可以考虑经口喂养，其余患儿需要在胃肠置管后管饲。如果患儿不能耐受经口喂养或经鼻胃管管饲，可以选择经鼻十二指肠置管进行管饲喂养。这些置管在抗凝状态下也可以安全地完成操作。如果盲插失败，可以借助内镜进行放置。以往一般不给新生儿肠内营养，原因为考虑患儿 ECMO 前因血流灌注障碍导致肠道缺血，容易继发坏死性小肠结肠炎。但目前绝大多数 ECMO 中心对 ECMO 期间病情稳定的新生儿均开展肠内营养支持。

肠内营养方法简单方便，可以根据喂养方式选择不同配方奶或肠内营养液，根据患儿消化及适应能力逐步增加喂养量，新生儿每日摄入热卡的推荐目标值为 100～120kcal/（kg·d），婴幼儿为 100kcal/（kg·d），年长儿酌情递减。一般不主张提供过高热卡，因为热卡过高不能降低分解代谢率，同时会增加 CO_2 生成量。

完全肠外营养对营养要素的配方比较严格，具体供给量也需结合病情循序渐进地增加，直至达到目标热卡。危重新生儿及婴幼儿一般从 30～40kcal/（kg·d）起步，之后根据情况逐步递增。葡萄糖从 4～6g/（kg·d）开始，逐步提高至 8～10g/（kg·d）；氨基酸为 0.5～1g/（kg·d），最大可加至 2.5～3.5g/（kg·d）；脂肪乳剂为 0.5～1g/（kg·d），最大不超过 3g/（kg·d）。其余还需补充维生素、电解质及水分等。营养支持时每日入液量也应控制在 100ml/kg 左右，并注意液体平衡。如果患儿有肝肾功能不全，应相应调整配方。对于 ECMO 期间脂肪乳剂是否会对氧合器产生破坏作用目前尚无定论。

ECMO 患儿在营养支持期间也需要进行营养支持的相关监测及评估。肠内营养者需要观察进食及消化情况，以及粪便排出情况。出现呕吐、胃食物潴留、腹胀和腹泻等症状提示喂养不耐受或出现消化道并发症（肠道感染，坏死性小肠结肠炎等），需要做血常规、粪便检查、血生化以及腹部 X 线等检查。静脉营养者还需要每日监测血气分析和血生化（蛋白、血脂、血糖、电解质和肝肾功能）。此外，静脉营养期间导管相关性感染也需要定期监测。有先天性代谢性疾病者应在专科会诊后制订营养方案。

ECMO 期间会遇到较多的血液制品输注，后者可能会引起血钠增高；处理时可以给低张液体来降低钠输入量或给予利尿处理。输注浓缩红细胞等血液制品同时也会带入较多的枸橼酸，可以导致代谢性碱中毒。但后者一般不严重，除纠正低血钙外无需特别处理。

九、儿童 ECMO 期间的 CRRT

ECMO 支持心肺衰竭患儿过程中，经常遇到急性肾损伤（acute kidney injury，AKI）和液体超负荷（fluid overload，FO）等。ECMO 期间缺血再灌注损伤、非搏动性血流、溶血、儿茶酚胺分泌增加、高凝状态栓子形成栓塞等，也可能引起高炎症反应，加重内环境失平衡。连续性肾脏替代治疗（CRRT）常用来管理 AKI 和液体平衡，控制炎症反应并维持内环境稳定。

1. 儿童 ECMO 时 CRRT 适应证 ①AKI：经利尿等措施不能增加尿量或导致液体管理困难时，可以联合 CRRT。②液体超负荷：液体超负荷是 ECMO 支持患儿预后不良的独立危险因素，导致 ECMO 时间延长，并发症增多，病死率升高。液体超负荷＜10% 时可以通过使用利尿剂或限制液体输入等解决；液体超负荷＞10% 时经限制液体输入和利尿剂等效果不佳时，需要考虑进行 CRRT 协助液体管理；液体超负荷＞20% 需及时联合 CRRT。③严重内环境紊乱：ECMO 期间出现危及生命的电解质紊乱，如高钠或低钠危象、高钾血症（＞6.5mmol/L）等，常规治疗效果不佳时。

2. CRRT 与 ECMO 连接基本方法 与成人 ECMO 操作相同，包括：

（1）CRRT 独立运行：通过建立新的静脉通路运行 CRRT，一般适用于 CRRT 早于 ECMO 运行前，或

ECMO 循环不稳定等情况。此时 CRRT 优点是对超滤及 ECMO 血流动力学影响较小。缺点是需要建立独立的血管通路，CRRT 滤器额外增加抗凝剂，增加抗凝管理难度。使用 ECMO 环路可避免在抗凝患者中插入导管的出血并发症以及导管进一步的感染性和机械性并发症。它也减少了血管通路部位的占用，这在小体格的 ECMO 患儿中可能是非常宝贵的。

(2) CRRT 设备与 ECMO 连接：通常根据 ECMO 循环通路的压力测试数据选择具体连接方式。ECMO 支持压力监测包括：①动力泵前压力，通常维持 -50mmHg 以内较为安全；②动力泵后 - 氧合器前压力，为 ECMO 管路中最高压力的部位，维持 150mmHg 以下较安全；③氧合器后压力，通常情况下稍低于动力泵后 - 氧合器前压力。

ECMO 氧合器和管路通常有肝素涂层。因此，大手术或凝血机制障碍患者应用 ECMO 过程中可以短暂停用肝素。儿童 CRRT 血流相对缓慢，滤器抗凝要求相对高。ECMO 联合 CRRT 使用时常规采用肝素抗凝。在维持 ECMO 循环通路基本抗凝目标（ACT 维持在 180～220 秒）的前提下，可以考虑 CRRT 局部循环通路适当提高肝素剂量，同时降低 ECMO 局部通路肝素剂量，整体使用肝素剂量不变。特殊情况下，可以考虑 CRRT 管路枸橼酸抗凝。

ECMO 联合 CRRT 增加体外生命支持监测难度，例如精确液体平衡的监测、血液成分和出血的监测。因此，当 AKI 好转或液体超载等减轻时，应及时暂停或终止 CRRT。临床上大多根据一些数据及经验评估患者肾功能等是否恢复，主要有以下几点：①需要急性透析的原因消失，如高钾血症、代谢性酸中毒等；②尿量＞1.5ml/(kg·h)；③液体超负荷＜10%；④器官功能改善。

ECMO 支持条件下的 CRRT 和血浆置换的并发症包括技术并发症和临床并发症。其中技术并发症的发生率与设备及医护人员的技术熟练程度有关。儿童 ECMO 期间应用 CRRT 主要并发症与成人相似。

（张育才）

第三节　儿童 ECMO 抗凝管理

一、小儿与成人 ECMO 抗凝管理差异

（一）婴幼儿与成人凝血系统之间的差异

正常婴幼儿相较于成人，四种维生素 K 依赖性凝血因子Ⅱ、Ⅶ、Ⅸ、Ⅹ缺乏；接触因子Ⅻ、Ⅺ、PK、HWM-K 水平低于成人；血管性血友病因子（von Willebrand factor，vWF）水平高于成人。婴幼儿肝功能尚不健全，各种因子的合成受到限制。婴幼儿体内的抗凝成分及含量也与成人有显著的差异。抗凝血酶（antithrombin，AT）、肝素辅因子Ⅱ（heparin cofactor Ⅱ，HCⅡ）、C 蛋白和 S 蛋白水平均处于低值。α2- 巨球蛋白（α2-macroglobulin，α2M）、α2- 抗纤溶酶（α2-antiplasmin，α2AP）与 C1 酯酶抑制物（C1 esterase inhibitor，C1EINH）高于成人水平。可见对于儿童来说，体内起主要抗凝作用的并不是 AT，因此在使用肝素等药物抗凝治疗时该考虑到这方面的影响。多项研究证实，健康婴幼儿与成人相比，其血凝块形成速度更快，强度更大。一般情况稳定的早产儿凝血状况与健康足月儿相仿。

先天性心脏病（congenital heart disease，CHD）患儿凝血状况与健康儿之间存在明显的差异。1 岁以内 CHD 患儿的凝血 - 纤溶系统功能处于正常低限，凝血功能储备较差。健康儿童在 1～3 月龄时表现为凝血功能逐渐加强的相对“高凝状态”。对于 CHD 儿童，这种“高凝”趋势不明显，出现也较晚，一般相对要推迟到出生后 3～6 个月时出现。在 CHD 患儿中，发绀患儿是一类特殊病例，由于长期缺氧，体内红细胞大量代偿性增生，血液黏滞度增加，处于高凝状态，血浆成分少，血小板和凝血因子的基线均不正常，通常表现为因子Ⅱ、Ⅴ、Ⅶ、Ⅷ和Ⅸ下降，有的还存在纤维蛋白原减少及纤维裂解产物增加。非发绀患儿可能由于肺循环与体循环血流比失常、侧支循环的存在及其他解剖结构上的异常造成肺内灌注增加而体循环灌注不足，存在获得性凝血功能障碍。

（二）ECMO 期间凝血系统的变化

ECMO 将血液 - 内皮界面改变为血液 - 生物材料界面，导致炎症反应和凝血系统的激活，整个凝血系统向促凝方向倾斜。

ECMO 开始后，人工管路的表面就会有血液蛋白、白蛋白、纤维蛋白原、糖蛋白、vWF 和血小板附着，血小板活化使组织因子（tissue factor，TF）暴露引发凝血。此外，ECMO 的高剪切力和非层流激活 vWF，进一步增强血小板活化。同时为了局限血凝块的形成，纤维蛋白溶解系统被激活。

（三）儿童 ECMO 期间的抗凝管理策略

在 ECMO 辅助期间，为了减少凝血系统促凝活性、预防血栓形成及消耗性出血，必须给予外源性抗凝治疗。普通肝素（unfractionated heparin，UFH）目前是儿科患者使用最广、研究最多的金标准抗凝剂。表 52-3-1 中描述了包括肝素在内的现有几种主要抗凝血剂的特征。

1. 普通肝素　ECMO 患儿血浆中肝素结合蛋白（HBPs）的浓度差异很大，且与年龄相关，因此 UFH 的反应有时无法准确预测，需要密切监测。

在 ECMO 插管前根据患儿凝血情况给予 UFH 50～100U/kg 的负荷剂量静脉推注，5 分钟后查全血

表 52-3-1 常用全身抗凝剂的比较

药物	普通肝素(UFH)	比伐芦定	阿加曲班
剂量	在 ECMO 插管时，UFH 推注(50～100U/kg)作为负荷剂量，ECMO 体外转流期间以 20～50U/(kg·h)的速度持续泵入肝素，并根据监测进行调整	初始给药速率为 0.15mg/(kg·h)，维持目标 APTT 水平为基线的 1.5～2.5 倍，或 ACT ＞300s	初始给药速率为 2μg/(kg·min)，每 4h 根据 APTT 水平调整输注速率，目标 APTT 水平为基线的 1.5～3.0 倍
监测	抗Ⅹa，ACT，APTT	APTT，ACT	APTT，ACT
代谢	肝脏	血管内蛋白水解和肾脏	肝脏
半衰期		25min～3.5h	39～51min

ACT，ACT 达到目标值 200～250 秒可进行插管操作；ECMO 体外转流期间以 20～70U/(kg·h)的速度持续泵入肝素。以 ACT 控制在 180～220 秒，或 APTT 为正常值的1.5～2.5倍(60～80秒)为目标范围进行调整。对于肝素不耐受的 ECMO 患者，也有少许临床报道尝试使用低分子量肝素(LMWH)用于成人及儿童 ECMO 并获得成功的案例。

持续静脉泵注 UFH 可导致肝素诱导的血小板减少症(heparin-induced thrombocytopenia，HIT)及其合并血栓形成(heparin-induced thrombocytopenia and thrombosis，HITT)。HIT 是在应用肝素类药物过程中出现的、由抗体介导的肝素不良反应，临床上以血小板计数降低为主要表现，可引发动、静脉血栓形成，严重者可导致死亡。血小板计数减低是 HIT 患者最主要的临床表现，常见的是血小板计数下降至其基线值的 50%(见于 90% 的 HIT 患者)，降低 30%～50% 的比例不到 10%，且最低血小板计数一般≥20×10^9/L(最低值平均为 55×10^9/L)。HIT 的诊断首先基于病史及临床表现：既往或正在使用肝素、血小板计数明显下降、伴或不伴血栓栓塞。在血小板数量动态监测的基础上，通过 4Ts 评分，联合 HIT 抗体检测和/或血小板功能试验进行排除诊断和确诊。将 UFH 替换为直接凝血酶作为抗凝策略。

2. 肝素替代物——直接凝血酶抑制剂 直接凝血酶抑制剂(drect thrombin inhibitors，DTIs)抑制游离和结合的凝血酶。无需 AT，不依赖血浆蛋白，直接结合凝血酶，具有较低的个体变异性，药代动力学可以预测。主要的 DTIs 是比伐芦定和阿加曲班。但二者在儿童 ECMO 患者中的应用数据仍然非常有限。

比伐芦定可用作 ECMO 患者的初始抗凝剂，也可用于 HIT 或 UFH 耐药的患者。比伐芦定通过血管内蛋白水解和肾脏代谢，因此也可以考虑在肝功能不全的重症患者中使用它。比伐芦定初始给药速率为 0.15mg/(kg·h)，维持目标 APTT 水平为基线的 1.5～2.5 倍或 ACTD＞300 秒。肝功能异常患者建议剂量为 0.14mg/(kg·h)，肝肾功能均异常患者建议 0.03～0.05mg/(kg·h)。

阿加曲班是另一种合成 DTIs，衍生自 L-精氨酸，可逆地与凝血酶活性位点结合，经肝脏代谢。它是美国第一个用于治疗儿童 HIT 患者血栓形成的抗凝剂。阿加曲班初始给药速率为 2μg/(kg·min)，肝脏功能异常、心力衰竭、严重全身水肿或心脏外科术后患者，建议初始输注速率为 0.5～1.2μg/(kg·min)，每 4 小时根据 APTT 水平调整输注速率，目标 APTT 水平为基线的 1.5～3.0 倍。

二、小儿 ECMO 凝血与抗凝的监测方法简介

几种体外全血和血浆测试可用于测量 UFH 或其他抗凝血剂，使用时各有限制(表 52-3-2)。儿童 ECMO 患者的最佳抗凝监测方法尚不明确，大多数中心使用活化凝血时间(activated clotting time，ACT)、活化部分凝血活酶时间(activated partial thromboplastin time，APTT)、抗Ⅹa 活性和血栓弹力图(TEG)等组合用于抗凝监测。

(一) ACT

ACT 值不仅受 UFH 的影响，还受温度、酸碱度(pH)、钙离子(Ca^{2+})、血小板功能和计数、凝血因子、血红蛋白、血液稀释、凝血系统发育不全及各种技术参数的影响。尽管 ACT 对 UFH 剂量的变化不敏感，它仍然是儿科和新生儿 ECMO 监测抗凝治疗最常用的检测方法。

(二) APTT

APTT 是测量从激活磷脂到纤维蛋白开始形成的时间，监测内源和共同凝血径路，不受血小板计数影响，但与纤维素原浓度有关，且 APTT 对肝素的敏感性依赖于分析仪和方法。APTT 的基线值随年龄而变化，在新生儿和婴幼儿中延长，在青春期和青少年时期接近成人水平。此外，UFH 对 APTT 测量值的影响具有年龄依赖性，当给予相同剂量的 UFH 时，婴幼儿与成人和年龄较大的儿童相比，APTT 延长较少。因而，在新生儿和婴幼儿中，APTT 的可靠性降低。其他抗凝

表 52-3-2　常用抗凝监测手段比较

监测方法	监测范围	监测频度	优缺点
ACT	180～220s	q.2～4h.	床旁、简单、不准、易变、普及
APTT	60～80s	q.12～24h.	简单、普及
抗Ⅹa	0.3～0.7U/ml	q.12～24h.	准确、成本高、不普及
AT 活性	＞80% 或＞0.5U/ml	q.24h.	鉴别肝素抵抗
TEG、Sonoclot、ROTEM		需要时	反映凝血全过程、不普及
D-二聚体	＜0.5μg/ml	q.24h.	常规项目
血小板（PLT）	＞50×10^9/L～80×10^9/L	q.24h.	常规项目
凝血酶原时间（PT）	11.5～14.5s	q.24h.	常规项目
凝血酶原时间活动度（PTA）	80%～120%	q.24h.	常规项目
国际标准比值（INR）	0.8～1.2	q.24h.	常规项目
凝血酶时间（TT）	14～21s	q.24h.	常规项目
纤维蛋白原测定（FIB）	＞100mg/dl	q.24h.	常规项目
纤维蛋白降解产物（FDP）	0～5μg/ml	q.24h.	常规项目

剂（如 DTIs）的监测方法尚未确定，但 APTT 最常用于监测。

（三）抗Ⅹa 活性

抗Ⅹa 活性不是测量 UFH 浓度，而是监测 UFH 通过激活 AT 进而抑制因子Ⅹa 的能力。不同于 ACT 和 APTT，抗Ⅹa 活性是 UFH 抗凝效果的特异性检验。ELSO 推荐在 ECMO 期间抗Ⅹa 活性维持在 0.3～0.7U/ml。抗Ⅹa 活性受凝血酶原、凝血因子Ⅶ、Ⅷ水平影响，不受血小板减少和血液稀释的影响。该测定的优点包括减少血液采样的需要，医源性失血减少，减少血液制品的输注，以及更少的血栓和出血性并发症。由于抗Ⅹa 活性测定是显色的，因此 ECMO 期间血红蛋白或胆红素水平升高，可产生人为的低值，因此必须谨慎解释数据。

（四）TEG

TEG 测量是从血小板聚集、凝血、纤溶的整个动态过程来监测凝血过程的变化。TEG 可在床旁进行检测，且快速、简洁，可床旁检测实时反映患者凝血过程全貌，包括血小板功能、红细胞聚集状态、红细胞脆性、血液凝固速度、血栓强度、纤溶系统活性等。

总体而言，目前尚无理想或完美的抗凝监测措施。鱼精蛋白滴定被认为是监测 UFH 的金标准，但在临床不便使用。抗凝监测不仅需要量化管路中 UFH 的量，还要测量患者的凝血能力。ECMO 患者在出血和血栓形成之间存在微妙的平衡，因而需要更全面的凝血监测。

ECMO 是 ECLS 的一种形式，常用于儿童患者。由于患者因素以及 ECMO 管路的引入，存在促凝血和促炎状态的激活。因此抗凝治疗对于稳定患者非常重要，但其在新生儿和儿童中尤其复杂。目前尚未明确儿童 ECMO 患者的抗凝治疗方法。多数抗凝研究都是基于成人人群，很少有关于 ECMO 儿童人群的研究。此外，抗凝监测在儿童患者中也更为复杂。因此需要进一步研究儿童 ECMO 患者的基本凝血变化以及抗凝和监测方法。

（刘晋萍）

第四节　儿童 ECMO 撤离

体外生命支持组织数据显示撤离 ECMO 后患儿早期存活率与存活出院率存在一定的差异。一般认为 ECMO 撤离后 48 小时内存活且不再需要 ECMO 或其他机械循环支持，为成功撤离 ECMO。成功 ECMO 撤离并不意味着患儿病情痊愈，只是不再需要 ECMO 支持。ECMO 作为一个短期的呼吸循环支持，应用时间超过 1 周就会有 2 个以上并发症发生，多个并发症将危及患儿生命。因此，ECMO 团队需要在 ECMO 患儿病情好转与并发症的发生之间选择一个合适的时机、采用合理的步骤撤离 ECMO，为后续的治疗创造条件。

一、儿童 ECMO 撤离相关问题

儿童 ECMO 撤离是一个复杂的过程，不同的年龄、体重、病情和管道系统，需要精细的计划和评估。目前没有明确的循证医学证据来指导临床撤离 ECMO，这一过程往往需要 ECMO 团队的经验和对撤离相关问

题的认识。

(一) 撤离 ECMO 的时机

在建立 ECMO 的时候，就要结合病情和上 ECMO 的指征预估撤离的时机。一般循环支持 3～5 天，心功能有所改善；呼吸支持一周，肺功能有所好转，就要考虑撤离 ECMO。

1. 新生儿呼吸支持 新生儿呼吸支持多采用 VA ECMO 模式，常见病种有胎粪吸入综合征、先天性膈疝、持续性肺动脉高压等。在 ECMO 支持下，机械通气吸氧浓度 50% 以下、气道峰压小于 $25cmH_2O$，PaO_2 大于 60mmHg，机体内环境稳定，胸部 X 线片显示肺部阴影改善，肺的顺应性增强，心脏超声间接显示肺动脉压小于体循环压力的 2/3，提示可以尝试撤机试验。在 ECMO 支持期间使用肺表面活性物质，有利于改善新生儿不太成熟的肺功能，可使撤离的时机提前。

2. 儿童呼吸支持 采用低氧浓度、低气道压力的保护性机械通气模式，在不改变呼吸机和 ECMO 的参数下，患儿肺部潮气量增加，PaO_2 大于 60mmHg，$PaCO_2$ 在 40mmHg 左右，胸部 X 线片、CT 显示肺部改变明显好转，肺部感染、败血症等原发病有所控制，可以考虑撤机试验。对于无创机械通气的 ECMO 患儿，动脉血气明显改善，胸部 X 线片、CT 显示肺部改变进一步好转，可以尝试撤机试验。目前对于儿童呼吸支持，大多数采用先撤离 ECMO 再拔气管插管的策略。

3. 新生儿和儿童的循环支持 ECMO 循环支持下的心功能恢复速度在不同的病因情况下是不同的。对于原发性心功能不良，如心肌病，心功能的恢复需要数周到数月甚至等待心脏移植，一般情况下 ECMO 不可能支持太长时间，需要选择合适的时机过渡到心室辅助。心肌炎的预后较好，但是每个患儿的恢复速度也是不一样的。对于心脏术后的患儿，残存的解剖畸形、围手术期的炎症反应和缺血再灌注损伤等对心功能的影响，通过残存畸形的矫治和心脏“休息”，心功能损害不太严重的患儿可在较短时间内恢复。临床表现为新生儿平均动脉压（MAP）大于 40mmHg，儿童 MAP 大于 50mmHg，动脉压明显、组织灌注良好，内环境稳定，没有使用大剂量血管活性药物，超声显示心脏收缩功能逐渐改善，肺部氧合功能良好，应考虑撤离 ECMO。

(二) 撤机试验

撤机试验主要依据 VV ECMO 和 VA ECMO 两种模式采取不同的方式。

1. VV ECMO 的撤机试验 调整呼吸机到预计撤离 ECMO 后的机械通气参数，逐渐减少 ECMO 膜肺的供气量。根据患儿肺部恢复的情况，经过 2～4 次减少气流量的步骤，最终将气源关掉。每次减少气流量观察 1～2 小时，密切监测患儿的动脉血气、经皮氧饱和度、心率、血压等，如果在较低的机械通气参数下，PaO_2 在 60mmHg 以上，$PaCO_2$ 在 50mmHg 以下，可以继续减少气流量；如果达不到理想的动脉血气值，尝试调整机械通气参数来实现目标血气值，如果需要高氧浓度和高气道压的机械通气参数，提示脱离 ECMO 困难，需要重新评估是否需要撤离 ECMO。当气源关掉，静脉血没有氧合，通过患儿自身肺进行气体交换，能够到达理想的动脉血气值，一般状况良好，可以撤离 ECMO。也有 ECMO 团队在减少气流量的同时减少 ECMO 流量和氧浓度，最终也是将 ECMO 气源关掉，来观察患儿自身肺功能。在此过程中 ECMO 流量不宜过低。

2. VA ECMO 的撤机试验 撤机试验前需要备好血管活性药物，调整呼吸机参数，纠正血电解质，滴定抗凝水平，同时准备好心脏超声评估。VA ECMO 的撤机试验是逐渐减少 ECMO 流量的过程。根据患儿心功能恢复的情况，决定减少流量的速度。密切监测患儿动脉血压、脉压、中心静脉压、血气内环境等参数。心脏超声评估，心脏没有残余畸形或已达到畸形矫治目的，心肌收缩协调，左室射血分数大于 25%，可以作为预测 ECMO 撤离的参考指标，但最终还需结合临床表现。如果新生儿 MAP 大于 40mmHg，儿童 MAP 大于 50mmHg，脉压大于 20mmHg，组织灌注良好，内环境稳定，可以继续减少流量。由于长时间低流量容易产生血栓，因此需要保持肝素用量，滴定抗凝水平。1/4 管路的最小流量不应低于 100ml/min。有的 ECMO 团队使用旁路自循环，但血流慢的地方还是容易产生血栓。当流量减少到 ECMO 全流量的 25%，患儿血流动力学稳定，仅使用小剂量血管活性药物，血气内环境良好，可以撤离 ECMO。

(三) 撤离 ECMO

决定撤离 ECMO，应做好人员、抢救设备、药品、血液制品以及消毒铺巾、手术器械的准备。离心泵式 ECMO 可钳夹 ECMO 管路；滚轴泵式 ECMO 直接停泵。停 ECMO 后通过调整呼吸机参数、给予药物、补充容量等措施维持呼吸循环的平稳过渡。动静脉插管不宜在体内留置太长时间，如需观察，可在插管内注入肝素盐水。连接 ECMO 动静脉管路进行自循环，以备重新上 ECMO。一般经过撤机试验评价，撤离后需立即再上 ECMO 是比较少见的。因此，判断患儿撤离 ECMO 后病情稳定，尽早撤出插管，清除血栓，修补血管，同时停用肝素。在撤出颈内静脉插管时，应避免空气进入血管内。撤出外周血管插管后要观察外周血液循环状况，正中开胸放置的插管撤离后需要关胸止血。

(四) 撤机失败的处理

撤机试验过程中，有些患儿不能维持良好的呼吸循环状态，应终止撤机试验步骤，继续 ECMO 支持。同时寻找影响心肺功能恢复的可能原因，预防和处理 ECMO 并发症。对于撤离 ECMO 后短期内需要再次 ECMO 支持者，应积极再上 ECMO，待病情稳定后，寻找撤机失败的原因并进行处理。然而 ECMO 不可能长期使用，面对严重脑损害、不可逆的心肺功能、多器官功能损害的患儿，要考虑放弃没有希望的 ECMO 支持。一般认为循环支持超过 10 天，心功能不能恢复，不能过渡到移植或长期心室辅助；呼吸支持超过 14 天，肺功能不能恢复又不适合肺移植，应考虑与患儿家属沟通，这需要临床经验的判断和人性化的沟通技巧。ECMO 支持时间越长，并发症的发生率越高，各种并发症将对长时间 ECMO 患儿造成最终不良结局。因此在撤机失败的患儿中既要积极地治疗，促进患儿尽早撤离 ECMO，也要对恢复无望的患儿及时终止没有意义的 ECMO 支持。

二、儿童血管处理

儿童血管细小，撤离 ECMO 拔出插管后的血管处理与插管部位、插管方式及外科医生的经验等密切相关。心脏术后的患儿多采用正中开胸，大血管和心房放置动静脉插管。撤机时不宜长时间钳夹左心房引流管，以免血流静止产生血栓。拔插管后用荷包缝合止血，大血管一般不做特殊处理。针对经皮穿刺的外周插管方式，插管拔出后直接压迫止血或血管周围组织缝合压迫止血。小儿外周动脉插管多采用切开方式，颈总动脉插管拔出后首选结扎动脉，大量文献显示低年龄的 ECMO 患儿结扎动脉与修复动脉的神经系统并发症与预后没有显著差异。一方面小儿大脑动脉环的代偿能力强，一侧颈总动脉结扎不影响同侧的脑组织供血，另一方面儿童 ECMO 神经系统并发症与预后的影响因素众多，单纯结扎动脉并不影响预后的差别。具有血管外科基础的外科医生可以选择修复颈总动脉，采用直接缝合修补或端端吻合。由于血管细小，远期通畅率不明确，这也是很多外科医生最终选择结扎颈总动脉的原因。颈内静脉的口径相对较大，切开放置的插管拔出后多采用直接缝合修补技术，保留静脉回流的通畅。切开放置的股动静脉插管拔出后，直接修复股动静脉，同时注意远端血液循环状况。

三、撤离后监护

撤离 ECMO 后继续监护患儿的生命体征，维护心肺功能，避免再次 ECMO 支持，同时加强心肺功能的康复，尽早脱离危重状态。监测出凝血功能，观察拔出插管部位的出血、组织创面、肢端血运等情况，处理可能的外科并发症。根据感染指标、细菌学结果调整抗生素用药；调整镇静、镇痛药物，观察和评估神经系统；加强营养和免疫支持；针对存在的多脏器损害予以支持治疗，等待患儿的全面康复。对于恢复无望的患儿，与家属充分沟通，撤离 ECMO 后给予常规抢救治疗和临终关怀。

（周成斌）

第五节　儿童 ECMO 支持的并发症

受儿童自身器官发育及疾病特点的影响，ECMO 辅助期间主要的特有并发症包括：血液系统并发症、神经系统并发症和肢体并发症。一旦并发，会直接影响 ECMO 预后，需要积极预防和及时识别与处理才能获得较好的结果。

一、血液系统并发症

ECMO 运行期间，血液与外源人工表面材料的接触将加剧机体炎症反应的发生，导致抗凝物质的消耗和促凝成分的活化；如果同时存在肝素抗凝过度或抗凝不足将进一步增加出血及血栓栓塞的风险，并在很大程度上降低体外支持的可持续性。

（一）出血

出血是儿童 ECMO 期间最常见的并发症之一。文献报道的儿童 ECMO 患者出血的发生率为 12%～52%，出血部位多见于动静脉插管部分、手术切口及肺、消化道、颅内等。ECMO 运行早期，由于合并自身的出凝血障碍及手术创面的存在，是出血最易发生的时期，这种情况在复杂先天性心脏病外科术后，由于停机困难或并发严重的心脏功能不良由体外循环直接切换至 ECMO 的患儿中更为常见。迅速控制出血会直接改善 ECMO 的辅助效果，如果出血过多，并伴发严重心包压塞时会影响静脉回流、回路管压和 ECMO 血流。对于运行期间突发的流量降低伴循环波动，要高度警惕急性心包压塞对静脉回流的影响，需要积极地开胸探查以清除血凝块和控制出血。

插管及手术创面位置出血大多数可以通过局部敷料加压或者局部喷洒凝结剂得到控制，少数不能控制者需要重新缝合。在出血量较大同时又无法明确出血点的情况下，可考虑暂缓或停止肝素抗凝治疗，但该项措施必须在综合评估患者危重程度及出血耐受程度的基础上谨慎为之。如果怀疑有活动性出血，进行手术探查前可暂停抗凝治疗一段时间，一般以每次停止抗凝 2 小时较为安全。之后每 2 小时必须重新评估患者出凝血状况，一旦出血减少，应即刻在原来抗凝剂量 50% 的基础上重新开始抗凝治疗。

其他部位的出血如肺部、消化道及颅内出血的发生率相对较低。肺部出血通常继发于手术损伤及长时间体外循环的损伤，大多可通过优化抗凝策略及呼吸机 PEEP 治疗得到控制。消化道出血多与严重应激相关，如果出血量不大，大多可通过禁食、抑制胃酸分泌、胃黏膜保护、胃肠减压等治疗好转；大量出血大多继发于后期多器官功能衰竭，或继发 DIC 所致，预后往往不佳。ECMO 期间儿童患者并发颅内出血的发生率据文献报道可达 3%～11%，严重的脑出血常常会影响是否继续 ECMO 支持的决定。弥散性血管内凝血常继发于长时间 ECMO 辅助、应用非肝素涂层的管路或肝素剂量不足的情况。临床上可表现为血小板计数降低、出血倾向、C 反应蛋白和 D-二聚体值升高、ACT 值波动或增高、ECMO 管路可见多处血栓形成。一旦并发，通常预后较差。

ECMO 运行期间应尽可能减少不必要的有创操作，避免增大出血风险。此外，需对患儿凝血功能进行持续监测与评估，除抗凝血酶（AT）、活化部分凝血活酶时间（APTT）、活化凝血时间（ACT）的监测外，还可通过血栓弹力图（TEG）来反映血液凝固的动态变化，监测多种原因导致的凝血功能异常。ECMO 运行期间，维持合适的抗凝强度是减少出血的关键环节。一般在插管之前就需要进行全身抗凝，普通肝素（UFH）是最常用的抗凝剂，用于预防 ECMO 回路中血栓的形成。采用 50～100U/kg UFH 负荷，并根据临床实际进行调整。当患者存在出血风险或者已经有临床出血症状时，应维持较低范围的 ACT；反之，当管路中出现血凝块或者有血栓形成时，保持较高 ACT 更为合适。通常情况下，输注 UFH 速率为 20～50U/（kg·h），ACT 维持在 180～220 秒，抗Ⅹa 因子浓度 0.3～0.7mg/dl，视为抗凝强度最佳。

采用 UFH 抗凝可导致一种罕见但严重的免疫介导的血小板减少症（如 HIT），其发生机制、诊断与处理见本章第三节。

（二）血栓栓塞

ECMO 期间患儿要在很窄的范围内维持出血与凝血的动态平衡，如果存在抗凝不足，就会有很高的血栓风险。通常发生在管路、膜肺、离心泵底座及插管接头等，除了会引起溶血、血浆渗漏、氧合器功能障碍等，还可直接导致器官栓塞的潜在风险，如肺、心、脑、四肢等。与 VV ECMO 相比，VA ECMO 形成血栓栓塞的概率相对要高，这主要是因为 VA ECMO，尤其是选择经中央插管的患儿，其栓子更易被泵入体循环，从而增加脑栓塞、肢体栓塞的风险。发生在器官的小的栓子一般通过优化抗凝策略（如上提及），加之调动自身溶血功能，能逐渐消融；大的栓塞少见，但可能危及生命。同样，对于发生在管路及膜肺等系统上的血栓，轻者可通过加强抗凝，重者则需要更换管路及膜肺解决。

（三）溶血

当 ECMO 转速过高、运转时间过长、容量不足或者接受大量外源性输血时，都有可能使红细胞膜由于受到创伤而破裂，将游离血红蛋白（free hemoglobin，FH）释放到血浆中时发生溶血。此外，CVVH 等肾脏替代疗法也会在一定程度上增加溶血的发生。严重溶血可直接导致严重肾损伤，在儿科患者中，ECMO 导致的溶血已被证明是围手术期死亡的独立预测因子。

鉴于此，FH 的监测是 ECMO 运行期间必不可少的监测常规。一般需每 12 小时检测一次，其绝对值＜1 000mg/L 被认为是 ECMO 运转过程中可以接受的水平。另外，观察 FH 的动态变化趋势具有更为重要的临床意义，当发现 FH 呈现逐渐增高趋势，尤其是≥500mg/L 后，即需要进行严密监测并处理，如保证充足的容量，控制合适的转速等；如果 FH≥1 000mg/L，则被认为存在严重的溶血反应，需要更为积极的处理，包括碱化尿液、维持尿量、更换管道和膜肺或者停止 ECMO 治疗；如果是由于输血原因导致的溶血，则需要进行血浆置换。

二、神经系统并发症

虽然在 ECMO 时进行神经系统的评估比较困难，但是仍然需要进行常规的评估。麻醉状态下患儿出现心率、血压及瞳孔大小的突然变化都可能提示有惊厥发作，需要迅速通过头颅超声、头颅 CT 及脑电图进行评估，这主要是因为脑部的任何病理改变和异常通常会影响是否继续 ECMO 支持的决定。

ECMO 期间神经系统并发症主要发生在中枢，常常继发于弥散性缺氧、出血或栓塞，其严重程度从轻微的认知功能障碍或神经心理损害到症状明显的脑卒中、颅内大出血或脑死亡。神经系统损伤可能发生于 ECMO 启动前、ECMO 支持期间及 ECMO 支持终止后。由于在体外支持期间很多重症患者难以完成影像学评估，或许多神经损伤的患者常具有更高的死亡风险且可能在没有成像的情况下死亡，因此神经系统并发症常被低估。

ECMO 支持患者神经系统损伤的危险因素包括：①ECMO 前因素，如缺氧、酸中毒、低血压和低心输出量、严重感染和器官衰竭等；②ECMO 期间因素，如插管位置、长时间缺血缺氧以及凝血功能异常等。总体来看，婴幼儿和儿童出现神经系统并发症的概率高于成年人，颈部插管在一定程度上会增加中枢神经系统并发症的风险，而且儿童 VA ECMO 发生神经系统并发症的概率要高于 VV ECMO。

由于在 ECMO 启动之前，很多患儿已经存在不同程度的缺血缺氧损害，因而对所有的 ECMO 患儿，尤其在早期氧债偿还阶段，进行亚低温脑保护治疗被认为是必要的。通常需要采用脑局部冰袋降温，体温控制到35℃左右，尽可能降低脑代谢，减少氧耗；同时保证足够的ECMO转速和流量，尽快改善缺氧及低灌注状态。近年来，由于近红外光谱（NIRS）监测技术能够对脑组织氧合状态进行有效的监测，帮助更早地发现和识别脑缺血缺氧状态，从而利于更早地采取应对措施，防止永久性脑损害的发生，所以应用越来越广泛。氧债偿还后，配合适当的利尿减轻脑水肿，对神经系统也具有一定的保护作用。

脑出血可能是最令人担忧的并发症。新生儿脑出血发生率较高，常见的出血性损伤包括脑室内、脑内和硬膜下出血。颅内大出血与不良预后密切相关，因此需对患儿进行连续性的神经系统评估。除神经系统查体、NIRS监测外，经颅超声、脑电图、诱发电位等也是发现儿童ECMO神经系统并发症的常用检查方式。一旦明确有严重脑出血，应立即停止ECMO治疗。

脑栓塞通常来自ECMO管路凝块，其较容易进入主动脉弓并随之行进到脑血管系统。如果因栓塞或缺血造成脑梗死，应尽早进行溶栓治疗，适当提高患儿的血压，增加脑部灌注，减少缺血缺氧的发生。另外，由于维持大脑组织血糖水平对预防脑损伤有重要作用，所有ECMO支持的患儿均建议连续性地监测血糖水平，以便及时发现并纠正低血糖。

三、ECMO肢体并发症

ELSO关于儿童机械辅助相关并发症的数据中，根据患儿年龄及病种的不同，截肢的比例在0～0.2%。ECMO辅助期间，远端肢体并发症的出现主要与辅助方式及相应的插管位置有关。采用外周股动脉置管的患者，有可能引起远端肢体缺血，严重时远端肢体可发生缺血性坏死，导致患者被迫截肢，甚至死亡；而改善插管相关技术可一定程度上降低肢体并发症的出现。ECMO辅助期间，应密切监护患儿有无静脉淤血、动脉缺血的相关表现，包括每小时监测患儿的肢体动脉搏动、皮肤温度、皮肤颜色、有无肿胀（周径和张力）等。NIRS监测对肢体并发症的早期发现也非常有帮助。对于出现肢体并发症的患儿，根据病情严重程度不同，治疗方法包括更换插管位置及型号、肝素抗凝、罂粟碱扩血管、取栓、肢体切开减张或截肢等，早期及时发现能够避免严重并发症的出现。

（王　旭）

第六节　儿童ECMO护理

ECMO治疗期间的患儿面临复杂的状况，需要多学科团队共同努力。护士是临床观察的直接人员，对患儿病情能及时发现具有重要的意义。

一、ECMO治疗前的护理

（一）人员配备

要求看护者与患者的比例至少1∶1，即一名经ECMO培训合格的注册护士护理一名患儿，有时在患儿病情危重时也可2∶1的人员配置。

（二）环境准备

ECMO患者应置于单间中进行治疗和护理操作。将ECMO机器置于划定范围中避免管道牵拉造成意外。减少不必要的人员流通，防止交叉感染等。

二、ECMO治疗的护理

（一）一般护理

1. 每小时从监护仪上记录患儿生命体征，以便早期发现并及时处理潜在问题和并发症。

2. 每4小时监测腋温，保证体温正常。低温会显著增加氧耗，造成肺血管收缩，导致缺氧和酸中毒，减少表面活性物质的产生。可以通过调节ECMO加热器来改变患儿体温，但应避免温度变化过快。

3. 每小时进行ECMO仪器参数的记录，及时发现潜在问题。

4. 每4小时进行肺部护理，包括进行气管插管内吸痰，清除分泌物，保持气管插管通畅。须注意吸痰管不可以超出插管末端，以免造成气道损伤和肺出血。鼻腔内禁止吸痰。

（二）体位与皮肤护理

1. 颈部插管的ECMO患儿必须保持枕中位，以保证血液回流，妥善固定导管，以防止插管导管移动和ECMO导管缠绕。必要时使用沙袋或约束带来保持头部稳定。每2个小时变换一次，一定要使患儿和管道一起移动，特别对于经胸置ECMO管道的患儿。过分牵拉管道易造成出血、管道移位；使用血管钳对管道进行双重固定并要留有一定长度，避免管道成角折叠。

2. ECMO导管置入股静脉，要求下肢制动，防止导管脱出。同时注意观察下肢血运情况：下肢有无僵硬、苍白、肿胀；足背动脉搏动；足温。若ECMO导管置入股动脉，为防止限制循环障碍，须建立侧支动脉循环以保证下肢血运。如有异常及时报告医生。

3. 由于接受ECMO治疗的患者往往末梢灌注不良、体位制动，极易发生压疮，需经常观察，特别是头枕部和放置导管的颈部。气垫床和水枕可以用来防止皮肤完整性受损。在易发生压疮的骨突部位早期即给予敷料保护。有压疮发生者按压疮护理常规进行。

（三）管路护理

1. 每小时检查管道连接是否良好，环路中所有的连接口是否完整、稳固、紧密，使用手电筒检查ECMO

环路中有无渗血、凝固、气泡；氧合器和管道有无异常震动；氧合器有无冒泡等；管道尽量避免不必要的接头，以减少血细胞的破坏、造成血栓形成及溶血；尽量避免在管道上加药、输液、输血及抽取血标本等，严防空气进入 ECMO 环路内发生空气栓塞。

2. 每小时检查管路内所有的报警系统，调整报警上下限，规律地监测离心泵前压、氧合器前后压力。以泵前负压压力不超过-30mmHg 为原则，氧合器后正压不超过 300mmHg，如果压力过高，检查氧合器是否有血凝块，必要时应更换氧合器；更换氧合器时要求机器中断时间<30 秒。桥路每小时开放一次，并做好记录。

3. 备好泵的手动曲柄、电池、管道夹。

（四）液体与营养支持

1. ECMO 循环中的开口可用于注射液体、药物和输血。所有的药物和灌注都可以通过 ECMO 管道给予，除外脂质、纤维蛋白原及鱼精蛋白；宜通过压力低的静脉端给药，肝素必须从远端注入，以便 ACT 采样。

2. ECMO 患儿需要使用大量血液制品，成分血可经静脉通路或直接加到 ECMO 管道内使用；血小板、冷沉淀及纤维蛋白原宜通过患儿的血管给药，避免阻塞 ECMO 氧合器以及管道。

（五）并发症预防

ECMO 并发症主要包括患儿并发症和设备及管路并发症。

1. 预防患儿并发症

（1）凝血功能的观察及处理：常规进行出凝血时间监测。应密切注意出血预防：观察伤口、穿刺处、引流液、消化道、全身皮肤黏膜等有无出血；观察插管端的活动性出血、静脉管道端，以及胸腔导管和外伤。新生儿需注意观察有无头皮血肿；尽量避免额外的动脉或静脉穿刺，延长注射部位按压时间；避免使用坚硬的直肠测温探头；最低限度地使用各类约束工具。

（2）预防感染：在 ECMO 治疗期间最易发生肺部和血流感染。在 ECMO 期间严格无菌操作，定时更换伤口敷料，避免局部感染，密切观察体温，定时做血、尿细菌培养，遵医嘱使用抗生素，加强护理及营养支持等以减少感染的发生。

（3）预防溶血并发症：ECMO 患儿中溶血很常见，一般呈缓慢渐进性，程度不严重，患者没有明显肉眼血尿及黄疸等症状，血浆游离血红蛋白低于 50mg/L。溶血主要由体外机械因素造成。在 ECMO 的日常护理中，应保持环路内无血栓状态，定时查看 ECMO 管路；保证静脉引血通畅，减少 ECMO 血流波动等措施均有助于预防和减少严重溶血。

2. 预防设备及管路并发症 ECMO 运行过程中可能会出现导管梗阻、导管脱出、血管损伤及导管处出血等并发症。导管梗阻原因可能为导管扭折、血栓形成、导管位置不佳等。因此在日常护理过程中，应确保导管固定妥当及导管行走位置合理。时刻观察导管深度并做好记录。适当应用镇静剂及物理约束，防止非计划性拔管。患儿翻身时应注意导管位置。

（胡　静）

思考题

1. 儿童体重 10kg 以下和 10～20kg 范围 ECMO 插管路径选择要点是什么？
2. 儿童 ECMO 预充何时需要预充红细胞？
3. 小儿呼吸系统及心血管系统疾病特有的 ECMO 适应证有哪些？

参考文献

[1] NAKAYAMA D K. The development of extracorporeal membrane oxygenation [J]. Am Surgeon, 2018, 84(4): 587-592.

[2] ANDREW M, PAES B, JOHNSTON M. Development of the hemostatic system in the neonate and young infant [J]. Am J Pediatr Hematol Oncol, 1990, 12(1): 95-104.

[3] HAIZINGER B, GOMBOTZ H, REHAK P, et al. Activated thrombelastogram in neonates and infants with complex congenital heart disease in comparison with healthy children [J]. Brit J Anaesth, 2006, 97(4): 545-552.

[4] ANNICH G, ADACHI I. Anticoagulation for pediatric mechanical circulatory support [J]. Pediatr Crit Care Med, 2013, 14(5): S37-S42.

[5] CHO H J, KIM D W, KIM G S, et al. Anticoagulation therapy during extracorporeal membrane oxygenator support in pediatric patients [J]. Chonnam Med J, 2017, 53(2): 110-117.

[6] 中国医师协会心血管内科医师分会血栓防治专业委员会，《中华医学杂志》编辑委员会. 肝素诱导的血小板减少症中国专家共识(2017) [J]. 中华医学杂志, 2018, (6): 408-417.

[7] SANFILIPPO F, ASMUSSEN S, MAYBAUER D M, et al. Bivalirudin for alternative anticoagulation in extracorporeal membrane oxygenation: A systematic review [J]. J Intensive Care Med, 2017, 32(5): 312-319.

[8] MIRDAMADI A. Dabigatran, a direct thrombin inhibitor, can be a life-saving treatment in heparin-induced thrombocytopenia [J]. ARYA Atheroscler, 2013, 9(1): 112.

[9] BEMBEA M M, ANNICH G, RYCUS P, et al. Variability in anticoagulation management of patients on extracorporeal membrane oxygenation: An international survey [J]. Pediatr Crit Care Med, 2013, 14(2): e77.

[10] NEWALL F, JOHNSTON L, IGNJATOVIC V, et al. Unf-

ractionated heparin therapy in infants and children [J]. Pediatrics, 2009, 123 (3): e510-e518.

[11] LIVERIS A, BELLO R A, FRIEDMANN P, et al. Anti-factor Xa assay is a superior correlate of heparin dose than activated partial thromboplastin time or activated clotting time in pediatric extracorporeal membrane oxygenation [J]. Pediatr Crit Care Med, 2014, 15 (2): e72-e79.

[12] KOSTOUSOV V, NGUYEN K, HUNDALANI S G, et al. The influence of free hemoglobin and bilirubin on heparin monitoring by activated partial thromboplastin time and anti-Xa assay [J]. Arch Pathol Lab Med, 2014, 138(11): 1503-1506.

[13] GANTER M T, HOFER C K. Coagulation monitoring: Current techniques and clinical use of viscoelastic point-of-care coagulation devices [J]. Anesth Analg, 2008, 106 (5): 1366-1375.

[14] BROGAN T V, LEQUIER L, LORUSSO R, et al. Extracorporeal life support: The ELSO red book [M]. Baltimore: Johns Hopkins University Press, 2017.

[15] FLETCHER K, CHAPMAN R, KEENE S. An overview of medical ECMO for neonates [J].Semin Perinatol, 2018, 42 (2): 68-79.

[16] SHEIN S L, MAUL T M, LI H, et al. Surfactant administration during pediatric extracorporeal membrane oxygenation [J]. ASAIO J, 2015, 61 (6): 682.

[17] SASAKI T, ASOU T, TAKEDA Y, et al. Extracorporeal life support after cardiac surgery in children: Outcomes from a single institution [J]. Artif Organs, 2014, 38 (1): 34-40.

[18] CARPENTER J L, YANGYANG R Y, CASS D L, et al. Use of venovenous ECMO for neonatal and pediatric ECMO: A decade of experience at a tertiary children's hospital [J]. Pediatr Surg Int, 2018, 34 (3): 263-268.

[19] MESHER A L, MCMULLAN D M. Extracorporeal life support for the neonatal cardiac patient: Outcomes and new directions [J]. Semin Perinatol, 2014, 38 (2): 97-103.

第五十三章

儿童 ECMO 新技术

学习目标

掌握：

1. 新生儿 ECMO 特殊性。
2. 新生儿 ECMO 适应证和禁忌证。
3. 新生儿 ECMO 常见疾病。

熟悉：

1. 儿童 ECPR。
2. 儿童左心减压。

了解：

儿科左心室辅助适应证和禁忌证。

第一节 新生儿 ECMO 技术

1975 年，一例胎粪吸入的弃婴，因吸入胎粪引起肺炎、炎症反应以及肺表面活性物质失活，对所有传统治疗均无效，Robert Bartlett 医生使用了改装的人工心肺机对其治疗，并获得成功。从此以后，ECMO 治疗在新生儿领域得到广泛应用和发展。由于吸入 NO、高频通气及肺表面活性物质等新生儿呼吸支持技术的应用显著增多，与儿童及成人呼吸系统 ECMO 相比，全球的新生儿 ECMO 患者数量在持续减少。与国外状况不同，国内儿科 ECMO 开展较晚，新生儿 ECMO 尤甚，并且数量较少，整体存活率略低于 ELSO 发布数据。但随着 ECMO 技术的不断推广和应用，国内新生儿接受 ECMO 支持的数量不断增多。

一、新生儿 ECMO 的特殊性

（一）新生儿呼吸循环系统生理特点的特殊性

1. 呼吸系统生理特点 新生儿出生后气体交换场所由胎盘变为肺，因此呼吸系统需要经历一个复杂的适应性生理过程，加之器官功能尚未成熟，很容易发生呼吸系统疾病。新生儿肺泡数量显著少于成人，储备功能差；气道管径细，阻力高，容易发生分泌物阻塞；早产儿因肺泡表面活性物质缺乏，导致肺泡萎陷，形成新生儿呼吸窘迫综合征。另外，新生儿呼吸中枢调节不稳定，尤其是早产儿呼吸中枢化学感受器对 CO_2 的敏感性较低，对新生儿呼吸功能造成重要影响。

2. 循环系统生理特点 出生后脐血管阻断，随着自主呼吸的建立和血液氧分压的升高，肺血管阻力下降以及肺血流量增加，使肺静脉回流至左心房的血流增多，血氧增高，刺激动脉导管收缩，使卵圆孔和动脉导管功能上关闭，最终形成连续的体肺循环。在此转换过渡中，若存在各种病理因素引起从胎儿到新生儿循环过渡的延迟，这些患儿即可表现为循环功能异常。

（二）新生儿 ECMO 治疗常见疾病的特殊性

新生儿呼吸系统疾病中接受 ECMO 支持的病种以新生儿呼吸窘迫综合征（NRDS）、先天性膈疝（CDH）、胎粪吸入综合征（MAS）、新生儿肺炎和新生儿持续性肺动脉高压（PPHN）等为主。新生儿循环系统疾病中接受 ECMO 支持的病种以新生儿先天性心脏病术后、心肌病和脓毒症等常见。

（三）新生儿 ECMO 耗材

1. ECMO 插管 血管通路是 ECMO 运行的重要条件，新生儿血管较细，应根据新生儿出生体重选择合适的动静脉置管。VA ECMO 模式选用右侧颈内静脉和颈总动脉分别插入静、动脉插管，静脉插管型号选择 10～12F，动脉插管型号通常选择 8～10F。VV ECMO 模式，可在右侧颈内静脉置入 12～16F 的单根双腔插管,但目前国内市场无此类插管,因此国内新生儿ECMO治疗均采用VA ECMO模式支持。

2. ECMO管路和氧合器　因新生儿体重小,血容量小,因此ECMO治疗时,需要使用管腔较细的管路和容量小的氧合器,以满足较少预充量,避免ECMO运行时对患儿血流动力学造成较大影响。ECMO管路常选用1/4英寸。目前国内儿童ECMO使用耗材缺乏,能用于新生儿的氧合器品牌较少,市场能得到的可用于新生儿的氧合器包括:Hilite 800LT氧合器和LILLIPUT2 ECMO。

(四) 新生儿ECMO管理的特殊性

1. 流量要求　新生儿ECMO支持时,血流量相对儿童和成人要求较高,应维持在100～150ml/(kg·min)。

2. 新生儿ECMO抗凝　因新生儿抗凝血酶(AT)活性低,仅为成人水平的一半,因此在全身抗凝治疗时肝素需要量更大,必要时需要补充外源性AT。

3. 液体和营养管理　新生儿在ECMO期间应根据病情进行经胃肠道喂养,ECMO患儿都会出现严重分解代谢状态,因此需要提供碳水化合物、脂肪、蛋白质等来改善机体的消耗状态。ECMO患儿由于全身炎症反应,前期复苏扩容大多数会出现水肿,体重增加。限制液体输入至60～100ml/(kg·d)及使用利尿剂有利于液体排出。若不理想时,可行连续血液净化。另外,液体管理中需要考虑的一项特殊液体丢失途径是经氧合器失水。

二、新生儿ECMO适应证和禁忌证

(一) 新生儿ECMO适应证

ECMO主要用于足月儿和晚期早产儿,经呼吸机支持(常频通气或高频通气)、一氧化氮吸入、扩容、强心药物/缩血管药物等最大力度的支持治疗,病情仍不可逆的严重呼吸和/或心力衰竭患儿。

新生儿适应证包括:胎粪吸入综合征、先天性膈疝、新生儿持续性肺动脉高压、呼吸窘迫综合征、脓毒症以及重症肺炎,还可用于先天性心脏病所致心力衰竭、心脏外科术后心力衰竭、心肌病、严重心律失常以及心脏移植过渡等情况。

1. 新生儿呼吸疾病ECMO适应证　体重≥1.6～1.8kg,孕周≥32～34周;氧合指数(OI)>40(OI=平均气道压×吸入氧浓度×100/动脉导管后氧分压),持续4小时以上;OI>20,经全力治疗24小时无效或恶化;急性严重呼吸衰竭伴PaO_2<40mmHg,治疗干预无效;进展性呼吸衰竭合并肺动脉高压伴右心室功能不全,或需要大剂量正性肌力药物持续维持。

2. 新生儿循环疾病ECMO适应证　体重≥1.6～1.8kg,孕周≥32～34周;血清乳酸>5mmol/L(45mg/dl);代谢性酸中毒经扩容和血管活性药物治疗(强心剂或缩血管药物)无改善或加重;混合静脉血氧饱和度(SvO_2)<55%～60%持续0.5～1.0小时;心搏骤停。

(二) 新生儿ECMO禁忌证

禁忌证:①胎龄<32～34周和/或出生体重<1 600～1 800g(此类患儿发生颅内出血风险增加且外科插管困难)。②机械通气>14天(存在不可逆肺部疾病可能性较大)。③颅内出血>Ⅱ级(ECMO运行时需肝素抗凝,可加重颅内出血)。④严重先天畸形。⑤严重围生期窒息,严重神经系统综合征(昏迷,松软和原始反射消失等);乳酸水平>15mmol/L(神经系统后遗症发生率较高);⑥多脏器功能不全综合征,新生儿多脏器功能障碍综合征存活率较小,ECMO支持不能提供帮助。

三、新生儿ECMO常见疾病

(一) 呼吸系统疾病

1. 胎粪吸入综合征(MAS)

(1) 胎儿存在急性或慢性缺氧,或应激情况下,分娩前就可出现羊水胎粪污染。婴儿可在宫内或分娩时出现第一次呼吸时吸入胎粪。大多数婴儿吸入的胎粪较少。如果吸入严重,可因气道阻塞而出现明显呼吸窘迫。MAS有2种肺病理变化:球阀样的部分阻塞引起肺气肿;气道完全阻塞后出现肺不张。产妇分娩时有10%可见羊水胎粪污染,后者一般被认为是胎儿呼吸窘迫的征象。起初患儿病情不严重,但之后胎粪颗粒侵入周围气道后患儿病情加重。肺动脉持续高压是本病的主要病理生理变化,患儿可出现肺部气漏。

(2) MAS的母亲高危因素包括高血压、烟瘾、慢性心肺疾病、营养不良和孕周超过42周。因胎粪颗粒引起的气道机械梗阻及化学性炎症导致了严重缺氧,之后出现继发性肺血管阻力增高及胎儿循环障碍,最终导致新生儿持续性肺动脉高压。同时出现的这两种变化是MAS患儿需要ECMO治疗的主要原因。

(3) MAS的治疗:大部分MAS病情较轻,少数患儿因吸入稠厚胎粪而将面临产生非常严重的MAS病理生理过程。治疗上应首选尝试低气道正压低频率通气,一般需要给予NO吸入治疗新生儿持续性肺动脉高压。MAS对高频通气治疗的效果不一,可以在使用ECMO前尝试其治疗效果。胎粪吸入及高压力通气会导致肺泡表面活性物质合成受到抑制。研究结果显示早期使用肺表面活性物质可能提高疗效及减少ECMO的治疗需求,但在达到ECMO适应证标准时不需要再使用。

2. 新生儿持续性肺动脉高压(PPHN)　围生期有缺氧、酸中毒和低血压等应激因素时,肺动脉压升高或呈持续高压。PPHN可以发生在MAS等疾病,呈现右向左分流的胎儿循环及低氧状态,形成恶性循环。伴有这些疾病的PPHN临床处理非常困难。

(1) 病因:胎儿期肺动脉平滑肌增生肥厚;原发性肺动脉痉挛;低氧或酸中毒继发血管痉挛收缩;红细

胞增多症、低钙血症和低血糖。

(2) 临床表现和诊断：多为足月儿或过期产儿，可有羊水胎粪污染、围生期窒息、胎粪吸入等病史。生后24小时内临床出现发绀和气促等呼吸困难表现，血气提示严重低氧而CO_2正常。早期严重低氧与胸部X线片的肺部病变不成比例，应警惕PPHN可能，除外气胸、先天性心脏病等疾病时可诊断。临床上可通过超声多普勒检查证实心脏血液存在右向左分流和肺动脉高压，动脉导管前后氧分压差值和高压氧试验等方法可协助诊断。

(3) 治疗：①机械通气支持可选用传统指令通气或高频通气，通过机械通气维持氧分压正常或偏高，二氧化碳分压降低，利于肺动脉压下降。目前推荐使用较低峰压进行辅助通气，避免高通气以降低患儿肺损伤；应避免呼吸机参数频繁更换，以免出现反应性肺血管痉挛。研究结果显示高氧也可导致血管收缩，应避免PaO_2超过100mmHg。②使用碱性液体纠正酸中毒。③纠正红细胞增多症，HCT>65%时进行部分换血。④纠正低钙血症。⑤镇静镇痛，但尽量避免使用肌肉松弛药。⑥吸入一氧化氮，研究显示能使40%PPHN患儿免于ECMO治疗。⑦维持动脉血压，提高体循环压力，纠正低血压；可使用米力农，研究未能证实其有效性，该药的不良反应是低血压。

3. 新生儿呼吸窘迫综合征(neonatal respiratory distress syndrome，NRDS)

(1) 病因：早产、围生期窒息、母亲糖尿病(A/B/C型)、同胞有HMD病史、双胎之较小者、剖宫产术分娩和男性婴儿。

(2) 诊断：患儿有发生该病的高危因素；生后6小时内出现呼气性呻吟，吸气性三凹征，进行性加重，伴呼吸不规则，呼吸暂停，两肺呼吸音减弱等表现；血气分析提示氧分压降低，二氧化碳分压升高。

典型的胸部X线片表现依据肺部情况可分4级。Ⅰ级：两肺野普遍透亮度降低(充气减少)，可见均匀散在的细小颗粒(肺泡萎陷)和网状阴影(细支气管过度充气)；Ⅱ级：可见支气管充气征(支气管过度充气)，延伸至肺野中外带；Ⅲ级：病变加重，肺野透亮度更加降低，心缘、膈缘模糊；Ⅳ级：整个肺野呈白肺，支气管充气征更加明显，似秃叶树枝。

(3) 治疗：①肺表面活性物质(pulmonary surfactant，PS)，对NRDS效果显著，应尽早使用。至今仍没有一种快速检测方法能够预先判断肺表面活性物质缺乏，临床医师需要依靠临床表现及胸部X线片改变来决定是否需要使用肺表面活性物质。如果患儿需要气管插管及FiO_2至40%以上，应考虑给予肺表面活性物质治疗。PS推荐剂量每次100mg/kg，严重病例可100～200mg/kg给药。轻症病例1次给药即可；严重病例需2～3次，少数4次，若4次后病情未见好转，无须再给药。②呼吸支持。如果NRDS患儿FiO_2至50%以上，应考虑给予经鼻CPAP治疗或高流量经鼻给氧。这些治疗有助于萎陷的肺泡复张并防止其再次萎陷，直至表面活性物质合成正常。如果存在通气问题及$PaCO_2$增高，则应考虑气管插管。通气策略中应在间歇正压中加入PEEP。气道峰压应尽可能较低，以此降低肺损伤风险。吸气时间延长(>0.5秒)有助于肺泡复张。一般先使用常频机械通气，严重病例若常频通气难以维持时可使用高频通气方式。患儿血气应维持pH在7.28～7.38，$PaCO_2$为45～50mmHg，$PaCO_2$为50～65mmHg；给氧及机械通气均与BPD的发病有关，应尽量及早撤离这些治疗。

4. 先天性膈疝(CDH) CDH是由于胚胎时期膈肌闭合不全，导致单侧或双侧腹内容物进入胸腔而引起呼吸衰竭。因右侧存在肝脏的保护性阻挡作用，CDH绝大部分在左侧。CDH通常有胃、部分肠管进入胸腔，少数也有肝脾进入胸腔。这些脏器因挤占了心肺的空间而导致心输出量下降及肺气体交换障碍。病变累及的一侧肺发育很差，对侧肺可有不同程度的肺发育不良。

(1) 临床表现和诊断：生后CDH诊断基于临床表现和体征，新生儿期临床表现为严重呼吸窘迫，伴有显著发绀，呼吸困难及舟状腹。如果有大部分肠管进入胸腔，在患侧胸部可闻及肠鸣音。胸腹联合X线检查可发现胸腔内存在消化道充气影、肺组织被压缩以及心脏纵隔移位等征象，可确诊。

(2) 治疗：①呼吸窘迫患儿进行适度正确的复苏。②怀疑有CDH时，应立即给胃肠减压并维持负压吸引。③体位应保持头胸位高于腹部，以促进疝入胸内肠管的下降。④稳定病情并纠正酸碱失衡后应考虑进行外科手术；如果病情不稳定，可考虑手术前给ECMO治疗；许多ECMO中心先给予ECMO支持，PPHN缓解后再实施膈疝修补手术。⑤呼吸机支持方法同PPHN，但NO治疗不能使患儿免去ECMO治疗，对病情稳定有一定作用，有效作用时间也不长，治疗可维持至患儿转入ECMO中心。

CDH患儿出生时一般就会有PPHN，发病机制为CDH患儿的肺发育不良引起低氧血症，后者导致继发性肺动脉高压；其次也可由肺动脉分支结构发育异常、血管肌层增厚引起。若传统治疗下PaO_2仍低于60mmHg时应考虑手术前给予ECMO支持。CDH患儿接受ECMO支持时的外科治疗方法有两种：一种是患儿病情变化显示其在经历了8小时的10%低流量ECMO支持下能够维持较好的PaO_2及$PaCO_2$，准备撤离ECMO时，在ECMO运行中行膈疝修补术；另一种是撤离ECMO之后在24～48小时内进行修补手术。需要外科医师与新生儿医师共同讨论来决定采用何种手术治疗方法。

(二) 循环系统疾病

新生儿循环系统疾病接受ECMO治疗的病种主要以先天性心脏病术后低心排血量、心肌病、心源性休克、心搏骤停为主。适应证包括:手术室内术后早期心力衰竭(无法脱离体外循环);循环衰竭需要升压药及强心剂条件下仍有代谢性酸中毒,尿量减少,持续6小时以上;任何原因导致心搏骤停:CPR有效但病情不稳定或CPR抢救5分钟无效;非外科性心力衰竭:脓毒症、心肌炎、心肌病和药物中毒等。与新生儿呼吸系统疾病相比,循环系统疾病接受ECMO治疗的预后较差。但是,从2000年左右开始,新生儿循环衰竭患者接受ECMO治疗的数量逐年增多。2016—2020年ELSO数据显示,新生儿循环衰竭接受ECMO治疗的常见疾病中,先天性缺损型心脏病、心搏骤停、心源性休克、心肌病和心肌炎的存活率分别为50%、27%、49%、46%和60%。

(曹 云)

第二节 特殊儿童ECMO技术

一、ECMO辅助下心肺复苏

体外膜氧合主要用于危重患儿心脏支持、呼吸支持和心肺复苏三个类型。ECMO用于抢救心搏骤停患儿,即为ECMO辅助下心肺复苏(ECMO cardiopulmonary resuscitation,ECPR)。国际上报道,即使是发生在医院内的心搏骤停,其复苏的成功率也只有12%~24%,其中儿童心搏骤停的复苏成功率为27%,而发生在医院外的心搏骤停的复苏成功率则更低。20世纪60年代就有学者报道应用机械辅助循环方式来辅助抢救心搏骤停的患儿。目前ECMO技术在国内儿科领域仍处于起步阶段,ECPR技术在儿科更是极少单位应用。

(一) ECPR的适应证和禁忌证

ECPR可以为心搏骤停危重患儿迅速提供可靠循环支持,快速恢复血流动力学稳定,增加冠脉灌注压,暂时替代心肺功能,可以避免危重患儿立即死亡,改善氧供和神经系统预后,也为医务人员获得时间来分析心搏骤停的原因,为下一步的治疗争取时机。有研究表明,医院内心搏骤停患儿在30~90分钟常规CPR救治时,及时启用ECPR可以获得良好的效果。

1. ECPR适应证 ①如果导致心搏骤停的疾病可逆或者可以过渡到心脏移植;②如果心搏骤停数分钟内进行了良好的常规CPR操作;③如果所在医学中心可以快速进行ECMO治疗;④对首次CPR过程反应不佳的心搏骤停患儿可以考虑ECPR。

2. ECPR禁忌证 ①接诊前或心肺复苏前持续时间较长的心脏停搏;②2级以上脑室内出血:脑室内出血范围超过了室管膜下或脉络丛;③已确诊坏死性小肠结肠炎;④存在其他严重先天性畸形;⑤存在严重神经系统功能损伤。

(二) ECPR的启动

1. ECPR团队 由于ECPR在临床应用时技术复杂,救治患儿极为危重,建议由三级医院具有相当水平的儿科重症监护室(PICU),且已经成熟开展ECMO救治心肺衰竭患儿的单位开展ECPR。另外,考虑到需ECPR患儿疾病的特殊性,开展ECMO的医院还应具有随时进行心血管手术和体外循环手术的能力。ECPR的工作往往牵涉医院很多科室,各科室之间的协调非常重要。ECPR成功的关键是合适的装备、人员和团队合作,在开展之前要制订严密成熟的流程和计划,因为每一次启动都是紧急事件,而且是否进行ECPR的最终决定权应该属于高级别医生,通常是PICU医生或外科医生。这个人参与复苏过程,对患儿病情比较了解,而且是ECPR成员。

ECPR团队组成通常包括:重症监护专家、胸心外科专家、ECMO专家和熟悉ECMO管理的护士。每个成员都要明确其专门职责,一般儿科重症监护专家为团队负责人,负责整个救治过程的工作安排,如召集团队、与家属沟通、转移设备和安排人员分工等。ECPR启动时医护人员应分工协作,一组人员持续进行有效的心外按压及药物复苏,一组人员进行动静脉置管,一组人员连接、预充ECMO管路,从而确保在最短时间内完成对患儿的紧急循环支持。有条件的单位可以预充ECMO管路备用。

2. ECPR物品准备 团队应配备随时准备待发的ECMO专用救护车,配有呼吸机、监护仪及所有急救物品。另外还有包括根据患儿不同体重的各种型号插管、管道和膜肺、配套装置、外科手术材料及变温水箱和移动电源等。

3. ECPR置管与转运 ECPR成功的先决因素是迅速成功置管。根据患儿体重选择合适的插管型号和选择部位,可经右侧颈部血管、经胸和经股动静脉置管建立ECMO,由于心搏骤停患儿都需要心脏支持,一般均采用VA模式,一旦置管完成,应进行胸部X线片或超声检查,确认插管位置合适,如果存在严重的左心衰竭,应考虑放置左心减压管。

ECMO循环建立后,应尽快安排将患儿转运至重症监护室,并告知大概到达时间,准备好接收患儿,转运路途中,医护人员密切监测患儿生命体征、体温、凝血及仪器运转情况,预防和处理意外事件的发生是ECMO转运过程应遵守的原则。

4. ECPR后的管理 建立ECMO后,常规行心电监测、呼吸监测、有创持续动脉压监测和中心静脉压监测等基本生命体征监测,在开始ECMO支持的第一个24小时内,维持较高的流量100~150ml/

(kg·min),以偿还氧债,后根据患儿病情及监测指标来调整。初始 24～48 小时采用低温治疗,中心温度控制在 33～35℃。有研究表明心搏骤停后复苏中低温可使患儿苏醒更好,防止患儿发热是最低的要求。ECMO 治疗期间尽量减少多巴胺、肾上腺素等正性肌力药物应用,使心肌得到最大程度的休息,呼吸机机械通气采用保护性肺通气法,设置肺休息参数。肝素持续泵入抗凝,约 5～30U/(kg·min),维持 ACT 180～200 秒。

目前 ECMO 设备和技术不断完善和提高,尤其是便于转运的小型化设备的出现,涂层技术的提高使得生物相容性更优良,对于婴幼儿患者使用更便捷,使 ECPR 的使用有了快速的扩展,其在 CPR 中应用的有效性日益明显。2011—2020 年的 10 年间,ELSO 数据显示 ECPR 患儿共 5 716 例,新生儿 1 510 例(26.4%),存活率 43.6%,儿童 4 206 例(73.6%),存活率 43.3%。影响存活率的原因,除了原发病的因素,就是 ECMO 辅助期间常见的相关并发症,并发症是影响 ECPR 患儿预后最重要的因素,最常见的并发症为出血、感染、多器官功能障碍(急性肾功能损伤最常见)、肢端缺血坏死及神经系统并发症。出血是机械辅助早期最常见的并发症,出血、感染及急性肾衰竭是 ECMO 支持治疗过程中常见并发症,且急性肾功能损伤(AKI)明显增加病死率。

对常规 CRP 无反应的心搏骤停重症患儿,ECPR 可以快速提供有效心肺支持,提高存活率。提高 ECMO 管理水平、高度重视重要器官的保护,可以降低 ECPR 患儿并发症的发生率并改善预后。

二、儿童左心减压

VA ECMO 是目前儿科心脏支持的最常用模式,也是救治儿科各种原因导致急性心力衰竭患者的一种终极技术手段。患儿接受 VA ECMO 支持时,如果心肌细胞损伤严重,可能出现左心室排空障碍,左心房及左心室出现扩张,甚至肺出血时,此时需进行左心减压。

(一) 儿科左心减压指征

VA ECMO 支持下心力衰竭患儿,出现严重的心肌损伤心功能极度衰竭、左心室排空障碍时,需要左心房减压,以缓解肺水肿和促使左心功能恢复。有效的左心减压能够进一步降低左心室前负荷。随着左心房压的降低,肺淤血减少进而使肺动脉压降低,左右心室都能够充分休息,改善心肌血供,促进心肌组织的修复和代谢左心减压,可有效改善患儿的生存率。

目前对于儿科 ECMO 患者左心减压指征,临床上并没有统一意见和共识。结合笔者临床实践情况,儿科患者左心减压指征如下:①超声提示左心室云雾状回声,血液淤积,左心室血栓风险增高;②超声提示左心房、左心室进行性增大,心力衰竭持续恶化;③胸部X 线片或超声提示肺渗出增多,严重肺水肿,血性痰;④ECMO 支持下心脏完全停搏。

(二) 左心减压方式

由于儿科 ECMO 患者的特殊性,左心减压难度比较大,风险高。目前儿科患者左心减压方式主要有以下三种:房间隔球囊造口减压、正中开胸直视下左心房/肺静脉插管引流、左侧开胸在左心房或肺静脉插管引流。

1. 房间隔球囊造口减压 房间隔球囊造口方式需在射线引导下经股血管穿刺进行,利用球囊对房间隔扩张造口,使左右心房出现沟通分流而减压。该方法在儿科患者应用中有两点限制:ECMO 支持下转运至导管室风险高,对于小儿,介入治疗有持续射线损伤;儿科患者血管纤细操作难度大、损伤大。

2. 正中开胸直视下左心房/肺静脉减压 该方法缺点明显,须正中锯开胸骨,创伤大,出血风险高,尤其是在持续肝素抗凝情况下,APTT 较正常明显延长,出血风险高。采用肺静脉插管容易引流不畅,影响减压效果。该方法一般用于开胸体外循环术后先天性心脏病患儿左心减压。

3. 左侧胸骨旁小切口左心房减压 对于 VA ECMO 支持下儿科暴发性心肌炎患者,由于年龄、体重均小的特点,左心减压往往是临床救治的难点。根据笔者经验,左侧胸骨旁小切口置入左心房引流管进行左心减压,适合年龄小、体重小及凝血功能更复杂的儿科内科疾病患者。经左侧胸骨旁小切口左心房引流减压方法,对于儿科患者可床旁快捷操作,熟练操作下可做到创口小、出血量少等优点。

经胸心脏超声,在体外确定左心耳位置。经左侧胸骨旁第三、四肋间横切口 3cm,进左侧胸腔后暴露心包。切开心包暴露左心耳注意避免损伤膈神经。牵开器撑开肋骨,于左心耳缝荷包,左心耳插入左心房引流管,根据体重确定所需左心减压管见表 53-2-1,给予固定左心引流管,排气并通过 Y 型管路连接 ECMO 静脉回流管路,建立左心减压(图 53-2-1),彻底止血后,于腋中线第六或第七肋间,放置胸腔引流管(避免左侧胸腔积液)并连接负压引流瓶,左心减压管主体靠近切口外侧,逐层缝合皮下及皮肤,术毕顺利再次消毒加盖无菌敷料。

表 53-2-1 体重及左心减压管选择

体重/kg	左心减压管/F
＜5	12
5～＜10	14
10～＜20	16
20～＜30	18
≥30	≥20

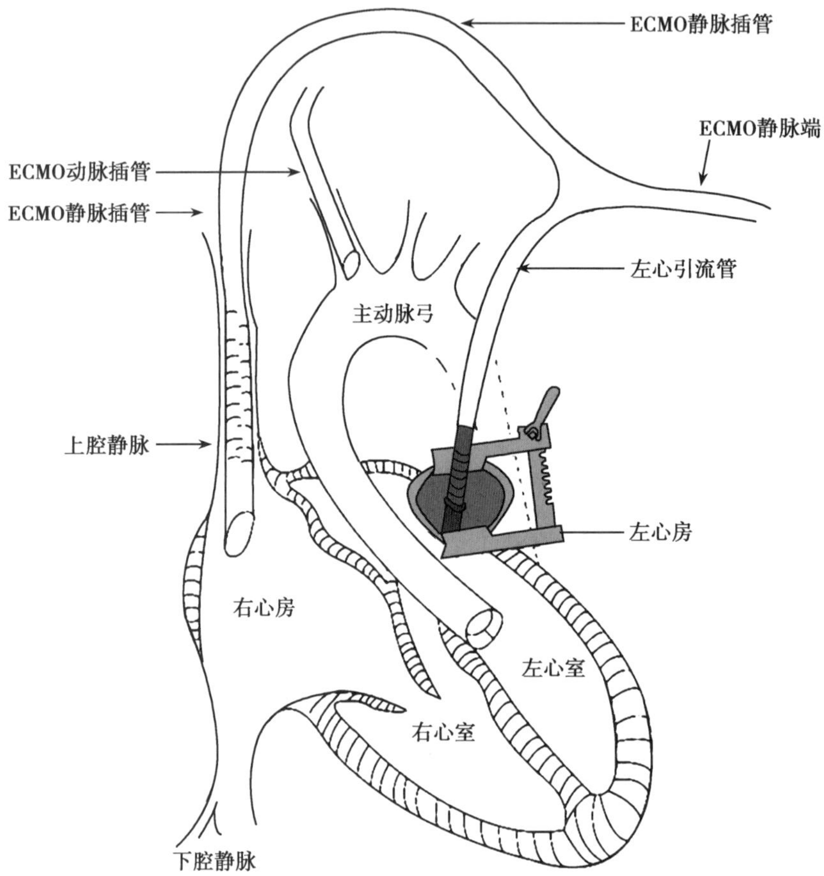

图 53-2-1 左侧胸骨旁小切口左心房减压(见文末彩图)

(三) 左心减压在儿科 ECMO 的临床应用

ECMO 支持各类心力衰竭患儿,何时、如何进行左心减压是临床决策的难点。对于外科患儿,左心减压方式比较方便。如体外循环术后心肌顿抑、需要 ECMO 支持的先天性心脏病患儿,如果需要 ECMO 支持和左心减压,一般延迟关胸,直接将体外循环切换成 ECMO,并经正中胸骨切口直接左心房插管进行左心减压。对于 VA ECMO 心脏支持暴发性心肌炎患儿,虽然 ECMO 将大部分血液由右心房引流直接泵入主动脉,极大减轻左心室前负荷,但右心房到主动脉转流增加了平均动脉压,增加了左心室后负荷。在心肌细胞受损严重,可能仍会出现左心室排空障碍甚至主动脉瓣无法开放,进而左心室舒张末压和左心房压会极度升高,左心系统扩张,影响左心功能恢复。此时,采用经胸骨旁左侧小切口进行左心房减压,具有创伤小、出血少、引流减压充分的优点。

三、儿科左心室辅助

目前临床上左心室辅助装置(LVAD)已经成为治疗成人急性左心衰竭的重要手段。由于儿科患者的生理(年龄小、体重小)和病理生理(以先天性心脏病为主)特点,儿科心室辅助无论从设备还是临床经验,均明显落后于成人。

(一) 儿童左心室辅助的类型

目前儿科领域最常应用的 LVAD 是 Berlin EXCOR Pediatric,该装置属于气动、搏动性血流、外置式,使用比例占到儿科总辅助例数的 50% 左右。泵头容积从 10~60ml 共有 6 种,适用于从婴儿到青少年患者。其余的 50% 患儿主要应用连续性血流泵,全部是植入式,应用最多的是 HeartWare HLVAD,得益于其小巧的体积。HLVAD 采用离心泵驱动,泵头置于左心室心尖,电源及控制设备外置。

(二) 儿科 LVAD 适应证和禁忌证

1. LVAD 适应证 儿科 LVAD 支持的适应证和禁忌证尚不明确。总体适应证是对于常规治疗难以救治的严重的终末期急性或慢性心力衰竭的任何儿科患者,以辅助循环和减少心室负荷为目的,使心肌功能得以恢复或有机会接受心脏移植。心脏移植前的过渡是 LVAD 最常见的应用指征。通常情况下,如果在应用短期辅助支持 2 周后心肌功能仍未达到预期恢复者,需要考虑选择长期辅助装置。

2. LVAD 禁忌证 合并其他不可逆转的终末脏器功能不全是 LVAD 的禁忌证;其他的相对禁忌证包括急性感染、凝血功能紊乱。肥厚型心肌病也是

LVAD 的相对禁忌证,主要原因是心脏舒张功能障碍可能影响血液回流,无法满足 LVAD 流量。

(三) LVAD 管理

1. LVAD 的植入 左心辅助植入需要经胸骨正中开胸,在体外循环支持下进行。引流管道在心尖,泵出血管在升主动脉,血液左心室引出后,泵入升主动脉。两根管道均引出体外后连接泵头,泵头再连接于驱动装置。

2. 流量的选择 Berlin EXCOR Pediatric 装置可提供 6 种泵头,分别为 10、15、25、30、50 和 60ml,儿科应用最多的是 10、15 和 25ml 三种。泵头确定之后,流量通过搏动节律变化来实现。如,15ml 泵头的搏动节律是 70 次/min,那么流量就是:15ml/次 ×100 次/min=1 500ml/min。

具体流量需根据患儿病情和实际需要心输出量而定,一般来说:≤10kg,按照 100~200ml/(min·kg)计算;>10kg,按照体表面积 2.2L/(m^2·min)计算,原则是保证心脏充分休息,维持机体各脏器的有效灌注。

3. 抗凝管理 短期应用 LVAD 的 2 周内,常规静脉应用肝素,维持 ACT 150~170 秒,APTT 70~90 秒;辅助时间超过 2 周后,改为口服华法林,维持 INR 在 2~3。

(洪小杨)

思考题

1. 新生儿 ECMO 的主要适应证包括哪些?
2. 新生儿 ECMO 的主要禁忌证包括哪些?
3. 新生儿 ECMO 左心减压的方法有哪些?

参考文献

[1] 赵举,金振晓. 体外膜肺氧合培训手册[M]. 北京:人民卫生出版社,2015.

[2] 闫钢风,崔彦芹,成怡冰,等. 中国大陆地区儿童重症监护病房体外膜肺氧合应用现状的多中心调查[J]. 中华儿科杂志,2018,56(12):929-932.

[3] FLETCHER K,CHAPMAN R,KEENE S. An overview of medical ECMO for neonates [J].Semin Perinatol,2018,42(2):68-79.

[4] KAMDAR A,RINTOUL N,RAFFINI L. Anticoagulation in neonatal ECMO [J].Semin Perinatol,2018,42(2):122-128.

[5] MAHMOOD B,NEWTON D,PALLOTTO E K. Current trends in neonatal ECMO[J].Semin Perinatol,2018,42(2):80-88.

[6] SAID M M,RIVERA O,MIKESELL G T,et al. Evaluation of the new generation dual-lumen catheter for neonatal ECMO [J]. Perfusion,2013,28(1):26-30.

[7] NADKARNI V M,LARKIN G L,PEBERDY M A,et al. First documented rhythm and clinical outcome from in-hospital cardiac arrest among children and adults [J]. JAMA,2006,295(1):50-57.

[8] RAYMOND T T,CUNNYNGHAM C B,THOMPSON M T,et al. Outcomes among neonates,infants,and children after extracorporeal cardiopulmonary resuscitation for refractory inhospital pediatric cardiac arrest:A report from the national registry of cardiopulmonary resuscitation [J]. Pediatr Crit Care Med,2010,11(3):362-371.

[9] RAJAGOPAL S K,ALMOND C S,LAUSSEN P C,et al. Extracorporeal membrane oxygenation for the support of infants,children,and young adults with acute myocarditis: A review of the extracorporeal life support organization registry [J]. Crit Care Med,2010,38(2):382.

[10] SCHMACK B,SEPPELT P,WEYMANN A,et al. Extracorporeal life support with left ventricular decompression-improved survival in severe cardiogenic shock:Results from a retrospective study [J]. Peer J,2017,5 :e3813.

[11] BLUME E D,NAFTEL D C,BASTARDI H J,et al. Clinical perspective [J]. Circulation,2006,113(19):2313-2319.

[12] IMAMURA M,DOSSEY A M,PRODHAN P,et al. Bridge to cardiac transplant in children:Berlin Heart versus extracorporeal membrane oxygenation [J]. Ann Thorac Surg,2009,87(6):1894-1901.

[13] FRASER JR C D,JAQUISS R D B,ROSENTHAL D N,et al. Prospective trial of a pediatric ventricular assist device [J]. N Engl J Med,2012,367(6):532-541.

[14] NIEBLER R A,GHANAYEM N S,SHAH T K,et al. Use of a HeartWare ventricular assist device in a patient with failed Fontan circulation [J]. Ann Thorac Surg,2014,97(4):e115-e116.

[15] ALMOND C S,MORALES D L,BLACKSTONE E H,et al. Berlin Heart EXCOR pediatric ventricular assist device for bridge to Heart transplantation in US children [J]. Circulation,2013,127(16):1702-1711.

第五十四章

体外生命支持与肾脏

学习目标

掌握：

1. ECMO 支持中 AKI 的诊断与生物标志物。
2. ECMO 期间 RRT 的适应证和方式。
3. 连续性肾脏替代治疗的时机。
4. ECMO 与 CRRT 三种主要连接方式。

熟悉：

1. ECMO 支持治疗导致患者发生 AKI 的机制。
2. CRRT 和 ECMO 的相互作用。

第一节　体外生命支持与急性肾损伤

ECMO 常被作为体外生命支持，主要应用于常规生命支持治疗无效的各种急性循环和/或呼吸衰竭患者。近年来，随着 ECMO 应用的临床经验的积累和生物医学工程技术的进步，ECMO 在临床的应用得到了飞速的发展，越来越多的危重症患者从中获益。

然而，ECMO 支持治疗的患者常常并发急性肾损伤（AKI），并且与患者的病死率升高密切相关，在需要 ECMO 辅助治疗的终末期心肺衰竭患者中，AKI 的发生率可高达 70%，患者的病死率近 50%，AKI 是 ECMO 支持治疗过程中除血栓和出血以外最常见和高危的并发症。

ECMO 治疗过程中患者发生 AKI 的机制十分复杂，由于原发疾病的因素，患者可能在 ECMO 治疗前就存在 AKI，而在 ECMO 治疗过程中，患者血流动力学改变、肾脏氧输送减少、炎症损伤、内分泌改变和器官的交互作用等多种因素均可能导致患者发生 AKI，并且该过程具有时间依赖性和协同作用的特点。患者发生 AKI 后，多需 ECMO 联合肾脏替代治疗（renal replacement therapy，RRT）进行治疗。目前，ECMO 导致患者发生 AKI 的机制尚不明确，关于 AKI 的早期诊断与预后评估、ECMO 辅助过程中合并 AKI 患者的 RRT 启动时机目前也无统一的推荐意见。

一、ECMO 支持中 AKI 的诊断与生物标志物

急性肾损伤是危重症患者常见的脏器功能障碍，也是导致患者死亡的独立危险因素。目前，AKI 的分级诊断标准主要包括 RIFLE 分级标准（the risk，injury，failure，loss of kidney function，and end-stage kidney disease classification）、急性肾损伤网络（acute kidney injury network，AKIN）分级标准和改善全球肾脏病预后组织（Kidney Disease：Improving Global Outcomes，KDIGO）分级标准；Chen 等研究发现，ECMO 支持治疗患者并发 AKI 时，相较于 RIFLE 分级标准和 AKIN 分级标准，KDIGO 分级标准对于患者 AKI 的评估更为准确，具有可重复性，对于患者预后的评估能力也优于 RIFLE 和 AKIN 分级标准。KDIGO 分级标准将 AKI 定义为：①在 48 小时内血肌酐（SCr）升高≥26.5μmol/L；②在 7 天之内 SCr 升高超过基础值的 1.5 倍及以上；③尿量减少<0.5ml/（kg·h）且持续时间在 6 小时以上。KDIGO 分级标准主要是根据患者血清肌酐和尿量来评估肾功能，但是血清肌酐并非一个敏感指标，不能及时地反映肾功能变化，血清肌酐水平易受多种因素影响，不能真实反映肾小球滤过率的改变；尿量也易受利尿剂、尿路梗阻等因素影响，二者作为诊断或分级指标，存在很多缺陷，不能及时、准确地反映肾功能。虽然目前 AKI 有统一的定义和诊断标准，但这些指标仍以临床指标为主，希望未来能够整合急性肾损伤的生物标

志物以提高 AKI 诊断的灵敏度和特异度。

急性肾损伤的生物标志物特异度和灵敏度均高于临床指标，能够早期识别筛查 AKI，从而更早地干预治疗，增加患者肾功能恢复的机会。目前，虽然包括体外循环支持治疗等多种疾病状态的新型生物标志物不断涌现，但在 ECMO 支持患者中鲜有研究。现阶段具有临床应用潜力的生物标志物主要包括 NGAL 和胱抑素 C；其他新型生物标志物包括肾损伤分子-1、肝型脂肪酸结合蛋白、IGFBP7 和 TIMP-2 等。这些生物标志物的联合检测可提高 ECMO 患者 AKI 诊断的灵敏度和特异度。临床治疗过程中可以通过生物标志物的检测对 AKI 进行早期诊断、把握 RRT 的应用指征以及预测患者肾功能恢复和预后情况的，生物标志物对于 ECMO 期间肾保护措施的应用或终止也具有指导意义。

二、ECMO 致 AKI 发生的机制

ECMO 支持治疗期间导致 AKI 发生的病理生理机制目前尚不十分明确；虽然启动 ECMO 治疗可以帮助机体恢复生理指标，阻止原发疾病进展，并且最大限度地减少由于挽救性治疗（如正性肌力药等）所引起机体的进一步损害，但 ECMO 支持治疗的同时也会导致患者肾功能障碍，其导致患者发生 AKI 的机制十分复杂，具有时间依赖性和协同作用的特点，目前研究认为该过程可能涉及以下几方面因素。

（一）血流动力学

在 ECMO 支持治疗期间，机体的血流动力学和组织器官的灌注都会发生重大的变化。尽管 VA ECMO 能够改善心力衰竭和血流动力学不稳定患者的总体灌注情况，但脉冲血流在维持肾脏功能中的重要性已被广泛证实，因为生理状态下的脉冲式血流能够维持肾皮质的灌注，而 VA ECMO 系统所产生的持续性血流并不能维持组织器官的整体灌注和氧供应。Nemoto 等研究者使用心源性休克的动物模型观察不同种类的体外支持系统对于肾脏血流灌注的影响，研究结果表明，为心源性休克的动物模型提供持续性血流的体外支持系统后，其肾动脉的血流明显减少，只有通过增加体外循环支持的百分率才能获得更高的肾脏灌注，当体外循环的辅助率大于 80% 时，持续性的血流动力学支持获得的肾脏血流灌注与生理性的脉冲式血流相当。此外，休克患者由于血流动力学不稳定导致患者肾皮质/髓质血流比率降低，患者容易发生急性肾损伤，而在 ECMO 支持治疗的早期，肾皮质/髓质血流比率在低水平的体外循环辅助下进一步降低。

血流动力学稳定的患者在使用 VV ECMO 的模式支持时，虽然能够保持自身的脉冲式血流，对肾脏血流灌注的影响较小，但是在 ECMO 支持治疗的早期阶段，患者血流动力学波动较大，同时肾血流量受到相当大的影响，导致发生缺血再灌注相关 AKI。此外，以往认为肾血流下降导致肾动脉收缩和/或体循环供应的血液减少，会进一步导致肾缺血、肾小管上皮细胞死亡和功能丧失；但是近年来对高血流动力状态的脓毒症休克动物模型研究发现，脓毒症状态下，血流/灌注不匹配也会导致 AKI 的发生，而 ECMO 支持治疗过程中，存在与脓毒症休克相似的高动力型血流动力学状态，肾脏微循环发生障碍、局部血流灌注不匹配引起肾脏功能损伤，最终导致 AKI 的发生。

（二）炎症反应

炎症反应在 ECMO 治疗期间普遍存在，与 MODS 和患者的高病死率密切相关。需要 ECMO 辅助治疗的危重患者其本身基础疾病多存在炎症反应，同时无内皮细胞覆盖的 ECMO 管路与血液的相互作用、暴露于空气和血液的剪切应力可导致促炎介质激活、触发高凝状态，放大全身炎症反应。中性粒细胞的激活是 ECMO 相关的全身性炎症反应综合征中的关键事件。随着对毛细血管/小静脉内皮的黏附，激活的中性粒细胞释放 IL-1、IL-6、IL-8 和 TNF-α 等促炎因子、花生四烯酸代谢物和活性氧（reactive oxygen species，ROS）物质，引起广泛的微血管损伤，发生毛细血管渗漏和微循环障碍，从而导致非脓毒症性肾脏炎症和损伤；Toll 样受体在炎症反应的过度激活中同样发挥了重要的作用。

在实验动物模型中，研究者观察到用 ECMO 处理的猪血液中 CD18、CD35、CD62L 和 CD11b 等中性粒细胞活化的标志物表达显著上调，血小板和补体途径都被激活，血浆中细胞因子的浓度增加。在 ECMO 开始后 2 小时，肾脏中白细胞浸润和局灶性出血是明显增加的。

应用白蛋白、肝素或磷酸胆碱的特定材料包被 ECMO 治疗的管路可以减轻患者的炎症反应。在一项临床对照研究中，Deptula 等人比较了经过包被处理的管路对炎症反应的影响，研究结果表明表面处理体外循环管路可以减轻患者的炎症反应，从而减少患者的输血需求，缩短 ICU 住院时间。

（三）激素水平

长期应用体外循环支持系统会导致患者机体激素水平发生变化，机体激素水平改变，特别是肾素-血管紧张素-醛固酮系统水平异常，最终会导致患者心脏和肾脏功能障碍。关于 ECMO 患者中肾素水平的研究，在之前对于呼吸衰竭患者 VA ECMO 的研究中观察到患者血浆肾素活性的上调并最终导致患者发生急性高血压；通过对 VA ECMO 治疗的健康绵羊的肾素水平分析研究的动物实验表明，肾素的上调可能是机体对缺乏脉冲式血流压力的适应性反应。

（四）缺血再灌注损伤与氧化应激

对危重患者启动ECMO治疗前，临床上往往会采取一系列的治疗措施，如大量的液体复苏、利尿剂的应用和高水平PEEP等治疗手段，以维持血流动力学的稳定、改善心肺功能，希望能够通过这些治疗稳定患者病情，避免或延迟ECMO治疗，但这些治疗在一定程度上是以损伤肾功能为代价的，加上延迟的ECMO治疗会进一步造成重要器官微循环的快速波动，导致肾脏缺血-再灌注损伤，发生AKI。此外，启动ECMO时肾脏血流的恢复也促使再灌注损伤的发生，缺血-再灌注损伤是微循环障碍导致AKI发生的关键致病因素，炎症反应、氧化应激、细胞和亚细胞结构缺氧后循环恢复所导致的中性粒细胞激活及ROS生成，进而导致线粒体功能障碍，促使AKI的发生。ECMO治疗前和治疗期间的容量过负荷会进一步加重该病理生理过程。肾脏由于血流动力学障碍发生缺血性损伤后，快速的液体输入引起缺氧的肾单位白细胞富集和线粒体复苏。这些缺氧和酸中毒的物质进入循环，破坏机体的代偿性血管收缩机制，导致肾脏氧供分布不均。因此，液体复苏可能会进一步促发炎症，加重氧化应激反应、炎性损伤和组织破坏，最终发生AKI。

（五）器官交互作用

ECMO治疗带来的不良反应中最常见和重要的变化是对肾脏功能的影响，其中器官的交互作用是发生急性肾损伤的重要机制，无论是VA ECMO还是VV ECMO过程中都会观察到心脏的病理生理学急剧变化，ECMO支持治疗期间右心室和左心室均会发生急性的心室扩张，导致不同程度的肾损伤。Schwarz等观察到10.9%的VA ECMO患者发生急性左心室扩张，在这些患者治疗过程中，左心室后负荷增加，心室舒张末期容量逐渐增加，心室扩张和肺水肿的发生率明显增加，左心室前负荷增加的同时伴随右心室后负荷的增加，在严重肺损伤导致的低氧血症的患者中这些改变更为明显。血流动力学变化、神经激素如下丘脑-垂体的应激反应、免疫炎症反应的激活等因素最终导致了AKI的发生。

器官交互作用导致AKI的发生还包括其他的一些机制；脓毒症是导致心肌功能障碍从而发生心肾综合征的最常见病因；重度ARDS患者往往需要机械通气治疗，而更严重的患者则需要应用ECMO进行支持治疗，机械通气时应用高水平PEEP产生的胸膜腔内压增加可引起肾脏低灌注、肾脏排泄功能受损以及免疫炎症反应的激活、氧化应激和细胞的坏死与凋亡，均会导致肺-肾综合征的发生，发生AKI。在这种情况下，ECMO治疗的清除CO_2和改善氧合的作用可以辅助患者的肺保护通气策略，从而减轻肺脏气压伤的发生，并且减轻机械通气带来的免疫炎症反应的激活，提高患者的生存率。

（六）其他因素

ECMO尤其VA ECMO治疗时，无内皮细胞覆盖的ECMO接口以及多糖蛋白复合物的破坏可导致血液高凝状态，在肾血管形成微血栓，导致ECMO时肾实质缺血诱发AKI。此外，ICU入住时间、输注红细胞、肌酐的基线水平及患者的感染情况均与AKI的发生密切相关，体外循环持续时间的增加也是AKI发生率增加的独立危险因素，因此ECMO体外循环增加了AKI的发生。约2%接受VA ECMO治疗的患者发生主动脉逆行夹层，可能累及肾动脉；在用VA ECMO治疗过程中的血栓形成或空气微栓塞也可导致患者发展为AKI。在长时间使用ECMO期间，管路中或离心泵产生的负压会产生溶血导致血红蛋白尿，这可能导致患者出现肾脏功能损害。

三、ECMO辅助中的AKI治疗

AKI和液体过负荷是需要ECMO辅助的危重患者常见的并发症，有些患者辅助前即存在肾功能不全，而有些在ECMO辅助后才出现；液体过负荷则多继发于AKI或不合理的容量治疗；AKI与液体过负荷可相互继发，且与多脏器功能障碍和死亡率增高密切相关。肾脏替代治疗是ECMO辅助中液体过负荷和AKI的有效治疗手段。

2012年体外生命支持组织的一项调查结果显示，在被调查的65个ECMO中心，77%的中心在ECMO同期进行RRT，适应证主要包括：液体过负荷（43%）、AKI（35%）、液体过负荷预防（16%）、电解质紊乱（4%）和其他（2%）。这一结果受ECMO适应证的影响，以心脏辅助为主的ECMO中心的AKI适应证比例较高，而以呼吸辅助为主的ECMO中心的液体过负荷适应证比例较高。

利尿剂是AKI治疗中常用的药物，但并无任何证据显示利尿剂能改变急性肾损伤的自然病程，而因利尿剂增加的尿量，其临床意义与价值也值得商榷，甚至有些研究指出，利尿剂反而对肾功能的恢复有害。所以，利尿剂的角色主要在于治疗容量过负荷，对于AKI的预防及治疗并无明显疗效，利尿剂若无法达到改善容量过负荷时，必须早期停药以减少其副作用及避免延误肾脏替代治疗的时机。因此，当利尿剂效果不佳时，不论对AKI或是液体过负荷，均应尽早启动RRT。

四、结语

多种不同的病理生理机制可以导致ECMO治疗期间AKI的发生，但是，ECMO支持期间患者AKI的高发病率以及由此导致的患者高病死率是不可接受的。因此，更加深入地理解ECMO过程中AKI的发生机制、透彻地了解患者与 ECMO 的交互作用及其在正常肾功能进展为 AKI 中的作用是十分有必要的。在此基础上,通过动态评估患者 AKI 的发生和进展、应用生物标志物监测肾脏功能的改变,将有助于在 ECMO 治疗期间为患者制订最佳的肾脏支持策略,最终降低与 ECMO 相关的 AKI 发生风险并提高患者的生存率。

(赵鸣雁　费东生)

第二节　ECMO 与 RRT 连接方式

接受 ECMO 治疗的患者由于原发疾病和 ECMO 治疗经常会出现血流动力学和病理生理学的异常,这使得其他器官处于功能障碍的高风险中,AKI 尤为常见。有研究显示接受 ECMO 治疗的患者中,AKI 的比例最高可以达到 85%。尽管存在患者群体基线特征、临床环境和使用不同标准来定义 AKI 的差异,会导致不同的研究报告的 AKI 发病率存在很大差异。接受 ECMO 治疗时发生 AKI 的原因通常是多方面的,不仅包括基础疾病的影响、急性炎症和免疫介导过程、血流动力学的不稳定、缺血再灌注损伤、凝血异常及肾毒性药物,还包括与 ECMO 直接相关的因素,例如红细胞破坏、溶血和游离铁的释放等。在接受 ECMO 治疗的过程中,出现并发症(血栓形成、出血和凝血功能障碍、肢体缺血、感染和中枢神经系统疾病)也会增加 AKI 发生的风险。在接受 ECMO 治疗之前和治疗期间出现容量超负荷会增加 AKI 发生的风险。所以急性肾损伤和容量超负荷是接受 ECMO 治疗时最常见的并发症,一旦出现急性肾损伤和容量超负荷往往提示预后不良。RRT 接受 ECMO 支持的患者提供了肾脏替代和容量管理的一种有效且可能有益的治疗方法。有研究显示高达 50% 接受 ECMO 治疗的患者同时需要进行肾脏替代治疗。而容量超负荷是接受 RRT 的最主要的指征,其次是代谢紊乱。纠正代谢紊乱,尤其是早期通过肾脏替代治疗纠正容量超负荷可能会降低病死率,改善预后。

一、ECMO 期间 RRT 的适应证和方式

RRT 的引入可以挽救生命,但毫无疑问,也意味着护理的难度增加、发生潜在副作用的风险和医疗成本增加。一项包括 43 项观察性研究荟萃分析显示,21 624 例接受 ECMO 治疗的患者中接近 30% 的病例需要 RRT,同时进行 RRT 的 ECMO 患者的病死率较高。此外,非同质性研究中的系统评价表明,与单独使用 ECMO 相比,接受 ECMO 和 RRT 联合治疗的患者病死率更高。RRT 在改变死亡风险方面的直接作用尚不确定,最有可能的是观察到的病死率较高是由于严重的 AKI 的影响。尽管在 AKI 的任何阶段和有严重容量超负荷、代谢紊乱、电解质和酸碱平衡失调的 ECMO 患者应接受 RRT,但尚不清楚过于宽泛的适应证是否与更好的临床预后相关。连续性肾脏替代治疗(continuous renal replacement therapy,CRRT)和间歇性肾脏替代治疗(intermittent continuous renal replacement therapy,IRRT)都可以进行有效的容量管理策略,并实现控制代谢。目前并没有强有力的证据证明这两种肾脏替代治疗方式在生存率方面有显著的差别。一般而言,CRRT 推荐用于血流动力学不稳定或急性器官功能障碍的患者,这些患者不能很好地耐受体液平衡和代谢状态的快速、剧烈波动,而接受 ECMO 治疗的患者通常属于这一类。CRRT 的优势在于可以在更长的时间内连续、缓慢、匀速地清除体内多余的液体,并且对 ECMO 的影响更小,产生影响的持续时间更短。此外,在 IRRT 期间,短时间快速清除液体,ECMO 的流量常难以维持,因此无论是患者还是 ECMO 循环回路,通常可以更好地耐受 CRRT 连续、减慢、匀速地清除液体。

二、连续性肾脏替代治疗的时机

接受 ECMO 治疗的患者开始 CRRT 的最佳时机尚无定论。由于容量超负荷已被公认是影响预后的独立危险因素,而且会延长 ECMO 的治疗时间,因此容量超负荷被视为开始 CRRT 进行容量管理的重要因素。利尿剂对肾功能损害严重程度较低的患者可能有效,但其疗效通常无法预测,而且可能具有潜在的副作用。此外,一些特殊的临床状况需要更确切的方法去清除多余的液体,与其他重症患者相比,急性呼吸衰竭或急性心力衰竭的患者不能耐受液体的快速积聚和快速清除,这种病理状态下,利尿剂的效果不如 CRRT。对于重症患者,一般认为 CRRT 的启动时机、治疗剂量、持续时间和抗凝方式等应根据患者的临床特征、残余肾功能和容量的控制需求以及不良事件的潜在风险进行个体化治疗。在接受 ECMO 治疗的患者存在适应证的情况下,无论在 AKI 的任何阶段,都应考虑 CRRT,除非有绝对的禁忌证。持续、缓慢和匀速地清除液体可能对肺功能和心功能产生有益的影响。这些一般原则也应适用于 ECMO 患者。这意味着当存在或可能出现容量超负荷时,或利尿剂治疗不太可能有效或不够安全时,或者 AKI 相关的代谢紊乱阻碍心肺功能恢复的情况下,应优先考虑 CRRT。

三、CRRT 和 ECMO 的相互作用

在 ECMO 期间,可以将血液滤器或 CRRT 管路加入 ECMO 管路(串联系统)或通过单独的导管和管

路（并联系统）独立地提供肾脏替代治疗，并且可以提供所有的 RRT 模式，包括连续性静脉-静脉血液滤过（continuous veno-venous hemofiltration，CVVH），连续性静脉-静脉血液透析（continuous veno-venous hemodialysis，CVVHD），连续性静脉-静脉血液透析滤过（continuous veno-venous hemodiafiltration，CVVHDF）和缓慢连续性超滤（slow continuous ultrafiltration，SCUF）等。然而，将这两个独立的体外回路结合起来仍然是一个挑战。压力是流速和阻力共同作用的结果，流速和阻力又受各种因素的影响，例如管道的长度和直径及流体黏滞度。因此，在 CRRT 设备和 ECMO 回路之外引入额外的静脉管道是一种最简单的方法，可以减少 CRRT 和 ECMO 两个系统之间血液流速、管路内压力等的相互作用，有助于管路中压力的控制。尽管如此，额外增加 CRRT 所需的血管通路也具有挑战性，因为 ECMO 回路已经占据 2 个血管进入部位，额外增加另外一个通道同时会增加出血、感染、栓塞等并发症的风险。在 CRRT 设备和 ECMO 回路之间加入管道直接进入 ECMO 回路进行 CRRT 可以尽可能规避这些风险，并且通过 ECMO 离心血泵提供的高血流速可以提高 CRRT 溶质清除的效率和延长 CRRT 管路与滤器的使用寿命。

从理论上讲，在没有额外置入静脉导管的情况下，将 CRRT 设备连接到 ECMO 回路上并不困难，但在临床实践中，存在若干技术问题。这种方法在技术上是具有一定难度的，在 ECMO 运转的同时进行 CRRT 需要提供稳定的压力和动力。将 CRRT 设备结合到 ECMO 回路中的主要难点之一是传递到 CRRT 设备的过度正压或负压，导致不可预测的后果，因为 ECMO 回路不同位置的压力水平可能与 CRRT 压力阈值不匹配。CRRT 设备连接到压力感受器的静脉压力范围为 0～20mmHg，而 ECMO 回路中的压力在泵前为负，在泵与氧合器之间为正。改变 ECMO 血流会引起这些压力的变化，从而改变 CRRT 管路中的压力。因此，CRRT 管路的压力感受器会检测超出报警范围的压力。超出报警范围会引起 CRRT 设备停止运转，并且可能出现与管路内压力差异相关的并发症（例如管路气体滞留、湍流和溶血）。如果压力管理不当，反复地停止治疗会降低 CRRT 清除溶质和水的效率。CRRT 设备直接连接到 ECMO 回路的技术已经在儿科人群中应用，但是很少有人关注压力管理。

四、ECMO 与 CRRT 的连接方式

ECMO 与 CRRT 通常有三种主要的连接方式。

（一）各自使用独立的血管通路（并联管路系统）

当使用并联管路系统时，CRRT 和 ECMO 分别通过单独的导管和回路独立进行体外循环。这种方法最大的优点就是完全解决了与压力变化相关的问题。此外，CRRT 可以按照标准方式进行，包括在血流速和回路压力的常规监测下进行溶质清除和超滤。在这种管路设置中，消除了两种体外技术之间的潜在相互干扰。这种方式还可以使用 CRRT 的局部抗凝方法，减少出现全身抗凝并发症的风险。由于需要单独的血管通路，并且体外循环回路中的血液总体积增加，会增加血流动力学波动的风险。这种方式的另一个优点是可以降低 ECMO 和 CRRT 联合操作的风险，并且可以由床边护士独立完成，无须专门进行 ECMO 回路管理的专家直接参与。

（二）将滤器单独连接入 ECMO 循环回路中

连接方式：滤器入口连接在离心血泵后或氧合器后，滤器出口连接在离心血泵前。这种方式的优点是技术简单、循环通路易于建立，而且价格低廉。缺点是 CRRT 回路压力高，无跨膜压（transmembrane pressure，TMP）的检测，缺乏压力警报和无法实现超滤的精确控制，有研究显示在 24 小时内净超滤量可以达到 800ml 的误差。需要额外的泵来控制超滤和透析液，需要额外的测量装置来测量液体平衡。滤器中没有压力监测可能导致延迟检测到滤器内纤维的凝固和潜在断裂，从而导致血液渗漏到流出液中。

（三）将 ECMO 与独立的 CRRT 设备组合至同一循环回路中

这样可以引入完整的 CRRT 回路，而不仅仅是滤器。而且可以进行压力监测，更精确地控制超滤，无需额外的泵来控制超滤和透析液。串联方式是通过 ECMO 回路的分支环路引入 CRRT 回路，明显的好处是不需要额外的血管通路或抗凝治疗。然而，CRRT 回路引入 ECMO 回路的不同位置，可能发生 CRRT 回路内意外的空气混入和压力升高的问题。为了防止这种情况发生，并且避免静脉血氧合不足，血液必须在氧合器之前返回 ECMO 回路。将 CRRT 回路引入 ECMO 回路中会导致整个回路内压力变化，可能超出了 CRRT 设备的压力报警范围，这些压力变化可能妨碍 CRRT 压力报警的使用，并且常常导致治疗中的血流中断和停止。将血液从 CRRT 设备返回到 ECMO 回路离心血泵之前的负压部分，可以抵消 CRRT 设备中动脉的压力警报。在 ECMO 离心血泵之后引入 CRRT 回路会导致高压警报，这通常通过解除压力警报或控制 ECMO 流量来进行规避。

方式 1：CRRT 设备的滤器入口在离心血泵之前连接，出口也在离心血泵之前重新连接到 ECMO 回路（图 54-2-1）。优点是静脉端无阻力；缺点是触发动静脉端低压报警。并发症风险：报警后血流停止造成凝血。

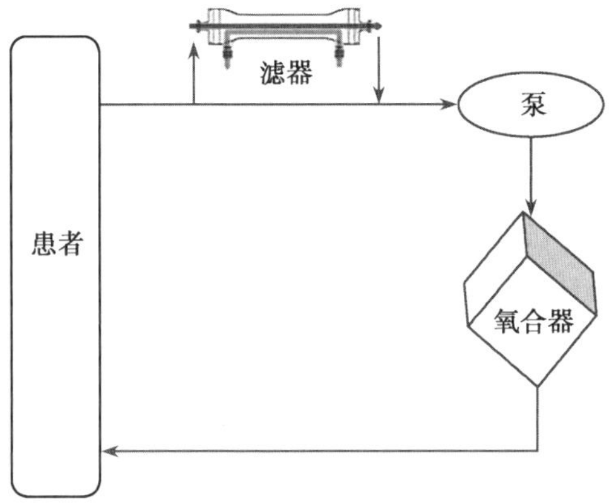

图 54-2-1 CRRT 设备的滤器入口在离心血泵之前连接（见文末彩图）

方式 2：CRRT 设备的滤器入口在离心血泵之后连接，出口在离心血泵之前重新连接到 ECMO 回路（图 54-2-2）。优点是 CRRT 流量足够大，静脉端无阻力；缺点是触发静脉端低压报警，动脉端高压报警。

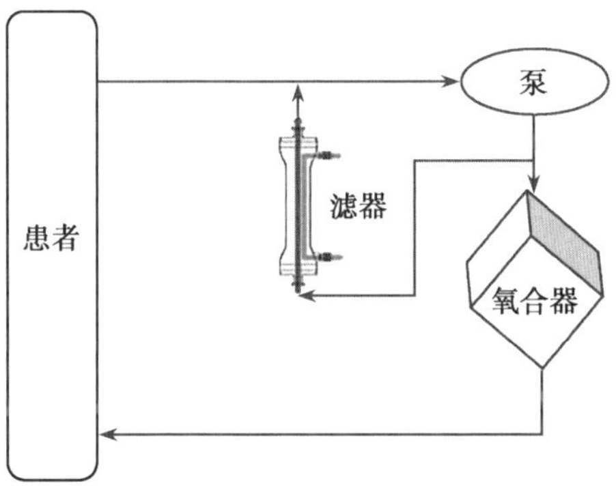

图 54-2-2 CRRT 设备的滤器入口在离心血泵之后连接（见文末彩图）

方式 3：CRRT 设备的滤器入口在离心血泵之后、氧合器之前，靠近离心血泵连接，出口在离心血泵之后、氧合器之前，靠近氧合器连接重新连接到 ECMO 回路（图 54-2-3）。优点是避免空气进入离心泵，氧合器可以排气，阻拦血栓；主要的缺点是需要额外的连接接口。并发症风险：额外的接口形成血栓风险、溶血。

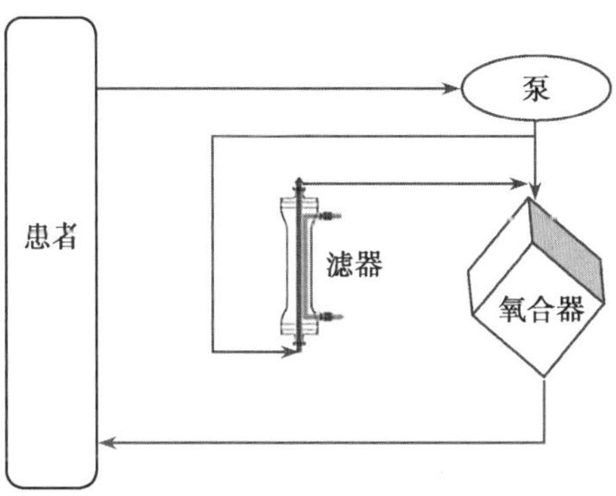

图 54-2-3 CRRT 设备的滤器入口与出口在离心血泵之后、氧合器之前（见文末彩图）

方式 4：CRRT 设备的滤器入口在氧合器之后，靠近回路导管连接，出口在离心血泵之前，靠近导管重新连接到 ECMO 回路（图 54-2-4）。优点是 CRRT 流量最稳定，回路无阻力；缺点是需要额外连接管。并发症风险：额外的连接形成血栓，额外导管可能移位或意外拔管。

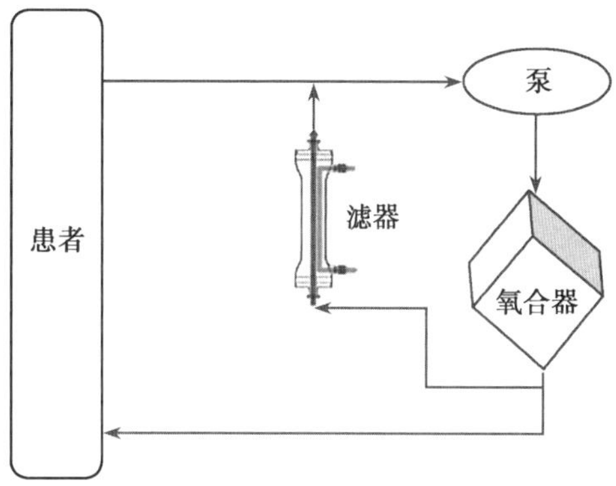

图 54-2-4 CRRT 设备的滤器入口在氧合器之后，出口在离心血泵之前（见文末彩图）

方式 5：CRRT 设备的滤器入口在氧合器之后，出口在氧合器之前，重新连接到 ECMO 回路（图 54-2-5）。优点是可以监测膜前膜后压力调节超滤，使用原有连接口，氧合器可拦阻血栓和空气；缺点是两套体外装置阻碍观察患者，触发动静脉端高压报警。并发症风险：报警血流停止造成凝血、溶血。

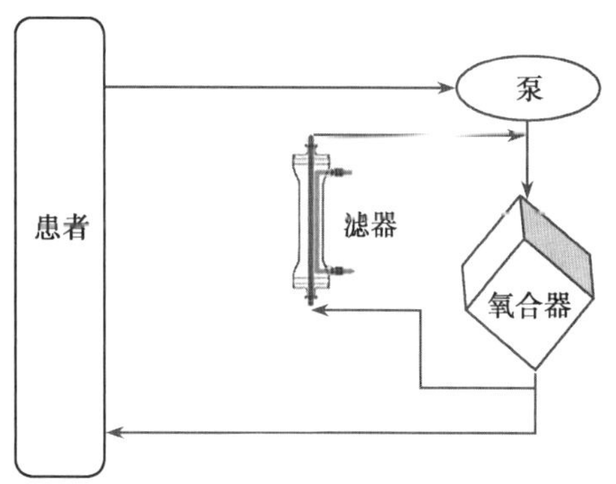

图 54-2-5 CRRT 设备的滤器入口在氧合器之后，出口在氧合器之前（见文末彩图）

任何连接方式都会导致 ECMO 回路内的分流，这可能会影响氧合作用并干扰流速，但分流分数通常小于 5%（即 ECMO 流量≤4 000ml/min，向 CRRT 回路分流 200ml/min）。

目前没有关于 ECMO 与 CRRT 同时运转时管路方式最佳选择的明确建议。既往对 65 个国际 ECMO 中心的横断面调查显示，22% 的 ECMO 中心使用独立的静脉管道进行 CRRT，51% 的中心在 ECMO 回路中连接 CRRT 设备。在临床实践中，管路方式的选择通常取决于当地医护人员的专业知识、熟练程度以及对两种方式的可操作性。

（赵鸣雁　费东生）

思考题

1. ECMO 支持治疗导致患者发生 AKI 的机制是什么？
2. ECMO 支持治疗期间关于 AKI 的治疗应注意什么？
3. CRRT 和 ECMO 是如何相互作用的？
4. ECMO 与 CRRT 通常主要的连接方式有哪些？各有什么优缺点？

参考文献

[1] CHENG R, HACHAMOVITCH R, KITTLESON M, et al. Complications of extracorporeal membrane oxygenation for treatment of cardiogenic shock and cardiac arrest: A meta-analysis of 1 866 adult patients [J]. Ann Thorac Surg, 2014, 97(2): 610-616.

[2] SHEKAR K, FUNG Y L, DIAB S, et al. Development of simulated and ovine models of extracorporeal life support to improve understanding of circuit-host interactions [J]. Crit Care Resusc, 2012, 14(2): 105.

[3] NEMOTO M. Experimental evaluation of the influence of complete artificial circulation on renal circulation and tissue metabolism-comparative study of pulsatile vs nonpulsatile circulation [J]. Ann Thorac Cardiovasc Surg, 2003, 9(6): 355-364.

[4] FRANCHINEAU G, LUYT C E, COMBES A, et al. Ventilator-associated pneumonia in extracorporeal membrane oxygenation-assisted patients [J]. Ann Transl Med, 2018, 6(21): 427.

[5] DEPTULA J, GLOGOWSKI K, MERRIGAN K, et al. Evaluation of biocompatible cardiopulmonary bypass circuit use during pediatric open heart surgery [J]. J Extra-Corpor Technol, 2006, 38(1): 22-26.

[6] SCHETZ M, LEGRAND M. CRRT and ECMO: Dialysis catheter or connection to the ECMO circuit? [J]. Anaesth Crit Care Pain Med, 2018, 37(6): 519-520.

[7] PAEK J H, PARK S, LEE A, et al. Timing for initiation of sequential continuous renal replacement therapy in patients on extracorporeal membrane oxygenation [J]. Kidney Res Clin Pract, 2018, 37(3): 239-247.

[8] DE TYMOWSKI C, AUGUSTIN P, HOUISSA H, et al. CRRT connected to ECMO: Managing high pressures [J]. ASAIO J, 2017, 63(1): 48-52.

[9] MEURS K V, LALLY K P, PEEK G. ECMO：危重病体外心肺支持[M]. 李欣，王伟，译. 北京：中国环境科学出版社，2011.

[10] 龙村，侯晓彤，赵举. ECMO：体外膜肺氧合[M]. 2 版. 北京：人民卫生出版社，2016.

第五十五章

成人 ECMO 支持综合管理

学习目标

掌握：

1. 成人 ECMO 营养的评估。
2. 营养治疗的总体流程。
3. ECMO 对药代动力学与药效学的影响。
4. ECMO 相关感染的常见类型。

熟悉：

1. 成人 ECMO 营养物质的需求。
2. 成人 ECMO 镇痛和镇静目的与原则。
3. 成人 ECMO 器官功能的监测与保护。

了解：

ECMO 相关感染的预防。

第一节　成人 ECMO 支持的营养

营养支持是危重患者的基本生命支持手段之一。随着对病理生理认识的逐渐加深，营养支持的目的也从单纯的供给细胞代谢所需要的能量与营养底物，拓展到通过特定营养物质（药理营养素）的补充调控炎症、免疫与内分泌状态，以期影响患者病理生理变化，带来更好的康复。所以当今营养已不仅是补充+支持，而是补充+支持+治疗，故称为“营养支持疗法”。

ECMO 患者无疑也面临一般的危重患者类似的营养问题。危重患者营养支持的很多问题仍存在激烈争议，而在 ECMO 患者中相关的证据更少，因此我们将就 ECMO 患者中营养治疗的一般处理方式及进展进行叙述，并期待后期有更多的研究来论证或改进这些做法。

一、ECMO 患者面临的营养代谢问题

一般认为 ECMO 患者和一般危重病的患者一样，处于急性的应激期，因而其代谢特点以严重分解代谢为主。一般观点认为在这样严重的分解代谢下，充分补充能量和底物有助于抑制分解代谢过程，从而防止进一步的功能衰退。但是组织分解产生大量能量（即内源性能量），如果外源性补充更多的能量物质，可能带来能量的超负荷，从而导致过度喂养，进一步加重脏器负荷和损伤。故对于危重患者，需要平衡喂养过度和喂养不足的风险，避免医源性营养代谢异常的发生。

ECMO 支持的患者中，ECMO 技术本身可能也会对代谢产生影响。如在 ECMO 患者中氧合器作为第二个“肺”，加之较长的回路，均可有散热增加；膜氧合器可发生血浆的渗出，直接导致蛋白丢失；血液与人工材料间存在炎症反应；离心泵本身对红细胞损害而带来的炎症反应等，均加重代谢负担。恒温水箱的使用可以补充散热丢失的热量；选择更好的膜氧合器和合理的抗凝策略也有助于减少血浆渗出及避免免疫反应导致的丢失增加，从而减轻代谢负担。

二、成人 ECMO 患者营养的评估

对于患者的营养评估一般包括两部分。①营养风险：因营养有关因素对患者临床结局发生不利影响的风险。②营养评定：对患者临床病史、营养摄入史、营养代谢情况和机体功能所做的全面评定。营养风险和患者的临床不良结局密切相关，因而以营养风险来判断营养治疗的必要性，并在营养风险筛查出高危患者

后，再进行营养评定。

(一) 营养风险评估

目前对营养风险的评估主要采用NRS2002或NUTRIC评分表(表55-1-1、表55-1-2)。针对营养高风险的患者应该尽快进行营养评定、制订营养治疗计划并实施营养支持疗法。

表55-1-1 NRS2002营养风险筛查评分

类别	评分标准
疾病评分	评分1分：髋骨骨折□ 慢性疾病急性发作或有并发症者□ COPD□ 血液透析□ 肝硬化□ 一般恶性肿瘤患者□ 肠梗阻、胆石症、腹腔镜手术□ 评分2分：腹部大手术□ 脑卒中□ 重度肺炎□ 血液恶性肿瘤□ 7天内将行胸/腹部大手术者□ 评分3分：颅脑损伤□ 骨髓移植□ APACHEⅡ评分大于10分的ICU患者□
营养状态	1. BMI(kg/m^2)： □小于18.5(3分) 注：因严重胸腹水、水肿得不到准确BMI值时，用白蛋白替代(<30g/L，3分) 2. 体重下降>5%是在： □3个月内(1分) □2个月内(2分) □1个月内(3分) 3. 一周内进食量较从前减少： □25%～50%(1分) □50%～75%(2分) □75%～100%(3分) □无或其他(0分)
年龄评分	年龄>70岁(1分)

注：NRS2002总分=疾病评分+营养状态评分+年龄评分；总分≥3分存在高营养风险。

表55-1-2 NUTRIC评分

参数	范围	分数/分
年龄/岁	<50	0
	50～<75	1
	≥75	2
APACHE Ⅱ评分/分	<15	0
	15～<20	1
	20～<28	2
	≥28	3
SOFA评分/分	<6	0
	6～<10	1
	≥10	2
合并症数量/个	0～1	0
	≥2	1
本次住院至入ICU天数/天	0～1	0
	≥2	1
IL-6水平(1IU=10pg)	<400IU/L	0
	≥400IU/L	1

注：总分>5分(不含IL-6)或≥6(含IL-6)，则为营养高风险。

(二) 营养评定

营养评定的内容包括患者的病史、营养摄入史、人体测量、化验及功能性的测定。

传统认为的转铁蛋白、视黄醇结合蛋白、前白蛋白和白蛋白，可以作为反映营养状态的生化指标，但这些蛋白往往在机体严重应激状态下存在剧烈变化，更多反映的是机体应激状态的程度，因而作为营养状态评估意义较弱。大部分ECMO患者处于严重的应激状态，故对这些生化标志物的解读也需要谨慎。

人体测量主要是使用简单仪器对人体结构进行测量，如体重、皮褶厚度和握力等。其中握力测试是临床实用的功能指标，可以反映肌肉体积和功能，并与疾病转归有关。但是由于危重患者处于水肿、卧床、镇静等状态，这些测量往往存在误差，需要临床综合评判。

人体组分分析是对构成体重的脂肪、总体水及瘦体组织的量和比重进行测定，近年来多使用生物电阻抗分析法，而体液分布异常、使用心电监护及相关生命支持设备、药物输注均可能导致电阻抗分析的误差，因而在临床实际中需要谨慎对待。CT、磁共振等影像学技术也可以对脂肪、肌肉和水分进行计算得出其质量和比例。

床旁超声具有实时、无创的特点，可以从影像上反映结构状态，也可以从动态测量上反映功能情况，近年来备受关注。但是其具体数值的参照值尚处于讨论中，临床解读时需要动态、谨慎地观察来更准确评估患者的营养状态。

三、成人ECMO患者中营养物质的需求

ECMO患者营养物质的需求主要包括能量和营养素两个方面。

(一) 能量

量出为入一直是危重患者中对热量支持的基本理念。在危重患者和ECMO患者中，均发现通过公

式计算静息能量变异很大，并往往有过度喂养的风险，且计算复杂，目前不推荐常规应用。临床指南推荐可以对急性期成人患者以20～25kcal/kg（对于BMI<30kg/m^{2}的患者使用实际体重；对于BMI>30kg/m^{2}的患者建议使用理想体重）来进行热卡估算，相较公式计算较为简便。

间接能量测定是目前临床上测量能量消耗的金标准，并可以判断营养物质的产热比例，从而指导营养处方制订，具有无创、床旁的优势。在ECMO患者中，从技术本身来说需要收集肺部及氧合器的数据，目前已有一些尝试，但其准确性仍有待研究。

近几年早期低热卡喂养策略显示出更好的依从性及患者转归，但是争论激烈。目前美国及欧洲指南的观点认为：对于低营养风险的患者，初期进行低热卡喂养是足够安全的，但一般在7天左右逐步增加到全量营养；而在高营养风险的患者中，应该尽快达到全量的喂养。

（二）营养素

营养素包括碳水化合物、脂肪、蛋白质、水、维生素及无机盐，对于ECMO患者应该注意各种营养素的均衡补充。

1. 碳水化合物　碳水化合物是主要的能量来源，一般按照4kcal/g来计算能量值，其占到能量比重的50%～60%。在危重患者中，为了控制血糖（宜在8～10mmol/L），可能会回避静脉输注葡萄糖，或者使用升糖指数较低的肠内制剂，但也可能带来一些其他的反应，如山梨醇、果糖可能加重肝脏转换的负担，并由于其升血糖能力的不足而带来低血糖的发生。

2. 脂肪　脂肪制剂一般按照9kcal/g来计算其能量值，其一般占到能量的比重为20%，在成人中剂量不超过1.5g/kg实际体重。脂肪酸有必需脂肪酸和非必需脂肪酸之分，其中长链脂肪酸含有人体必需脂肪酸，但长期使用可能导致肝脏胆汁淤积的发生；中链脂肪酸减少肝脏负担，但缺乏人体必需脂肪酸。因此临床上往往使用中长链脂肪乳的联合制剂。

对于Ⅱ型呼吸衰竭的患者，较高的脂肪比例有助于减少CO_2生成，但同时可能带来能量代谢本身的紊乱，因此需要权衡利弊。ECMO中还需要考虑脂肪制剂对膜氧合器损伤的风险，尤其避免从ECMO管道内输注。

3. 蛋白质和氨基酸　蛋白质的补充可以提供能量及氨基酸，一般按照4kcal/g来计算其产能值，但其“特殊产热效应”导致热量流失。危重患者中，除蛋白分解代谢增加之外，还有额外的蛋白流失（如引流液），因此蛋白质补充应超出一般生理需求。目前大部分指南认同对于呼吸衰竭的患者蛋白质补充应为1.2～1.5g/(kg·d)，部分疾病状态下需要达到2.5g/(kg·d)。临床上，可以将氨基酸的用量近似等于蛋白质的用量。根据人体是否可以合成，氨基酸分为必需氨基酸（只能靠外源性摄入）及非必需氨基酸（可以自身转化），因此在补充蛋白和氨基酸时需要考虑其成分，尤其注意必需氨基酸的充分摄入。

在热量充足的情况下由于代谢物质的相互转换，也会带来蛋白质的合成增加。碳水化合物与氨基酸联合使用，可以发挥节氮效应，增加氨基酸的转化利用。白蛋白并不能被机体作为原料进行蛋白质合成，外源性白蛋白可以抑制蛋白质的合成，从而更不利于合成代谢。

4. 维生素　维生素是维持人体生命过程必需的一类有机化合物，人体本身几乎不能合成，必须依赖外源性补充。在危重患者中，维生素的药理作用一直得到重视，但是其相关证据却较少。因此目前来看，维持生理需要量的维生素补充仍然是较为合理的做法。

5. 无机盐　无机盐也称为“矿物质”，是人体内无机物的总称，均是维持人体正常生理功能的重要物质，包括宏量元素及微量元素。其中微量元素有必需微量元素和非必需微量元素，应注意必需微量元素的满足。

（三）药理性营养物质的应用

药理性营养物质在呼吸衰竭的患者中仍具争议。在呼吸衰竭的患者中鱼油的使用目前认为可以改善炎症反应，并有助于感染的预防。谷氨酰胺在呼吸衰竭的患者中作用较为复杂，并不建议常规使用。益生菌或益生元的应用目前也是争议较大的领域，其效果不明确，并有加重肠道菌群紊乱和发生继发感染的可能，故指南并不推荐常规使用。

四、营养途径的选择

临床实际的营养支持疗法包括三种途径：口服营养补充（oral nutrition supplement，ONS）、肠内营养（enteral nutrition，EN）和肠外营养（parenteral nutrition，PN）。

（一）口服营养补充

口服营养补充即为患者自主经口服用特定的营养补充剂。ONS在危重患者中少见，因ECMO患者由于已有对呼吸和循环的支持，但随着清醒ECMO及无气管插管ECMO实施的增加，可以进行这样的尝试。

（二）肠内营养

1. 途径　主要包括经胃（不过幽门）和经肠（幽门后）两类。目前来看，初始选择胃内喂养和小肠喂养对患者的总体转归没有显著影响，但后者的确吸入性肺炎发生率更低、喂养不耐受更少。因此对于存在误吸高风险的患者，优先选择幽门后喂养。随着床旁辅助技术如超声、磁导航仪的使用，床旁进行小肠喂养的技术难度逐渐减少，应用逐渐增多。

危重患者一般初始采用经鼻置管喂养，置管时间长可导致中耳炎或鼻窦感染，一般建议在超过6周的喂养中进行造口喂养。对于需要胃肠减压的患者，可以使用三腔喂养管从而实现肠饲和胃肠减压同时进行。

无论胃饲或肠饲，持续输注相比间断分次注入更安全和容易耐受，因而是首选的输注方式。

2. 禁忌证 包括：①严重血流动力学不稳定；②明确的肠梗阻、腹腔间隔室综合征、消化道活动性出血及肠系膜动脉栓塞。腹泻、腹胀、腹痛、便秘、肠鸣音消失和俯卧位均不是肠内营养的禁忌证，肠内营养的使用甚至有利于患者肠功能的恢复，但的确需要注意其耐受性的下降及反流误吸发生的可能性增加，从而需要注意调整肠内营养的实施方式。

3. 耐受性的评估和处理 肠内营养耐受性是肠内营养安全有效使用的重要参数。导致肠内营养不耐受的原因很多，危重患者或ECMO患者处于低氧或应激状况下往往本身肠道功能就已有受损；另外肠内营养制剂本身也是肠道耐受的重要因素，对肠道营养制剂的改进可能有助于改善耐受。

目前一般以72小时内是否可以达到目标喂养量作为耐受与否的诊断标准，而胃肠道症状的出现是肠内营养耐受不佳的主要表现。目前并没有一个公认的耐受性的判断方式，欧洲胃肠病学会提出的急性胃肠功能损伤（acute gastrointestinal injury，AGI）评估是使用较为广泛的评估方式。一般对耐受性的评估指标包括：是否呕吐、胃残余量、腹泻量、腹腔内压力，但其具体的界定值仍在争议中。

指南推荐对于使用肠内营养的患者，初始进行集束化的喂养策略有助于改善其耐受性，其内容包括：尽早开始肠内营养、初始低剂量喂养、减少或不进行胃残留测定、使用胃肠动力药物和以容量为目标的喂养策略等。

（三）肠外营养

在临床中，肠外营养可以是完全肠外营养（total parenteral nutrition，TPN），也可以是补充性肠外营养（supplement parenteral nutrition，SPN），SPN是肠内营养不能满足的情况下的营养补充。原则上，一旦患者胃肠道可以安全使用时，则应开始肠内营养并逐渐减少至停止肠外营养。

在血流动力学尚未稳定或处于全身低灌注、严重水电解质与酸碱失衡、严重肝肾功能障碍时，肠外营养的应用均应谨慎。

临床上进行静脉营养时应配制成“全合一”静脉营养混合液后持续匀速输注，并避免添加抗生素、胰岛素等任何其他药物，一方面可以保证各种营养素的有效利用，另一方面可以减少药物间的反应，保证治疗安全。同时应注意输注时间，避免过快输注导致的超载综合征等情况发生。

（四）肠内或肠外营养的选择

经肠道营养具有保护肠道黏膜、防止肠道屏障损伤、减少感染等诸多优点，成为营养支持的首选方式，这点已是共识。但是临床上肠内营养不耐受的情况多见，且部分外科患者本身就存在肠内营养的禁忌；这时肠外营养无疑是重要的支持手段。大型的临床研究也显示，初始选择肠内或是肠外营养方式不影响患者短期的转归及功能恢复，且肠外营养中消化道症状发生少；在良好的护理及合理的制剂选择下，新发感染的比例与肠内营养类似。在肠内营养不能达标的患者中，使用补充性肠外营养，有助于患者的总体转归。因此肠内和肠外营养的合理联合应用可以在保护肠道功能的同时避免肠道不耐受带来摄入不足，从而提供更好的支持。需要注意的是，在肠内营养禁忌的患者中，早期肠外营养与维持患者内环境的一般补液治疗相比并没有带来更好的获益，故目前认为在7天后才考虑进行肠外营养。

五、营养治疗的总体流程

基于目前的证据，对于ECMO患者，营养支持治疗的总体流程可以包括如下内容。

（一）首先评估患者的营养风险

处于高营养风险的患者应该尽快开始营养评定及制订营养支持治疗方案。

（二）营养支持治疗方案的制订

应包括患者目标的热卡、营养素摄入量，以及药理营养素的使用选择。

（三）营养通路的选择

除非患者具有肠内营养的绝对禁忌证，患者血流动力学稳定后应该开始肠内营养。可以通过集束化策略提高患者的肠道耐受性，对于可以耐受的患者应尽快提高剂量以达到目标剂量。对于存在肠内营养禁忌证，或肠内营养7天未达到目标剂量的患者应进行肠外营养。

（四）实时评估及调整

营养支持治疗期间应该重复评估患者的营养需求量、胃肠道耐受以及其他临床情况，以便及时调整营养素量及营养途径。

（李　磊　钟　鸣）

第二节　成人ECMO支持的镇痛镇静

一、目的与原则

镇痛镇静是ICU的基本治疗措施之一，重症患者镇痛镇静基本原则同样适用于 ECMO 支持的患者。ECMO 支持的患者需要经历置管、维持和撤离三个阶段,ECMO 的各种插管、引流管、外科切开、气管插管及吸痰等刺激均会引起疼痛或不适。ECMO 期间充分的镇痛镇静是 ECMO 支持治疗的关键内容之一。

(一) ECMO 支持的镇痛镇静目的与意义

1. 消除或减轻患者的疼痛及躯体不适,减少不良刺激及交感神经的过度兴奋。

2. 帮助和改善患者睡眠,减少和消除患者在 ICU 治疗期间病痛的记忆。

3. 减轻或消除患者焦虑、躁动甚至谵妄,防止患者的无意识行为(如挣扎)干扰治疗,防止不当身体活动导致的管道移位或脱出,保护患者的生命安全。

4. 降低患者的代谢率及减少氧耗,使机体组织的氧需尽可能适应已经受损的氧输送状态,减轻各器官的代谢负担。使患者在安静、舒适的状态顺利度过 ECMO 支持治疗。

(二) ECMO 镇痛镇静的原则

在达到临床需要的镇痛镇静深度下,对循环系统、呼吸系统产生最小的影响,同时避免发生恶心、呕吐等镇痛镇静副作用;给药方式简单,易于控制镇痛镇静深度;尽量选择对肝肾功能影响小、清除不依赖于肝肾功能、不影响其他药物生物降解的药物。

(三) ECMO 镇痛镇静的策略

与传统的体外循环相比,ECMO 更多地应用于术后或非心血管手术的患者,在 ECMO 的初始阶段,患者往往处于血流动力学不稳定阶段,且由于插管等操作引发疼痛,患者需要较高程度的镇痛镇静以降低运动引起管路移位的风险。此外还必须考虑 ECMO 管路和膜肺对药物的吸附,可能降低亲脂性药物的生物利用度。ECMO 维持阶段保持患者自主呼吸,要求镇痛镇静与抗应激、焦虑、谵妄等平衡,降低累积药量对机体的影响。随着患者病程的进展,可能需要越来越低的镇痛和镇静水平。此时,可以将连续输注改为间歇给药。

二、ECMO 对药代动力学与药效动力学的影响

ECMO 支持的患者,由于机体血容量和药物表观分布容积(V_d)的增加,管路、膜肺对药物的吸附、隔离作用,机体肝、肾、脑等器官血流灌注及功能的改变,血浆蛋白浓度及蛋白结合力的改变等因素,导致 ECMO 期间所用药物的药代动力学和药效动力学发生明显改变,进而影响药物的治疗效果,其中包括镇痛镇静药及肌肉松弛药的疗效。

(一) 分布容积

ECMO 期间由于机体血容量和 V_d 的增加,为维持特定有效的血药浓度需增加药物剂量。

(二) 消除半衰期($t_{1/2}\beta$)

$t_{1/2}\beta$ 是血浆药物浓度下降一半所需的时间。$t_{1/2}\beta$ 短的药物 V_d 小、清除快;$t_{1/2}\beta$ 长的药物一般脂溶性大,如大多数麻醉药,其 V_d 大、消除慢。

(三) 时-量相关半衰期($t_{1/2}CS$)

ECMO 期间的镇痛和镇静药多选择持续输注,因而药物 $t_{1/2}CS$ 在不断变化。

(四) ECMO 管路和膜肺对药物的吸附

药物脂溶性越高吸附作用越强,对药代动力学影响越大。

(五) 药物在血中游离型与结合型的动态平衡

药物进入循环后,很快与血浆蛋白结合,酸性药物多与白蛋白结合,碱性药物如芬太尼、利多卡因多与 α1 酸性糖蛋白结合。对于蛋白结合率高的药物,药物与血浆蛋白结合发生改变具有重要临床意义。ECMO 前的病理状态如心肌梗死可能影响药物的血浆蛋白结合程度,进而影响游离型药物浓度及疗效。ECMO 期间由于诸多因素的影响,如血浆白蛋白下降、药物的相互作用等,使大多数药物的蛋白结合率下降,体内游离型药物的比例相应增加,药物的组织分布增加,药物效应增强。

(六) 肝肾功能

大多数药物是经肝脏、肾脏代谢及清除的,ECMO 支持的患者往往存在肝、肾功能不同程度的损害。因此,许多药物半衰期延长,代谢产物和溶剂如丙二醇可能会积聚,导致不必要的副作用。ECMO 建立后机体氧合及心输出量得到改善,多数患者的肝肾功能会逐渐改善,但随着 ECMO 支持治疗的时间延长,血液成分被破坏程度加重,导致肝肾负荷加重,成为影响 ECMO 长期疗效的主要因素。

(七) 给药途径

静脉内给药可提供更快的起效、更高的生物利用度和快速的滴定性,因此建议 ECMO 期间选择静脉给药,特别是受 ECMO 管路吸附、隔离影响大的药物。

三、镇痛镇静药物的选择

ECMO 应用的范围很广,从难治性呼吸-循环支持到中毒患者抢救;从手术室到 ICU、急诊室、病房;从新生儿到成人患者。由于 ECMO 期间的镇痛和镇静比较复杂,目前尚无统一的方法和指南,因此进行 ECMO 的镇痛镇静应该根据患者的具体情况,进行个体化管理。管理者应熟悉常用的镇痛镇静药物,根据患者的具体病情制订个体化的镇痛镇静方案。成人 ECMO 支持的患者镇痛和镇静药物简介如下。

(一) 镇痛药物

1. 阿片类药物 临床最常用的麻醉性镇痛药，理想的阿片类药物应具备以下优点：起效快、易调控、用量少、代谢产物蓄积少及费用低廉。阿片类药物的副作用主要是：呼吸抑制、血压下降和胃肠道蠕动减弱。虽然阿片类药物许多药代动力学数据来自健康志愿者，但ECMO的应用改变了此类药物的药代动力学。鉴于阿片类药物峰值效应时间、作用持续时间存在差异，应根据患者临床特征、药理学特征及不良反应考虑药物选择。使用时必须考虑镇静的深度和持续时间以及所选药物的可滴定性。

(1) 吗啡：从药代动力学观点来看，吗啡可能是ECMO期间优选的镇痛药，因为吗啡是水溶性阿片类药物，在ECMO管路中被吸附量小。需注意吗啡释放组胺可能导致支气管痉挛和低血压。

(2) 芬太尼：芬太尼是一种起效快、分布半衰期短的合成阿片类药物，具有强效镇痛效应，对循环的抑制作用较小。然而，因为芬太尼及其衍生物舒芬太尼、阿芬太尼和瑞芬太尼是高度亲脂性的，它们被ECMO回路广泛消耗，ECMO时应适当增加剂量。

(3) 瑞芬太尼：短效μ受体激动剂，在ECMO期间可用于短时间镇痛，需要长时间镇痛时采取持续输注的给药方式。瑞芬太尼经组织和血浆中非特异性酶水解代谢，代谢产物经肾排出，清除率不依赖于肝肾功能。

(4) 舒芬太尼：镇痛作用为芬太尼的5～10倍，作用时间为芬太尼的2倍。舒芬太尼在持续输注过程中随时间剂量减少，但唤醒时间延长。

镇痛辅助剂如静脉注射对乙酰氨基酚、加巴喷丁、氯胺酮和右美托咪定，可减少对阿片类镇痛药的依赖并减少其副作用。然而，这些药物仅在ICU人群中进行了有限的研究，ECMO患者的研究数据非常有限。

2. 非阿片类中枢性镇痛药 曲马多属于非阿片类中枢性镇痛药，镇痛强度约为吗啡的1/10，治疗剂量不抑制呼吸，大剂量可使呼吸减慢，但程度较吗啡轻，可用于老年人。主要用于术后轻、中度急性疼痛的治疗。

3. 氯胺酮 氯胺酮是一种*N*-甲基-*D*-天冬氨酸受体（NMDA受体）拮抗剂，可增加阿片类药物镇痛作用而不降低交感神经张力。氯胺酮输注已用于优化患者舒适度，而不增加镇静深度或导致低血压。有研究显示，用氯胺酮治疗的患者阿片类药物使用减少，胃肠动力改善，血管加压剂需求减少。

4. 右美托咪定 是高选择性α2肾上腺素能受体激动剂，具有中枢性抗交感作用，能产生近似自然睡眠的镇静作用，同时具有一定的镇痛、利尿和抗焦虑作用。对呼吸抑制较小。ECMO装置对右美托咪定有一定的吸附作用，ECMO患者可能需要进行剂量调整。

5. 非甾体抗炎药 非甾体抗炎药（nonsteroidal anti-inflammatory drug，NSAID）通过非选择性、竞争性抑制前列腺素合成过程中的关键酶——环氧化酶（cyclo-oxygenase，COX）从而达到镇痛效果。其主要的不良反应包括胃肠道出血、血小板被抑制后继发出血和肾功能不全。由于ECMO患者需要抗凝，同时多伴有不同程度肝肾等脏器功能损害，所以不建议使用NSAID。

6. 局麻药物 主要用于ECMO安装和撤离操作时的局部浸润麻醉，目前常用的有利多卡因、布比卡因等。

7. 非药物镇痛治疗 包括心理治疗、物理治疗等手段。在疼痛治疗中应首先尽量去除疼痛诱因，积极采用非药物治疗措施。同时非药物治疗能降低患者的疼痛程度，减少所需镇痛药物剂量。

(二) 镇静药物

镇静药物可减轻应激反应，减轻患者的紧张、焦虑和躁动，提高患者对ECMO插管、机械通气等各种ECMO日常操作的耐受能力，使患者获得良好的睡眠。ECMO患者最常用的镇静药物为苯二氮䓬类和丙泊酚。

1. 苯二氮䓬类药物 是较理想的镇静催眠药，通过与中枢神经系统内γ-氨基丁酸受体的相互作用产生剂量相关的催眠、抗焦虑和顺行性遗忘作用。其本身没有镇痛作用，但与阿片类镇痛药有协同作用，可明显减少阿片类药物用量。ECMO支持患者常用的有咪达唑仑、地西泮和劳拉西泮。

咪达唑仑经常用作ICU患者的中短期镇静，为水溶性药物、起效快，并且有较短的半衰期（2～5小时）。长期输注时，咪达唑仑及其活性代谢产物1-羟基咪达唑仑可能会积聚，导致长期镇静和呼吸抑制，肝肾衰竭可能会延长这种效果。咪达唑仑是高度亲脂性的，并且在很大程度上被ECMO回路吸附。一项研究显示，给药30分钟后，仅50%的咪达唑仑在体外ECMO循环能检测到，24小时后仅检测到13%。劳拉西泮亲脂性较低，通过肝脏葡萄糖醛酸化代谢为无活性代谢物，因此受肾和肝功能障碍的影响较小，半衰期长达10～20小时，因此可以根据需要采用单次注射给药。一项研究结果显示70%的劳拉西泮在给药24小时后仍能被检测到。

由于血容量增加、ECMO回路吸附及药物的生物利用度降低等因素，ECMO患者在最初24小时需用的苯二氮䓬类药物剂量可能会加大，随后由于蓄积作用及回路吸附隔离的减少，维持剂量应随时降低；随着应用时间的延长，个体化的剂量调整及血浆药物浓度监测是必要的。

2. 丙泊酚　丙泊酚为高脂溶性，起效迅速、作用时间短，停药后作用迅速消失，且镇静程度呈剂量依赖性，容易控制，可产生遗忘作用和抗惊厥作用。但给药后被ECMO回路广泛吸附，这种性质及其引起低血压的倾向将使丙泊酚成为用于ECMO患者镇静的不太理想的药剂。

3. α2受体激动剂　右美托咪定由于其较高α2选择性，是目前唯一兼具镇痛镇静作用的药物。半衰期较短，可单独使用，也可与阿片类或苯二氮䓬类药物合用。

镇静药物以静脉给药为主，可先给负荷剂量迅速达到镇静目标。常用的镇静药物剂量参考表55-2-1。

表55-2-1　成人ECMO支持的患者常用镇静药负荷剂量及维持剂量

药物	负荷剂量/($mg \cdot kg^{-1}$)	维持剂量/($mg \cdot h^{-1}$)
咪达唑仑	0.03～0.30	0.03～0.30
劳拉西泮	0.02～0.06	0.01～0.10
地西泮	0.02～0.10	
丙泊酚	1.00～3.00	0.50～4.00

监测镇痛镇静水平至关重要，推荐以Richmond躁动镇静评分量表(RASS)和镇静躁动评分(SAS)作为监测镇静质量和深度的评估工具。

(三) 肌肉松弛药

研究表明在ARDS中使用神经肌肉阻滞剂(neuromuscular blocking agent，NMBA)可以改善氧合并降低患者病死率。NMBA虽没有镇痛、催眠作用，但其可直接降低机体代谢率、预防寒战、降低非同步通气、降低颅压及改善胸壁顺应性等特性，在ECMO治疗的患者中具有重要作用。

泮库溴铵是非去极化肌肉松弛药，主要经肾脏消除，具有轻度的正性肌力作用，是ECMO患者常用的肌肉松弛药。国内ECMO辅助治疗的患者常用长效非去极化肌肉松弛药哌库溴铵，其主要经肾脏消除，对心血管系统影响小。由于肌肉松弛药相关的并发症如肺功能恢复损害、肌肉萎缩、结构损害及医院相关肺炎的发生率增高等，ECMO患者应尽可能缩短肌肉松弛药的使用时间，促进患者尽早恢复。

四、对器官功能的监测与保护

镇痛和镇静对患者各器官功能造成一定影响，必须重视。在对ECMO支持的患者镇痛和镇静过程中应严密监测，最好达到最好的个体化治疗效果、最小的毒副作用和最佳的效价比。

(一) 呼吸功能

深度镇静患者咳嗽和排痰能力下降，影响呼吸功能恢复，减少分泌物的清除，增加肺部感染机会。带呼吸机的ECMO患者，不适当的长期镇静可导致气管插管拔管延迟，住院时间延长。在患者无明显不适的情况下，镇静应尽量维持最小化。

ECMO支持的患者镇痛镇静期间呼吸功能监测：结合患者彩超、胸部X线片等影像学资料评估患者肺功能恢复情况，肺功能好转需要评价呼吸运动功能，同时密切观察患者呼吸频率、幅度、节律、吸呼气时间比和呼吸形式，常规监测脉搏血氧饱和度，酌情监测呼气末二氧化碳分压，对机械通气的患者定期监测自主呼吸潮气量、每分钟通气量等指标。0.1秒口腔闭合压(P0.1)反映患者呼吸中枢兴奋性，必要时亦应进行监测。

(二) 循环功能

镇痛镇静治疗对循环功能的影响主要表现在血压、心率的变化。ECMO患者必须进行严密的血流动力学监测。镇痛镇静不足时患者可表现为血压升高、心率快，此时不要盲目给予降压或减慢心率药物，而应结合ECMO流量和临床表现进行评估，在充分镇痛、适当镇静基础上采取进一步治疗措施。

(三) 肾功能

ECMO患者本身往往存在不同程度的肾功能不全，肾功能损害也是ECMO主要并发症之一，所以ECMO支持患者应加强肾功能监测，对血流动力学异常和内环境紊乱要及时调整，同时避免使用影响肾功能的药物。吗啡和阿片类镇痛药可引起尿潴留。劳拉西泮的溶剂丙二醇具有一定的肾毒性，大剂量长期输注可引起急性肾小管坏死、乳酸酸中毒及渗透性过高状态。NSAID可引发肾功能损害，尤其对低血容量或低灌注者应慎用。

(四) 凝血功能

ECMO患者尤其是长期ECMO支持患者，由于体外循环辅助、抗凝药物应用及凝血因子消耗，出凝血功能紊乱，易发生出血和血栓形成的并发症。加之如应用NSAID，进一步抑制血小板聚集功能，导致出血时间延长，增加出血风险。ECMO患者应定时监测ACT，调整肝素用量，同时定期检查血栓弹力图，分析ECMO患者凝血功能，用床旁管理模式，有针对性地进行治疗，减少出血、凝血并发症。

(五) 代谢功能

丙泊酚以脂肪乳剂为载体，长时间大剂量应用应监测血甘油三酯水平，并根据丙泊酚用量相应减少营养支持中脂肪乳剂供给量。

(六) 神经肌肉功能

阿片类镇痛药可增强镇静药物的作用，干扰对重症患者病情的观察。芬太尼快速静脉输注可引起胸、腹肌强直；苯二氮䓬类药物可引起躁动甚至谵妄等反常兴奋反应。丙泊酚可减少脑血流，降低颅内压，对脑缺血患者应加强监测，慎重使用。长期镇痛镇静可影响神经功能的观察和评估，应坚持每日唤醒以评估神经肌肉系统功能状态。

(七) 消化功能

阿片类镇痛药物可抑制肠道蠕动，并引起恶心、呕吐、肠绞痛及Oddi括约肌痉挛。酌情应用刺激性泻药可减少便秘，止吐剂如氟哌利多可有效预防恶心、呕吐。合并肝功能损害的患者应慎用苯二氮䓬类药物。

(八) 免疫功能

疼痛作为应激本身对免疫功能有抑制作用，应用镇痛药能缓解疼痛所致的免疫抑制，但镇痛药本身可引起免疫抑制。如何调节好疼痛、镇痛药物应用与患者免疫功能之间的关系，尚需进一步研究。

五、谵妄

ECMO患者因焦虑、麻醉、代谢异常、缺氧、循环不稳定和神经系统病变等原因可出现谵妄症状。谵妄一直被证明是重症患者短期预后不良的独立预测因子，包括增加机械通气患者病死率以及延长住院和ICU停留时间。目前已经证实的谵妄的独立危险因素有：既往痴呆、高血压病史、酗酒和入院时病情严重程度。然而，还有许多其他因素与谵妄有关，包括：疾病本身、患者的因素、环境或医源性因素等。对ICU中谵妄患者的管理应侧重于监测、预防和治疗谵妄的三步法。目前有关ECMO患者的谵妄数据有限，进一步的研究对于确定ECMO患者谵妄发生的危险因素至关重要。

越来越多的证据表明，与镇痛镇静和谵妄有关的并发症是增加重症患者病死率的因素。成人ECMO患者在开始镇痛镇静时应在充分评估、熟悉最常用药物的基础上，由临床医生根据VA ECMO或VV ECMO时每位患者的临床特征决定镇痛镇静的方案，消除ECMO过程中的不良体验，这样才能使患者得到心、肺和心理功能上更好的康复。

（秦秉玉　邵换璋）

第三节　成人ECMO支持的感染与防控

感染是ECMO支持期间的常见并发症之一，ECMO相关感染指的是ECMO植入48小时后及撤离48～72小时内发生的感染，发生率较高，感染部位与病原菌分布较广，ECMO过程中严重感染多伴发多器官功能衰竭，与不良的临床预后密切相关。因此，了解ECMO期间感染的临床特征，熟悉其高危因素并予以早期识别，对感染的防控至关重要。

一、ECMO相关感染的流行病学

ECMO相关感染的患病率及发病率在不同的文献报道中存在较大差异，依据在ELSO登记的数据完成的两项综述的统计结果显示，ECMO期间医院感染的患病率为10%～12%（含成人及儿童），成人亚组感染患病率为21%。部分单中心的回顾性分析显示，ECMO期间医院感染的患病率为9%～65%，发病率为12～75例/1 000 ECMO日数。心脏手术后ECMO辅助期间医院感染率高达20%～45%。不同的感染部位，发生率也存在差异，下呼吸道感染率最高，其患病率为4%～55%，发病率为24.4例/1 000 ECMO日数；其次为血流感染，患病率为3%～18%，发病率为2.98～20.55例/1 000 ECMO日数；尿路感染发生率较低，患病率及发病率分别为1%～2%、1～13.8例/1 000 ECMO日数。也有文献报道ECMO回路及插管部位相关的感染，其发生率相对较低。不同的患者人群构成，以及不同的ECMO中心对患者管理策略的差异，可能是造成ECMO相关感染报道存在差异的原因。

有研究显示，ECMO患者合并医院感染，其死亡风险将增加38%～63%；而ECMO相关血流感染已成为死亡的独立危险因素，使患者的死亡风险增加近3倍。同时，ECMO期间合并感染，明显延长ECMO辅助的疗程，延长患者的住院时间，增加机械通气的天数，同时可能通过激活凝血系统，引发ECMO回路内凝血，导致ECMO的功能障碍，最终需要更换回路。

二、ECMO相关感染的高危因素

ECMO患者往往需要机械通气支持，长时间机械通气以及呼吸道侵入性操作（如吸痰、气管插管和气管切开等）削弱了呼吸道正常屏障和有效清除功能，为细菌滋生提供了有利条件，导致呼吸系统感染率升高，气体未经过上呼吸道过滤而直接进入下呼吸道，容易导致下呼吸道感染和呼吸机相关性肺炎。ECMO患者开放的通道较多，除ECMO回路的管道，尚需留置中心静脉导管或Swan-Ganz导管，还可能行主动脉球囊反搏和肾脏替代治疗，导致血行感染概率增加。与VV模式相比，选择VA模式时因需经股动静脉置管或延迟关胸置管实施ECMO支持治疗，患者发生感染的风险更高。ECMO辅助的时间越长，其导管留置时间就越长，导管相关感染的风险增加，同时插管部位皮肤受的创伤增大，容易导致伤口周围皮肤感染。已有多项研究表明，长时间ECMO辅助是感染发生的最主要风险因素，如ECMO辅助的时间≥10天，感染的风险明显增加；而合并感染又可能导致ECMO撤离延迟，进一步增加感染的风险。此外，较长时间留置导尿管和引流管等，均增加感染风险。年龄较大患者，因身体抵抗力低下，成为医院感染的高危人群。近年来也有文献报道，疾病的严重程度如ECMO辅助前患者的SOFA评分水平，与感染的发生风险相关，SOFA评分越高，感染的风险越大。存在自身免疫病的患者，长期的免疫抑制剂治疗也可能会增加ECMO辅助期间的感染风险。同时，肠道细菌移位、导管存在微生物定植和ECMO引起的免疫系统损伤等，也是ECMO患者合并感染的重要原因。

三、ECMO相关感染的病原学分布及特点

来自ELSO的数据统计显示，ECMO相关感染的常见病原体依次为：凝固酶阴性的葡萄球菌、念珠菌属、铜绿假单胞菌、肠杆菌科、金黄色葡萄球菌及肠球菌属。这些数据来源于不同的单中心研究，不同的地域、当地的流行病学特点及所采用的预防策略，均有可能影响病原学的分布趋势。

总体来看，近年来可能由于预防性使用糖肽类抗生素的原因，革兰氏阳性菌所占的比例呈下降趋势，但凝固酶阴性的葡萄球菌依然是最常见的病原体。据文献报道，在ECMO辅助前或者辅助期间应用糖肽类抗生素，凝固酶阴性的葡萄球菌所致的血流感染率＜4%（平均为0.67例/1 000 ECMO日数）。

金黄色葡萄球菌在ECMO期间血流感染的病原体中所占的比例为7%（平均为1.2例/1 000 ECMO日数），在呼吸机相关性肺炎的病原体中，占比为10%（平均为2.37例/1 000 ECMO日数）。而在总体的危重症患者人群中，金黄色葡萄球菌所致的血流感染和呼吸机相关性肺炎所占的比例分别为16%和43%。这可能是由于ECMO期间凝固酶阴性的葡萄球菌及酵母菌所致的血流感染和肠杆菌科所致的呼吸机相关性肺炎的比例更高。

念珠菌是ECMO期间感染的另一常见的病原菌，有研究显示，在ECMO期间的血流感染的病原体中，念珠菌所占的比例为13%，平均发病率为2.33例念珠菌血症/1 000 ECMO日数。ECMO患者病情严重、暴露于广谱抗生素及糖皮质激素、留置多根中心导管、接受胃肠外营养等，均为发生侵袭性念珠菌病的高危因素。

肠杆菌科及非发酵革兰氏阴性杆菌，也是ECMO相关感染常见的致病菌。肠杆菌科是ECMO期间血流感染最常见的病原菌，所占比例约为16%，平均发病率为4.45例/1 000 ECMO日数；肠杆菌科同时也是ECMO期间呼吸机相关性肺炎最常见的病原菌，据报道其所占比例高达31%，平均发病率为7例/1 000 ECMO日数。在呼吸机相关性肺炎的病原体中，非发酵革兰氏阴性杆菌紧随肠杆菌科之后，所占比例约为26%。

Cavayas等学者发表的一项回顾性队列研究，通过对ELSO登记的2006年1月至2016年9月期间的数据进行分析，探讨了ECMO期间真菌感染的相关特性。共纳入19 697例成人ECMO患者，其中2 129例诊断为真菌感染或者定植，患病率10.8%。存在真菌感染或定植的患者，其生存率与不存在真菌感染或定植的患者相比无明显差异（49.7% vs. 48.7%，P=0.559）。但是，通过亚组分析发现，与ECMO患者的总体生存率相比，诊断为曲霉病或者曲霉培养阳性的亚组以及血培养念珠菌阳性亚组，生存率均明显降低。而非血培养念珠菌阳性的患者，即使存在其他部位标本培养念珠菌阳性，无论多少个部位，均不影响生存率。该研究同时发现，流感以及需ECMO给予呼吸支持，与ECMO期间的曲霉感染密切相关。男性、吸入性肺炎、急性呼吸衰竭和血液系统恶性肿瘤等，均是ECMO期间发生曲霉感染或者定植的危险因素；而念珠菌血流感染的危险因素包括：高龄、脓毒症和肾替代治疗等。同时，也有研究发现，甲流、免疫抑制状态是VV ECMO期间发生真菌感染的独立危险因素。

除细菌和真菌外，病毒感染也经常累及ECMO患者，尤其是年龄超过70岁的老人、儿童及免疫力低下的患者。病毒感染多数表现为病毒性肺炎，除常见的流感病毒等外源性感染外，尚需关注巨细胞病毒的内源性激活。ECMO患者并发病毒性肺炎，病情进展迅速，病死率较高。

四、ECMO相关感染的常见类型

（一）呼吸机相关性肺炎

1. 主要病因 呼吸机相关性肺炎（ventilator-associated pneumonia，VAP）是ECMO期间最常见的感染，其主要病因包括：①患者病情危重、长时间卧床、合并意识障碍或者使用镇痛镇静药物，导致咳嗽反射降低，痰液引流不畅；②长时间机械通气及呼吸道侵入性操作（如吸痰、气管插管和气管切开等）削弱了正常黏膜屏障，呼吸道纤毛运动能力减退，防御功能减弱，为细菌滋生和繁殖提供了有利条件；③随着呼吸机管路使用时间的延长，病原菌数量明显增加。为预防应激性溃疡而较长时间使用制酸剂以及留置胃管时，肠道细菌在胃内过度生长，通过呼吸道逆向移行，导致发生内源性感染可能。肾上腺皮质激素类药物的大量应用，能量摄入不足，机体免疫功能下降，都可能诱发或加重感染。

2. 诊断及治疗要点 ECMO期间发生的呼吸机

相关性肺炎的诊断，主要依据患者的临床症状如气道分泌物的性状，非侵入性的呼吸道标本如气管插管内吸引物，必要时可选择侵入性的呼吸道标本如经纤维支气管镜采用防污染毛刷取样或者支气管肺泡灌洗液，定性与定量培养相结合，同时联合影像学表现、生物学标志物（如降钙素原等）等综合评估；因 ECMO 本身会掩盖体温的变化，患者的发热表现可能并不明显。

对于临床疑似 VAP 而无确切病原学依据的患者，应详细评估其感染多重耐药菌（multiple drug resistance bacteria organism，MDRO）的风险。近期 Grasselli 等的一项研究表明，革兰氏阴性非发酵菌（如鲍曼不动杆菌、铜绿假单胞菌和肺炎克雷伯菌等）引起的 VAP，具有较高的 MDRO 感染风险，而发生 MDRO 感染，又是死亡的独立危险因素。同时，尚需结合当地 VAP 的病原菌分布及抗菌药物敏感性制订合理的经验治疗方案。一旦获取了病原菌培养结果，即应按照致病菌药敏结果给予目标性治疗。

对于多重耐药非发酵菌所致的 VAP，全身感染治疗效果不佳时，可考虑联合雾化吸入氨基糖苷类或者多黏菌素类药物治疗。局部用药时气管分泌物的药物峰浓度可达到静脉给药的 200 倍，支气管分泌物的药物谷浓度可保持在静脉给药 20 倍以上，血浆谷浓度在可接受范围内。局部用药既可提高组织中的药物浓度，也可避免全身用药过量导致的药物不良反应增加。但合适的剂量、疗程仍待充分的、设计良好的随机对照临床试验进行探讨。

VAP 抗感染疗程一般为 7～10 天，如患者临床疗效不佳、MDRO 感染或存在免疫功能缺陷则可适当延长疗程。

3. 预防要点 对从事呼吸机相关工作的医务人员开展培训教育，确保他们掌握 VAP 流行病学特征和防控的相关知识，严格遵守医务人员手卫生规范。在进行与气道相关的操作时应严格遵守无菌技术操作规程。开展 VAP 的目标性监测，包括发病率、危险因素和常见病原体等，定期对监测资料进行分析、总结和反馈。对接受有创机械通气的患者，如无禁忌，保持床头抬高 30°～45°。ECMO 支持过程中可能会顾及过高的床头角度影响到 ECMO 管路，故可采取整床斜坡位的方式降低床背摇高的角度。对预计插管时间超过 72 小时的患者，选择带有声门下分泌物吸引的气管导管。气管导管气囊的充盈压应保持不低于 $25cmH_2O$。对气管插管并接受机械通气的患者常规进行口腔卫生护理，可选用氯己定漱口液。尽可能减少有创通气和缩短有创通气时间。有创通气时尽可能减少镇静剂的使用，避免不必要的深度镇静，使用镇静剂期间应每日评估其使用的必要性，并尽早停用。

（二）血流感染

ECMO 支持期间血流感染指的是 ECMO 植入 48 小时后及撤除 48～72 小时内发生的有血培养证据的感染，包括导管相关的血流感染以及其他部位的严重感染如肺炎继发的血流感染，以前者更为常见，其严重影响患者的生存机会，已有研究表明，ECMO 期间的血流感染是死亡的独立危险因素。

1. ECMO 患者的血管内导管留置 ECMO 患者留置的插管与一般重症监护患者不同，除了具有动静脉留置的输液、监测导管外，还有 ECMO 辅助所需的插管。

（1）ECMO 插管：插管方式包括动脉、静脉；静脉、静脉。常见的插管部位有颈内动静脉、颈内静脉双腔插管、经胸右心房升主动脉和股动静脉。

ECMO 插管容易导致感染的因素：①部分插管需要局部切开留置，会损害局部皮肤屏障的完整性；②因为需要较长时间辅助致使插管留置时间较长；③局部伤口渗出；④腹股沟区特殊部位等。

（2）其他血管内留置导管：中心静脉留置导管、肺动脉内留置导管和动脉内留置导管以及周围静脉留置导管等，在 ECMO 患者常常是必需的，且往往留置时间较长。而患者因病情需要频繁抽血、连续输液，可能需要经常分离导管的部分连接部位，势必增加感染的风险。

2. ECMO 管理过程中的监测与评估 密切监测血管内留置导管的状态，包括其通畅性、留置深度、固定是否合理稳固，留置的必要性，穿刺或者切开局部皮肤是否有感染征象，评估其发生感染的风险。一旦疑似或者确定有血行感染的征象，应予以更换或者拔除，将拔除的导管予以送检查找病原学依据。

3. 血流感染的常见菌群 ECMO 期间导管相关血流感染及继发性血流感染的常见菌群均以革兰氏阴性杆菌如鲍曼不动杆菌和铜绿假单胞菌最为常见，其次为革兰氏阳性球菌如凝固酶阴性的葡萄球菌、金黄色葡萄球菌等。有研究报道，在中心导管相关的血流感染中，革兰氏阴性菌和革兰氏阳性菌所占的比例分别为 46% 和 38%；在继发性血流感染中，革兰氏阴性菌和革兰氏阳性菌所占的比例分别为 71% 和 29%。

4. 防治要点 对于继发性血流感染，以积极控制原发感染为主。对于血管内留置导管者，如发现在穿入皮肤处有感染征象，应予以拔除，拔除的导管头端应积极完善病原学培养；如果病情需要，可更换别处重新置管。ECMO 患者血管内留置导管较多，当出现临床感染征象，判断发生感染的具体位置存在一定难度，需要全面了解病情，作出具体、恰当的判断。

为预防 ECMO 期间的血流感染，应尽量选择感染风险相对低的穿刺部位，穿刺置管过程中应遵循严格的无菌技术，在导管的管理过程中实施集束化护理策略。

（三）伤口感染

伤口感染是医院内常见并发症，占院内感染的20%左右，伤口感染本身虽不是严重疾病，但可成为贮菌所，可将微生物传播至自身其他部位导致严重感染，因此也必须严格防控。

1. 病因及危险因素　ECMO患者多数病情严重，手术创伤较大，机体免疫功能受损，加上患者不能进食，营养状态差；有时ECMO患者切口暂时不能缝合，或者需要多次开胸止血；如果是下肢插管建立ECMO或者安放主动脉内球囊反搏，插管远端肢体会有相对供血不足；冠脉搭桥患者因为取大隐静脉为桥材料，导致小腿静脉回流障碍。以上因素均增加了ECMO患者切口感染的概率。

2. 微生物学　常见伤口感染的细菌按发病概率大致有金黄色葡萄球菌、肠球菌、大肠埃希菌、铜绿假单胞菌、链球菌等。葡萄球菌常发生于术后3～6天，伤口呈红肿热等炎症表现。乙型溶血性链球菌感染在术后早期如术后1～2天发生，局部炎症蔓延迅速，疼痛显著，需及早积极治疗。革兰氏阴性菌感染常于术后7～10天发病，局部炎症相对较轻。

3. 防控要点　尽量缩短患者术前的住院时间，择期手术患者应尽可能待手术部位以外感染控制后再行手术。术前积极控制血糖，改善患者的免疫状态，纠正内环境紊乱及低蛋白血症等。手术中应严格无菌操作，最大限度减少组织损伤。对于需要引流的手术切口，术中应当首选密闭负压引流，并尽量选择远离手术切口、位置合适的部位进行置管引流，确保引流充分。术后保持引流通畅，根据病情尽早拔除引流管。为患者更换切口敷料时，应严格遵守无菌技术操作原则及换药流程。密切观察患者手术部位切口情况，出现分泌物时应当进行微生物培养，结合微生物报告及患者手术情况，对外科手术部位感染进行及时诊断、治疗和监测。对伤口感染的一般治疗原则为切开引流或清创，但因ECMO患者同时接受抗凝治疗，对手术切口切开引流或者清创过程中存在较高的出血风险，应谨慎操作。

（四）尿路感染

1. 病因及危险因素　ECMO患者多数需较长时间留置导尿管，如患者并存尿路畸形或者尿路病变，发生尿路感染的风险较高。尿路感染本身的病死率不高，但因ECMO患者具有病情重、机体免疫力低下、入住ICU和介入性插管多等特点，决定了患者易罹患感染且感染后不易控制，且易导致继发性菌血症，而菌血症的病死率较高，所以ECMO患者的尿路感染具有潜在的危险性，需积极治疗。

尿路感染的常见致病菌有大肠埃希菌、铜绿假单胞菌、克雷伯菌和变形杆菌等革兰氏阴性菌，以及肠球菌、金黄色葡萄球菌等革兰氏阳性菌或念珠菌等。

2. 防控要点　严格掌握留置导尿管的指征，避免不必要的留置导尿。选择合适大小、材质的导尿管，最大限度降低尿道损伤和尿路感染，导尿过程中严格遵循无菌操作技术。对于留置导尿管的患者，采用密闭式引流装置，活动或搬运患者时应夹闭导尿管，防止尿液逆流。当患者出现尿路感染时，及时更换导尿管，并留取尿液进行微生物病原学检测。

（五）ECMO回路相关感染

ECMO回路的建立需要留置血管内导管，ECMO回路作为体外循环的部分，与血液直接接触的面积较大，细菌易黏附于导管或者氧合器，并进一步增殖，甚至形成生物被膜，成为ECMO患者的另一个感染源。ECMO回路相关感染在近来的研究中不断得到重视。法国的一项单中心观察性研究发现，ECMO导管的细菌定植发生率为32%，ECMO导管感染率为9.7%，其中ECMO相关血流感染发生率为6.8%。日本学者YEO等的研究中，通过在ECMO撤离后对ECMO导管的血管内部分进行检测发现，发生ECMO导管相关感染的患者中，其ECMO导管内形成生物被膜的比例较高，而生物被膜的形成，又增加了ECMO导管相关感染的风险；同时发现，较快的血流速度、全身性感染以及耐碳青霉烯的鲍曼不动杆菌感染，均为ECMO导管内生物被膜形成的危险因素。

五、结合抗菌药物的PK/PD优化ECMO患者的抗感染治疗

ECMO期间合并感染时，需给予积极的抗感染治疗，而对于行ECMO的重症患者，抗菌药物PK/PD的影响因素较多，ECMO可改变药物的表观分布容积，ECMO管路和膜肺对药物的直接吸附作用，降低血药浓度；ECMO患者由于存在肾功能损伤或者肝功能异常，均可能影响抗菌药物的代谢，同时由于患者存在大量输液和毛细血管渗漏，可能增加药物的表观分布容积等。因此，对ECMO患者，在制订和调整抗菌药物给药方案时需根据病原菌及对药物的敏感性选择合适的药物，还应考虑每种药物的理化特性及ECMO对PK/PD的影响，给予合适的剂量和给药方案。在明确致病微生物进行目标性治疗的基础上，根据抗菌药物的治疗药物监测（therapeutic drug monitoring，TDM）结果进行调整是理想的PK/PD指数优化手段。此外，感染灶的控制和引流、致病微生物的最低抑制浓度（MIC）及耐药性等也是影响ECMO患者抗菌药物疗效的重要因素。采用新材料和新技术可减少ECMO膜肺和管路对抗菌药物的吸附，也是减少ECMO对抗菌

药物 PK 影响的重要措施。

六、ECMO 相关感染的预防

ELSO 感染工作组对 ECMO 期间感染的预防给出了以下推荐：①尽量避免在 ECMO 回路上抽取血标本；②对所有的管道植入和连接部位进行操作时严格遵循无菌原则；③选择氯己定溶液作为消毒液；④将 ECMO 患者与 ICU 内存在伤口感染、重症感染或者耐药菌定植的患者隔离开来；⑤在管理 ECMO 回路和 ECMO 患者过程中严格遵循手卫生规范；⑥遵照相关指南预防 VAP；⑦必要时给予口咽部和消化道去污染处理；⑧早期实施肠内营养，实施肠外营养时使用专用通路；⑨避免或者移除不必要的中心导管或者侵入性装置。

（黎毅敏）

第四节　ECMO 支持的康复

重症患者在重症医学科接受积极治疗期间，由于种种原因，容易导致出现不同程度上的危重症相关肌无力等功能性障碍的情况，而对于接受 ECMO 治疗的重症患者而言，此类并发症则更为突出。积极进行康复治疗能够在很大程度上缩短ECMO患者的住院时间，降低其住院病死率。因此，随着ECMO的临床广泛实施，早期的康复治疗已经越来越引起大家的关注。

一、ECMO 治疗期间进行肢体康复治疗具有可行性

ECMO 患者疾病严重程度等因素曾经限制了康复治疗的实施。针对一组 72 例准备接受移植的 ECMO 患者实施研究，发现其中 69.4% 的患者在接受 ECMO 支持的同时做步行运动，移植后存活患者的康复实施率明显高于死亡的患者（80% vs. 56.2%，P=0.03），且在移植成功却未做步行运动的 8 例患者中，在移植前接受 ECMO 治疗的时间较短，均不足 7 天，并且所有患者都能在床边进行积极的物理治疗。KO 等纳入 62 例 ECMO 患者，均接受不同程度的康复治疗，并未发生任何危险事件。2013 年的一项系统回顾和荟萃分析纳入 ICU 中 7 500 多例 ECMO 患者和 22 000 多项康复治疗的数据。这项分析表明，潜在安全事件的总发生率为 2.6%，并且罕见的不良医疗事件约 0.6%，可见，康复治疗对于 ECMO 患者实施是可行的。

ECMO 治疗也是一种优化集体康复治疗的手段。危重患者一旦参与积极的物理治疗和/或早期主动康复治疗必然涉及要尽量减少镇静，而且往往更有利于拔除气管插管，从而促进患者进入疾病治疗的良性循环中。一些接受 ECMO 支持的患者可能比其他患者受益更多。例如，在等待心脏或肺移植的患者中，早期康复治疗可能特别有益，因为保持身体状态良好可能是患者能够接受移植的重要组成部分，对于患者的远期预后可能具有积极的影响。然而遗憾的是，尽管在高度专业化、大型的 ECLS 中心接受 ECMO 治疗的患者中，主动康复治疗具有明显的安全性、可行性和成功性，但尚缺乏前瞻性的大规模研究来评估主动康复治疗和/或早期康复对患者预后的影响。

ECMO 患者常有许多康复活动的禁忌证，如插管区出血、胸骨损伤和谵妄等。临床中 ECMO 置管部位多选择在下肢，且导管具有一定韧性，为患者的下床活动带来了极大困难。因此，许多医生不愿意为他们的 ECMO 患者进行主动康复治疗。然而，我们可以明确的是所有的住院患者可能都需要身体康复治疗。Abrams 等研究发现，即便是采用双下肢血管作为 ECMO 通路，主动康复治疗仍可以实施，且具有安全性。近年来，有关 ECMO 的技术、设备和知识已经得到了提高，使患者在接受 ECMO 支持的同时能够走动。

二、ECMO 治疗期间康复的实施需要选择合适的人群

值得注意的是，并非所有接受 ECMO 治疗患者均可以进行主动康复治疗和/或早期康复治疗。对于血流动力学不稳定患者，不建议给予康复治疗。在 ECMO 支持下接受深度镇静、神经肌肉阻滞或严重低氧血症的患者仍然是不适合早期康复的人群，因此亦不建议进行早期康复治疗。2014 年专家共识推荐在康复治疗前需进行相应的评价，ECMO 患者亦有明确的评估，具体见表 55-4-1。

表 55-4-1　重症患者早期康复治疗评估

项目		床上训练	床下训练
呼吸功能评估	气管插管	●	●
	气管切开	●	●
	FiO_2		
	≤0.6	●	●
	>0.6	▲	▲

续表

项目		床上训练	床下训练
呼吸功能评估	SpO_2		
	≥0.9	○	○
	<0.9	▲	●
	呼吸频率		
	≤30 次/min	○	○
	>30 次/min	▲	▲
	HFOV	▲	●
	PEEP		
	≤10cmH_2O	○	○
	>10cmH_2O	▲	▲
	非同步指令通气	▲	▲
	挽救性治疗		
	NO 吸入	▲	▲
	应用前列环素	▲	▲
	俯卧位	●	●
循环系统评估	血压		
	高血压急症的静脉降压治疗	●	●
	MAP		
	①低于正常低限且有出现症状	▲	●
	②给予缩血管药物或者机械支持治疗 MAP 仍低于正常低限	▲	●
	③低水平支持或无干预下 MAP 略高于低限	○	○
	④中等水平的支持治疗 MAP 略高于低限	▲	▲
	⑤高水平的支持治疗 MAP 略高于低限	▲	●
	确定或疑似严重肺动脉高压	▲	▲
	心律失常		
	心动过缓		
	临时起搏器或心外膜起搏器或等待紧急植入起搏器时	●	●
	无需药物治疗或无须紧急植入起搏器者	▲	▲
	临时起搏器或心外膜起搏器		
	循环依赖性节律	▲	●
	固定基础节律	○	○
	任何规则节律		
	心室率>150 次/min	▲	●
	心室率 120～150 次/min	▲	▲

续表

项目		床上训练	床下训练
循环系统评估	心室率＜120 次/min	○	○
	机械辅助		
	IABP	○	●
	ECMO		
	股静脉或锁骨下血管(非单管双腔)	○	●
	单管双腔导管行中心静脉	○	▲
	左心室辅助	●	●
	肺动脉漂浮导管或 PiCCO	●	▲
	其他心血管状态监测		
	任何原因导致的休克合并乳酸＞4mmol/L	▲	▲
	确诊或疑似急性 DVT/PE	▲	▲
	确诊或疑似严重主动脉狭窄	○	▲
	心肌缺血(持续胸痛或/和 ECG 相应改变)	▲	●

注：● 高度风险事件，禁止；▲ 中度风险事件，谨慎；○ 低风险事件，可以实施。

早期活动在患者第一次状态稳定时即可开始进行，包括一系列进行性的康复治疗活动，如床上活动锻炼、床边坐位、站立、转移到椅子上和下床走动等。

三、ECMO 期间康复治疗需要依赖有经验的团队共同实施

ECMO 期间所有的治疗均相对复杂，尤其是康复治疗不同于常规患者，因此需要有经验的康复团队协助完成。2018 年的早期多学科协作的康复治疗策略对接受 ECMO 治疗患者的安全性的影响队列研究发现，607 例康复治疗患者中并发症发生率较低，不足 0.5%。为了进一步确保安全和最佳结果，应制定和遵守早期康复治疗的原则，并为每个参与者和学科明确规定角色和责任。

每个康复团队至少有三类人组成，包括护士、康复师以及具有 ECMO 治疗能力的重症医学科医师，根据患者的情况，适时调整团队人员，还可以适当增加外科医生、呼吸治疗师、心理治疗师、临床药剂师等。在开始康复治疗之前，应先检查患者的精神状态、血流动力学和呼吸状况，选择合适的人群。此外，团队成员应考虑所有可能发生的事件。在康复治疗的过程中，尤其需要特别注意保证 ECMO 正常运行和导管位置及深度的正确性，以免在康复过程中出现影响生命的意外事件发生。全程监测血流动力学和呼吸状态，包括使用连续脉搏血氧仪。根据参与的临床医生的判断，对于包括血流动力学不稳定、低氧血症、头晕、虚弱、胸痛或呼吸困难在内的变化，需及时中断或终止康复治疗。

不同类型患者采用不同的康复治疗策略，而且不同的移动相关的标准康复设备也很重要。对于机械通气患者，设备和专业技术辅助标准医疗设备可能有助于康复的实施。这类设备包括便携式心脏监护仪和脉搏血氧计，以便在行走过程中连续监测生命体征；还有带输液泵的轮式杆，用于在行走过程中继续输注不能临时停止的静脉药物，也可以在步行期间提供平衡和支撑作用。轮椅通常被推到行走的重症患者的后面，以便患者在必要时立即坐下来休息，如果患者由于虚弱、疲劳或医疗并发症而不能走路时，则将他们送到自己的房间。

总之，ECMO 患者康复治疗的实施是可行的，但也需要关注患者是否属于早期康复治疗的人群，以免在康复实施过程中出现意外。而康复的实施需要团队配合，各司其职，完美保证康复的有效进行，尽快使得患者进入疾病治疗的良性循环中。

（黄晓波）

思考题

1. 成人 ECMO 患者营养评估的流程是怎样的？
2. ECMO 相关感染有哪些类型？

参考文献

[1] SINGER P,BLASER A R,BERGER M M,et al. ESPEN guideline on clinical nutrition in the intensive care unit [J]. Clin Nutr,2019,38(1):48-79.

[2] MCCLAVE S A,TAYLOR B E,MARTINDALE R,et al. Guidelines for the provision and assessment of nutrition support therapy in the adult critically ill patient:Society of Critical Care Medicine (SCCM) and American Society for Parenteral and Enteral Nutrition (ASPEN) [J]. J Parenter Enteral Nutr,2016,40(2):159-211.

[3] DE WAELE E,VAN ZWAM K,MATTENS S,et al. Measuring resting energy expenditure during extracorporeal membrane oxygenation:Preliminary clinical experience with a proposed theoretical model [J]. Acta Anaesthesiol Scand,2015,59(10):1296-1302.

[4] PIRONI L,CORCOS O,FORBES A,et al. Intestinal failure in adults:Recommendations from the ESPEN expert groups [J]. Clin Nutr,2018,37(6):1798-1809.

[5] SATYAPRIYA S V,LYAKER M L,ROZYCKI A J. Sedation,analgesia and delirium in the ECMO patient[M]//FIRSTENBERG M.Extracorporeal Membrane Oxygenation-Advances in Therapy. [S.l.]:IntechOpen,2016.

[6] BARR J,FRASER G L,PUNTILLO K,et al. Clinical practice guidelines for the management of pain,agitation, and delirium in adult patients in the intensive care unit [J]. Crit Care Med,2013,41(1):263-306.

[7] MAKDISI G,WANG I. Extra corporeal membrane oxyge nation (ECMO) review of a lifesaving technology [J]. J Thorac Dis,2015,7(7):E166.

[8] LINDENBAUM L,MILIA D J. Pain management in the ICU [J]. Surgical Clinics,2012,92(6):1621-1636.

[9] DEVLIN J W,ROBERTS R J. Pharmacology of commonly used analgesics and sedatives in the ICU:Benzodiazepines,propofol, and opioids [J]. Crit Care Clin,2009,25(3):431-449.

[10] SHEKAR K,ROBERTS J A,MULLANY D V,et al. Increased sedation requirements in patients receiving extracorporeal membrane oxygenation for respiratory and cardiorespiratory failure [J]. Anaesth Intensive Care, 2012,40(4):648-655.

[11] SHEKAR K,FRASER J F,SMITH M T,et al. Pharmacokinetic changes in patients receiving extracorporeal membrane oxygenation [J]. J Crit Care,2012,27(6):e9-e18.

[12] SHEKAR K,ROBERTS J A,MCDONALD C I,et al. Sequestration of drugs in the circuit may lead to therapeutic failure during extracorporeal membrane oxygenation [J]. Crit Care,2012,16(5):1-7.

[13] WILDSCHUT E D,AHSMAN M J,ALLEGAERT K,et al. Determinants of drug absorption in different ECMO circuits [J]. Intensive Care Med,2010,36(12):2109-2116.

[14] ERSTAD B L,PUNTILLO K,GILBERT H C,et al. Pain management principles in the critically ill [J]. Chest, 2009,135(4):1075-1086.

[15] PAYEN J F,CHANQUES G,MANTZ J,et al. Current practices in sedation and analgesia for mechanically ventilated critically ill patients:A prospective multicenter patient-based study [J]. J Am Soc Anesthesiol,2007, 106(4):687-695.

[16] SUBRAMANIAM K,SUBRAMANIAM B,STEINBROOK R A. Ketamine as adjuvant analgesic to opioids:A quantitative and qualitative systematic review [J]. Anesth Analg,2004,99(2):482-495.

[17] PATANWALA A E,MARTIN J R,ERSTAD B L. Ketamine for analgosedation in the intensive care unit:A systematic review [J]. J Intensive Care Med,2017,32(6): 387-395.

[18] RIKER R R,SHEHABI Y,BOKESCH P M,et al. Dexmedetomidine vs midazolam for sedation of critically ill patients:A randomized trial [J]. JAMA,2009,301(5): 489-499.

第五十六章

ECMO 相关并发症的原因与防控

学习目标

掌握：

1. ECMO 设备和耗材常见并发症的原因。
2. ECMO 常见并发症危及生命情况的应急处理。
3. ECMO 常见并发症的防控。

熟悉：

1. ECMO 并发症的发生机制。
2. ECMO 并发症的预防和应急管理。

第一节 ECMO 设备与耗材相关并发症

一、氧合器相关并发症

尽管目前临床用于 ECMO 辅助的膜式氧合器已有很大的进步，但导致 ECMO 安全运作时间受限及出现 ECMO 装置并发症的最主要环节之一仍是氧合器。

（一）血浆渗漏

血浆渗漏是聚丙烯中空纤维长时间与血液接触导致其疏水性受损使气血界面表面张力降低所致，尽管聚甲基戊烯（PMP）中空纤维的使用大大减少了血浆渗漏的发生，临床仍存在血浆渗漏风险。主要原因包括：①PMP 仍为带微孔结构的中空纤维膜材料；②PMP 中空纤维在生产过程中被过度牵拉导致纤维出现微小的裂口；③部分患者因其血液中的蛋白成分改变，使白蛋白对 PMP 微孔的覆盖不充分；④输入挥发性麻醉气体如异氟烷。

（二）血栓形成

尽管应用生物涂层技术和抗凝剂，氧合器内的血栓形成在临床上仍常发生。除了肉眼可见在氧合器内的血栓外，还可表现为氧合器跨膜压力阶差上升、气体交换能力下降、D-二聚体水平上升和出现溶血反应等 ECMO 参数改变。

（三）溶血

正常状态下血液流经氧合器时并不导致明显溶血反应。但氧合器仍是 ECMO 系统溶血的环节之一，其原因除氧合器具有较大面积的与血液直接接触的非生物表面之外，更与氧合器内的血栓形成增加了血流的剪切力有关。如果临床使用时氧合器选择过小，也可增加溶血的风险。此外，热交换器内水相与血相分隔不完整，水漏入循环血中也可导致严重溶血。

（四）空气栓塞

当中空纤维膜式氧合器中气相压力超过血相压力时，气体将进入氧合器的血相。主要发生在氧合器安放的水平位置高于患者腋中线水平时（安装位置不当或患者转运时），当离心泵失功能及 ECMO 输出端低压力状态下（VV ECMO 或 VA ECMO 患者低血压状态），位于高位的氧合器可出现“去预充现象”，即氧合器内血液因重力作用进入患者体内，同时空气经气体交换膜进入氧合器血相；另一种情况是氧合器排气口堵塞导致氧合器气相压力积聚，当压力高于血相压力时，气体将进入血相。

（五）氧合器失功能

氧合器失功能意味着需要紧急更换氧合器或整套 ECMO 环路。氧合器失功能主要表现为工作状态不能达到生产厂商标注的技术参数水平，如气体交换效率、工作压力阶差等。临床上氧合器失功能较为直观的表现是“流量/转速比”下降，即在 ECMO 过程中离心泵转速不变的前提下血流量下降，此时可不伴有气体交换障碍。导致氧合器失功能的主要原因是进入氧合器的较低温气体在气体交换膜处形成的冷凝水使气体交换膜变“湿”，降低了膜的气体交换性能。临床可通过短暂提高氧合器供气流量或对氧合器供气进行适当加温，以清除氧合器内的冷凝血或减少因温差导致的冷凝水形成。此外，氧合器内大量血栓可能导致氧合器失功能。

二、插管

ECMO为外周血管插管建立的循环呼吸辅助。作为体外循环与自身循环的桥梁，ECMO血管插管是ECMO建立和运转过程中的关键环节之一。一方面，外周血管直径限制了血管插管的口径；另一方面，患者对ECMO辅助有一定的血流量要求。如高流量血液流经小口径的插管则可导致血液成分被破坏、输入端压力过度升高和ECMO意外。

近年来相关插管材料及结构的改进是ECMO系统和患者并发症得以不断降低的重要原因。与常规体外循环心脏手术使用的插管相比，临床上对ECMO插管有更高的要求：①适合快速建立ECMO的需要，插管既可以切开直视置入，也可以经皮穿刺（Seldinger法）或切开穿刺（半Seldinger法）的方式置入。②需要保证在安全负压状态下的充分（相对足够）的静脉引流，以及安全阻力状态下的动脉血液回输。单纯从辅助的方面考虑，ECMO应该选择尽可能大口径的插管，因为插管是整个ECMO系统中最"狭窄"的部位，根据泊肃叶流体力学定律，ECMO系统的阻力主要来自ECMO插管较小的口径。③外周血管插管还需要考虑插管部位远端的供血和血液回流，如果插管远端可能出现灌注或引流不足而侧支循环又不能代偿时，需要考虑另外置入远端插管。④插管需要长时间持续保持工作状态，要求在患者翻身、活动或转运时不容易扭折或脱出。⑤置入插管后及辅助过程中，需要对插管的位置进行确认和必要时调整其位置（深度），要求插管可以在超声和X线下显影。⑥插管型号表示插管的外径（周长），相同型号不同种类和同一种类不同品牌的插管其内径可能存在差异。⑦插管是血栓形成的高发部位，其内腔需要有生物涂层。⑧要需要长时间与组织接触和浸泡在血液之中，故对插管的材料有特殊要求。

（一）ECMO插管的类型

1. 股动脉插管 股动脉插管要求具有足够长度和薄管壁及抗扭折结构。临床选用股动脉插管的原则之一是在目标辅助流量下，ECMO系统离心泵输出端的压力不超过300mmHg。但也有人认为高达300mmHg的压力和对患者仍安全，尽管压力越高漏血和管路破裂的可能性越大。

在股动脉部位插管存在困难时，股动脉插管可使用于腋动脉或颈总动脉插管。

2. 股静脉插管 除了与股动脉插管要求相同的薄管壁和抗扭折结构之外，还需要加长的长度，以便插管的尖端可以置入右心房水平。股静脉插管的结构更具多样性，其目的是获取尽可能充分的静脉引流，减少对负压抽吸的依赖。一般在其开放末端的侧面都有数个侧孔。

3. 颈内静脉双腔插管 双腔插管是专用于颈内静脉和使用于VV ECMO的插管，其特有的管腔双腔结构分别用于血液引流和血液回输。传统的双腔插管其中一腔开口位于与插管末端有一定距离的侧壁，用于右心房的血液引流；另一腔开口位于插管的末端，用于血液回输，其血流输出方向对着三尖瓣开口位置。为获取尽可能充分的静脉血液引流，双腔插管也可以是"二级管"或"三级管"结构。

与传统的右心房-股静脉单腔插管相比，双腔管不仅简化了VV ECMO的操作，同时也减少了氧合血在右心房内的自循环，改善了血液气体交换的效率。新型双腔静脉插管可提供低阻力血液引流和回输，极大方便了VV ECMO的建立、运转和患者管理。

4. 中心血管插管 在心脏手术后不能脱离体外循环的状态下，特别是考虑到需要ECMO辅助时间不长时，ECMO插管可沿用心脏手术体外循环使用中心血管插管，即升主动脉和腔静脉或右心房插管。

5. 左心引流插管 ECMO左心引流插管可使用体外循环心脏手术时使用的左心引流管，也可使用适当规格的普通直静脉插管。左心引流管并非ECMO常规插管，主要用于部分VA ECMO，特别是在ECMO辅助状态下患者左心呈饱胀状态时。

（二）插管并发症

1. 出血 ECMO插管部位出血是ECMO最常见的并发症之一。即使是少量渗血，也可致血液成分大量丢失，影响循环血容量和增加异体输血量。此外，出血导致的局部血肿形成，可能压迫局部血管，影响相关肢体组织血液循环。如判断为活动性出血，应及时外科止血，必要时可更改插管部位。

2. 血栓形成 插管血栓形成可以是在管腔内或插管部位的血管腔内。引流静脉插管血栓形成不仅可导致静脉引流障碍、引流负压的异常升高等后果，还可因血栓脱落导致离心泵及氧合器内出现栓塞现象，进而导致严重溶血反应和离心泵衰坏；动脉插管血栓形成，不仅使ECMO血流回输阻力上升，还可能导致患者出现包括脑栓塞在内的机体动脉栓塞。尽管带生物涂层插管可一定程度降低ECMO过程中插管血栓形成的发生率，但血栓形成是ECMO插管常见并发症之一，特别是在较低流量状态下的静脉引流插管。

3. 插管移位 ECMO运行过程中插管位置的改变将直接影响ECMO系统引流量和ECMO辅助效果，还会影响回输阻力、溶血反应等方面；插管松脱将导致大量失血和ECMO辅助中断，导致灾难性意外。在插管置入后应尽快使用X线或超声检查确认插管位置。ECMO运转过程中需持续关注插管位置及其变化，及时进行必要的调整，特别是在ECMO相关压力监测参数出现异常或改变时。

4. **感染** 插管局部污染是细菌侵入ECMO患者体内导致血源性感染的主要原因之一。选择正确的插管部位、插管方式，严格遵循无菌操作原则和进行插管局部护理是降低患者感染风险的主要措施。

（刘松桥）

第二节 ECMO支持相关并发症

一、管路相关的并发症

（一）管路内血凝块形成及血栓栓塞事件

与血液直接接触的管路为非生理性界面，如抗凝不充分或血流过缓则有可能形成血凝块，发生血栓栓塞事件。血栓可能出现在整个管路的任何部位，产生严重不良后果时（如影响ECMO正常运行、出现血管栓塞、严重凝血、血小板和凝血因子快速消耗等）应更换局部或整套ECMO装置。此外，该类并发症应以预防为主，如定期使用高亮度光源检查ECMO管路、及早发现可能的血栓形成、按时监测ACT、完善抗凝治疗等。

（二）气体栓塞

气体栓塞与轴流泵产生的负压有关。从引血端到轴流泵之间存在较大负压，如操作不当，可使大量气体进入管路，引起气体栓塞。此时，应暂停ECMO转流，排尽静脉管路内的空气并恢复静脉端管路的密闭性后再重启ECMO转流。此外，应定期检查ECMO管路，监测静脉端压力，避免过度负压，做到防患于未然。

（三）管路破裂

理论上讲，整个ECMO管路的任何位置都可能出现破损，小到裂痕，大至管路破裂，发现不及时可能引起大出血或者大量气体进入管路，危及生命。一经发现，应立即更换破损的管路或者整个管路。

二、操作相关并发症

由于解剖因素（解剖异常、手术操作过后、病态肥胖或目标血管管径较细等）及临床状况（心搏骤停、动脉无搏动或搏动较弱、大剂量血管活性药物引起血管收缩及痉挛等），ECMO患者多伴有置管困难。而置入导引钢丝和导管也可能引起动脉夹层，或者将管路引入错误位置导致血流不畅，甚至出现放置导管错误的情况，导致患者死亡的严重后果。经皮穿刺时穿透血管可以引起大出血，进而导致骨筋膜隔室综合征或腹膜后血肿（取决于血管受损部位）；也可形成动静脉内瘘或假性动脉瘤，这通常需要手术治疗。

下肢缺血是股动脉置管时的常见并发症，可能的原因包括置管后的机械阻塞、非搏动血流、全身情况或者药物引起的外周血管收缩或静脉血流淤滞等。下肢缺血治疗的时间窗很窄，通常为6小时。文献报道6小时内恢复肢端灌注可有效避免截肢，超过6小时恢复灌注截肢概率高达20%，即便不需要截肢也多合并有永久性神经功能缺失。因此，早期识别下肢缺血很重要。应定时测下肢动脉（如足背动脉、胫后动脉）搏动，观测肢端皮色、皮温的变化；同时可借助于超声技术测量下肢动脉血流；对于有意识的患者，可定期询问是否伴有肢端感觉异常，如痛觉消失等。

三、感染

ECMO支持初期没有感染但在运行24小时后出现或ECMO停止后48小时内出现，且病原体与ECMO应用前7天不同时，称为ECMO相关感染。由于存在多种植入管路，患者感染风险显著增加。VA ECMO患者原发疾病和/或炎症反应可使机体处于相对免疫紊乱状态，约2/3的ECMO患者存在感染风险。呼吸机相关性肺炎和血流感染是最常见的类型，其次是外科伤口感染、泌尿道感染。如果ECMO持续时间较长、合并自身免疫病或存在机械并发症时，ECMO相关感染风险明显增加。

ECMO相关感染最常见的病原体包括凝固酶阴性葡萄球菌、铜绿假单胞菌、金黄色葡萄球菌和白念珠菌。肠源性微生物如肺炎克雷伯菌、大肠埃希菌和肠球菌等也是潜在的病原菌。

ECMO患者的发热常常不典型，体格检查和影像学检查不易进行，因而ECMO患者感染症状常被忽略。临床上需重视实验室检查，如代谢性酸中毒、乳酸升高、尿量减少、白细胞和炎性标志物如C反应蛋白、降钙素原升高，这些现象提示潜在感染可能。当怀疑感染时应尽快完善血、尿和痰等病原学培养，如有条件可完善影像学检查如CT明确感染部位。确诊感染标准同一般危重患者。

ECMO患者抗感染治疗原则同危重患者一致，包括恰当的初始治疗、定期评估、降阶梯治疗、预防性抗感染，并参照当地指南和病原谱。ECMO患者体内容量分布和药物清除受损可能影响抗生素应用剂量，因而及时监测血药浓度是必要的。尽管1/3患者感染病原菌不能明确，临床上最常见的类型是细菌性肺炎。对于ECMO感染患者，初始一般给予广谱抗生素治疗，当明确病原菌后应根据药敏结果调整抗生素。广谱抗生素选择参照当地感染类型和病原谱。尽管没有循证医学依据，在ECMO置管、更换管路及撤机时常预防性应用单剂抗生素。采取标准化操作可降低ECMO感染风险,如严格的手卫生、床头抬高防止误吸、拔除不必要导管和严格无菌操作等。

肺部感染及血源性感染较为常见。做好手卫生,严格无菌操作,进行良好的气道管理,可以降低感染的发生率,如出现感染,根据致病菌选择合理的抗生素。

四、出血

出血是ECMO过程中的常见并发症,主要原因为抗凝及血小板功能异常。因此,常规操作,如吸痰、插胃管或插导尿管等均可能引起不可控制的出血。此时,通常需要其他干预手段或调整抗凝方案。

置管部位出血是最常见的出血相关并发症,尤其是外科手术置管时。通常表现为管路周围渗血,主要处理手段为压迫止血,必要时缝合止血或者调整抗凝方案。经皮穿刺(Seldinger法)置管的出血量一般较少,而经中心置管出血时容易引起心脏压塞,需要紧密监测及外科干预。值得注意的是,发现置管部位出血时应当首先评估管路位置是否正确,以排除管路意外脱出的可能。

出血是ECMO期间面临的最大挑战,难以控制的出血是ECMO的相对禁忌证,往往也是被迫终止ECMO的主要原因之一。对ECMO期间发生的出血,需要根据出血部位、出血情况及患者的出凝血状态进行调整和处理。

五、血栓形成

血栓是导致ECMO被迫中止或患者预后不良的常见原因。严重的血栓可能会导致猝死或截肢。ECMO中血栓形成一般发生在管道、膜肺、离心泵的底座和插管接头处或附近。这些血栓可能会脱落栓塞在脏器或中枢等部位。有些血栓形成可以通过肉眼或床旁超声检查确认,然而有些微血栓或隐蔽血栓则很难确认,因此ECMO期间需密切监视患者的生命体征,对于可疑的血栓,则可能需要CT或MRI等影像学检查进行确认。

血栓并发症的处理往往与ECMO抗凝相一致,必要时更换ECMO配套和管路。对于已经出现血栓栓塞并发症的患者,根据栓塞部位进行相应处理,对于血栓已经引起缺血性脑损害的患者,谨慎抗凝,避免继发出血。

六、神经系统并发症

神经系统并发症也是导致ECMO失败的重要原因,尤其是脑出血或脑血栓栓塞导致严重的神经功能损害的患者。合并神经系统并发症发生率为16%(13%~20%),常继发于弥散性缺氧、出血或血栓,严重程度从轻微的认知功能障碍到症状明显的卒中、颅内大出血或脑死亡。年龄、插管、血管活性药物的使用、持续性缺血缺氧和不恰当的液体管理等因素加重ECMO环境下脑损伤的风险。ECMO期间,预防脑血栓和颅内出血对减轻中枢神经系统损伤十分重要。ECMO需要密切监测神经功能和凝血功能,警惕脑出血和缺血性损害。一旦出现神经功能异常,应尽早进行CT检查,明确病情和严重程度,进行相关治疗调整,必要时行外科手术治疗。

七、电解质及酸碱平衡

ECMO过程中由于疾病本身因素及各种治疗措施如ECMO血流量及气体流量改变、呼吸机参数的改变、使用利尿剂等,易发生酸碱平衡及电解质紊乱。代谢性酸中毒可降低心肌收缩力和周围血管对儿茶酚胺的敏感性;高钾血症、低钾血症及低镁血症可导致心律失常;低磷血症可导致血小板减少及呼吸肌功能异常;低氯血症可导致代谢性碱中毒,从而影响呼吸驱动力,还可以促进钾离子向细胞内移动,并减少循环中钙离子浓度。因此,应注意要定期复查血气分析,随访电解质情况,纠正酸碱平衡紊乱及电解质异常,维持内环境稳定。

(刘松桥)

思考题

1. 如何预防ECMO环路空气栓塞并发症?
2. 氧合器失功能的主要表现有哪些?
3. 临床ECMO管理出血并发症的预防和处理原则是什么?
4. 如何降低ECMO管路内血栓形成?

参考文献

[1] MURPHY D A, HOCKINGS L E, ANDREWS R K, et al. Extracorporeal membrane oxygenation-hemostatic complications [J]. Transfus Med Rev, 2015, 29(2): 90-101.

[2] THOMAS J, KOSTOUSOV V, TERUYA J. Bleeding and thrombotic complications in the use of extracorporeal membrane oxygenation [J]. Semin Thromb Hemost, 2018, 44(1): 20-29.

[3] BIFFI S, DI BELLA S, SCARAVILLI V, et al. Infections during extracorporeal membrane oxygenation: Epidemiology, risk factors, pathogenesis and prevention[J]. Int J Antimicrob Agents, 2017, 50(1): 9-16.

[4] AUBRON C, CHENG A C, PILCHER D, et al. Infections

acquired by adults who receive extracorporeal membrane oxygenation: Risk factors and outcome [J]. Infect Control Hosp Epidemiol, 2013, 34(1): 24-30.

[5] RIED M, SOMMERAUER L, LUBNOW M, et al. Thoracic bleeding complications in patients with venovenous extracorporeal membrane oxygenation [J]. Ann Thorac Surg, 2018, 106(6): 1668-1674.

[6] SUTTER R, TISLJAR K, MARSCH S. Acute neurologic complications during extracorporeal membrane oxygenation: A systematic review [J]. Crit Care Med, 2018, 46(9): 1506-1513.

[7] XIE A, LO P, YAN T D, et al. Neurologic complications of extracorporeal membrane oxygenation: A review [J]. J Cardiothorac Vasc Anesth, 2017, 31(5): 1836-1846.

[8] CHO S M, FARROKH S, WHITMAN G, et al. Neurocritical care for extracorporeal membrane oxygenation patients [J]. Crit Care Med, 2019, 47(12): 1773-1781.

[9] LIAO X, CHENG Z, WANG L, et al. Vascular complications of lower limb ischemia in patients with femoral venoarterial extracorporeal membrane oxygenation [J]. Heart Surg Forum, 2020, 14, 23(3): E305-E309.

[10] PINETON D E, CHAMBRUN M, BRÉCHOT N, et al. Venoarterial extracorporeal membrane oxygenation in cardiogenic shock: Indications, mode of operation, and current evidence [J]. Curr Opin Crit Care, 2019, 25(4): 397-402.

第五十七章

超声在 ECMO 的应用

学习目标

掌握:

1. 超声在 ECMO 的应用目的。
2. 超声血管评估和穿刺定位方法。
3. 容量管理超声监测基础。

熟悉:

肺部超声与右心功能超声检查基础。

了解:

左心功能超声评估。

体外膜氧合作为一种体外生命支持技术,应用血泵将患者的静脉血液引出至人工膜肺进行氧合并排出二氧化碳,然后将血液输送回患者体内,给机体提供充足的循环和呼吸支持,为衰竭的心肺功能创造恢复、过渡至辅助装置植入或移植的宝贵时机。在 VA ECMO 中,膜肺与天然肺并联,向机体提供循环和呼吸支持;在 VV ECMO 中,膜肺与天然肺串联,主要提供呼吸支持。ECMO 作为严重呼吸循环衰竭的挽救性治疗措施,可以显著提高患者生存率,近年来在急危重症领域得到了广泛的应用。据 ELSO 注册数据显示,全球每年的 ECMO 运行中心和例数都在增长,2013—2018 年呼吸支持患者生存率为 60%,心脏支持患者生存率为 43%。2017 年,全球运行 ECMO 10 038 例,两种类型支持患者的生存率分别为 65% 和 43%,提示生存率并未显著提高。值得思考的是,ECMO 应用于临床已 40 余年,建立 ECMO 回路、抗凝、常见并发症监测等基本技术已渐趋成熟,而随着我们对 ECMO 支持期间机体病理生理变化的认识越来越深入,发现我们离精细化管理尚有距离。ECMO 的精细化管理涉及容量状态、心肺功能维护及撤离方案等细节的优化,在超声将重症病理生理信息变得可视化的时代,整合这些信息让管理患者变得更安全有效,是我们也可以做到的。

一、超声应用

(一) 原发病评估

在启动 ECMO 支持之前,应根据患者的血流动力学状况进行全面的心肺超声检查,有助于明确患者失代偿的潜在病因和优化 ECMO 模式选择。比如严重 ARDS 患者肺部超声呈现弥漫性、不均质的渗出实变等表现,顽固性低氧和高碳酸血症需要实施 VV ECMO 来缓解,以维持全身氧输送,并实现肺保护通气策略。但 22% 的 ARDS 患者可能继发急性肺源性心脏病(ACP),急性右心室功能障碍导致血流动力学不稳定,如果超声心动图评估右心室衰竭的原因可能不能立即逆转,或此时已出现显著左心室功能障碍,则需要选择 VA 或 VA-V 模式而非 VV 模式。同时,超声筛查还有助于排除一些不适合紧急启动 ECMO 的可逆性疾病或禁忌证,如心脏压塞、未经处理的主动脉夹层、严重主动脉瓣反流等,此时需要首先处理的是危及生命的原发病。

(二) 穿刺和导管定位

在插管之前,应常规超声检查血管以排除血栓、血管狭窄、动脉瘤或严重动脉粥样硬化等影响插管的潜在疾病。测量血管的直径便于选择导管的大小(导管尺寸 = 血管直径 ×3),股动脉细小患者放置远端灌注管以确保肢体血液灌注。引导置管全过程保持导丝的可视化,防止任何继发性导管移位,并使引流导管尖端位于右心房(right atrium,RA)和下腔静脉(inferior vena cava,IVC)交界处以保证引流;VV 模式下引流管和回流管避免太靠近,以减少再循环。AvalonElite®(德国)双腔插管将静脉血从 IVC 和上腔静脉(superior vena cava,SVC)中引出,含氧血液流向三尖瓣(tricuspid valve,TV)返回RA,必须确认导管尖端在IVC中的正确定位,可使用经食管超声心动图(TEE)显示返回血液朝向TV方向;监测任何新发或增加的心包积液,早期发现心脏损伤。

(三) 并发症筛查与处理

ECMO常见并发症包括:①置管相关,如血肿形成、假性动脉瘤、动静脉瘘、ECMO导管移位和远端肢体缺血等;②抗凝相关,如创面和脏器出血、血栓形成及溶血等;③特殊血流动力学相关,如左心室扩张、心脏内血栓和顽固性肺水肿等;④脏器功能相关,如心脏压塞、心脏穿孔、急性肾损伤、感染和脑卒中等。这些并发症大部分可以通过超声筛查发现蛛丝马迹,结合临床表现不难诊断。

二、ECMO精细化管理

完成ECMO回路的建立和运行之后,真正考验ECMO团队的是精细化的管理能力。具体内容包括维持恰当的容量状态、目标导向的最适流量和压力、治疗心肺病变和维护最佳功能、选择合适的时机进行规范撤离。每一步都做到最优化,才有可能最大程度地提高ECMO撤离率和患者存活率。前提是,我们需要深入认识不同支持模式下患者发生的血流动力学和呼吸生理学方面的变化。

(一) VV ECMO以肺和右心功能监测为导向的综合管理

1. 肺部病变管理 VV ECMO时膜肺提供了足够的气体交换功能,可以保证全身氧输送和二氧化碳清除,动脉血气分析结果常能迅速恢复到正常。有了VV ECMO的支持,采取低气道压、低吸氧浓度和低呼吸频率的保护性肺通气策略变得可行,联合肺复张、俯卧位通气以及传统抗感染、液体限制等治疗,有助于肺部病变恢复。Grant等2017年提出VV ECMO患者的肺保护性通气方案包括:FiO_2<50%、PEEP 10~14cmH_2O、RR 5~7次/min、PIP<30cmH_2O和P_{plat}<25cmH_2O(潮气量通常<4ml/kg预测体重),可供临床医生参考。

对严重ARDS患者来说,肺部病变的治疗依然是疾病恢复的基础。尽管肺部CT是目前诊断和评估ARDS严重程度的最佳影像学手段,但ECMO治疗时由于受到转运的限制而无法频繁进行,床旁胸部X线检查发现肺部病变的灵敏度和特异度较低,所以真正能实时体现肺部感染渗出(B)、实变(C)、不张、胸腔积液和气胸等病变以及正常通气(A)的检查手段只有肺脏超声。通过全肺超声扫查,可以快速判断病变程度和范围,准确性可与CT相媲美,而在动态监测上则更胜一筹,可引导液体管理、肺复张、俯卧位和引流等治疗的进行。如可在超声直视下进行个体化的肺复张治疗:对以动态肺充气和以碎片征为主、容易复张的病肺可以采取更低的复张压力和时间,可直视C到B甚至A的超声征象转变;对于组织样变、预计复张困难的病肺,为了避免气压伤的发生可以采取限制性液体策略、俯卧位通气等方式帮助复张而不是盲目增加复张压力。在实施俯卧位通气的过程中,肺脏超声下重力依赖区实变的存在可以作为开始俯卧位的时机,而俯卧位持续时间可以通过监测肺部超声由C到B到A的征象变化做到个体化,避免时间过短影响俯卧位效果,时间过长导致低垂部位新发实变和不张以及给护理工作增加困难。

2. 右心管理 ARDS病变不仅限于肺泡病变,还涉及毛细血管病变,这些弥漫、不均质病变及其导致的低氧和高碳酸血症以及需要较高的呼吸机支持水平均对肺循环产生不良影响,使肺循环阻力增加,RV后负荷急性显著增加,导致ACP发生。文献显示,即便在限制P_{plat}的保护性肺通气状态下仍有20%~25%患者发生持续肺动脉高压和ACP,ACP时右心输出量减少,RV压力增高会通过室间隔影响左心室充盈,减少左心输出并导致心源性肺水肿,进一步加重肺部病变,因而RV功能障碍的患者预后不良。

使用超声心动图监测ARDS患者RV功能十分有用,当存在以下情况中2个及以上时可诊断RV功能障碍:RV舒张末期直径≥35mm、三尖瓣瓣环收缩期位移(TAPSE)<1.5cm、射血分数(EF)差、室间隔矛盾运动或受压、严重三尖瓣反流或组织多普勒三尖瓣瓣环收缩期运动(sTDI)<10cm/s。

临床医生一旦发现RV功能障碍,需积极采取措施以降低右心负荷,包括增加ECMO血流量、供氧浓度和气流量、肺复张和俯卧位通气、降低呼吸机平台压和驱动压、限制液体及使用扩张肺小动静脉的药物等,并通过心肺超声动态评估治疗效果。这些ARDS管理中的关键问题,在VV ECMO气体交换功能改善的情况下依然需要重视。

3. 容量管理 容量管理是对所有危重患者都要进行的基本工作,在ECMO治疗时同样重要。ECMO时体外循环的参与导致血流方向、速度和温度均发生了变化,因此传统的压力指标如CVP、热稀释法CO、全心舒张末期容积指数(GEDI)的可信度下降、肺动脉漂浮导管监测的右心房压(RAP)和肺动脉楔压(PAWP)也可能受到ARDS升高的肺循环阻力影响而不能准确反映左心室舒张末充盈压(LVEDP)即左心前负荷;动态指标SVV/PPV在ARDS小潮气量以及不完全机械通气情况下预测容量反应性的价值受到质疑。此时,没有一个完美的指标来衡量前负荷状态,临床医生需要综合所有信息作出判断,容量管理变得困难。

相比之下,无创的超声心动图可以快速提供关于前负荷的可靠信息，简单易行的是测量腔静脉直径。在 VV ECMO 时，不论是 IVC 引流、SVC 回流的双管模式还是腔静脉引流右心回流的单管双腔模式，对于右心来说，净血容量是平衡的。以引流管放置在 IVC 为例，在能满足目标体外循环引流量的情况下，建议 IVC 直径尽可能窄，尤其要避免出现扩张固定的 IVC，以减少右心和肺循环血量，减少肺渗出，减轻右心功能障碍；但是需要避免 IVC 过窄后引流管贴壁现象，因为贴壁会导致引流量不稳定、静脉壁损伤和血细胞破坏。ARDS 患者通常实施限制性液体治疗策略，当出现引流管抖动、ECMO 流量不稳定时第一时间查看腔静脉，发现插管周围腔静脉塌陷迹象可快速给予液体治疗（如输注晶体液 250ml 左右再行滴定），这在 ECMO 支持期间并不罕见。此外是测定左心室流出道或主动脉收缩期血流峰值流速变异（ΔVpeak）和速度时间积分变异（ΔVTI），研究显示 ΔVpeak＞12%、ΔVTI＞20% 是预测容量反应性阳性的有效指标。上游压力（CVP、RAP 或 PAWP）与左心室舒张末期容积之间的相关性存在诸多影响因素，但左心输出量大小和左心室流出道血流变化是一致的，临床医生可以根据它们进行补液决策，直接测量补液前后心输出量的变化，并结合血流动力学变化和肺部超声来判断液体治疗的有效性和安全性。

（二）VA ECMO 以左心监测为导向的综合管理

1. 容量管理 VA ECMO 时的容量管理原则与 VV ECMO 基本一致，即满足全身灌注流量的最低容量负荷，但在监测上有一定特点。VA ECMO 时直接减少右心前负荷，肺循环和左心前负荷相应减少，在早期心功能极度低下时全身循环主要依靠 ECMO 体外血流量，自身心输出量甚至可以忽略。此时，容量状态能满足目标体外循环流量即可，建议 IVC 直径尽可能窄，以减少回心血量、心内压力和心肌氧耗并改善冠脉供血。IVC 下限是不发生贴壁和抖管，甚至可以将引流管插入右心房（中心插管引流管一般在右心房）或 SVC（需要 TEE 获取）进一步增加引流。然而，随着心功能的逐渐改善，自身心输出量增加，ECMO 体外血流量需求减少，用 IVC/SVC 直径或右心大小来评估容量状态会复杂一些，此时需要与自身心功能相匹配的容量负荷，以维持和促进残余心功能的恢复。我们的经验是将 IVC 直径维持在 1.3～1.8cm 这一相对安全的范围，避免容量不足和过多的风险，这样的参考值范围需要进一步临床研究数据来优化。当然，结合主动脉或左心室流出道 ΔVpeak 和 ΔVTI 来评估容量反应性是精细化容量管理所需要的。

2. ECMO 流量滴定 VA ECMO 的插管策略包括中心和外周插管，外周插管因其经皮手术易于操作而得到越来越普遍的应用，但外周 VA ECMO 的缺点是无法对左心室进行卸载和减压。外周 VA ECMO 提供逆行主动脉的血流，导致主动脉瓣水平的后负荷增加。严重心源性休克时主动脉瓣可能不能每次都打开或根本打不开，导致左心室血液积聚和停滞、左心室扩张、左心室舒张末压增加、心内血栓和顽固性肺水肿，这些还会导致心肌耗氧量增加，不利于心肌功能恢复。因此，在早期（一般 24～48 小时）全流量辅助纠正代谢障碍、还清氧债（纠正酸中毒、乳酸恢复正常）、不需要大剂量升压药物维持血压之后，即应该根据心功能情况进行 ECMO 流量滴定。

全身心排血量为 ECMO 提供的心排血量与自身心脏心排血量之和，两股血流既是“合作”的关系，又有“抗衡”的意味，而在自身心功能相对羸弱的情况下，临床医生需要起到“裁判”的角色，判断和协调两者关系，最终目的是在保证全身氧输送的情况下帮助心功能逐渐恢复。想做好这个裁判，就需要利用好超声这个工具，实施起来并不复杂。VA ECMO 减流量时回心血量增加、左心后负荷降低，此时若心功能具有一定储备，可通过收缩将增加的血容量泵出，因此超声心动图的价值主要在于直观地评估心脏的这种储备功能。尝试减少 0.5L/min 流量时体循环（主要观察平均动脉压 MAP）无明显波动，测定右心和左心没有发生内径明显增加、EF 和 VTI 能够有所增加，即认为减流量是可实施的。当然，需要观察一段时间以评估这种稳定性。如果减流量后体循环即出现明显波动如血压下降则说明心功能储备较差，或者发现心腔进行性增大或 EF/VTI 减少，或数小时后乳酸增高，则需要将流量调回上一次水平。从某种意义上讲，做好贯穿 VA ECMO 运行始终的流量滴定，是最大程度上的左心保护，可减少甚至避免后续出现左心室扩张风险，也为逐渐进入 VA ECMO 撤离做好准备。

3. 左心功能监测 左心功能监测主要涉及左心室收缩/舒张功能评估和大小、结构变化。VA ECMO 时随着血液从腔静脉或右心房引流出，用热稀释法测量 CO 的结果是不准确的，而脉搏轮廓分析方法可能受到血流没有脉动性的限制，尽管 PAWP 在评估 LVEDP 仍有一定价值，但能全面、准确反映心腔内容积、心脏自身心排血量、心脏结构形态的检查方法首选超声心动图。

左心室收缩功能通过测量 EF（左心室室壁弥漫性运动减弱）或 Simpson EF（左心室室壁节段性运动减弱）获得，需要测量切面标准、心内膜面显示清晰，并尽量由专人负责以减少操作者误差。左心室流出道 VTI 的动态测量十分重要，它体现了左心室自身心输出量的变化，具体计算公式如下：每搏输出量（SV）=$\pi\times$（左心室流出道半径）$^2\times$VTI。EF 和 VTI 的进行性增加提示心脏收缩功能改善。舒张功能尤其是 LVEDP 的判断很重要，当左心室收缩功能下降时必然伴随着左心室舒张功能的减退，但仍需要对左心室舒张功能障碍进行分级尤其是对 LVEDP 做定性和定量评估。当出现跨二尖瓣左心室舒张早期血流（E）/舒张晚期血流（A）>2、E/组织多普勒二尖瓣瓣环间隔侧舒张早期速度（e'）>10、新发二尖瓣中大量反流、房间隔明显右偏等征象时，提示 LVEDP/LAP 升高，其中 E/e'>15 和 LVEDP>15mmHg 相关性最好。在 VA ECMO 时应用 Swan-Ganz 导管获取 PAWP 对估测 LVEDP 有价值，但是常常因为右心引流及心输出量少而导致漂浮导管放置困难，且需要考虑肺循环阻力升高时 PAWP 可能高估 LVEDP，因此在估测 LVEDP 时心脏超声 E/e' 和 PAWP 的相关性值得进一步研究和证实。

外周 VA ECMO 时需要特别警惕左心室扩张的发生，因为左心室扩张会加重心内膜下缺血、增加心肌耗氧量、导致心内血栓形成和肺水肿，最终阻碍心功能恢复。左心室扩张发生的主要原因是左心室收缩功能极度低下时无法对抗主动脉内逆行血流对主动脉瓣开放和 LV 射血的影响，加上 VA ECMO 不可能做到 100% 的右心引流，且支气管循环和主动脉肺侧支血管也不断将数量可观的血液送回心脏，这些综合因素最终导致左心扩张的发生。因此，需行超声直视下动态监测，确保主动脉瓣开放，并测量左心室舒张末内径或容积警惕左心室进行性扩大。若主动脉瓣开放不良伴左心室进行性增大、LVEDP 增高时需行左心室减负处理，如加用强心药物和 IABP、减容量和 ECMO 流量、介入房间隔造口或开放手术放置左心引流管、更换为中心插管 ECMO 模式及置入 Impella 等方法。心腔内或主动脉内出现自发性红细胞显影表明血液淤滞，有较高的血栓形成风险，需设法促进血液流动和加强抗凝。还需要肺部超声每日动态监测，当出现弥漫性肺渗出增加伴 LVEDP 增加时，需首先考虑心源性肺水肿而非继发肺部感染，治疗上主要针对减轻左心室容量和压力负荷，并上调 PEEP 减少肺泡渗出。左心室结构变化的评估主要是监测室壁瘤的形成及室壁穿孔的发生，常规二维图像结合多普勒彩色血流较容易发现，必要时可以采用超声心腔造影进一步清晰显示心内膜和异常分流血流。

（三）适时撤离

寻找最佳 ECMO 撤离时机、提高 ECMO 撤离成功率和患者存活率，是所有 ECMO 治疗的目标，既避免过早撤离无法满足机体氧供和代谢所需，又避免不必要地延长机械辅助时间而增加并发症的风险。现有较为客观、有效的撤离方案均基于超声的可视化评估。评估内容涉及以上谈到的监测重点，如 VV 模式更关注肺部原发病变的恢复和右心功能状态，而 VA 模式更关注左心功能的评估。两种模式也有共同关注的内容如容量、心包积液、心脏扩张等。撤离前，首先尽可能祛除大量心包积液、维持恰当的容量负荷。其次，原发病有所恢复，肺部主要表现为不均质的渗出实变基本吸收、肺顺应性改善，减少 ECMO 供气浓度和流量的过程中不出现显著的气体交换障碍和右心压力增高表现；而左心功能有所恢复包括收缩率增强、主动脉 VTI>10cm、EF>20%～25%，组织多普勒二尖瓣外侧环收缩期 S 波速度（TDSa）>6cm/s，应变和应变率增加 20%，并在 ECMO 血流量递减的过程中实时监测上述指标保持稳定和改善，提示 ECMO 能成功撤离。事实上，在整个 ECMO 运行过程中实施了基于超声可视化的精细化管理，撤离过程也变得水到渠成。

总而言之，以 ECMO 为代表的体外生命支持技术应用将越来越广泛，在快速安全地建立 ECMO 循环之后，精细化的容量、心功能、肺部病变滴定式管理及适时规范撤离是提高患者存活率和减少并发症的核心步骤，而重症超声引导的可视化管理在其中具有不可替代的价值。

（朱　英　王小亭）

思考题

1. 超声血管评估与 ECMO 插管管径选择方法是什么？
2. 容量管理超声监测方法和评估标准是什么？

参考文献

[1] COMBES A, LEPRINCE P, LUYT C E, et al. Outcomes and long-term quality-of-life of patients supported by extracorporeal membrane oxygenation for refractory cardiogenic shock [J]. Crit Care Med, 2018, 36(5): 1404-1411.

[2] BRODIE D, BACCHETTA M. Extracorporeal membrane oxygenation for ARDS in adults [J]. N Engl J Med, 2011, 365(20): 1905-1914.

[3] PLATTS D G, SEDGWICK J F, BURSTOW D J, et al. The role of echocardiography in the management of patients supported by extracorporeal membrane oxygenation [J]. J Am Soc Echocardiogr, 2012, 25(2): 131-141.

[4] GHISLAINE D, ROSCOE A, BILLIA F, et al. Echocardiography for adult patients supported with extracorporeal membrane oxygenation [J]. Crit Care, 2015, 19(1): 1-10.

[5] REPESSE X, CHARRON C, VIEILLARD-BARON A. Right ventricular failure in acute lung injury and acute respiratory distress syndrome [J]. Minerva Anestesiol, 2012, 78(8):

941-948.

[6] GRANT A A. A weaning protocol for venovenous extracorporeal membrane oxygenation with a review of the literature [J]. Artif Organs, 2018, 42(6): 605-610.

[7] CHARRON C, FESSENMEYER C, COSSON C, et al. The influence of tidal volume on the dynamic variables of fluid responsiveness in critically ill patients [J]. Anesth Analg, 2006, 102(5): 1511-1517.

[8] FEISSEL M, MICHARD F D R, MANGIN I, et al. Respiratory changes in aortic blood velocity as an indicator of fluid responsiveness in ventilated patients with septic shock [J]. Chest, 2001, 119(3): 867-873.

[9] GILOTRA N A, STEVENS G R. Temporary mechanical circulatory support: A review of the options, indications, and outcomes[J]. Clin Med Insights Cardiol, 2014, 8(Suppl 1): 75-85.

[10] FIEDLER A G, DALIA A, AXTELL A L, et al. Impella placement guided by echocardiography can be used as a strategy to unload the left ventricle during peripheral venoarterial extracorporeal membrane oxygenation [J]. J Cardiothorac Vasc Anesth, 2018, 32(6): 2585-2591.

[11] OMMEN S R, NISHIMURA R A, APPLETON C P, et al. Clinical utility of Doppler echocardiography and tissue Doppler imaging in the estimation of left ventricular filling pressures: A comparative simultaneous Doppler-catheterization study [J]. Circulation, 2000, 102(15): 1788-1794.

[12] NAGUEH S F, SMISETH O A, APPLETON C P, et al. Recommendations for the evaluation of left ventricular diastolic function by echocardiography: An update from the american society of echocardiography and the european association of cardiovascular imaging [J]. Eur Heart J Cardiovasc Imag, 2016, 17(12): 1321-1360.

[13] PAPPALARDO F, SCHULTE C, PIERI M, et al. Concomitant implantation of Impella® on top of veno-arterial extracorporeal membrane oxygenation may improve survival of patients with cardiogenic shock [J]. Eur J Heart Fail, 2017, 19(3): 404-412.

[14] RAJAGOPAL K. Left ventricular distension in veno-arterial extracorporeal membrane oxygenation: From mechanics to therapies [J]. ASAIO J, 2019, 65(1): 1-10.

[15] WEBER C, DEPPE A C, SABASHNIKOV A, et al. Left ventricular thrombus formation in patients undergoing femoral veno-arterial extracorporeal membrane oxygenation [J]. Perfusion, 2018, 33(4): 283-288.

[16] AISSAOUI N, LUYT C E, LEPRINCE P, et al. Predictors of successful extracorporeal membrane oxygenation (ECMO) weaning after assistance for refractory cardiogenic shock [J]. Intensive Care Med, 2011, 37(11): 1738-1745.

[17] SANTISE G, PANARELLO G, RUPERTO C, et al. Extracorporeal membrane oxygenation for graft failure after heart transplantation: A multidisciplinary approach to maximize weaning rate [J]. Int J Artif Organs, 2014, 37(9): 706-714.

第五十八章

ECMO 患者的转运

学习目标

掌握：

1. ECMO 转运的必要性。
2. 成人 ECMO 转运的团队和流程。
3. ECMO 转运的常见并发症和防治策略。
4. 小儿 ECMO 转运团队和流程。

熟悉：

1. 成人 ECMO 转运的精细管理。
2. 小儿 ECMO 转运的特点。

了解：

ECMO 转运设备和选择。

第一节　成人 ECMO 转运

近年来，随着 ECMO 技术的进步和临床研究的深入，ECMO 的临床应用越来越多。ECMO 已经成为可逆性重度呼吸循环衰竭的有效临床支持手段，尤其是急性病毒性肺炎合并重度 ARDS、急性重症心肌炎合并心源性休克、急性肺栓塞合并梗阻性休克等在常规治疗不能维持时的救援支持措施。由于 ECMO 经验需要积累，应该在有丰富经验、较大规模和足够专家的中心开展，以确保 ECMO 安全顺畅。研究显示在更大规模的医疗中心应用 ECMO 例数越多，死亡率越呈下降趋势，国际 ELSO 提倡 ECMO 按区域中心规划进行管理。ECMO 患者病情极其危重时，需要携带 ECMO 进行转运。在 ECMO 支持下，应由周密计划、通力合作和训练有素的团队来完成。国外从 20 世纪 90 年代开始实行由专业医务人员就地安装 ECMO，再转运至 ECMO 治疗中心的方案，并建立病例筛选与转运流程，可减少患者的致残率、病死率，且医疗费用并不增加。

一、成人 ECMO 患者转运必要性

常见的 ECMO 转运包括：①早期转运，就是非 ECMO 中心的患者置管运行 ECMO 后转运到 ECMO 中心；②后期转运，也就是已经进行 ECMO 支持治疗一段时间的患者由于某种原因需要由一个 ECMO 中心转运到另一个中心。临床 ECMO 转运以早期转运为多见。

需要进行 ECMO 转运的原因包括如下几个方面。首先，ECMO 适应证的选择和时机是患者预后关键因素，但是其风险高、并发症多，需要具备一定经验的专业团队管理，因而限制 ECMO 在各级医院的普遍使用。在没有 ECMO 治疗条件的医院需要 ECMO 支持的患者需要进行医院间的转运，将患者转运到 ECMO 中心，便于 ECMO 专业团队进行管理或者进行移植等后续治疗。其次，研究显示每年进行 ECMO 支持的患者数量与患者预后成反比，也就是 ECMO 经验丰富的中心患者病死率低。基于这个理念，国际 ECMO 组织推荐，ECMO 中心每年至少收治 20 例患者，其中至少 12 例患者诊断为急性呼吸衰竭。最后，ECMO 只是临时器官功能支持手段，如患者呼吸循环功能恢复不理想，仍需要进行下一步左心辅助装置、移植等进一步的治疗措施。因此，ECMO 患者在临床确认需要 ECMO 支持并上机后，给予患者实施安全的 ECMO 支持下转运，将 ECMO 患者转运到有经验的中心进行进一步治疗，以期改善患者的预后。为此 ELSO 专门为 ECMO 患者的转运制订了 ECMO 转运指南（guidelines for ECMO transport），以指导安全的转运。另外在 ECMO 支持运行过程中，因为患者诊断和治疗的需要还应在 ECMO

支持下进行院内的转运。

各 ECMO 中心发展规划中，必须构建 ECMO 转运团队，该团队需纳入必备专长的专业人员以便完成这些复杂的转运任务。成人体外生命支持病例数的快速增加，也导致便捷安全的 ECMO 转运团队需求明显增加。该团队应该能够适应各种环境，快速反应，快速启动体外生命支持。但 ECMO 的高费用、高风险、高并发症和团队管理需求等客观现状对于 ECMO 患者转运的安全性则为首要问题。有必要关注转运的相关风险，建立 ECMO 院间转运的相关流程，提高转运安全，改善患者预后。

二、成人 ECMO 患者转运

(一) ECMO 患者转运团队

ECMO 转运需要专业的团队，应包括院前急救医生、熟练掌握 ECMO 技术和 ECMO 病理生理改变的 ICU 医生、掌握置管技术的 ICU 医生和外科医生，以及有经验的重症护理人员。因为在转运过程中，一旦发生并发症和病情变化，患者即可能处于生死边缘，需要快速判断和处理，及时转危为安。另外，应该有一个指定的任务负责人，对转运团队负责，也对患者的安全转运负责，还需要一名经验丰富的 ECMO 医生，以及一名处理管路的 ECMO 专业人员。

(二) ECMO 患者转运的运输工具

ECMO 中心与边远医院之间的距离和天气条件是决定转运模式的两个主要因素。还要考虑到有些转运只有地面转运，而其他转运则需要使用地面、直升机和固定翼飞机转运。某些转运需要专有的运输平台，比如专用的 ECMO 救护车，而其他一些转运则依靠当地救护系统形成完备的转运模式。

根据 ELSO 指南，如果预计地面路途中的转运时间超过 3～4 小时，应该考虑空中转运。地面转运总距离不应超过 400km，直升机转运总距离不应超过 650km，总距离超过 650km 由固定翼飞机来完成。而且，天气条件如能见度低、云层会妨碍某些转运模式的选择。恶劣天气条件必须地面转运，取决于患者病重程度、立即转运的必要性和转运的安全性。更高的飞行高度减少转运时间、颠簸以及油耗，但需要特别注意飞行环境对患者和 ECMO 管路的影响。特别是要考虑航空环境(大气压、氧气、温度、噪声及震动、加速力和减速力、湿度以及视野，震动导致患者移动)，尤其是起飞和着陆时，存在管路连接和内置通路受损的风险。转运团队必须保证患者和所有装备避免发生灾难性后果。

(三) ECMO 患者转运前仪器和药物准备

随着技术的进步，离心泵连接的管路更短，转运监视器微型化，大大降低了所携带设备的尺寸和重量。在欧美国家所有空中转运的装备必须符合适飞标准，这些标准由相关的管制机构(如美国联邦航空管理局)制定，以便保证这些仪器在飞机上安全运行，且其电磁干扰不损害飞机的运行。我国尚待对此类工作进行规范。

除了 ECMO 管路、必备的监护系统外，ECMO 团队必须保证电源供应，在转运车或飞机电源耗竭时具备提供关键设备的供电能力。也需要准备充足的氧气，还包括必要的药物、备用的 ECMO 管路、呼吸机管路及其他重要物品。ELSO 推荐，离开前完成核查表核对，以保证所有重要的物品到位，且处于完好状态。

(四) ECMO 带机转运流程

建立、抢救、成功转运和接收 ECMO 支持重症患者的过程复杂而烦琐，越来越多的中心为此类转运制订了转运流程。具体的转诊标准可在所覆盖医疗联合体内进行公示，以便简化患者的选择。一旦患者接受 ECMO 治疗，ECMO 团队就应该根据具体的情况开始制订转运计划。

接到转运任务，转运团队成员首要考虑患者和团队的安全，所有的转运必须预先准备并定期测试，根据 ELSO 转运指南，在保证患者和团队安全基础上才能考虑转运团队如何尽快到达转诊医院，以便完成转运；在转运团队到达前和转运期间，与转诊医院相关人员和医疗团队保持联络至关重要。

转运团队上路，团队应和转诊医院保持联络，指导当地医院准备手术间，准备好器械，签署知情同意书，以及输血相关事宜。另外需为转运团队申请临时的当地医疗许可或会诊允许。

三、ECMO 患者转运中的注意事项和不良事件

体外生命支持是一种高度专业化的治疗模式，发生最多的并发症包括：置管部位出血、手术部位出血、气胸以及导管相关性感染。除了体外生命支持所属患者的并发症以外，转运本身还因患者存在多种不同的生命支持设备而倍加复杂，从而导致发生差错或者不良事件。表 58-1-1 描述了 ECMO 带机患者转运所遇到的常见并发症及其防治策略。

四、建立区域性 ECMO 患者转运中心

ECMO 是一项医疗资源需求极大、并发症和风险也大的重要器官支持手段，ECMO 患者的预后和 ECMO 中心的治疗量、医疗力量、医疗资源配置密切相关；ECMO 患者的转运也需要极强的专业要求，因此构建区域性的 ECMO 患者转运中心，进行培训和演练，掌握专业知识，熟悉完备的转运流程，优质完成转运，可能是后续的发展方向，也是改善患者预后和优质医疗资源下沉的需要。

表 58-1-1　ECMO 带机患者转运常见并发症及其防治策略

并发症	防治策略
低氧	最佳机械通气策略 增加 ECMO 血流量 输血增加血红蛋白浓度增加携氧能力
低血压	核查管路、避免打折等 增加流量 评估容量和心脏功能 输血、容量复苏
气胸	便携式超声检查 调整呼吸机参数
输液通路管路脱位	检查所有管路 重新置管或更换管路
电源不足	检查运输工具电源、电压等 携带备用电源

综上所述，越来越多的证据支持 ECMO 中心集中收治能改善患者预后，ECMO 转运的需要也随之增加。与先转入到转诊医院、后置管上 ECMO 相比，于转运之前先置管上机，后带 ECMO 转运更为安全。将需要 ECMO 支持的危重患者进行成功转运是一项复杂的工程。通过合理的流程和精细准备，专业化的转运团队可成功完成 ECMO 带机转运。尽管 ECMO 转运会发生不良事件，但死亡案例少见，管理得当也不会增加患者不良预后的发生。

（刘松桥）

第二节　儿科 ECMO 转运

一、儿科 ECMO 转运概况

随着 ECMO 技术在儿科重症救治领域的应用进步，ECMO 转运也变得越来越广泛。最早在 1977 年，由 Bartlett 等报道首次成功转运 2 例 ECMO 患者，其中 1 例存活出院。Bartlett 医生的工作证实了 ECMO 转运技术是可行的，并提出了移动性 ECMO 的概念。在儿科领域，虽然近年来北京、上海及浙江等地有三家儿童医院分别报道了各自儿科 ECMO 工作的开展情况，但儿科 ECMO 转运文献报道很少。儿科 ECMO 转运是儿科重症转运技术高级形态，对于常规技术条件下无法转运的心肺衰竭重症患儿，ECMO 可以保障转运途中生命体征稳定，使其获得进一步救治机会。由于院内 ECMO 转运与院间 ECMO 转运具有诸多相似之处，且院内转运较院间转运相对更简单，因此，本节主要以院间 ECMO 转运为代表进行介绍。

二、实现转运的条件

（一）适合转运的 ECMO 设备

ECMO 具有强大的心肺支持功能，可以保障常规条件下无法转运患儿的安全，而且目前 ECMO 机器设备逐渐小型化，具有很强的机动性，便于携带，在院外可快速建立，操作简单，尤其是成人、体重大的儿童，可直接经皮穿刺建立；婴幼儿则相对复杂，需要手术器械切开置管才能建立。

（二）儿童 ECMO 转运网络核心单位建立

有必要建立一个从技术能力到人员、设备都非常高效的儿童转运网络核心单位。该单位需具有完善的 ECMO 团队建设，能够承担远程建立及转运的能力。因为儿科 ECMO 转运不单单是一项临床技术，还是一项需要多中心、多学科高度协作完成的系统工作。ECMO 转运网络就是指以具备较高 ECMO 技术能力的医疗单位为中心，以 ECMO 技术为重症转运手段，以救护车、直升机或固定翼飞机、高铁为转运工具，以各个转诊医院为网络节点，结合机械通气技术、循环支持技术，对常规技术条件下无法转运的难治性心肺衰竭患儿，进行转运的高级重症转运网络系统。此外，该单位还要对非 ECMO 中心医务人员进行培训教育，使其具备尽早识别出可能需要 ECMO 重症患儿的能力。

（三）患者输出单位应具备的条件

非 ECMO 中心的医生应了解 ECMO 的适应证。转运前，儿科 ECMO 中心与转诊医院通过各种通信手段进行信息共享交流，在转运团队达到前确定 ECMO 转运指征、支持模式及特殊注意事项，并实时指导治疗，为 ECMO 支持争取时间。

（四）转运交通要求

确保两地之间具有良好的通信及交通路况，并选择最合适、便捷的交通工具。

三、远程转运的可行性

需要 ECMO 转运的大都为心肺衰竭患儿，病情危重，除了严格掌握适应证，还要保证患儿转运过程中的安全，在实施 ECMO 患儿转运前须评估转运的可行性。

（一）儿科 ECMO 转运指征

1. 机械通气治疗失败，难治性低氧血症、高碳酸血症　常规技术条件下转运过程中，病情出现恶化风险大；高频通气患儿，如改常频通气无法维持氧合和通气；依赖一氧化氮吸入的低氧血症患儿；高压力机械通气，出现气漏综合征并有进一步恶化趋势。

2. 大剂量升压药物治疗下的难治性脓毒症或心源性休克　难治性脓毒症休克儿童或新生儿；转运前

存在低血压、低灌注和酸中毒，转运途中可能恶化。

3. **其他可能需要转运的临床情况** 不具备ECMO技术能力单位收治的进展中的ARDS患儿；ECMO支持心脏衰竭患儿，需要转运到具备心脏手术或移植能力单位；可能需长期ECMO支持患儿，需转运到具备肺移植能力单位；ECMO支持患儿，需转运至具备长期ECMO管理能力单位。

（二）转运前准备

应向转诊医院详细了解患儿病情，生命体征是否稳定，以及有无出血等且情况是否稳定，严格掌握ECMO禁忌证。

（三）转运风险评估

负责转运的ECMO团队能否提供安全转运。ECMO团队应根据患儿情况、转运设备以及转运距离和交通工具等综合评估，尽量降低转运途中的风险。

在实施转运前，须向家属详细解释ECMO转运的必要性、可能发生的风险及可能产生的费用，并取得患儿家属同意。

四、儿科转运团队及物品

ECMO转运团队是由儿科ECMO中心派出的机动力量，该团队具备在院内、院外多种环境条件下完成各年龄阶段儿科ECMO的建立、管理和转运的能力。需要注意的是该中心要具备同时开展两台儿科ECMO的人力资源和硬件设施，才能保证在本单位开展ECMO的同时，还能有足够的人力和物力用于转运。转运团队人员应包括儿童重症医师1名、小儿心血管外科医师1名、体外循环医师1名和护士1名。转运团队人员需具备过硬的专业和心理素质，以保证完成转运任务。转运团队携行设备包括ECMO设备、转运呼吸机、输液泵、心电监护仪和ACT检测仪等，以上设备尽量与转运担架集成化配置。外出携带各种型号耗材必须有备份，耗材损坏可随时更换。转运团队需有完善预案，具备快速判断并处理ECMO转运过程中所出现问题的能力，保证转运过程的安全。

（一）转运团队小组成员

1. **儿童重症医师为团队总负责人** 其职责包括评估转运患儿的病情、实施转运方案、设计转运路线、与患儿家属进行沟通，以及处理紧急情况，检查所有仪器装备，转运过程中密切监测生命体征及仪器运转情况。

2. **心血管外科医师负责ECMO置管** 需仔细评估患儿病情及血管情况，对合并心脏疾病的患儿，与监护室医师一起评估心功能，选择合适的置管方式，并与家属沟通置管的风险。

3. **体外循环医师** 根据各单位自身情况，体外循环医师也可以为重症监护医师，负责ECMO管路连接、预充工作及转运过程中ECMO转流的管理。

4. **护士** 护士主要听从重症医师的安排，负责转运所需物品的准备，如所有药品、手术器械及手术物品等，路途中执行医师的治疗医嘱及对患儿进行护理。

转运过程中，各位小组成员各司其职，发现任何不安全因素，都要及时商议解决。

（二）转运物品准备

1. **ECMO装备** ECMO机器及耗材，根据患儿病情及体重，选择合适的动静脉插管、泵头、套包和膜肺，最少各带两种型号耗材备份用，以防各种突发意外。如暴发性心肌炎的患儿要备左心引流插管，做股动脉置管的大体重儿童要备下肢动脉远端灌注管等。同时还需准备各种管道口径转换接头（多见于儿童管路需要转换时），如3/8英寸×1/4英寸、1/4英寸×1/4英寸接头，以连接管路用。此外还需要手摇泵、管道钳（最少4把）、ACT监测仪、空氧混合器、变温水箱以及应急电源等。

2. **穿刺前器械准备** 选择穿刺置管需要备穿刺套盒，选择切开置管要跟外科医生沟通。需要准备的有手术器械、电刀、电刀笔、负极板、头灯、各种型号缝合线、无菌手术衣、手套和无菌手术单、消毒用碘伏、无菌纱布和各种敷料贴等等。

3. **转运器械** 转运呼吸机、复苏气囊、喉镜、面罩、转运心电监护仪、有创监测，负压吸痰器、氧气瓶和输液泵等。

4. **ECMO外出箱** 包括所有急救药品、肝素、止血药、镇痛镇静药和肌肉松弛药等；各种液体，如葡萄糖、生理盐水、林格液和白蛋白等；治疗性耗材，如气管插管、胃管及胃肠减压袋、导尿管、吸痰管、胸腔引流管及负压引流瓶、深静脉置管、静脉切开包、动静脉穿刺针、输血/液器、注射器、泵管、三通和胶布等。

5. **转运救护车** 注意空间要足够大，能够同时容纳担架、几名医务人员及所有仪器设备；电源要充足，确保所有仪器能够同时正常使用；氧源要充足，最少两个氧源，一个是呼吸机使用，一个是ECMO人工膜肺使用，必须确保能够满足整个路程的供氧（图58-2-1）。

五、远程转运实施流程

（一）接到转运电话

1. **与转诊医院医生沟通** 详细了解患儿病情，记录患儿基本资料，如患儿年龄、体重、病史、诊断、治疗过程及目前生命体征与用药情况，有呼吸机支持的要问清目前呼吸机参数条件，其他还包括血气分析、胸部X线或CT、超声、血常规及生化凝血等检查结果，综合评估患儿是否具有接受ECMO支持指征。

2. **保持联系** 若患儿符合应用指征，跟对方医生保持联系，并指导治疗，召集ECMO小组人员做好转

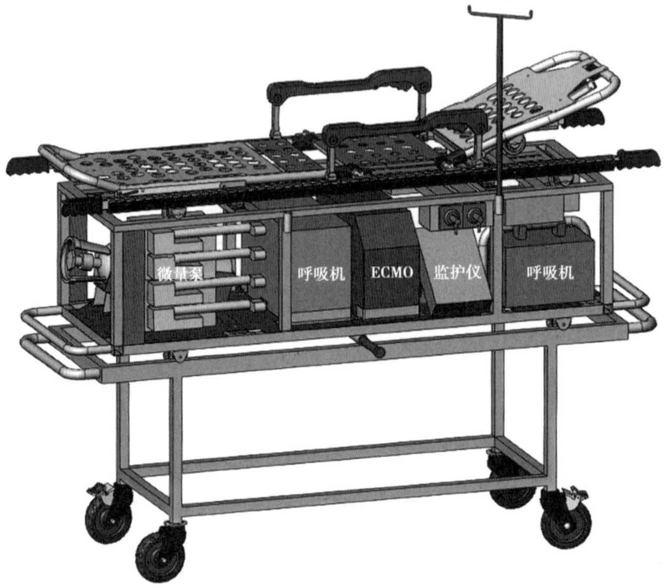

图 58-2-1　ECMO 转运担架设计图

运准备。

3. 实施 ECMO 沟通　小组负责人与患儿家属沟通病情，告知需要安装 ECMO 的必要性、风险及预后，ECMO 耗材及转运所需费用。家属若同意，即刻安排人员到位，准备物品。

4. 出发前沟通　再次确保所有仪器及物品没有问题，本院安排好床位接收患者，告知转诊医院救护车出发时间，并协助做好术前准备，维持内环境稳定，特别是对于小体重的婴幼儿需要提前备血。

（二）到达转诊医院

1. 需要再次评估患儿情况　如果不需要使用 ECMO，患儿家属仍要转诊至本院，则按常规转运送至本院。

2. 现场确认　现场确认患儿需要安装 ECMO，与家属再次详细交代病情及风险、预后，家属签署知情同意书及转运同意书。

3. 安装后观察　安装完毕后，观察一段时间，待仪器运行稳定，监测血气、ACT，生命体征稳定，即可安排转运。

（三）转运过程

1. 转运前准备　搬运患儿前，固定好插管及管路，整理好连接于患儿的所有管线。路上所泵药物及急救药品提前注射器抽好，走速标记好。胸引管、导尿管可暂时夹闭，将患儿连同 ECMO 仪器及所有管路搬运到救护担架，固定好。

2. 救护车准备　救护车提前打开监护仪、输液泵并调好呼吸机，氧气管及各电源线路都准备好，有水箱的要提前打开加热，需要准备棉被等应急保暖措施。

3. 上车后操作　转运到救护车上后，连接好呼吸机、监护仪及各种管路。胸引管、导尿管打开，插管及管路固定好。检查有无打折，因为仪器设备较多，妥善固定，以免路上颠簸砸伤。

4. 出发前沟通　一切准备就绪，告知司机准备出发，并告知本院大概到达时间，准备好接收患者。家属随行，遇有紧急情况，家属可随时得知。

5. 途中监测　转运路途中，医护人员密切监测患儿生命体征、体温、凝血及仪器运转情况。对于较烦躁的患儿要间断给予镇静麻醉，减轻患儿的不适感及焦虑。

6. 患者交接　抵达医院前 30 分钟，通知监护病房准备好各仪器、设备。到达本院后，直接转运到监护病房，做好患者交接，包括所有病例资料、检查结果及路途上病情变化等。

儿科 ECMO 转运技术目前仅有极少数儿科中心开展，面临困难较多。一方面，目前国内儿科 ECMO 技术开展滞后，主要表现为儿科 ECMO 病例总数少；呼吸支持病例比例小；大部分儿科 ECMO 病例在心脏外科领域（包括小儿心脏外科），在儿童重症医学领域开展较少。在这样的大背景下，国内儿科医务人员对于 ECMO 技术认识不足，不能早期识别需要 ECMO 支持的患儿，延误 ECMO 支持转运时机。因此，儿科 ECMO 转运网络中心可通过进修、讲座和学术会议形式进行培训，使其对儿科 ECMO 技术全面充分了解。网络中转诊医院有开展 ECMO 意愿时，儿科 ECMO 中心可承担指导任务，缩短转诊医院 ECMO 技术成长曲线。另一方面，目前国内儿科 ECMO 转运设备专业化、集成化程度较低。ECMO 转运过程需要动用 ECMO、呼吸机和心电监护等仪器设备，这些仪器有些体积重量较大，彼此分开使用，并不适合外出转运，仪器设备的集成化可以提高转运反应速度、减少准备时间，转运途中提高空间使用效率。因此，ECMO 转运设备的专业化和集成化设计，是儿科 ECMO 转运网络建设必需的工作。

儿科 ECMO 转运网络建设，可以充分发挥儿童重症医学医联体横向衔接的作用，方便极度重症患儿上下级医院的双向转诊，有利于深入推进分级诊疗制度建设。儿科 ECMO 转运网络建设可作为儿童重症专科医联体的有机组成部分，推动儿童重症专科医联体建设。同时儿科 ECMO 转运网络建设的推进也可以进一步推动我国儿童重症医学的发展。

（洪小杨）

思考题

1. ECMO 患者转运团队应由哪些专业人员组成且如何分工安排？
2. ECMO 患者转运常见并发症和预防措施有哪些？
3. ECMO 患者转运交通工具选择和交通工具需具备的基本条件有哪些？

参考文献

[1] MENDES P V, GALLO C D A, BESEN B A, et al. Transportation of patients on extracorporeal membrane oxygenation: A tertiary medical center experience and systematic review of the literature [J]. Ann Intensive Care, 2017, 7(1): 14.

[2] PEEK G J, MUGFORD M, TIRUVOIPATI R, et al. CESAR trial collaboration. Efficacy and economic assessment of conventional ventilatory support versus extracorporeal membrane oxygenation for severe adult respiratory failure (CESAR): A multicentre randomised controlled trial [J]. Lancet, 2009, 374(9698): 1351-1363.

[3] KARAMLOU T, VAFAEEZADEH M, PARRISH A M, et al. Increased extracorporeal membrane oxygenation center case volume is associated with improved extracorporeal membrane oxygenation survival among pediatric patients [J]. J Thorac Cardiovasc Surg, 2013, 145(2): 470-475.

[4] FREEMAN C L, BENNETT T D, CASPER T C, et al. Pediatric and neonatal extracorporeal membrane oxygenation: Does center volume impact mortality? [J]. Crit Care Med, 2014, 42(3): 512-519.

[5] BARBARO R P, ODETOLA F O, KIDWELL K M, et al. Association of hospital-level volume of extracorporeal membrane oxygenation cases and mortality. Analysis of the Extracorporeal Life Support Organization registry [J]. Am J Respir Crit Care Med, 2015, 191(8): 894-901.

[6] LUNZ D, PHILIPP A, JUDEMANN K, et al. First experience with the Delta stream(R) DP3 in venovenous extracorporeal membrane oxygenation and air-supported inter-hospital transport [J]. Interact Cardiovasc Thorac Surg, 2013, 17(5): 773-777.

[7] VAJA R, CHAUHAN I, JOSHI V, et al. Five-year experience with mobile adult extracorporeal membrane oxygenation in a tertiary referral center [J]. J Crit Care, 2015, 30(6): 1195-1198.

[8] CLEMENT K C, FISER R T, FISER W P, et al. Single-institution experience with interhospital extracorporeal membrane oxygenation transport: A descriptive study [J]. Pediatr Crit Care Med, 2010, 11(4): 509-513.

[9] BRYNER B, COOLEY E, COPENHAVER W, et al. Two decades' experience with interfacility transport on extracorporeal membrane oxygenation [J]. Ann Thorac Surg, 2014, 98(4): 1363-1370.

[10] CABRERA A G, PRODHAN P, CLEVES M A, et al. Interhospital transport of children requiring extracorporeal membrane oxygenation support for cardiac dysfunction [J]. Congenit Heart Dis, 2011, 6(3): 202-208.

[11] FORREST P, RATCHFORD J, BURNS B, et al. Retrieval of critically ill adults using extracorporeal membrane oxygenation: An Australian experience [J]. Intensive Care Med, 2011, 37(5): 824-830.

[12] BISCOTTI M, AGERSTRAND C, ABRAMS D, et al. One hundred transports on extracorporeal support to an extracorporeal membrane oxygenation center [J]. Ann Thorac Surg, 2015, 100(1): 34-39.

[13] BROMAN L M, HOLZGRAEFE B, PALME R K, et al. The Stockholm experience: Interhospital transports on extracorporeal membrane oxygenation [J]. Crit Care, 2015, 19(1): 278.

[14] LINDEN V, PALMER K, REINHARD J, et al. Inter-hospital transportation of patients with severe acute respiratory failure on extracorporeal membrane oxygenation-national and international experience [J]. Intensive Care Med, 2001, 27(10): 1643-1648.

[15] FOLEY D S, PRANIKOFF T, YOUNGER J G, et al. A review of 100 patients transported on extracorporeal life support [J]. ASAIO J, 2002, 48(6): 612-619.

[16] WAGNER K, SANGOLT G K, RISNES I, et al. Transportation of critically ill patients on extracorporeal membrane oxygenation [J]. Perfusion, 2008, 23(2): 101-106.

第五十九章

ECMO 突发事件与应急处理

学习目标

掌握：

1. ECMO 系统的检查与安全核查。
2. ECMO 紧急情况处理。
3. ECMO 转运意外及处理。

熟悉：

1. 各种 ECMO 的基本配置和特点。
2. ECMO 设备参数。
3. 设备故障的基本原理。

ECMO 作为一种对心肺衰竭有效的支持手段，如今越来越受到重症医学的重视。但 ECMO 技术复杂，支持时间长，因此常会引起各种并发症。这些并发症严重影响 ECMO 患者预后，需要高度重视，积极预防，一旦发生，应及时有效地处理。ECMO 并发症可以分为机械并发症和患者相关并发症两类。最常见的机械并发症包括系统不同部位出现血栓和氧合器功能异常，其他通常遇到的并发症包括管道内进气、管道破裂、控制台失灵、变温水箱故障以及插管相关问题等等，患者相关并发症需要紧急处理最常见的包括出血和溶血，对于长时间的 ECMO 支持来说，出现并发症并不是大概率事件，但也在情理之中，而最终 ECMO 支持成功与否与并发症的认识及处理也有很大程度上的关系。

第一节　ECMO 系统的检查及紧急情况的处理

一、ECMO 系统的检查与安全准备

绝大多数突发事件可以通过早期发现和及时恰当处理来避免。检查 ECMO 系统设备安全性是专业人员的重要职责，其主要目的就是预防紧急事件的发生，这种检查包括所有管路、设备、插管、流量监测、气泡监测、压力监测、液体和患者的全面检查。其内容包括：①仔细查看从动脉到静脉所有管路组件，看是否有血凝块、气体、渗漏和血栓。②评估变温水箱、氧合器、泵管或者控制台的功能和完整性。③检查各种接头、扎带的完整度及牢固程度，应保持插管完好并且用缝线牢固与患者相连，病床部分也应固定良好。④校对所有设备上的监测设备保证其功能正常。如果有气泡探测器、血氧饱和度探测器应该正确连接并且功能良好，压力监测连接良好，报警设定符合要求。⑤手摇柄在 ECMO 车上固定良好并且可以正常使用。⑥变温器连接正常，水箱中水位处于充盈状态，按照制订的治疗方案设定温度。⑦空氧混合器必须与墙上气源连接良好，监测是否有漏气。⑧所有电源线固定在正确的插座上。

专业人员还必须在充分评估患者以及周遭环境状态的同时保证所有在紧急情况下可能用到的东西都在手边。这些需要考虑的东西包括：管道钳、不同规格的注射器、紧急扩容剂等。

每个 ECMO 中心都要有自己的 ECMO 系统组件更换流程，尽管各中心准备的一次性消耗品有所不同，但是更换各个组件的流程都是相似的：在任何操作前都应该有一个流程表，并且准备好所有的器械耗材，操作前考虑好之后的每一步。根据操作规范流程使患者脱机，需要更换的组件钳夹断开，新更换的组件完全排气后，使用持续打水方式排气保证在连接过程中完全没有气泡残留，去除所有管道钳，重新恢复循环。钳夹、剪断管路，打水排气等方法都需要一些技巧，这些也是必须熟练掌握的技能。

二、ECMO 紧急情况处理

(一) 血栓形成

ECMO 使血液和非内皮细胞表面接触成为必然，并导致凝血、纤溶通路激活和炎症反应。虽然它是从体外循环发展而来的，但是在 ECMO 患者的血液活化特性上有几个不同之处，降低了这些反应的程度：无手术刺激，无开放手术野，气 - 血界面极小；环路体积减小（非内皮表面积），连接较少（湍流位置）的较简单环路；单位时间暴露在环路中的血液更少。较高的全身抗凝可降低血栓形成但增加出血，而较低的全身抗凝较少出血的同时会增加血栓形成，即使是良好的抗凝策略也不能完全避免血栓的形成。在最近国际 ELSO 报告中，近 13% 的患者在氧合器中发生血栓。其他部分的血栓在 ECMO 心脏支持患者中比在呼吸支持患者中更常见。据报道，高达 3.5% 的患者可发生中枢神经系统梗死。血栓沉积在氧合器和环路的其他组件很常见，可以导致氧合器失效和血栓栓塞。

管路和氧合器中的血栓可以通过目测或者手电筒来检测。此外还可以利用每日 D- 二聚体监测间接估计凝块。专业人员日常工作应掌握如何识别凝血块。这些凝血块都比较小，通常不会对患者和管路造成直接伤害。只要有血流减缓或停滞区域就会有这种正常凝血块产生的可能性，例如氧合器的出口与入口两侧。常常在 ECMO 运行数天后出现凝血块，只要凝血块数量没有增加，或者没有进一步延伸引起氧合器内部压力变化，就可“容忍”。

专业人员需要全方位检查 ECMO 管路，其中管路接头是经常被发现有凝血块的地方，管路中除氧合器之外的其他组件都有可能被凝血块堵塞。合理地使用压力监测有助于帮助发现这些形成的凝血块并且预防它们完全堵塞组件。这种改进可能是由于改善了等离子体渗透率、离心泵的悬浮转子、改进的人工表面涂层技术，或者是这些因素的综合作用。除了正确的抗凝策略、ACT 及时检测、最小化 ECMO 环路的大小和复杂性可以减少总非内皮表面积和可能促进血栓形成的湍流部位之外，还要切勿直接通过氧合器施放鱼精蛋白，如果使用再循环管路，在恢复患者支持时出现血栓栓塞并发症的风险也会更高，在使用再循环管路时应避免凝血。一旦证实血栓形成导致 ECMO 组件失效、管道阻塞或者有进入患者体内的危险，专业人员应立即处理或者更换部件。

(二) 系统进气

ECMO 过程中小的气栓可以是静脉管路中出现可视的微小气泡，大的气栓则可以直接进入患者体内。ECMO 系统内部既有正压也有负压，静脉管路的部分是负压；正压则从血液离开离心泵开始，经氧合器一直到动脉插管尖端。一旦 ECMO 静脉管路打折、堵塞或者静脉回流不足时，离心泵会产生极高的负压，液体中的气体会被抽出来，即“空穴现象”。如果此时离心泵没有停止，可能因空穴现象在 ECMO 管路内产生大量气体，进入患者体内。

VA ECMO 辅助支持下，如果静脉引流端负压过大，有报告因通过中心静脉导管给药发生大量空气气栓的案例。如果中心静脉导管开口端与 VA ECMO 静脉插管在右心房彼此距离太近，真空效应增加了空气栓塞的风险。有试验证明当中心静脉导管尖端移动到腔静脉插管的附近，如中心静脉导管体外端接头未封闭，可导致大量的空气流进静脉插管。在 ECMO 流量为 2～3L/min 时，通过 ECMO 泵流的吸引作用，中心静脉导管内可从体外吸入高达 300ml/min 的气体。

动脉中进气将导致器官缺血或梗死，最具破坏性的是冠状动脉或大脑。ECMO 环路中正压过高会造成诸如氧合器失效或者管路崩脱。同样情况，如果没有压力调节系统监测氧合器内和氧合器远端的压力，一旦发生阻塞情况，过高压力会造成氧合器膜结构撕裂。血液漏出到气相中，堵塞气体排出通道，造成过高的气相压力。一旦气相压力超过血相压力，会进一步造成氧合器膜结构撕裂，气体进入血液，气栓将经动脉管路进入患者体内。

另外一个潜在的气体栓塞发生来源是血液中氧分压过高或者过饱和时，会造成氧气从血液中溢出，此类情况可以通过血气监测发现。预防这种现象的方法是维持氧合器后血液氧分压在 500mmHg 以下。

应注意，任何时候都不能堵塞氧合器的排气孔。即使短暂的堵塞都有可能会引起氧合器内气相压力升高，造成膜结构破裂。专业人员应按固定时间进行一次系统性管路检查，以保证快速发现和处理气体栓塞。一旦发现管路中有气体，就应该立即停止离心泵。必要时钳夹患者一侧的动脉端管路，以防止气体进入患者体内。打开管路的再循环连接，夹闭静脉管路，将患者与 ECMO 系统脱离。

如已经有气体进入患者体内，就必须采取进一步的保护措施。当患者脱离 ECMO 系统后，应将患者置于尽可能的头低位，使气体尽可能不进入脑循环。如果气体进入冠脉，导致急性低心排血量，需要立即加强正性肌力药物的使用。ECMO 过程中避免静脉端过高的负压是十分有必要的，如果气体压力或环境压力高于 ECMO 系统压力，气体会进入循环，由于 ECMO 静脉段这种抽吸作用，循环中可能非常快地进气。所以，务必保证静脉端所有接头接紧，并且尽可能地保证插管的侧孔不移位，保证静脉管路上所有鲁尔

(Luer)帽关闭;在静脉管路中使用多通阀时,要确保环境空气不被抽入管路系统。

如果ECMO管路内少量进气,这些气泡非常小,单纯抬高及轻抖管路就可以使得气泡向离心泵移动并且通过氧合器去除。当静脉管路持续少量进气,气泡会很明显地聚集在氧合器入口侧面。国内ECMO用氧合器排气设计有两种,一种是在氧合器顶端有一根猪尾巴小辫,开放后可以很容易地将此区域的气泡去除;另一种是氧合器顶端有排气隔膜,把隔膜帽打开,气体可因血流的正压作用溢出到氧合器外。文献报道一些医学中心利用超声波检测气泡或血栓存在相关的流动动力学变化,整合成集成传感器安置在ECMO环路,气泡探测器的激活会发出警报,然后根据不同离心泵的设计产生保护性降低流量等反馈动作。新型离心泵这种安全模式触发后每分钟仍有足够的转数,可以防止血液从动脉插管回流到静脉插管,也可以防止血流正向流动,因此称为零流量模式。这一安全功能的设计用来防止气栓造成的心血管和神经后遗症。

如果ECMO环路内大量进气,气体会大量积聚于离心泵内,使得血液和离心泵驱动界面表面脱离,从而使得离心泵失去血流驱动作用,直接危及患者生命。此时应立刻夹闭ECMO环路进口与出口端,将ECMO环路彻底断开,重新排气再连接。如果为有经验的熟练团队,也可采用从氧合器后利用患者自身血液或氧合器后管路输液口加压输液逆行排除氧合器前及离心泵泵头内气体再重新连接管路引流端的方法。但无论何种方法,都需要ECMO团队平时有所预案和演练,才能保证快速化解此类不良事件。

(三) 氧合器功能异常

ECMO目前主要使用硅胶膜、微孔型中空纤维膜及聚甲基PMP膜式氧合器。硅胶膜生物相容性高,无微孔,长时间使用不会发生血浆渗漏,目前文献报道新型硅树脂膜式氧合器可以连续使用一个月以上而无血浆渗漏发生。但是为了保证足够的气体交换,硅胶膜氧合器的膜面积较大,预充量大,跨膜压差大。微孔型中空纤维膜式氧合器,膜气体交换面积较小,预充量小且跨膜压差小,但由于有微孔,渗漏发生的可能性较高,使氧合能力下降。PMP膜式氧合器是最新一代氧合器,结合了微孔型中空纤维膜和硅胶膜各自的优点。PMP膜是致密中空纤维,具有疏水性,增加血液相和气相的分离度,从而防止血浆渗漏,延长氧合器使用时限。各个中心报告的氧合器失效的标准并不统一,一些中心通过判断氧或者二氧化碳交换能力下降就认为是氧合器功能异常,而其他中心通过跨膜压、血浆游离血红蛋白、纤维蛋白裂解产物来提示出现氧合器功能异常。

造成氧合器功能异常的几个原因包括:①氧合器内血栓形成。即使目前ECMO装置的非内皮性人工材料生物相容性大大提高,患者程度不同的全身或局部炎症反应和血液与ECMO装置表面长时间的接触依然可以激活凝血系统,特别是血流流速减慢或者抗凝策略不充分的情况下可导致氧合器内的血栓形成。②血液与气体交换的障碍。一方面可能由于转流过程中造成血浆渗漏的同时引起气体交换功能的障碍,另一方面由于一定原因气相压力超过血相,导致部分空气进入氧合器,从而一定程度上破坏了氧合器的密闭性。临床上血浆渗漏的发生与跨膜压差、辅助流量及血液破坏程度等因素有关。跨膜压差决定于流量和动脉端阻力,若动脉插管过细、流量过高导致ECMO管路内压力长时间过高容易发生渗漏。③血液破坏产生的游离血红蛋白及其代谢产物对氧合器也有潜在威胁。

在ECMO过程中应密切关注氧合器的工作状态。中空纤维型膜式氧合器需要每天观察排气孔有无水滴,确保通气顺畅。有必要定时(每12小时)高气流量吹出中空纤维内的水汽及水滴,长时间应用后需要严密观察是否有血浆渗漏的发生。当不能维持正常工作状态时即需要考虑更换氧合器或整套ECMO装置。在更换氧合器或者整个ECMO系统前,需要对患者自身的呼吸循环功能进行评估,对达到撤机条件的患者可以尝试直接停止ECMO的辅助,根据每个中心所使用氧合器的不同,这一操作流程也应根据实际情况而定。

(四) 插管相关安全问题

ECMO插管安全包括了ECMO插管置管过程的安全、ECMO插管侧远端肢体的血运安全和ECMO插管的固定安全。

1. ECMO插管置管过程的安全 良好的ECMO流量非常依赖于患者的动静脉位置和插管固定。在插管置管过程中为了避免血管损伤从而影响ECMO总体进程及预后,置管医师最好经过培训或在指导下完成。置管过程中造成血管损伤以及置管位置不佳都是灾难性后果的隐患,血管损伤包括颈内静脉或者上腔静脉撕裂,甚至进一步造成胸腔内大出血,颈总动脉出现动脉夹层可延伸至升主动脉,股动脉内膜夹层造成动脉插管位置偏差,可以逆剥至降主动脉以上。

而插管位置异常,如颈总动脉插管过深可进入升主动脉或穿过主动脉瓣,或进入降主动脉、锁骨下动脉,直接导致心脏后负荷增加,可影响左心输出更甚或导致左心衰竭。颈内静脉插管可能进入锁骨下静脉或穿过卵圆孔。股静脉插管位置直接影响静脉引流量,如插管尖端未能置入右心房,可能导致ECMO辅助流量受限或静脉引流管过度负压。经皮穿刺置管与开放置管相比有出血风险降低的优势。超声引导经皮穿刺置管目前获得越来越广泛的应用。

2. ECMO插管侧远端肢体的血运安全 ECMO置管导致肢体缺血、局部出血等肢体并发症仍是一个未完美解决的问题。由于肢体缺血最终会导致肢体丧失和截肢，因此快速识别易患肢体缺血症的患者是ECMO治疗的关键。尽管先前的一些研究努力寻找可能增加肢体缺血风险的插管前因素，但尚没有发现明确的风险因素。虽然既往有许多关于术后肢体缺血的报道，但多发生在动脉插管部位，原因是远端动脉闭塞和低流量。也有个案报道静脉插管导致肢体缺血是由于静脉插管对动脉的外压迫造成动脉血流闭塞，这类病例强烈地提醒专业人员首先要考虑血管解剖，尤其是正确经皮穿刺的重要性，直接从股静脉前侧（而不是外侧）插入导丝，可以避免这种情况的发生。其次，在插管过程中使用超声监测可能起到预防作用。在紧急情况下，如ECPR过程中ECMO介入的紧急情况，在导管插入后一旦建立有效辅助循环应同时立即确定血管和插管的位置。在ECMO过程中即使静脉插管位置良好，也偶有发生管路打折造成梗阻。

3. ECMO插管的固定安全 置管医师要特别注意固定缝线避免插管打折。插管完成后，应该进行胸部X线或者超声检查，以评价静脉和动脉插管的位置。如果不能达到ECMO的全流量，首先应明确是否存在静脉插管位置不佳，置管医师可以调整插管位置。如果存在动脉插管阻力过高，表明动脉插管位置不佳。正确的缝线固定可以降低插管打折的发生率。ECMO专业人员也可以使用敷料或者毛巾卷垫在插管接头下，减轻负重，有利于维持其良好位置。

如果ECMO插管及管路固定不佳，ECMO过程中插管脱出可能造成灾难性的后果，患者可立刻发生大量出血；此外，静脉插管松脱会因为静脉系统内的负压抽吸使外界空气进入ECMO系统，引起空气栓塞而中断ECMO的辅助支持。所以，ECMO专业人员在每次ECMO过程中应该采取预防措施，以保证插管妥善双重固定于穿刺或切开部位；而ECMO管路应柔性固定于床垫或者床的侧面等不可能移动的物体上。应注意的是，仅仅依靠缝线和创面贴来固定插管还不够，这些东西随着ECMO运行时间增加或者转运可能会松动。

保证插管位置合适需要ECMO专业人员每天观察和记录插管在颈部或者腹股沟区切口处的插入深度和插管位置，并且严密观察静脉引流和灌注阻力的变化。当静脉引流和灌注阻力异常时，常提示插管位置变化，需要再次进行相关胸部X线或者超声检查确认插管位置，并且在影像学的指导下及时调整插管的位置。必须保证患者牢固限制于病床上，可以通过多种护理手段防止患者活动或躁动时ECMO插管与管路发生移位、打折甚至拔脱。即使所有这些措施都到位，仍然有发生插管意外脱出的可能性。值得注意的一点是当转运患者时，病床有时会与ECMO血泵相距过远，因此需要注意ECMO车是否良好地固定在患者身边。

（五）其他设备故障

每件医疗设备都有一定概率发生故障，而每个设备的生产厂商都会提供该设备的故障排除说明书。每一位专业人员必须熟悉这些故障的诊断与排除。一旦设备完全瘫痪，一定要有备用设备可以更换。每一位ECMO专业人员必须熟练掌握这些设备或设备配件更换流程。最常遇到的一种特殊故障是断电，当断电发生时有些ECMO设备组件不是急需的，如氧饱和度监测仪或者变温水箱等。也有一些ECMO组件的断电必须尽快处理，如离心泵。离心泵具有自备电池，可以为泵头供电。当离心泵供电中断后，离心泵控制系统发出电源报警的同时，后备电池立即启动，保证泵血流在一定时间内正常维持。但是，如果后备电池失效，就必须手动摇柄恢复泵流量。

除了上述常见的机械性并发症以外，还有可能发生的意外情况有：热交换器故障、管道破裂、动脉过滤器及血液浓缩器失效和离心泵故障等。变温水箱并非生命支持的紧急必需品，一旦出现故障，专业人员可以暂时去除变温水箱，临时性采用变温毯、鼓风机等物理保温措施，直至另一台变温水箱准备就绪。离心泵使用一次性泵头，尽管新型离心泵已经把设备故障发生风险降低了很多，但还可能因为各种原因发生故障，如运转中泵头突然出现噪声，可能源于泵头内产生凝血块所致。一旦真的出现紧急泵头故障，专业人员必须熟练掌握更换流程及时干预。还有一些其他组件也会因为长时间操作等发生破裂或者失效等。避免紧急故障发生最好的方法是预防和培训。

（施丽萍）

第二节 ECMO转运意外及处理

ECMO院内外转运是一个复杂的团队工作。不管是院内还是院外转运，ECMO的转运都存在一定的风险。患者和设备的搬运、转运会出现一些不可预知的情况，任何一个环节出现问题都可能造成意外发生。因此在转运前应制订详细的转运计划并且模拟转运流程，为可能出现的意外情况准备积极的应对措施。转运过程中，ECMO电源故障最常发生，由于备用电源数量准备不足、电池老化及充电不足、电缆断裂脱落、驱动系统电力故障、转运途中非人为延误时间，都会造成ECMO系统设备失去电力，不能进行有效的循环辅助。由于离心泵是非阻闭系统，可能会造成血液倒流，所以一定要在转运过程中准备充足的备用电源。一旦出现ECMO系统断电的情况，需立刻重新建立循环支持。应首先夹闭动静脉管道，摘下离心泵泵头，将其安装到手摇驱动器上，手摇驱动离心泵，继而松开动静脉管道钳，观察患者动脉血压等生命体征来估计手动驱动流量，以期达到先前辅助流量。同时以最快速度寻找固定电源，就近恢复电力供应，等待故障排除，重新转运。离心泵正常运转后，再积极寻找事故原因。平时要有专人维护ECMO设备，定期检测并记录，及时更换老化电池。

气源供应也是ECMO转运必不可少的。VA ECMO及VV ECMO短途转运可以只使用纯氧。长距离长时间转运最好同时有压缩空气，能够提供合适浓度的氧气混合气体。在ECMO转运前要备有充足的氧气，检查氧气瓶压力，有无泄漏，特别是院外转运时。转运途中氧气瓶压力不足、氧气泄漏、氧气管意外脱落或挤压都会造成氧合器氧合不良，表现为动脉血颜色加深，血氧饱和度持续下降，患者可能出现血压下降或心律失常等。此时要快速检查氧气通道、气源压力等，及时恢复氧气供应。

ECMO管路可能出现受压扭曲、打折、脱落、爆裂等，管路接头和三通部位易出现漏血、脱落、折断、开放、出血及进气等。转运过程中一旦发生上述问题最好的方法就是及时排除打折及更换破损部件。因此在任何距离的转运前，应充分做好应急预案并备好更换备件。氧合器作为ECMO系统的核心部件运送过程中要妥善固定，氧合器安置不当易被碰撞，出现破损或氧气管脱落，导致转运途中出现血液渗漏，氧合功能异常等，危及患者生命。所以在搬运过程中氧合器要放置在不易碰到的位置，固定妥当，连接牢固，并定时检查氧合器连接部件。注意途中抗凝，怀疑氧合不良应立即加大通气量和氧气浓度。转运过程中应适度加强镇静，防止患者因烦躁出现意外状况，如插管意外拔出、插管移位导致流量不稳定等等；此外转运途中还会出现交通工具故障甚至发生交通事故，途中搬动时造成患者外伤，患者病床和ECMO转运车不能进入电梯，转运途中患者出现心律失常、出血，无意碰撞了流量旋钮使流量加大或减小。上述描述并不能详尽概括转运过程出现的各种意外，应对原则首先要加强培训和团队头脑风暴等做好各种应急预案。一旦事件发生要分清意外主次，分清先后处理的顺序，快速寻找解决最重要问题的办法，恢复正常循环支持，实现患者安全转运。

（施丽萍）

思考题

1. ECMO实施过程中的紧急情况包括哪些？
2. ECMO实施过程中血栓形成应该如何预防及处理？
3. ECMO过程中系统进气应该如何处理？

参考文献

[1] MARASCO S F, LUKAS G, MCDONALD M, et al. Review of ECMO support in critically ill adult patients [J]. Heart Lung Circ, 2008, 17 (Suppl 4): S41-S47.

[2] Extracorporeal Life Support Organization. ECLS Registry Report International Summary January 2011 [EB]. Ann Arbor: Extracorporeal Life Support Organization, 2011.

[3] NOAH M A, PEEK G J, FINNEY S J, et al. Referral to an extracorporeal membrane oxygenation center and mortality among patients with severe 2009 influenza A(H_1N_1) [J]. JAMA, 2011, 306(15): 1659-1668.

[4] BRENNER K, CUNNINGHAM J, BACCHETTA M, et al. Catheter associated deep vein thrombosis and level of anticoagulation in adult patients requiring extracorporeal membrane oxygenation for respiratory failure [J]. Am J Respir Crit Care Med, 2012, 185 : A6014.

[5] BARTLETT R H. Extracorporeal life support registry report 1995 [J]. ASAIO J, 1997, 43(1): 104-107.

[6] SCHMIDT M, STEWART C, BAILEY M, et al. Mechanical ventilation management during extracorporeal membrane oxygenation for acute respiratory distress syndrome: A retrospective international multicenter study [J]. Crit Care Med, 2015, 43(3): 654-664.

[7] HORWITZ J R, COFER B R, WARNER B W, et al. A multicentre trial of 6-aminocaproic acid (Amicar) in the prevention of bleeding in infants on ECMO [J]. J Pediatr Surg, 1988, 33(11): 1610-1613.

第六十章

ECMO 项目管理

学习目标

掌握：

1. ECMO 团队必备条件。
2. ECMO 临床应用医政管理。

熟悉：

1. ECMO 团队模式和组成。
2. ECMO 临床应用的伦理问题。

了解：

ECMO 团队的发展。

第一节 ECMO 团队构建与发展

近年来，ECMO 技术在我国蓬勃发展，应用越来越普遍，在挽救各类严重心肺衰竭的重症患者中发挥了至关重要的作用。ECMO 属于高级生命支持技术，可以反映一个医院的综合救治能力和整体技术水平。ECMO 的成功开展不仅需要必备的相关医疗设施和耗材，还需要由各类专业技术医护人员组成的团队作为保障。

一、ECMO 团队的必要性

我国目前 ECMO 还处于起步阶段，由于专业人员的缺乏以及受经济因素和医院科室条件等的限制，许多医院 ECMO 的实施和管理还不能由多学科组成的 ECMO 团队来完成。因此，培训和建设一支训练有素、组织完善、多学科交叉的 ECMO 团队对于提高 ECMO 的成功率具有非常重要的意义。

首先，这是由 ECMO 本身的技术特点所决定的。接受 ECMO 治疗的患者往往病情极为危重，作为一种复杂的脏器支持技术，ECMO 虽然可以起到有效的心肺支持作用，但同时也具有很高的风险，要求进行 ECMO 的医生必须具有很高的专业技术水平和管理能力。随着 ECMO 技术的不断进展和被临床医生所认可，应用的临床科室也在不断扩大，其应用范围可以涉及 ICU、心外科、心内科、呼吸内科、胸外科、急诊科、儿科和新生儿科等不同科室的患者，从新生儿到成人均可应用。并且 ECMO 插管有时需要与心外科、血管外科医生共同协作，因此 ECMO 的应用往往需要多学科交叉及会诊。许多研究证实，由各个专科医护人员组成的 ECMO 团队可以更加高效地对这些危及生命的重症患者进行救治，使患者在整个 ECMO 运行期间都能得到系统全面、及时有效的专业治疗，进而提高 ECMO 的抢救成功率，降低 ECMO 的相关风险。尤其对于早期开展 ECMO 的单位，在 ECMO 技术还尚未熟练的情况下，可能会面临许多意想不到的问题，不能对患者的变化或 ECMO 的报警及监测中的变化作出及时准确的干预措施，缺乏处理应急突发事件的能力。而 ECMO 团队可发挥各专科的优势，更为及时、专业地处理患者在 ECMO 中遇到的各类问题。

其次，除了技术因素，ECMO 的实施和运行还涉及一系列的管理问题。患者进行 ECMO 时常需要调动大量的医疗卫生资源，需要消耗很多的人力、物力和财力，需要有专门的人员进行统筹安排，协调各种资源。另外，多学科之间在对患者的临床救治过程中可能存在一定的争议，并且大多数医护人员对 ECMO 技术的认知还存在很大不足，而 ECMO 从适应证的选择、时机的选择、ECMO 的置管、预充上机、抗凝、运行过程中的监测和管理以及并发症的防治、撤机等方面都存在着许多问题，直接决定了 ECMO 的成败。ECMO 的实施和处置往往非常紧迫，给临床医生预留的时间窗非常短，这就要求实施 ECMO 的科室必须有强大的早期病情预警能力、紧急救治能力、设备管理能力及充足的人力资源等相关支撑条件，而 ICU 恰恰是现有阶段能够很好具备上述条件的平台。

最后，部分重症患者甚至还需要进行 ECMO 转运，涉及交通部门、医院或科室间的协调与沟通，如何进行有效指挥，解决日常临床中出现的各种问题是对医护人员的极大考验。因此需要建立高效协作、沟通顺畅和相互信任的 ECMO 团队，建立完善的管理体系和应急预案，明确具体的责任，细化 ECMO 管理的流程。另外，ECMO 患者经常需要长时间的 ICU 救治，ECMO 患者的管理是一项非常繁重的医护工作，团队的建立有利于各项工作的协调，合理安排轮值医护人员进行 ECMO 管理，充分发挥团队协作互补的优势。

二、ECMO 团队的模式和组成

不同的国家、医院和科室其 ECMO 团队的模式也不尽相同，各有特点。但基本上团队的配置包括：ECMO 临床负责人、ECMO 协调员和 ECMO 专门人员。

ECMO 临床负责人一般为科室主任，根据 ECMO 应用的主要患者人群或科室范围，可以是 ICU 医生、胸外科医生、呼吸科医生、儿科医生、新生儿科医生、心血管外科医生和体外循环灌注师等。负责人必须具备较高的本专科的技术职称或资质。作为 ECMO 团队的带头人，不只要对患者的整体治疗策略和方案进行把关，还需要对 ECMO 中心或本科室 ECMO 的发展起到引领和管理作用，积极解决发展和应用过程中的“瓶颈”问题。完善相关仪器设备和耗材，营造良好的工作环境，对 ECMO 团队的人员进行合理配置，定期对团队成员进行规范化培训及考核，打造团队文化，不断完善和丰富 ECMO 的救治体系。提升 ECMO 在本医院及局部地区的影响范围，不断提高 ECMO 救治成功率，使更多的重症患者获益。

ECMO 协调员主要负责具体的管理协调工作，包括协助 ECMO 计划的实施、设备和耗材的管理、团队成员的管理和培训、数据资料的整理以及相关单位、科室、人员的协调沟通等，是 ECMO 团队的“经理”和“管家”。协调员职责根据各单位的具体情况不同可有所区别，可以由经验丰富的相关专科的医生、体外循环灌注师、呼吸治疗师或专科护士等担任。协调员必须具备 ECMO 的基础理论、实践经验和协调能力，并非常熟悉 ECMO 的运行管理、团队成员的组成和技术特点，尤其在突发事件中要充分协调好各方面的配合，在最短时间内完成合理的人员和技术整合，争取最佳临床效果。

ECMO 专门人员是指接受 ECMO 培训、进行 ECMO 患者具体临床管理工作的医护人员，主要负责患者及 ECMO 的监测和临床管理、设备故障排除及管路维护、处理ECMO应急突发事件及原发病的治疗等。通过 ECMO 专门人员进行管理，可以有效提高 ECMO 患者的治疗效果及医疗安全性，降低ECMO治疗风险，避免 ECMO 并发症给患者带来的严重后果。ECMO 团队的各个组成部门或成员的工作职责根据其专科所长和患者的临床需要进行具体安排，各司其职。例如，根据患者来源和病种不同，需要相关专科的医生进行病因学评估与治疗；ECMO 实施过程中若涉及动脉或静脉血管的外科操作时则需要血管外科医生共同处理；呼吸治疗师会对 ECMO 患者提供专业的呼吸治疗措施，实施合理的机械通气策略；ECMO 护理人员在完成日常护理的同时，还需要协助密切监测 ECMO 的运转情况，及时发现和报告异常情况。

需要注意的是，由于我国 ECMO 工作起步较晚，各单位开展的情况参差不齐，目前大多数医院还不能配备专门进行 ECMO 的专职医护人员，ECMO 的工作很大程度还是由相关专科的医护人员完成。因此不能直接照搬国外的模式，但可以充分借鉴国外 ECMO 团队的构成、管理和培训经验，取长补短，根据各个地区、医院或科室的具体实际情况建立一支高效协作的专职或兼职 ECMO 团队。需要综合考虑患者的类型和数量、ECMO 的设备技术要求、医护人员的背景和经验、岗位职责要求等配置 ECMO 团队成员。在成立 ECMO 团队时需要充分协调好各科室之间的关系，合理安排团队中来自不同科室医护人员之间的工作内容和流程，组成强有力的专业团队，可以群策群力解决 ECMO 患者遇到的诸多问题，形成本医院 ECMO 的规范化救治流程和规范。例如，上海市胸科医院经过多年的摸索，建立了以整体心胸外科为基础的 ECMO 团队，成员包括 ECMO 协调员，心胸外科、ICU、麻醉、体外循环和护理部的医护人员；并在协调员的组织下，按照“知晓”“决策”和“执行”三个层次对决策和执行成员进行针对性的 ECMO 理论和技能培训，加强了各相关科室及部门间的沟通协作，提高了整体工作效率，高效的团队运转使 ECMO 患者的治疗成功率明显提高。另外，对于 ECMO 转运患者，也要根据患者情况及转运条件成立专门的转运 ECMO 团队或小组，能够立即启动，人员迅速到位，能够随时提供保证转运所需的设备耗材，协调患者转运的各项事宜，从而能够安全地完成患者转运，降低转运过程中的相关风险。

三、ECMO 团队必备的条件

要想建立一支技术过硬、分工明确、高效运转、团结合作的 ECMO 团队，必须具备以下条件。

(一) 共同的目标和责任

ECMO 是一项复杂繁重的工作，患者往往病情危重，生命垂危，病情变化快，常常需要紧急情况下进行 ECMO 治疗，并且很多患者需要长时间的辅助，医护人员往往需要付出更多的努力和劳动。另外，患者往往具有很大的医疗和护理风险，并且花费巨大，这就要求 ECMO 团队成员具有高度的责任心和奉献精神，尽自己最大努力挽救每一位患者的生命，对 ECMO 技术具有高度的热情和信心，以提高患者的救治成功率、推动本单位或地区 ECMO 事业的发展为共同目标，与志同道合的成员一起在救治患者的过程中充分发挥个人所长，积极讨论并主动分享，相互信任，发挥团队精神，凝聚集体的智慧，群策群力，甚至共同承担责任和风险，不断加强团队的凝聚力和事业心，从而使 ECMO 的救治水平和区域影响力不断提高。

(二) 系统的学习与培训

ECMO 技术目前在国内开展得还不是非常普及，许多单位开展得还不是非常成熟，例数较少。并且，作为一种高级的心肺支持技术，ECMO 涉及非常复杂的基础理论和实践操作。只有通过反复、系统的学习和培训，才能不断增强 ECMO 临床管理能力，进而提高 ECMO 的救治成功率，广泛推广。ECMO 团队成员直接参与具体的临床管理工作，需要系统地进行 ECMO 理论和实践操作技能培训，掌握 ECMO 的适应证、禁忌证、病理生理变化、临床管理及并发症的预防和处理等，达到可以熟练进行 ECMO 的预充、置管、监测和撤离等操作，以及报警和危急状况的应急处置。各团队成员虽然可能来自不同科室，但只有经过不断的培训才能逐渐掌握 ECMO 技术以及其他专科的相关临床理论和实践技术，使成员之间便于沟通，互通有无，提高工作效率，更有利于 ECMO 技术的发展和实施，提高团队的整体能力。并且通过 ECMO 的模拟培训，可以加强团队成员的临床实践操作能力及熟练配合程度，有助于提高成员对应急事故的识别能力和实践处理能力，提高大家对应急事故及并发症风险的防范意识。

(三) ECMO 管理流程规范化

ECMO 团队成员对于 ECMO 的理解和实践操作水平可能参差不齐，为了保证 ECMO 的顺利成功实施，尽可能减少 ECMO 的相关风险以及降低人为的错误和差错，应建立 ECMO 管理的规范化流程。ECMO 的监测和管理涉及非常多的问题，细节决定成败，ECMO 每一个环节上的疏忽都可能给患者带来十分严重的风险和后果。另外，ECMO 患者住院时间往往比较长，不可避免地会被很多医护人员进行监护和管理，以及存在交接班等问题，如果 ECMO 团队没有形成规范化的监护和管理，团队的工作效率将大打折扣，会严重影响 ECMO 治疗的有效性以及临床治疗策略的执行程度，并且容易引起医疗差错，医疗安全也不能得到有效的保证。

ECMO 团队规范化管理流程的建立可以通过借鉴开展 ECMO 比较成熟的单位经验，结合自身情况，组织团队成员反复讨论，并在临床实践中不断磨合，逐步形成适合本单位 ECMO 患者切实可行的管理规范。规范化的 ECMO 管理，可以使成员的岗位职责更为清楚，工作流程更为顺畅，避免产生误解，减少重复劳动和降低人力负担。按照规范进行监护和管理，可以更为及时地发现 ECMO 治疗过程中的潜在问题以及患者的变化，及时作出相应的调整和处置。对于 ECMO 的报警、ECMO 监测指标的异常变化、突发的应急事件以及患者的异常情况等，也需要建立相应的应急预案和流程，因为接受 ECMO 技术支持的患者一般都是心肺功能严重衰竭的患者，一旦出现 ECMO 故障、出血等严重情况时，若不能及时准确地进行干预处置，会引起致命的后果。应急抢救的预案和规范化流程可以降低 ECMO 的相关风险，预防严重并发症的出现，早期发现，早期干预。

(四) 有效的沟通机制

沟通对于 ECMO 团队的建设与发展是非常重要的因素。团队成员之间，ECMO 团队与其他科室、医院管理层及其他医院之间，与患者家属之间都需要保持非常良好的沟通。ECMO 的治疗涉及多学科的干预时，团队成员间的协作必须有良好的沟通，相互尊重，各尽其责，分工明确，对患者的治疗策略达成共识，治疗过程中遇到问题应及时进行讨论沟通，尽快解决分歧，提高工作效率，减少不必要的重复劳动，使患者获得更好的医疗护理服务。ECMO 团队成员间应相互熟悉，配合默契，互相信任，形成良好的工作氛围，可以提升团队的凝聚力，自上而下、目标一致、协同管理，使 ECMO 可以更为顺利地开展和实施。同时，ECMO 团队的发展离不开医院及兄弟科室的支持，为了得到医院及其他科室的认可，也需要进行沟通与宣传，有利于促进 ECMO 技术在本单位的不断发展。对于外院患者进行 ECMO 转运，更是需要与外院及相关部门进行充分的沟通，通过沟通完善并保证 ECMO 转运所需的相关设备与耗材、人员配置及转运交通工具等，降低转运的风险，保证患者可以顺利到达目的地。另外，ECMO 患者病情极其危重，治疗费用非常昂贵，治疗风险极大，需要在 ECMO 治疗前以及 ECMO 治疗过程中与患者家属保持密切良好及时的沟通，得到患者家属充分的理解和信任，建立和谐的医患关系，医患双方为抢救患者宝贵的生命共同努力。

(五) 善于总结经验

每一个 ECMO 患者的救治都是一次非常宝贵的经验，ECMO 团队的成长离不开所经历的每一位 ECMO 患者。无论成功还是失败都会给 ECMO 团队带来一定的启示,每个ECMO患者救治结束后应及时地组织团队成员进行回顾和分析总结,及时发现临床管理以及团队建设中存在的问题,进而不断完善管理策略和团队合作,改进不足。通过不断地积累经验,可以进一步促进ECMO的发展,通过会议、培训等形式分享和推广自身团队ECMO的经验。

四、ECMO团队的发展

随着我国社会经济水平的不断进步,医疗人力资源不断改善,ECMO的应用会越来越普及,为了使ECMO能够更为安全有效地服务广大患者,提高ECMO的医疗和护理质量,ECMO团队的建设和发展越来越受到重视,团队的存在与否或发展的程度会严重影响ECMO的有效性和安全性,以及ECMO技术的发展。一个成熟的ECMO团队并不能在短时间内建立起来,其建立和发展受多方面的因素影响。除了医疗环境、设备耗材等硬件条件外,还需要具备医院政策的支持、其他科室的认可、有能力的团队带头人、完善的管理体系等条件。应制定适合自身单位的ECMO治疗体系,建立健全各项管理和人事制度,为团队成员提供坚实的发展平台。

本着可持续发展的理念,各个ECMO中心应抓住机会,通过各种平台加强沟通和交流,分享自身的经验和成果,与相关科室、本地区同道们建立紧密的联系,加强合作,促进ECMO的广泛应用。各单位的团队之间可以组成区域性甚至全国性的协作团队或组织,共享数据,有利于基础和临床科研工作的实施,共同努力为促进我国ECMO事业的发展添砖加瓦。

总之,ECMO作为重要的器官支持技术已经在国内外得到快速发展,如何构建ECMO团队是摆在我们面前严峻而且迫切的话题。只有通过高屋建瓴且符合自身特点的团队建设、持续的人员培训和质量改进及相应经验和教训的总结等一系列措施的有效实施才可能不断完善此项技术,让更多重症患者受益。

(王洪亮)

第二节　ECMO临床应用医政管理和伦理

一、ECMO临床应用医政管理

(一) 医政管理的概念和性质

医政管理通常是指政府卫生行政部门依照法律法规及有关规定对医疗机构、医疗技术人员、医疗服务及其相关领域实施行政管理活动的总和。医政管理工作的实质就是医疗卫生工作的政务管理,在我国主要由各级医政医管行政部门负责。

与医院管理不同,医政管理属于公共行政管理范畴,本质是行政行为,具有法律性、单方职权性和裁量性等基本特征。法律性是指医政管理活动均须有法律依据,具有从属法律性,没有法律的明确规定或授权,行政主体不得作出行政行为。单方职权性是指行政主体在实施行政行为时具有单方意志性,不必与行政相对方协商或者征得其同意。裁量性是指行政行为具有一定的裁量余地,行政主体会根据特定案件的实际情况,在合法合规的前提下进行合理裁量。同时,由于医疗卫生工作的特殊性,医政管理还具有很强的专业性。行政人员不仅需要具有丰富的医疗专业知识,还要熟悉政府管理、法律、社会科学等多方面的知识。

(二) ECMO对医政管理的挑战

ECMO技术作为重症医学领域最重要的进展和最前沿的技术之一,代表一家医院甚至一个地区的急救水平,可能为疑难重症患者带来生命的奇迹。随着经济的发展和居民收入水平的不断提高,社会对医疗卫生事业的期待也越来越高。随着经验的不断积累和研究的不断深入,ECMO技术在我国正逐步推广。根据目前的医政管理规定,ECMO技术属于安全性、有效性确切,涉及一定伦理问题或者风险较高,卫生行政部门应当加以控制管理的第三类医疗器械和限制类技术。依照《医疗技术临床应用管理办法》,应由省级卫生行政部门负责此类医疗技术临床应用管理工作。

需要ECMO技术救治的患者,往往病情危重而复杂,常常伴随严重的生理指标紊乱、严重的微生物感染和严重的器官功能衰竭,常规的治疗方法很难纠正这些严重的情况;同时,ECMO实施过程中涉及多个环节,启动、监护和撤机的各个环节都伴随着技术风险,日常管理维护要求复杂,需要多方人员熟练配合。参与ECMO的技术团队,无论医生、护士还是日常护理人员,都需要经由专门的培训。担任团队领袖的临床医生,不仅需要具备丰富的临床经验和先进的理论知识,还需要具有强大的领导组织能力和高效的沟通技能。一旦启动ECMO,患者需要24小时不间断的2对1监护(1名医生、1名护士对1例患者),随时需要处理各种突发事件。ECMO机器设备昂贵,耗材费用高昂,人力资源消耗巨大,平均的治疗费用高达几十万元;以上种种客观问题,又会衍生潜在的医患矛盾和社会矛盾。ECMO高风险、高技术和高费用的特点,对医政管理提出了巨大的挑战。

(三) ECMO的医政管理对策

为了应对ECMO的高风险、高技术和高费用的挑战,对于ECMO的医政管理,可以在行政许可、行政监督、行政指导和协调保障等多方面进行探索。

省级卫生行政部门应当按照《医疗技术临床应用管理办法》的规定,对拟开展ECMO的医疗机构进行严格审查，要求拟开展的单位应当具备ECMO技术实施过程中必需的专科，例如重症医学科、麻醉科、心脏外科、血管外科、放射科、超声科、检验科和输血科等，应当具备足够数量和质量的医务人员组成专门的ECMO小组，应当具备多学科共同参与管理的能力，应当具备掌握ECMO机器设备的原理性能、使用方法和故障排除技能的专业技术人员，应当具备足够的ECMO机器设备、耗材管路和必需的配套设施，应当具备完善的管理制度、医疗规范和突发事件的应急预案。

在严格准入制度的同时，强化实施过程的监督机制，对安全高效实施ECMO技术，提高区域的医疗卫生技术水平具有更重要的意义。医疗机构应当及时向卫生行政部门上报ECMO技术的临床应用情况，包括诊疗病例数、适应证掌握情况、临床应用效果、并发症、合并症、不良反应和随访情况等，医政管理部门应当加强对各医疗机构实施ECMO技术情况的总体把握，发现问题、分析问题和总结经验。省级卫生行政部门可定期组织有审核资质的专家组成ECMO专业督导组，对已开展ECMO的医疗机构进行质量督查。督查应当依照严格的客观量化标准进行，重点监督机构资质、人员素质、规章制度、设备设施和技术规范；对存在的问题提出监督整改意见；对不合格的单位，应当取消其开展ECMO的资质；造成严重后果的，依法追究相关人员的责任。

在严格的行政管理基础上，卫生行政部门还应当对开展ECMO技术的医疗机构进行必要的行政指导。省级卫生行政部门可组织专家制定统一的制度常规，设计统一的知情同意书和ECMO操作规范、操作记录，逐步完善质量督导规范方案，帮助医疗机构建立规范化的管理流程；组织ECMO培训中心或者培训班，开展定期或不定期的专业培训，加强培养医生、护士和技术人员的理论素养和实践技能，培训应当以实用性为核心原则，重点培养对诊疗流程规范的认知能力，熟练掌握标准化操作和处理突发事件的能力；开展法律法规普及、医学伦理教育、医患沟通培训等活动，加强医务人员的风险防控意识，避免法律风险、道德风险和潜在的医患矛盾的发生。

ECMO属于生命支持技术，安全性、有效性确切，但由于风险较高且费用高昂，往往使普通家庭望而却步，即使勉强筹措到足够的医疗费用，也将面对巨大的经济压力。为减少因病致贫、因病返贫的情况，政府应当统筹发展改革、卫生行政、社会保障、医疗保险、民政、财政和金融业监管等有关部门，完善基本医疗保险、工伤保险、大病医疗保险和商业医疗保险等多险种的医疗保障体系；同时也应当鼓励社会救助机构和公益组织发挥作用，帮助有经济困难的家庭筹措医疗费用。

二、ECMO临床应用的伦理问题

（一）为什么在ECMO的临床实践中要考虑伦理问题

虽然近年来ECMO的使用率显著增加，但其院内病死率仍居高不下，关于ECMO支持能够降低病死率的循证医学证据非常有限。另外，ECMO占用的医疗资源（医护资源、仪器设备资源等）较大，对于患方来说，ECMO的花费巨大。同时，目前并没有严格明确的ECMO适应证标准，因而在ECMO的临床实践中伦理问题是需要重点考虑的问题之一。

作为一种独特的生命支持方式，医学伦理学家和临床医生将ECMO视为通向以下两种情况的桥梁：器官功能恢复（bridge to recovery），或者器官移植或设备植入（bridge to transplant/implantation）。如果患者自体器官功能难以恢复，而且无法进行器官移植或不适合做设备植入，此时即为bridge to nowhere，这种情况下唯一的选择就是停止ECMO，转向安慰治疗（comfort care）。对于传统的器官支持技术，诸如机械通气和血液透析等，在这种情况下仍然可以继续维持而不停止，这意味着ECMO在医学伦理上与传统的器官支持技术存在巨大差异。

（二）ECMO的临床实践中伦理难题的分类

ECMO患者的管理需要多学科团队，其中包括临床伦理顾问。临床伦理顾问的作用是监控和优化临床医生-家属-患者之间的沟通，其目标是：①使患者及家属了解ECMO的性质和目的；②尽量解决患者、家属及医疗人员的伦理疑问。临床伦理顾问需要解决的问题包括：撤除ECMO决定（end-of-life decision making）、隐私权（confidentiality and privacy concerns）、知情同意（informed consent）、代理人的医疗决策（surrogate decision making）、医护人员或医疗机构的责任（professional or institutional responsibilities）等。

1. 何时启动ECMO 比如急性心肌梗死患者心肺复苏10分钟后仍未恢复自主循环，此时是否启动ECMO？启动ECMO要考虑很多因素，包括患者因素及医疗机构因素。患者方面需要考虑：患者的病情是否可逆、多脏器功能衰竭的情况、是否合并不可逆的神经功能损伤，以及年龄等。医疗机构方面需要考虑：是否具有成熟的ECMO团队，是否有充足的医疗资源等。ECMO中心对于何时启动ECMO及何时终止ECMO应该有严格的标准，且标准的制定要有循证医学数据的支持。

2. 何时终止ECMO 查房时经常听到的疑问是“如果该患者的病情已几乎不可能恢复到有质量的生活时，是否要终止ECMO？”如若等待肺移植的患者在VV ECMO支持期间出现脓毒症、多脏器功能衰竭等，已被肺移植名单除外，即出现 bridge to nowhere 的情况，此时是否终止 ECMO？在将 ECMO 作为等待肺移植的方法（bridge to transplantation）前就应该充分评估患者的基本情况，排除病情不可逆的情况。但是尽管如此，还是有原本符合适应证的患者，在 ECMO 支持期间病情进展，最终出现 bridge to nowhere 的情况。对于这种情况，医护人员应全面评估，并向患方解释目前的病情，以及各种治疗方案的利弊。但若患者及其代理人在充分了解各种治疗方案的利弊后仍坚持继续 ECMO 治疗，应该继续维持 ECMO 支持。对于所有 ECMO 患者，在启动 ECMO 前应对患方进行充分告知，包括告知最后可能病情进展，难以逆转，告知 bridge to nowhere 的概念等，并询问如果出现 bridge to nowhere 的情况，患方的意愿等。在每日多学科查房时应讨论目前是否已到了 bridge to nowhere 的状况。另外，在每日与患方沟通时也应告知患方目前病情，以及后续若出现 bridge to nowhere 的情况时患方的意愿。

3. 谁来决定撤除 ECMO 以往的观点认为，在 bridge to nowhere 的情况下，医护人员应与患者及代理人探讨接下来的治疗方案及预后，并与患方探讨是否终止 ECMO。这种决策方案为“共同决策制定（shared decision-making）”。虽然让患方做这个决定符合医学伦理学的“尊重自主原则（autonomy）”，但这个行为实际上增加了患方的心理负担。而若由医护人员做这个决定，也同样增加了医护人员的心理负担。

（三）如何应用医学伦理原则解决 ECMO 临床实践的伦理难题

医学伦理四大基本原则——即尊重自主原则、不伤害原则、有利原则、公正原则——为讨论医学伦理难题提供了标准范式。针对 ECMO 技术临床应用过程中遇到的伦理问题，我们可以通过这四大基本原则，探讨其解决方案。

1. 尊重自主原则（autonomy） “尊重自主原则”体现在充分告知上。依据“尊重自主原则”，在作出启动 ECMO 及撤除 ECMO 的决定前，均应向患方详细告知病情、预后、风险及花费等，并告知患方 bridge to nowhere 的概念，同时请患方考虑此时是否终止 ECMO 的问题。同时，因为启动 ECMO 很多情况下是仓促的，患方往往处于巨大悲痛、慌乱之中，没有足够的反应时间，此时患方往往不能充分理解医疗谈话的内容。因而后续的谈话是至关重要的。后续每日谈话应包含 ECMO 治疗目标、预后、ECMO 支持预计时间以及后续器官功能结局等。另外，每日谈话时应告知 bridge to nowhere 的概念，并了解患方的意愿。当出现 bridge to nowhere 的情况时，应安排谈话讨论是否终止 ECMO。在患方作出决定前，可以继续进行 ECMO 支持一段时间，即“时间限制试验（time-limit trial）”（通常超过 24～48 小时，一般为 1～2 周，即若接下来的 1～2 周病情无好转，则终止 ECMO 支持），以此给予患者尽可能多的康复机会，并给予患方心理调整接受期，使患方对生命的终止做好心理准备。当终止 ECMO 是唯一可行的方案时，谈话模式应由“共同决策制定”转变为更加直接的方式，因为让代理人作出“放弃”的决策会增加其心理负担。最终的决定仍需要代理人作出，但医护人员可给予其适当的医学指导。使代理人了解“终止 ECMO”的过程可能会有助于减轻其“放弃”患者的心理负担。

2. 不伤害原则（nonmaleficence） 在 ECMO 支持的过程中，任何经验不足或医疗差错均会给患者带来巨大伤害。因而作为底线原则，“不伤害原则”要求医护人员在医疗过程中不给患者带来伤害。依据“不伤害原则”，在出现 bridge to nowhere 的情况时，若患者仍坚持继续维持 ECMO 支持，即便医疗资源紧缺，此时仍应继续维持该患者的 ECMO 支持。

3. 有利原则（beneficence） 依据“有利原则”，在作出是否启动 ECMO 支持的决定前，以及在 ECMO 支持过程中的任何医疗决策，医护人员均应权衡利弊，尽可能选择对患者最有利的治疗方案。另外，医护人员应对临终患者进行“临终关怀”，包括对患者及其家属提供医疗、护理、心理和社会等各方面的照护，使患者缓解痛苦，保证生命质量，同时关照患方家属的身心健康。

4. 公正原则（justice） “公正原则”体现在医疗资源的分配上。目前 ECMO 这种在我国发达地区都相对稀缺的医疗资源，因其技术难度大、医疗成本高昂，现有的“公正原则”理论无法解决现实的不平等问题。对于稀缺资源的配给问题，更恰当的表述是：“当不是每个人都能活下来时，谁应该活下来？”英国往往采用排队、限制标准来进行配给；而美国则根据支付能力和保险充足性来进行配给。根据我国目前的国情，在很长时间里，我们还只能根据患方的支付能力和保险充足性进行医疗资源的分配。除此之外，患方所在地区的经济发展、医疗水平的发展等都影响了这类医疗稀缺资源的分配。

（黄　曼）

思考题

1. ECMO 团队对于提高 ECMO 的成功率具有哪些意义？
2. ECMO 团队的必备条件有哪些？
3. 如何应用医学伦理原则解决 ECMO 临床实践的伦理难题？

参考文献

[1] MOLL V, TEO E Y, GRENDA D S, et al. Rapid development and implementation of an ECMO program [J]. ASAIO J, 2016, 62(3): 354-358.

[2] AISSAOUI N, LUYT C E, LEPRINCE P, et al. Predictors of successful extracorporeal membrane oxygenation (ECMO) weaning after assistance for refractory cardiogenic shock [J]. Intensive Care Med, 2011, 37(11): 1738-1745.

[3] LUCCHINI A, DE FELIPPIS C, ELLI S, et al. Mobile ECMO team for inter-hospital transportation of patients with ARDS: A retrospective case series [J]. Heart Lung Vessel, 2014, 6(4): 262-273.

[4] ZAKHARY B M, KAM L M, KAUFMAN B S, et al. The utility of high-fidelity simulation for training critical care fellows in the management of extracorporeal membrane oxygenation emergencies: A randomized controlled trial [J]. Crit Care Med, 2017, 45(8): 1367-1373.

[5] KARAGIANNIDIS C. Extracorporeal membrane oxygenation: Evolving epidemiology and mortality [J]. Intensive Care Med, 2016, 42(5): 889-896.

[6] ABRAMS D C. Ethical dilemmas encountered with the use of extracorporeal membrane oxygenation in adults [J]. Chest, 2014, 145(4): 876-882.

[7] MELTZER E C. Extracorporeal membrane oxygenation in adults: A brief review and ethical considerations for nonspecialist health providers and hospitalists [J]. J Hosp Med, 2014, 9(12): 808-813.

[8] STEPHENS A L, BRUCE C R. Setting expectations for ECMO: Improving communication between clinical teams and decision makers [J]. Methodist Debakey Cardiovasc J, 2018, 14(2): 120-125.

[9] BEIN T, WEBER-CARSTENS S, HERRIDGE M. Extracorporeal life support, ethics, and questions at the bedside: How does the end of the pathway look? [J]. Intensive Care Med, 2015, 41(9): 1714-1715.

[10] BEIN T, BRODIE D. Understanding ethical decisions for patients on extracorporeal life support [J]. Intensive Care Med, 2017, 43(10): 1510-1511.

[11] HOWE E G. New paradigms in medical ethics [J]. J Clin Ethics, 2016, 27(4): 267-280.

[12] MAKDISI T, MAKDISI G. Ethical challenges in extra corporeal membrane oxygenation use [J]. Ann Palliat Med, 2017, 6(Suppl 2): S128-S131.

附录

中英文名词对照

ECMO 辅助下心肺复苏　ECMO cardiopulmonary resuscitation, ECPR
RIFLE 分级标准　the risk, injury, failure, loss of kidney function, and end-stage kidney disease classification

B

白介素-1　interleukin-1, IL-1
半乳甘露聚糖　galactomannan, GM
保护性毛刷刷检　protected specimen brush, PSB
闭塞性细支气管炎综合征　bronchiolitis obliterans syndrome, BOS
表观分布容积　apparent volume of distribution, V_d
搏动指数　pulsation index, PI
补充性肠外营养　supplement parenteral nutrition, SPN
布莱洛克-陶西格分流术　Blalock-Taussig shunt, B-T shunt

C

彩色多普勒超声检查　color-Doppler ultrosonography, CDS
肠内营养　enteral nutrition, EN
肠外营养　parenteral nutrition, PN
超声支气管镜　endobronchial ultrasound, EBUS
成分血浆分离吸附　fractional plasma separation and absorption, FPSA
持续低效透析　sustained low-efficiency dialysis, SLED
促炎细胞因子　proinflammatory cytokine, PIC

D

大动脉转位　transposition of great arteries, TGA
代偿性抗炎症反应综合征　compensated anti-inflammatory response syndrome, CARS
蛋白结合毒素　albumin-bound toxin, ABT
蛋白质分解率　protein catabolic rate, PCR
低分子量肝素　low molecular weight heparin, LMWH
第 1 秒用力呼气容积　forced expiratory volume in first second, FEV_1
电荷耦合器　charge coupled device, CCD
电视胸腔镜外科手术　video-assisted thoracic surgery, VATS
电阻抗成像　electrical impedance tomography, EIT
动静脉二氧化碳分压差　arterio-venous partial pressure of carbon dioxide, $Pa\text{-}cvCO_2$
动脉导管未闭　patent ductus arteriosus, PDA
动脉血氧分压　arterial partial pressure of oxygen, PaO_2
窦管交界　sinotubular junction
窦状隙征　sinusoid sign
多器官功能障碍综合征　multiple organ dysfunction syndrome, MODS
多器官支持治疗　multiple organ support therapy, MOST

E

额定血流　rated flow
二尖瓣反流　mitral regurgitation, MR
二尖瓣狭窄　mitral stenosis, MS
二维　2 dimension, 2D

F

非甾体抗炎药　nonsteroidal anti-inflammatory drug, NSAID
肺表面活性物质　pulmonary surfactant, PS
肺动脉瓣反流　pulmonic regurgitation, PR
肺动脉瓣狭窄　pulmonic stenosis, PS
肺动脉高压　pulmonary arterial hypertension
肺动脉收缩压　pulmonary artery systolic pressure, PASP
肺动脉楔压　pulmonary artery wedge pressure, PAWP
肺动脉压　pulmonary artery pressure, PAP
肺高压　pulmonary hypertension, PH
肺血管阻力　pulmonary vascular resistance, PVR
分子吸附再循环系统　molecular absorbent recycling system, MARS
腹腔间室综合征　abdominal compartment syndrome, ACS

G

改善全球肾脏病预后组织　Kidney Disease: Improving Global Outcomes, KDIGO
肝素诱导的血小板减少合并血栓形成　heparin-induced thrombocytopenia and thrombosis, HITT
肝素诱导的血小板减少症　heparin-induced thrombocytopenia, HIT
高频振荡通气　high frequency oscillation ventilation, HFOV
高容量血浆置换　high volume plasma exchange, HVPE
高容量血液滤过　high volume hemofiltration, HVHF
高速泳动族蛋白 1　high mobility group box-1protein, HMGB-1

高通量血液透析　high-flux hemodialysis
供者特异性抗体　donor specific antibody，DSA
估算的肾小球滤过率　estimated glomerular filtration rate，eGFR

H

宏基因组二代测序　metagenomics next-generation sequencing，mNGS
呼气末正压　positive end-expiratory pressure，PEEP
呼吸机相关性肺炎　ventilator-associated pneumonia，VAP
环氧化酶　cyclo-oxygenase，COX
缓慢连续透析　slow continuous dialysis，SCD
缓慢连续性超滤　slow continuous ultrafiltration，SCUF
混合毛细血管前+后肺高压　combine post-capillary and pre-capillary PH，Cpc-PH
活化部分凝血活酶时间　activated partial thromboplastin time，APTT
活化凝血时间　activated clotting time，ACT
活性氧　reactive oxygen species，ROS

J

机械通气相关性肺损伤　ventilation-associated lung injury，VALI
基础能量消耗　basal energy expenditure，BEE
基质金属蛋白酶抑制因子　tissue inhibitor of metalloproteinase 2，TIMP-2
急进性肾小球肾炎　rapidly progressive glomerulonephritis，RPGN
急性暴发性心肌炎　acute fulminant myocarditis，AFM
急性肺水肿　acute pulmonary edema，APE
急性肺损伤　acute lung injury，ALI
急性呼吸窘迫综合征　acute respiratory distress syndrome，ARDS
急性排斥反应　acute rejection，AR
急性肾损伤　acute kidney injury，AKI
急性肾损伤网络　Acute Kidney Injury Network，AKIN
急性肾小管损伤　acute tubular necrosis，ATN
急性失代偿性心力衰竭　acute decompensated heart failure，ADHF
急性透析质量倡议　Acute Dialysis Quality Initiative，ADQI
急性胃肠功能损伤　acute gastrointestinal injury，AGI
急性心力衰竭　acute heart failure，AHF
甲磺酸萘莫司他　nafamostat mesilate
间歇性肾脏替代治疗　intermittent renal replacement therapy，IRRT
间歇性血液透析　intermittent hemodialysis，IHD
间质性肺疾病　interstitial lung disease，ILD
间质综合征　interstitial syndrome
简化肺损伤评分　abbreviated injury score，AIS
近端等速表面积　proximal isovelocity surface area，PISA
经皮气管切开术　percutaneous tracheostomy，PDT
经食管超声心动图　trans-esophageal echocardiography，TEE
经胸超声心动图　transthoracic echocardiography，TTE
经支气管镜肺活检术　transbronchial lung biopsy，TBLB
静动脉血分流率　ratio of shunted blood to total perfusion，Q_S/Q_T
静脉-动脉模式体外膜氧合　VA ECMO
静脉-静脉模式体外膜氧合　VV ECMO
静息能量消耗　resting energy expenditure，REE

K

咯血　hemoptysis
抗利尿激素　antidiuretic hormone，ADH
口服营养补充　oral nutrition supplement，ONS
跨膜压　transmembrane pressure，TMP

L

类风湿关节炎　rheumatoid arthritis，RA
离心分离　centrifugal separation
连续白蛋白净化治疗系统　continuous albumin purification system，CAPS
连续波多普勒　continuous wave Doppler，CWD
连续心输出量　continuous cardiac output，CCO
连续心脏指数　continuous cardiac index，CCI
连续性静脉-静脉血液滤过　continuous veno-venous hemofiltration，CVVH
连续性静脉-静脉血液透析　continuous veno-venous hemodialysis，CVVHD
连续性静脉-静脉血液透析滤过　continuous veno-venous hemodiafiltration，CVVHDF
连续性肾脏替代治疗　continuous renal replacement therapy，CRRT
连续性血浆滤过吸附　continuous plasma filtration adsorption，CPFA
连续性血液滤过　continuous hemofiltration，CHF
连续性血液透析　continuous hemodialysis，CHD
连续性血液透析滤过　continuous hemodiafiltration，CHDF
滤器前压力　pressure before filter，PBF

M

脉冲波多普勒　pulsed wave Doppler，PWD
慢性肾脏病　chronic kidney disease，CKD
慢性移植物失功　chronic graft dysfunction，CGD
毛细血管后肺高压　post-capillary PH
毛细血管前肺高压　pre-capillary PH
每搏输出量变量　stroke volume variable，SVV
每日持续低效透析　sustained low-efficiency daily dialysis，SLEDD
每日持续低效透析滤过　sustained low-efficiency daily diafiltration，SLEDD-f
弥漫性血管内凝血　disseminated intravascular coagulation，DIC
免疫吸附　immunoadsorption，IA
目标指导容量管理　goal directed volume management，GDVM

N

难治性心搏骤停　refractory cardiac arrest, RCA

尿胰岛素样生长因子结合蛋白 7　insulin-like growth factor binding protein 7, IGFBP7

脓毒症相关性 AKI　septic acute kidney injury, septic AKI

P

普通肝素　unfractionated heparin, UFH

Q

前列环素　prostaglandin I_2, PGI_2

全肺静脉异位引流　total anomalous pulmonary venous drainage, TAPVD

全身炎症反应综合征　systemic inflammatory response syndrome, SIRS

全心舒张末期容积　general end-diastolic volume, GEDV

群体反应性抗体　panel reactive antibody, PRA

R

溶血尿毒症综合征　hemolytic uremic syndrome, HUS

乳酸　lactate, Lac

S

三尖瓣瓣环收缩期位移　tricuspid annular plane systolic excursion, TAPSE

三尖瓣反流　tricuspid regurgitation, TR

三尖瓣反流速率　tricuspid regurgitation velocity, TRV

三尖瓣狭窄　tricuspid stenosis, TS

射流紧缩口　vena contracta, VC

神经肌肉阻滞剂　neuromuscular blocking agent, NMBA

肾损伤人工肾启动　the artificial kidney initiation in kidney injury, AKIKI

肾小球滤过率　glomerular filtration rate, GFR

肾脏病预后质量倡议　Kidney Disease Outcomes Quality Initiative, KDOQI

肾脏替代治疗　renal replacement therapy, RRT

声阻抗　acoustic impedance

实时二维超声　real-time 2D ultrasound, RTUS

双重滤过血浆置换　double filtration plasmapheresis, DFPP

双重血浆分子吸附系统　double plasma molecular absorb system, DPMAS

双腔静脉插管　double lumen cannula, DLC

瞬时反流口面积　effective regurgitant orifice area, EROA

T

胎粪吸入综合征　meconium aspiration syndrome, MAS

体外膜氧合　extracorporeal membrane oxygenation, ECMO

体外生命支持　extracorporeal life support, ECLS

体外生命支持组织　Extracorporeal Life Support Organization, ELSO

透明膜病　hyaline membrane disease, HMD

W

完全肠外营养支持　total parenteral nutrition, TPN

微循环和线粒体功能障碍综合征　microcirculation and mitochondrial dysfunction syndrome, MMDS

无脉电活动　pulseless electrical activity, PEA

X

吸入气氧浓度　fractional concentration of inspired oxygen, FiO_2

系统性红斑狼疮　systemic lupus erythematosus, SLE

先天性膈疝　congenital diaphragmatic hernia, CDH

先天性心脏病　congenital heart disease, CHD

心房利尿钠肽　atrial natriuretic peptide, ANP

心肾综合征　cardiorenal syndrome, CRS

心输出量　cardiac output, CO

心源性肺水肿　cadiogenic pulmonary edema, CPE

心脏顿抑　cardiac stun, CS

心指数　cardiac index, CI

新生儿持续性肺动脉高压　persistent pulmonary hypertension of the newborn, PPHN

新生儿呼吸窘迫综合征　neonatal respiratory distress syndrome, NRDS

新生儿暂时性呼吸增快症　transient tachypnea of the newborn, TTN

新鲜冰冻血浆　fresh frozen plasma, FFP

胸腔内血容量指数　intrathoracic blood volume index, ITBVI

血管外肺水指数　extravascular lung water index, EVLWI

血管性血友病因子　von Willebrand factor, vWF

血浆量计算　estimated plasma volume, EPV

血浆透析滤过　plasma diafiltration, PDF

血浆吸附　plasma adsorption, PA

血浆吸附集成连续性血液净化　plasma absorption+continuous blood purification, PA+CBP

血浆置换　plasma exchange, PE

血清肌酐　serum creatitine, SCr

血栓弹力图　thromboelastography, TEG

血栓性血小板减少性紫癜　thrombotic thrombocytopenic purpura, TTP

血液灌流　hemoperfusion, HP

血液滤过　hemofiltration, HF

血液透析滤过　hemodiafiltration, HDF

血液吸附　hemoadsorption, HA

循环衰竭　circulatory failure, CF

Y

延长的间歇性肾脏替代治疗　prolonged intermittent renal replacement therapy, PIRRT

延长的每日透析　extended daily dialysis, EDD

延长的每日透析滤过　extended daily dialysis with filtration, EDDF
氧合指数　oxygenation index, OI
药代动力学　pharmacokinetics, PK
药效动力学　pharmacodynamics, PD
液体超负荷　fluid overload, FO
液体及导管治疗试验　fluid and catheter treatment trial, FACTT
医院获得性肺炎　hospital-acquired pneumonia, HAP
右心房压　right atrial pressure, RAP
右心室压　right ventricle pressure, RVP

Z

造影剂相关性 AKI　contrast induced acute kidney injury, CI-AKI
支气管肺发育不良　broncho-pulmonary dysplasia, BPD
支气管肺泡灌洗　bronchoalveolar lavage, BAL
支气管肺泡灌洗液　bronchoalveolar lavage fluid, BALF
支气管消失综合征　vanished bronchus syndrome, VBS
脂蛋白直接吸附　direct adsorption of lipoprotein, DALI
质量检测　quality measure, QM
治疗性血浆置换　therapeutic plasma exchange, TPE
治疗性血液成分单采　therapeutic apheresis, TA
治疗药物监测　therapeutic drug monitoring, TDM
中心静脉血氧饱和度　systemic central venous oxygen saturation, $ScvO_2$
中心静脉压　central venous pressure, CVP
中性粒细胞明胶酶相关脂质运载蛋白　neutrophil gelatinase associated lipocalin, NGAL
终末期肾病　end-stage renal disease, ESRD
肿瘤坏死因子-α　tumor necrosis factor-α, TNF-α
重症超声　critical ultrasonography
重症肌无力　myasthenia gravis, MG
重症监护室　intensive care unit, ICU
重症社区获得性肺炎　severe community-acquired pneumonia, SCAP
主动脉瓣反流　aortic regurgitation, AR
主动脉瓣狭窄　aortic stenosis, AS
自身免疫病　autoimmune disease, AID
自荧光支气管镜　autofluorescence bronchoscopy
阻力指数　resistance index, RI
阻塞性睡眠呼吸暂停　obstructive sleep apnea, OSA
组织多普勒成像　Doppler tissue imaging, DTI
组织因子　tissue factor, TF
左心室辅助装置　left ventricular assist device, LVAD
左心室流出道速度变异率　variability rate of left ventricular outflow tract velocity, ΔPeak
左心室收缩末期面积　left ventricular end-systolic area, LVEDA

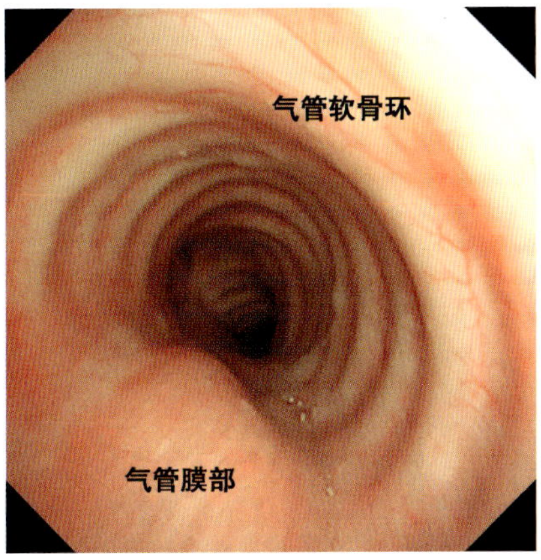

彩图 3-1-2　气管

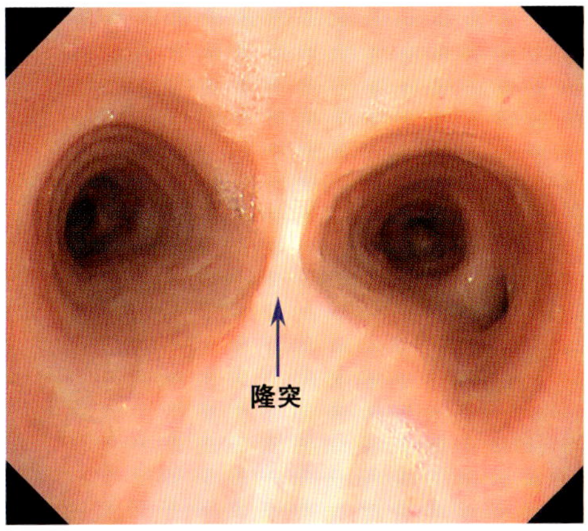

彩图 3-1-3　气管隆突

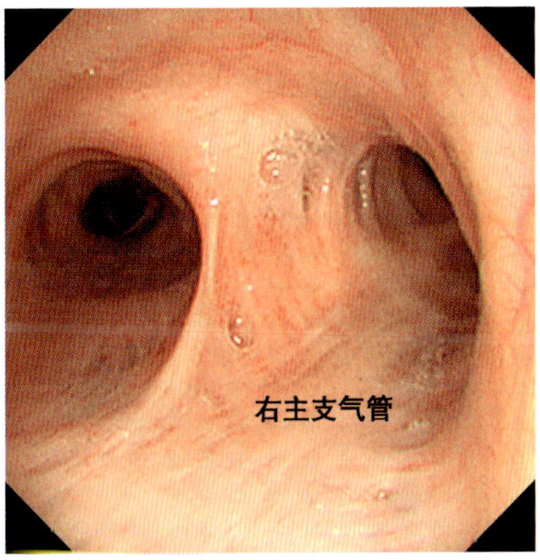

彩图 3-1-4　右主支气管

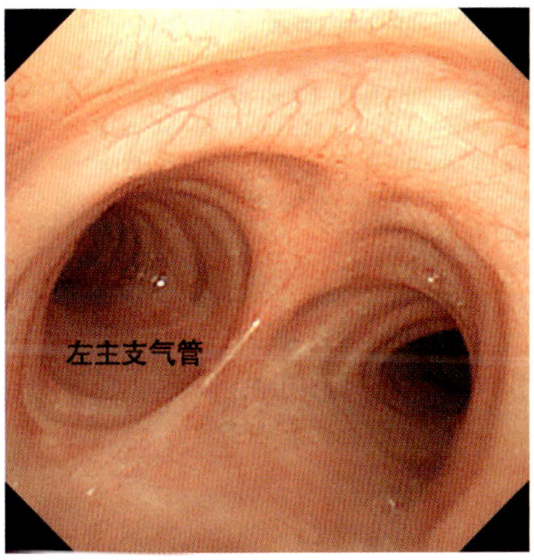

彩图 3-1-5　左主支气管

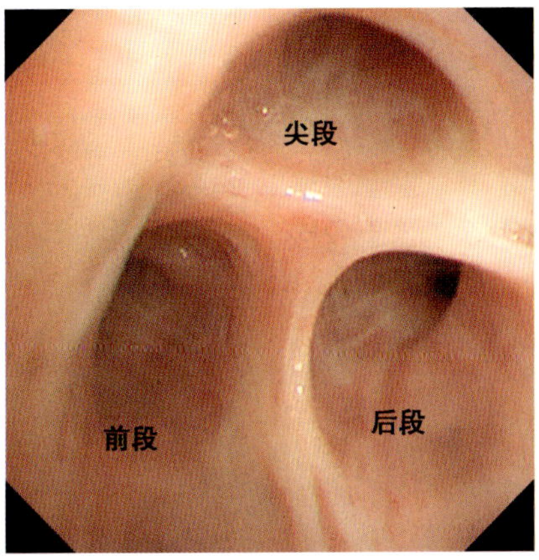

彩图 3-1-6　右肺上叶

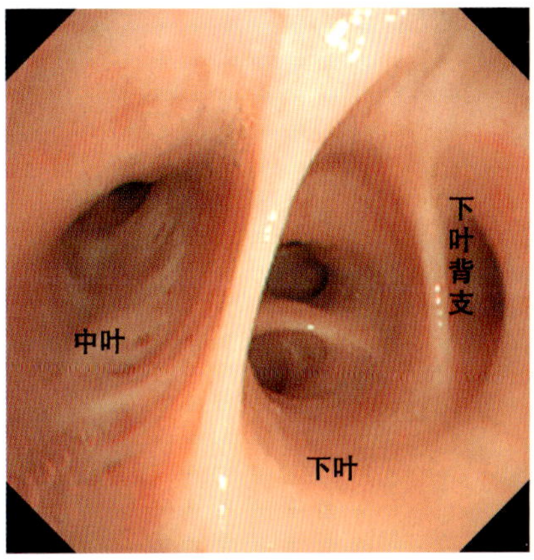

彩图 3-1-7　右肺中、下叶

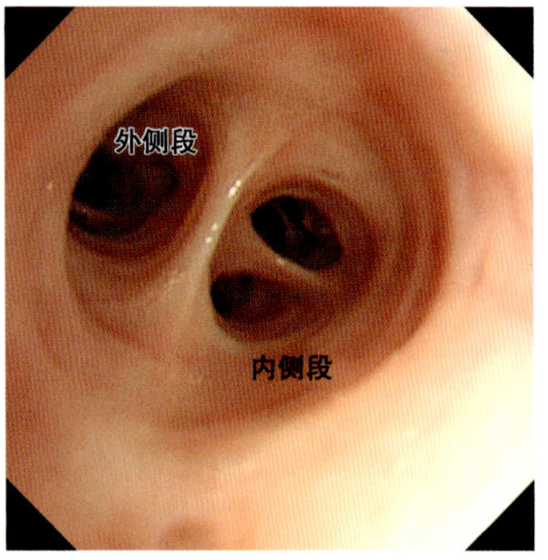

彩图 3-1-8　右肺中叶

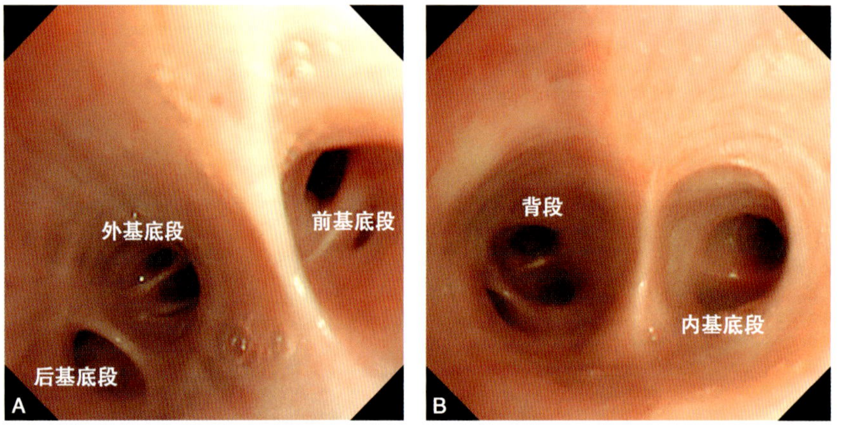

彩图 3-1-9　右肺下叶

A. 右肺下叶前基底段、外基底段、后基底段；B. 右肺下叶内基底段、背段。

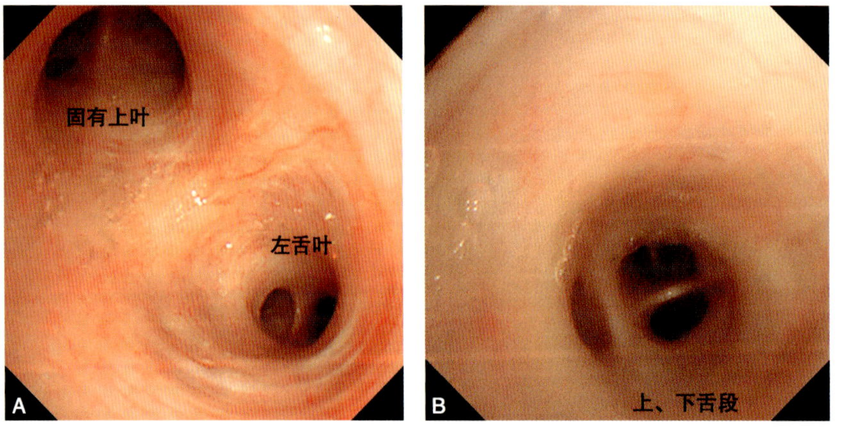

彩图 3-1-10　左肺上叶

A. 左肺上叶左舌叶、固有上叶；B. 左肺上叶上、下舌段。

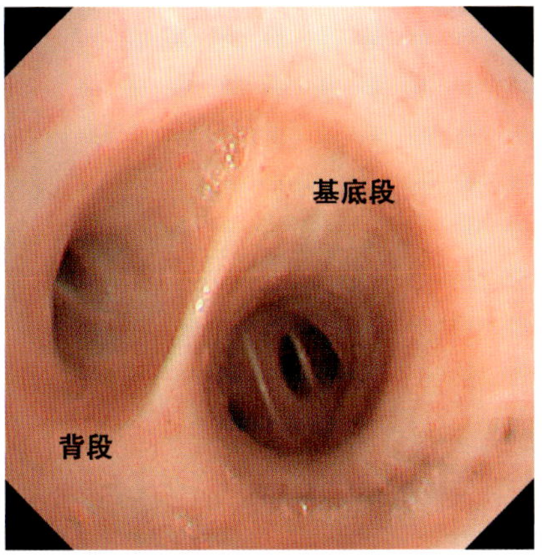

彩图 3-1-11　左肺下叶

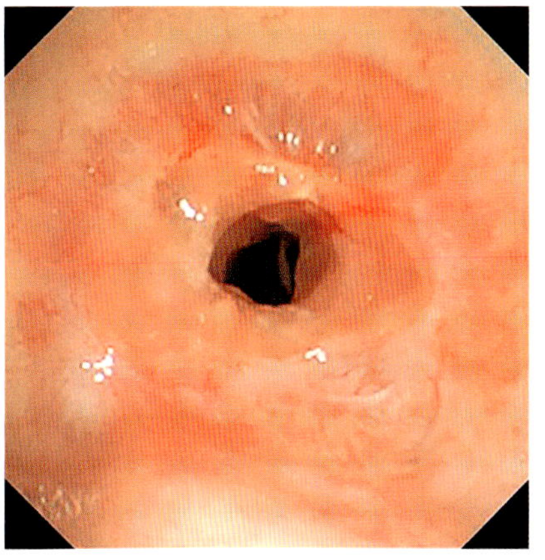

彩图 3-2-1　支气管黏膜炎症，黏膜充血水肿

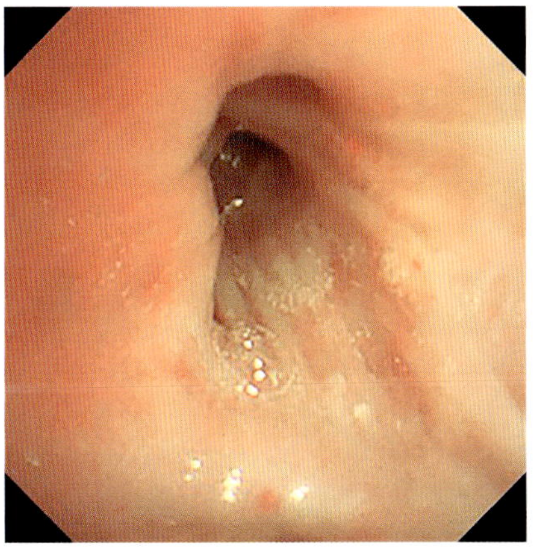

彩图 3-2-2　支气管黏膜慢性炎症，黏膜轻度肿胀、纤维化

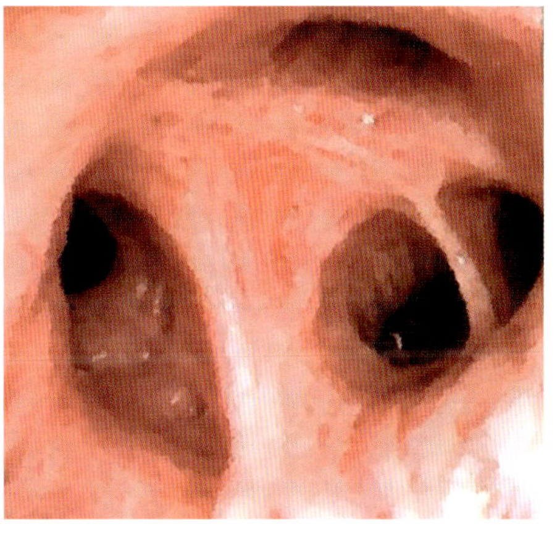

彩图 3-2-3　支气管黏膜慢性炎症，黏膜明显纤维化

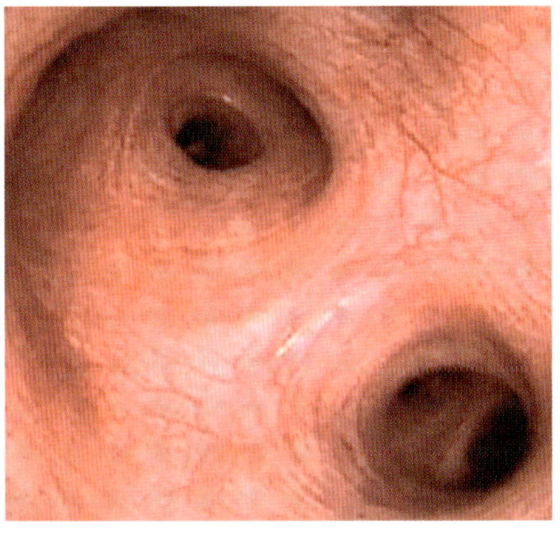

彩图 3-2-4　支气管黏膜急性炎症，支气管壁密布充血血管

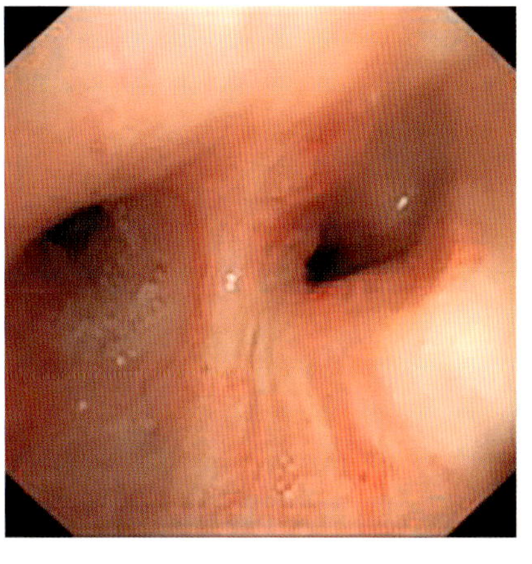

彩图 3-2-5　气道内分泌物

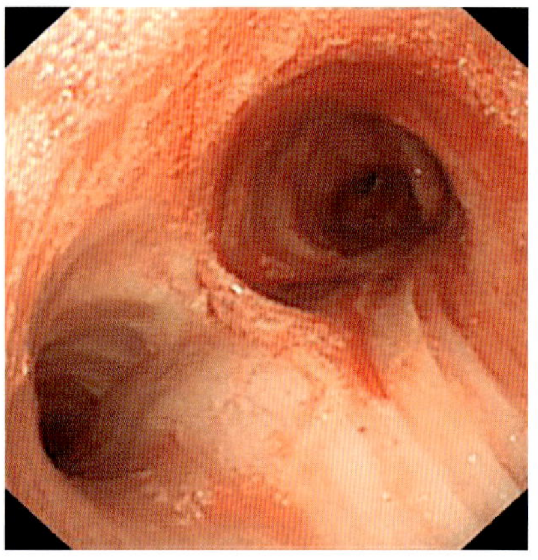

彩图 3-2-6　右上叶陈旧性血性分泌物

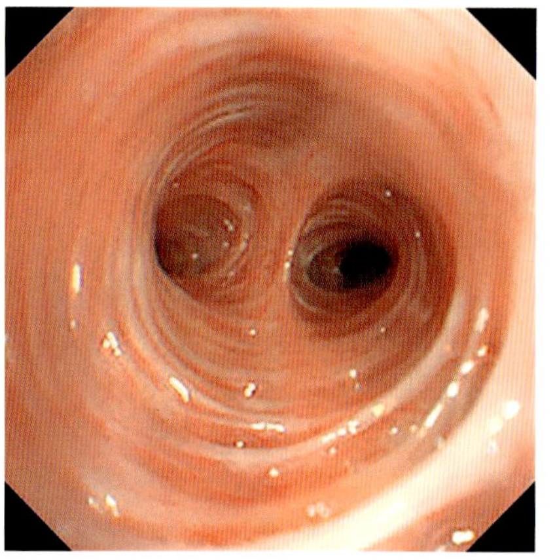

彩图 3-2-7　气管管腔扩张，软骨环清晰可见

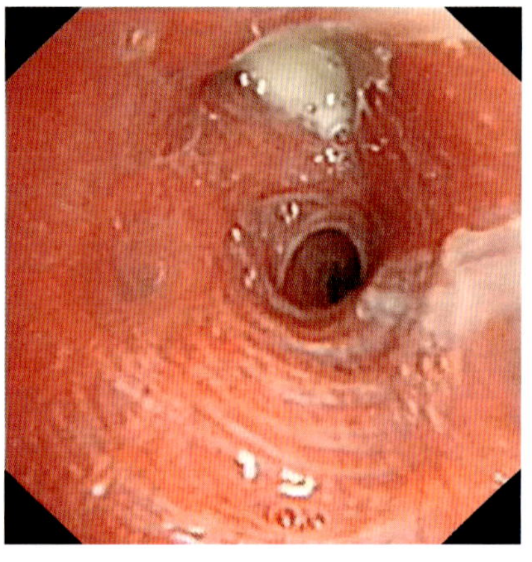

彩图 3-2-8　气道黏膜可见皱襞，管腔内痰栓堵塞

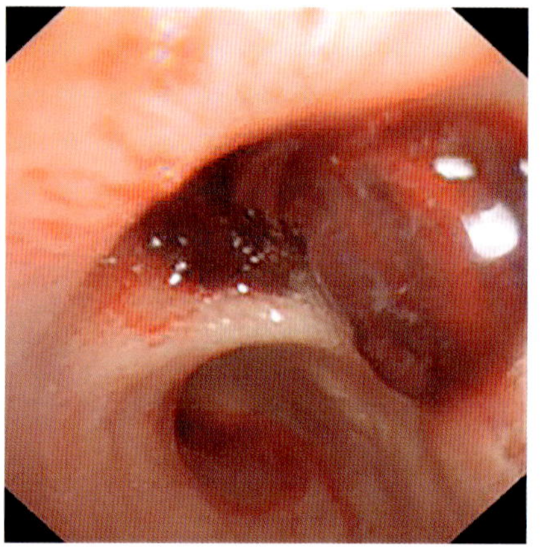

彩图 3-2-9　支气管扩张患者，气道内出血，血凝块堵塞管腔

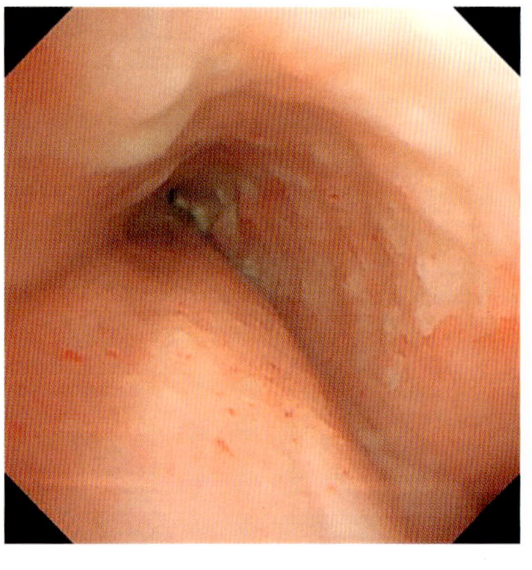

彩图 3-2-10　黏膜组织充血水肿，管腔狭窄，病理证实结核

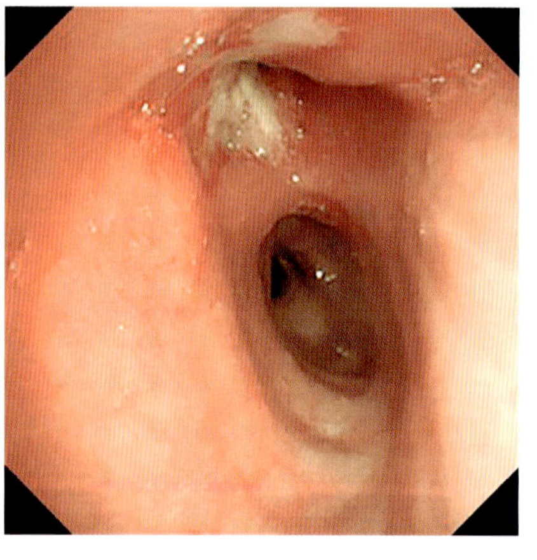

彩图 3-2-11　黏膜肿胀，管腔狭窄，病理证实结核

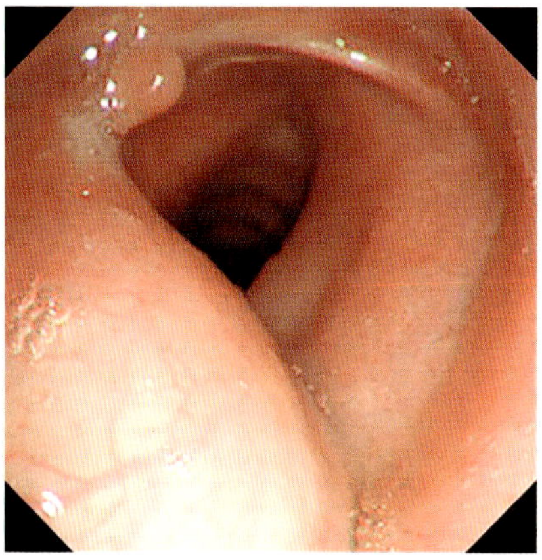

彩图 3-2-12　黏膜瘢痕，管腔狭窄，病理证实结核

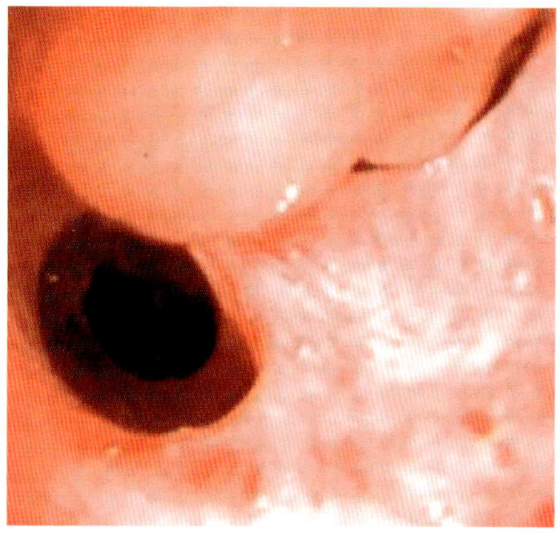

彩图 3-2-13　黏膜肉芽组织增生，病理证实结核

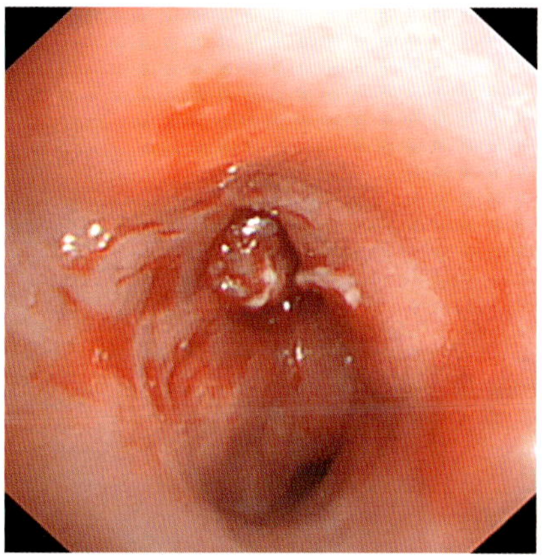

彩图 3-2-14　左上叶开口菜花样新生物，伴有出血，病理证实鳞癌

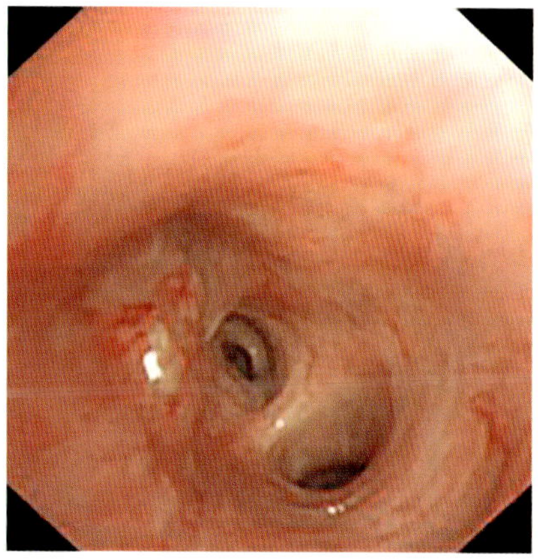

彩图 3-2-15　左下叶基底段可见扁平样隆起，病理证实腺癌

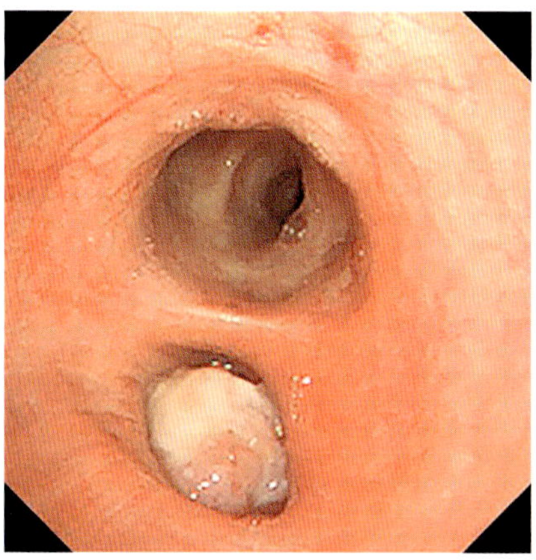

彩图 3-2-16　左下叶背段菜花样新生物，堵塞管腔，病理证实腺癌

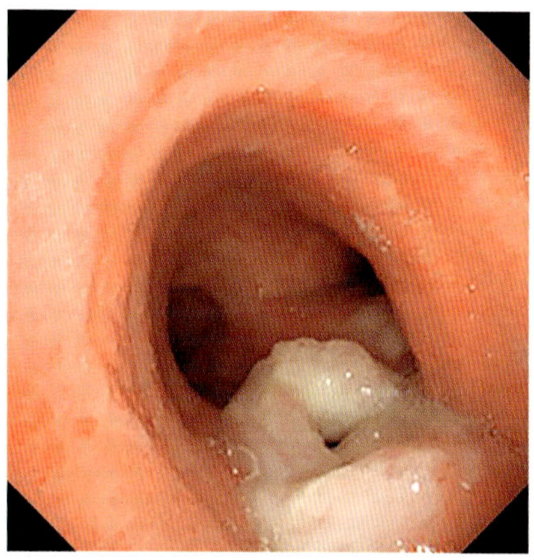

彩图 3-2-17　食管癌导致气管食管瘘，瘘口可见大量白色分泌物

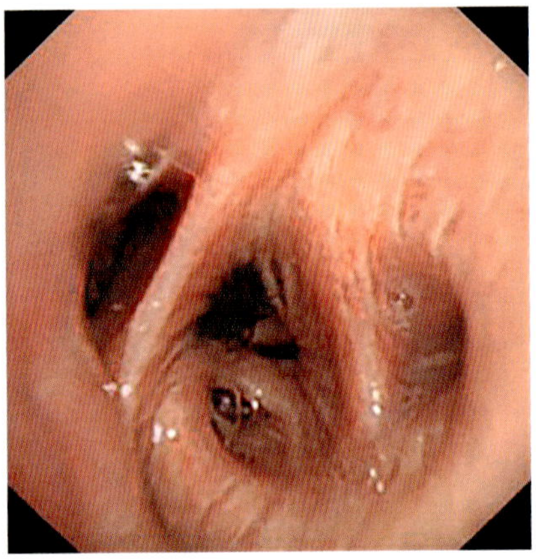

彩图 3-2-18　右肺中间支气管黏膜增厚，管腔扭曲、闭塞

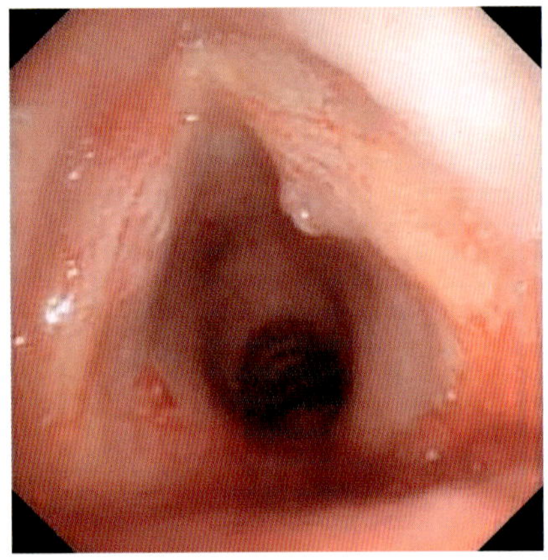

彩图 3-2-19　声带息肉

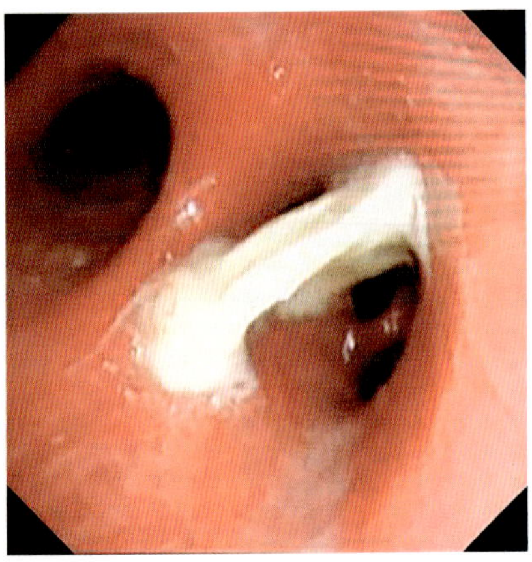

彩图 3-2-20　气道异物

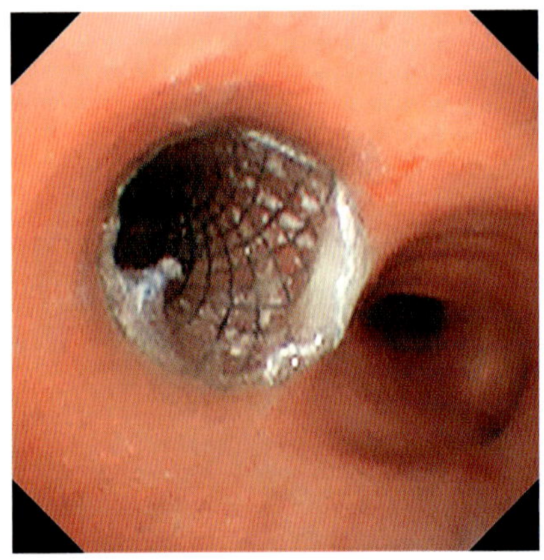

彩图 3-2-21　气管内支架植入术后改变

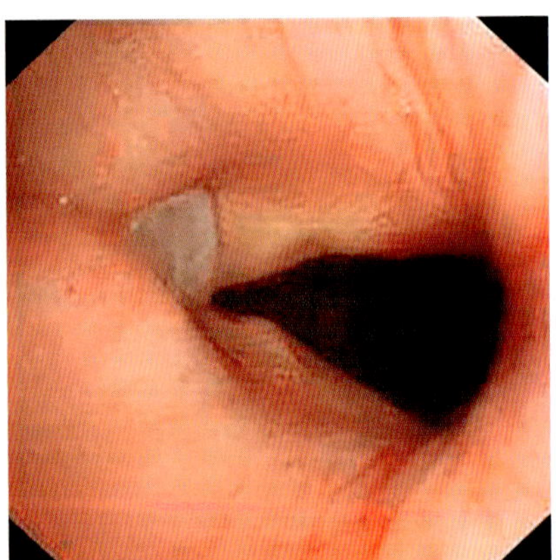

彩图 3-2-22　声门联合处囊肿

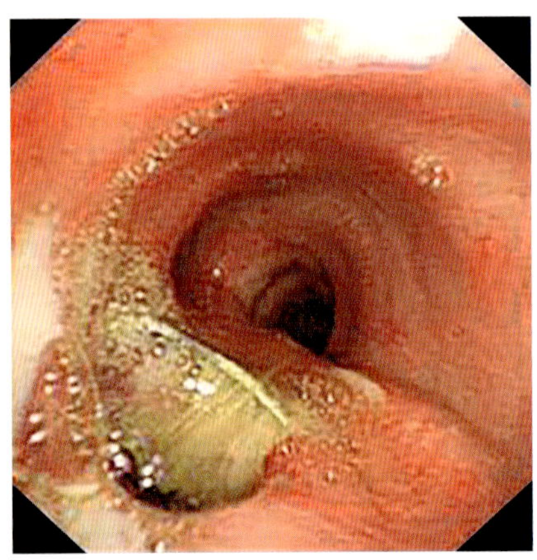

彩图 3-2-23　左主支气管胸膜瘘

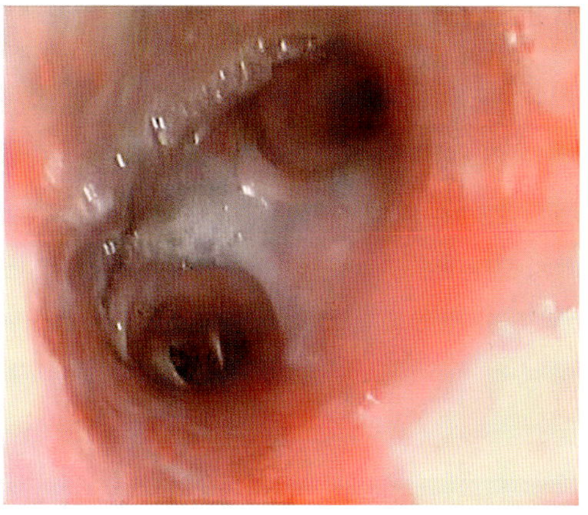

彩图 4-3-1　气道黏膜充血，炭末沉积

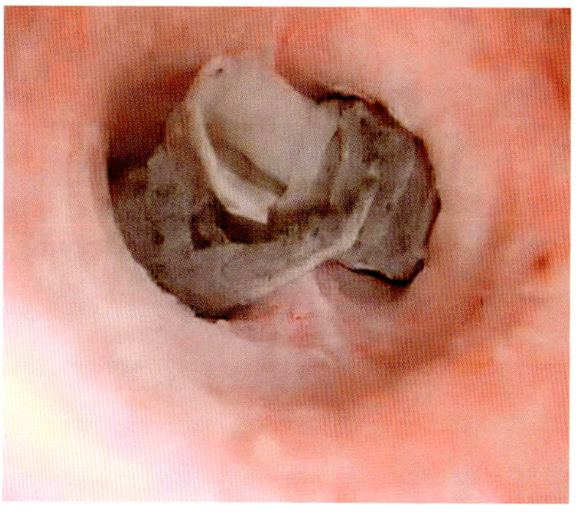

彩图 4-3-2　坏死气道黏膜脱落阻塞气道

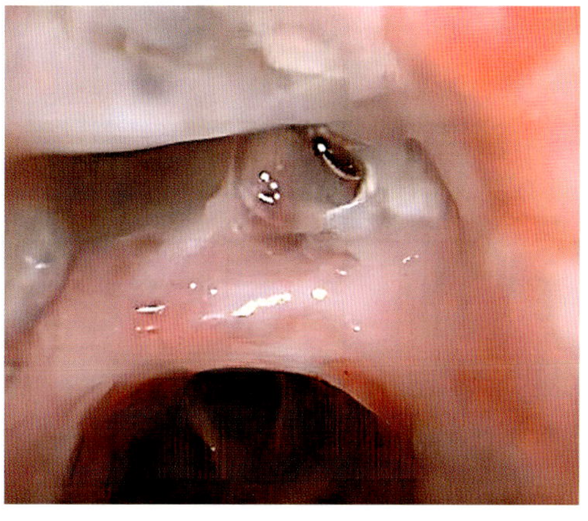

彩图 4-3-3　痰液混合炭末阻塞气道

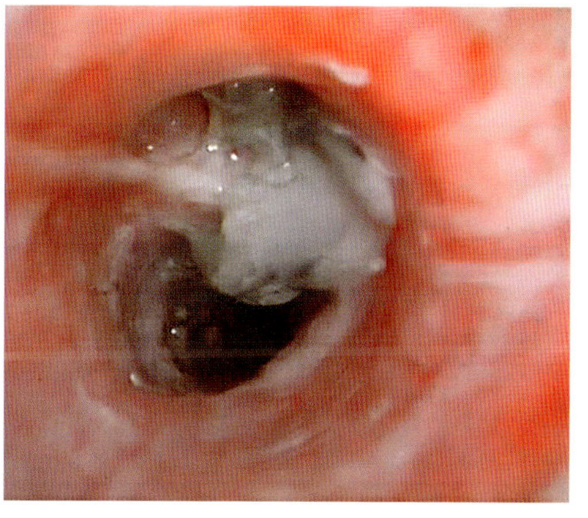

彩图 4-3-4　坏死气道黏膜脱落混合分泌物阻塞气道

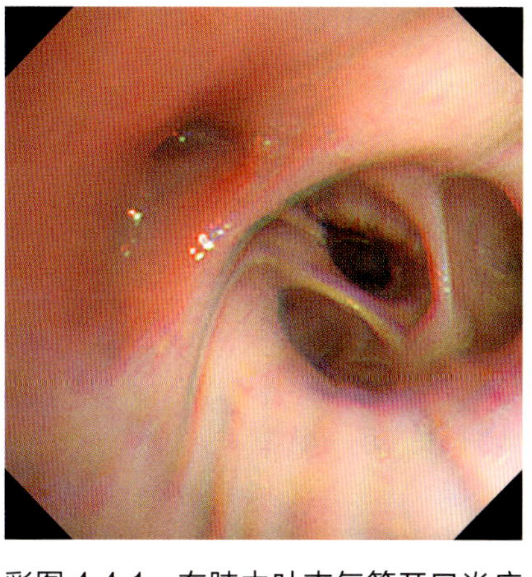

彩图 4-4-1　右肺中叶支气管开口炎症水肿，远端痰液阻塞

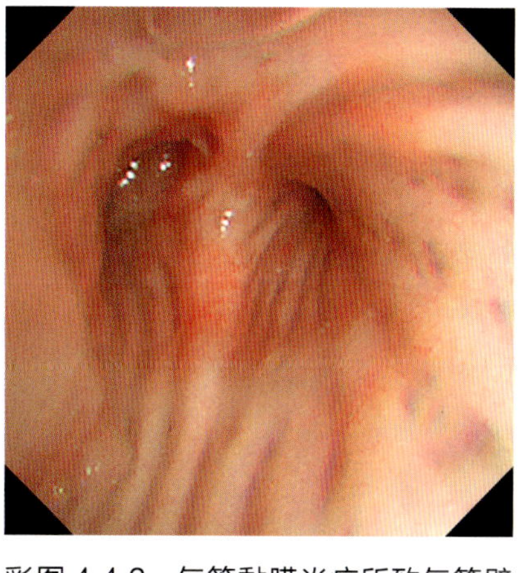

彩图 4-4-2　气管黏膜炎症所致气管壁局部增厚肿胀（右肺上叶开口）

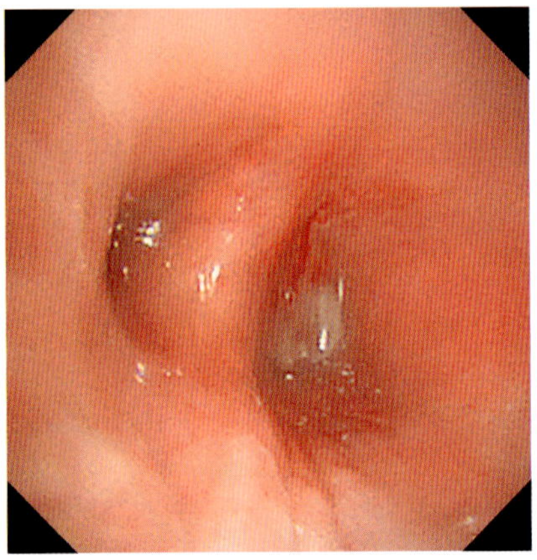

彩图 4-4-3　左下肺基底段痰液阻塞

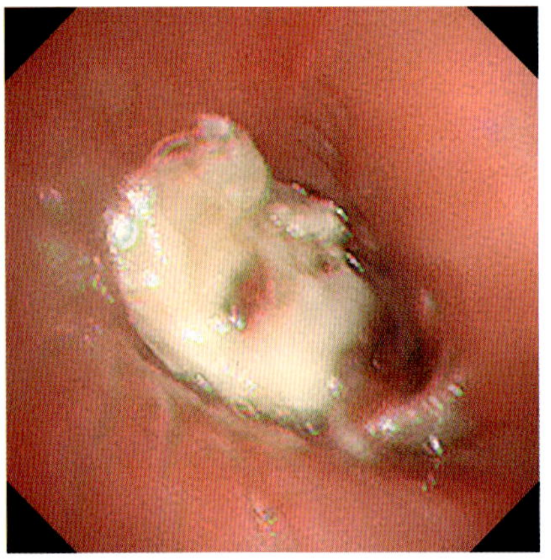

彩图 4-4-4　左主支气管痰栓

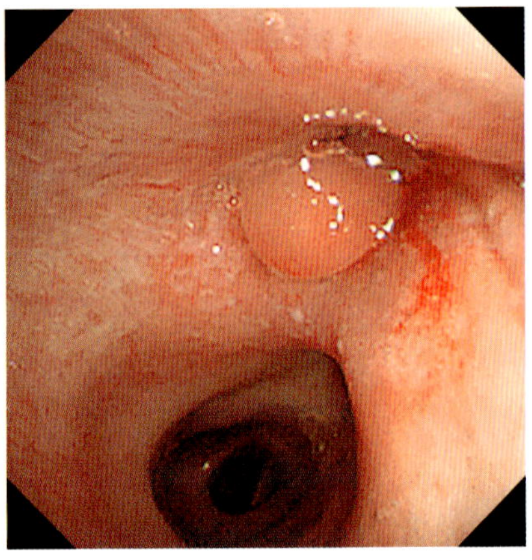

彩图 4-4-5　右肺上叶支气管内占位致右肺上叶不张（右主支气管层面）

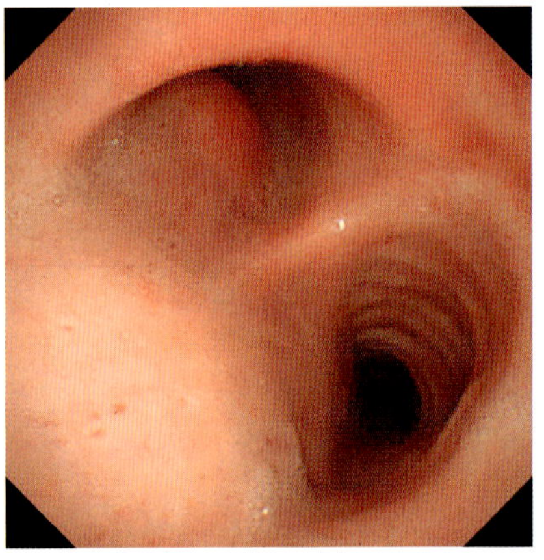

彩图 4-4-6　左主支气管外压性狭窄

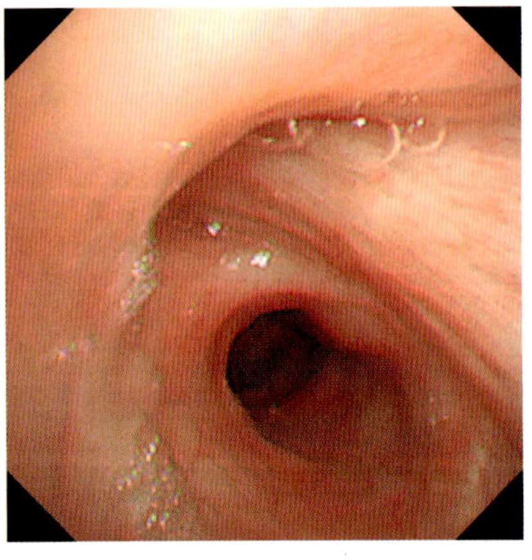

彩图 4-4-7　右肺上叶支气管切除术后（右主支气管开口层面）

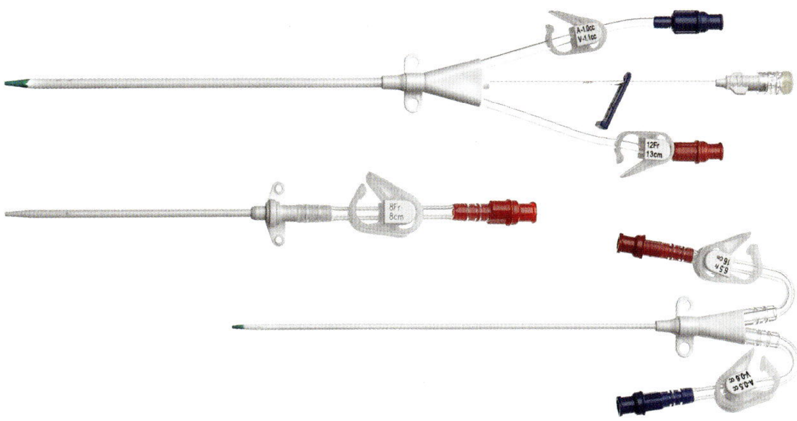

彩图 6-3-1　RRT 导管类型

血液净化导管分为单腔、双腔和三腔导管。

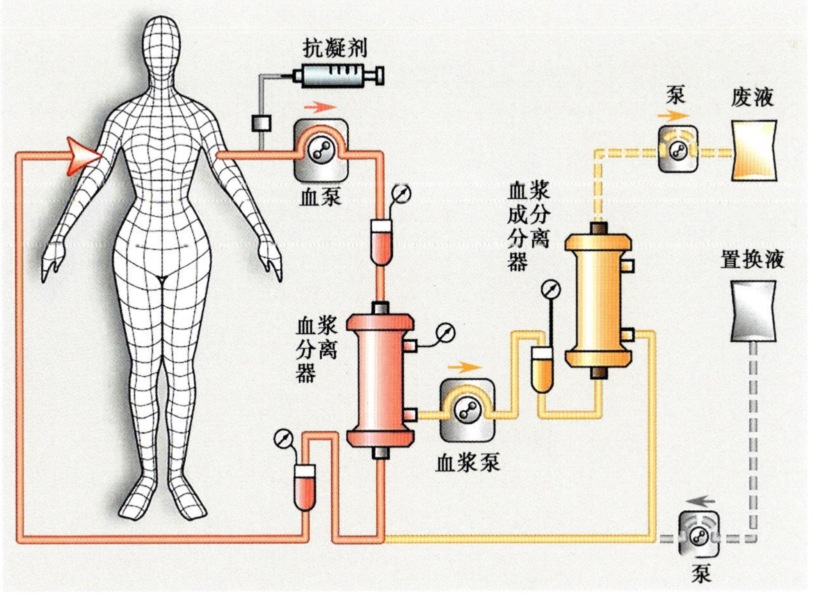

彩图 11-2-2　DFPP 工作原理图

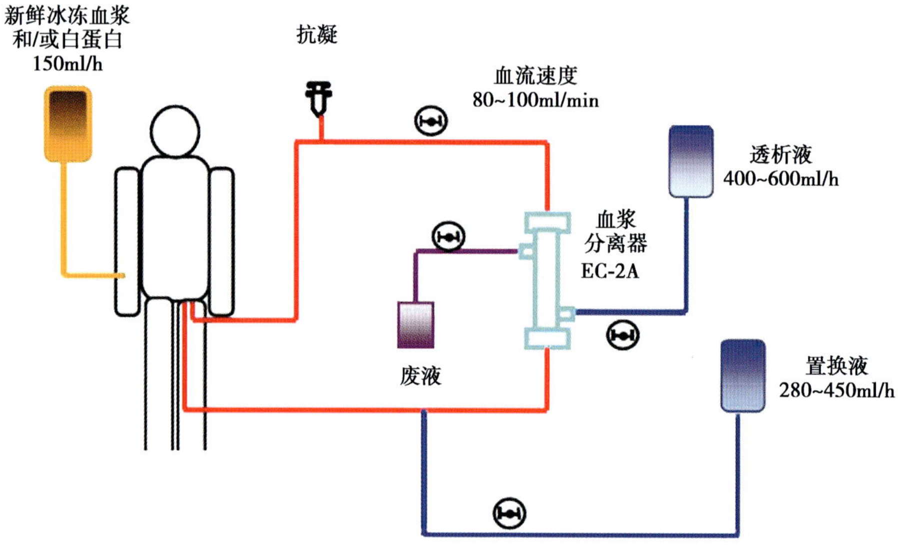

彩图 11-3-1　血浆透析滤过示意图

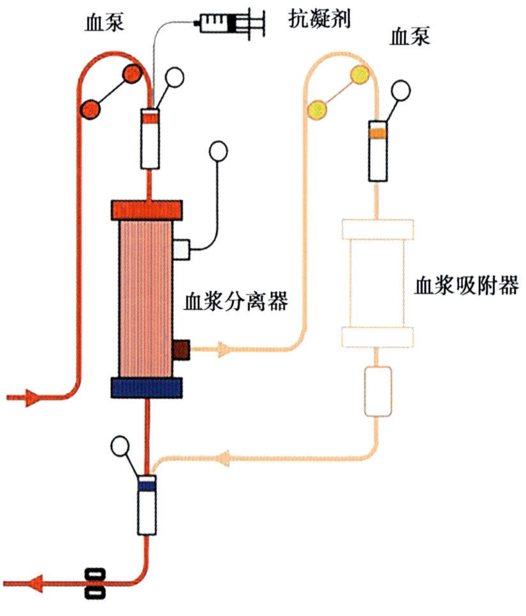

彩图 11-4-1　管路连接示意图

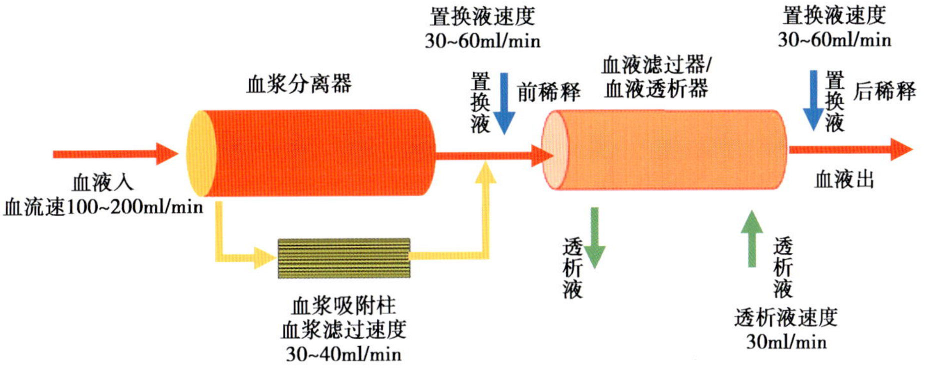

彩图 11-6-1　血浆吸附集成连续性血液净化原理图

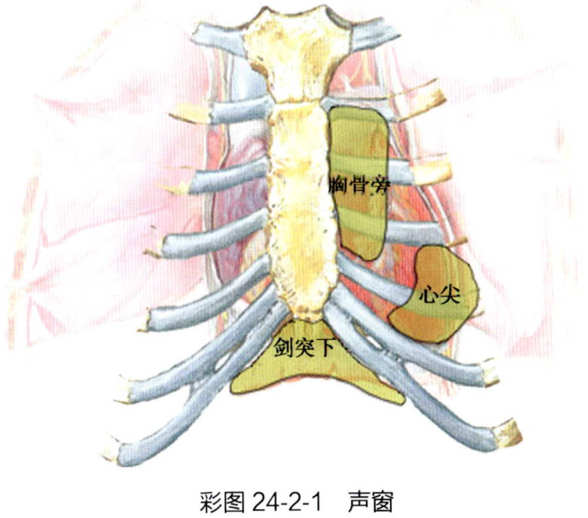

彩图 24-2-1　声窗

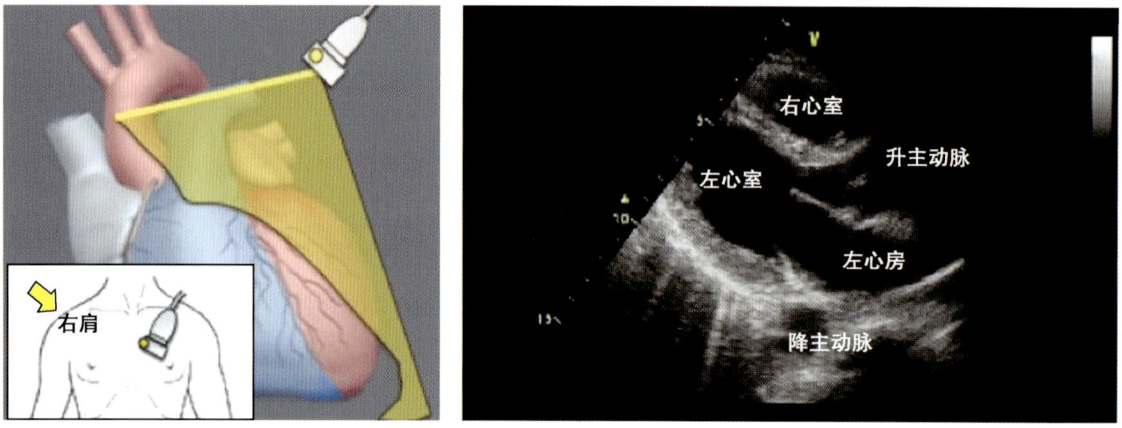

彩图 24-3-1　胸骨旁长轴标准平面的获取方法

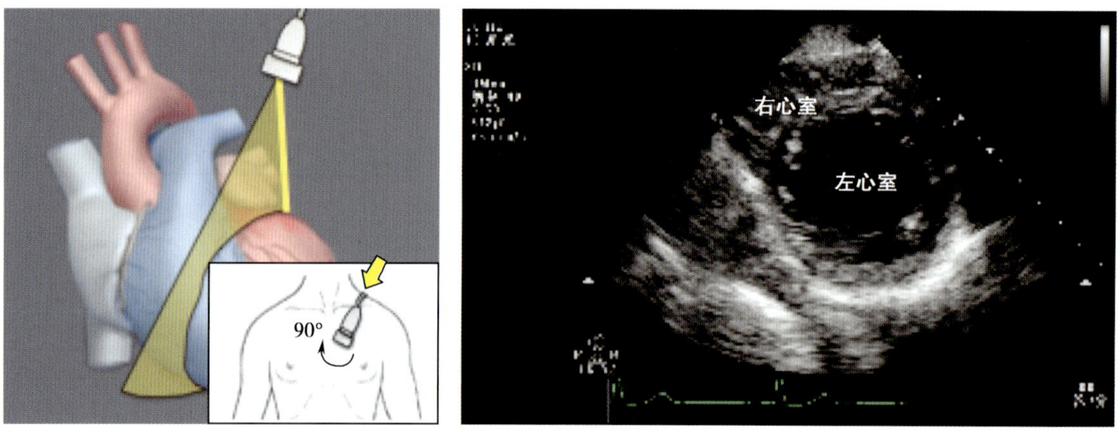

彩图 24-3-2　胸骨旁短轴标准平面的获取方法

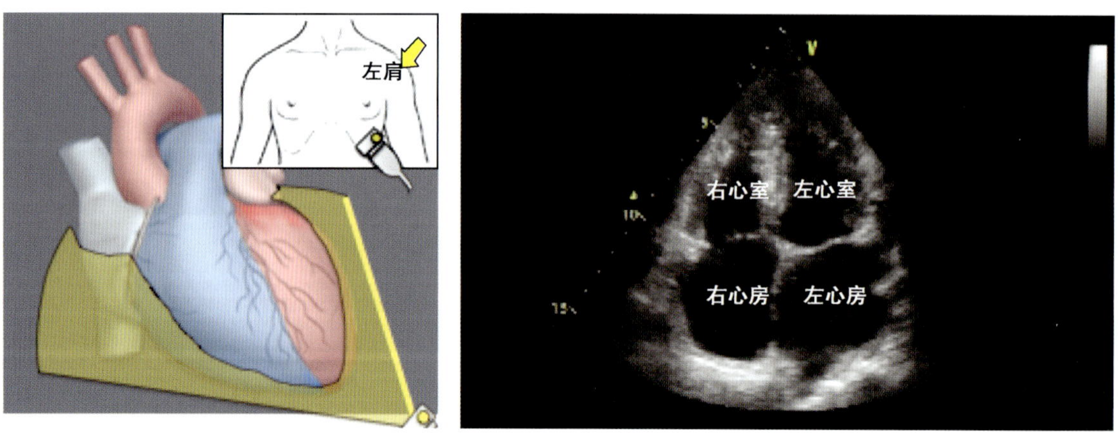

彩图 24-3-3　心尖四腔心标准平面的获取方法

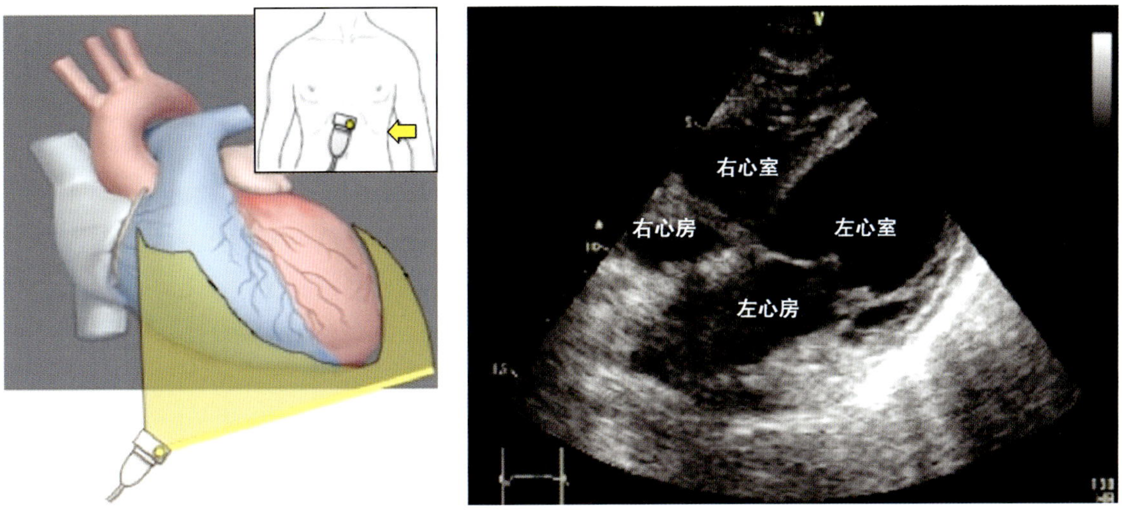

彩图 24-3-4　剑突下四腔心标准平面的获取方法

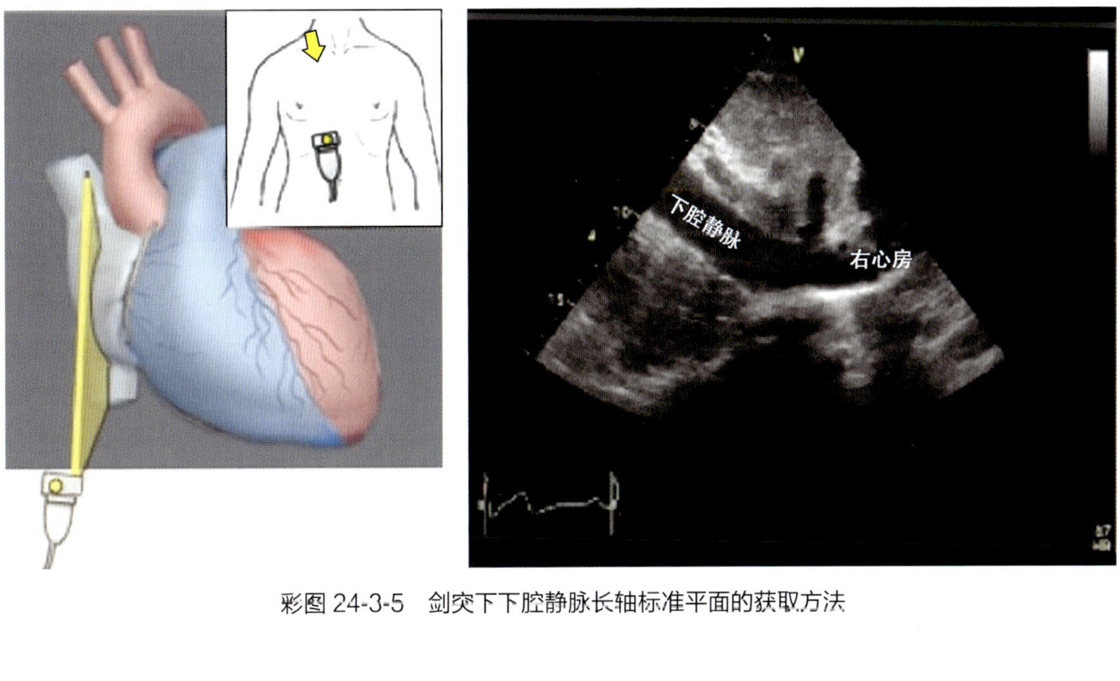

彩图 24-3-5　剑突下下腔静脉长轴标准平面的获取方法

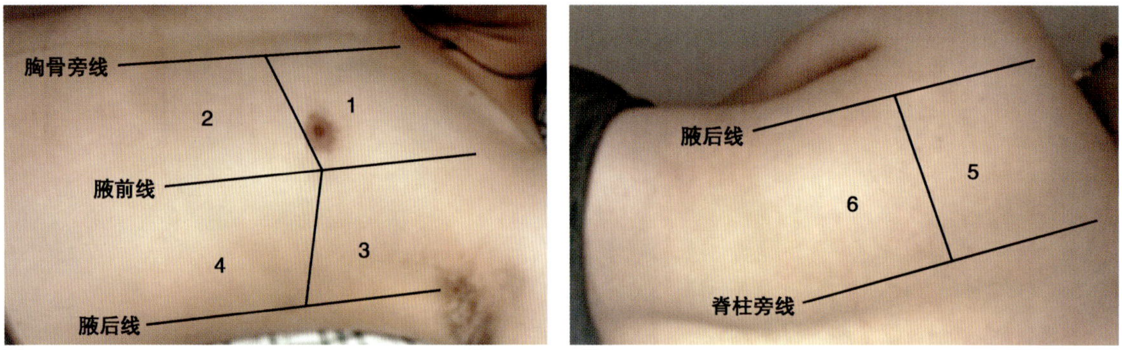

彩图 25-10-1　十二分区

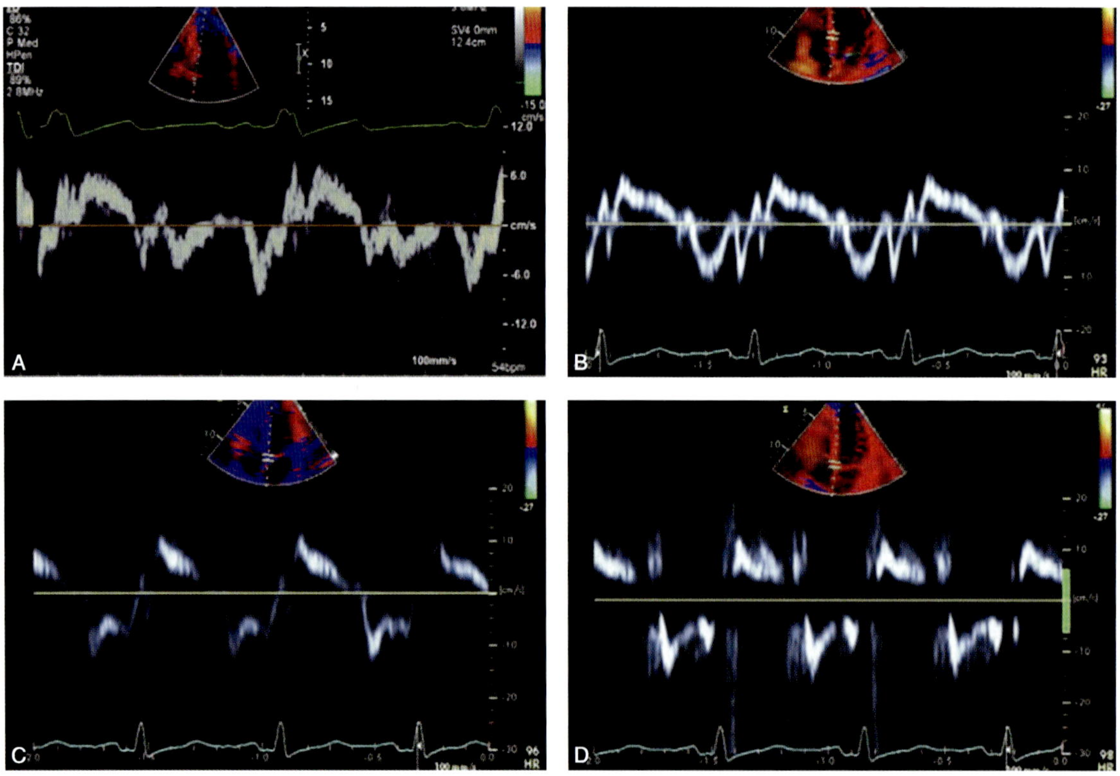

彩图 28-3-4　组织多普勒记录侧壁处二尖瓣瓣环运动速度

A. 多普勒取样容积位于左心室腔；B. 多普勒取样容积位于侧壁基底段；C. 多普勒取样容积位于左心室腔心室外；D. 多普勒取样容积位于二尖瓣瓣环上方左心房。

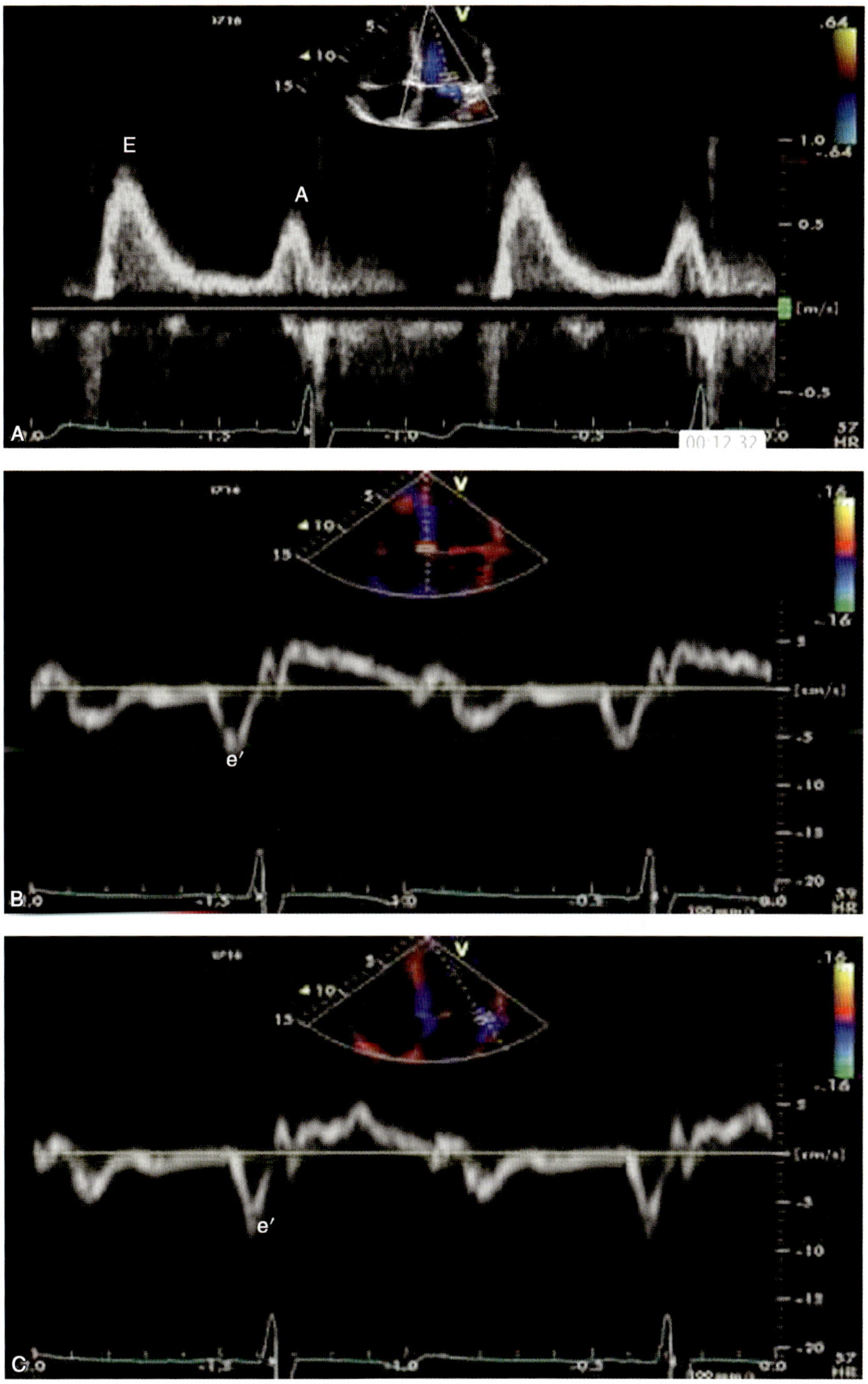

彩图 28-3-5　二尖瓣 E 峰流速除以二尖瓣瓣环 e′ 速度

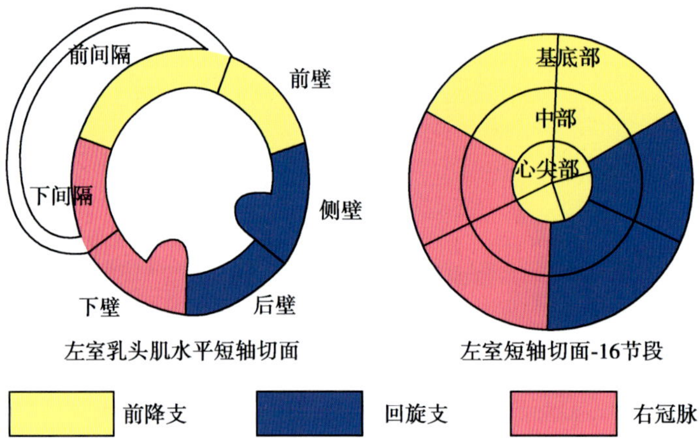

彩图 29-1-1　左心室节段划分及冠脉供血分布

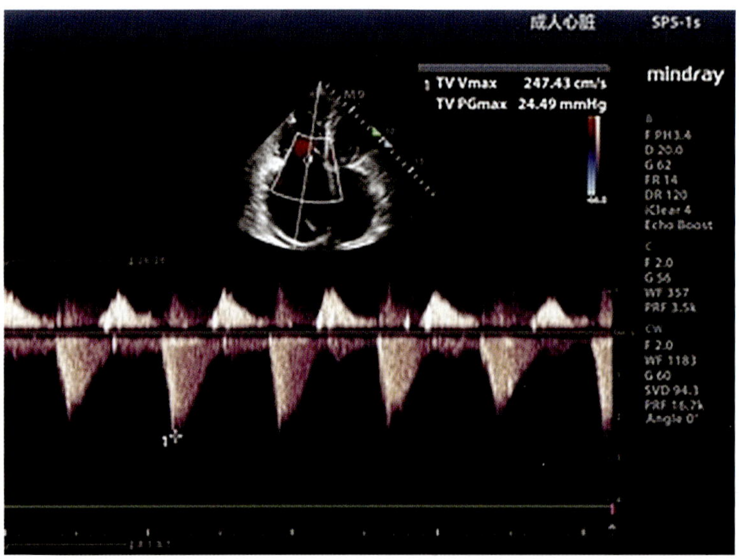

彩图 30-4-1　右心室压或肺动脉收缩压

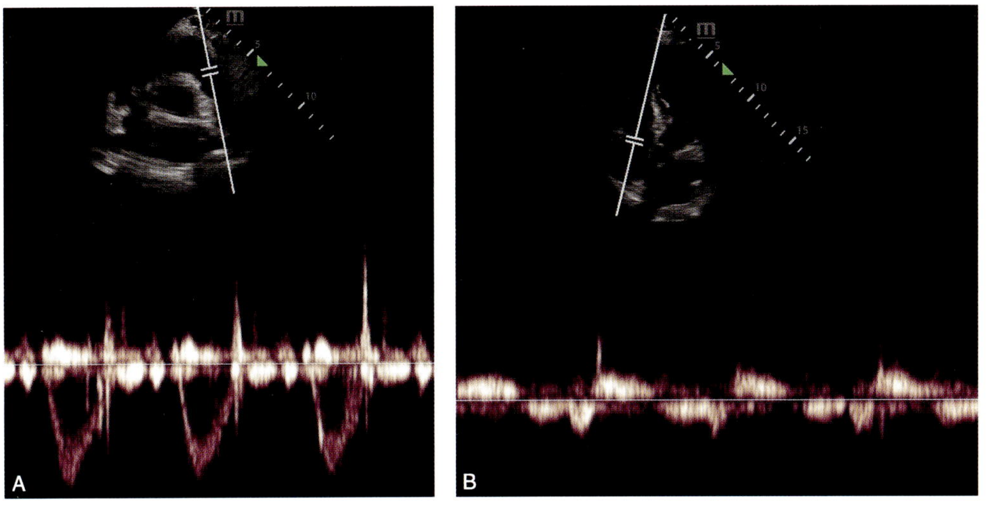

彩图 31-1-6　短轴(A)和长轴(B)下测量 RIMP

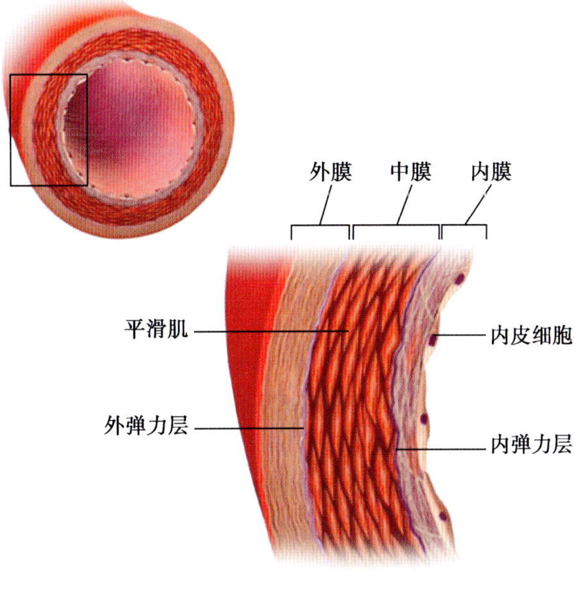

彩图 33-1-1　动脉壁解剖示意图

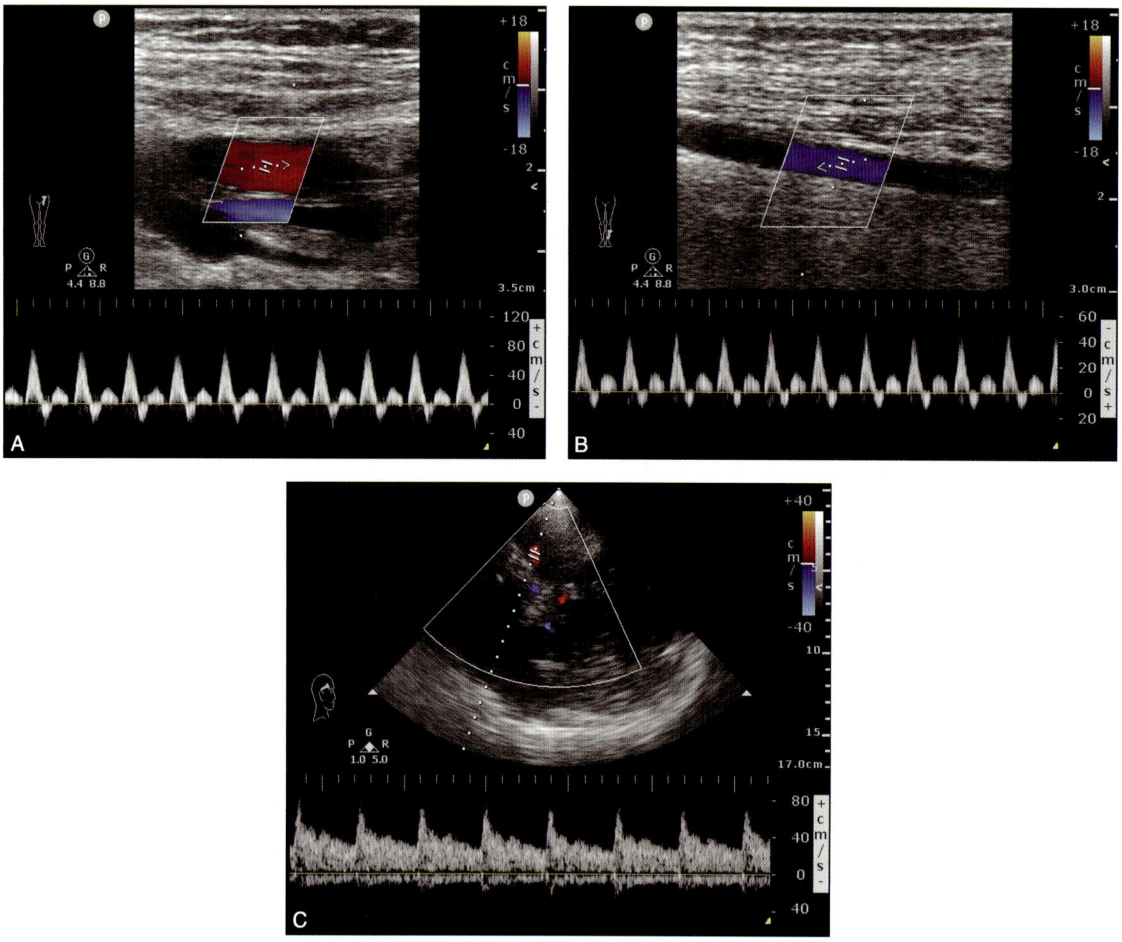

彩图 33-1-3　不同部位动脉血流频谱

A. 股动脉血流频谱；B. 胫前动脉血流频谱；C. 大脑中动脉血流频谱。

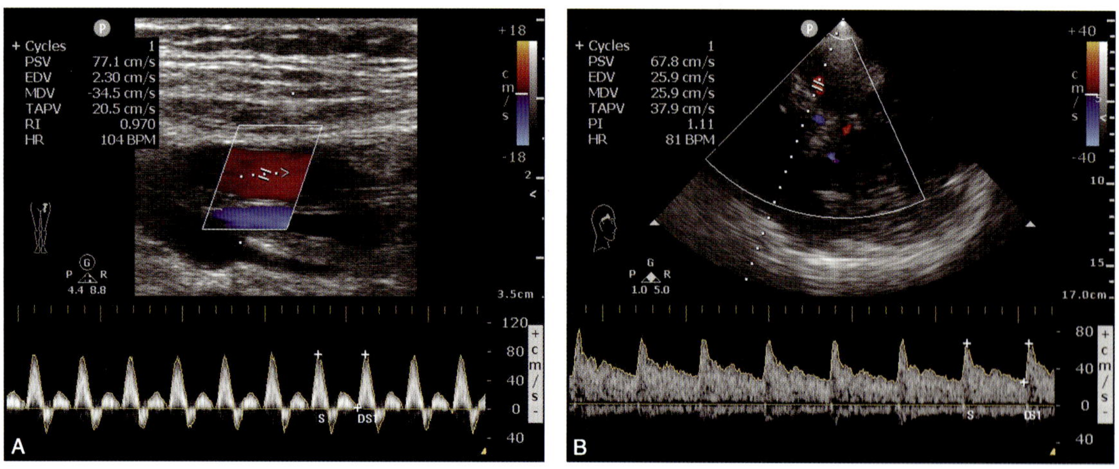

彩图 33-1-4　RI 和 PI 的获得

A. 股动脉 RI；B. 大脑中动脉 PI。

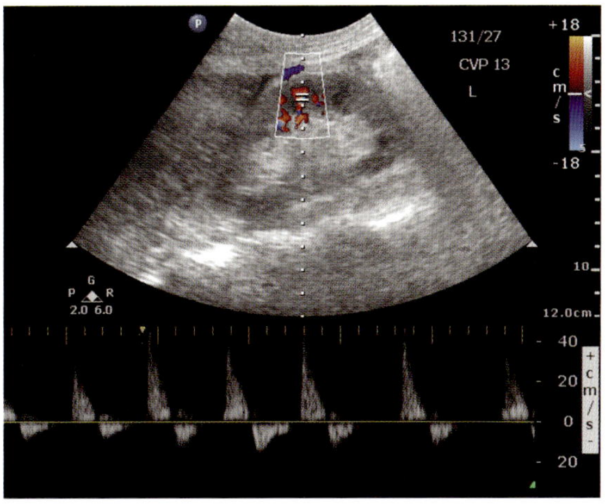

彩图 33-1-5　动脉阻力增大时频谱变化

肾叶间动脉阻力增大，舒张末期血流消失。

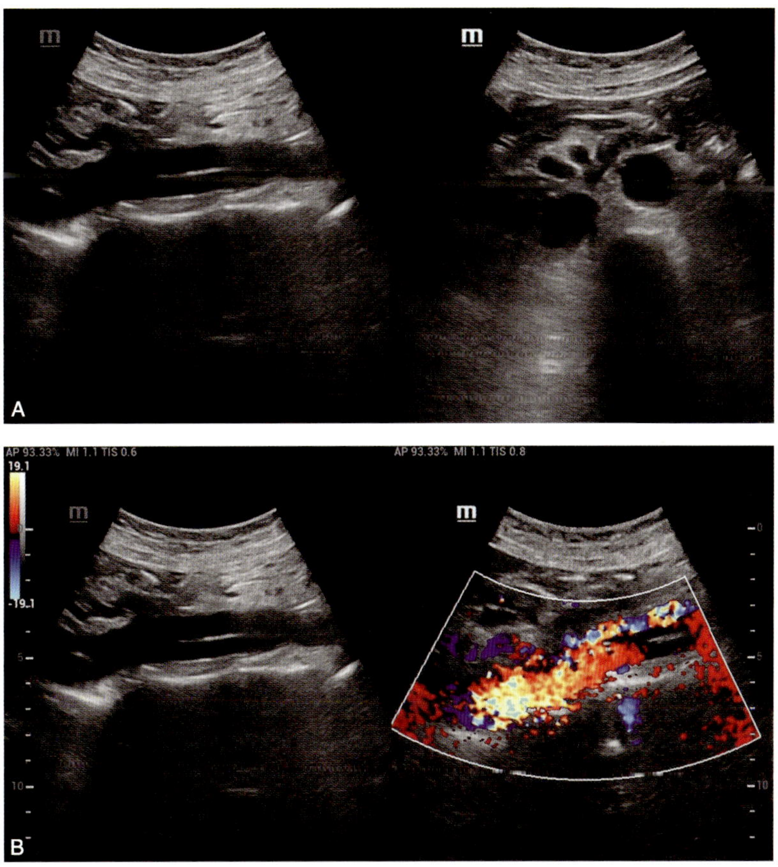

彩图 33-2-3　腹主动脉夹层的二维超声和多普勒超声

A. 二维超声；B. 多普勒超声。

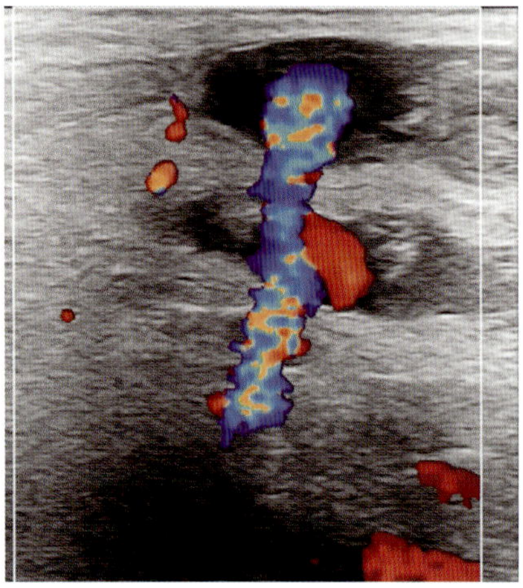

彩图 33-3-3　假性动脉瘤

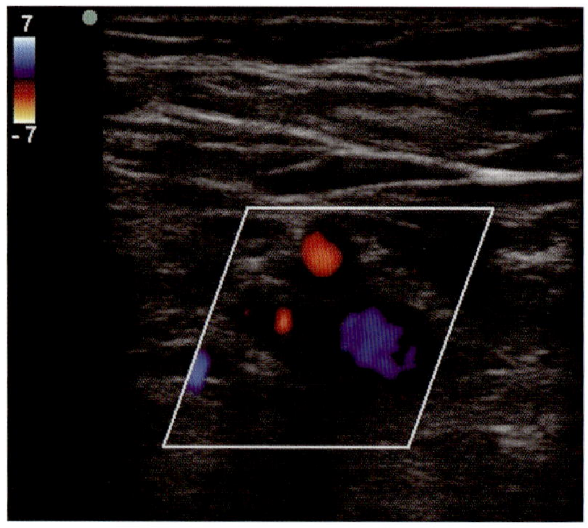

彩图 34-2-4　静脉多普勒图像

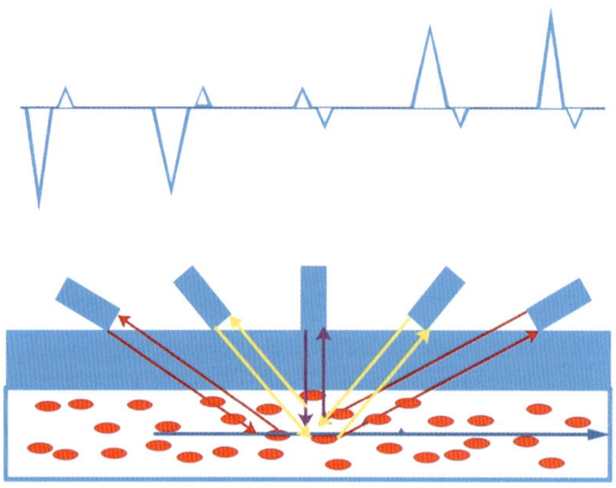

彩图 34-2-5　探头和血管间不同角度的多普勒波形不同

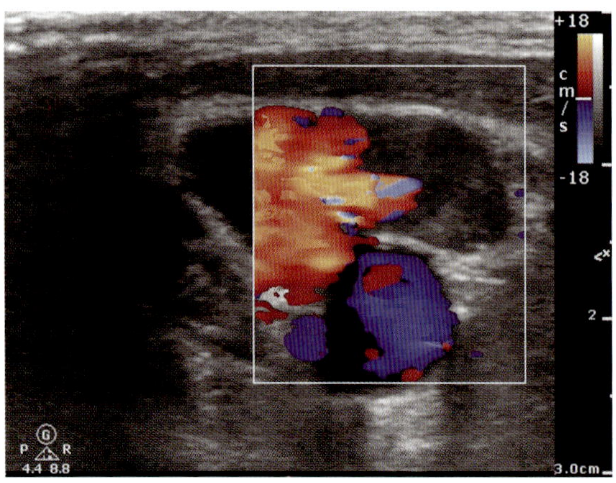

彩图 34-2-10　静脉血栓多普勒成像

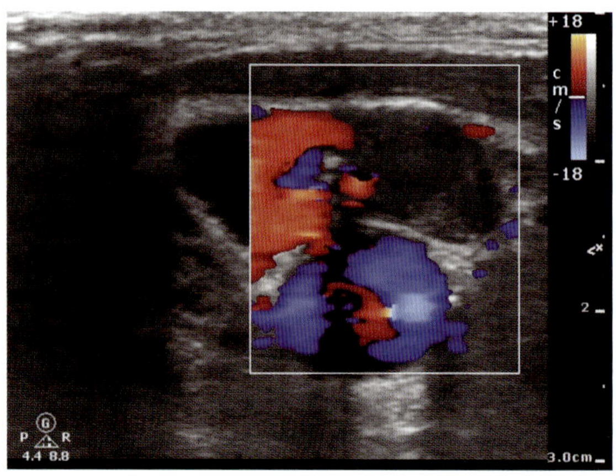

彩图 34-3-2　静脉彩色多普勒

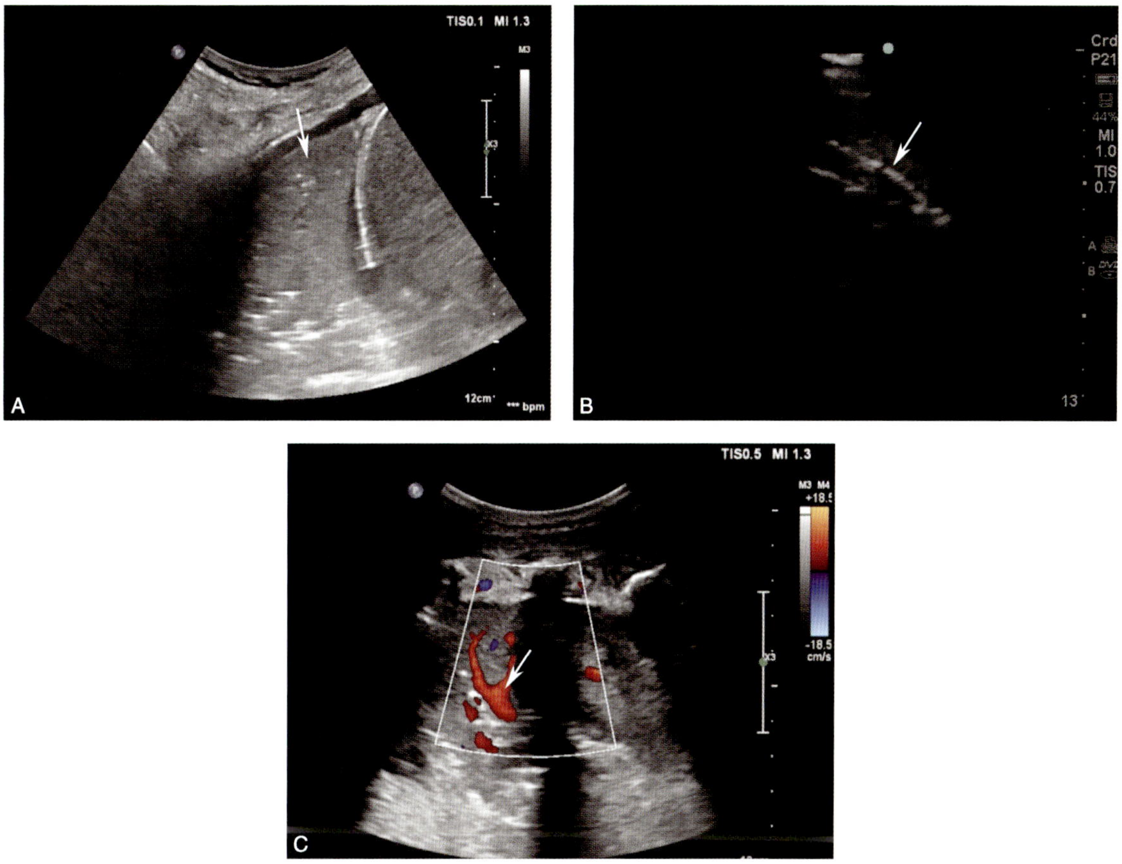

彩图 35-1-8 肺组织实变后的影像

A. 白色箭头所指为大片肺组织实变征；B. 白色箭头所指为在大片肺组织实变征的背景下叶支气管或更小分支的支气管充气影；C. 血管征，白色箭头所指为在大片肺组织实变征的背景下通过彩色多普勒显像可见肺内血管。

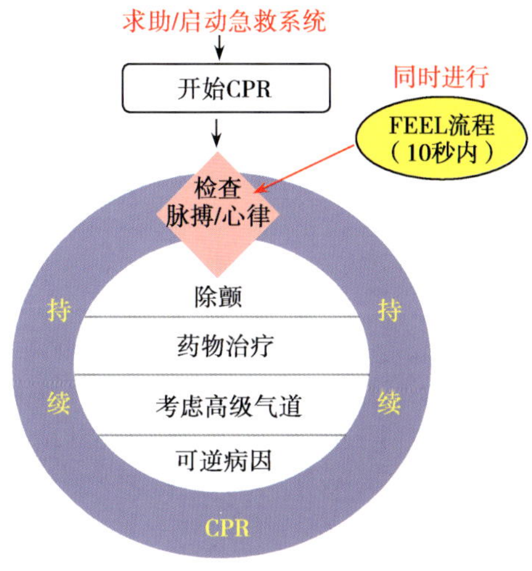

彩图 36-1-3 FEEL 流程与 CPR 整合示意图

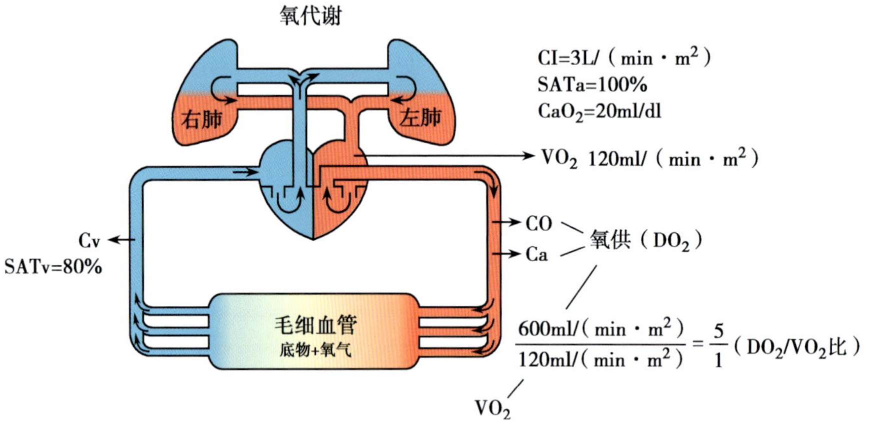

彩图 41-1-1　机体氧代谢

CI：心指数；SATa：动脉血氧饱和度；SATv：静脉血氧饱和度；CaO_2：氧含量；VO_2：氧耗量；CO：心排血量；Ca：动脉血氧含量；DO_2：氧供；Cv：静脉血氧含量。

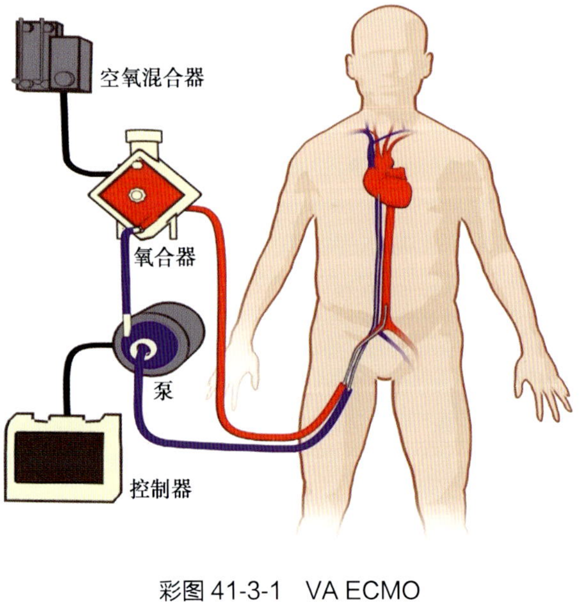

彩图 41-3-1　VA ECMO

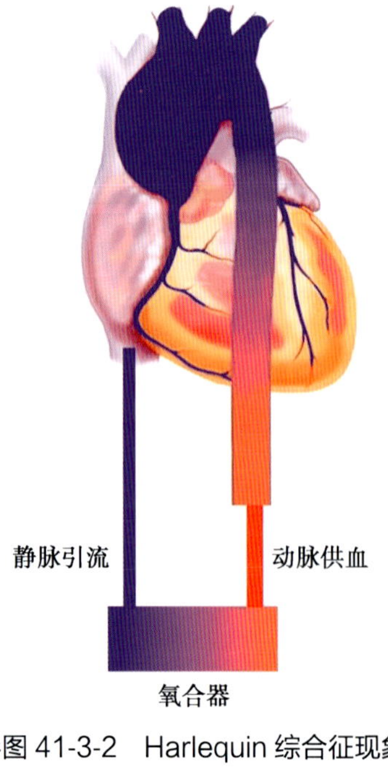

彩图 41-3-2　Harlequin 综合征现象

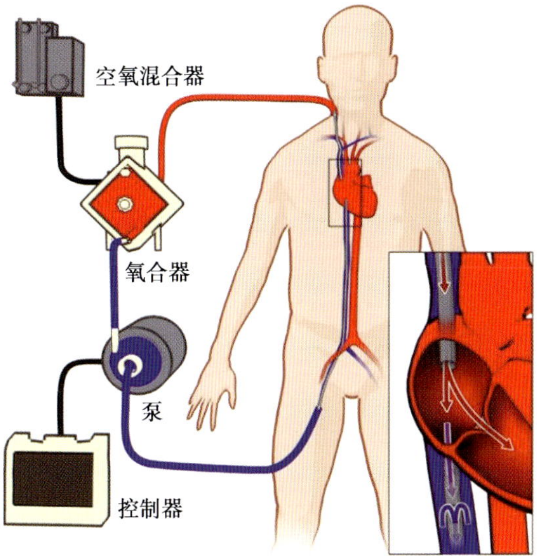

彩图 41-3-3　VV ECMO

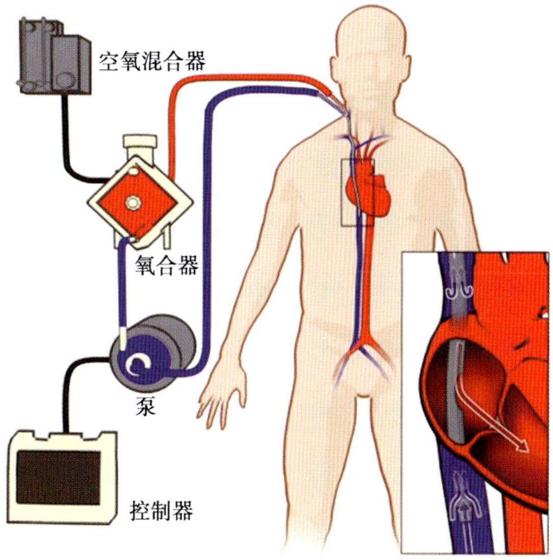

彩图 41-3-4　单管双腔 VV ECMO

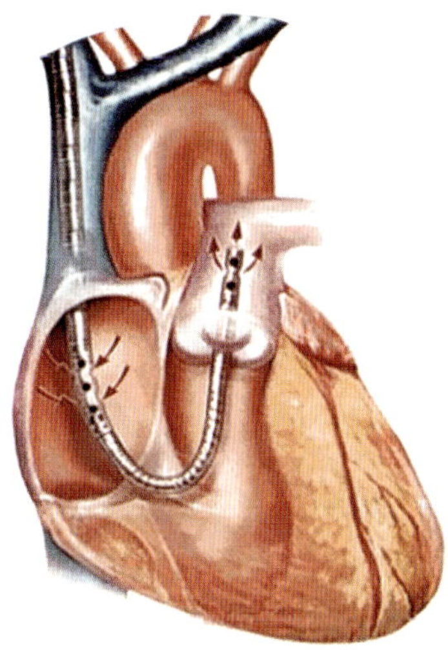

彩图 42-2-5　二级管

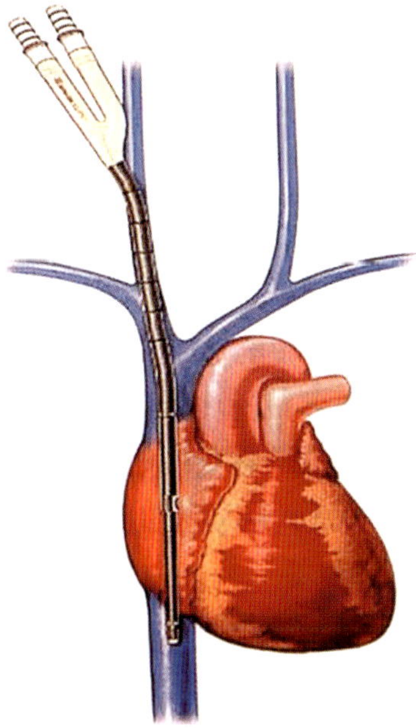

彩图 42-2-6　三级管

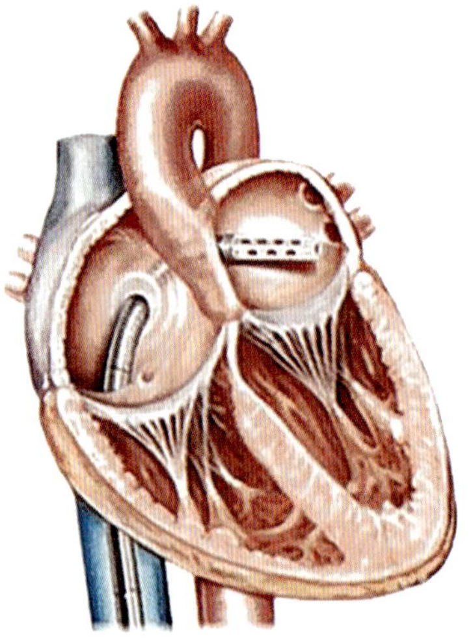

彩图 42-2-8　ECMO 中左心引流

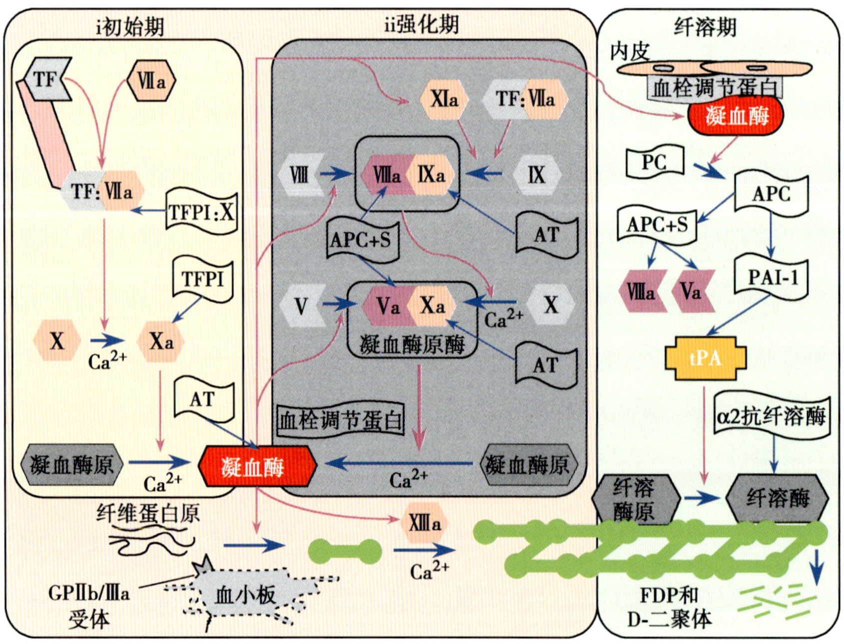

彩图 43-1-1　体内正常凝血机制图

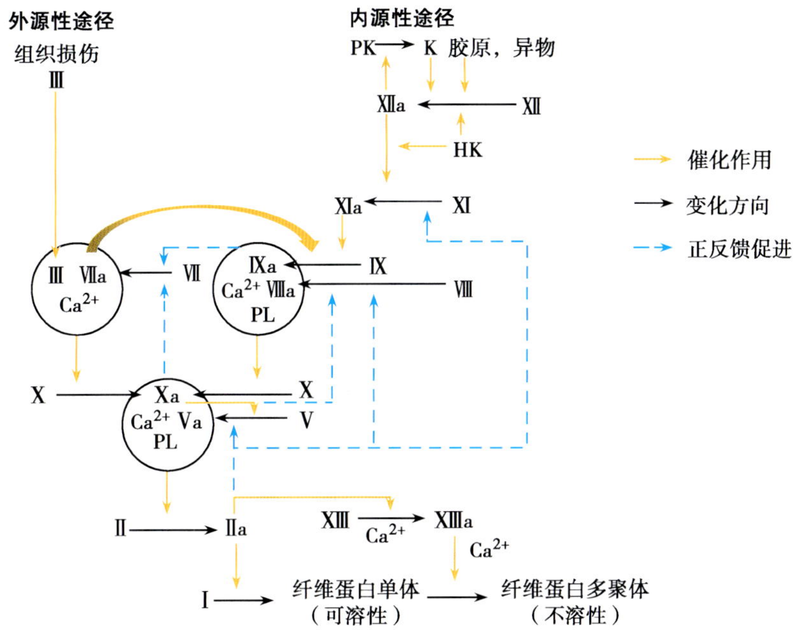

彩图 43-1-2　ECMO 期间凝血酶产生过程的原理图

PK，高分子激肽原；HK，激肽释放酶；PL，凝脂。

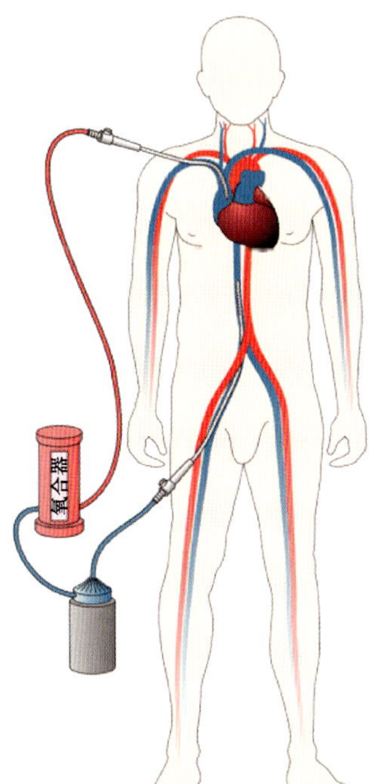

彩图 46-1-1　股静脉 - 颈内静脉外周置管

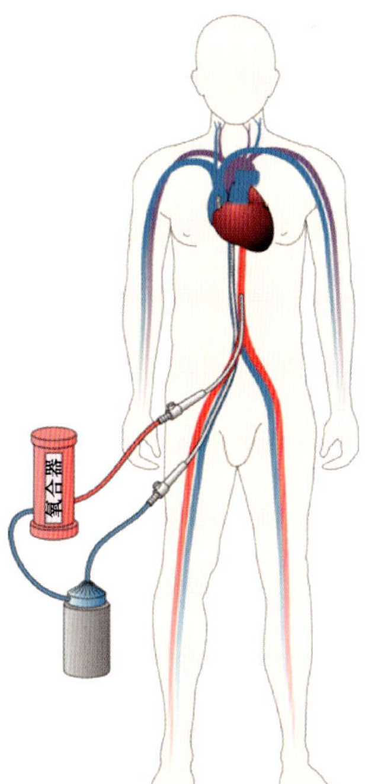

彩图 46-1-2　股静脉 - 股静脉外周置管

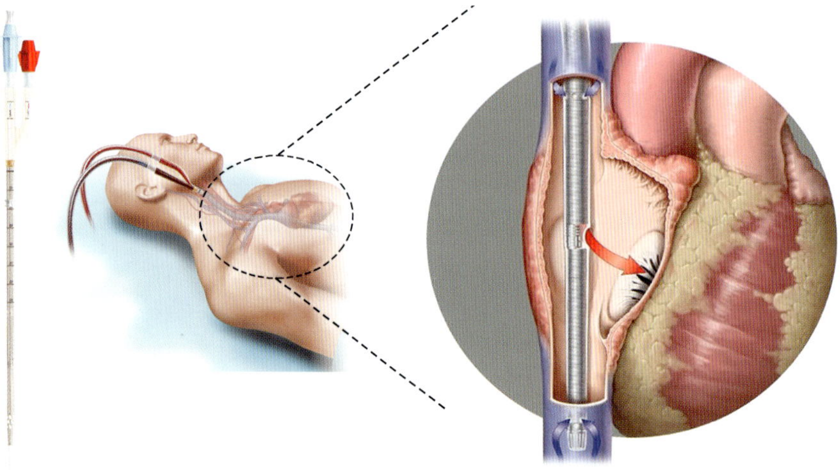

彩图 46-1-3　双腔置管

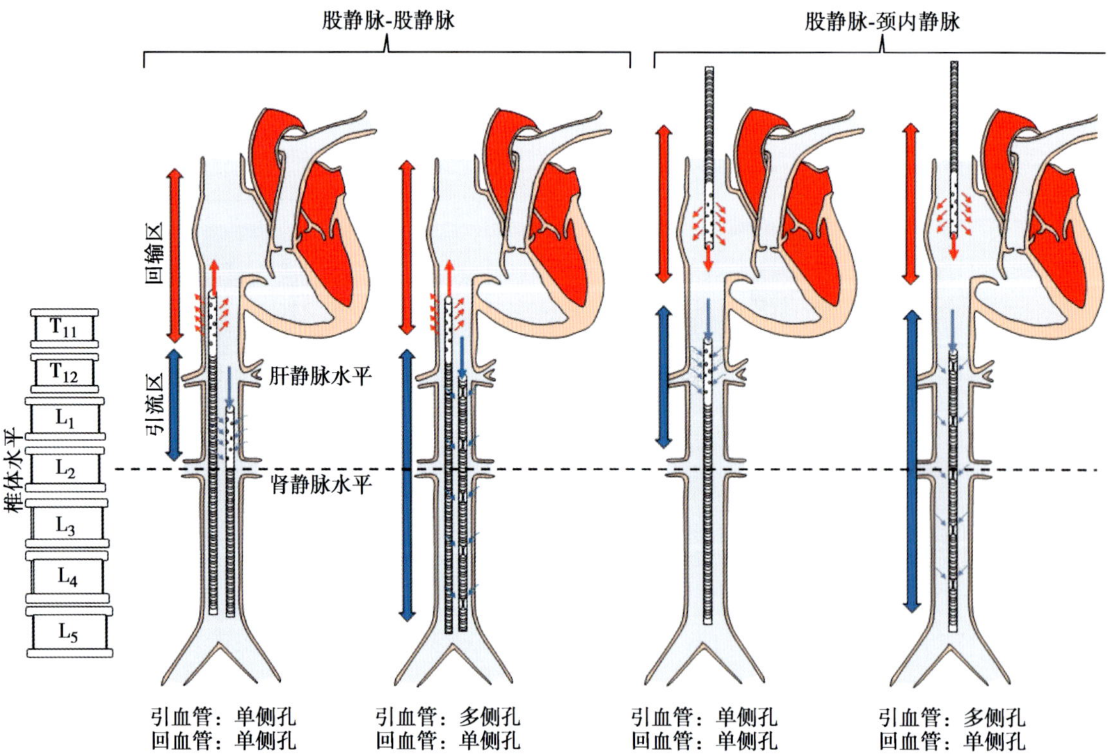

彩图 46-1-4　VV ECMO 血管内导管的位置

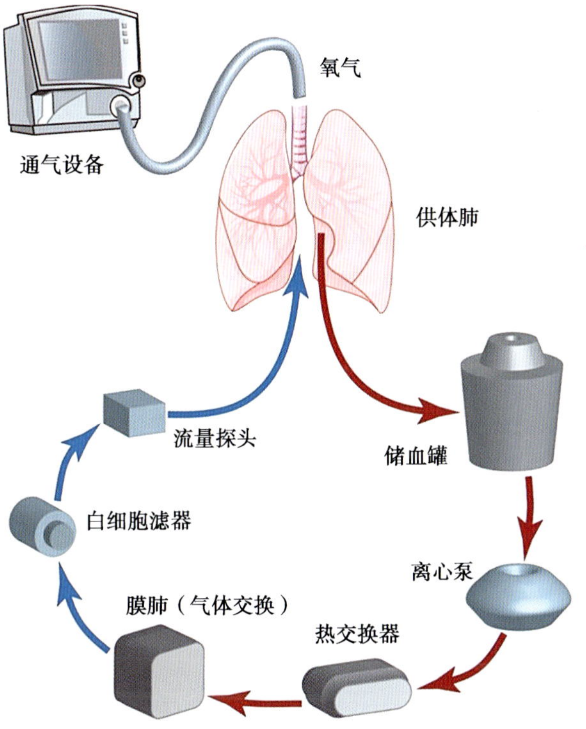

彩图 47-3-1　EVLP 示意图

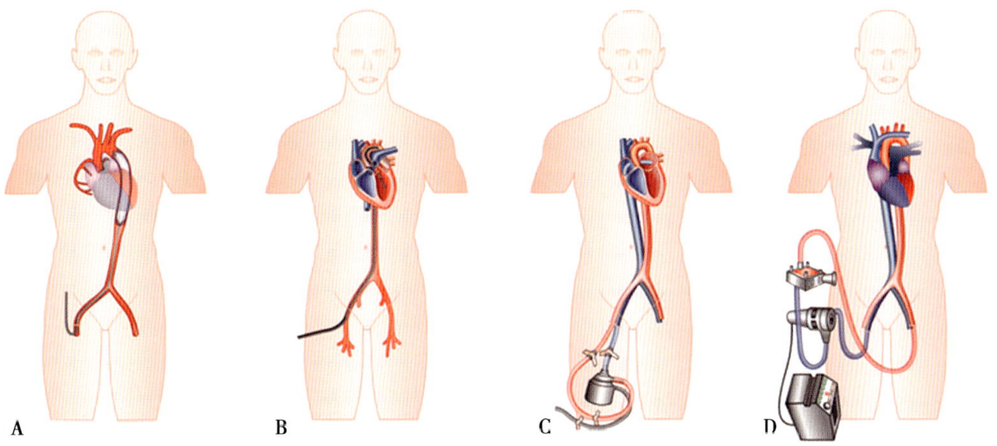

彩图 48-0-1　经皮置入机械循环辅助装置示意图
A. IABP；B. Impella；C. TandemHeart；D. ECMO。

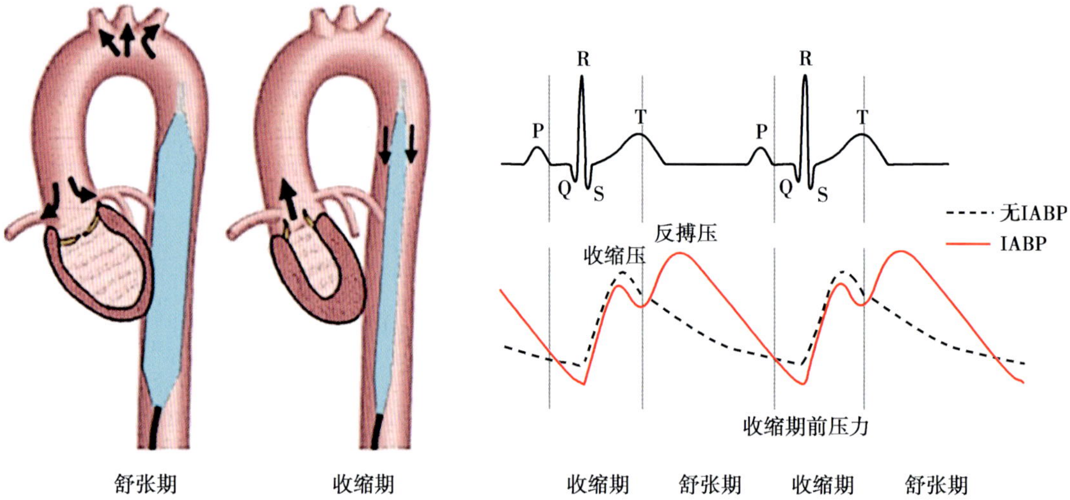

彩图 49-4-1　IABP 原理

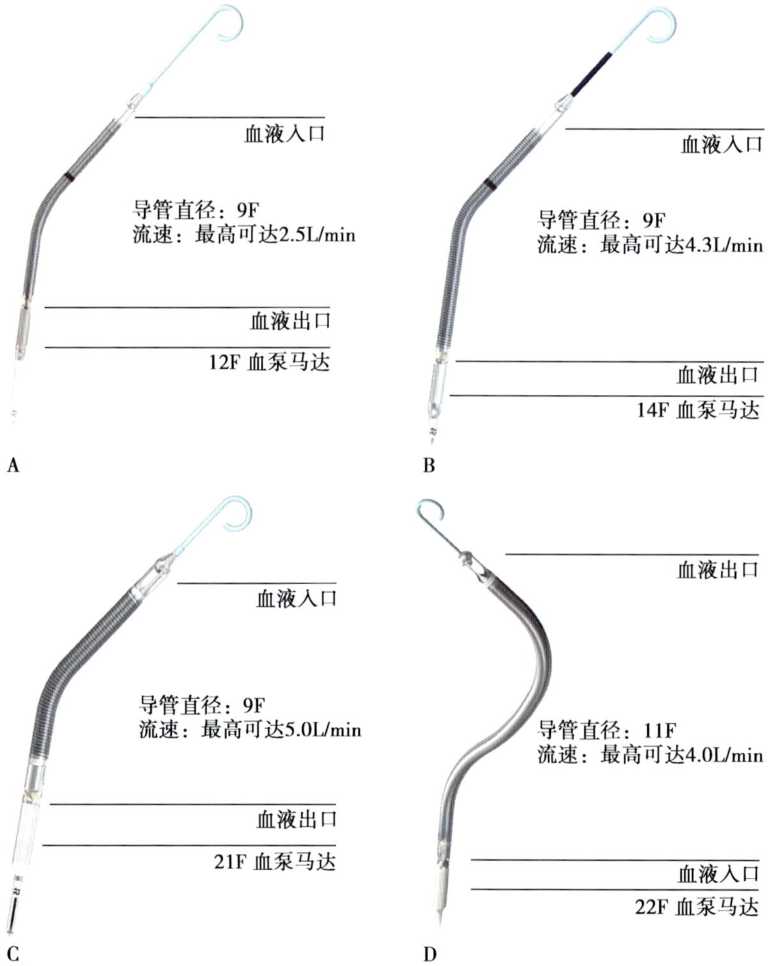

彩图 49-4-3　临床使用的 Impella

A. Impella 2.5；B. Impella CP；C. Impella 5.0/LD；D. Impella RP。

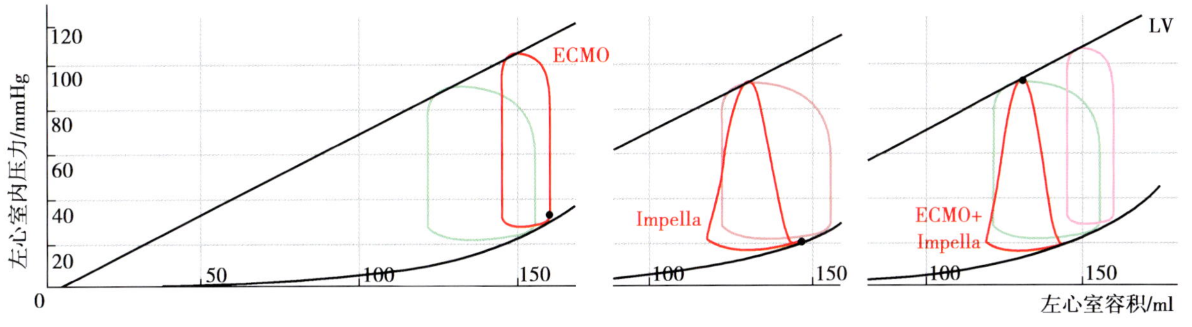

彩图 49-4-4　ECMO 联合 Impella 的 P-V 环

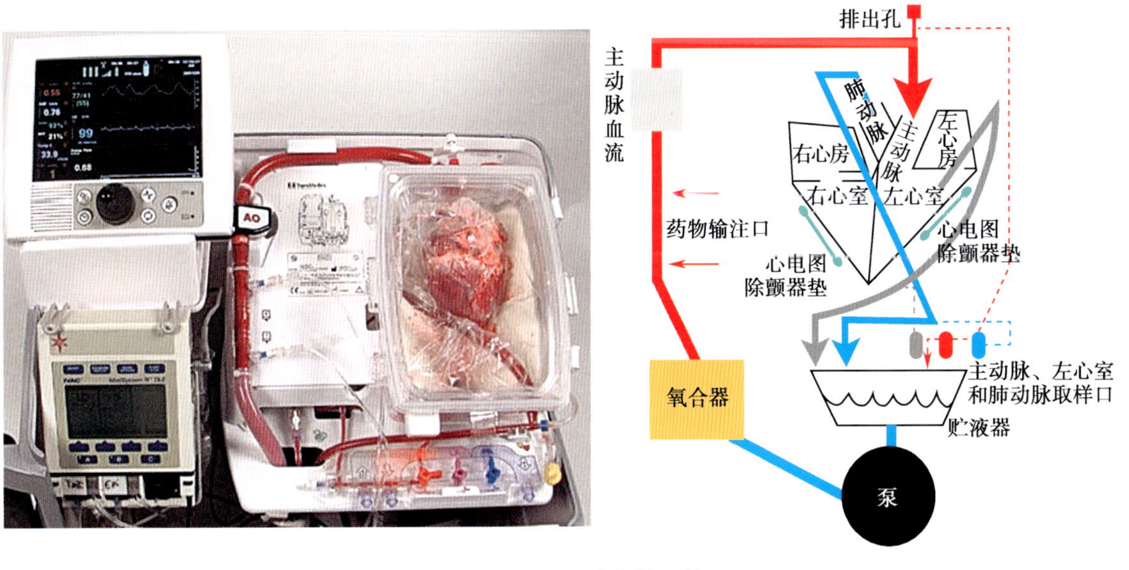

彩图 50-2-1　器官维护系统

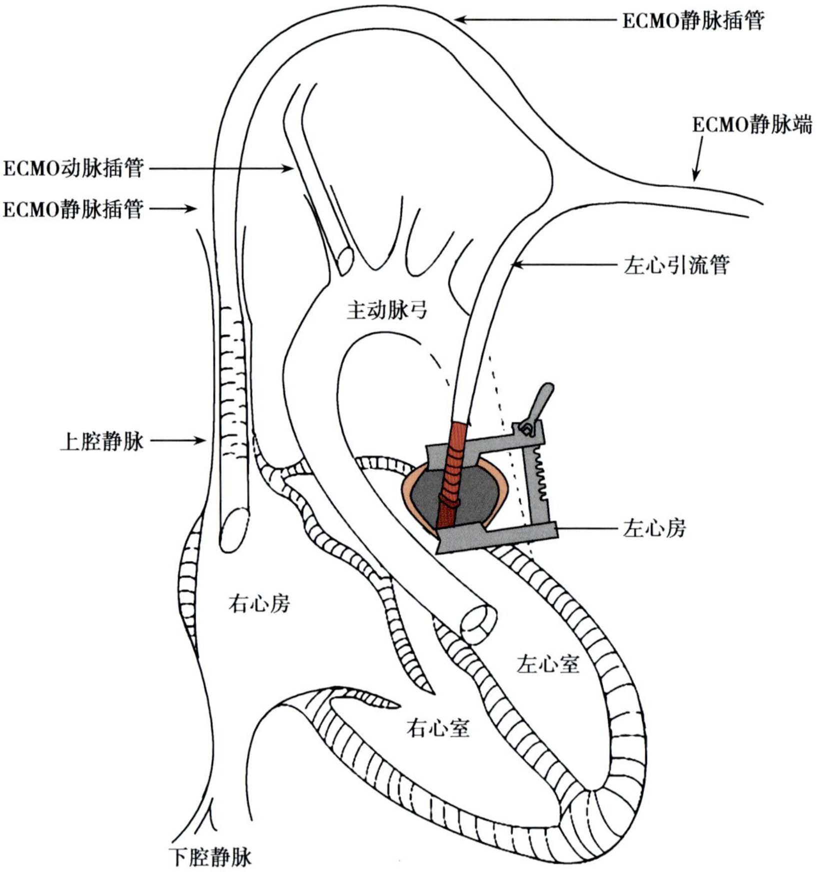

彩图 53-2-1　左侧胸骨旁小切口左心房减压

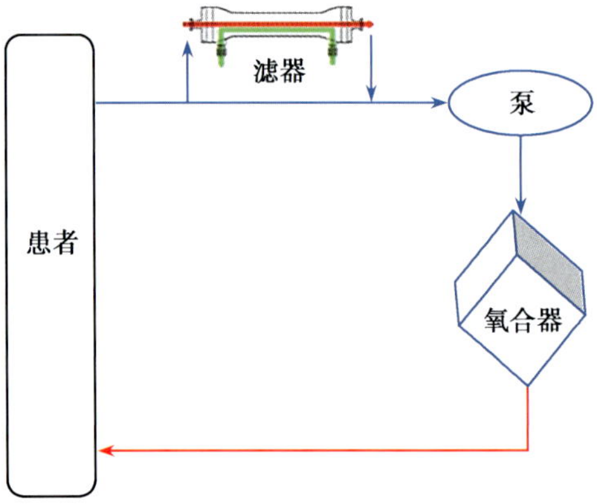

彩图 54-2-1　CRRT 设备的滤器入口在离心血泵之前连接

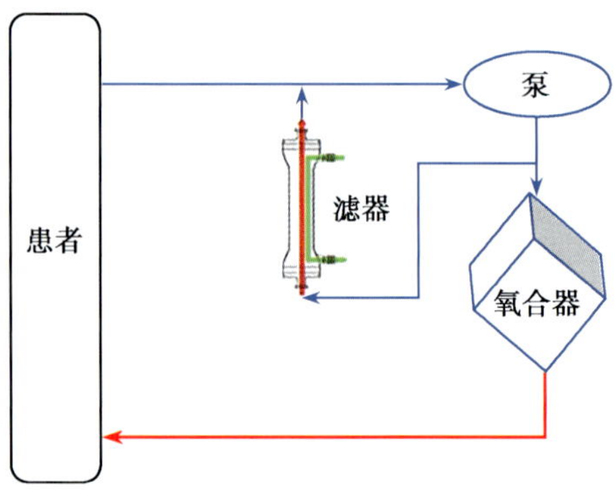

彩图 54-2-2　CRRT 设备的滤器入口在离心血泵之后连接

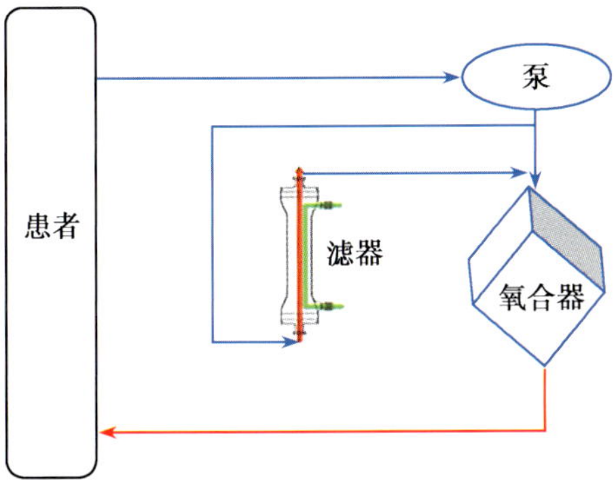

彩图 54-2-3　CRRT 设备的滤器入口与出口在离心血泵之后、氧合器之前

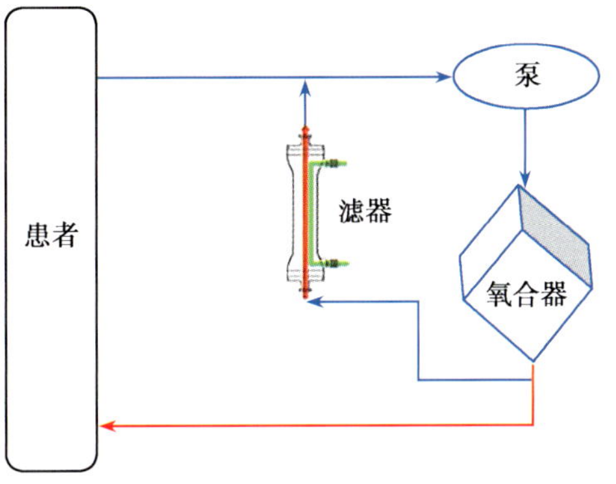

彩图 54-2-4　CRRT 设备的滤器入口在氧合器之后，出口在离心血泵之前

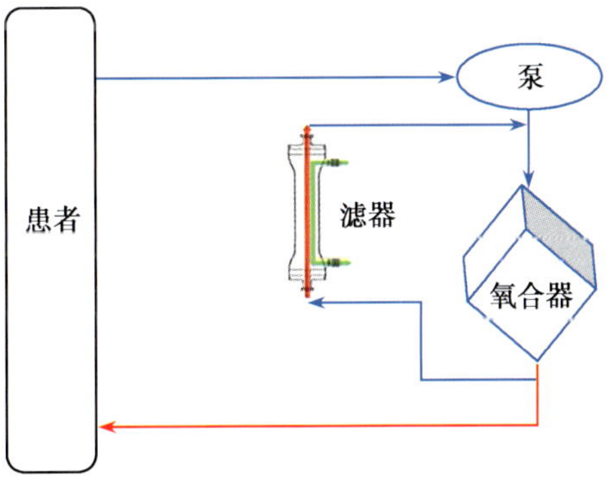

彩图 54-2-5　CRRT 设备的滤器入口在氧合器之后，出口在氧合器之前